实用现代病理学技术

（第2版）

主　审　梁智勇

主　编　王德田　丁　伟

中国协和医科大学出版社

北　京

图书在版编目（CIP）数据

实用现代病理学技术 / 王德田，丁伟主编. —2版. —北京：中国协和医科大学出版社，2022.6

ISBN 978-7-5679-1959-4

Ⅰ. ①实… Ⅱ. ①王… ②丁… Ⅲ. ①病理学 Ⅳ. ①R36

中国版本图书馆CIP数据核字（2022）第045510号

实用现代病理学技术（第2版）

主　　编：王德田　丁　伟
责任编辑：沈冰冰　顾良军
封面设计：许晓晨
责任校对：张　麓
责任印制：张　岱

出版发行：**中国协和医科大学出版社**
　　　　　（北京市东城区东单三条9号　邮编100730　电话010-65260431）
网　　址：www.pumcp.com
经　　销：新华书店总店北京发行所
印　　刷：北京联兴盛业印刷股份有限公司

开　　本：889mm×1194mm　　1/16
印　　张：50
字　　数：1470千字
版　　次：2022年6月第1版
印　　次：2022年7月第2次印刷
定　　价：398.00元

ISBN 978-7-5679-1959-4

主 编

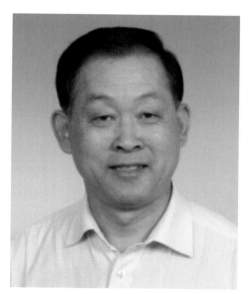

王德田　中国医学科学院北京协和医院

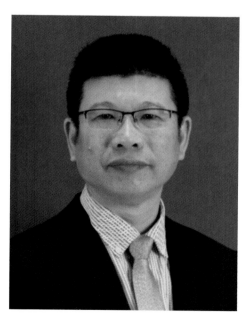

丁　伟　浙江大学医学院附属第一医院

编 者 名 单

主　　编　王德田　丁　伟

副 主 编　高　洁　武莎斐　薛晓伟　王　伟　倪灿荣
　　　　　马恒辉　赵　洁　梁英杰　任　力　董建强
　　　　　王盛兰　高冬玲　潘美华　傅春燕　秦　璟
　　　　　肖彦增　孙廷谊　李国富　徐开军

常务编委　（以姓氏拼音为序）
　　　　　崔　杰　方　凯　郭慧君　靳耀锋　兰　淼
　　　　　李　纯　李　梅　李国平　李江涛　林　琦
　　　　　凌　庆　刘　勇　刘华庆　鲁　涛　马程功
　　　　　潘　琳　庞钧译　任海涛　汤　鸿　王　渝
　　　　　吴鸿雁　杨　博　伊红霞　曾赛凡　张　岩
　　　　　张明超　张煜涵　周立新　周良锐

编　　委　（以姓氏拼音为序）
　　　　　陈　琳　中国医学科学院北京协和医院
　　　　　陈龙云　中国医学科学院北京协和医院
　　　　　陈余朋　福建医科大学附属第一医院
　　　　　陈光勇　首都医科大学附属北京友谊医院
　　　　　崔　杰　中国医学科学院北京协和医院
　　　　　崔锦珠　广西中医药大学
　　　　　党裔武　广西医科大学第一附属医院
　　　　　丁　伟　浙江大学医学院附属第一医院
　　　　　董　愉　中山大学附属第一医院
　　　　　董建强　北京大学人民医院
　　　　　鄂　文　北京大学医学部
　　　　　方　凯　中国医学科学院北京协和医院
　　　　　范晓捷　中国医学科学院北京协和医院

付　飞　湖北省十堰市人民医院

傅春燕　中南大学湘雅医院

高　飞　首都医科大学附属北京同仁医院

高　洁　中国医学科学院北京协和医院

高冬玲　郑州大学第一附属医院

谷玉春　首都医科大学附属北京妇产医院

顾建刚　中国医学科学院北京协和医院

郭慧君　北京华逸飞科技发展有限公司

韩一丁　首都医科大学附属北京妇产医院

贺志立　首都医科大学宣武医院

侯　君　河北省眼科医院

黄　芹　四川大学华西第二医院

黄清波　豪洛捷（上海）医疗用品有限公司

胡沛臻　空军军医大学第一附属医院

姜　丽　豪洛捷（上海）医疗用品有限公司

蒋　辉　中国医学科学院北京协和医院

靳耀锋　西安交通大学第二附属医院

兰　淼　陕西西安天博医学检验所

李　纯　中日友好医院

李　梅　中国医学科学院北京协和医院

李　强　北京九州柏林生物科技有限公司

李　婷　江西省九江学院附属医院

李　泳　首都医科大学附属北京朝阳医院

李冬梅　中国医学科学院北京协和医院

李国富　宁夏医科大学总医院

李国平　福建医科大学附属第一医院

李江涛　中国医学科学院肿瘤医院

李中林　中国医学科学院肿瘤医院

李致远　中国医学科学院北京协和医院

梁英杰　中山大学附属第一医院

梁智勇　中国医学科学院北京协和医院

林　琦　内蒙古兴安盟蒙医院

林思彤　广西医科大学附属肿瘤医院

凌　庆　中国医学科学院北京协和医院

刘　晏　珠海贝索生物技术有限公司

刘　洋　首都医科大学附属北京朝阳医院

刘　勇　江西省人民医院

刘广珍　徐州医科大学附属医院

刘华庆　遵义医科大学附属医院

刘洪波　首都医科大学附属北京大兴区医院

刘媛媛　中国医学科学院北京协和医院

鲁　涛　中国医学科学院北京协和医院

鹿　伟　山东第一医科大学第一附属医院

吕亚莉　中国人民解放军第一医学中心

马　忠　首都医科大学三博脑科医院

马程功　华中科技大学同济医学院附属协和医院

马恒辉　中国人民解放军东部战区总医院

苗　娜　新疆医科大学第一附属医院

倪灿荣　海军军医大学附属长海医院

聂　秀　华中科技大学同济医学院附属协和医院

潘　琳　中日友好医院研究所

潘美华　安徽医科大学第一附属医院

庞钧译　中国医学科学院北京协和医院

钱　敏　中国医学科学院北京协和医院

钱守斌　空军军医大学第一附属医院

秦　璟　宁夏医科大学总医院

任　力　中国人民解放军空军总医院

任海涛　中国医学科学院北京协和医院

孙廷谊　河南省人民医院

汤　鸿　无锡市第二人民医院

田玉旺　中国人民解放军第七医学中心

王　莉　郑州大学第一附属医院

王　鹏　首都医科大学附属北京地坛医院

王　伟　首都医科大学附属北京安贞医院

王　渝　吉林大学第一医院

王德田　中国医学科学院北京协和医院

王鹏雁　中国医学科学院北京协和医院
王清峙　中国医学科学院阜外心血管病医院
王盛兰　北京大学医学部
王晓瑜　南华大学附属第二医院
王馨梅　中国医学科学院北京协和医院
王艳萍　中国医学装备协会病理装备分会
王玉萍　北京大学医学部
吴　平　福建医科大学附属第一医院
吴传江　无锡市朗珈软件有限公司
吴鸿雁　南京鼓楼医院
武莎斐　中国医学科学院北京协和医院
席　越　北京积水潭医院
肖彦增　山西省肿瘤医院
谢永强　中国医学科学院肿瘤医院
徐开军　云南省第三人民医院
薛晓伟　中国医学科学院北京协和医院
辛艳琴　河南省商丘市第四人民医院
杨　博　湖南省湘西州人民医院
伊红霞　内蒙古兴安盟科右前旗人民医院
叶　明　新疆医科大学第三临床医学院（新疆肿瘤医院）
于綦悦　深圳市达科为医疗科技有限公司
于占洋　中国人民解放军第一医学中心
曾赛凡　福建医科大学附属第一医院
张　玲　北京中杉金桥生物技术有限公司
张　岩　郑州大学第二附属医院
张　燕　北京大学医学部
张　勇　首都医科大学北京同仁医院
张　哲　首都医科大学附属北京安贞医院
张进华　南方医科大学深圳医院
张明超　中国人民解放军东部战区总医院
张炜明　江苏省人民医院
张煜涵　中国医学科学院北京协和医院
赵　洁　青岛大学附属医院

赵燕环　中国医学科学院北京协和医院

钟定荣　中日友好医院

郑　波　中国医学科学院肿瘤医院

郑玉琴　新疆石河子大学医学院第一附属医院

周　朋　山西省运城市中心医院

周立新　北京大学北京肿瘤医院

周良锐　中国医学科学院北京协和医院

朱惠君　江苏南通大学附属医院

再 版 序

　　病理学是用自然科学的方法研究病变的形态结构、代谢和功能改变，揭示疾病病因、发病机制的基础及临床疾病精准诊断的重要学科。病理学技术是病理学的一个重要分支，是病理学研究中的方法学及病理诊断的基础，是病理科工作的重要组成部分。规范及高质量的病理学技术是提高医疗质量及相关研究的重要保障，准确把握病理技术工作中各个关键环节，建立科学规范的工作流程，对有效提高病理学研究水平及精准病理诊断具有重要意义。

　　病理学技术的发展与自然科学，特别是基础科学的发展和技术进步有着密切的联系。病理学技术快速发展可以说是一部现代医学史。它在大体器官病理学、细胞病理学、超微病理学、免疫病理学和分子病理学的基础上，现在已发展为数字、远程及智能病理学。

　　《实用现代病理学技术》是2012年初由中国协和医科大学出版社出版的一部病理学技术专著，该书经过近10年的广范应用，产生了很好的社会效益，深受广大学者喜爱。近些年来，病理学新技术不断涌现，应广大读者的要求，新版《实用现代病理学技术》一书即将面世。

　　该书由北京协和医院病理科主任、中华医学会病理分会主任委员梁智勇教授主审，王德田教授和丁伟教授共同主编，全国50余家医院病理诊断及技术人员参编。王德田教授从事病理学技术研究和实践近50年，是我国资深病理学技术专家，有着坚实的专业知识和丰富的实践工作经验。

　　该书全面系统地介绍了病理学的传统技术和现代新技术及其应用。全书共分34章320余节，配有精美图片1390余幅，从组织接收、取材、固定、脱水、透明、浸蜡、包埋、常规切片染色、细胞学制片、特殊染色、免疫组化，从手工操作到全流程自动化设备，从经验体会到质量管理，都进行了全面系统地介绍。涵盖现代病理科管理制度、现代病理学技术的发展、现代病理学技术的应用，特殊组织处理、尸体解剖、大体标本制作、动物实验、生物芯片及组织芯片制作技术、电子显微镜技术、流式细胞制作技术、激光共聚显微切割、分子原位杂交、PCR、二代测序技术、人工智能技术在病理诊断中的应用、计算机图像分析、远程会诊及现代病理学技术新型设备介绍等全部内容。

　　该书继承了传统技术的精华，并且力求与国际新病理学技术接轨，反映学科交叉渗透和病理学技术的前沿。它是一本适合各级医院病理科、医学院校、科研院所等从事病理诊断和实验室研究的人员，以及病理技师和管理人员学习和参考的书籍，是培养病理学技术"工匠"的重要工具书及参考书，也是病理学技术人员和研究生必读的教材和应试指南。同时，对于生命科学相关学科也具有重要参考价值。相信该书的出版将会对我国现代病理学技术的发展产生深远的影响。

第三届中国医师协会病理科医师分会会长

南方医科大学病理学系/南方医院病理科教授

丁彦青

2021年8月于广州

第一届中国医疗保健国际交流促进会病理学会主任委员

解放军总医院第七医学中心病理科主任医师/教授

丁华野

2021年8月于北京

序

　　病理学学科发展在中国已有近百年历史。数十年来随着科学技术的进步，一般医院病理科已经从"一台显微镜，一台切片机"的状态，发展成为具有常规病理、特殊染色、免疫组织化学、分子病理学和细胞病理学等专业分支、设备精良的现代化综合病理科。不规范、非标准的技术操作是现代病理学的大忌，是全国病理学技术质量参差不齐的主要原因。病理学技术水平的提高和标准化、规范化，是病理学诊断和鉴别诊断的技术基础。因此，亟须一本注重实践、指导实践的工具书。《实用现代病理学技术》一书的编者是从事病理学技术工作数十年的技术专家，他们和老一代病理学家共同经历了病理科从"刀耕火种"的时代发展到今天，具有全面丰富的实践经验。

　　本书的各章节注重实践，翔实地介绍了病理学技术的各个方面，其中许多内容是长期实践经验的总结，对病理学技术工作的许多重要环节提出了规范化的要求。为了提高全国的病理学技术水平和质量，这些规范化的内容应逐步成为基本技术工作的质控标准而全面推广。本书图文并茂，是国内近年来鲜见的一本技术专著，对广大病理工作者特别是技术人员是一本值得认真阅读并汲取经验的良好教材。

刘彤华

2011年8月于北京协和医院

再 版 前 言

现代科学技术的发展促进了医学的发展，病理学也是如此。生物学技术的发展和进步，促使病理学认识疾病的技术获得了重大发展。依托单克隆抗体技术发展形成的免疫组织化学技术为病理医师对疾病进行形态诊断提供佐证，成为病理诊断和鉴别诊断的主要工具。以基因分子生物学为核心技术发展形成的组织原位分子杂交技术、组织原位荧光分子杂交技术、基因突变检测技术等技术方法的应用，使病理学认识疾病的深度达到分子水平，并指导肿瘤的临床治疗。技术的进步强有力地推动着整个病理学科的发展。从20世纪50年代的免疫荧光技术、免疫组织化学技术到现在的分子生物学技术，病理新技术、新产品、新设备的不断推陈出新，推动着病理学科的发展和进步，使之逐步朝着自动化、信息化、智能化、标准化的方向发展。

《实用现代病理学技术》一书的再版工作有全国近50余家大中型医院110余名编者参与。他们都是从事病理学诊断和技术的专家，有着坚实的病理学基础专业知识和丰富的实践工作经验。本书共34章，从组织接收、取材、固定、脱水、包埋、切片染色、冷冻切片染色、细胞学染色、特殊染色、免疫组织化学到分子生物学技术，从手工操作到全流程自动化设备，从经验体会到质量管理，从科室管理到信息化管理进行了系统介绍，并附有彩色图片1390余幅，涵盖了现代病理学技术的发展、现代病理学技术的应用、现代病理技术新型设备的介绍、人工智能技术在病理诊断中的应用等内容，是一本适合于各级医院病理科、医学院校、科研院所等从事病理诊断的医师、实验室研究人员、病理技师及管理人员的工具书及教科书。

本书第1版在编写过程中得到了我国著名病理学家刘彤华院士的大力支持和热诚指导，并做序。这次再版又得到了全国著名病理学家丁彦青教授、丁华野教授的指导并为再版做序，体现了老一代病理学家对病理学技术学科建设和发展的重视与支持。同时，在本书编写过程中得到了相关公司及厂家提供的图片及文字资料，在此一并表示衷心的感谢。

由于水平和时间有限，在编写过程中难免有遗漏和不妥之处，敬请同道们批评指正，我们将在今后再版中不断完善。

王德田　丁　伟

2021年11月

前　言

现代科学技术的发展促进了医学的发展，病理学也是如此。从20世纪50年代的免疫荧光技术、免疫酶、到现在的分子生物学技术、基因技术和蛋白质技术，以及计算机技术在病理学科的广泛应用，病理学的发展和建设融入诸多新的观念和理论。进入新世纪以来，病理新技术、新产品、新设备的不断推陈出新，推动着病理学科的进步，使之逐步朝着自动化、信息化、智能化、标准化的方向发展。

由北京市病理技术学组组织，会同中国医学科学院、北京大学、首都医科大学、卫生部和解放军系统所属各医院的病理技术工作者集中编写了这本《实用现代病理学技术》。本书编者都是从事病理技术的专家，有的从事病理技术工作40余年，他们有着坚实的病理基础专业知识和丰富的实践工作经验。本书共33章240余节，从组织接收、取材、固定、脱水、包埋、常规切片染色、特殊染色、免疫组织化学到分子生物学技术，从手工操作到全流程自动化设备，从经验体会到质量管理进行了系统介绍，并附有大量的图片，涵盖了现代病理技术的发展、现代病理技术的应用、现代病理技术新型设备的介绍等全部内容。是一本适合于各级医院病理科、医学大专院校、科研院所等从事病理诊断的初级医师、实验室研究人员、病理技师及管理人员的工具书及教科书。

本书的编写得到了我国著名病理学家刘彤华院士的热诚支持和指导，并为《实用现代病理学技术》一书做序，体现了老一代病理学家对病理技术学科建设和发展的重视与支持。

本书在编写过程中，得到了相关公司及厂家提供的图片及文字资料，在此表示衷心的感谢。

由于我们的水平和时间有限，在编写过程中难免有遗漏和错误之处，敬请同道们批评指教，我们将在今后再版中改正。

王德田　董建强

2011年8月于北京

目　　录

第一章　病理实验室工作流程及质量控制

病理科是综合医院的重要科室，其主要任务是通过活体组织和手术标本检查、脱落和细针穿刺细胞学检查以及尸检，为临床提供明确的病理诊断，确定疾病的性质，查明死亡原因。病理实验室根据专业设置了常规病理技术室（组织病理和术中冰冻）、免疫组织化学室、特殊染色室、细胞病理室和分子病理室等。

病理诊断是疾病诊断的金标准，合理的治疗必须以准确的病理诊断为基础。因此，病理医师也被誉为"临床医师的医师"。病理学技术水平对诊断有着重要的影响，提高技术质量管理则需要加强病理实验室的建设，建立严谨规范的工作流程和质量控制体系。

第一节　病理实验室工作流程

一、外检工作

外检是外科病理学检查的简称，一般指手术标本和活检标本的病理学检查。

二、标本接收

目前大部分医院采用一份标本对应一份申请单的传统模式。部分三甲医院实行无纸化管理，扫描条形码接收登记标本。以下流程为传统模式。

1. 核对
（1）核对患者信息。病理申请单与标本袋信息是否一致。
（2）核查标本数量与申请单是否一致。
（3）核查标本离体时间及固定时间。
（4）核查固定液是否充足。
2. 签收　填写临床交接本。
3. 编号　同类组织样本间隔编号、感染性标本最后编号。
4. 扫描　录入申请单（图1-1-1、图1-1-2）。
5. 计价。
6. 不合格标本的处理
（1）致电临床，要求完善信息。
（2）填写不合格标本登记本。
7. 大体标本的处理　进行立即切开固定，补充固定液，进行大体摄影，并登记日期、病理标本号、操作医师及记录员等信息（图1-1-3）。

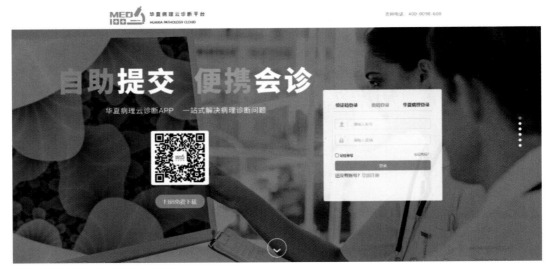

图1-1-1　扫描录入申请单（一）

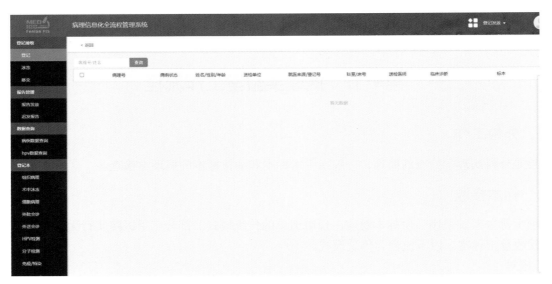

图1-1-2　扫描录入申请单（二）

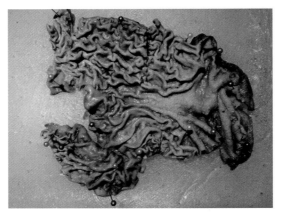

图1-1-3　空腔脏器切开固定

三、常规制片

1．取材前移交

（1）接收标本人员与取材医师进行标本移交。

（2）严格执行"三查七对"。"三查"：取材前查、取材时查、取材后查；"七对"：对姓名、科别、申请单号、病理标本号、临床诊断、标本部位、标本数量。

（3）取材医师按病理号顺序将病理标本摆放整齐，待取材时按顺序取材。

2．取材　取材时，取材医师和记录员对标本容器上的姓名、住院号及标本名称、数量同病理申请单信息做第二次核实后再进行取材。

（1）严格执行"三查七对"按照病理号顺序取材。

（2）脱水盒手写号码或激光打码机。

（3）大体摄影。

（4）镜检小标本取材后用伊红染液浸染。

（5）感染性标本最后取材（特殊标本需固定1周）。

（6）打印取材单，取材医师与记录员对取材数量进行查对（图1-1-4）并拍照。

（7）工作完成要对取材台进行清理并进行紫外线消毒。

（8）登记当日取材号段，病理报告发出4周后废弃剩余标本及标本袋。

（9）将取材器械浸泡于消毒液中消毒，定期进行更换。

（10）登记每日感染性标本。

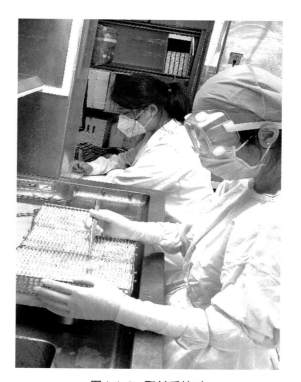

图1-1-4　取材后核对

3．脱水

（1）自动脱水机上机、运行。

（2）填写自动脱水机使用及试剂更换记录、记录脱水组织盒数量。

4．包埋

（1）查对组织数量。

（2）按病理号顺序包埋。

（3）根据取材单核对包埋盒数量，有条件单位可以二维码扫描。

5．切片

（1）核对组织数量后按病理号顺序切片（玻片打码机）。

（2）捞片。

（3）烤片。

6．染色

（1）预染质控切片。

（2）常规切片染色（填写染色机使用及试剂更换记录）。

7．封固。

8．核对　组织蜡块与切片核对（图1-1-5）。

9．扫描切片　见图1-1-6～图1-1-8。

10．填写切片交接记录。

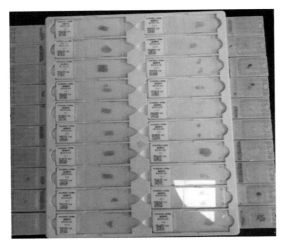

图1-1-5　核对切片蜡块

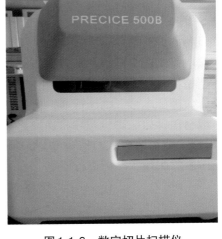

图1-1-6　数字切片扫描仪

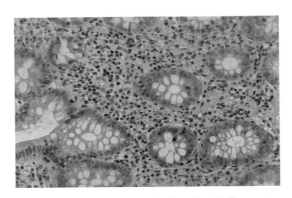

图1-1-7　HE甲级切片，数字切片

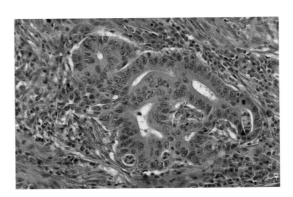

图1-1-8　HE甲级切片，数字切片

11．交接切片。

四、冷冻制片

冷冻制片是指临床医师在手术中要求对患者进行快速病理诊断的技术。

1．预约　术中冰冻临床需提前预约。

2．扫描录入　将患者信息扫描录入。

3．接收标本

（1）核对标本袋信息是否与申请单一致，标本是否离体后立即送检。

（2）填写临床交接本。

（3）填写样本登记本。

（4）编号。

（5）取材。

（6）冷冻。

（7）切片。

（8）固定。

（9）染色。

（10）封固。

（11）交接。

（12）冷冻报告结果发出后，及时固定冷冻标本与冰剩组织，并放置在一起。

（13）清扫冷冻切片机箱。

（14）填写冷冻切片送检制片记录（登记预约时间、接收标本时间、取材时间、冷冻时间、切片时间、染色时间、交片时间、发报告时间）。

（15）工作结束后，填写冷冻切片机使用记录，内容包括当日冰冻数量、切片数量、温度设置、有无故障、是否清扫、是否消毒、使用人签字等。

五、细胞学制片

1. 标本签收。
2. 核对　核对申请单与标本容器的信息是否一致、核对标本离体时间。
3. 扫描录入。
4. 制片。
5. 封固。
6. 扫描切片。
7. 交接。
8. 填写细胞学交接归还记录单。
9. 填写设备使用记录，并记录每日制片数量及累计制片数量。
10. 填写细胞学标本废弃记录。

六、特殊染色

1. 试剂的配制。
2. 选择阳性对照切片。
3. 切片。
4. 染色。
5. 封固。
6. 核对。
7. 交接。
8. 填写试剂使用记录质控单。

七、免疫组织化学染色

1. 选购商品化防脱片、试剂盒。
2. 选择组织、制备阳性对照切片。
3. 切片、烤片。
4. 自动免疫组化染色机染色或手工染色。
5. 封固。
6. 核对。
7. 扫描切片。
8. 交接。
9. 填写免疫组化交接归还记录。
10. 填写试剂使用记录。
11. 填写设备使用记录。

八、特殊检查

根据临床医师及患者治疗需要，及时安排分子生物学（如二代测序、基因突变、基因重排、原位杂交等）检测，没有检测条件的实验室可委托第三方实验室进行检测。

九、病理档案信息资料管理系统

1. 病理档案包含标本材料、切片资料、蜡块资料、病理文字资料、音像资料等。

2. 按病区、科室发送病理正式报告单，临床科室填写签收单。也可通过院内网络系统开放查询病理报告，向临床医师及时提供诊断，便于临床及时治疗及手术。

3. 玻片扫描归档－蜡块扫描归档－外检登记本－病理报告单的收集（图1-1-9）。

4. 借阅档案资料管理制度。

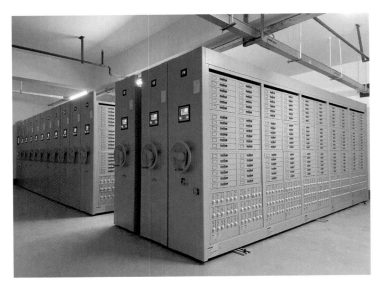

图1-1-9　派斯杰蜡块、玻片资料管理系统

第二节　病理实验室质量控制

一、组织和管理责任

1. 建立质量方针和目标。
2. 明确所有人的职责、权限和相互关系。
3. 确保所有人员有能力承担指定工作。

二、质量管理体系

1. 病理实验室应按医学实验室质量和能力认可准则建立、文件化、实施和维持质量管理体系。
2. 质量管理体系应整合所有过程，以符合质量方针和质量目标。

三、文件控制

1. 管理体系的所有文件在发布和使用前经授权人员审核并批准。
2. 所有文件均进行识别。
3. 文件的修改可识别。
4. 定期评审并更新文件，确保其适用。

四、服务协议

1. 实验室服务协议包括申请、检验和报告。
2. 实验室收到的每一份检验申请均视为协议。

五、受委托实验室的检验

1. 实验室应制定文件化程序，用于选择与评估受委托实验室并监控其工作质量。
2. 定期评审并评估与受委托实验室的协议，保存评审记录。
3. 按预定时限保留所有受委托样品的申请单和检验结果。

六、人员

1. 实验室应制定文件化程序，对人员进行管理。
2. 实验室管理层应将每个岗位人员资质文件化。
3. 对做专业判断的检验人员应具备适当的理论和实践经验。
4. 实验室应为所有员工提供培训，培训内容包括实验流程、实验室信息系统、质量管理体系、健康与安全、伦理等。
5. 定期评估员工能力。

七、设施和环境条件

1. 实验室应合理分配开展工作的空间，确保工作空间的充分性和适宜性。
2. 应保护医疗信息、患者样品、实验室资源，防止未授权访问。
3. 取材、标本存放设施和环境条件应保证工作正确运行，设施包括能源、照明、通风、噪声、供水、废物处理（图1-2-1、图1-2-2）。
4. 定期检查。

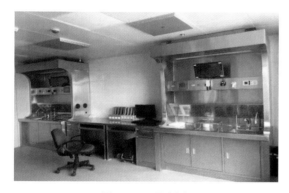

图1-2-1　取材室

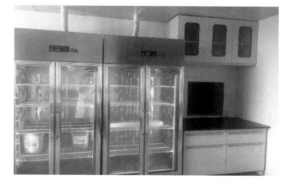

图1-2-2　标本存放柜

八、实验室设备、试剂和耗材

实验室应制定设备选择、购买和管理文件化程序。设备应由经过培训的授权人员操作，按照设备使用条件、制造商的使用说明操作，记录校准状态和再校准日期。

1. 设备维护与维修

（1）实验室应制定预防性维护程序，保证安全的工作条件，包括检查电器安全、紧急停机装置以及由授权人员安全操作和处理化学品、放射性物质和生物材料等。

（2）当发现故障时，应停止使用并清晰标识。

（3）设备出现故障维修后，应验证设备性能正常再返回实验室正常使用。

2．设备不良事件报告

由设备直接引起的不良事件和事故，应按要求进行调查并向制造商和监管部门报告。

3．设备记录

（1）设备标识。

（2）制造商名称、型号或其他唯一标识。

（3）供应商或制造商的联系方式。

（4）接收日期和投入使用日期。

（5）放置地点。

（6）接收时状态。

（7）制造商说明书。

（8）设备故障及维修。

4．试剂和耗材

实验室应制定文件化程序，用于试剂和耗材的接收、储存、验证试验和库存管理。

（1）接收和储存：接收地点必须具备充分的储存和处理能力，并按说明储存。

（2）验收：当试验过程改变或使用新批号或新货号的试剂盒之前，应进行性能验证。

（3）库存管理：实验室建立试剂和耗材的库存管理系统，将未经验证和不合格的试剂和耗材与合格的试剂和耗材分开存放。出库、入库要有明确的时间和经办人员。不同类型的试剂和耗材有相应的货位和货号。

（4）使用说明：所有试剂和耗材的使用说明应易于获取。

（5）不良事件报告：试剂和耗材引起的不良事件应进行调查，并向制造商和相应的监管部门报告。

（6）记录：试剂和耗材的标识、制造商名称、批号或货号、供应商或制造商的联系方式、接收日期、失效期、使用日期、停用日期、接收时的状态、制造商说明、初始准用记录、可持续使用的性能记录。

九、检验前过程

1．提供给患者和临床信息

（1）实验室地址。

（2）实验室开放时间。

（3）实验室提供的临床服务种类，包括委托给其他实验室的检验。

（4）实验室提供的检验，包括样品所需的信息、原始样品的量、特殊注意事项、运输周转的时间。

（5）检验申请单填写说明、患者说明、患者自采样品说明、样品运送说明、接收和拒收样品的标准。

（6）实验室处理投诉的程序。

2．接收标本

（1）认真核对每例送检标本和申请单，确保标本与申请单一致。

（2）认真检查送检标本及内容物是否完整，盛具是否洁净，识别的标签是否牢固贴附于容器上。

（3）申请单是否注明送检标本的目的和要求。

（4）仔细查阅申请单上各项是否按要求填写清晰，包括患者的基本情况、送检单位、送检日期、送检标本类别、患者的临床资料、化验室及影像学检查结果、既往细胞病理学检查情况和临床诊断等。

（5）申请单上应详细记录患者或家属的明确联系方式，以便必要时与患者或家属联络。

（6）登记与编号：为了查找方便，对接收的标本认真登记并编号。可在组织病理标本编号前冠以"B"（Biopsy）字母，在细胞学标本编号前冠以"C"（Cytology）字母，在尸检标本编号前冠以"A"（Autopsy）字母。也可以按照年限编号或按照顺序号延续编号。

（7）病理科的工作人员在接收标本的过程中，禁止对申请单上由临床医师所填写的各项内容进行改动。

（8）发现有疑问时，收检的工作人员应及时与送检医师沟通并登记。

（9）核对无误后，送检者与收检的工作人员进行双签确认后方可离开。

3．不予接收的标本

（1）申请单未与相关标本同时送达病理科。

（2）申请单中填写的内容与送检标本不符合。

（3）标本上无患者姓名、科室等标识。

（4）申请单中漏填重要项目。

（5）标本严重自溶、腐败、干涸。

（6）标本过小，不能或难以制作切片。

十、检验过程

1．标本取材的记录及标号

（1）病理医师在进行取材时，记录人员必须同取材医师核对标本信息，包括患者的基本信息、标本的病理号、申请单号，必须按照申请单的各项内容向病理医师报告。病理医师对标本的描述应录入电脑或记录在病理申请单上。

（2）将病理取材记录单按顺序号进行登记，内容必须同取材脱水盒的标号、块数、部位相一致。取材后标本要及时放回固定液内。

（3）取材块记录单和包埋盒标记字迹要清楚一致。

（4）对于不同的组织采取不同的处理或者要求不同切片的厚度，可采用不同颜色的包埋盒进行区分。

（5）取材结束后，取材医师和记录人员再次对取材记录单和取材脱水盒进行核对，无误后交由病理技师进入脱水程序。

（6）对于有价值的标本可摄影存档或做大体标本。

2．制片过程的规范化标准化　病理常规技术操作的规范化、标准化是保证制片质量的关键。良好的切片是正确诊断的基础，对日常工作各步骤实施质量控制是保证优质切片的关键。病理技术工作的各个环节是相互关联的有机组合，因此，质量控制必须顾及以下每一个环节。

（1）建立技术人员岗位责任制。

（2）取材要规范、标准，大小厚度适宜。组织块的大小一般为 $2.0cm \times 2.0cm \times 0.3cm$。

（3）组织固定。

1）小块组织固定方法：离体的小块组织需立即置入固定液中进行固定，标本与固定液的比例为1：（5～10）。

2）器官标本固定：①食管、胃、肠、胆囊、膀胱等空腔器官，剪开后按照其自然状态铺在硬纸板上，暴露黏膜面或表面的病变处，并用大头针将标本边缘处固定于纸板上，然后放入10%中性缓冲福尔马林固定液中固定。黏膜面或内表面朝向容器的液面，并覆盖薄层脱脂棉。②肝、脾等实性器官，由器官背面沿其长轴每间隔1.5～2.0cm纵向平行剖开，切成数片。③肺叶，为防止肺叶漂浮于液面，在肺表面覆盖浸含固定液的薄层脱脂棉，必要时从支气管注入适量10%中性缓冲福尔马林固定液。④肾，沿肾外缘中线朝肾门方向做一水平面，再固定。⑤淋巴结，先用10%中性缓冲福尔马林固定液固定1h后，再沿其长轴切开。肿大的淋巴结可切成数片，每片厚度0.2～0.3cm，继续固定。⑥骨组织，先锯成小片（若是长骨应做横向锯片），在10%中性缓冲福尔马林液中固定24h后再进行脱钙。

（4）脱水剂的更换原则及质控。

（5）石蜡的选择及蜡温的控制。

（6）包埋的注意事项及规范操作。

（7）切片机及切片刀：一次性刀片的选择及切片的质控。

（8）设置展片水温、烤片的温度和时间。

（9）染液试剂的更换原则及质控。

1）苏木精-伊红的标准化。

2）组织化学染液的标准化。

3）免疫组织化学试剂的标准化。

4）分子试剂的标准化。

3．切片质量标准化

切片工作完成后，由专业技术人员检查切片质量并打分，有利于提高质量（表1-2-1）。

表1-2-1　组织切片评分标准

参考标准	优质标准	满分（分）	质量缺陷减分
完整性	组织切片完整，小标本块齐全	5	切片不完整减5分
厚薄	切片3～5μm，厚薄均匀	5	厚薄不均减2～3分
裂痕	切片无刀痕、颤痕、裂痕	5	刀痕、颤痕、裂痕减2分
折痕	切片平坦、无皱褶	5	皱褶减2～3分
污染	切片无污染	10	污染减10分
对比度	细胞核与细胞质染色清晰，红蓝适宜	50	不清晰减20分；过兰或过红减10分
透明度	透明度好	5	模糊减2～5分
封固	无气泡；胶无外溢	5	有气泡减1分；胶外溢减2分
位置	切片无松散，捞片位置适当	5	松散减2分；位置不当减2分
标签	端正牢固、编号清晰	5	切片不洁减1分；标签不正减1分；编号不清晰减1分

注：总分100分；甲级片90分以上（优）；乙级片75～89分（良）；丙级片60～74分（合格）；丁级片59分以下（不合格）。

第三节　管理工具

6S管理体系能够在各生产基地实现改善工作环境、提升品质、提高效率、减少伤害、提高人员素质的目标。

一、6S管理

1．整理（seiri）　将工作场所的任何物品区分为有必要和没有必要的，除了有必要的留下来，其他的都消除掉。目的为腾出空间，空间活用，防止误用，塑造清爽的工作场所。

2．整顿（seiton）　通过上一步整理后，对生产现场需要留下的物品进行科学合理的布置和摆放、并予以明确地标识，以便快速取得索要之物，最简捷、有效地完成工作。

3．清扫（seiso）　由整个团体所有成员一起清除工作场所内看得见和看不见的脏污（灰尘、污垢、异物等），并防止污染源的再发生，保持工作场所干净靓丽。

4．清洁（seiketsu）　把前3S的做法制度化、规范化、标准化，并贯彻执行及维持成果。

5．素养（shitsuke）　每位成员养成良好的习惯，并遵守规则做事，培养积极主动的精神。

6．安全（security）　清除隐患、排除险情、预防事故的发生、使人身不受伤害、环境没有危险，培养全员危险预知的能力，创建以防为主的安全管理体制。

二、5W1H

5W1H是对选定的项目、工序或操作从原因（Why）、对象（What）、场所（Where）、时间（When）、人员（Who）、方法（How）6个方面提出问题进行思考，逐步分析，使复杂的问题简单化，有利于找出问题的根本原因。

1．对象　解决做什么的问题，即目标问题。

2．场所　解决在哪里做的问题，即环境问题。

3．时间　解决什么时间做的问题，即起点问题。

4．人员　解决谁负责的问题，即事件的主体问题。

5．原因　解决为什么要做的问题，找出理由，获取支持。

6．方法　解决怎么做的问题，即方法问题。

5W1H分析法为人们提供了科学的工作分析方法，常被运用到制定计划草案和对工作的分析与规划中。

第二章　组织固定与固定液

第一节　组织固定

活体组织一旦停止血液循环和物质代谢，就会因物质代谢障碍产生一系列的生物化学和组织化学的改变。固定是通过添加剂让组织中所有细胞及细胞外成分迅速死亡，以避免细胞中溶酶体的破坏作用，保持离体组织细胞与存活时的形态相似，并防止细菌繁殖所致腐烂，以保存蛋白质与核酸的基本结构。

固定是保存组织器官，使之用于病理诊断、科研和教学等工作所必需的过程。

固定具有渗透、杀死细胞及微生物和固化组织等多方面的作用。

固定是良好的组织切片的基础。若组织固定不良，在后续的标本制备过程中则无法加以纠正和弥补，对后续诊断和研究工作造成的不良影响是无法挽回的。因此，组织标本的固定是整个组织标本处理过程中的一个重要环节。

一、固定的目的

1. 保持离体组织细胞与生活时的形态相似，抑制组织自溶及细菌繁殖所致腐烂。

2. 使细胞内的特殊物质定位，保持其原有结构，如细胞内的蛋白质等经固定后可沉淀或凝固。

3. 保持细胞内组织抗原、DNA 及 RNA，便于进一步的特殊检查，如特殊染色、免疫组织化学染色、细胞遗传学检查、分子病理学检查以及相关科研等。

4. 硬化组织有利于切片。固定液兼有硬化组织的作用，组织固定后可使细胞正常液体状（胶体）变为半固定状（凝胶），有固化作用，增加组织硬度，易于切片。

5. 有利于染色反应，便于光镜下对细胞内不同成分进行区别。细胞内的不同成分沉淀凝固后折光率及对染料的亲和力将有所不同，染色后可加以区别。

6. 有利于诊断的准确及相关科研的开展。

二、固定的方法

1. 及时固定　固定的组织越新鲜越好，手术切取下的活体组织及内镜下的活检组织应当立即投入到固定液中，有效地保存组织细胞的形态结构和抗原性。

2. 及时剖开　对于手术切取的大标本应立即投入到固定液后，按其自然状态钉板或剖开固定，以便让重要的检查部位得到应有的固定。

3. 特殊固定　不同的组织在病理诊断中需要不同的染色方法，就需要用不同的固定液来进行固定，以达到满意的染色效果。例如，需做糖原染色的组织须直接采用无水乙醇或丙酮固定。

4. 微波固定　微波固定法固定的组织具有核膜清晰、染色质均匀、分辨清晰、组织结构收缩小等优点，目前已应用于病理诊断。但在应用微波技术固定时，应严格控制温度，根据不同组织和组织块的大小及厚度来决定不同的温度和不同的时间，否则会影响组织固定的质量和效果。

三、固定的注意事项

1. 适宜固定液　固定组织时一定要注意固定液的量。一般情况下，要求固定液的量应为组织的 6 ～ 10 倍为宜，大标本不少于总体积的 5 倍。

2. 适宜的固定　可以在保存细胞结构和抗原性之间取得必要的平衡。不同的组织需要不同的固定液才能达到满意的效果。

3. 适宜的时间　大多数组织应在固定 24h 内（时间最长不得超过 48h）进行取材，然后进入组织脱水程序。如果固定时间过长或未及时切开固定，都会对后续工作的开展造成不利影响，特别是对免疫组化、细胞遗传、分子生物学等工作开展不力。

4. 适宜的取材　根据组织块的大小、厚度的不同决定固定的时间。原则上，一般厚度不超过 4mm（3mm 更为合适）的情况下，固定时间为 3 ～ 24h。未能及时进入脱水程序的组织应保存于 70% 乙醇中。

5. 适宜的温度　大多数组织在室温（25℃）固定；在低温（如 4℃）固定时间相应延长。温度过高可使蛋白质凝固、不易固定、液体不易渗透，造成组织中心自溶。

全自动组织脱水机可以施加恒定的温度，使得在有限的时间内完成固定过程，一般情况下将固定的温度控制在 35℃ 左右。

6. 适宜的搅拌　全自动组织脱水机通过适宜的搅拌和试剂循环功能，使固定过程在组织块与试剂充分接触交流的条件下达到满意的效果。

7. 适宜的容器　固定的容器要相对大些，应使用广口瓶或标本袋，防止组织固定后大于瓶口难以取出，造成组织损坏影响诊断效果。

四、固定液的穿透力

任何固定液都必须具有穿透力，也就是渗透力。对组织各部分的渗透力相等，才能使组织得到完全的固定。有的固定液对组织有膨胀作用，有的固定液收缩力强，有的穿透强，有的穿透力弱。可根据组织不同要求，来配制不同的固定液，以达到满意效果（表 2-1-1）。

表 2-1-1　固定液的穿透力

固定液	4h 穿透深度（mm）	8h 穿透深度（mm）	12h 穿透深度（mm）
10% 中性福尔马林固定液	2.70	4.70	5.00
95% 乙醇	1.70	3.50	5.00
丙酮	2.50	4.00	5.00
1.22% 苦味酸饱和水溶液	1.00	1.50	1.75
10% 醋酸	3.80	5.00	5.00
7% 升汞	2.00	3.00	3.50
2.5% 重铬酸钾	1.00	1.50	1.75

第二节　组织固定液

用于固定组织的化学物质称为固定液或固定剂。一百多年来，病理学的前辈们为了良好地保存细胞核组织的不同成分，创造了许多适用于固定细胞和组织不同成分的固定液。

固定液在组织固定中的穿透力因组织的不同，或在同一组织中的不同部位有所区别。随着新技术的开展，微波固定法获得了较常规固定更好、更快的效果。随着科学的发展，新型全自动密闭式脱水机问世，在固定液中施加恒定的温度、适宜搅拌和试剂的循环加压功能完成固定全过程，使组织在较短的时间内达到满意的固定效果。

固定液分为单纯固定液和混合固定液。由单一化学物质组成的固定液称为单纯固定液，由多种化学物质组成的固定液称为混合固定液。选择固定液时，固定液首先应具有渗透力强，能迅速地渗入到组织内部的特点；其次固定液不会使组织过度收缩或膨胀，并能使组织内需要观察的成分得以凝固为不溶性物质。这就是常规制片、特殊染色、免疫组织化学和分子检测等技术方法赖以成功的基础。

固定液穿透力的强弱，固定液的酸碱度，固定液的收缩、膨胀的改变，固定液产生的结晶色素都会直接影响病理技术工作的质量。因此应充分了解每种固定液的性能，合理选择固定液、合理配置固定液、合理使用固定液。常规固定液介绍如下。

一、甲醛

甲醛（福尔马林）是极易挥发并且有强烈的刺激性气味。市售浓度的实际含量为37%～40%（商品甲醛）。我们通常在配制时取原液10ml加90ml水，通称10%甲醛（福尔马林）液，实际上只有3.7%～4.0%的甲醛浓度。甲醛水溶液渗透能力强，固定均匀，对组织收缩较少，能保存脂类和类脂体，对脂肪、神经及髓鞘的固定效果很好，但不能保存组织内的尿酸盐类结晶和糖原。甲醛原液久存可自行分解，特别是在室温低的情况下（温度低于-15℃）分解尤其明显，会使甲醛产生白色沉淀——副醛（三聚甲醛或多聚甲醛），此液在过滤后可使用。这种溶液有甲酸产生，使液体呈酸性，原有浓度也相应降低，在配制时不加以测试会影响固定效果，造成染色不佳。如果配制成10%中性缓冲福尔马林固定液，用其固定较大的组织效果会更佳，特别是对免疫组化、原位杂交、FISH、突变、PCR、二代测序等检查效果优于10%普通福尔马林固定液和其他各种混合固定液。10%中性缓冲福尔马林固定液能避免福尔马林色素的形成。

实践证明，10%中性缓冲福尔马林固定液可以很好地保存细胞核的形态结构，同时也能够较好地保存组织细胞的大多数抗原性，是一种最理想的常规固定液。现介绍常用几种配制方法。

1. 10%福尔马林固定液配制　甲醛（37%～40%）100ml，自来水900ml。混合后在溶液中加入碳酸钙使溶液呈中性。这个方法多为手工配置，pH不稳定，现在商品化固定液基本占据了市场，满足了工作的需求。

2. 10%中性缓冲福尔马林固定液配制　甲醛（37%～40%）100ml，蒸馏水900ml，磷酸二氢钠4g，磷酸氢二钠6.5g。混合均匀后pH在7.2～7.4。

10%中性缓冲福尔马林固定液用水为纯化水，是经过精密过滤、软化过滤、再精密过滤、活性炭净化、反渗透过滤和去离子净化6次处理。商品化的10%中性缓冲福尔马林固定液，磷酸盐缓冲摩尔浓度为0.02～0.04，pH 7.2～7.4，甲醛浓度为3.95%～4.05%，批次量生产才能保证效果稳定（图2-2-1）。

二、乙醇固定液

即酒精，为无色液体可与水配制成任何比例，固定速度较缓慢，一般不作为常规固定液使用，使用时以80%～95%的浓度为宜。既起到固定作用，又有硬化组织及脱水作用，对组织收缩较大，不易固定过久，易变脆，核的着色不良，不利于染色体的固定，用70%乙醇可长期保存组织。

此液体对组织的渗透力较弱，但对保存组织中的核酸强于10%中性缓冲福尔马林固定液，如果用于尿酸结晶保存糖原效果较好，一般用无水乙醇固定，但取材一定要薄。乙醇能沉淀蛋白等物质，还兼有分色和还原作用，是病理制片过程中不可缺少的试剂。

乙醇可溶解脂肪及类脂体，又能溶解血色素（血红蛋白）及其他色素，所以要证明细胞内的脂肪、类脂体及色素的存在，不能用乙醇作为固定剂。

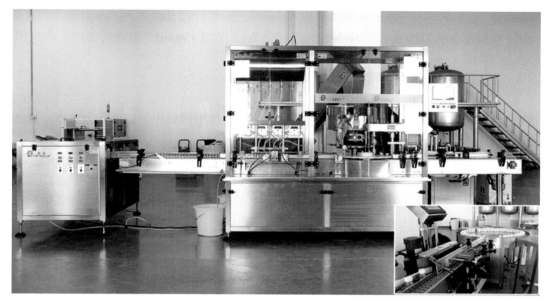

图2-2-1　10%中性缓冲福尔马林固定液自动灌装生产线（九州柏林）

三、丙酮液

又名本酮或醋酮，是极易挥发、易燃的一种无色液体。丙酮能与水、醇类、氯仿及二甲苯等多种溶液混合。

丙酮作为一种固定液，适用于固定脑组织和冷冻组织切片。石蜡切片因固定不佳、染色效果不好，可用其重新再固定，可使染色鲜艳、固定效果好。

丙酮能使蛋白质沉淀，渗透力强，一般应用于组织化学中酶的固定，特别适用于磷酸酶、酯酶以及氧化酶的固定。

丙酮也可以替代无水乙醇做脱水剂使用，适用于脂类的组织或大组织块，因对组织收缩较明显，故不适宜小组织的固定与脱水。

四、AF液

AF液是由95%乙醇（A）90ml和浓甲醛（F）10ml混合配制而成。此固定液兼有脱水作用，也适用于皮下组织中肥大细胞的固定。固定后可直接用90%乙醇进行脱水处理。

五、Bouin固定液

Bouin固定液是由饱和苦味酸水溶液（1.22%）75ml、甲醛液25ml和冰醋酸5ml配制而成。Bouin固定液是一种实验室内常用的固定液，对于活检的小标本固定良好，渗透力强，对组织固定均匀收缩小。此液特别适用于睾丸组织及皮肤的固定，能使组织细胞结构完整，而且染色效果好。

因为冰醋酸能固定染色质，苦味酸能使组织适当硬化，甲醛可调节前两种试剂对组织的膨胀作用，故此液对脂肪的固定效果好，尤其适用于含脂肪组织的淋巴结、乳腺组织和脂肪标本的固定，固定后可直接转入95%乙醇进行脱水。

六、B-5固定液

即醋酸钠-升汞-甲醛固定液，多用于固定淋巴结组织和脂肪组织，也适用于固定胰腺组织，对鉴别胰岛细胞较好。将含有上述的组织放入B-5固定液1～2h后冲水再进行脱水即可。如果固定时间超过4h后，染色前需要脱汞处理。

B-5固定液配制无水醋酸钠或醋酸钙1.25g，升汞6g，蒸馏水90ml。混合后备用。在临用时再加入浓甲醛10ml即可。

七、Zenker固定液

为形态学研究常用的固定液，可用于固定多种组织，使细胞核和胞质染色较为清晰，加热固定可以加快渗透作用。

Zenker固定液配制升汞5g，重铬酸钾2.5g，蒸馏水100ml。3种混合后加温至40～50℃使其溶解，冷却后略呈棕色，用时加入5ml冰醋酸即可，固定时间为12～36h，固定后要流水冲洗12h。

Zenker固定液为组织学、细胞学及病理学常用的固定液，此液中的铬酸、醋酸和氧化汞都有互补的固定作用。常用于三色染色。对免疫球蛋白染色效果更佳。切片染色前需进行脱汞处理。

（一）脱汞方法1

1. 组织脱蜡至水。
2. 用碘液（碘1g，碘化钾2g，蒸馏水100ml）处理10min。
3. 水洗1min。
4. 用70%乙醇脱碘10min。
5. 水洗1min。
6. 用5%硫代硫酸钠（海波）水溶液漂白5min。
7. 水洗。

（二）脱汞方法2

1. 组织脱蜡至低浓度乙醇。
2. 入70%乙醇配制的1%碘乙醇中10min。
3. 水洗1min。
4. 用5%硫代硫酸钠（海波）水溶液去碘漂白为止。
5. 水洗。

八、AFA液

AFA液的配方：95%乙醇或无水乙醇（A）85ml，浓甲醛（F）10ml，冰醋酸（A）5ml。混合后立即使用。此液加冰醋酸后可加快固定，穿透力强，并在乙醇的作用下兼有脱水作用，常用于快速脱水和固定、冷冻切片的快速固定。常规石蜡切片因固定不佳，染色效果不满意，可在染色前再用AFA液进行固定5min，染色效果会有明显改观。

九、Carnoy固定液

1. Carnoy固定液的配方：无水乙醇6ml，冰醋酸1ml，氯仿3ml。
2. Carnoy固定液中的无水乙醇可固定胞质，冰醋酸则固定染色质，并且可以防止组织由于无水乙醇固定所产生的高度收缩和硬化。
3. Carnoy固定液穿透力很强，切取的1.5cm×1.5cm×0.2cm大小的组织块固定只需1～2h即可，固定后不需水洗即可投入到95%乙醇中进行逐级脱水处理。
4. Carnoy固定液适用于脱氧核糖核酸（DNA）和核糖核酸（RNA）的固定。

十、戊二醛固定液

详见"第二十章第二节组织固定"。

十一、无醛固定液

无醛固定液是一种新上市的无毒无害、可自然降解的新型固定液，已在全国多家大医院进行试验和应用。固定液为蛋白沉淀性固定，能较好地固定染色体、糖原、酶类等细胞内结构，尤其对脂肪固定效果好，不但不影响免疫组化及分子检测结果，而且效果优于未经二次固定后检测的结果。详见"第十二章环保试剂的应用"。

十二、冷冻切片固定液

冷冻组织固定液采用复合试剂配制，固定速度快，组织细胞结构保持原有形态，避免了其他固定液造成细胞收缩和膨胀现象，保持细胞结构基本同石蜡切片HE染色相似，有利于医师诊断。

第三节　溶剂分配仪

一、功能特点

1. 按当前组织的质量，分配相应比例的组织固定液。
2. 提供数据接口，可与医院系统对接，读取相关授权数据。
3. 扫患者二维码信息。
4. 打印患者信息标签，贴到组织容器上。

二、产品优势

溶剂分配仪可根据不同标本或需求选用不同的用量，同时还可打印标签贴于分装后的容器上，更加便捷且避免人工倒出时漏洒在地面的风险。

三、操作方法

1. 自动模式　扫患者二维码，自动分配相应比例的组织固定液。
2. 手动模式　手动输入患者信息，手动分配相应比例的组织固定液，手动打印标签贴到组织容器上（图2-3-1）。

四、注意事项

1. 显示屏提示原组织固定液试剂桶中试剂不足时，应及时补充试剂。
2. 分配组织固定液时若出现异常，可控急停开关停止当前工作。

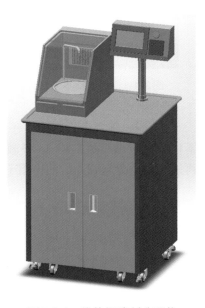

图2-3-1　维格斯溶剂分配仪

第四节　固定失当及补救措施

组织固定的目的在于保存组织。组织离体后要尽快用固定液浸泡，达到渗透组织的目的，并使组织具有一定的硬度。这样不仅可以防止组织的自溶改变，还可以防止组织中的有效成分改变。所以，固定标本尤其是固定大块或条索状标本时，要尽可能地保持与生活时的状态相似，不得扭曲标本。

目前，10%中性缓冲福尔马林是应用范围最广的常用固定液之一。它对大多数病理标本均具有良好的固定作用，穿透速度快，组织硬化小。既能满足短时间固定标本的需要，又能满足长时间保存标本的需要。组织在10%中性缓冲福尔马林中，可以保存数月而不会发生不良变化，且细胞核和胞质的微细部分均保存良好，对大多数免疫组化反应也是适用的。

由于工作的失误或固定液不佳造成固定失当，后果不堪设想，虽采取以下补救措施，也仍达不到原有的组织固定效果。

1. 组织过厚　固定液不足造成中心未固定，染色不佳（图2-4-1）。补救措施：先将蜡块化开，将组织块切薄，逐级退回到80%乙醇冲水后，再用10%中性缓冲福尔马林固定液重新固定3h，再进行脱水处理会有所改善。图2-4-2为同一块组织正常固定脱水的效果。

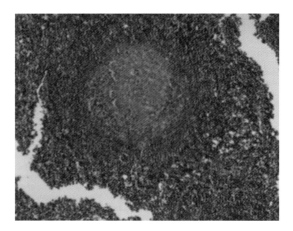

图2-4-1　组织标本未切开固定中心固定不佳

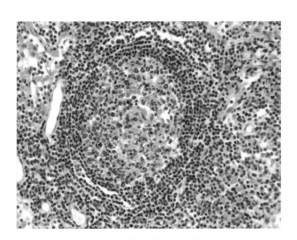

图2-4-2　取材适宜固定完美

2. 固定液失效　多发生于小组织，由于固定液配制后使用时间长久，已经失去作用，造成固定不佳染色困难（图2-4-3）。补救措施：重新切片脱蜡至水后，用冷丙酮液或AFA液浸泡5min后冲水，再进行染色会起到一定的作用（图2-4-4）。

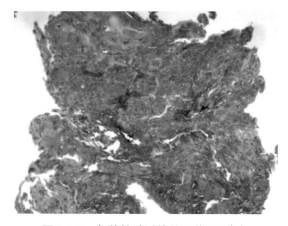

图2-4-3　气管镜肺活检处理前HE染色

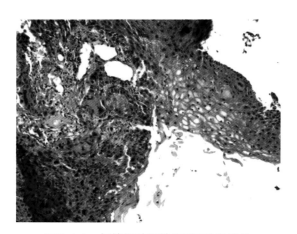

图2-4-4　气管镜肺活检处理后HE染色

3. 乙醇固定的组织　在脱水过程中，通过脱水沉淀的白蛋白、球蛋白不再溶于水，沉淀的核蛋白可溶于水，造成核染色不良，胞质染色也差，模糊不清（图2-4-5）。

4. 淋巴结组织活检　组织未切开固定，造成组织中心未固定好，镜下周边组织细胞结构尚可，中间组织细胞自溶（图2-4-6）。补救措施：用10%中性缓冲福尔马林固定液重新固定，或切片脱蜡至水后用冷丙酮液或AFA液再固定5～10min后水洗，染色效果会有所改善。

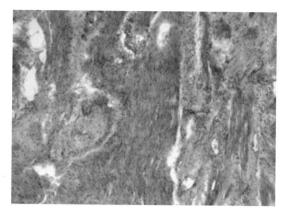

图2-4-5 乙醇固定的组织

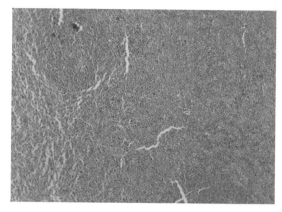

图2-4-6 大体标本未切开固定的组织

5. 未固定的淋巴结组织 未装固定液的淋巴结组织经过取材、脱水、切片后，镜下有明显自溶现象（图2-4-7、图2-4-8）。补救措施：将未装固定液的淋巴结组织蜡块切片，经脱蜡、梯度乙醇至水，入AFA液（95%乙醇85ml，浓甲醛10ml，冰乙酸5ml）补充固定5～8min后再进行染色，可以达到较明显的效果（图2-4-9、图2-4-10）。装有固定液的淋巴结切片染色清晰（图2-4-11、图2-4-12）。

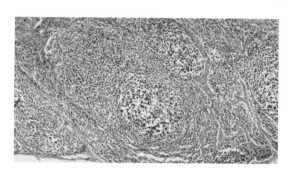

图2-4-7 未装固定液的淋巴结组织镜下（×10）

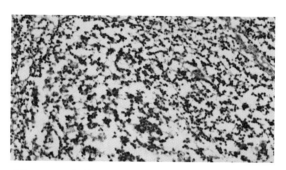

图2-4-8 未装固定液的淋巴结组织镜下（×40）

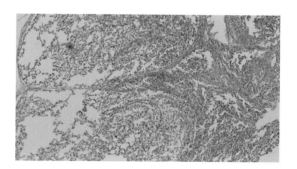

图2-4-9 用AFA再固定的淋巴结切片镜下（×10）

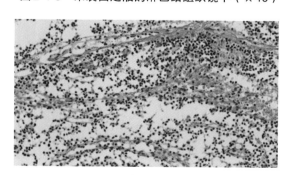

图2-4-10 用AFA再固定的淋巴结切片镜下（×20）

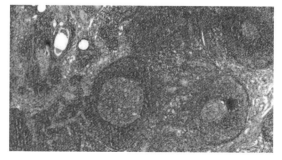

图2-4-11 装有固定液的淋巴结组织镜下（×10）

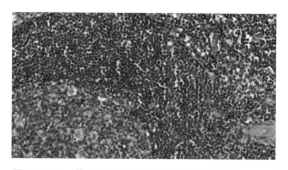

图2-4-12 装有固定液的淋巴结组织镜下（×40）

6. 腺体结构欠完整　该组织切片取自于实验动物的消化道肠黏膜，自溶引起上皮与基底部分脱落和分离，腺体结构欠完整（图 2-4-13）。可能原因：切片中的这些改变可能源于肠道细菌成分腐败。补救措施：标本离体后立即投入固定液。固定液首先接触上皮部分，有效地保存了上皮及绒毛结构，并快速、有效地阻止了细胞的自溶和腐败（图 2-4-14）。

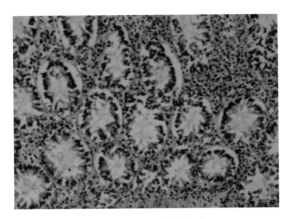

图 2-4-13　肠黏膜自溶

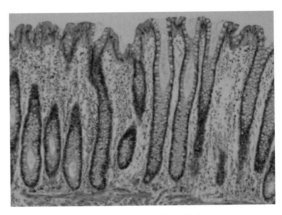

图 2-4-14　正常肠黏膜

7. 肺组织固定不佳　结构不良（图 2-4-15）。可能原因：由于没有良好的固定，组织正常的结构及相互关系在组织处理过程中不复存在。补救措施：规范肺组织标本的及时固定、取材和脱水。肺组织适合灌注或切开固定，充足的固定时间是保证组织处理质量优良的基本要素（图 2-4-16）。

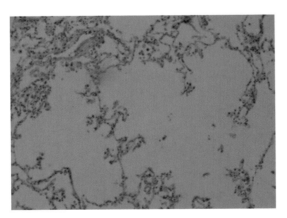

图 2-4-15　未固定好的肺组织

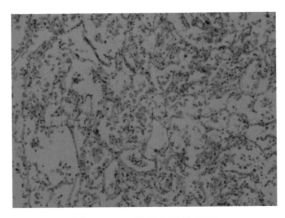

图 2-4-16　固定好的肺组织

8. 深染　组织和细胞深染（图 2-4-17）。可能原因：显示肠黏膜组织没有固定好，细胞成分未被有效保存，染色差，特别是腺体部分的细胞核与胞质缺乏明显对比，一片深染。补救措施：目前，不少科室在使用自动化仪器设备时，因为程序设置不当，标本没有足够的时间在固定液停留，有的甚至用乙醇脱水直接替代了固定步骤。切记，组织必须在固定液停留足够的时间，才能获得良好的固定效果。在戊二醛、Helly 固定液、Zenker 固定液、Bouin 固定液中固定的组织，必须及时取出冲洗，保留在适当的液体中。如果在固定液中放置时间过长，可能会导致固定过度，甚至影响染色。图 2-4-18 示：肠黏膜组织固定良好。腺体结构完整，细胞清晰，细胞核与胞质染色对比鲜艳。

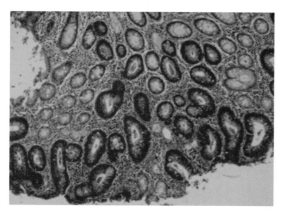

图 2-4-17　细胞核深染

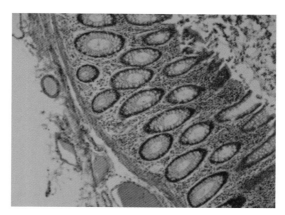

图 2-4-18　细胞染色清晰

第三章　组织标本取材

由于病理切片观察是非常局限的，一般一张切片不超过2.0cm×1.5cm面积、4μm厚度的观察范围，因此病理取材医师若不仔细观察，未取到病变组织部位，复查医师就不能在镜下观察到病变组织，造成漏诊；组织未固定和固定不彻底、取材过大、过厚则造成组织脱水、透明、浸蜡不好，导致切片质量差无法诊断；活检组织非常小，直径通常在0.1cm左右，若取材时不注意，很容易漏掉黏附于器皿或滤纸上的标本。镊子等器具清理不干净，很容易造成污染，引起初检医师和复查医师误诊。因此取材非常重要，务必严格要求、专门培训。

第一节　组织标本常规取材的概念及要求

一、概念

取材是将送检标本进行客观描述，然后将病变部位组织切成厚薄适度的小片装入脱水盒，或将小块活检组织做好标记包好后放入脱水盒的过程。

二、取材环境

取材室由取材台、记录桌（图3-1-1）、标本储存柜（图3-1-2）、电脑等组成；取材台应含与记录桌电脑相连的录音设备和照相设备，同时必须有良好的排风、进出水、消毒系统，配备齐全的刀、剪、镊、尺、冲刷等基本工具和备用固定液。智能多功能取材工作站包括了记录桌及配备电脑、脱水盒打号机（无时应用铅笔或特殊记号笔）、记录纸张、标本脱水盒及盒盖等空间（图3-1-3）。标本储存柜应拿取方便、排风、送风良好，电脑查询应与登记台和医师诊断记录结果的计算机相连（详见"第三十一章病理实验室的设置、设备及常用试剂介绍"）。其功能：①整机升降装置，升降范围0～400mm，无级可调。②整机微电脑一站式智能操控，实时监控设备运行状态，具有远程控制、故障显示、报警及历史资料储存查询等功能。③支持实时监测和无极调节风量、风速和风压。④全不锈钢SUS316#材质，台面一体式模压成型，无死角。⑤全自动消毒装置、全自动翻转风幕机与紫外线消毒装置。⑥产品优势：智能操控、人体工程学设计、与通风防护系统连锁控制，对病理废气实时监测，根据废气浓度智能调节排风系统，确保室内空气质量清洁。⑦操作方法：微电智能触摸屏智能控制。

附：脱水包埋盒书写仪（打号机）的应用及操作方法如下。

多年致力于改进标本识别以及实验结果的可靠性，推出了新的病理信息标记和追踪系统。该系统有效提高了病理信息标记的标准化，极大地减少了病理信息标记发生错误的可能。一旦病理信息输入病理系统，该信息即可直接标记在组织盒或玻片上，"0"转登和重复输入，杜绝了病理信息标记在该流程中发生错误的可能（图3-1-4、图3-1-5）。

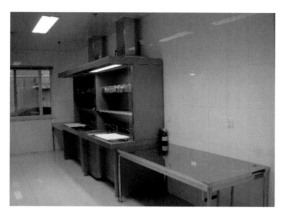

图 3-1-1 取材台（排风、消毒、上下水及粉碎机）记录桌

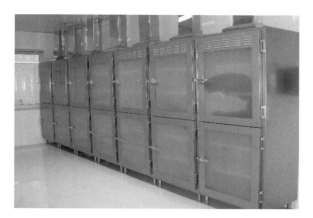

图 3-1-2 标本储存柜（带有排风系统）

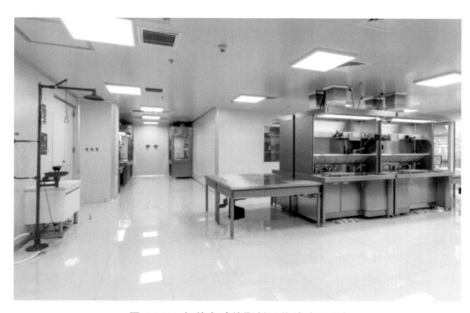

图 3-1-3 智能多功能取材工作站（TDT）

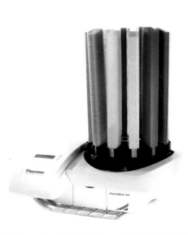

图 3-1-4 艾普迪 PrintMate AS 包埋盒打号机

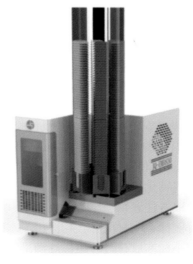

图 3-1-5 广东金泉 JQ-EMR 830 包埋盒激光打码机

1. 病理信息采集，当标本送至病理科取材时，病理软件系统通过扫描枪扫描或人工输入的方式采集病理信息，生成病理号。

2. 病理号自动传送至病理信息标记系统软件。

3. 软件将病理信息以事先编辑好的模板的形式打印在组织脱水盒上。

4. 不同类型的组织标本可选取不同颜色的组织脱水盒或不同的通道进行标记。

5. 标记好的组织脱水盒自动传送到取材台旁供取材医师使用。

三、标本核对

记录者拿出一份申请单（或电脑扫描件）读出病理标本号，取材医师按病理标本号拿出一份标本，核对无误后读出申请单编号及姓名，记录者核对无误后念出申请单上填写的取材部位和送检标本份数及具体块数，取材医师核对无误后对标本进行具体描述。

四、对送检标本的观察和描述

可分为活检小标本（包括经内镜获取的黏膜组织、浅表或深在部位的穿刺物、子宫腔刮取物、经微创手术由器官或肿瘤中切取的不完整组织等）和手术大标本。

（一）小标本检查

描述送检标本的数量（量少时精确计数）、大小（量少时精确测量、量多时聚堆测量体积）色泽、形状以及质地等。

（二）大标本检查

1. 检查切除标本的手术类型。

2. 测量标本的大小；描述标本的形状、色泽、有无包膜或被膜及质地，必要时应在切开标本前称重（如内分泌肿瘤）；带有脏器的标本还应注意检查病变与有关脏器的毗邻关系。

3. 按操作规范切开检查标本切面，如实性区域观察色泽、质地、纹理、有无出血坏死以及肿瘤肉眼浸润深度和范围；囊性区域观察囊肿壁的厚度、内外表面、内容物及其性状等。

4. 注意各系统脏器大体检查的特殊要求。

5. 必要时绘制简图说明标本大体特点和解剖关系，也可进行表面及剖面摄影，以保存大体资料。

五、组织取材

按病理诊断和研究的目的和要求，从标本上切取适当大小和数目的组织块，供后续制片和显微镜下观察，用于诊断及相关研究。

（一）取材一般原则

1. 认真地进行大体检查，准确选取病变部位。

2. 显示病变全貌，切取有代表性的病变区域组织，包括病变周边相对正常的组织和坏死组织等；对有肿瘤的标本应包括切缘、肿瘤包膜及转移部位等。

3. 组织块的面积通常为2.0cm×1.5cm，厚度不超过3mm。太大、太厚的组织块常会固定不充分，而影响脱水和制片。组织块的数量依具体情况而定，一般以满足诊断和相关研究需要为准。

4. 骨或钙化组织需要先经脱钙处理；腔道器官及囊壁组织应立埋。

（二）取材注意事项

1. 每例标本取材前后，均应用流水彻底清洗取材台面和所有相关器物，避免交叉污染。

2. 细小标本取材时可用伊红滴染放入专用包埋纸包裹，严防标本丢失。

3. 取材刀刃要锋利，避免使用钝刀或齿锯过度挤压组织，取材动作要轻柔，不可来回切割或过度牵拉组织，以免组织结构变形或内部细胞脱落。

4. 组织块切面应平整，如有线结和钢丝应拔除。

5. 所取组织应包括各脏器的重要结构或全层。

六、记录

大体检查和取材要由具备一定经验的病理医师进行，同时应配备专门人员进行记录。

（一）记录人员负责事宜

1. 每例标本在病理医师进行大体检查和取材前，与其共同核对该例标本份数、内容、病变特征及其标识是否与申请单相关内容一致。

2. 病理医师在进行大体检查和取材时，记录人员根据申请单向医师报告患者基本情况、术中所见、送检医师特殊要求等，并如实清楚地将病理医师口头描述记录于电脑或记录单上，必要时绘制简图显示大体所见及标示取材部位。

3. 病理医师取材完毕后，与其共同核实取材内容，确保组织块及其编号标签准确置入脱水盒内，并在记录单和取材工作单上签名并签署日期，然后拍照。

（二）记录人员注意事项

1. 准确无误地将病理标本号用书写仪（打号机）或手工书写在脱水盒上方。

2. 登记的工作单号码必须与脱水盒上的号码相一致。

3. 描述记录如实、客观，字迹清楚，无差错，易于辨认。

4. 绘制标本简图应一目了然，让复查医师准确了解标本情况及取材部位。

建议：由于取材和记录涉及医师和病理技师之间的衔接，故最好是设技术人员专门负责记录，有下列几点好处。①能在医师与技术员之间进行很好的沟通。②能用同一标准对不同医师的取材进行监督和指导。③医师和技术员对取材进行共同核对并承担责任。④一旦出现问题，方便查找原因。

第二节　用于分子生物学研究的组织取材和保存

为了样本更好地进行分子生物学检测，样本的取材与留存都有着严格的要求与操作注意事项，具体如下。

一、样本取材要求及注意事项

目前用于分子检测的样本类型有组织学样本、细胞学样本和液体活检，每种类型的样本有不同取材要求及注意事项。

1. 组织学标本　组织标本离体后应尽快进行固定，因为标本离体到固定的时间较长会导致DNA降解，影响分子检测结果，因此离体时间不宜超过30min。固定应采用中性缓冲福尔马林固定液。任何标本在进行分子病理检测前均须经病理医师进行肿瘤含量评估。对于手术切除标本，优先选取肿瘤细胞比例较高的标本进行基因检测，组织标本中肿瘤细胞含量建议达到20%以上，避免选取含有坏死或组织发生自溶的区域；穿刺样本，需评估肿瘤细胞数目，满足检测要求后方可进行后续检测；若肿瘤组织为骨转移标本，含有骨组织成分，需要进行脱钙处理，推荐使用EDTA为基础的脱钙液以保证核酸的保存及质量，强酸强碱脱钙液不适宜进行后续的分子检测。样本保存时间过长会导致DNA碎片化严重，影响后续的分子检测结果，因此，建议进行分子检测的肿瘤蜡块组织尽量选取3年内的样本，也不宜使用发霉或虫蚀的蜡块组织。

2. 细胞学标本　包括胸腹积液、经皮肺穿刺活检和支气管内超声引导细针穿刺活检（EBUS FNA）所获组织，以及痰、肺泡灌洗液、尿等。其中，胸腹积液应及时加入抗凝剂防止凝固。细胞学标本在进行分子检测时应提前制作成细胞蜡块，在检测前须经病理医师在HE染色下进行肿瘤细胞比例评估，满足检测要求后方可进行后续检测。

3. 液体活检　当无法获得患者的组织/细胞学样本时，液体活检就成为患者的唯一希望。由于液体活检操作简便、给患者带来的伤害小，一直被大家关注，但检测存在一定的假阴性。当液体活检没有检测到相关基因变异时，可考虑再取组织或细胞学样本进行检测。液体活检取样时，推荐使用含有游离DNA保护剂及防细胞裂解保护剂的专用采血管收集血浆。若使用常规EDTA抗凝管，应在血液离体后2h内及时进行血浆分离冻存或提取。严禁使用肝素抗凝管采集的血液进行循环肿瘤DNA检测。收到标本后尽快处理，防止自溶影响后续分子勘测。

二、样本保存注意事项

取材之前要准备好经充分消毒的（如用于提RNA，需提前进行去除RNA酶的处理）用于盛标本的小容器（如EP管或特制小塑料袋等）并做好标记，还需准备好清洗标本用的生理盐水或三蒸水、取材放标本的锡箔纸、取材用刀剪及陈放标本的液氮罐。标本取下后在清洁环境中（最好是无菌操作台上）放于备好的锡箔纸上，找到病变和正常组织并分别取材，取好的组织在生理盐水或三蒸水中清洗掉血迹，将标本按用途和需要分成小块，分别放于有标记的EP管或特制小塑料袋中，并迅速置于含液氮的液氮罐中保存。

注意事项如下。

1. 最好是多分管保存，用时一次一管。

2. 经常检查液氮罐，以免液氮挥发完，致所取标本腐败变质无法使用。

3. 标本冻存时动作要迅速，当从液氮罐中取出标本时，动作要缓慢。要注意，质量不好的EP管和小塑料袋在温度骤升时有破裂炸开的可能。

第三节　电镜检查的组织取材

电镜组织取材要求刀片要薄、要快，故根据我们的经验，用一次性刀片或刮胡刀片取材效果好（后者可每次都用新的刀片，经济实惠）。拿到组织，找到病变，切取1mm³的组织块（一般一个病变取3～4块，避免挤压）放于2.5%～3.0%的戊二醛固定液中充分固定（若时间长，可放于冰箱冷藏）即可（详见"第二十章电子显微镜技术"）。

第四节　最常见和最重要的外科大体标本组织常规取材简介

病理医师在进行外科大体标本的组织取材时，首先一定要熟悉相应器官的解剖结构和大体表现，能知道病变的确切部位；其次要有写作说明文的基本功底，对病变及交界部位能进行客观、详尽的描述并让其他医师明白病变大体特点；要具有一定的"刀功"，能在非常有限的时间里将病变及与正常交界的组织按技术室的要求切成平整、厚薄及大小适度的组织块放于脱水盒。由于每个器官不同的病变取材都有一定差异，故详细叙述内容特多，因篇幅所限，每个系统仅举一类型病变进行讲解，希望读者能举一反三。本章节主要综合北京市各大医院病理科及病理标本取材规范书写，并参考了《阿克曼外科病理学》中的外科标本处理原则。

一、消化道

以胃癌切除标本为例。

（一）步骤

1．沿大弯侧剪开胃壁（如肿物在大弯，应注意避开肿物），将胃壁钉板固定过夜。

2．测量切除的胃标本（胃大弯、胃小弯长度，近端及远端切缘周径）。

3．找到病变并测量其距上下切缘的距离，测量其大小，并纵行书页状切开病变，观察浸润深度。

4．寻找大弯及小弯侧淋巴结。

（二）描述

1．全切胃和部分切除的胃标本，胃大弯、胃小弯长度，近端及远端切缘周径。

2．病变是单个还是多发？位于胃的贲门还是胃底？胃体还是胃窦部？小弯侧还是大弯侧？距近端和远端的距离？是溃疡型还是菜花状、息肉状、乳头状、蕈伞状？病变的色泽、质地、浸润至哪一层？

3．周边胃黏膜有无异常变化？胃大弯、胃小弯及网膜中有无肿大淋巴结？

（三）取材

1．用墨汁涂抹近端和远端切缘，纵行各切取一块。

2．病变部位最深处全层纵形切取一片组织，两侧带有交界和正常黏膜，按病变的大小分成3～5块。

3．将寻找到的淋巴结按部位装入脱水盒中，如淋巴结过大，应将其剖开取带可疑病变的断面。

4．绘制标有取材部位的简图。

二、泌尿系统

以肿瘤切除的肾脏为例。

（一）步骤

1．寻找和分离任何肾周围淋巴结，特别是肾门处淋巴结。

2．寻找并沿纵轴打开肾静脉，测量附带输尿管的长度及直径。

3．打开输尿管，沿肾盂将肾沿大面切开。

4．剥去肾脂肪囊，寻找被膜和肾周肿瘤浸润。

5．将肾切成多个薄片，寻找其他皮质或髓质病变。

（二）描述

1．标本的重量和大小（肾脂肪剥去前后）；输尿管的长度和直径。

2．病变部位和特征　部位（肾上极、下极还是中间部位，与肾门的关系，病变中心部位在肾皮质还是髓质，还是肾盂），大小，形状，范围（与肾被膜和肾盂黏膜的关系，是否有肾周脂肪和肾静脉的浸润，病变周边有无卫星病灶），是否均质性，有无出血、坏死。

3．未受累的肾　外表面，皮质，髓质；任何另外的局部病变。

4．肾盂　是否扩张，是否钝圆，有无结石。

5．肾周淋巴结　存在情况、数目、大小和外观。

（三）取材

1．肿瘤　肾肿瘤至少取3块（包括一块带有相邻的正常肾组织）；儿科肿瘤要求按直径每1cm肿瘤至少取1块组织；肾盂癌至少取3块带有相邻肾盂或肾实质的组织。

2．未被肿瘤累及的肾取1～2块。

3．肾盂　非肾盂癌至少取1块肾盂组织。

4．取肾动静脉组织各1块。

5．输尿管断端1块，有任何异常表现的部位至少1块。

6．淋巴结（如果存在）。

三、生殖系统

以切除子宫为例。

（一）步骤

1．因子宫内膜增生、子宫内膜癌或宫颈（原位或浸润性）癌而进行的手术，操作以前详细阅读病史。

2．测量标本大小并称重。

3．如果收到的子宫标本新鲜并且完整，可按以下步骤进行。

（1）沿前壁将子宫Y字型打开。

（2）检查子宫颈、子宫内膜及其肌壁的病变，较大病变应切开。

（3）固定数小时或过夜。

（4）垂直于子宫腔长轴，横行书页状切开子宫体，保留宫颈不切，间隔1.0～1.5cm，后壁不完全切断，留有少许连接的组织，以保留切片间关系。

（5）沿颈管将宫颈做几个切面，若为宫颈上皮内肿瘤或原位癌，则应展开固定，并按1～12点处分别取材。

（6）如同时有输卵管和卵巢，则应按照相应器官的方法进行处理。

（二）描述

1．子宫切除的类型　全切？根治术？附有输卵管和卵巢切除？

2．子宫形状　畸形？浆膜下隆起？

3．浆膜　纤维性粘连？

4．子宫壁　厚度、异常改变。

5．子宫内膜　外观，厚度；是否有息肉（大小、形状）和囊肿？

6．宫颈　宫颈外部、鳞状上皮与柱状上皮交界及宫颈管的外观，是否有糜烂、息肉或囊肿？

7．肌瘤　数量、部位（浆膜下、肌壁间、黏膜下）、大小，是否有蒂？是否有出血、坏死或钙化？被覆的子宫内膜是否有溃疡形成？

（三）取材

1．宫颈　以管腔为中心放射状取材，一般取材6点及12点处。若为宫颈上皮内肿瘤或原位癌则按1～12点分别取材。

2．宫体　接近宫底处至少取2块，并且包含子宫内膜、肌壁。如果厚度允许，还应包浆膜。任何大体上的异常区域另取组织块。

3．肿瘤　肿瘤至少取2块，并包含邻近相对正常组织。任何大体上的异常区域（如软、肉样、坏死、囊性）亦应取材。

4．宫颈或子宫内膜息肉　除非特别大，应将其完全包埋检查。

5．如为宫颈或子宫内膜癌，还应取两侧宫旁软组织。

6．如有输卵管和卵巢，应分别取材。

四、消化腺

以惠普尔手术切除的胰腺＋十二指肠＋部分胃为例。

（一）步骤

1．在标本新鲜时分离淋巴结并将其分组（胃大小弯淋巴结、总胆管及胆囊周淋巴结、胰十二指肠淋巴结、胰腺周围淋巴结、空肠淋巴结和脾门淋巴结）。

2．用剪刀剪开胃小弯和十二指肠游离缘，暴露并找到十二指肠乳头。

3. 找到胆总管断端，沿总胆管向壶腹方向插入探针。沿总胆管自胰腺后方打开胰腺及十二指肠大乳头，垂直于总胆管书页状切开胰腺，每片间隔3mm，注意不要完全切断；距离大乳头1cm内不要垂直切开，固定过夜。

（二）描述

1. 手术类型　惠普尔手术、全胰腺切除、局部胰腺切除、远端胰腺切除术。

2. 标本中所含器官及其大小，脾脏重量。

3. 肿瘤特征　累及壶腹部、十二指肠黏膜、胃、胆总管及胰腺？肿瘤大小、形状（乳头状？扁平？溃疡？结节状？边界欠清的浸润肿块？）、颜色及硬度；若肿瘤位于壶腹部，是壶腹内、壶腹周围或混合性？

4. 总胆管、大的胰腺导管及其附属胰腺导管　部位及其相互关系，扩张？结石？肿瘤？

5. 胰腺　肿瘤侵犯？萎缩？纤维化？导管扩张？

6. 脾脏　肿瘤侵犯？其他特征。

7. 局部淋巴结　部位、数量及外观。

（三）取材

1. 肿瘤主体位于胰腺及胰腺内总胆管时，沿第1天书页状切开的切面切开，找到肿瘤最大、距离腹膜后切缘最近的切面取出来，平铺在取材台上。该切面需包括胰腺、部分十二指肠、总胆管和胰管及腹膜后切缘。拍照后根据包埋盒的大小分开该切面并装进取材盒。这种取材方法涵盖肿瘤、腹膜后切缘、肿瘤与周围器官如十二指肠、总胆管及周围脂肪组织的关系。至少取材2片。若门静脉沟内可见血管，取肿物与血管关系，血管取全。

2. 肿瘤主体局限在壶腹部时，取材方法不同于胰腺癌。距离壶腹部1.0cm内的总胆管不是垂直切开，而是锥型切开，每一片组织上均可见到十二指肠黏膜、壶腹部、总胆管黏膜及少许胰腺组织。锥型切开的每一片均全部取材。

3. 取材时要注意5个断端：十二指肠、胰腺、胆总管、胃断端及腹膜后切缘。胰腺切缘是临床离断胰腺的部位，可以见到胰管。取材时垂直胰管切下2mm的一片胰腺，临床离断面朝下全部包埋。胃近端、十二指肠远端，取垂直切缘。胰腺惠普尔手术标本腹膜后切缘的定义为胰头后方，肠系膜上动脉背面和两侧的胰周脂肪组织。我们不推荐单独取材腹膜后切缘。如按上面的取材方法，腹膜后切缘已经包含，不需要单独取材。

五、呼吸系统

以喉切除为例。

（一）步骤

1. 把喉与根治性颈部切除标本（清扫的淋巴结）分离开，如果伴有后者的话。

2. 在全喉或声门上喉切除标本中，沿后部中线打开喉，用大头钉将其固定在软木板上使之保持开放状态，在打开、钉板、固定的过程中尽量不要用力触碰黏膜面，以避免喉黏膜向喉腔外生的肿瘤被碰碎。用10%中性缓冲福尔马林固定液充分固定（过夜）。

3. 用墨汁涂抹手术切缘（两侧梨状窝切缘，气管切缘，咽部切缘）。

4. 按照根治性颈部淋巴结分离的说明处理根治性颈部切除标本。

（二）描述

1. 喉切除的类型　全喉切除术、半喉切除术、声门上喉切除术；梨状窝、舌骨、气管环、甲状腺和从颈部切除的器官。

2. 肿瘤特征　部位（声门，声门上，声门下，或穿透声门），受累的面（整个单侧或侵及或穿过中线），大小，生长方式（外生性或内生性），溃疡，浸润深度，是否有喉外蔓延，非肿瘤性黏膜特征（特别是真声带）。

3．声门肿瘤　受累声带的长度；前后联合受累情况，是否扩展到喉室，以及按照从真声带上缘测量的声门下扩展程度。

4．声门上肿瘤　如果附有舌骨，肿瘤位于舌骨上还是舌骨下？是否浸润假声带？两侧梨状窝是否存在？

5．甲状腺　如果包括甲状腺，需描述其重量、大小和形状；是否被肿瘤累及？存在甲状旁腺或喉周围淋巴结？有无气管切开术？如有，有无肿瘤累及的证据？

（三）取材

1．穿过肿瘤纵形切开喉部，并每隔3～5mm平行切开，保留一端有少许组织连接，仔细观察浸润最深处，取一条组织，包括肿瘤上下端交界的部分正常区域，全部包埋。

2．喉的代表性切面（包括声带和会厌）1～2块。

3．肿瘤浸润最明显的甲状软骨（环状软骨）部位（如有）1～2块。

4．甲状腺、甲状旁腺和气管瘘口旁分别取材（如有）1～2块。

5．手术切缘取材　下切缘（气管断端）取材1块，纵行取距肿瘤最近处，断端处用墨汁标记；上切缘（舌根切缘）取材1块；左右梨状窝及杓状会厌襞各取1块；前后软组织切缘，距肿瘤最近处各取1块。

6．淋巴结取材　喉周围软组织中找淋巴结，小者全部包埋，大者切取切面包埋；如送检颈部清扫标本，应分组取材。

六、淋巴造血系统

以淋巴结为例。

（一）步骤

1．如果收到的淋巴结是新鲜的，垂直于长轴切2～3mm的薄片。

（1）怀疑或需要排除感染性疾病时，应取一小部分做培养。

（2）用免洗的载玻片在切面上印片4张，固定于甲醇中，两张行HE染色，两张行Wright染色。

（3）将一片组织置于B-5固定液中以便进行组织学检查。

（4）疑为血液淋巴组织疾病者，提交组织进行细胞标记（通过流式细胞仪），行细胞遗传学及分子遗传学检查。

（5）如果另外还有组织，则固定于10%中性缓冲福尔马林固定液中用于组织学检查。

2．如果收到的标本已经固定于10%中性缓冲福尔马林固定液中，切成3mm的薄片，选择具有代表性的切面装入脱水盒。

（二）描述

1．注明收到的标本是新鲜的还是固定后的。

2．淋巴结的大小及包膜情况。

3．切面表现　颜色、结节状、出血、坏死。

（三）取材

横切淋巴结，至少应包含部分被膜；依据其大小取1～3片组织。

七、乳腺

以改良根治性切除乳腺标本为例。

（一）步骤

1．第1天

（1）标本称重。

（2）标本定位，以腋窝的脂肪组织作为外侧的标志，以其内侧部分对着取材者。

（3）将腋窝组织与乳腺组织分开，淋巴结全部取材。

（4）判断乳腺标本的外观特点并测量之，以触摸方法检查肿块或结节，并确定肿块在哪一象限（内上下、外上下象限），通过乳头及肿块中心连线将乳腺切开，平行于该切面将乳腺书页状切成2cm的薄片，仔细观察各切面；将所有薄片以其原位位置固定过夜。

2. 第2天

（1）乳头：乳头取1块，一定要垂直乳头、平行于输乳管的最大面，剖标本时可将乳头分为一大、一小两半，这样取材时修饰较大的一半，以免乳头被固定后卷缩，导致切片切不全。

（2）底切缘：底切缘取1块，如果肿物与底切缘距离很近，将底切缘涂墨，将肿物及底切缘再取1块。

（3）肿物：肿物取3块，最好切取肿物与周围的关系。如果是缺损区，缺损区周取2块，尽量取缺损周质硬区。

（二）描述

最好是在第1天检查标本时做一个简短的记录，第2天口授整个病例。

1. 标本为哪一侧（左或右）及乳腺切除术的类型；称量标本的重量及大小（皮肤最大长度和宽度）。

2. 标本的外观特征

（1）皮肤形状和颜色，皮肤改变的部位及范围。

（2）乳头与乳晕的外观（糜烂、溃疡、回缩、内陷）。

（3）病变部位及其他特征。

（4）触摸发现异常也加以描述。

3. 切面特征

（1）脂肪与乳腺实质的相对量。

（2）囊肿及扩张导管：大小、数量、部位、内容物。

（3）肿块：肿块所处象限和距乳头的距离，皮肤下的深度，大小，形状，质地，颜色；坏死？出血？钙化？与皮肤肌肉、筋膜或乳头的关系或附着情况。

（三）取材

1. 乳腺　肿瘤取3块；大体或X线可见的所有病变都要取材。

2. 乳头取材　从乳头中央剖开，取1块组织。

3. 手术切缘取材　皮肤周边及深部筋膜切缘。

4. 淋巴结　所有找到的淋巴结都应做组织学检查。

八、眼球

（一）步骤

1. 切开之前将完整的眼球在10%中性缓冲福尔马林固定液中固定24h。有的医院是将眼球开窗后固定，但《阿克曼外科病理学》则主张不开窗。

2. 用流动的自来水冲洗眼球1h或更长时间；也可选择将眼球放在60%乙醇中数小时。

3. 切开眼球前复习病例摘要及眼科检查结果。

4. 测量眼球前后径、水平径及垂直径，以及视神经长度和角膜的水平长度。

5. 寻找意外或手术损伤部位。

6. 打开眼球前透照眼球，即在光源上方旋转眼球，发现阴影后在巩膜上做标记。

7. 用解剖显微镜的7倍物镜检查眼球，可以发现微小病变。

8. 如果怀疑有眼内异物或视网膜母细胞瘤，在打开眼球前拍一张眼球X线片。

9. 如果怀疑脉络膜恶性黑色素瘤，从4个象限中的每一个象限至少取1块涡静脉。

10. 左手拿着眼球，右手拇指和示指拿剃须刀片打开眼球，角膜朝下对着切开的部位，用拉锯的动作从后到前切开眼球；切面应从视神经附近开始，至角膜周围终止。如果找到病变，应调整切面使其通过病变。

11. 检查眼球内部。

12. 将眼球平放，仍由后向前，平行于第一个平面做第二个切面。

13. 仔细检查切好的圆盘状组织块，应包括角膜、瞳孔、晶状体和视神经。

（二）描述

1. 完整眼球

（1）哪一侧眼球；测量眼球前后径、水平径及垂直径。

（2）视神经长度。

（3）角膜的水平径及垂直径。

（4）眼球前半部分：手术切口？角膜混浊？虹膜异常？有无晶状体？

（5）投射检查眼球所见。

2. 眼球切面

（1）角膜厚度、前房深度、前房角结构。

（2）虹膜、睫状体和晶状体情况。

（3）脉络膜、视网膜，以及玻璃体和视盘情况。

（4）肿瘤：如果有肿瘤，应描述肿瘤的部位、大小、颜色、边缘、质地；肿瘤出血或坏死情况，眼球结构受累情况，侵犯视神经情况。

（三）取材

1. 首先垂直视神经纵轴取其断端。

2. 任何（其他）异常部位。

3. 肿瘤（特别是视网膜母细胞瘤）：视神经切缘横切面1块。

4. 怀疑恶性黑色素瘤：从4个象限中的每个象限至少取1块涡静脉。

（四）结束语

描述是让非取材的医师能充分理解送检标本情况，因此既要懂解剖又要有写说明文的技巧；取材则是锻炼医师对病变的识别能力和切取组织的动手能力。描述和取材是病理医师的基本功，只有两者都做好了，才能成为一个优秀的病理医师；同时，只有两者都做好了，病理诊断的准确性和报告的即时性才能得到保证。

第五节　FixSTATION 1RH固定仪

一、功能特点

随着新型冠状病毒肺炎（COVID-19）在全球范围的肆虐，针对潜在COVID-19患者的可疑标本的前处理步骤正在被重新设定。美国疾病控制和预防中心（CDC）表示将会把此类可疑标本的固定时间延长为72h。许多病理实验室一般不会对组织进行这么长时间的固定，但他们必须为这类型的可疑组织设置新的程序，至少与其他组织分开进行固定（图3-5-1）。FixSTATION 1RH固定仪正好可以满足这一需求。固定步骤可以在这一单独的设备平台上进行，不会对组织脱水机批量脱水的全部组织造成潜在污染。FixSTATION 1RH固定仪可以记录整个固定过程，病理实验室可以对每个处理的可疑组织进行追溯。

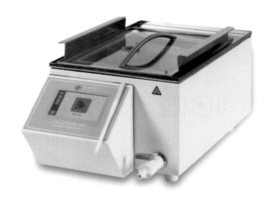

图3-5-1　莱伯泰科取材后组织固定仪

二、产品优势

1. 适配Milestone和其他品牌的脱水篮架，适合所有实验室。
2. 可设置温度最高达55℃，提前进行预固定，时间和温度都可控，有利于质控。
3. 整机AISI304材质，安全防腐，钢丝网过滤器过滤固定试剂，防止污染物。
4. 固定过程中试剂pH值恒定（封闭系统）。
5. 智能的试剂管理系统，帮助操作人员及时更换试剂。
6. 完全符合ASCO/CAP建议的HER2和ER检测的要求。

三、操作方法

1. 将脱水篮架放入FixSTATION 1RH固定仪，盖上盖子。
2. 在常用程序中选择或自定义固定时长，固定温度，点击"开始"。
3. 当固定完成，取出脱水篮架，进行后续处理。

第四章　组织脱水、透明、浸蜡技术

组织标本处理包括3个主要步骤：脱水、透明和浸蜡，目的在于从组织标本中移去多余的水分，引入一种遇热熔化、遇冷凝结的介质（如石蜡），以利于组织切片。

组织处理的方式通常有两种：一种是开放式，即标本从一个液体槽交换转移到另一个液体槽，多见于手工脱水和半自动组织脱水机；另一种是密闭式，即标本始终停留在一个固定的处理槽内，液体通过真空泵吸进排出进行交换，从而对组织进行处理。开放式存在着一定的安全隐患，而密闭式则相对安全。密闭式通过控制面板的数字按钮，对标本进行电脑智能化控制，标本始终位于一个湿润的环境，即标本处理室内，不会发生人为的干涸现象。另外，配备自动报警装置，减少室内有害液体的直接排放。密闭式的局限性在于，并非所有的液体都能适用于机器。密闭式处理模式能够提供加温、加压及搅拌等多项功能。不过，虽然加温、加压及搅拌等功能可以缩短组织标本的处理时间，但是在使用时一定要加以小心。尤其是处理活检小标本时，更应如此。如果把富含脂肪的组织与手术标本和活检小标本放在一起混合处理，效果会不理想。如果标本处理时间太短，也不能得到良好的组织处理效果。除非是小的、固定好的标本，才有可能得到良好的组织处理效果。

无论处理模式是开放的还是密闭的，组织处理的过程均应保持清洁，使用的液体应定时更换，保持工作的液面在指定的高度，不得高于或低于刻度线。装有标本的包埋盒最好集中整齐放在脱水框内，不能随意地散放在标本处理室内，以免影响液体与组织之间的交换。用于浸蜡的石蜡温度，最好控制在高于石蜡熔点2℃左右，并且要每天检查、测量并记录温度。防止因温度过高，造成组织处理过度，使组织发生硬化或破碎等不良改变。

第一节　组 织 脱 水

一、目的和原则

组织经固定后，含有大量水分。组织在透明、浸蜡前必须进行脱水，就是用某些溶剂将组织内的水分逐渐置换出来，以利于透明剂和石蜡的渗入。

病理技师要想制作出优良的切片，组织脱水是重要的环节。应根据当地环境设计出一套适合本单位、本科室使用的脱水程序，并且熟练掌握。

组织脱水的原则，一是将组织内水分置换干净但又不使组织过脱水。二是脱水剂低浓度至高浓度进行脱水；否则会造成组织强烈收缩或发生变形，不利于包埋和切片。

1. 外检及尸检、实验动物中的脑组织及淋巴结，有条件时应单独设置程序进行脱水。

2. 穿刺小标本如肾穿刺组织、胃肠镜活检组织、支气管镜活检组织、肝穿刺组织、皮肤活检组织及其他小组织，应单独设置脱水程序，最好不要与大组织同时进行脱水。

3. 脱水时间由脱水机的运转功能及脱水剂的新旧程度来确定。

二、组织脱水剂的种类

1. 非石蜡溶剂的组织脱水剂　组织在脱水后必须再经透明剂透明方可浸蜡。

2. 脱水兼石蜡溶剂的脱水剂　如正丁醇、环氧乙环、环乙酮等。组织在脱水后即可直接浸蜡，不必经中间溶剂如二甲苯。

三、组织脱水剂及脱水方法

1. 乙醇　乙醇是最常用的脱水剂。组织在经过充分固定的前提下，乙醇在组织处理环节利用"相似相溶原理"，通过浓度差可将组织内的水分置换出来。组织与乙醇直接接触时，细胞膜的外表面接触乙醇后发生纤维化变性，生成的复杂聚合物不溶于醇，属于一种弱交联网状结构，是一层难溶的变性蛋白质阻抗薄膜。低浓度的乙醇水溶液，因为有水分子作为溶质，渗透性大于溶解性，所以可以迅速渗透入组织内，脱水力强，能使组织硬化，并能与媒浸剂二甲苯较好地融合。但容易使组织收缩、变脆，尤以无水乙醇为最甚。不要在高浓度乙醇中停留时间过长或温度过高。充分了解乙醇的特点，就能在使用机器脱水或手工脱水中自如运用。使用乙醇进行组织脱水通常是由低浓度向高浓度的梯度进行。常用的脱水顺序是：70%乙醇、80%乙醇、95%乙醇Ⅰ、95%乙醇Ⅱ、无水乙醇Ⅰ、无水乙醇Ⅱ、无水乙醇Ⅲ。脱水环节处理得好，透明和浸蜡才能更好地进行，从而得到优质的切片。

2. 快速脱水试剂　利用醇类化合物与水互溶的特点，快速置换出组织内部水分，再利用植物提取物或矿物油与石蜡互溶及特性相似的特点，增加了试剂的透明效果，有利于浸蜡。

3. 丙酮　脱水作用比乙醇强，但对组织块的收缩较大，且价格较高。一般组织的脱水很少使用，主要用于快速脱水或固定兼脱水，也常用于冷冻切片的固定及冷冻切片免疫组化染色的固定。

丙酮也可作为染色后的脱水剂，因脱水速度快，不易退去切片的颜色，常用于碱性品红染色和甲基绿–派洛宁法显示DNA和RNA。

第二节　组织透明

一、目的和原则

组织脱水后，必须经过一种既能与乙醇相结合又能溶解石蜡的溶剂，通过这种溶剂的媒介作用使石蜡浸入组织。这种溶剂使组织呈现出不同程度的透明状态，这个过程称为透明。

在制片过程中常常因为透明时间掌握不好而出现透明不足或过透明。透明剂的媒介作用是结合乙醇并使石蜡浸入。在乙醇被透明剂置换这个环节，要根据组织块的大小、厚薄、液体的新旧及室温的温度来决定透明的时间。如果乙醇不能完全被置换，透明就不彻底，石蜡也就不能完全浸入。反之，如透明剂过度浸泡，就会使组织变脆、发干，即便浸蜡时间充足也不会得到满意切片。胃肠镜取材、穿刺小组织更要防止过透明。

二、组织透明剂的种类及方法

1. 二甲苯　二甲苯是最常用的透明剂。二甲苯为无色透明的液体，易挥发，折光率为1.497，透明力强，使用不当易使组织收缩变脆。二甲苯系由45% ～ 70%的间二甲苯、15% ～ 25%的对二甲苯和10% ～ 15%邻二甲苯3种异构体所组成的混合物。不与水相溶，能与无水乙醇、乙醚和其他许多有机溶剂混溶，属非极性溶剂。在组织处理环节被认为是一种媒介试剂，既能与乙醇混合，又能溶解石蜡，所以能起到置换乙醇、接引石蜡的媒介作用，在这一过程中组织块的水分经过几个环节最终被二甲苯取代，其折射系数接近于组织蛋白的折射系数，组织块变得透亮，因此称为透明。

二甲苯也常用于切片染色后的透明和中性树胶的溶剂。在进入二甲苯透明前，需要先经过无水乙醇和二甲苯的混合液30min后再浸入二甲苯透明，对于脂肪组织脱水效果更佳。二甲苯Ⅰ和二甲苯Ⅱ透明的总共时间必须控制在1.5h左右即可。如果使用封闭式脱水机透明，可以适当缩短透明时间。

2．异丙醇　一种有机化合物，无色透明液体，有似乙醇和丙酮混合物的气味。溶于水，也溶于醇、醚、苯、氯仿等多数有机溶剂。具有固定、脱水及透明的多重作用，挥发性较强，多用于快速脱水。

3．苯甲酸甲酯　难溶于水，溶于醚，折射率1.517。组织块脱水至95%乙醇后，可直接转入苯甲酸甲酯透明，其透明时间较长（12～24h）。它对组织块的收缩及硬化甚微，可用于火棉胶切片。

三、组织透明前经过无水乙醇和二甲苯混合液处理的意义

二甲苯在常规组织处理环节起到溶脂并将脂肪从组织内萃取出来的作用。人体组织中成年肌组织含水量75%～80%，脂肪组织含水量也达到10%～30%。作为媒介作用的二甲苯，由于其不溶于水，在组织内含有较多水分或者前期组织脱水不佳的情况下，二甲苯被水阻挡不能进到组织内，使组织表面形成一层水膜或其他物质，阻碍了二甲苯进入组织完成脱脂工作。利用无水乙醇和二甲苯混合液对组织进行处理，依靠二甲苯和无水乙醇混合液两者协同作用，脱水、脱脂共同进行，使脂肪或有脂肪包裹的组织脱水、透明充分，在充足的时间内能够将脂肪很好地萃取出来。

第三节　新型组织脱水透明试剂的应用

组织处理效果明显优于传统乙醇与二甲苯（尤其以淋巴结和脂肪更为突出）效果，大小标本无明显差异，并且解决了用无水乙醇和二甲苯混合液脱脂不彻底的问题。脱水程序直接经过乙醇、脱水、透明、浸蜡过程即可。对各种组织脱水效果好，组织不硬、不脆、不干，脱脂效果彻底，特别适合于软硬组织、大小组织的混合搭配脱水。

1．新型脱水试剂　新型组织样本脱水试剂套装，采用多种低毒化学溶剂配伍，运用微乳化技术，常温混溶而成的复合试剂，是目前国内唯一将固定、脱水、透明融为一体的组织样本脱水试剂套装。产品充分发挥各成分特性，扬长避短，避免了单一试剂利弊共存的现象。试剂宽容度高，大小组织标本可以同时混合脱水，组织收缩极小，软硬适中，具有优良的脱脂软化功能。脱水剂与组织样本制备透明液（无苯）互溶，互溶后保持无色透明、没有分层、乳化、沉淀或絮状物出现，做出的蜡块切片柔韧适中，厚薄均匀，连续性好，更利于连续切片。染色红蓝分明，特别是淋巴细胞染色质更加清晰，层次结构明显，有利于诊断医师的诊断。

2．新型透明试剂　新型透明试剂是传统试剂二甲苯的替代品，是一种新型的环保透明剂。这种透明剂能与新型脱水剂（包括无水乙醇）和石蜡融合。它的渗透速率为穿透2～3mm/h的实体组织（组织厚度以2～3mm为佳）。透明液折射率在1.40～1.50。组织样本新型透明液（无苯）应与组织样本新型脱水液互溶，互溶后保持无色透明状态。透明液又能为石蜡溶媒的有机溶剂互溶，使浸蜡过程中石蜡浸透渗入组织中。由于透明剂作用之后，其折射系数与组织蛋白折射系数接近，组织显示出半透明状态，用此透明液染色，红蓝鲜艳对比分明，特别是淋巴细胞染色质更加清晰，层次结构明显，对免疫组化和分子没有任何影响，有利于诊断医师的诊断。

现在市场上有九州柏林、初雷、秀威、贝索、莱伯泰科、益利、骏腾、格林、科隆、雨露等多家公司生产不同的环保试剂，下面是传统试剂和九州柏林生产的新型脱水试剂套装（环保型）脱水后HE染色、免疫组化染色和分子检测的效果（图4-3-1～图4-3-14）。

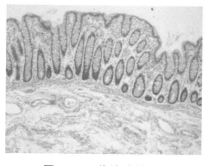

图4-3-1 传统试剂HE

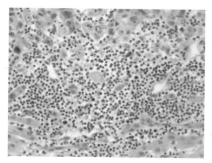

图4-3-2 传统试剂HE

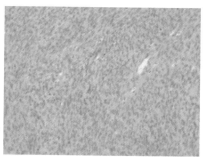

图4-3-3 传统试剂HE

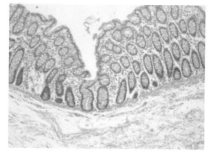

图4-3-4 新型试剂HE

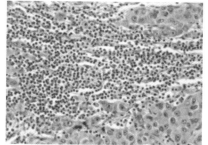

图4-3-5 新型试剂HE

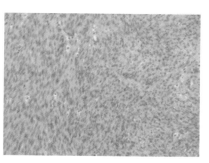

图4-3-6 新型试剂HE

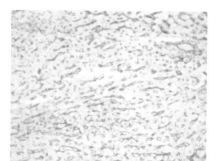

图4-3-7 传统试剂CD99

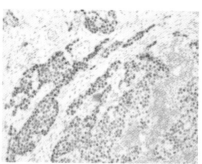

图4-3-8 传统试剂ER

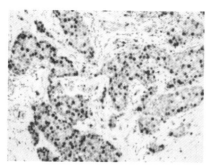

图4-3-9 传统试剂Ki-67

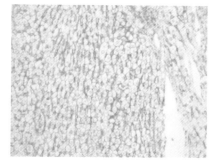

图4-3-10 新型试剂CD99

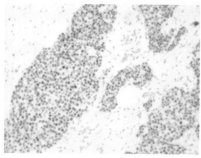

图4-3-11 新型试剂ER

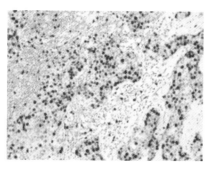

图4-3-12 新型试剂Ki-67

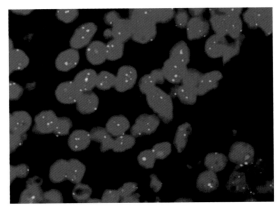

图4-3-13　传统试剂FISH

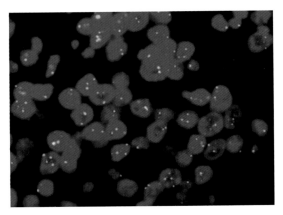

图4-3-14　新型试剂FISH

第四节　组织浸蜡

一、目的

组织经过脱水、透明后，用石蜡、火棉胶、明胶等支持剂浸入组织内，使组织变硬并将组织包裹在内，有利于切片。这个过程称为浸蜡。浸蜡的目的是置换组织中的透明剂，代之以石蜡渗入组织内部，把软组织变为硬度合适的蜡块，以便切成薄片。

二、方法

浸蜡方法是将透明后的组织块移至液体石蜡中，经数次石蜡浸泡后（一般为3～4步）置换出组织内的透明剂，使纯净的石蜡浸入组织内。浸蜡的时间要根据组织的类型、大小、温度而定。浸蜡用的石蜡熔点一般为58～60℃。如果浸蜡的温度适宜，浸蜡时间就可每步50～60min，3～4步即可。

三、浸蜡剂的种类

1. 石蜡　是现代病理技术室使用最广泛的浸蜡剂。市售的石蜡品种很多，但所用石蜡必须质量上乘，纯净无杂质，硬度和韧性一定要达到要求。普遍应用的石蜡熔点为58～60℃。穿刺小组织、小动物组织采用的石蜡熔点要低一些，一般56～58℃比较适宜。

2. 火棉胶　为三硝基纤维素的商品名，目前使用火棉胶包埋组织较少。

3. 明胶　有片型及粉型，均以淡黄色的质量较好，作为支持剂现在使用较少。

第五节　手工脱水

手工脱水是最原始的脱水方法，目前有些病理科仍在使用。只要脱水程序设置得当，仍可获得较好的效果。

一、器械准备

大标本缸10个，浸蜡用金属缸3个，脱水栏，恒温烤箱或木质灯泡浸蜡箱。

二、脱水程序

见表4-5-1。

表4-5-1 手工脱水程序

试剂	浓度（%）	温度（℃）	时间设定
中性福尔马林	10		4：00
乙醇	70		1：00
乙醇	80		1：00
乙醇	95		1：00
乙醇	95		过夜
无水乙醇			1：00
无水乙醇			1：50
无水乙醇＋二甲苯	各半		0：30
二甲苯			0：30
二甲苯			0：40
石蜡		62	1：00
石蜡		62	1：00
石蜡		62	1：00

三、注意事项

1. 所用标本缸宜大一些，以保证组织块体积与液体比例6倍以上，比例越大，脱水效果越好。

2. 固定液、脱水剂、透明剂要勤更换。每隔半小时摇动2～3次，加速分子运动，保证脱水效果。二甲苯的透明时间不宜过长，1.5h之内即可。

3. 溶解石蜡温度不宜过高，并选择优质无杂质石蜡。

4. 大多数使用手工脱水的实验室标本量少，可从70%乙醇开始脱水，但一定要在95%乙醇中过夜。

5. 用烤箱浸蜡一定要控制温度，最好在白天完成浸蜡，防止蜡液渗入烤箱引起火灾。

第六节　半封闭式自动组织脱水机

一、结构及功能

半封闭式自动组织脱水机多为圆盘状或横列状。现世界大多国家都有生产，我国也有多家厂商在制造。这种类型的组织脱水机因其在运转过程中不能密闭，所以称半封闭式（图4-6-1～图4-6-4）。这种脱水机由旋转机械手、操作板、处理缸构成。

1. 旋转机械手　是可自动旋转或自动前行、可挂脱水栏的机械臂，可以自动上下移动、旋转达到脱水目的。

2. 操作板　可设计脱水程序的电脑板。

3. 处理缸　装有脱水剂、透明剂及石蜡的容器。装石蜡的容器可按石蜡的熔点设定浸蜡温度。

二、程序设置

见表4-6-1。

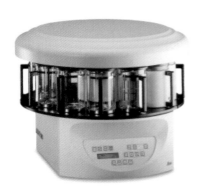

图4-6-1　徕卡TP1020-1轮转式脱水机

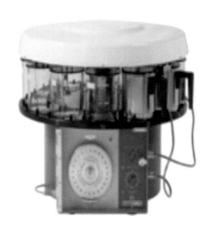

图4-6-2　樱花-8-4634轮转式脱水机

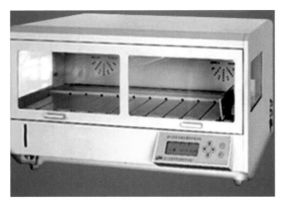

图4-6-3　金华益迪YD-12P键盘式脱水机

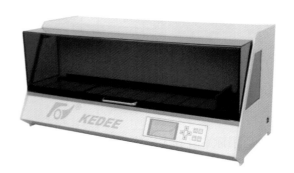

图4-6-4　金华科迪KD-TS3B键盘式脱水机

表4-6-1　半封闭式自动组织脱水机程序

试剂	浓度（%）	温度（℃）	时间设定
中性福尔马林	10		3：00
乙醇	80		1：00
乙醇	95		1：00
乙醇	95		2：00
乙醇	100		1：00
乙醇	100		1：00
乙醇	100		1：00
无水乙醇＋二甲苯	各半		0：30
二甲苯			0：50
二甲苯			0：50
石蜡		60	1：00
石蜡		60	2：00

三、使用方法及注意事项

1. 将取材组织块装入脱水栏并在机器臂上挂好。在操作板上选择使用的程序，按启动即可。待机器按其设计程序完成后，取出脱水栏进行包埋。

2．采用前移更换脱水剂，80%乙醇弃去，以后的乙醇前移，将最后一缸无水乙醇更新。透明剂也采取前移更换。第一个石蜡弃去，后面前移，最后一缸更新石蜡。

第七节　全密闭式程序控制自动组织脱水机

一、结构

自动组织脱水机的名称较多，有的称全自动密闭式脱水机，也有的称真空渗透处理器、全密闭程序控制自动组织脱水机（图4-7-1～图4-7-4）。

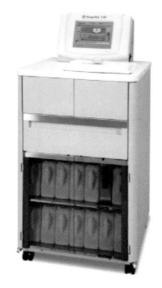

图4-7-1　樱花-VIP-6密闭式脱水机

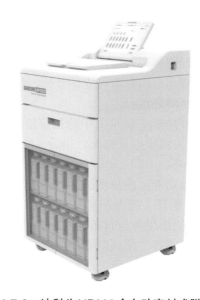

图4-7-2　达科为HP300全自动密封式脱水机

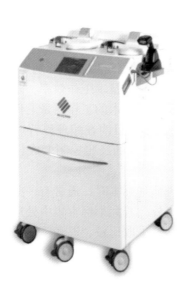

图4-7-3　LOGOS全自动微波快速组织脱水机

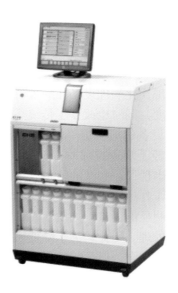

图4-7-4　德国SLEEMTM Ⅱ真空全封闭型组织脱水机

全自动组织脱水机生产厂家较多，不论哪个厂家生产的此类型机器都设有 4 个主要部件：控制面板、处理槽、石蜡箱及试剂柜。

1. 控制面板　由显示屏和小键盘组成，有中文界面和英文界面两种。机器软件可编辑 20 种以上不同程序，分别用于人体各种组织、动物或植物组织标本的固定、脱水、浸蜡和清洗。可以将组织处理程序设为立即开始模式和延时模式；可以将组织处理时间、温度进行设置；也可以启动 P/V 循环（压力和真空交替）和混合循环。操作步骤及出现故障均有中英文提示。

2. 处理槽　组织块处理的容器。型号不同的机器处理槽大小不同。

3. 石蜡箱　将熔化的石蜡保存在石蜡箱中待用。一般有 3～4 个恒温蜡箱。

4. 试剂柜　装有处理组织试剂和清洗机器试剂的柜子。

5. 其他　为了保证组织处理无刺激味，设有活性炭过滤器。

二、功能

全自动组织脱水机是集固定、脱水、浸蜡于一体的现代化机器，其处理程序自动化、操作方便、安全可靠、性能优良，是病理科必备的仪器。应充分了解其功能，并且要利用好、维护好。

1. 可设定密码，防止外人误操作。

2. 处理小组织标本可立即开始，当日完成。

3. 延时功能可设定。

4. 补液功能　脱水机中的相应液体不足可从后一缸中补充。脱水机的两侧设有无水乙醇、二甲苯的储备液；浸蜡也是如此，最后一缸石蜡容量大。及时提供补充液可使组织在脱水中不会因液体不足而受到影响。

5. 加温功能　使每步试剂处理温度达到设定的温度。

6. P/V 循环（压力和真空交替）　压力和真空的交替使试剂透入彻底，这是手工操作不可能做到的。此功能的使用要与时间温度配合好。

7. 混合循环　使试剂每隔一段时间，泵出泵入加速分子运动，并可有慢、快、连续的设置。

8. 遇有停电等故障，机器可自动调配，使组织块浸泡在试剂中不干涸。

9. 报警功能　如出现故障，有中英文提示，并可按提示的故障原因和解决方法处理。

三、程序设置

自动组织脱水机程序的设计分为大组织日常工作程序、小组织日常工作程序、双休日大小组织工作程序、小长假及节假日大小组织工作程序等。

现代科学技术的发展和进步，带来了医学的发展和进步，病理学也是如此。特别是 20 世纪 90 年代，大量的现代化病理设备在病理科的广泛应用，不仅显著提高了病理技术工作效率，降低了病理技师的工作强度，同时也改变了传统病理技术的工作流程并提高了病理技术的工作质量。但大量的机械化、自动化设备的应用也降低了传统病理技术的经验性控制。例如，目前在病理科普遍使用的脱水机，虽然减轻了病理技师的工作强度，使病理组织的脱水由病理技师的经验控制变成设备程序化控制，但是也出现了一些新的问题。

在日常工作中，由于病理组织标本的种类较多，在集中处理病理标本时，通常有一些标本在后期制片时会有明显的困难，如皮肤、子宫以及含有脂肪的组织。另外，若大小标本集中处理，可能会使小标本过度处理。因此，为了降低风险，在集中处理标本时，常会采取比较"温和"的处理程序，以保证小标本的安全，但是牺牲了大标本的最佳处理。

公休节假日的增多对病理科工作流程的影响也比较突出，目前国内大多数病理科都实行法定节假日采取工作制。节假日公休日前一天的标本处理与平日（周一至周四）的标本处理程序有明显差别，而且在节假日与公休日也有差别。通常的做法是根据脱水机延迟启动功能，增加标本（取好材的）在固定液的时间，而不改变组织在脱水、透明、浸蜡的时间。但最近有些技术专家认为组织在固定剂的时间过长，会影响某些抗原的阳性表达效果，影响HE染色效果，提出以延长组织在低浓度乙醇（70%～95%）内的时间，来减少组织在固定液内时间过长造成的弊端。

如何利用全自动密闭式脱水机来有效地控制不同组织的脱水，是病理技术逐步进入机械化、自动化必须解决的问题。目前在病理科广泛应用的全密闭式程序控制自动组织脱水机可自行设置时间和温度，并能够通过同时启动P/V循环（压力和真空交替）和混合循环程序，来增强处理强度和缩短处理时间。可以同时向软件中输入20多个处理程序。根据笔者经验，现介绍各种组织在日常和节假日期间不同的脱水程序及时间表（表4-7-1～表4-7-11），仅供参考。

表4-7-1　小标本日常工作程序时间表

溶液	浓度（%）	时间设定	温度（℃）	P/V循环	混合循环
中性福尔马林	10	3：00	35	+	+
乙醇	80	1：00		−	−
乙醇	95	1：00		−	−
乙醇	95	1：00		−	+
无水乙醇	100	1：00		+	−
无水乙醇	100	1：00		−	−
无水乙醇	100	1：00		−	+
无水乙醇+二甲苯	各半	0：30		+	+
二甲苯		0：40		−	+
二甲苯		0：40		+	−
石蜡		1：00	58	−	−
石蜡		1：00	58	+	−
石蜡		1：00	58	−	−
石蜡		1：00	58	−	+

注：截止时间为第二天/7：00am。一般为下午取材，截止到下班前（5：00左右）将组织放入脱水机启动即可。

表4-7-2　大标本日常工作程序时间表

溶液	浓度（%）	时间设定	温度（℃）	P/V循环	混合循环
中性福尔马林	10	3：00	35	+	−
乙醇	80	1：30		−	−
乙醇	95	1：30		−	−
乙醇	95	2：00		−	+
无水乙醇	100	1：30		+	−
无水乙醇	100	1：30		−	−
无水乙醇	100	2：30		−	+
无水乙醇+二甲苯	各半	0：40		+	+
二甲苯		0：40		−	+
二甲苯		0：40		+	−
石蜡		1：00	58	−	−
石蜡		1：00	58	+	−
石蜡		1：00	58	−	−
石蜡		2：00	58	−	+

注：截止时间为第二天/9：00am。当天大标本送到病理科进行剖开固定，第二天上午取材，下午2：00前即可将组织放入脱水机启动。

表 4-7-3　单休日小标本工作程序时间表

溶液	浓度（%）	时间设定	温度（℃）	P/V 循环	混合循环
中性福尔马林	10	3：00	35	＋	＋
乙醇	80	6：00		－	－
乙醇	95	6：00		－	－
乙醇	95	8：00		－	－
无水乙醇	100	1：00		－	－
无水乙醇	100	1：00		－	＋
无水乙醇	100	1：00		－	＋
无水乙醇＋二甲苯	各半	0：30		＋	＋
二甲苯		0：40		－	＋
二甲苯		0：40		＋	－
石蜡		1：00	58	－	－
石蜡		1：00	58	－	－
石蜡		1：00	58	－	－
石蜡		1：00	58	－	＋

注：截止时间为第三天 /7：00am。

表 4-7-4　单休日大标本工作程序时间表

溶液	浓度（%）	时间设定	温度（℃）	P/V 循环	混合循环
中性福尔马林	10	3：00	35	＋	＋
乙醇	80	6：00		－	－
乙醇	95	6：00		－	－
乙醇	95	8：00		－	＋
无水乙醇	100	2：00		＋	－
无水乙醇	100	2：00		－	－
无水乙醇	100	2：00		－	＋
无水乙醇＋二甲苯	各半	0：30		＋	＋
二甲苯		0：40		－	＋
二甲苯		0：40		＋	－
石蜡		1：00	58	－	－
石蜡		1：00	58	＋	－
石蜡		1：00	58	－	－
石蜡		2：00	58	－	＋

注：截止时间为第三天 /9：00am。

表 4-7-5　双休日小标本工作程序时间表

溶液	浓度（%）	时间设定	温度（℃）	P/V循环	混合循环
中性福尔马林	10	3：00		＋	＋
乙醇	80	12：00		－	－
乙醇	95	12：00		－	－
乙醇	95	12：00		－	－
无水乙醇	100	1：00		－	－
无水乙醇	100	1：00		－	－
无水乙醇	100	1：00		－	＋
无水乙醇＋二甲苯	各半	0：30		＋	＋
二甲苯		0：40		－	＋
二甲苯		0：40		＋	＋
石蜡		1：00	58	－	－
石蜡		1：00	58	－	－
石蜡		1：00	58	＋	－
石蜡		1：00	58	－	＋

注：截止时间为第四天/7：00am。

表 4-7-6　双休日大标本工作程序时间表

溶液	浓度（%）	时间设定	温度（℃）	P/V循环	混合循环
中性福尔马林	10	3：00		＋	＋
乙醇	80	12：00		－	－
乙醇	95	12：00		－	－
乙醇	95	12：00		－	－
无水乙醇	100	2：00		－	－
无水乙醇	100	2：00		－	－
无水乙醇	100	2：00		＋	－
无水乙醇＋二甲苯	各半	0：30		＋	＋
二甲苯		0：40		－	－
二甲苯		0：40		＋	－
石蜡		1：00	58	－	－
石蜡		1：00	58	＋	－
石蜡		1：00	58	－	－
石蜡		2：00	58	－	＋

注：截止时间为第四天/9：00am。

表4-7-7　小长假（3天）小标本工作程序时间表

溶液	浓度（%）	时间设定	温度（℃）	P/V循环	混合循环
中性福尔马林	10	3：00		+	+
乙醇	80	20：00		−	−
乙醇	95	20：00		−	−
乙醇	95	20：00		−	−
无水乙醇	100	1：00		−	−
无水乙醇	100	1：00		−	−
无水乙醇	100	1：00		−	+
无水乙醇＋二甲苯	各半	0：30		+	+
二甲苯		0：40		−	+
二甲苯		0：40		+	−
石蜡		1：00	58	−	−
石蜡		1：00	58	−	−
石蜡		1：00	58	+	−
石蜡		1：00	58	−	+

注：截止时间为第五天/7：00am。

表4-7-8　小长假（3天）大标本工作程序时间表

溶液	浓度（%）	时间设定	温度（℃）	P/V循环	混合循环
中性福尔马林	10	3：00		+	+
乙醇	80	20：00		−	−
乙醇	95	20：00		−	−
乙醇	95	20：00		−	−
无水乙醇	100	2：00		−	−
无水乙醇	100	2：00		−	−
无水乙醇	100	2：00		+	−
无水乙醇＋二甲苯	各半	0：30		+	+
二甲苯		0：40		−	−
二甲苯		0：40		+	−
石蜡		1：00	58	−	−
石蜡		1：00	58	+	−
石蜡		1：00	58	−	−
石蜡		2：00	58	−	+

注：截止时间为第五天/9：00am。

表4-7-9 大动物组织工作程序时间表

溶液	浓度（%）	时间设定	温度（℃）	P/V循环	混合循环
中性福尔马林	10	3:00	35	+	+
乙醇	80	0:40		−	−
乙醇	95	0:40		−	−
乙醇	95	0:40		−	+
无水乙醇	100	0:40		−	−
无水乙醇	100	0:50		−	−
无水乙醇	100	0:50		+	−
无水乙醇＋二甲苯	各半	0:30		+	−
二甲苯		0:40		−	−
二甲苯		0:40		−	+
石蜡		0:30	58	−	−
石蜡		0:40	58	+	−
石蜡		0:50	58	−	−
石蜡		0:50	58	+	−

注：将已经固定好的组织取材后，早上一上班放入脱水机后立即启动，约下午4点进行包埋即可。

表4-7-10 小动物组织工作程序时间表

溶液	浓度（%）	时间设定	温度（℃）	P/V循环	混合循环
中性福尔马林	10	3:00	35	+	+
乙醇	80	0:40		−	−
乙醇	95	0:40		−	−
乙醇	95	0:50		+	−
无水乙醇	100	0:50		−	−
无水乙醇	100	0:50		−	−
无水乙醇	100	0:50		−	+
无水乙醇＋二甲苯	各半	0:30		+	−
二甲苯		0:50		−	−
二甲苯		0:50		+	−
石蜡		0:30	58	−	−
石蜡		0:40	58	−	+
石蜡		0:50	58	−	−
石蜡		0:50	58	+	−

注：将已经固定好的组织取材后，早上一上班放入脱水机后立即启动，约下午2点进行包埋即可。

表4-7-11　新型脱水试剂大小标本混合日常工作程序时间表

液缸号	试剂名称	产品编号	工作时间（min）	合计时间（min）	备注
1	固定液	BLC-01	120～180	120～180	每周必须更换
2	75%乙醇		30	90	每周必须更换
3	85%乙醇		30		1.首次装机或全部更换新试剂时，处理1500块组织后（正常情况使用1周），将85%乙醇倒掉，95%乙醇和所有脱水剂前移，第8个工作缸中加入新的脱水剂
4	95%乙醇		30		
5	脱水剂	BLA-02	40	200～210	
6	脱水剂	BLA-02	50		2.再处理1500块组织后（正常情况使用1周），将第3个工作缸中的85%乙醇（原前移的第4缸95%乙醇）倒掉，所有脱水剂前移，第8个工作缸中加入新的脱水剂。至此，第3～8个工作缸中全部是脱水剂
7	脱水剂	BLA-02	50～60		
8	脱水剂	BLA-02	60		3.以后，每处理1500块组织后（正常情况使用1周），将第一缸（第3个工作缸）脱水剂倒掉，后位脱水剂前移，第8个工作缸中加入新的脱水剂
9	透明剂	BLA-03	50～60	110～120	处理1500块组织后（正常情况使用1周），同类试剂第一缸倒掉，后位试剂前移，加入一缸新的透明液
10	透明剂	BLA-03	60		
蜡缸1	浸蜡液	BLC-07	30	180	1.浸蜡液及时更换，第一缸浸蜡液时间要短
蜡缸2	浸蜡液	BLC-07	40		2.若脱水机中有3个蜡缸，浸蜡依次设置为40min、70min、70min
蜡缸3	浸蜡液	BLC-07	50		
蜡缸4	浸蜡液	BLC-07	60		
11	清洗液	BLC-02	自动清洗程序		每周更换一次，同类试剂第一缸倒掉，后位试剂前移，加入一缸新的清洗液
12	清洗液	BLC-02	自动清洗程序		
13	无水乙醇		自动清洗程序		每2周更换一次

注：1.本流程仅供参考，时间可以调整。2.每周必须更换试剂：固定液、75%乙醇、清洗液（第一缸）。3.试剂温度设置为35～40℃。4.为了加强固定时间，前面可以放两个10%中性缓冲福尔马林固定液。5.脱水剂可以逐步前移替换乙醇。截止时间为第二天/8：00am。

　　一般为下午取材，截止到下班前（5点半左右）将组织放入脱水机启动即可。新型脱水试剂适用于大小组织混合脱水，既保护了小组织又对硬组织有软化作用，尤其是脱脂效果好，组织不收缩，有利于保持其原有的形态和结构。

　　不建议设定长假（7～8天）的脱水程序，主要是为了避免组织在固定、脱水液时间过长造成后续工作的困难。一般建议在3天之内必须完成脱水包埋的工作。

四、全密闭式程序控制自动组织脱水机液体的更换规律及原则

　　脱水机液体更换的最佳时机和方式在各个医院病理科差别比较大，也没有做过详细统计。从理论上讲，每次更换液体均应该将脱水机内的所有液体全部更换，这是从质量保证和医疗安全的角度出发，但在实际操作中没有一个病理科可以完全做到。一是需要病理科理念的转变，二是需要经费的保障。

　　1.一般固定液每周更换一次。如组织块较多（每天为200～300块），固定液每3天更换一次。这样可以使组织在取材前固定不充分的缺陷得到纠正。固定的好坏影响切片质量，为了组织固定彻

底，可以使用脱水机的P/V循环（压力和真空交替）和混合循环。脱水盒码放在脱水篮中不要过于紧密，否则会阻止固定液、脱水剂的分子交换能力而使脱水能力降低，固定、脱水效果不佳。

2. 脱水机装150个组织块的，脱水剂梯度乙醇每周更换一次，如果脱水机每天工作300块左右，应该3天更换一次乙醇液体。方法是将第二缸的80%乙醇倒弃，以后的95%乙醇及无水乙醇依次前移。前移的第一个乙醇浓度一定要用乙醇比重计测，不得超过80%的浓度，否则小组织容易出现裂隙。浓度调试要用30%乙醇，直接加水容易混浊。最后一缸的无水乙醇换为新液。

3. 透明剂二甲苯10～15天更换一次。二甲苯第一缸倒弃，第二缸前移换为新液。二甲苯前面加一步无水乙醇和二甲苯等量混合液是起媒介作用，使二甲苯对组织浸透、脱脂效果更佳，石蜡才能很好地浸入组织。万不可透明时间过长或强度过大（指全部使用P/V循环和混合循环）而产生过透明，不利于切片。

4. 石蜡要采用熔点56～58℃的产品，且必须干净无杂质。第一缸石蜡使用时间过长，二甲苯含量会增高，建议处理1500～2000块将第一缸石蜡废弃，可将后几缸蜡液逐渐往前移，最后一缸补充新蜡。石蜡容易消耗，应经常观察并添加石蜡。石蜡熔化温度不可过高，脱水机本身有2℃的上浮，温度一般定为58℃即可。

5. 使用全自动密闭式脱水机要防止过脱水、过透明，使组织发脆、发干而达不到质量高的切片。要将脱水时间、温度，以及P/V循环和混合循环有机地配合好。

6. 除按规定更换液体外，还要多观察天气的变化。突然降温可造成液体变稠，不利于液体的泵入和泵出，容易阻塞脱水机的管道，造成组织脱水欠佳，影响染色效果和诊断。

7. 整个脱水机液体的更换，一般根据工作量的大小和组织块数的多少来决定，可以部分更换，也可以全部更换。工作量小的医院也可以根据时间来更换，因为液体时间过长，不能保证液体的浓度，影响脱水、透明效果。

8. 为了保证更换液体时间的准确性，应该在每次更换液体时进行登记（表4-7-12）。

现代病理技术不是简单的用设备替代手工。现代病理设备如何应用是病理技术界值得关注的课题。利用单台设备解决所有组织的脱水问题显然是缺乏科学依据的，但在目前充分发挥单一病理设备的作用是一个现实的问题，希望有更多的病理技术专家来关注这个问题。

五、操作方法

1. 确认清洗程序完成，打开处理槽盖。
2. 用卷纸擦净槽盖面及槽内水气、槽内残渣。
3. 将脱水栏平稳按顺序放好，盖紧槽盖，确认锁定。
4. 查看机器无异常后按密码（可自行设计）调出主菜单上"组织处理"。确认并选择使用的程序，立即开始处理组织。
5. 脱水程序处理完成，机器蜂鸣提示，按键将处理槽内的石蜡排空。
6. 打开处理槽盖，取出脱水栏，将槽内残蜡用纸擦拭干净。
7. 盖好处理槽盖，按清洗键，整个处理程序完成。

六、日常维护与保养

1. 建立行之有效的操作规程及实行负责制是保证脱水机减少故障并延长使用寿命的有力措施。
2. 脱水机应放在避光（尤其显示屏不要被阳光直射）、通风良好且相对固定的地方。
3. 保持机器的整洁，经常擦拭、检查，以保证机器状态良好。
4. 更换固定液时，要经常检查试剂储槽内是否有沉渣、油脂。可用热水清洗干净。如不易洗掉，要用长毛刷去掉内壁上的油脂沉着物或用洗涤液清洗，并用自来水洗净。
5. 试剂储槽内也会产生沉淀物，清洗办法如上。但要用少量无水乙醇洗两遍后再注足脱水剂。

表 4-7-12　全自动脱水机液体置换登记表

名称 日期	需置换的液体						清洗液		更换试剂 ★注意事项
	10%中性福尔马林液	95%乙醇	无水乙醇	二甲苯无水混合液	二甲苯	蜡	清洗剂	无水乙醇	
									1．10%中性福尔马林液3天换一次
									2．每周换95%乙醇一个，依次前移
									3．每周换无水乙醇一个，依次前移，同时换无水二甲苯混合液
									4．每周换二甲苯一个，依次前移
									5．每周换蜡一个，依次前移
									6．清洗液每周换一个，依次前移
									7．清洗液无水乙醇每周换一次
									8．固定液后的第一缸乙醇浓度必须控制在80%以下，要用乙醇比重剂进行测试
									9．每次更换试剂后必须在相应的栏内注明

6．使用周期过长的二甲苯因含杂质较多会产生混浊，不能作为清洗剂用。

7．每次更换完试剂，一定要认真检查试剂缸是否放置好，以免产生中途报警而影响组织处理进程。

8．活性炭吸附了大量的气味，时间久了效果不好，可将活性炭在太阳光下晾晒，排净气味增加吸附能力再放回脱水机内。

9．脱水机最好配置UPS（不间断电源），避免停电造成工作延误及损失。

10．处理槽底部中央过滤网要定期取出清洗，保持网孔通畅。

第八节　组织快速脱水法

一、微波脱水

梅耶斯（Mayers）于1970年首次应用微波技术热固定组织获得成功，而后微波技术又应用于脱水、透明、浸蜡，使病理的快速诊断向前发展。目前国内外厂家生产的微波快速组织处理仪可使整个组织处理过程在2～4h内完成，并且可大批量地进行。

二、磁力加热搅拌器

由于临床的需要，医师要求尽快得到病理结果，又因新技术的运用，肝穿、肾穿等穿刺得到的标本被大量送到病理科，有些病理技术室运用磁力加热搅拌器快速进行组织固定、脱水、透明来制成蜡块，以满足临床需要。

（一）仪器设备

1. 磁力加热搅拌器。

2. 烧杯。

（二）操作规程

1. 如为穿刺小标本，将标本用称量纸包好，以防磁力棒在旋转中打碎小标本。将标本放入200ml小烧杯内，加10%中性缓冲福尔马林100ml。将搅拌器温度调至38～40℃，磁力棒放入烧杯内，速度调为中速使磁力棒转起，液面形成漏斗形，其底部在烧杯中央，这种状况表明速度合适。不可速度过快，以免磁力棒在快速运动中将标本打碎。搅拌5min。

2. 80%乙醇5min，速度同上。

3. 95%乙醇5min，速度同上。

4. 95%乙醇5min，速度同上。

5. 无水乙醇Ⅰ3min，速度同上。

6. 无水乙醇Ⅱ3min，速度同上。

7. 二甲苯Ⅰ3min，速度同上。

8. 二甲苯Ⅱ3min，速度同上。

9. 58～60℃石蜡10min。

10. 58～60℃石蜡20min。

磁力加热搅拌器也可用于其他小标本，如胃、肠镜活检组织标本。如果为大组织标本，除脱水、透明、浸蜡时间延长外，注意只能1～2块组织标本用这种方法进行，切片质量逊色于其他脱水方法。建议大组织标本最好不使用此方法。

三、手工快速脱水法

在不具备冷冻切片机的病理科，不能做冷冻切片，或因组织太小不适宜做冷冻切片，而临床医师又急于了解病理诊断结果对患者进一步治疗时，采取手工快速脱水法可解决这一难题。

（一）取材要求

组织块厚度0.2～0.3cm。固定、脱水、透明、浸蜡的全过程都在50～60℃温度中进行，15～20min即可完成。

（二）操作规程

1. AFA液　70%乙醇85ml、甲醛10ml、冰乙酸5ml固定2～3min。

2. 95%乙醇2min。

3. 无水乙醇Ⅰ、无水乙醇Ⅱ每次2min。

4. 无水乙醇Ⅱ2min。

5. 二甲苯Ⅰ1min。

6. 二甲苯Ⅱ2min。

7. 石蜡Ⅰ2min。

8. 石蜡Ⅱ2min。

（三）注意事项

1. 温度控制在50～60℃。如温度过高会使组织变硬、变脆，不易切片；细胞急剧收缩影响诊断。

2. 使用试剂要新鲜，保证浓度。

第九节　智能微波快速组织脱水机

一、Magnus智能微波快速组织脱水机应用简介

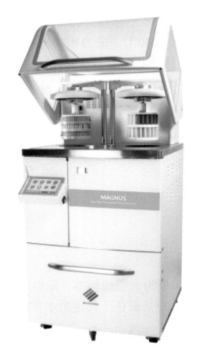

图4-9-1　Magnus智能微波快速组织脱水机

意大利Milestone公司是第一家使用微波处理生物样本的厂家，利用专利的微波技术对生物样本组织进行快速脱水，并提供优秀的病理诊断切片，实现当天诊断。Milestone生产的Magnus智能微波快速组织脱水机是一种创新的、智能的、快速的组织脱水设备，拥有美国专利7 075 045及欧洲专利1 605 243，完全满足美国临床实验室标准化协会（Clinical and Laboratory Standards Institute，CLSI）和美国病理学家协会（College of American Pathologists，CAP）的规定，可以显著提高病理实验室的工作效率，改善组织处理能力，实现快速诊断，当天出具病理诊断报告（图4-9-1）。可获得高质量的切片，与常规脱水在形态学上比较没有任何区别，甚至在HE、IHC、FISH等中表现更加完美。

系统主要由微波加热单元、内部三缸（试剂缸、蜡缸和补蜡缸）、智能的试剂管理系统、智能的指示操控软件和图标式驱动终端5部分组成。机械臂全自动进行试剂缸和蜡缸之间的样本移动，全自动进行固定、脱水、透明、浸蜡处理。

二、可处理样本厚度

使用组织类别及厚度：预设好的处理程序基于如下的标准化厚度及组织类别（标准包埋盒30mm×25mm×5mm）（表4-9-1）。只需输入样本厚度，脱水机就会自动显示脱水时间。

表4-9-1　组织样本厚度及脱水盒样本尺寸

样本厚度（mm）	样本尺寸
1	小型穿刺活检≤1mm
2	活检组织10mm×5mm×2mm
3	活检组织15mm×10mm×3mm
4	常规外科样本20mm×25mm×4mm
5	大样本30mm×25mm×5mm
8	超大样本30mm×25mm×8mm，需配合特殊取材盒与脱水篮架使用

三、试剂选择

组织脱水常规步骤为：固定液—乙醇—异丙醇—石蜡作为日常微波快速脱水的标准方法，适用于各类型组织样本及厚度，在保障脱水质量的同时，用异丙醇代替了二甲苯降低了对操作人员的毒性。

1. 固定液及固定时间　固定作为组织处理中最重要的第一步，对后续处理和镜检结果有很大影

响。Magnus可以使用常规的固定液如中性福尔马林及乙醇等，也可以使用Milestone的环保试剂——专利的FineFIX福尔马林替代试剂。

FineFIX是水溶性的浓缩液，可用乙醇稀释后进行固定，其混合液毒性低，克服了100%乙醇固定液及乙醇类固定液所存在明显的组织收缩、细胞空泡以及核固缩等缺陷。FineFIX能够有效地维护细胞的形态，同时保护细胞膜的完整性，从而减少溶血；还可以有效保存组织抗原、维护良好的细胞核及胞质形态学结构，能获得理想的DNA/RNA以及蛋白质修复，为后续的分子生物学分析提供了有利的保障。

2. 脱水试剂　脱水剂可选择常规的乙醇进行操作，也可以使用Milestone环保试剂MileONE。MileONE乙醇替代试剂是水溶性混合物，经过化学反应用无水化学试剂来代替样本组织中存在的水。这些水是可溶的，在石蜡渗入前可与中间溶剂混溶。这种试剂可获得最佳的脱水效果，改善油脂提取，降低样本组织过度脱水和硬化的风险。

3. 透明试剂　透明试剂可选择异丙醇进行操作，也可以使用Milestone的环保试剂——MileTWO。MileTWO是二甲苯替代试剂，其成分不含芳香族化合物，在组织透明阶段取代二甲苯。溶液在混合加热（微波和电阻）的作用下，从生物组织中提取脂质方面效果更佳。该溶液是无色、无味、无致癌、低毒性的溶剂，具有溶解脂肪的特性，能最佳保存脂肪细胞的结构及形态。Milestone在透明步骤还有一款环保试剂ProWAVE。专利的ProWAVE是二甲苯替代物，更适合对小样本进行脱水，可获得优良的脱水效果。

MileONE和MileTWO试剂：MileONE是一种用于脱水的溶液，推荐与MileTWO一起使用，后者是一种乙醇和长链碳氢化合物的混合物，在微波条件下脱水可获得优秀的结果，并且在处理脂肪组织时非常有效。

四、脱水程序（装载210个蜡块）及操作步骤

1. 常用脱水程序及时间　见表4-9-2。

表4-9-2　组织不同厚度显示不同脱水时间

组织厚度（mm）	乙醇（min）	异丙醇（min）	浸蜡（min）
1	25	25	20
3	30	55	53
5	35	115	120

2. 操作步骤

（1）点击触屏，ICON图标驱动式软件进入组织脱水程序选择界面（图4-9-2）。

（2）选择程序，Magnus自带推荐程序，可以根据脱水模式（单缸、双缸模式）组织类型及厚度

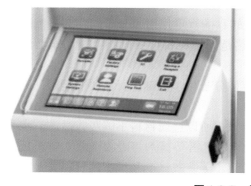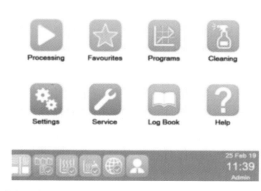

图4-9-2　组织脱水程序界面

选择，也可以根据使用习惯进行自定义设置，选择好程序后，选择层数（1层、2层、3层），每层可放置最多100个样本，选择完毕，点击"Start"开始程序。

（3）程序开始运行，Magnus智能灯光开启为蓝色，显示运行状态，便于操作者观察，当程序结束时，Magnus发出音乐报警同时智能灯光转变为绿色，提醒操作者脱水结束，所有脱水程序均被后台记录留存（图4-9-3）。

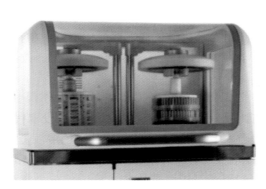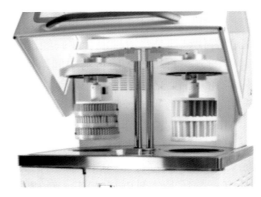

图4-9-3　组织脱水运行工作程序

（4）结束程序后，操作者取出脱水篮。如使用的是单缸模式，则需进行清洗程序；如使用的是双缸模式，则可以不用开启清洗程序，可直接开始下一次脱水，且这样操作不会污染样本，环保高效。

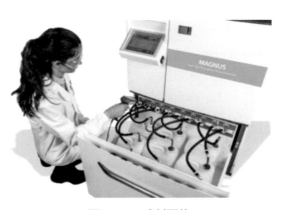

图4-9-4　试剂更换

（5）更换试剂：直接替换5L试剂桶即可，保护操作者安全，操作方便（图4-9-4）。

五、微波脱水质量效果

见图4-9-5。

六、微波加热的基本原理和特点

1. 微波加热的基本原理

Magnus能够加速组织处理的根本原因为微波加热，其采用的微波是频率为2450MHz、波长为12.25cm的电磁波，能够穿透载体直接作用于加热物体。

通常，介质材料由极性分子和非极性分子组成，在微波电磁场作用下，极性分子吸收微波的能量（即分子的正负电荷的中心不重合），在微波场中随着微波的频率而快速变换取向（分子每秒变换方向2.45×10^9次），来回转动。由于偶极子旋转和离子转移的双重作用，分子间相互碰撞摩擦，从而加速反应，达到快速加热的效果。由此可见，微波加热是介质材料自身损耗电磁场能量而发热（图4-9-6）。

微波不是离子辐射，微波的能量远小于断裂常规有机分子化学键键合所需要的能量，因此是十分安全的技术，不会对处理组织产生任何损伤（图4-9-7）。

对于金属材料，电磁场不能透入内部而是被反射出来，所以金属材料不能吸收微波。水是吸收微波最好的介质，所以凡含水的物质必定吸收微波，因此水和乙醇等试剂将吸收微波。对于PTFE、PP、TPX等聚合材料，微波直接穿透，因此取材盒和配套的架子等装载试剂和组织的材料，是不吸收微波的（图4-9-8）。

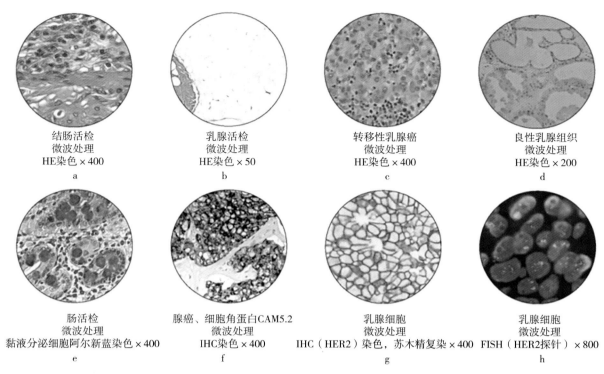

结肠活检
微波处理
HE染色×400
a

乳腺活检
微波处理
HE染色×50
b

转移性乳腺癌
微波处理
HE染色×400
c

良性乳腺组织
微波处理
HE染色×200
d

肠活检
微波处理
黏液分泌细胞阿尔新蓝染色×400
e

腺癌、细胞角蛋白CAM5.2
微波处理
IHC染色×400
f

乳腺细胞
微波处理
IHC（HER2）染色，苏木精复染×400
g

乳腺细胞
微波处理
FISH（HER2探针）×800
h

图4-9-5 脱水质量效果（a～h）

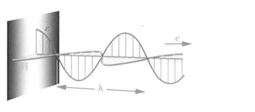

图4-9-6 微波是一种电磁辐射

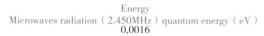

Energy
Microwaves radiation（2.450MHz）quantum energy（eV）
0,0016
Chemical bond energy（eV）
H-OH	5,2
CH₃-CH₃	3,8
Hydrogen bond（water）	0,21

CH_3-CH_3

图4-9-7 微波辐射的能量

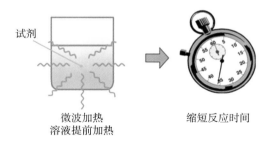

试剂

微波加热
溶液提前加热

缩短反应时间

图4-9-8 微波加热的特点

2．微波加热的特点

（1）加热速度快：常规加热如火焰、热风、电热、蒸气等，都是利用热传导的原理将热量从被加热物外部传入内部，逐步使物体中心温度升高，称之为外部加热。要使中心部位达到所需温度，需要一定的时间，导热性较差的物体所需时间就更长。微波加热是使被加热物本身成为发热体，称为内部加热方式，不需要热传导的过程，内外同时加热，因此能在短时间内达到加热效果。

（2）均匀加热：常规加热时，为提高加热速度，就需要升高加热温度，容易产生外焦内生现象。微波加热时，物体各部位通常都能均匀渗透电磁波，产生热量，因此均匀性明显改善。

（3）节能高效：在微波加热中，微波能只能被加热物体吸收而生热，加热室内的空气与相应的容器都不会发热，所以热效率极高，生产环境也明显改善。

（4）易于控制：微波加热的热惯性极小，配合专业的软硬件设计，特别适宜于自动化控制。

（5）选择性加热：微波对不同性质的物料有不同的作用。因为水分子对微波的吸收最好，所以含水量高的部位，吸收微波功率多于含水量较低的部位，这就是选择加热的特点。利用这一特点可以做到均匀加热和均匀干燥。

（6）安全无害：在微波加热中，无废水、废气、废物产生，也无辐射遗留物存在，其微波泄漏也确保显著低于国家制定的安全标准，是一种安全无害的高新技术。

第十节　快速病理诊断前处理设备

一、功能特点

快速病理诊断前处理设备（HT-3150、5180）是一款智能型全自动设备，运用iMultiHUC组织处理技术配合环保型试剂，可自动完成对组织的固定、脱水、透明和浸蜡全操作，并自动完成处理后的设备清洗过程，出片效果等同或优于常规石蜡切片。该设备具有脱水速度快、标本处理量大、处理效果佳、适用范围广、一键式全封闭处理、环保节能、远程在线监控等特点（图4-10-1）。

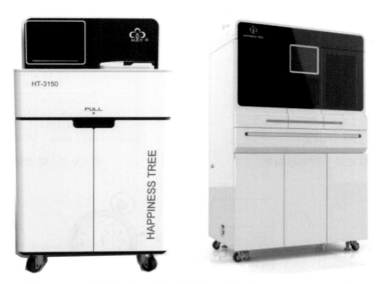

图4-10-1　骏腾快速病理诊断前处理设备（HT-3150、5180）

二、产品优势

1. 设备稳定可靠　脱水流程启动前，自动检测设备关键参数，故障预警。多传感器控温，自行切换控温算法，确保设备精准温控。

2. 全封闭自动组织处理　整体气路循环系统，独立工作，保证自动固定、脱水、透明、浸蜡。全封闭处理空间，设备内部废气集中冷凝处理，保证安全环保性。

3. 多路独立自动液路循环系统　多路独立液路循环系统，互不干扰，可靠性更高。根据组织类型和数量，选择不同液路循环系统，灵活性高。

4. 智能监测保证设备运行状态　试剂/石蜡液量不足时，报警提示，及时补充液位，防止损坏样本。试剂、石蜡等液位实时监控，防止误操作。

5. 基于云平台的远程监控系统 实时监测系统运行状态，一旦发现故障，立即报警，及时安排售后服务。实时监测组织处理过程，组织处理完毕即时通知。

6. 操作便利更舒适 样本篮表面特殊材料设计，防止粘蜡，便于清洁。大理石台面，表面光滑，清洁方便。

7. 完善的气体循环处理系统 气路循环系统对组织处理系统、液路系统和试剂系统进出入气体进行特殊处理，避免异味和有害气体的产生。多种清洗模式，灵活清洗。

三、操作方法

1. 提前开启蜡箱化蜡功能，处理开始前确认蜡箱中石蜡已完全熔化。

2. 开始处理前输入组织数量。

3. 设备提示试剂使用次数达到上限时需及时更换试剂，并在操作界面对应位置点击清零。

4. 及时根据设备提示更换、添加试剂，设备提示废液桶液位过高时需及时倾倒废液，处理结束后及时清洗处理缸（图4-10-2）。

全自动快速组织脱水机（HT-3180）为全自动运行的设备。将组织放入设备后，点选"启动"即全自动运行，待处理完毕后取出浸蜡完的组织即可。

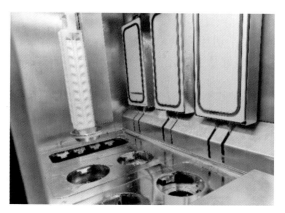

图4-10-2 脱水处理槽

四、设备的工作流程

1. 组织取材时，将分批放入设备的固定缸准备处理。

2. 根据组织类型选择相应处理程序，点击启动处理。

3. 设备自动从固定缸传输组织进入各处理区进行处理，传感器识别样本数量，并自动加载相应量的试剂到对应处理缸。

4. 处理完成后，设备自动传输组织进入浸蜡区，完成浸蜡后，自动送入暂存区待取。

五、注意事项

1. 活检小组织同常规取材；大组织切取2.0cm×1.5cm、厚度≤0.3cm。

2. 活检类小标本固定时间大于1h，固定时间2～3h。

3. 严禁大小标本按同一程序混合处理，组织脱水完成后不可长时间暴露在空气中。

第十一节 脱水不佳易出现的问题及解决方法

脱水不佳是组织处理中最常见的问题之一。脱水的原理和机制有两方面：一是使用亲水性试剂，从组织中吸收水分；二是使用溶水性试剂，不断从组织中溶解其中的液体。如果使用的乙醇浓度高于70%，中性缓冲福尔马林固定液中的磷酸盐将会在组织中沉积，沉积的结晶会妨碍组织切片。所以，组织脱水时应尽量避免在高浓度的乙醇如无水乙醇中停留的时间过长，否则会影响切片质量。

1. 脱水不彻底 蜡块中的淋巴结组织，没有充分脱水，造成透明浸蜡不好。白色区域是软的（图4-11-1、图4-11-2）。可能原因：该区域石蜡没有浸透，蜡块将难以切片。解决方法：规范组织取材，特别是淋巴结组织的取材固定和脱水处理。

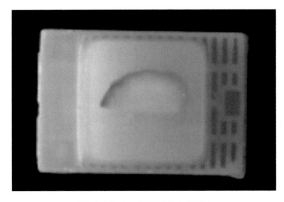

图4-11-1 固定脱水不佳

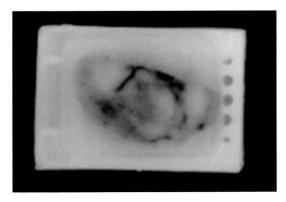

图4-11-2 脱水透明不佳

2．切片裂隙 可能原因：直接高浓度乙醇脱水造成组织裂隙（图4-11-3）。解决方法：有条件的单位最好从70%乙醇开始脱水，一般不要高于80%乙醇，进行逐级脱水，效果最佳（图4-11-4）。

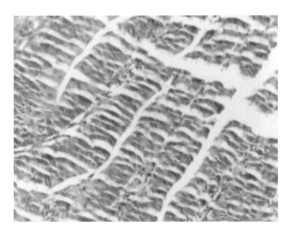

图4-11-3 脱水不好组织裂隙

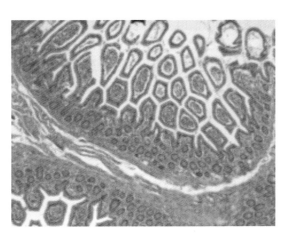

图4-11-4 脱水正常组织

3．组织脱水不彻底 染色模糊结构不清。可能原因：脱水剂更换不及时，没有执行质控标准。应该按照组织块数和运行时间来决定试剂的更换。我们用二甲苯清洗机器时只能清洗管道残存的石蜡，油脂根本清洗不干净。在脱水机工作状态下，一些黄色油脂物质随着脱水剂混在一起造成脱水不彻底，染色不佳（图4-11-5、图4-11-6）。解决方法：及时更换脱水试剂，用通透好的脱脂纱布或玉米

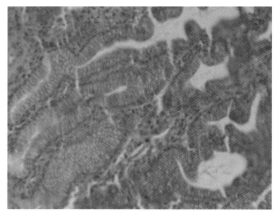

图4-11-5 脱水剂更换不及时

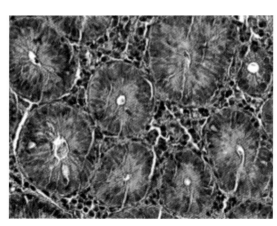

图4-11-6 组织处理不好、染色不良

纤维包埋纸包裹小活检组织效果更佳。清洗机器要用专门的脱水机清洗液。专用清洗液不但能够去除蜡，试剂桶下面的油脂和管道油脂也能清洗干净，保证脱水效果，提高脱水质量，达到满意的效果。

4. 干涸的组织　送检的组织干涸和在脱水当中（升降式脱水机）组织悬挂在半空干涸的标本（图4-11-7、图4-11-8）。解决方法：组织干涸的标本可采用AF液作为固定液，AF固定液中的乙醇能使结缔组织膨胀软化，或者放入丙三醇和乙醇各半的液体中浸泡3h，待组织软化后继续脱水。但脱水、透明、浸蜡过程时间要缩短，也有学者建议直接将干涸的标本透明、浸蜡。

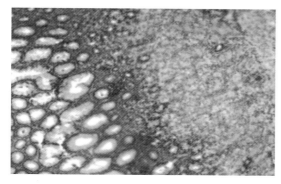

图4-11-7　乙醇后干涸的组织

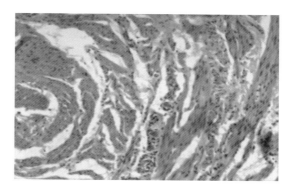

图4-11-8　二甲苯后干涸的组织

5. 组织又干又脆　组织脱水时间不足，组织内含有水分，浸入蜡液后，蜡的温度将组织内的水分烘干，造成组织又干又脆。有些技师认为是脱水时间长了，又缩短了组织脱水时间，结果反而加剧了又干又脆的现象（图4-11-9）。事实证明，组织脱水时间长不会造成组织干脆的现象。我们将裸鼠的肠组织同人体大标本组织一同脱水，没有发生组织干脆的现象，反而取得很好的效果（图4-11-10）。

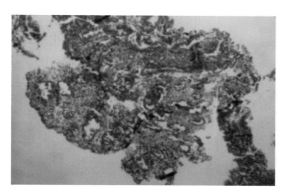

图4-11-9　脱水不足致组织干脆

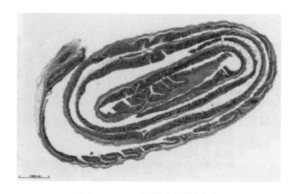

图4-11-10　裸鼠肠黏膜组织

6. 着色不均匀　大多数是因为透明或浸蜡液中混有一定的水分。组织开放式处理，空气中湿度较大；组织密闭式处理，固定液中的水分，或加温引起的水珠滴入浸蜡液中。这类问题在小标本中比较多见，如皮肤、乳头状瘤、胃黏膜、肠黏膜活检等标本。肠黏膜活检小标本，深部肌层和腺体有着色不均的现象。部分区域组织发白（图4-11-11、图4-11-12），可能是因为浸蜡时有水珠滴入，影响浸蜡质量，导致切片染色不均。

7. 浸蜡不足和过热　真空加温是现代化组织处理仪器提供的有利条件和手段，但是应该慎用。不少单位在使用现代化的仪器进行组织处理时，因使用的程序不当，浸蜡的标本不是不足就是过度（图4-11-13、图4-11-14），造成染色不佳。我们一般设置蜡的温度为比熔点高2℃即可。

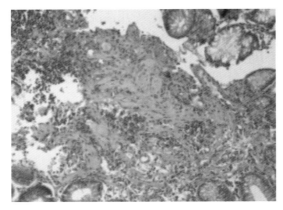

图4-11-11　着色不均匀（一）

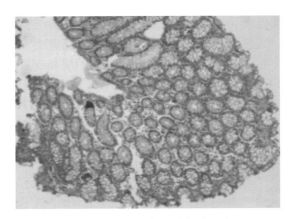

图4-11-12　着色不均匀（二）

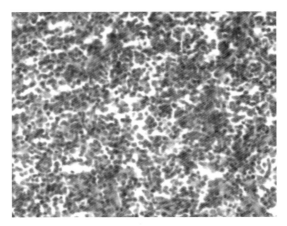

图4-11-13　浸蜡不足导致染色不佳

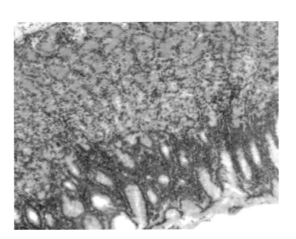

图4-11-14　蜡温过高导致细胞核收缩

8. 淋巴结脱水欠佳　未切开固定，脱水不彻底，蜡块表面组织凹陷，镜下周边组织出现筛状空洞，中间组织自溶，高温烤片组织瓦解（图4-11-15）。解决方法：重新浸蜡半小时包埋制片，蜡块稍冻，稍粗修后蜡片薄切，捞片后凉干水分，隔热烤片20min，再进行染色。淋巴结组织活检处理后，镜下周边组织筛网状空洞消失，有较好的效果（图4-11-16）。注意：淋巴结有一个致密的包膜，影响甲醛液的浸透。因此，将淋巴结对半切开再行固定，可获得满意结果。

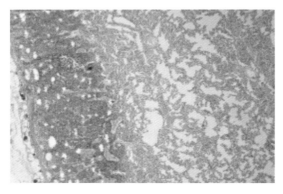

图4-11-15　组织松散呈晒网状

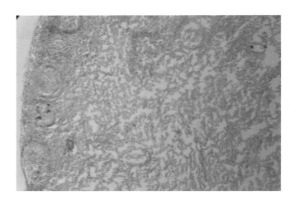

图4-11-16　处理后的切片

9. 脂肪处理不当　脂肪活检组织切片不完整，只切出周边组织，而且中部组织破碎不成片。这是由于组织脱水不充分，组织中残留水分和油脂。这样的组织块切片后暴露出来的切面在第2天就会出现组织中部下陷，是因为组织内水分蒸发所致（图4-11-17）。解决办法：把蜡块投入熔化的蜡缸内，使蜡彻底熔化，把组织转入二甲苯内溶解和清除石蜡，然后投入无水乙醇内洗去二甲苯，再移入新的无水乙醇按常规脱水、透明、浸蜡、包埋处理，就能切出完整的切片，组织细胞成形，结构清晰（图4-11-18）。

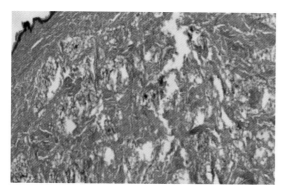

图4-11-17　脂肪组织处理欠佳

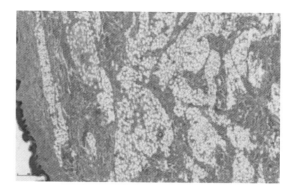

图4-11-18　解救处理后的脂肪组织

10. 脂肪最佳处理方案　采用新型组织脱水试剂可以解决上述一些不良现象。新型脱水试剂对各种组织脱水效果好，组织不干、不硬、不脆，对脂肪效果更佳（图4-11-19、图4-11-20），特别适合于在仅有一台脱水机的单位对大小组织、软硬组织的混合搭配脱水。

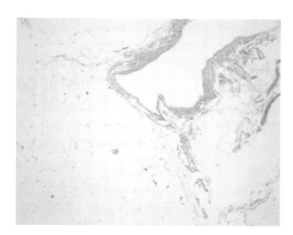

图4-11-19　新型脱水试剂处理脂肪组织（一）

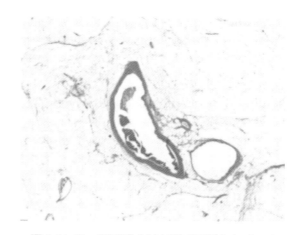

图4-11-20　新型脱水试剂处理脂肪组织（二）

第五章 组织包埋制作技术

第一节 组织包埋方法

组织块经过固定、脱水、透明后，把组织浸透在一种介质内，最后借用模具把组织用包埋剂包成块的过程称为包埋。这种介质一般在常温下是具有一定的硬度的固体物质，通常包括石蜡、碳蜡、明胶、火棉胶和环氧树脂等。组织块只有经过包埋，使组织达到一定的硬度和韧度，才有利于切成所需要的厚度。根据不同的要求和不同的组织块类型，应用不同的包埋剂和包埋方法。

一、石蜡包埋法

石蜡是动物、植物、人体组织在制片技术中应用最广泛的一种包埋剂。它是从石油中分离出来的一种固体烷烃，呈蜡样半透明结晶块状。切片石蜡一般选用优质石蜡，具有一定黏性而利于切片。

包埋蜡是用新鲜石蜡和一定比例的蜂蜡放入包埋机或温箱内，按设定的温度熔化沉淀后，使用过滤液或上清液。目前包埋多用商品化的成品包埋石蜡，最常用的包埋石蜡熔点为56 ～ 58℃、58 ～ 60℃，包埋效果最为理想。其包埋方法如下。

组织经固定、脱水、透明、浸蜡后，首先将熔化的石蜡倒入包埋模具内（少量），然后用加热的镊子将浸过蜡的组织块放入包埋模具底部，并用包埋镊把组织轻轻压平，随即将该组织的包埋盒放在包埋模具上，再注入适量熔化石蜡，最后放在冷冻台上凝固，使石蜡与标有病理号的包埋盒黏合牢固，待完全冷却后脱出包埋模具。包埋时要把组织最大面或有病灶的切面向下包埋，并注意有无特殊的包埋要求，尤其是食管、胃肠黏膜、皮肤、肿瘤、锥切等活检标本。必要时及时与取材医师联系沟通，确保切片染色后能在镜下观察到各层次的组织结构。包埋面必须注意平整，多块的小组织应聚集一起平整包埋，不要混入杂物以免造成污染。包埋蜡的温度设置需适宜，一般比石蜡熔点高6 ～ 8℃，温度过高会造成组织块损伤，温度过低使组织与石蜡不能融合在一起，影响制片质量。包埋完成后，待蜡块稍凝可放入冷冻台上或冰盒上加速冷却。

二、快速石蜡包埋法

在不具备冷冻切片条件的单位，如需进行术中快速病理诊断，而活检组织块太小、太破碎导致无法用冷冻切片机制片时或患者因特殊情况要求快速诊断时，一般用快速石蜡包埋法。应用此方法时应注意取材的组织块厚度和大小，而且从固定到脱水、透明、浸蜡的每一步程序都需加温操作（温度不宜超过50℃）或用组织快速超声波仪完成固定、脱水、透明、浸蜡全过程。整个过程视组织大小、厚薄在20 ～ 30min内完成，特殊较大的组织则时间相应延长。其操作步骤如下。

（一）制作过程一

1. 标本（1.0cm×0.5cm×0.3cm）加温固定5min，固定液（甲醛10ml，95%乙醇85ml，冰醋酸5ml）。

2. 纯丙酮或无水乙醇（更换2～3次），加温每次5min。

3. 二甲苯（更换1次），加温2min。

4. 浸蜡（更换2次），加温每次3～5min。

5. 包埋、切片、染色、封固。

（二）制作过程二

可用AF固定液代替上述固定液，95%乙醇和100%乙醇脱水，二甲苯透明后浸蜡、包埋、切片、染色。

（三）制作过程三

用超声波组织快速处理仪固定、脱水、透明、浸蜡（时间可根据仪器程序和组织大小确定）后，进行包埋、切片、染色。

三、石蜡半薄切片包埋法

制作半薄切片的组织，充分固定后，根据组织类型脱水、透明及浸蜡。

1. 穿刺组织和细小活检组织　95%乙醇脱水2h，每30min更换新液1次；100%乙醇脱水2h，每30min更换新液1次；100%乙醇＋三氯甲烷等量混合液30min；三氯甲烷透明2h，每30min更换新液1次；60～62℃石蜡浸蜡3h，每1h更换新液1次。

2. 一般软组织（厚度不超过2mm）　95%乙醇脱水2h，每30min更换新液1次；100%乙醇脱水4h，每1h更换新液1次；100%乙醇＋三氯甲烷等量混合液1h；三氯甲烷透明3h，每1h更换新液1次；石蜡浸蜡3h，每1h更换新液1次。

3. 皮肤、平滑肌瘤等韧性较大的组织（厚度2mm）　95%乙醇脱水2h，每1h更换新液1次；100%乙醇脱水24h，每1h更换新液1次；松脂醇（松节油可替代）18～24h，中间更换试剂2次；三氯甲烷透明3h，每1h更换新液1次；石蜡浸蜡4h，每1h更换新液1次。

组织按上述方法脱水、透明、浸蜡后，用加入松香（4%～6%）的石蜡作为包埋剂进行包埋成块，包埋前组织可在其中浸透30～60min。

四、火棉胶包埋法

火棉胶包埋法常用于大块组织，特别是脑组织、上颌骨、下颌骨和眼球等标本。可避免纤维组织和肌肉组织产生过度硬化，还可减少纤维组织的收缩和扭曲，有利于保持组织的原有结构，但是操作过程费时、费力、时间较长、切片较厚、价格昂贵。不适合临床外科病理和尸检制片，但对研究神经组织、眼球组织等有一定科研价值。制作过程如下。

1. 将组织块固定后经水洗浸入70%乙醇中6～24h。

2. 浸入80%乙醇中6～24h。

3. 浸入90%乙醇中6～24h。

4. 浸入95%乙醇中12～24h。

5. 浸入100%乙醇中12～24h。

6. 浸入乙醚和无水乙醇等量混合液中24h。

7. 浸入2%的火棉胶液（2g火棉胶溶于50ml的无水乙醇和50ml乙醚混合液中）1～2天。

8. 浸入4%的火棉胶液（4g火棉胶溶于50ml的无水乙醇和50ml乙醚混合液中）2天至1周。

9. 浸入8%的火棉胶液（8g火棉胶溶于50ml的无水乙醇和50ml乙醚混合液中）2天至2周。

10. 浸入16%的火棉胶液（16g火棉胶溶于50ml的无水乙醇和50ml乙醚混合液中）1周。

11. 包埋时用足量16%或30%的火棉胶液倒入平底玻璃皿内，将组织平放埋于其中，上面用盖盖好，留一小缝缓慢蒸发，直到用手轻压不出现指纹的痕迹才是合适的硬度。将组织块存放于70%乙醇中备用，否则挥发过快会使胶块产生气泡，切片困难，影响诊断及研究。

五、树脂包埋法

此方法适用于不脱钙的骨髓活检组织，肝、肾穿刺活检组织，淋巴结组织等，其优点是切片薄、细胞无重叠、人为损伤小、组织收缩少、图像清晰、抗原保存好、定位准确足以观察细胞的细微结构。树脂选用亲水性甲基丙烯酸-2-羟基乙基酯，组织不需脱水，对细胞形态基本无影响，聚合后较硬，适合制作薄切片，但组织块应小。组织取材后，及时放入合适的固定液充分固定后转入浸透剂4℃浸透24～48h后，用加催化剂的包埋剂包埋成块，制作薄切片，一般用于电子显微镜的观察。

六、塑料包埋法

塑料包埋切片常用的包埋剂有甲基丙烯酸乙二醇（glycol methacrylate，GMA）和环氧树脂类（epon812、epon618），优点是可同时进行光镜和电镜检测，定位准确。塑料包埋切片厚度可达0.5～2.0μm（半薄切片）。GMA与组织不产生共聚合，对抗原的保存较好。缺点是形态结构欠佳。环氧树脂可较好的保存组织的形态结构，但在聚合过程中常与组织发生作用，改变抗原的结构。塑料包埋切片因处理程序多，常引起抗原性的丢失，同时用半薄切片进行免疫组化染色时，因抗体不易穿透树脂，所以不宜做免疫组织化学染色。故塑料包埋切片主要用于免疫电镜的超薄切片前的定位。包埋前染色的标本，在切半薄后不需要染色，直接在相差显微镜下观察。如果临床有要求需做免疫组化染色的标本，则不选用塑料包埋法。

七、碳蜡包埋法

碳蜡，即聚乙二醇（polyethylene glycol，PEG），为水溶性蜡，根据分子量不同碳蜡可分为400、800、1000、1500、4000、6000等多种，常温下为固体石蜡状，加温后熔化为液体。组织经固定水洗后，可直接浸蜡和包埋，切片方法和普通石蜡切片相同。优点是操作程序少，节省时间，组织不经有机溶剂，对抗原和脂肪及类脂的保存好，组织结构清晰，制片简单。但因其吸水性强，切片和蜡块保存较困难。制作过程如下。

1. 取材组织块固定后水洗，用滤纸吸干表面水分。
2. 浸入1500碳蜡，45℃ 30min。
3. 再浸入1500/4000碳蜡等量混合液，52℃ 30min。
4. 再浸入4000/1500碳蜡混合液（比例可根据气温和湿度来调整，气温高、湿度大时4000和1500的比例为3∶2，反之则为2∶3）。
5. 用混合碳蜡包埋成蜡块，方法同常规石蜡包埋，注意碳蜡冷却时不能与水或冰直接接触，应在室温中自然冷却。

八、明胶包埋法

先配置好5%、10%和20%～25%的明胶液，组织经流水冲洗后，在各浓度的明胶液内（5%、10%和20%～25%）37℃浸泡各24h。将装有组织块的容器冷凝后，把组织块和周围少量明胶切出，稍干燥后，加入10%甲醛溶液硬化24h（如暂时不用，可长期保存在此溶液中），切片前经充分水洗后，可在冷冻切片机或滑动式切片机中切片。

九、体液标本包埋法

在临床细胞诊断中，体液标本一般制作细胞学超薄细胞涂片（详见"第十一章第十一节细胞蜡块制作技术"）。当细胞涂片难以诊断或难以分类时，需要做特殊染色或免疫组化染色，必须将体液标本制作成为石蜡切片，再做后续其他实验室检查。体液包括痰、胃液、尿液、脑脊液、胸腔积液、腹水、冲洗液和各种穿刺液等。制作过程如下。

1. 将待检液体放入尖底离心管中，以2500～3000rpm离心10min。
2. 弃上清，加入10%中性缓冲福尔马林固定液，吹打均匀，固定10min。
3. 以2500～3000rpm离心5min，倒去固定液。
4. 用一次性棉签或吸管将沉淀物与离心管脱离。
5. 取出沉淀物，用包埋纸包裹，放入包埋盒，常规固定、脱水、浸蜡后包埋成细胞蜡块。

第二节　组织包埋的发展及现状

石蜡包埋在很多年以前一直沿用人工方法，即用酒精灯烧蜡勺，将蜡熔化后用勺将蜡倒入包埋框内进行包埋。随着科学技术的创新，半自动化包埋机和全自动化包埋机逐渐取代了传统的手工包埋方式。

一、手工包埋

1. 木制灯泡熔蜡烤箱（图5-2-1）。
2. 电炉子熔蜡器（图5-2-2）。
3. 电烙铁熔蜡器。
4. 电加温熔蜡烤箱（图5-2-3）。

但上述出现的熔蜡工具、简易设备都不能恒定地控制温度，工作质量无法保证，并存在重大安全隐患。

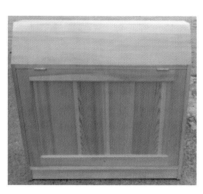

图5-2-1　灯泡熔蜡烤箱

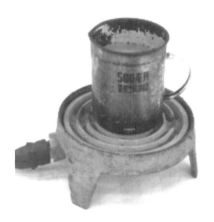

图5-2-2　电炉子熔蜡器

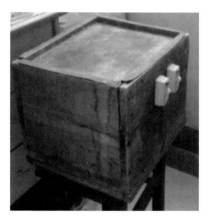

图5-2-3　电加温熔蜡烤箱

二、半自动组织包埋熔蜡器

随着科学的进步，又陆续出现了一些新的组织包埋设备。

1. 水浴箱式熔蜡器　优点是可由水温控制温度。
2. 恒温加热式熔蜡器　优点是由温控器控制温度（图5-2-4）。需要手动取蜡。蜡流量为开关式，蜡的温度控制较为理想。

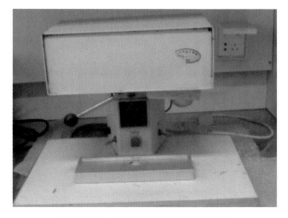

图5-2-4　半自动组织包埋熔蜡器

第三节　全自动组织包埋、冷台一体机

一、冷台一体机的构成

1. 石蜡缸及出蜡口50～70℃可调控。
2. 左右储存槽50～70℃可调控。
3. 工作台面以及镊子加热孔，50～70℃可调控。

在包埋器上有电子控制面板，可任意设定周一至周日的开机时间、关机时间、时钟、调节蜡温、包埋蜡的流量大小及加热包埋镊子。左右储存槽专供放置标本及包埋模具用（图5-3-1～图5-3-4）。

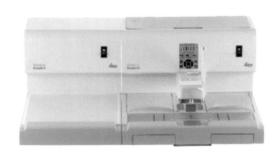

图5-3-1　Leica全自动组织包埋、冷台一体机

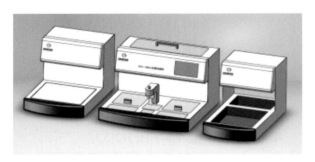

图5-3-2　瑞新昌RXC-BMA全自动组织包埋、冷台一体机

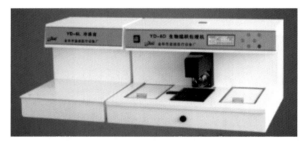

图5-3-3　金华YD-6L全自动组织包埋、冷台一体机

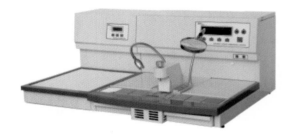

图5-3-4　金华KD-BMIV全自动组织包埋、冷台一体机

4. 冷台　冷台用于迅速冷却包埋完成的组织模具，加速组织块与包埋模具之间的分离。冷台可分为固定温度和可调试温度，固定温度为-5℃，可调试温度为-15～0℃，建议采用可调试的冷台，可根据天气变化来调节冷台温度。

二、全自动组织包埋机的功能

1. 石蜡缸与蜡口　温度设置比石蜡熔点高6～8℃，一般设置在65～68℃。
2. 左右储存槽　可放置包埋模具和待包埋组织块，温度设置一般比石蜡熔点高4～6℃。
3. 加热工作台面　用于放置包埋模具和正在包埋的组织，也是包埋操作区，温度设置一般比石蜡熔点高3～5℃。
4. 包埋镊子加热孔　用于放置包埋镊，加热包埋镊，保持镊子上的石蜡不凝固。
5. 过滤　保证组织包埋蜡的纯度和洁净度。
6. 冷冻工作台　也是包埋操作区的一个组成部分，如要定位组织，将液体石蜡注入模具后，石

蜡在冷冻台快速凝固，在半凝固态时，调整组织方向，后再添加适量的石蜡以便成包埋块。

7. 石蜡收集盘　有些包埋机有石蜡收集装置，方便收集多余的石蜡，须及时清空。

8. 电子控制面板　可设定各工作槽温度、周一至周日的开机时间/结束时间、显示日期和时间、包埋蜡的流量大小及包埋镊子加热装置等。

三、全自动组织包埋机的优点

相比于手工包埋和半自动组织包埋机，全自动组织包埋机操作更方便，温度调节更准确，功能更齐全，包埋蜡块质量更高。具有自动定时开关机、石蜡温度和流量可自行调节、包埋蜡可过滤、包埋速度快、操作安全等优点。遇胃肠黏膜、皮肤、囊壁等组织时，全自动组织包埋机中的小冷台装置可定位组织面，使组织包埋面准确。

四、组织包埋、冷台一体机的维护与保养

对包埋机的使用应选择质量好的切片石蜡，在使用过程中应该定期清理熔蜡储槽，过滤膜要经常清洁，保持管道畅通，以保证石蜡流出顺畅。每日工作完成后，须用除蜡去污剂清洁机器外貌。

冷台要放置在通风之处，散热孔要经常清理。

第四节　包埋模具的选择

一、传统手工包埋模具

手工包埋的模具包括可移动包埋框，分为各种型号，也有大组织包埋模具为异型号。

1. 叠纸法　用硬纸叠成方框或长方形。

2. 木块法　用木块根据组织大小拼成需要的包埋框。

3. 铝框包埋模具（图5-4-1）。

4. 移动式不锈钢模具（图5-4-2）。

之前的包埋工具为长条形或田字形的包埋框，也有L形包埋框，这3种包埋框及底板都需用铝合金或铜材铸造。包埋时需要先向预热的包埋框注满熔化的石蜡，后立即用包埋镊取出脱水组织，把组织放入包埋框内，稍待表面开始形成一层蜡膜时，托起包埋框（连底板）缓慢倾斜放入冷水中，加速石蜡凝固。包埋框具有操作不方便，对于特殊组织如胃肠黏膜等需要立埋的组织，有不能特殊化处理的缺点，目前逐渐由单个包埋模具替代。

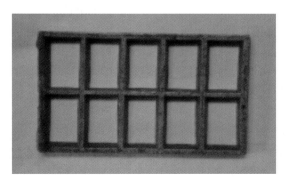

图5-4-1　铝框包埋模具

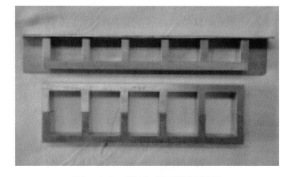

图5-4-2　移动式不锈钢模具

二、组织包埋机模具

组织包埋机模具有不锈钢模具和铸铁模具，分为大、小、深、浅4种型号（图5-4-3），可根据组织块的大小、厚度来决定使用哪种不锈钢包埋模具，此型包埋模具光滑耐用，包埋完后蜡块易于分离脱出，不用修块，修掉飞边蜡后可直接切片。

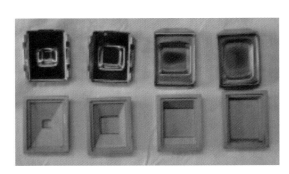

图5-4-3 不锈钢、铸铁包埋模具

第五节 包埋石蜡

一、石蜡的选择

包埋用石蜡分为进口石蜡和国产石蜡。国产石蜡生产厂家很多，质量参差不齐。优级国产石蜡和进口石蜡质量相当，而且价格较低。现市场销售的主要有以下几种。

1. 颗粒状石蜡　石蜡为小圆粒或小片状，呈半透明状。
2. 圆块状或方块状石蜡。
3. 长方形片状石蜡　呈半透明状。

应选择无杂质、半透明状的石蜡。石蜡熔化后漂浮有絮状物或沉淀，说明有杂质，影响切片质量。石蜡熔点一般为54～56℃、56～58℃、58～60℃和60～62℃。应根据浸蜡和包埋选择不同熔点的石蜡。

二、蜂蜡的选择

蜂蜡一般为块状或长方形片状，呈黄色或淡黄色，手感黏稠，主要用来调节石蜡的熔点和增加石蜡的韧度。

1. 购买的纯石蜡加蜂蜡为5∶1，较适合于切片。
2. 脱水机中最后一缸石蜡加少许蜂蜡有助于组织与包埋蜡融合在一起。
3. 加蜂蜡包埋的蜡块不裂、不缩，适合长久保存。

目前成品包埋石蜡添加标准分子量的塑料聚合物或树脂代替蜂蜡，提高石蜡包埋质量，使用时无须再添加蜂蜡。

三、包埋蜡的应用

包埋用石蜡应与组织浸蜡用的石蜡在熔点上有区别。一般浸蜡用的石蜡熔点不宜过高，熔点过高不利于浸蜡，一般为56～58℃，而包埋用的石蜡熔点为58～60℃，这样包埋蜡块的组织更利于展片。同时，也应该依据气温变化做出相应调整。例如，天气热时应使用熔点高一些的石蜡，天气冷时应使用熔点低一点的石蜡，并加以少量的蜂蜡调节，以保证组织块合适的硬度、韧度，从而利于切出高质量的切片。同时也要注意，如组织块硬，应使用较硬且熔点高一些的石蜡包埋，而细嫩、质软的组织块应使用熔点较低的石蜡包埋（图5-5-1～图5-5-3）。

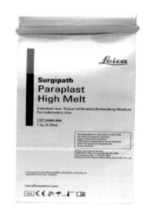

图5-5-1　Leica包埋石蜡

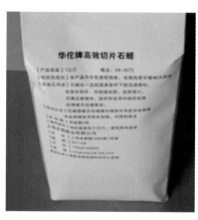

图5-5-2　国产龙图华佗石蜡

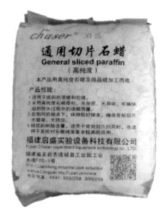

图5-5-3　国产启盛石蜡

第六节　蜡块修整

常规组织石蜡包埋后，把多余的石蜡去掉，暴露组织，并利于切片时固定在切片机的样品头上，这一步骤称为蜡块修整。用包埋框包埋的组织块一般都需要蜡块修整，稍暴露组织表面，并把组织块四周多余的石蜡切去，修成正方形或长方形。四周边蜡距组织留有2～3mm的蜡边，前后左右保持平行，以利于切片时能切成平整的蜡带。随着不锈钢包埋模具的应用，现在仅用刀片或修蜡仪去除蜡块包埋盒周围多余的石蜡（图5-6-1、图5-6-2），以便切片机样品头对其固定，确保切片顺利进行。

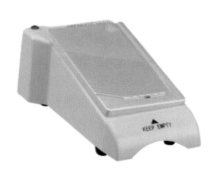

图5-6-1　维格斯TR302修蜡仪

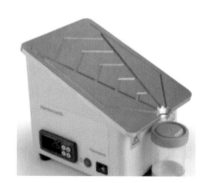

图5-6-2　艾普迪Paratrimmer修蜡仪

第七节　可追溯包埋工作站

一、功能特点

HistoDream EW是一个灵活的、符合人体工程学的包埋工作站，由4个独立的模块组成。实验室可以安排最适合日常工作需要的包埋工作流程（图5-7-1）。由于创新的样本追踪系统，样本的可追溯性成为可能。在包埋之前，技术人员可通过检索取材时拍摄的每个包埋盒的数字图像与包埋时的包埋盒进行比较。

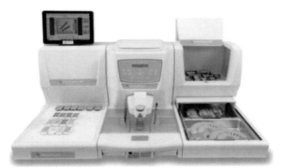

图5-7-1 莱伯泰科可追溯包埋工作站

二、产品优势

1. 具有样本追溯功能，与取材时包埋盒进行对照，确保样本一一对应。

2. 超大样本槽可以放置不同厂家的脱水篮，满足不同实验室需求。

3. 整机符合人体工程学，操作舒适，且设计符合人性化需求，多种功能集于一体。

4. 具有内置LED灯，解决包埋光线问题。

三、操作方法

1. 将脱水篮从脱水机中取出，放入样本槽中。

2. 拿出包埋盒，用扫描枪扫描一下二维码或条形码，显示平板上会自动调出这个样本在取材时的图片信息，可以与包埋盒中的样本进行对照，便于质控。

3. 对比无误后，该样本按包埋操作流程进行后续包埋。

四、注意事项

只有经过培训的实验室人员才能操作本仪器。仪器只能用于指定用途，需严格按照用户手册进行操作，严禁拆卸或改装本仪器。每次使用完毕需清空废蜡，填加新的石蜡，并定期进行清洁。如果设备的使用方式和制造商所规定的方式存在不同，制造商提供的保修将会失效。

第八节　组织包埋的质量控制

1. 组织包埋时，包埋机温度设置应比石蜡熔点高4～6℃。包埋石蜡与组织浸蜡液的温度不能相差过大，两者都呈熔化状态，这样经包埋冷凝后的组织和包埋石蜡以及脱水盒才能融合在一起。

2. 按病理标本编号顺序包埋，便于核对；严格执行单件流包埋，防止出现组织对调。

3. 包埋时要核对组织块与标本盒的标记是否一致。

4. 严禁污染及交叉污染。包埋时应随时清洁工作台面，用清洁纸或纱布擦拭热台的沟槽、台面，保持干净。包埋时一定要加热包埋镊子，擦拭干净，防止污染。注意脱水盒盖子有无组织存留。

5. 根据组织的大小选择合适的包埋模具，不可过大或过小。

6. 包埋时应注意组织的不同结构层次、特点及标记面，如食管、胃肠黏膜或标注立埋的则需要立（垂直）埋。包埋时，选择好模具注入石蜡，用镊子轻轻夹住黏膜放入模具中央部位，手持模具移至小冷台，待石蜡将组织凝固住后抽出镊子，盖上脱水盒，从侧面轻轻加足石蜡移至大冷台上。

7. 皮肤组织包埋时，应将组织块45℃倾斜放入石蜡中包埋，两块以上组织应并列倾斜包埋。这样切片刀先切皮肤，后切皮下脂肪，可以切出完整的皮肤组织。

8. 肾穿刺标本、肝穿刺标本、前列腺穿刺标本、乳腺穿刺标本、淋巴结穿刺标本视组织大小，包埋时平整地放入模具中，轻轻按平，确保切片时切全，用力过重会造成组织破碎，过轻会使组织包埋不平，切片不完整。

9. 对宫颈1～12点锥切标本应按组织的内膜至浆膜面呈90°放入石蜡中包埋，这样切片时可一次性切完整。

10. 内镜下进行的食管和胃早期癌微创手术切除的黏膜标本，要按照一个方向的切面或特殊的标记进行包埋。

第九节 组织包埋的定位

组织的切片质量好坏、是否利于切片，完全依赖于组织处理的每一个步骤，而每一个步骤的质量又与前一个步骤密切相关。虽然良好的组织切片需要合适的组织固定、准确的组织处理和精细的组织切片。但是，最影响组织切片的是不规范的组织包埋，即组织没有正确的摆放或组织没有正确的排列方向。因此，包埋病理技师必须熟悉每一种包埋组织标本的包埋要点，仔细判断它们在包埋模中的位置。多与病理医师沟通，了解组织的性质，对需要标记的组织，可用印度墨水进行标记，或在塑料包埋盒的边框上写上记号，以便包埋操作。

一、包埋操作的注意事项

先取大小合适的不锈钢模具，注入蜡液置于热台上，液面刚好与模具的上缘平齐，不得低于或高于此限。取出包埋盒内的组织，校对正确后用干净的热镊子将所有组织悉数放入模具的底部。待组织与模具内的蜡液充分融合后，按要求排列后迅速移动模具至冷台。待底部石蜡刚开始凝固，用镊子轻压组织数秒。组织平整后，迅速盖上包埋盒注上蜡液。待包埋盒与模具周边的蜡液凝固后，再次补充注入少许蜡液，以增加包埋盒的稳固性，防止切片时因包埋盒松动引起切片震颤（图5-9-1）。

注意液面高度不得高于包埋盒上缘，加盖包埋盒时一定要保持与模具底部平面平行，无前后左右倾斜的现象。否则蜡块不能与切片机夹具完全吻合，造成切片时松动震颤，影响切片质量（图5-9-2）。

如果包埋加蜡太少，切片时组织容易从包埋盒脱落无法切片（图5-9-3）。

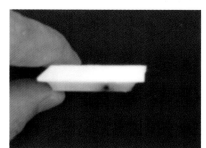

图5-9-1 正确包埋法

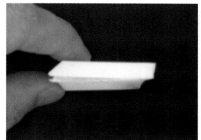

图5-9-2 不正确包埋法

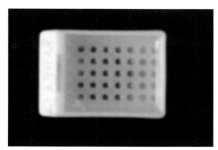

图5-9-3 包埋蜡太少

打开一个包埋盒，包埋好一例标本，再打开下一个。千万不要同时打开好多个包埋盒同时包埋，这样容易手忙脚乱，造成组织混淆。每包埋完一个组织，有条件的话更换一把镊子，防止组织尤其是破碎小组织残留造成混淆污染。这是一个严重的问题，极易导致错误诊断，不容忽视。

石蜡组织包埋后，蜡块要尽快冷却，形成蜡块最小的结晶体，既减少石蜡的疏松，又增加石蜡的密度。小的结晶体有助于石蜡紧紧包裹被包埋的组织。这将为良好切片提供有利保证，因为如果包埋后石蜡与组织分离，留有间隙，切片就难以完整。

二、组织包埋的定位

定位方向是包埋的重要步骤，不恰当的组织定位或排列方向会导致切片时毁坏组织。许多组织大而平，易于包埋定位，只要将最大最平的组织面朝下置于包埋模即可。特殊需要的组织面可用墨汁标记以便包埋时准确定位。

多块点状或碎块组织，如胃黏膜、肠黏膜、淋巴结、前列腺电切等组织，包埋在同一蜡块中。正确的包埋模式应该以线状排列为佳（图5-9-4～图5-9-6）。如果是6枚淋巴结，沿直线状分两行排列（图5-9-7）。多块前列腺电切碎组织时，不要将组织随意摆放在模具中，而应小心地将它们沿直线状排列，沿长轴方向平行排列，确保病理医师阅片时不遗漏组织（图5-9-8）。

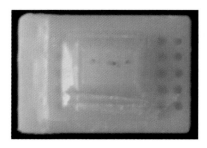　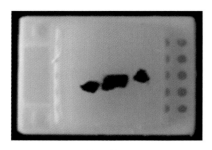　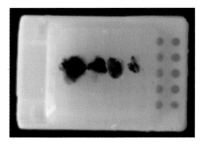

图5-9-4　胃黏膜组织线状排列　　　　图5-9-5　腔镜活检组织线状排列　　　　图5-9-6　淋巴结组织线状排列

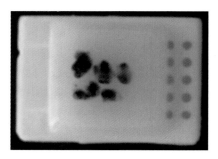　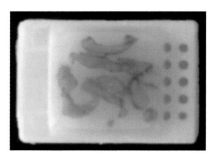

图5-9-7　淋巴结组织双排列　　　　图5-9-8　前列腺组织平行排列

第六章 石蜡组织切片制作技术

第一节 石蜡组织切片制作概述

病理组织经取材、脱水处理，用石蜡包埋后制成蜡块，再用切片机制作切片的过程称为石蜡组织切片，这也是现代病理诊断常用的切片方法。一般切片的厚度为3～5μm，脑组织一般6～8μm，有特殊要求的组织可切1～2μm，如需观察病变的发生、发展，需做连续切片。由于石蜡包埋的组织块便于长期保存，因此石蜡组织切片仍是当今各种切片制作中最常用、最普遍的一种方法。

一、常用的切片设备

1. 石蜡轮转式切片机或平推式切片机。
2. 可调试冷台。
3. 捞片机（摊片机）。
4. 展片机（烤片机）。
5. 带漆面的免洗载玻片、盖玻片。
6. 玻片打号机或标签打号机。
7. 雾化器。
8. 中号毛笔（优质狼毫毛笔）。
9. 鸭嘴镊子。
10. 记号用铅笔。
11. 少许毛边纸。
12. 蛋清甘油，即鲜鸡蛋清＋甘油等量混合，用力摇匀，过滤即可。主要用于易脱片的组织和不清洁的载玻片（也可用防脱载玻片替代）。
13. 30%乙醇 遇到不好展片的切片，先将切片蜡带放入30%乙醇中，再捞入温水中即可迅速展片。
14. 10%～20%盐酸水溶液 用于切片过程中、蜡块有钙化点或脱钙不彻底的组织，用纱布沾盐酸水溶液附贴在石蜡切片表面30s起到快速软化作用，较硬的组织可以浸泡5～10min后冲水即可切出一个完整的切面。

二、切片前的准备工作

石蜡切片是以石蜡作为组织的支持媒介。首先应将包埋的每块组织周边多余的石蜡修去，组织四边留2～3mm的石蜡边（俗称白边），以利于连续切片。石蜡边留少，易造成切片困难，不能连续切片，而且易破坏组织；石蜡边留多，特别对于小组织，不能在载玻片上同时附贴多点位切面。同时，捞片机/烤片机的温度、切片的厚度、刀的角度、标本样品夹、刀台牢固程度都要检查好。总之，高质量的蜡块和锋利的切片刀具是保证切片质量的重要因素。

第二节　石蜡组织切片机的种类

在20世纪80年代以前，我国各大医院、科研院所、大专院校使用的石蜡切片机基本都是进口产品，性能稳定，精密度准确，比较耐用。基层小医院使用的切片机比较简单，精确度较差。随着改革开放的春风，病理的产品设备应运而生，其中石蜡切片机发展较快，各种型号齐全，性能稳定，有的产品超越了进口设备，现将各种型号的切片机介绍如下：

1. 轮转式切片机　LEICA、克拉泰、SHANDON、SAKURA、益迪、科迪、秀威、誉德、汉谷、江丰、优纳、安必平、汉谷、德国SLEE等。

2. 半自动石蜡切片机　LEICA、克拉泰、优纳、达科为、益迪、峻山、爱华、艾普迪、维格斯、科迪、瑞新昌、誉德、瑞沃德、SLEE等。

3. 全自动石蜡切片机　LEICA、克拉泰、优纳、益迪、艾普迪、誉德、科迪、瑞沃德、SLEE等。

4. 硬（骨）组织电动切片机　LEICA RM2255。

5. 电动推拉式滑动切片机　LEICA、SAKURA、大和REM-710、艾普迪。

6. 振动式切片机　LEICA。

7. 滑动式火棉胶推拉式切片机。

第三节　石蜡切片辅助设备

一、可调试冷台

冷台是石蜡切片的辅助设备，用于冷冻石蜡块，使组织与石蜡的硬度一致利于切片。在夏天室温高时，冷台的作用尤为突出。冷台一般为可调试，温度可设定在−10～−5℃，夏天一般为−10℃左右，冬季一般为−5℃左右（图6-3-1）。没有冷台可以用冰盒替代，也能达到冷却的效果。也可以通过半导体制冷，使样品或者蜡块维持在较冷的温度，避免由于温度的影响使得样本产生变化。室温情况下，持续制冷，保证样本夹稳定在10℃。无须浪费时间对样本进行再次降温（图6-3-2）。

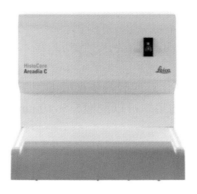

图6-3-1　徕卡EG1150H冷台

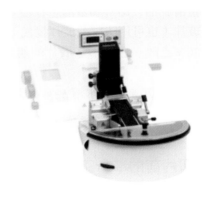

图6-3-2　艾普迪Cool-Cut冷台

二、常规 HE 切片使用的载玻片

目前市售载玻片有两种,一是未清洗的,二是免清洗的。如购买未清洗的载玻片,要经过酸水浸泡处理后再用流水冲洗,并用95%乙醇浸泡,捞出码放整齐后,再放进烤箱烘干后才能使用。如购买免清洗的载玻片(图6-3-3),此种载玻片经过工艺化处理,购买后可直接使用,降低了技师的劳动强度,又提高了工作效率,效果很好。

载玻片的生产厂家很多,大都集中在江浙一带,质量可靠,尽管放心使用。

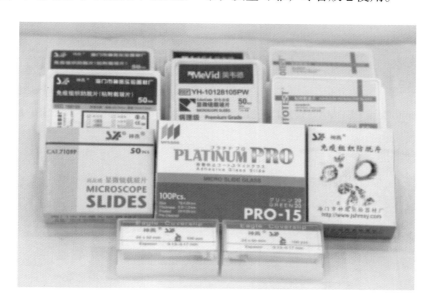

图6-3-3 免清洗的各种载玻片

三、玻片书写仪(打号机)

在没有玻片打号机之前,病理技师一直用钻石笔往玻片上刻号标记(图6-3-4),染完色后在玻片上1/3处贴上标签、写上字,后来发展为不干胶标签,用橡皮图章印上字,此标签容易脱落不易保存(图6-3-5)。不干胶标签打号机的出现(图6-3-6),虽然缓解了技术人员的压力,但是仍然会出现张冠李戴的号码错误。

随着社会的发展和进步,全自动玻片"色带打号机"和"激光打号机"相继问世。全自动玻片打号机的问世解放了劳动力,切片时通过扫描枪扫描包埋盒上的二维码信息,就会立即打出带有病理信息的载玻片,也就是"随需打印"。较"批量打印"方便快捷,且准确无误(图6-3-7~图6-3-10)。

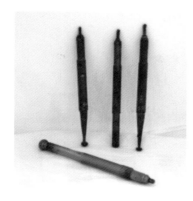

图6-3-4 玻片刻字钻石笔

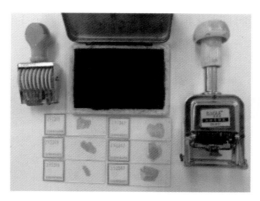

图6-3-5 打印标签橡皮图章

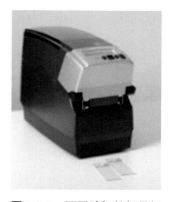

图6-3-6 不干胶标签打号机

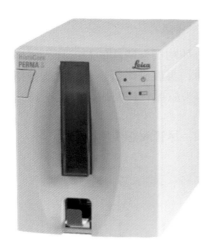

图6-3-7　徕卡HistoCore PERMA S玻片打号机

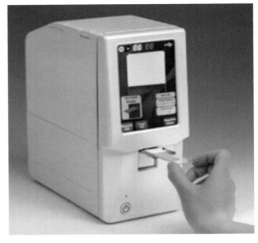

图6-3-8　樱花Histo-Tek SSP Mini玻片打号机

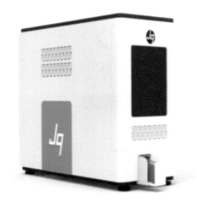

图6-3-9　金泉JQ-GM620载玻片激光打码机

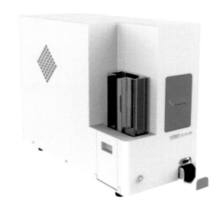

图6-3-10　江丰KF-LPS-150US玻片打号机

四、捞片机（漂片仪）

捞片机的温度设置：捞片机内置蒸馏水，设有可自行调节水温装置，水温设置在45℃左右即可，此温度适用于熔点为58～60℃的石蜡，捞片的最佳水温是石蜡熔点减去15℃。水温适宜有利于石蜡切片蜡带的铺平及伸展。水温过高易造成组织出现裂隙，结构模糊不清。水温过低易造成组织不能展平，出现皱褶细胞重叠（图6-3-11、图6-3-12）。

在没有出现自动恒温的捞烤片机之前，病理科的技师们因陋就简，自己手工制作捞烤片箱，里面装有灯泡，利用开关控制调节温度。尽管不是很理想，但比原始的三角架上面放个瓷碗、下面放个酒精灯前进了一大步，为逐步走向自动化恒温控制奠定了基础（图6-3-13～图6-3-15）。

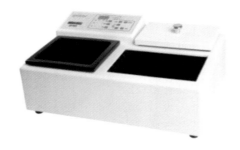

图6-3-11　安必平病理组织摊烤一体机

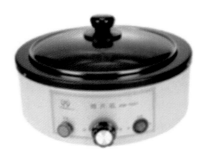

图6-3-12　秀威病理组织漂片仪

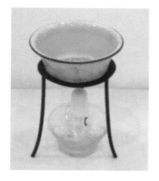

图6-3-13　传统捞片架

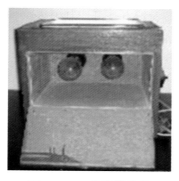

图6-3-14　传统捞片箱

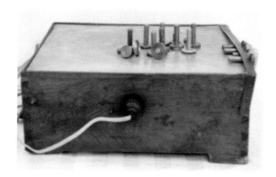

图6-3-15　传统灯泡烤片箱

五、展片机（烤片机）

展片机（烤片机）主要用于切片的伸展烘烤。当温度设定在50～52℃时，经此温度展片，切片上的微小皱褶会慢慢伸展开，起到展平组织的功效。温度设置在65～70℃时可以烤片（图6-3-16、图6-3-17）。

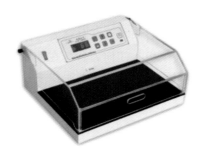

图6-3-16　沈阳誉德封闭式烤片机

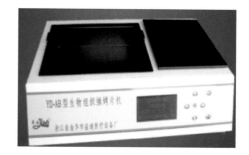

图6-3-17　金华YD-AB展片烤片一体机

第四节　传统切片刀

一、切片刀的选择

切片刀的使用历史悠久，先是靠人工磨刀，后是市场有了自动磨刀机。

能否制作出好的组织切片，除了固定、脱水、透明、浸蜡、包埋严格按规范化流程操作外，锋利的切片刀是非常关键的因素。作为一名病理技师要掌握切片刀的用法及性能。

现在大多数医院的病理科及实验室已经使用了一次性切片刀片，它代表了病理技术的一大进步，使我们摆脱了磨刀带来的不便，但目前不少的基层单位仍在使用传统的切片刀制作组织切片，传统切片刀仍具有一定的优势。我们通常将传统切片刀分为3种类型：B型、C型和D型。其中B型又可分为平凹形、双凹形；C型又可分为直角背平楔形、圆背平楔形；D型又称斜刀楔形。

二、切片刀的介绍

1. 平凹形刀　主要用于滑动式（又称推拉式）或轮转式切片机，可用于石蜡切片及火棉胶切片。
2. 深平凹形刀　主要用于火棉胶切片。
3. 平楔形刀（直角背、圆背）　主要用于石蜡切片及大组织切片，也可用于冷冻切片。
4. 双凹形刀　可用于滑动式或摇动式切片机，可切制石蜡切片。

5．D形刀　主要用于滑动式切片机，其最大特点是可切制硬组织。它只有一面刃，同时还可切制皮革、橡胶、纸张、胶卷等物质，所以其用途广泛。

传统切片刀中，骨组织制片时常用的是B型刀和D型刀。B型刀主要用于脱钙后的骨组织制片（石蜡或火棉胶包埋）及软骨的冷冻切片；而D型刀主要用于不脱钙的骨组织切片（钨钢刀），或火棉胶包埋的大块骨组织脱钙切片（特制钢刀）。平凹形刀、双凹形刀主要用于制作石蜡切片（图6-4-1）。

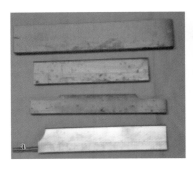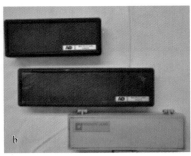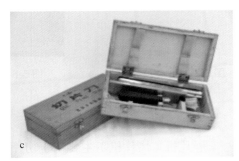

图6-4-1　各种进口、国产切片刀

三、刀柄与刀背

刀柄固定于切片刀一端，将螺丝拧紧。刀背套在刀背上供磨刀时用，沿其长径有一缺口，由此套于切片刀的刀背处，用于架起刀身，使刀刃接触磨刀石或磨砂玻璃板。任何刀背套在使用时必须在其一端和切片刀的一端做上标记，防止磨刀时背套倒置，影响磨刀质量。刀柄主要是供手持磨刀用、手工箆刀专用（图6-4-2、图6-4-3）。

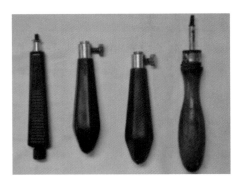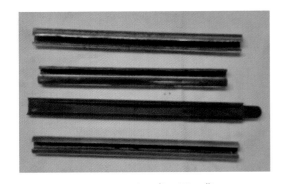

图6-4-2　手工磨刀用刀柄　　　　　　　　图6-4-3　手工磨刀用刀背

四、手工磨刀法

首先选用好磨刀石。磨刀石分为粗磨刀石和细磨刀石。先用粗磨刀石磨30min后再用细磨刀石磨10min左右，将刀用清水冲洗干净，擦干后涂上机油箆刀。

1．磨刀前要先将磨刀石及刀清洗干净，防止尘沙将刀刃损伤。

2．磨刀时，右手握刀柄，左手按另一头，刀刃向前，刀背在后，由刀的前部至刀柄处，即由右端至左端向前，翻刀后再右端至左端向后反复即可。

3．磨刀时要保持刀刃与磨刀石水平接触，用力均匀一致。

4．箆刀有两种方式。一种是放在桌面上箆刀，同磨刀相似，只是方向相反；另一种是用皮带箆刀，将皮带一端固定，手持另一端用力拉紧，前腿弓，后腿绷，刀背在前，刀刃在后，反复箆20～30次即可（图6-4-4、图6-4-5）。

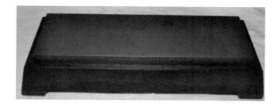

图6-4-4　手工磨刀石

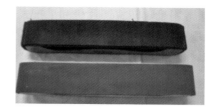

图6-4-5　手工篦刀皮

五、全自动磨刀机

全自动磨刀机是仿照人工操作方法来设计的，解放了病理技师的双手，同时也提高了制片水平，为病理医师提供优质的切片奠定了基础。

1. 自动磨刀机是采用圆转盘式，按照人工磨刀方法设计的。切片刀在研磨膏的作用下与磨刀石（磨玻璃）发生摩擦来达到磨刀的目的（图6-4-6、图6-4-7）。

2. 装刀时要注意刀的角度，每次磨刀时刀的角度要一致。

3. 调整好磨刀时间及翻刀时间。

4. 篦刀同手工篦刀法。

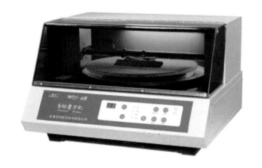

图6-4-6　天津爱华MDJ-4型自动磨刀机

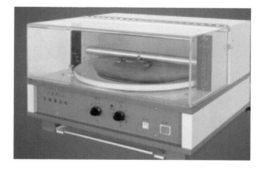

图6-4-7　益迪ZMD-A型自动磨刀机

第五节　一次性切片刀片类型与选择

一次性刀片是近年发展起来的病理切片工具。除少部分边远地区病理技师还在磨刀外，多数单位普遍使用了一次性刀片。刀片以进口居多，近两年来国产刀片应运而生。国产优质刀片可以同进口刀片媲美，而且价格便宜。一次性刀片的出现既能把病理技师从烦琐、劳累的磨刀工作中解放出来，还能很好地保证切片质量。

目前所使用的一次性刀片品种较多，各个医院使用的品牌也不相同（各个医院的具体情况也不一样）。为了保证我们在组织制片技术上的论述有一定的依据和基准，在此介绍几种目前被大多数病理科公认的一次性刀片。

一、羽毛牌一次性刀片

此品牌是目前使用最广泛的一次性刀片，它的优点在于质量过关，且品种齐全，很受病理技师的欢迎。

1. R-35型（常规型）　主要用于常规病理组织制片，适用于所有组织，但对一些特殊组织切片效果稍差，通常用于轮转式切片机和平推式切片机（图6-5-1）。

2．S-35型（软组织型） 可用于一般软组织切片，对较硬及韧的组织切片效果不佳，通常用于轮转式切片机和平推式切片机（图6-5-2）。

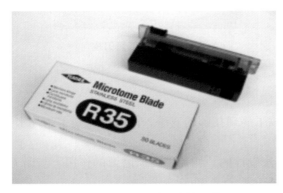

图6-5-1　R-35型一次性刀片

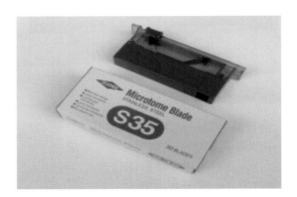

图6-5-2　S-35型一次性刀片

3．A-35型（加强型） 刀片的韧性及硬度较好，适用于大部分的组织，此型主要用于推拉式（滑动式）切片机（图6-5-3）。

4．C-35型（冰冻型） 主要用于冷冻切片机（图6-5-4）。

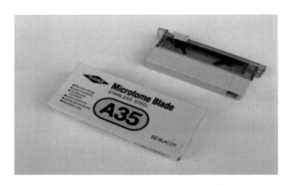

图6-5-3　A-35型一次性刀片

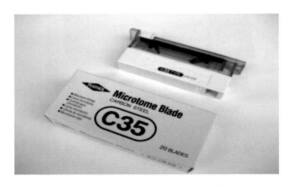

图6-5-4　C-35型一次性刀片

5．N-35型（骨组织型） 主要用于骨组织切片，通常用于推拉式及轮转式切片机（图6-5-5）。

二、徕卡（Leica）一次性刀片

此品牌刀片目前应用较广泛，它的优点是质量优良，制片效果好。但是只有两种型号，对一些特殊组织没有相对应的品种。

1．Leica 818型（宽刀面型） 主要适用于标本切面较大的组织，即大剖面组织的蜡块。这种刀片是徕卡特有，羽毛牌刀片并没有宽面型。它适用于所有组织，但对一些特殊组织切片效果不佳，主要用于轮转式切片机，但须有特殊的刀架（图6-5-6）。

2．Leica 819型（窄刀面型） 即普通型刀片，适用于一般组织标本，但对特殊组织切片效果不佳，可用于轮转式及推拉式切片机（图6-5-7）。

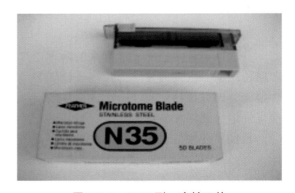

图6-5-5　N-35型一次性刀片

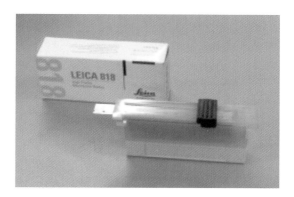

图 6-5-6　Leica 818 型一次性刀片

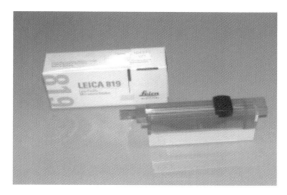

图 6-5-7　Leica 819 型一次性刀片

三、赛默飞世尔一次性刀片（珊顿）

此品牌的刀片也有很多医院在使用，它的特点是坚固耐磨、精密性高，但目前市场上也只有两个型号，故对一些特殊的组织切片效果欠佳。

1. MX35 型（常规型）　可用于大部分的组织（特殊组织除外），适用于轮转式及推拉式切片机（图 6-5-8）。

2. HP35 型（宽刀面型）　适用于高剖面组织蜡块，适用于轮转式切片机，需特殊刀架（图 6-5-9）。

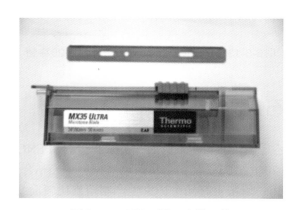

图 6-5-8　MX35 型一次性刀片

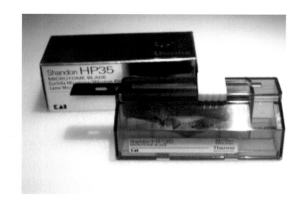

图 6-5-9　HP35 型一次性刀片

四、南京安尔一次性刀片

20 世纪 80 年代前期，病理技师一直靠手工磨刀或半自动磨刀机磨刀，羽毛、徕卡、赛默飞世尔品牌的一次性刀片进入病理市场后，提高了切片质量，减轻了病理技师的劳动强度。南京安尔工业科技有限公司填补了我国多年来没有国产一次性刀片的空白。这是我国自主研发生产的一次性刀片，其刀刃锋利、耐用，质优价廉。目前共有 3 种型号投入市场，质量已经达到了进口刀片的水平。

1. S-14 型　适用于软组织超薄切片。优点：刀口超锋利（图 6-5-10），显微镜下刀刃锋利度 13 牛顿。

2. S-16 型　适用于常规组织切片。优点：修片、切片可以在同一个部位进行，不用移动刀片（图 6-5-11），显微镜下刀刃锋利度 17 牛顿。

3. S-18 型　适用于硬组织及不规则组织切片。优点：修片、切片可以在同一个部位进行，不用移动刀片（图 6-5-12），显微镜下刀刃锋利度 20 牛顿（图 6-5-13）。

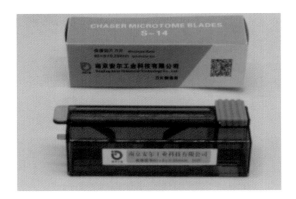

图6-5-10　S-14型一次性刀片

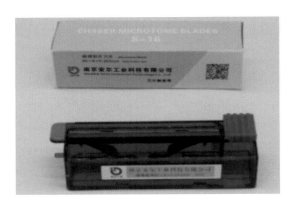

图6-5-11　S-16型一次性刀片

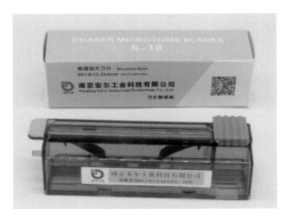

图6-5-12　S-18型一次性刀片

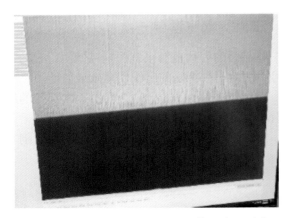

图6-5-13　显微镜下S-18型刀刃锋利度20牛顿

第六节　轮转式石蜡切片机

原始的切片机虽然比较老旧，但是切片的精确度还是比较准确的。例如，美国制造的SPENCER石蜡切片机（图6-6-1）一直使用到20世纪70年代末。20世纪60年代初中华医疗器械厂（公私合营）上海生产制造的石蜡切片机（图6-6-2）得到较广泛使用，后来也有几个厂家生产制造出比较简易的石蜡切片机，例如浙江金华科迪生产制造的石蜡切片机（图6-6-3），当时解决了一些地方医院的需求，有利于医院病理科工作的开展。

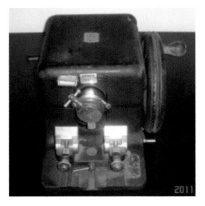

图6-6-1　美国SPENCER石蜡切片机

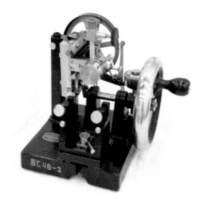

图6-6-2　中华医疗器械厂石蜡切片机

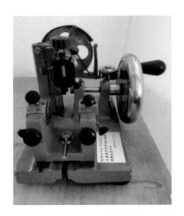

图6-6-3　金华科迪石蜡切片机

一、轮转式石蜡切片机的结构与功能

轮转式石蜡切片机是病理制片最常用的一种切片机，该机操作简单，性能稳定，切片厚度准确。所谓"轮转式切片机"是靠旋转的一个垂轮，带动螺纹轴或齿轮，使组织块标本夹具向前推进。推动的距离靠一个有刻度的可调式的调谐器控制，并上下摆动，切出厚薄均匀的切片（图6-6-4～图6-6-7）。

1. 样本夹 样本夹主要用来安装固定组织蜡块，每上下摆动一次，即可向前推动一步，推动的进度由调节器显示的厚度决定。

2. 调节器 切片机右前上方有一调节器，刻有1～60等数字，单位为μm，可根据切片要求任意调节。

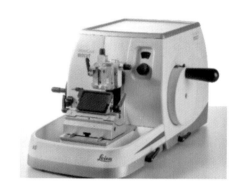

图6-6-4 Leica HistoCore BIOCUT石蜡切片机

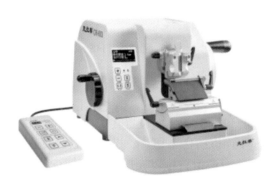

图6-6-5 金华克拉泰CR-603半自动石蜡切片机

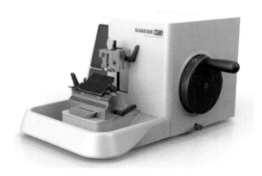

图6-6-6 达科为MT1轮转式石蜡切片机

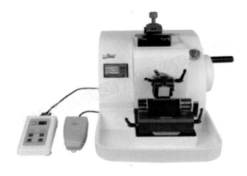

图6-6-7 金华YD-355AT全自动切片机

二、轮转式石蜡切片机使用方法

切片前应检查切片机各部位的螺丝是否拧紧，否则切片时会产生颤动，造成切片厚薄不均。

切片前先调节好切片需要的厚度，锁上切片机，安装好切片刀或刀片，旋紧扳手，取组织蜡块用扫描枪扫包埋盒二维码，打出带有病理标本号的载玻片，将组织蜡块卡入样品夹上，打开切片机手轮，左手轻轻转动小轮，右手转动大轮。蜡块先行粗削，直到组织最大切面露出为止。小标本不可修的太多，以免影响后续工作的开展。待组织修全后，左手拿毛笔，右手转动大轮，匀速转动，切出蜡片用毛笔轻轻带起蜡带，不好伸展的蜡带可放入30%乙醇液中，再用玻片托起放入捞片机温水槽中，然后用毛笔、镊子轻轻压住蜡带两端，轻用力往外抻，让蜡带平整。用镊子将相邻蜡片分开，把选好的蜡片捞在有病理标本号的载玻片上。

切片过程中遇到钙化的组织或者脱钙不彻底的组织时，将蜡块粗削暴露出组织面后，用沾有

10% ～ 20%盐酸水溶液的纱布或脱脂棉附贴石蜡切面30s，可对钙化点起到快速软化的作用。较硬的组织蜡块，组织面向下浸泡5 ～ 10min后冲水即可切出一张完整的切面（图6-6-8、图6-6-9）。

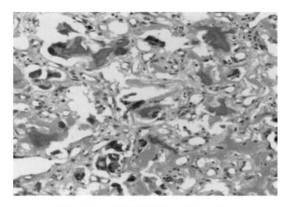

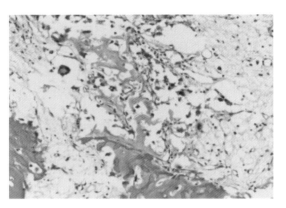

图6-6-8　传统脱钙法（HE×200）　　　　　　图6-6-9　表面脱钙法（HE×200）

三、捞片

捞片机的温度一般设置在45℃左右（用石蜡的熔点温度减去15℃就是捞片的最佳温度），注意保持水面干净以防污染切片。捞片的位置要适当，组织面要放在载玻片下2/3的交界处，注意整齐美观。如遇有气泡产生，可以先用白蜡块切少许粗蜡卷，用镊子夹住一个蜡管伸到水中对准气泡部位轻轻捅，把气泡排出。捞片后将水控干净，平放于伸展机（烤片机）上或放入染色架中并放入恒温烤箱，使切片更加平坦无褶（图6-6-10、图6-6-11）。

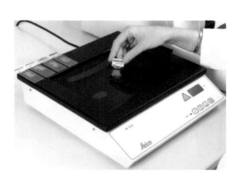

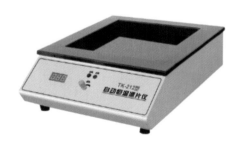

图6-6-10　徕卡HI1210（摊片）捞片机　　　　　图6-6-11　瑞新昌RXC-PPY漂片仪

四、展片（烤片）

1. 切片完成后，先将载玻片斜插在带槽的模板上沥水，几分钟后放在展片机（烤片机）上烘烤，温度一般设置70℃即可（图6-6-12、图6-6-13）。

2. 切片完成后也可以装入染色架直接放入恒温烤箱内烘烤，时间20 ～ 30min，温度一般设置70℃即可。

五、切片机的保养及维护

切片机是较为精密的仪器，必须严格按照操作规程使用，使用后必须将切片机擦拭干净，保持清洁。及时上机油以防生锈，保证机器的零件关节滑动自如。牢记不可随意乱拆零件，以防损坏、丢失小零件，使切片机的精确度受到影响，并做好使用、保养及维修记录。

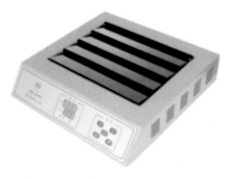

图6-6-12　秀威XW-2003曲面烤片机

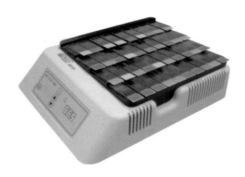

图6-6-13　维格斯DR230烤片机

第七节　平推式石蜡切片机

一、基本结构

平推式切片机也称推拉式切片机或电动推拉式滑动切片机。平推式切片机适合于脑、肾、肺、前列腺、乳腺、肠管、内镜下黏膜剥离术标本、肝、喉管、宫颈等大组织切片，较硬组织切片也可。优点为切片平整，无皱褶且速度快。平推式切片机是病理科和科研实验室不可缺少的石蜡切片机（图6-7-1～图6-7-3）。

1. 台座　承载刀台及标本台的底座。
2. 刀台　固定一次性刀夹的平台。
3. 刀台轨道　使刀台平行行走的轨道。
4. 标本台　上端为标本固定器，包埋好的蜡块固定在此平台。
5. 传送结构　控制切片厚薄的机构，标本台及传送机构随前低后高逐渐上升的轨道，产生厚度，而切片刀在平行的刀台轨道行走完成切片。
6. 收集盘。

二、切片前的准备及用具

1. 带漆面的免洗载玻片。
2. 中号优质毛笔及铅笔。
3. 展片水槽。
4. 小竹片　用竹制压舌板或竹片自制成（长6.0cm×宽1.5cm×厚0.2cm）。一端钝圆的光滑竹

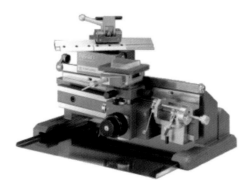

图6-7-1　樱花IVS-410型平推式石蜡切片机

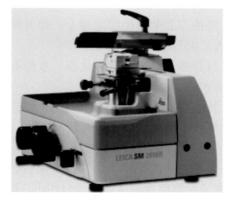

图6-7-2　徕卡SM2010R-2型平推式石蜡切片机

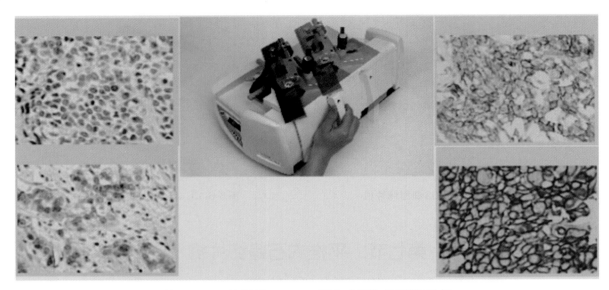

图6-7-3　天津福桥REM-710型电动平推式石蜡切片机

片，挑蜡片之用。

5. 雾化器　消除切片时产生静电的设备（图6-7-4）。

6. 摊片器　温度可调节的平板恒温器通常调至50℃，烤片机调至70℃。

7. 可调试冷台。

8. 标签打号机或玻片书写仪（图6-7-5、图6-7-6）。

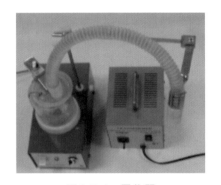 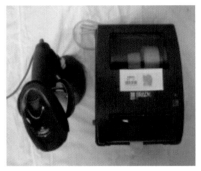 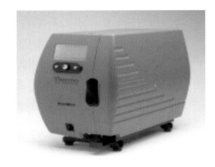

图6-7-4　雾化器　　　　　**图6-7-5　标签打号机**　　　　　**图6-7-6　玻片书写仪（打号机）**

三、操作方法

1. 将换刃刀架装于固定器上，松开换刀柄，将刀片装于刀架上，调整（检查）刀刃与蜡块近刀刃处一边呈45°夹角。

2. 打开摊片机，开启雾化器，水位不高于350ml（蒸馏水），雾化及风力调至最小，在裱片器皿中盛满清水。

3. 将蜡块装于切片机的样品夹上固定，调节固定器于适当位置。

4. 旋转手柄使蜡块与刀刃近似接触。

5. 设定切片的厚度（常规为3～4μm）。

6. 右手匀速水平移动切片刀平推台；左手转动上下移动手柄，使样品徐徐向上升起，粗削直至组织平面完全修出或将所需的部分切出，微小组织应注意勿修切过度。

7. 松开凸轮联杆，将换刃刀架移至用于薄切的刀刃，锁紧凸轮联杆，右手匀速水平移动切片刀平推台；左手轻轻转动上下移动手柄，细削至组织面光亮。

8. 左手持挑片竹签、稍蘸清水，左手中指轻轻按动传动把手（2次），将雾化器移至蜡块上雾化，右手匀速水平移动切片刀平推台，同时左手持挑片竹签将切片入刀前角挑起，使刀匀速切过蜡块后将蜡片挑起，轻轻放入清水中，移开雾化器。

9. 取打好号的或贴好标签的载玻片插入水中切面下，以挑片竹签将蜡片引向玻片的适当位置，裱片于玻片下2/3位置，使切片与玻片之间无气泡。

10. 卸下蜡块，无打号机的要在玻片上写好病理标本号，沥水。

11. 将切片移至展片机上50～60℃ 15min，再将切片插入染色架中，放入烤箱内70℃烤20min以上，也可在烤片机上70℃烤20min以上即可进入染色程序。

12. 切片结束后，将切片机上蜡絮彻底清理，卸下换刃刀架并放入刀架盒中，关闭雾化器。

四、雾化器的使用方法及保养

雾化器的作用是去除切片时产生的静电，也可使预先冷却的蜡块在其作用下使切片的厚度增加。为避免产生副作用，通常将雾化器的雾气钮/风力钮定格在较小的位置上。水罐内加入自来水至30～35标记线以上。水量过少会产生大量雾气。使用时间过久水罐内会有碱性沉淀物及腐败物附着罐内壁及底部振动膜上，可加入稀酸浸泡后用毛刷或软布清除，尤其要将振动膜上的碱性沉淀物清除，否则会加大振膜负担，影响功率。管道内也有腐败物附着，需定期清理，保持管道清洁通畅。

五、使用注意事项

1. 切片前应将蜡块预冷，最佳温度为-5℃左右。无冷台的实验室可将蜡块放入冰室内预冷。但如果在较低温度下放置时间过长，切片时蜡块在室温下会热涨，导致前几张切片较厚，一般选取第3～4张切片为宜。

2. 包埋盒周边的残余蜡应清除，否则会影响制片。

3. 蜡块中空白蜡多的一边放在前面，切片时先从空白蜡多的方向开始。遇有皮肤、肠管等组织时，表皮及肠黏膜放在后，先切皮下及黏膜下层，再切表皮及黏膜层。

4. 切片前一定要先检查机器的各部位。轨道是否涂润滑油，各部位螺丝按钮是否拧紧。

5. 雾化器的雾量、风量要调到产生小股雾气的状态。

6. 遇有钙化物、钉子等硬物要清除。

7. 重切蜡块时，尤其小组织重切时，要先调整好蜡块水平面。

第八节 硬（骨）组织石蜡切片机

HistoCore AUTOCUT是高性能的全自动、电动式轮转式石蜡切片机（图6-8-1），带独立控制面板，用来制作不同硬度的人体组织、动物组织及植物组织等样品薄切片及常规切片，以供实现组织学医疗诊断。左侧配有手轮和自动装置，用户可根据个人偏好从自动、半自动或手动切片模式中进行选择转换。HistoCore AUTOCUT切片机主要功能有：

1. 不脱钙的骨、软骨及骨髓组织。

2. 各种器官钙化的组织。

3. 质韧的组织（子宫肌组织、锥切组织、皮下纤维组织、角化物质等）。

4. 切片和修蜡块功能可互换。

5. 全自动切片功能也可切换成半自动切片。

6. 全自动切片速度根据手工要求可调节。

7. 切片完整、平坦、无皱褶、厚度均匀。

8. 大块组织的切片效果更佳。

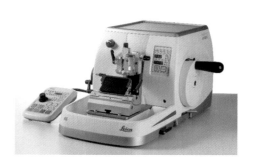

图 6-8-1　HistoCore AUTOCUT 全自动石蜡切片机

第九节　石蜡切片骨组织表面脱钙法

近年来随着分子生物学和靶向药物治疗不断发展，需要对骨肿瘤的基因进行检测，提取高质量的骨组织DNA是在分子水平上深入研究骨肿瘤的基础。但是传统的脱钙方法脱钙时间较长，且对脱钙终点的测试没有统一的判断标准，技师的经验占了很大比重，容易导致组织在酸溶液中浸泡时间过长，不但对骨组织形态结构影响大，而且对组织中抗原及核酸破坏严重。

表面脱钙法指的是骨组织经固定取材后，直接脱水、透明、浸蜡、包埋后制成蜡块，蜡块在粗修后，入脱钙液中浸泡，再切片。表面脱钙法是对传统脱钙法的补充，主要应用于骨髓活检组织和骨肿瘤穿刺组织的脱钙。

表面脱钙法的优点：减少脱钙时间，加快了制片的速度；减少组织在酸中浸泡的时间，在HE染色效果、保护抗原及核酸方面要优于传统脱钙法。

表面脱钙法操作步骤如下：

1. 骨髓活检组织或骨肿瘤穿刺组织经中性缓冲福尔马林液充分固定。

2. 常规脱水，透明，浸蜡，包埋。

3. 蜡块粗修　组织经过石蜡切片机粗修至整个组织暴露。

4. 表面脱钙　将蜡块组织粗修面完全浸泡于脱钙液中，时间约30min。

表面脱钙液配制：浓盐酸50ml，甲酸75ml，无水乙醇250ml，中性缓冲福尔马林250ml。

5. 去酸　75%乙醇浸泡30min。

6. 常规切片，染色。

传统脱钙法不容易控制时间，必须每天用大头针扎一下骨组织脱钙的程度，过脱钙可造成染色不良，脱钙不足可造成切片困难；表面脱钙法就是对脱钙不足的一种补充。表面脱钙法不仅使切片完整，对常规染色效果好（图6-9-1～图6-9-8）。

图6-9-1 传统脱钙后的骨髓组织切片HE

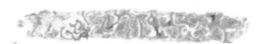

图6-9-2 表面脱钙后的骨髓组织切片HE

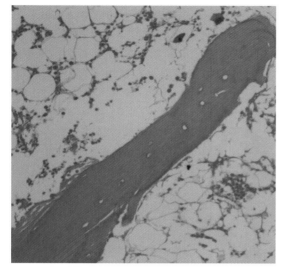

图6-9-3 骨髓组织传统脱钙（HE×200）

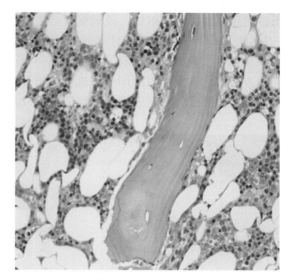

图6-9-4 骨髓组织表面脱钙（HE×200）

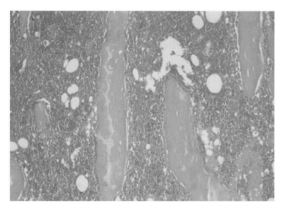

图6-9-5 股骨头组织传统脱钙（HE×100）

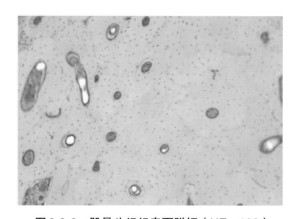

图6-9-6 股骨头组织表面脱钙（HE×100）

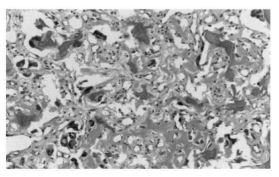

图6-9-7 骨肿瘤组织传统脱钙（HE×200）

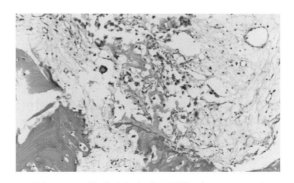

图6-9-8 骨肿瘤组织表面脱钙（HE×200）

第十节　切片中易出现的问题及解决办法

1. 切片困难　取材组织过大、过厚（图6-10-1），造成组织处理不佳，切片困难。解决方法：固定彻底，取材规范，大小适中，厚薄均匀。

2. 切片空洞　切片呈空洞（筛网状）及破碎的现象（图6-10-2）。解决方法：多见于淋巴结及软组织，切片粗削时慢进蜡块，轻削组织，提取切片前要轻轻转动数次至无空洞（筛网状）为止。

3. 切片厚薄不均　多见于蜡块固定不牢、切片刀固定不紧、组织块过硬、组织脱水过度导致。组织缺少湿度，从而出现厚薄不均的现象（图6-10-3）。解决方法：重新紧固蜡块及刀架，采取表面脱钙的方法软化硬组织表面即可。也可以用湿的纱布、棉花或拇指沾些温水在蜡块上轻轻涂抹，以增加组织蜡块的湿度。密度很细的颤痕是因为刀太钝。

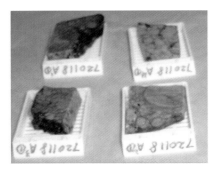 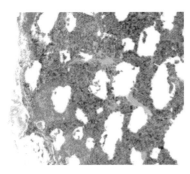 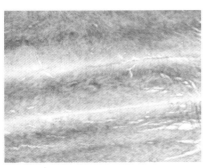

图6-10-1　取材太厚　　　　　图6-10-2　切片空洞　　　　　图6-10-3　切片厚薄不均

4. 组织过软　根本原因是组织固定、脱水、透明不彻底，组织内含有水分致石蜡无法进入组织，切片时组织中间出现糖心，无法制成完整的切片，后期组织中间出现凹陷。多见于大组织块。解决方法：将过软的组织块退回到蜡液中继续浸蜡，或将组织块退回重新进行脱水透明浸蜡。按时更换液体，注意脱水时间。

5. 组织过硬　组织过硬难以制出满意的切片。解决方法：配制乙醇－苯酚液将蜡块切面浸湿，或用纸巾沾些热水附在蜡块表面即可。

6. 组织干脆　原因是组织固定、脱水、透明不彻底，组织内含有水分，且浸蜡时的温度将组织内水分烘干，造成组织又干又脆，切片困难。多发生于小组织。解决方法：过小的组织因为纱布包裹，组织脱水时比裸块组织带水分多，所以同大组织一起处理时，脱水液体要及时更换，并注意脱水时间和液体浓度。

7. 切片皱褶　切片蜡带上卷或切片皱褶（图6-10-4）。解决方法：切片刀角度过大或过小，切片刀角度调好后不可随意动。一般角度以5º为宜，用雾化器出气口对准蜡块，均速转动切片机，或用嘴对准蜡块表面轻轻哈气即可。

8. 脱钙不彻底　脱钙不彻底或未经脱钙的骨组织（图6-10-5），直接脱水后切片不完整，组织破碎缺失，部分组织折叠。解决方法：将蜡块切面放入20%的盐酸液中（或将蜡块表面放在沾有盐酸液的棉花上）几分钟后再行切片。或经5%硝酸表面脱钙后就不会发生组织破碎不整的现象，可以顺利切出完整的切片，可见清晰的细胞结构（图6-10-6）。

9. 切片出现"地图纹"和组织散片现象　可能是由于蜡块在冰箱冷冻过度造成蜡块开裂（图6-10-7），也可能是由于组织处理不当组织内含有透明液遇到水就散开，漂片时漂片仪水温过高（图6-10-8）。解决方法：改善组织处理过程，控制漂片仪温度，蜡的熔点减去15℃就是漂片仪最佳的温度。避免蜡块在冰箱过于冷冻。

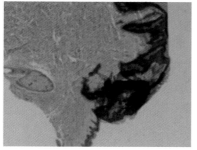
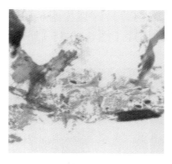
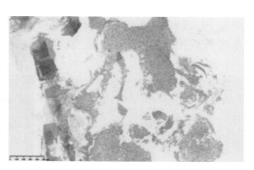

图6-10-4　切片皱褶　　　　图6-10-5　未脱钙骨组织切片　　　　图6-10-6　表面脱钙骨组织切片

10. 组织划痕　组织内有异物，造成切片有粗细不等的划痕或者刀上有碎组织废屑或碎蜡屑等异物，造成切片上有轻微的划痕（图6-10-9）。解决方法：将组织内异物用大头针轻轻取出，并且将切片刀异物和废屑擦拭干净。

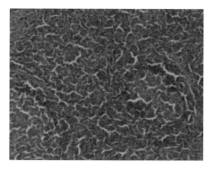
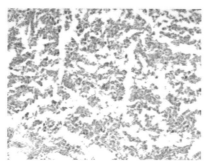
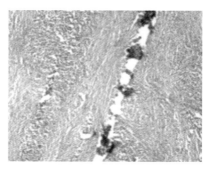

图6-10-7　组织切片呈地图纹　　　图6-10-8　水温太热组织散开　　　图6-10-9　组织切片划痕

11. 切片污染　前面切过的组织碎屑遗留在漂片仪的水面上，继而污染后面的组织切片。这种情况发生在某些病例甚至可能造成误诊。解决方法：漂片仪必须时刻保持清洁，防止污染。每个蜡块捞完片后，都要养成用干净的纸巾清洁水面的好习惯（图6-10-10）。

12. 含砂粒体及钙化组织　多见于脑膜瘤组织，取材时没有感觉到有砂粒体及钙化，通过组织处理后切片时尤为突出，不能切出完整切片（图6-10-11）。解决方法：用5%硝酸表面脱钙液处理后就能软化砂粒体及钙化点，可以顺利切出完整的切片（图6-10-12）。

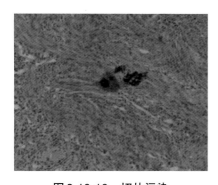
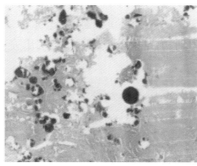
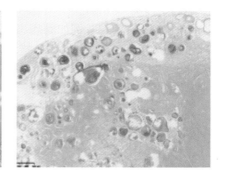

图6-10-10　切片污染　　　　图6-10-11　含砂粒体及钙化组　　　图6-10-12　含砂粒体及钙化组
　　　　　　　　　　　　　　织切片不完整　　　　　　　　　　织进行表面脱钙后完整切片

13. 切片不全　蜡块粗修时没有完全修全，组织没有充分暴露最大面就急于裱片，切片上形成许多不规则的空洞（图6-10-13）。

14. 脑出血标本　含血较多脑组织标本切片易碎裂（图6-10-14），蜡块粗削切面后用5%的盐酸水溶液或用冰水浸泡处理，就能切出完美的切片（图6-10-15）。

图6-10-13　切片不全

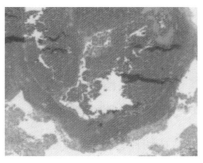
图6-10-14　含血脑组织切片不完整

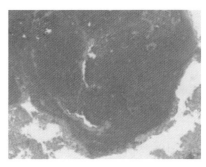
图6-10-15　处理后的脑组织切片

15. 细胞收缩　烤箱温度设置高于85℃，烤片时间过长，导致切片烤焦和细胞收缩，或使用吹风机对着组织直吹，造成切片烤焦（图6-10-16）。

16. 脂肪切片　脂肪组织脱水不彻底，切片不完整，组织重叠（图6-10-17）。通过再次浸蜡处理效果较好（图6-10-18）。

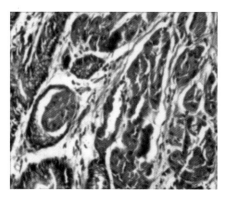
图6-10-16　细胞收缩

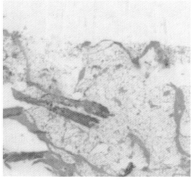
图6-10-17　脂肪切片不完整

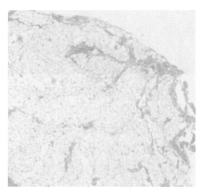
图6-10-18　完整脂肪切片

17. 切片太厚　设置切片厚度有误，组织刻度不准确，切片刀不锋利造成切片过厚，结构不清（图6-10-19）。

18. 组织较脆　例如癫痫患者通过外科手术取下脑组织标本，固定、脱水后组织较脆，切面有裂隙（图6-10-20）。解决方法：蜡块粗削切面用冰水处理后能切出完美的切片（图6-10-21）。

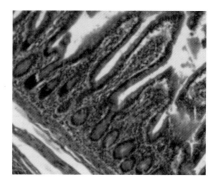
图6-10-19　切片过厚致结构不清

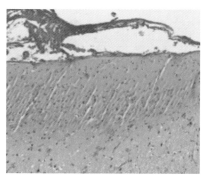
图6-10-20　切面有裂隙

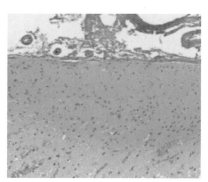
图6-10-21　冰水处理后切面完整

19.　切片染色不清　膀胱黏膜组织切片过薄，染色后分化液分化时间过长，分化液浓度过高（图6-10-22）。膀胱黏膜应切3～4μm，分化时间恰当，分化液浓度不宜过高，可以显微镜下控制分化程度，对比鲜明，染色清晰（图6-10-23）。

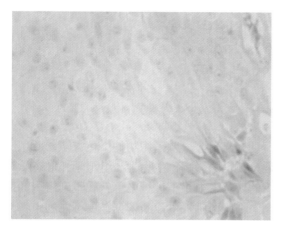

图6-10-22　切片太薄致分化过度

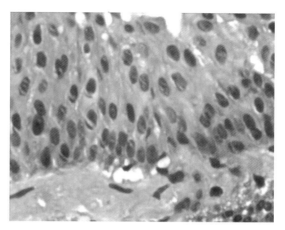

图6-10-23　切片适中染色鲜明

第七章 苏木精-伊红染色

染色及染色的方法在我国西汉之前应用相当普遍。劳动人民首先发明了织物的染色方法，所用的染料是从动物、植物、矿物质中提炼出来的。受纺织物品染色技术的影响，生物学、组织学和形态学化学染色方法和技术在进入近现代后也得到了发展。任何组织的切片，如果不进行染色就看不到组织的细微结构，看不到细胞核，就无法分辨出肿瘤的良恶性，不能向临床医师提供诊断依据，更不能为患者的正确治疗提供方案。所以染色在病理组织形态学的诊断、科学实验研究和教学工作中具有重要的实用价值。

由于科学的进步和质量控制的需要，现市场有多家提供商品化的成品染色试剂，已被各大医院病理科和实验室所应用。但是，病理技术人员也必须掌握各种试剂的配制和染色原理，否则难以制出合格的病理切片。

第一节 苏木精染色原理及配制方法

一、苏木精来源及染色原理

苏木精又称苏木素，是从苏木精树（Haematoxylin compechianum）的树心木提炼出来的一种天然染料。它原产于墨西哥的坎佩切（Campeche），故而得名。它多生长在西印度群岛，虽然使用年限较早，但是着色性能一直很差。直到20世纪70年代苏木精有了新的提取方法，是将苏木素树锯倒后剥去外皮，将树心木先用热水浸泡，再加尿素沉淀（Lamb，1974）后制成的染料才比较稳定。自从有苏木精以来，苏木精在单独使用时着色能力很差，但仍然是最常用的染细胞核的组织学染料。为了获得最佳的苏木精染色液必须具备以下两个条件：一是必须能产生有效成分苏木因（haematein）；二是染色时需要加适量的媒染剂（如硫酸铝钾、氯化铁和硫酸铁胺等）。

苏木因由苏木精氧化而产生的，是按传统的方法暴露于阳光和空气之下，叫做熟化，需要3～4个月。如用氧化剂使之快速成熟也可得到较好的结果，但是使用寿命不如自然氧化的苏木精。

苏木精之所以被称为染料是因为苏木精的分子氧化后成为生物染料——氧化苏木红。在常规苏木精-伊红染色中，苏木精经过氧化变成酸性染料苏木红，苏木红与二价或三价的金属盐或氢氧化物结合形成带正电荷的蓝色色素，只有在这种情况下才能与细胞中带负电荷的脱氧核糖核酸结合完成染色。苏木红和媒染剂的结合不但能较好地显示细胞核成分，还可与组织中的其他物质进行结合。

苏木精呈淡黄色，用人工氧化的方法可以快速全部地将苏木精变成苏木红。但如果过氧化就会破坏染料的分子结构影响染色力。

二、苏木精染色液的配制

（一）Harris苏木精液
苏木精2.5g，无水乙醇25ml，硫酸铝钾50g，蒸馏水500ml，氧化汞1.25g，冰醋酸20ml。

1．配制方法

A液：将苏木精溶于无水乙醇中，加热至完全溶解。B液：将硫酸铝钾溶于蒸馏水加热溶解；A液倒入B液中加热使溶液尽快沸腾，去火缓慢加入氧化汞，防止溶液溢出。然后再煮沸1～2min，立即浸入冷水冷却后备用。临用时每96ml苏木精液加入4ml冰醋酸过滤即可。

2．注意事项

（1）加热的A液倒入加热的B液中，防止液体喷出，应缓慢分多次倒入，禁止在明火上操作。

（2）加氧化汞时要少量缓慢地加入。防止快速多量地加入氧化汞，避免液体溢出，也可将氧化汞溶解于10ml水中慢慢加入。

（3）氧化汞加入后煮沸时间不要过长，防止过度氧化。

（4）氧化汞如潮解有颗粒，要用药勺背压碎成粉末状加入。

（5）如需自然氧化的苏木精不加氧化汞，3个月以后用时加入20ml冰乙酸过滤后即可应用。

（6）用于配液烧瓶要大于配制试剂量的1倍以上为宜。

（二）Harris 改良苏木精液

苏木精2.5g，无水乙醇25ml，硫酸铝钾17g，蒸馏水500ml，氧化汞0.5g，冰乙酸5ml。

1．配制方法

用烧瓶将苏木精溶于无水乙醇中，水温加热至完全溶解。再用大的烧瓶取500ml蒸馏水加热至85℃时放入硫酸铝钾，待完全溶解后再加热至91℃，然后慢慢倒入溶解的苏木精乙醇液，让溶液温度保持在89～91℃再慢慢加入氧化汞，充分搅拌均匀持续1～2min后迅速入水冷却。临用时加冰乙酸即可。

2．注意事项

（1）溶解硫酸铝钾不要温度过高和长时间煮沸（硫酸铝钾是碱式盐，温度过高或时间过长会造成碱式盐分解，金属铝析生成为氢氧化铝易产生混浊）。

（2）将氧化汞溶解于10ml水中慢慢加入较为安全。

（3）整个配制过程用水浴加温容易控制温度。

（三）无汞苏木精液

苏木精10g，无水乙醇200ml，硫酸铝钾60g，蒸馏水2200ml，1%高碘酸80ml。

将苏木精溶于无水乙醇，稍加热溶解。硫酸铝钾溶于蒸馏水中，加热至完全溶解。再将苏木精乙醇液倒入。加入1%高碘酸，迅速冷却后过滤即可应用。

第二节　伊红染色原理及配制方法

一、伊红的染色原理

伊红是一种酸性细胞质性染料，而细胞质的染色与pH值有着密切的关系。它们均携带负电荷。在染液中加入适量冰乙酸，使细胞质带正电荷（阳离子），就可以被带负电荷（阴离子）的染料染色。伊红是一种化学合成的酸性染料，在水中分解成带负电荷的阴离子，与蛋白质的氨基正电荷（阳离子）结合后，可将细胞胞质、红细胞、肌肉组织、嗜伊红颗粒、结缔组织等染成不同程度的红色或粉红色，与蓝色的细胞核形成鲜明的对比。所以伊红是染细胞质的最佳染料。

二、伊红染液的配制

1．水溶性伊红液　伊红Y（水溶性）1g，蒸馏水100ml。伊红Y溶于少许蒸馏水中，用玻璃棒搅拌溶解后，加蒸馏水至100ml。

2. 醇溶性伊红液　伊红Y（醇溶性）1g，95%乙醇100ml。伊红Y（醇溶性）溶于少量95%乙醇中，用玻璃棒搅拌彻底溶解后，95%乙醇补足100ml。

3. 水溶性伊红乙醇液　伊红Y（水溶性）1g，蒸馏水75ml，95%乙醇25ml。伊红Y溶于少许蒸馏水中，用玻璃棒搅拌溶解后加入剩余蒸馏水，再加95%乙醇。

4. 沉淀酸化伊红Y乙醇液　伊红Y 20g，蒸馏水500ml。伊红Y用蒸馏水充分溶解加浓盐酸10ml，搅拌均匀，放置过夜，析出沉淀。用滤纸过滤，滤液废弃，沉淀物与滤纸一起放恒温箱干燥，用95%乙醇1000ml配成沉淀酸化伊红Y乙醇储存液。临用时，取饱和液1份，加95%乙醇2份，配成工作液。

5. SIGMA伊红水溶液　伊红1g，蒸馏水100ml。伊红放入蒸馏水中迅速震荡溶解后不用过滤，可以立即使用。

第三节　苏木精–伊红染色的分化控制与返蓝

一、分化的目的与控制

苏木精染色水洗后必须进行分化处理。分化就是用某些试剂（1%盐酸乙醇液），因酸能破坏苏木精的醌型结构，促使色素与组织解离，将细胞核中结合过多的染料和细胞质中吸附的染料及不需要着色的部位去除掉，以利于伊红的染色，这个过程称为分化。

不管是使用手工控制或用机染控制，分化都要根据分化液的新鲜程度来决定分化时间。如果是新鲜配制的分化液，分化时间要短一些，反之分化时间就要长一些；苏木精染色时间久，分化的时间要长一些，反之分化时间就要短一些。分化一定要使细胞核、核仁及染色质清晰可见，必须在显微镜下控制分化。分化不可过度，分化适宜后应迅速放入自来水冲洗而终止分化。

二、返蓝的目的与控制

苏木精染色后经1%盐酸乙醇液分化，切片处于酸性环境中，呈红褐色。切片进入弱碱性自来水冲洗或用返蓝液（0.5%氢氧化氨水溶液），处于碱性环境中，就会由红褐色变成蓝色。这是因为染料苏木红加铝，形成的蓝色色素在酸性环境中处于离子状态，故呈红色。在碱性环境中处于结合状态，呈蓝色。

三、分化液、返蓝液的配制

1. 分化液　浓盐酸1ml，70%乙醇99ml。
2. 返蓝液　氢氧化氨0.5ml，蒸馏水99.5ml。

第四节　苏木精–伊红染色手工操作程序及注意事项

自从有组织学切片制作及染色的技术以来，苏木精–伊红的染色方法一直采用手工操作完成。

在苏木精–伊红染色手工操作时，不同的组织所需染色时间不同，特别是细胞核多的淋巴结组织和腺体等组织染色后，所需分化时间要比正常组织长些，直到显微镜下控制满意为止。

苏木精–伊红染色手工操作完全靠经验，靠工作的责任心，才能达到满意的染色结果。

一、染色程序

1. 切片入二甲苯Ⅰ脱蜡5min。
2. 二甲苯Ⅱ脱蜡5min。
3. 二甲苯Ⅲ脱蜡5min。
4. 无水乙醇Ⅰ 1min。
5. 无水乙醇Ⅱ 30s。
6. 95%乙醇30s。
7. 85%乙醇30s。
8. 75%乙醇30s。
9. 自来水冲洗。
10. 苏木精染液8～10min。
11. 自来水冲洗。
12. 1%盐酸乙醇分化数秒（镜下控制）。
13. 自来水冲洗。
14. 0.5%氨水返蓝数秒。
15. 自来水冲洗1min，镜下控制细胞核分化程度。
16. 1%伊红水溶液1～3min。
17. 适度自来水洗。
18. 85%乙醇脱水10s。
19. 95%乙醇脱水10s。
20. 95%乙醇脱水10s。
21. 无水乙醇Ⅰ脱水30s。
22. 无水乙醇Ⅱ脱水30s。
23. 无水乙醇Ⅲ脱水1min。
24. 二甲苯Ⅰ透明1min。
25. 二甲苯Ⅱ透明1min。
26. 二甲苯Ⅲ透明1min。
27. 中性树胶封固。

二、染色注意事项

1. 脱蜡要彻底，时间宁长勿短。脱蜡彻底的切片呈透明状，如有白色呈云雾状为脱蜡不干净。脱蜡彻底与否取决于环境温度、切片温度、二甲苯脱蜡时间及脱蜡片数来决定。

2. 二甲苯的容器要密闭，严禁液体外溢，避免或减少二甲苯对人体的毒害。必须在通风柜橱中进行操作。

3. 苏木精-伊红染色时间应根据组织不同、组织新旧、固定液不同、固定时间、环境温度、染色液新旧、切片厚薄及染片数量来决定。淋巴结等细胞核密集的组织应缩短染色时间，而脑、肌肉、心肌等胞质占比例较大的组织则要延长染色时间。新鲜组织易着色，陈旧组织较难着色，甚至不着色。

4. 苏木精染色后不宜在水中停留时间过长，特别是如果酸性自来水水洗时间长则已经进行了分化，容易造成细胞核变浅，显微镜下控制染色效果。

5. 伊红染色后水洗时间要短，否则易脱色。特别是碱性自来水水洗后再进乙醇脱水伊红脱色很快，因为乙醇是酸性液体，遇有这种情况，建议使用醇溶伊红效果好，一定在显微镜下观察染色效果。

6. 苏木精-伊红染色的成败关键在于盐酸乙醇分化及返蓝。一定要在镜下控制，严格掌握时间。进行分化时，肉眼观察组织切片由原来的深蓝色变为红色至粉红色时即恰到好处，再冲水返蓝。

7. 切片脱水时在低浓度乙醇时间不宜过长，对伊红有分色及退色作用。在无水乙醇脱水时间应稍长，保证最后一步乙醇要纯，防止将水分带入二甲苯。二甲苯后两步宜慢，以利于无水乙醇彻底脱净。

第五节　手工封固

一、封固的意义

1. 保持组织染色后原有的透明状态，有利于医师镜下观察。
2. 保存细胞核及细胞质的染色形态。
3. 染色的组织与外界空气隔绝，有利于长久保存。
4. 有利于教学、科研和临床过程中复读切片。

二、封固剂的种类

1. 甘油明胶封固剂。
2. 加拿大胶封固剂。
3. 合成树胶（DPX）封固剂。
4. 中性树胶封固剂（图7-5-1）。
5. 速干封固胶。
6. 新型封固胶（不含二甲苯）。

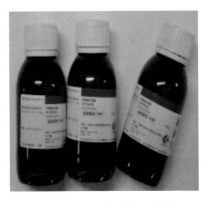

图7-5-1　中性树胶封固剂

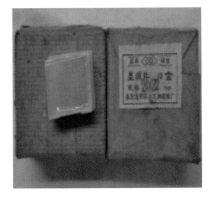

图7-5-2　需清洗的盖玻片

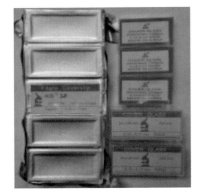

图7-5-3　免清洗的盖玻片

三、盖玻片的选择及处理

目前全国病理科及实验室使用的盖玻片分为两大类：一是买来需清洗的盖玻片（图7-5-2），需自己经过酸水浸泡处理后，流水冲洗，并用95%乙醇浸泡后，用绸布一片一片擦干净或捞出码放整齐后放进烤箱烘干后使用；二是直接购买免清洗的盖玻片，此种盖玻片经工厂工艺化处理，质量好，购置后可直接使用。现市场的盖玻片规格齐全（图7-5-3），有18mm×18mm、24mm×24mm、24mm×32mm、24mm×40mm、24mm×50mm、24mm×60mm均为免洗带有干燥剂抽真空保存，防潮处理好，这些盖玻片使用方便，既缓解了技术人员的劳动强度，又提高了技术人员的工作效率，又避免了盖玻片在清洗中的损坏。

四、手工封固的方法

染色工作完成后，将切片放入二甲苯内，封固时从二甲苯内取出每张切片，用绸布擦去组织周边多余的组织及二甲苯液体，将中性树脂胶少许滴加在组织上或下方，将玻片稍倾斜，用手将盖片顺玻片斜面轻轻放，这样可防止气泡产生。同时手工封固的最大优点是可以使用各种规格的盖玻片，而自动组织封固机封固则做不到这一点。

五、手工封固的注意事项

1. 所用树胶浓度要适中，用细玻璃棒蘸一下拿起树胶呈水滴状即可。
2. 树脂胶稀时易溢出玻片，当二甲苯挥发后，组织切片就会产生胶不均匀，并出现大片空泡现象。
3. 树脂胶太浓滴在玻片上，树胶不易散开，也容易产生气泡，难以驱除，用力挤压易产生胶外溢现象，影响镜下观察。
4. 树脂胶用量多少应根据组织大小而定。应迅速敏捷滴胶。
5. 封固时，切片上应保留适量的二甲苯，防止干封，产生气泡。
6. 为防止气泡产生，封固时，树胶不宜搅动。
7. 如遇有小气泡时可用镊子轻压盖玻片，排出气泡。
8. 封固应在通风橱中进行，减少有害气体对技术人员的伤害
9. 封固时若离面部较近，口、鼻呼出的气体也会造成在封固时产生模糊不清，云雾状现象。

六、封固剂的应用

由于工艺不断提高，现市场所售已不用技术人员手工合成。商品化生产的即用型封固剂直接使用既可。树胶使用后一定盖上口，以防挥发，影响浓度。由于目前市售各种中性树脂胶，均含有二甲苯。二甲苯为有害物质，对环境有污染，对病理技术人员的身体健康有伤害。现市场上又推出了一种新型封固剂，不含二甲苯有毒有害物质，对镜下诊断无影响，对环境无污染，对技术人员的健康无伤害，目前已在一些医院病理科及实验室应用。

第六节　全自动组织切片染色机

随着科学的不断发展，微电子技术和计算机技术的不断进步，工程技术人员与病理学技术工作人员通力合作，生产出新的仪器设备应用于病理常规技术中，自动染色机就是其中的一种。它完全模拟手工操作的方法，采用程序控制的全自动染色机替代了手工操作的方法已经成为现实，正为各个医院的病理科及实验室发挥着重要作用。

程序控制的全自动组织切片染色机是一种创新的优秀的染色仪器，它完全采纳了技术人员手工操作的染色步骤来完成整个的染色全过程（烤片→脱蜡→至水→染色全过程→脱水→透明）。它完全满足了广大病理技术工作者的要求，取代了手工操作的繁杂的环节，达到了病理科及现代化实验室的质量要求，是一种值得信赖、可以应用的高质量产品（图7-6-1～图7-6-4）。

一、结构与功能

程序控制的全自动组织切片染色机是一种全封闭式的新型仪器，随着社会的发展和科学的进步，

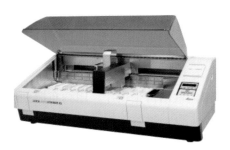
图7-6-1　徕卡-AUTO Stainer XL-1型自动染色机

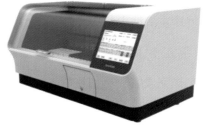
图7-6-2　达科为DP260型自动染色机

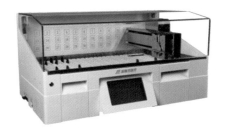
图7-6-3　派斯杰RS36型自动染色机

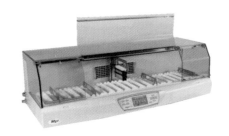
图7-6-4　维格斯SS-30型全自动玻片染色机

全自动组织切片染色机也随着工作的改进在逐步完善，不断更新，新型号的仪器给医院病理科和科研实验室提供了高质量的切片，同时在工作中也对仪器的换代更新奠定了基础。

1. 带有全透明的机盖，可随时观察染色机的工作情况。

2. 带有活性炭的过滤装置，吸附机内有害气体。

3. 设有干燥加热装置，对切片可再进行一次烘烤，去除切片残余水分；切片带有热量进入二甲苯脱蜡速度快；能保持染色机内温度恒定，染色效果好。

4. 带有多个试剂槽，可移动，可变换，密封效果好。

5. 具有装载、下载的通道，根据需要可多装，可少装，任意设置，抽屉式的滑道提取方便。

6. 设有水洗缸，可进行水流控制。

7. 机械臂手可以进行横向及纵向运动，机械臂带有振动抖动功能，振动抖动幅度可任意调节。

8. 内置软件，精确的孵育时间，容易操作的菜单式程序，可监测试剂的使用情况，按不同的染色需求可设置"精确"步骤，即精确到秒。

9. 实时液晶显示，抗腐蚀的彩色触摸屏，图像化显示过程可监控不同染色程序。

二、程序编排

1. 根据不同的全自动组织切片染色机染色缸的数量，编排所需程序。

2. 根据不同切片、不同要求、不同染液，染液的新旧可设置多种染色程序。根据工作需要启动所需程序，在编制程序时，要注意在某些染色步骤上设定精确的工作时间，如分化液、伊红液和从低浓度向高浓度乙醇脱水的时间。

3. 程序的编排越精确，染色的效果越好，在编排程序时，一定要设定染色架在空中停留片刻，便于液体滴落，并加上抖动振动功能，减少多余液体带入下一缸内。

4. 根据工作需要，随时可将切片装入染色机内进行染色，染色机可同时对多个染色架进行不同的染色。

5. 所设步骤如下：脱蜡3个，各5min；无水乙醇2个，各30s；95%乙醇、80%乙醇各5s；水洗1min；苏木精染液10min；水洗30s；1%盐酸乙醇分化40s；水洗30s；0.5%氢氧化氨水溶液30s；水洗1min；伊红染液40s；水洗30s；80%乙醇5s；95%乙醇5s；无水乙醇2个，各10s；二甲苯3个，各5s。

三、操作程序

1. 染色前检查染色缸中的染色液量是否充足，染色缸的位置排列是否正常。
2. 确认仪器开关处于关闭位置。
3. 打开主电源插座上的电源开关。
4. 将仪器开关处于启动位置。
5. 显示屏上显示出主菜单，然后在屏幕上调试所需染色程序。
6. 机械手移动到每个染色缸的部位进行自检，仪器进入工作状态。
7. 确认仪器进水开关开启。
8. 将装载切片的染色栏放入染色机，按确认键，可以连续装载。
9. 自动染色机对每一个染色架染色结束后，停留在退出位置，蜂鸣音提示染色程序完成。
10. 取出染色架后，按"Exit"键。
11. 染色程序全部结束后，关闭仪器电源和总电源。
12. 将染色机内的染色缸盖好，关闭进水开关。

四、染色机的优点

1. 染色效果好　程序控制的全自动组织切片染色机的干燥加热功能是对烤片不足的一种补充，并且对整个染色机的空间具有恒温功能，提高了脱蜡的速度及染色的效率。染色的各个步骤一致，时间控制精确，分色程度一致，避免了手工染色可能产生的时间误差和各个步骤的不一致。特别是工作量大的单位，染出切片效果红蓝分明，分化程度一致，有利于质量控制。
2. 提高工作效率　避免了繁杂的手工操作节省了人力，机械臂可按照染色程序对多个染色架进行不同的染色步骤。
3. 节省染色液　全自动组织切片染色机设置的机械臂手在染色时携带染色架升起时产生振动和抖动作用，使载玻片上的染液浪费减少到最小程度，保证每个染色缸的浓度恒定。
4. 保护实验室的环境　全自动组织切片染色机内设有毒有害气体吸附装置，在染色过程中二甲苯气体经过活性炭过滤吸收后减少环境污染，保护实验室的环境。

五、试剂质控

染出一张优质切片，除了上述讲的固定到脱水、透明、浸蜡、包埋和切片的步骤外，染色也是非常重要的。染色的重要性在于试剂。在使用染色机染色的过程中难以从每个染色架抽出一张切片在镜下控制，只能染出封固后才能观察，这就要求我们技术人员对染色试剂采取以下控制。

1. 建立档案。详细记录每天的染色数量，达到规定的染片数量时，一般为3000张左右，更换液体。
2. 苏木精染色液每天要过滤后使用，防止氧化膜或沉淀物黏附在组织切片上。
3. 根据工作量，经常添加或更换脱蜡用二甲苯，切片从干燥加热后进入二甲苯，促使液体挥发快，造成液体的不足或含蜡过高，造成脱蜡不彻底。一般为染3000张切片换一缸液体，旧液体前移。
4. 保持液体的纯净度。分化液在分化2000张切片左右即可更换，脱水的最后一步无水乙醇的纯净度尤为重要，其纯净度要保证不带水进入二甲苯进行透明，一旦将水带入到二甲苯，在封固时易出现水珠云雾状，镜下模糊不清无法观察结果。
5. 质量控制登记表见表7-6-1。

六、注意事项

1. 在进水的水龙头上要安装水过滤器装置（建议最好配纯净水制水机），防止水中的杂质堵塞水槽影响染色质量。

表 7-6-1　质量控制登记表（示例）

程序\日期	医院病理科全自动HE染色机试剂质控登记表（　　　号染色机）																	
	二甲苯	二甲苯	二甲苯	无水乙醇	无水乙醇	95%乙醇	80%乙醇	苏木精染液	1%盐酸分化液	1%氨水返蓝液	伊红染液	80%乙醇	95%乙醇	无水乙醇	无水乙醇	二甲苯	二甲苯	二甲苯	签名

备注：负责染色人员更换染液及化学试剂后，立即登记更换日期及更换试剂品名，在相应的栏内打"√"

2. 备用 UPS，防止断电造成染色中断。

3. 定期更换活性炭。

4. 染色架不得随意乱扔乱放。

5. 染色过程中发现问题可按暂停键，处理完毕后重新启动恢复工作，染色机仍能继续按原程序完成染色。

七、维护与保养

仪器的维护与保养是保证仪器正常工作所需的重要条件，因此需技术人员对仪器倍加珍惜，维护好仪器就能延长使用寿命，所以必须做到以下几点。

1. 经常擦拭机器保持清洁。

2. 检查冲水槽进水效果，防止有异物阻塞管道影响染色。

3. 检查烘干炉底部有无残蜡，如果发现有过多的残蜡要及时清理。

4. 检查仪器出水槽及出水口的排放系统，可用消毒液进行冲洗，避免微生物生长。

5. 禁止用湿布擦洗仪器背面有电子原件等敏感部位。

6. 在染色工作结束后，应将染色缸内的1%盐酸乙醇取出倒在棕色瓶内，防止长时间在机器内腐蚀电子原件。

7. 禁止使用有机溶剂擦洗机器各部件。

第七节　全自动组织切片封固机

一、结构与功能

1. 目前采用双吸盘吸附盖片技术的全自动玻片封固机（图7-7-1～图7-7-3）。

2. 提高实验室的工作效率。

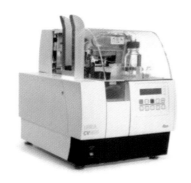

图 7-7-1　徕卡 CV5030-1 自动封固机

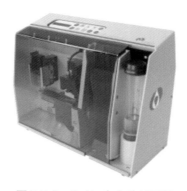

图 7-7-2　DaKo 全自动封固机

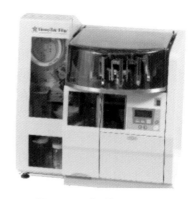

图 7-7-3　樱花 Film-JC2 胶带封固机

3. 适用于组织切片、细胞涂片和单细胞涂片。

4. 适用于湿性/干性封固切片。

5. 适用各种常规尺寸的国产优质盖玻片。

6. 盖玻片的适宜　22mm×40mm、24mm×40mm、24mm×50mm、24mm×60mm

7. 盖玻片架容量　120～160个盖玻片（根据大小不同）。

8. 盖玻片质量感应器可自动检出破损玻片，保证封固顺利进行。

9. 盖玻片机械手具有加压功能，推压出盖玻片和中性树脂胶之间的小空泡。

10. 适用目前市场上所有品牌的染色架。

11. 可使用目前市售的各种封固剂。

12. 封固剂分配器存放于二甲苯瓶中，保持滴胶通畅。

13. 封固剂瓶容量为100～250ml。

14. 烘干功能，封固完成后，玻片架会自动传送到烘烤干燥箱中烘烤，待干燥取出，减少污染。

15. 每小时封固400张左右（大约每片耗时9s）。

16. 胶带封固可以根据需求自行调节大小，无须晾片，可以立即归档。

17. 备有活性炭滤网和烟雾抽排系统。

二、使用方法

1. 接通电源、打开开关，机器进行自检后，指示绿灯亮起即可以工作。

2. 将染色完毕的切片栏准确地放入二甲苯槽内，进入封固机，关好仓门。

3. 按动开始键，封固机进入工作状态；可单一封固，也可以连续封固。

4. 封固机在工作中如发生故障，封固机会自动报警，按暂停键处理完毕后即可继续工作。

5. 封固机报警的原因：盖玻片不洁；双吸盘吸不起盖玻片；反复出现碎盖玻片；盖片盒未到位；载玻片不规则；盖片量不足；切片栏提手未放好。

6. 封固结束后，一定要等到机器蜂鸣器响时，显示绿灯方可取出切片，同时打开门，取出空栏，再放入另一染色栏。

7. 封固机的盖玻片采用24mm×40mm、24mm×50mm、24mm×60mm三种规格（目前国产免洗盖玻片已完全取代进口，使用效果良好）。

8. 效率高、质量好、胶很少外溢、无气泡、封固整齐美观。

9. 使用机器封固，既有利于环保，也提高了工作效率，减少了二甲苯对技术人员身体的伤害。

三、操作注意事项

1. 严格按操作规程使用。
2. 使用标准优良规格的载玻片和盖玻片。
3. 添加盖片时一定要在机器静止的状态下进行。
4. 添加或更换中性树胶时，一定要关闭电源，以免产生气泡，影响封固质量。
5. 定期检查二甲苯小瓶内的液面量，及时补充。
6. 滴胶量调好后，不可轻易变动，如果需要，方可进行调整。
7. 封固全部完成后，清洁机器，清理接胶小瓶中的废液，用少许二甲苯擦拭轨道上的污物，清理破碎的盖玻片。
8. 关闭电源，盖好机器。

四、保养及维护

1. 必须严格按照操作规程使用，设有维修记录和使用记录。
2. 注意环境卫生，自动封固机属精密仪器，应放置在洁净干燥的通风柜内。
3. 经常对封固机进行清洁，减少灰尘及试剂对机件的腐蚀。
4. 定期维护保养。
5. 出现故障不能排除时，要请工程师维修，严禁自行拆卸和随意搬动。

第八节　全自动组织切片染色封固一体机

将染色机和封固机用专用连接器连接起来，形成一体化的、全自动染色封固工作站。樱花公司、徕伟公司、察微公司生产的染色封固一体机是由全自动染色机、专用连接器和全自动封固机组成，也有公司直接生产染色封固一体机（图7-8-1～图7-8-3）。

一、全自动染色机的功能

采用多种容积的染色槽的结构设计，根据不同染色工作量和染色程序的需要，更换不同容积的染色槽，达到最经济的使用成本，适合组织学和细胞学样本的HE染色以及巴氏、PAS、EVG和刚果红等特殊染色。

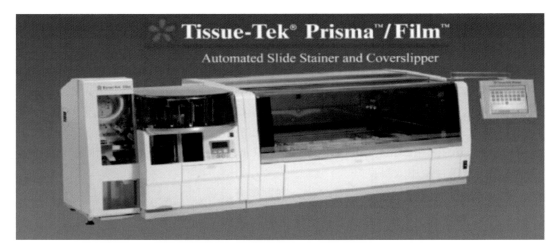

图7-8-1　樱花全自动染色封固一体机

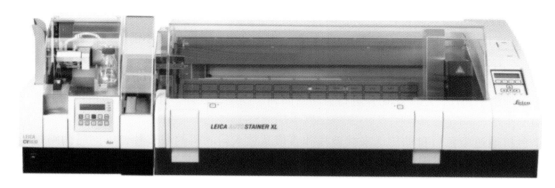

图 7-8-2 徕卡全自动染色封固一体机

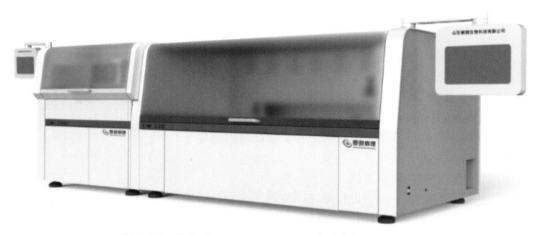

图 7-8-3 察微 CW-800 ＋ CW-1000 自动染色封固一体机

1．可应用于细胞学染色、组织学染色和特殊染色。

2．采用两节式、三节式机械臂设计，在 X、Y、Z 三维方向，均可 360° 自由运动。可设置 50 个以上程序，每个程序有 40 个步骤。

3．最多可同时运行 12 个玻片架，并可以在任意时刻运行任意程序。

4．设有抗腐蚀的彩色触摸屏，数据的输入和检索都十分方便，简单迅速，一目了然。

5．通过屏幕显示染色过程，染色过程由程序监控，具有试剂管理系统（RMS）能检测试剂的使用次数，并有助于监测染色效果，节约试剂。

6．多种语言操作界面。

7．玻片架通过上下载抽屉装入和取出，根据需求，最多可同时上载或下载 4 个玻片架。

8．根据专利技术（CodeRack[TM]），通过应答器和颜色代码系统，玻片架可以自动地分配给程序，启动染色。

9．配有烘烤箱，烘干玻片、去蜡，保证脱蜡彻底。

10．设有加热的试剂缸和附件，完成特殊染色的自动化。

11．内置活性炭滤网的烟雾抽排系统。

12．不需打开机盖就能置换染色程序，最大限度减少接触和吸附有毒试剂。

二、专用连接器

1．染色结束后，玻片架被自动转运至封固机，不再需要人工手动转运。

2．连接后，即成为真正一体化的染色封固工作站。

3. 错误信息与示警代码将在染色机和封固机上同时显示。

4. 樱花的 Tissue-Tek Prisma＋Tissue-Tek Glas 型号染色封固一体机不需要连接器。

三、全自动组织玻片封固机的功能

可对病理组织切片、细胞学切片进行自动封固和干燥尾气处理，并可与染色机连接成为染色封固一体自动工作站。

从染色机通过染色后自动传送来载玻片和直接从放入封固机的载玻片，可同时两路进行封固处理。在使用前可进行试封固测试，也可直接进行封固处理。从染色机通过染色后传递过来进行封固，封固机可自动识别进行封固。将需要封固的载玻片放入封固机内，封固自动进行。操作人员通过操作面板选取程序后，开始启动设备。封固机对在载玻片进行移动—滴胶—取盖玻片—封固—移动—收取—干燥处理。封固完成后，可随时取出，也可累计封固240张后烘干处理后取出。

1. 目前市售均采用双吸盘吸附盖玻片技术的全自动玻片封固机。

2. 提高实验室的工作效率。

3. 适用于组织切片、细胞涂片、单细胞涂片的封固。

4. 湿性或干性封固。

5. 适用各种常规尺寸的优质盖玻片，如22mm×40mm、22mm×50mm、22mm×60mm、24mm×40mm、24mm×50mm、24mm×60mm。

6. 盖玻片质量感应器可自动检出破损玻片，保证封固顺利进行。

7. 适用目前市场上所有品牌的玻片架。

8. 可使用目前市售的各种封固剂。

9. 封固完成后可自动转入烤箱进行烘烤，烘烤完成后自动报警。

10. 最大限度地减少接触和吸附有毒气体。

四、注意事项及维护保养

1. 在更换中性树脂胶后，及时进行封固前的测试。

2. 调节胶量的适合度，以保证封固后的载玻片的清洁。

3. 及时检查盖玻片的质量，去除不合格的盖玻片。

4. 封固前要仔细地将载玻片放置在架上，以保证封固的质量。

5. 检查二甲苯液位，保证载玻片在封固前处于湿润状态，以驱除气泡。

6. 定期清洁传送装置，保证传送装置上无中性树脂胶的污染。

第九节　全自动HE染色系统

医学科学技术飞速发展，各种先进检查设备的问世为疾病诊断提供了依据，而病理诊断作为临床最终诊断，其地位尤其重要。苏木精-伊红染色（HE染色），又称常规染色，是病理技术中最常用的一种方法，通过该方法可以快速做出一般病理诊断结果，并为其他辅助检测方法提供参考依据，以达到完整、准确的病理诊断。然而，切片质量的好坏直接影响诊断，因此制出优质的HE切片非常重要。

全自动HE染色的技术平台，实现临床标准化的HE染色方法，获得高品质的检测结果，更好地为临床服务。同时，实现检测流程的标准化和质量控制，加快检测结果速度，使临床医师获得更加准确可靠的检测结果。

目前检测平台为自动浸染染色系统，手工操作步骤多，工作效率低，染色质量不易控制，已经远远不能满足临床及患者对科室日益增长的标本检测需求。新一代的全自动HE染色系统，完全替代了上一代仪器需要人工操作的步骤，实现了标本检测的一键式操作，从而在不增加人员的基础上，能够高效完成更大量的常规标本检测工作，同时获得高品质的染色结果（图7-9-1）。

在减少人工的同时，此平台显著缩短了检测时间，切片之后直接进行染色，从烤片到封固全程自动化，每小时可染色200～240张切片，标本实现实时加载，优化的操作流程明显缩短了检测时间，加快了病理诊断报告时间，缩短了患者等待时间，提高了临床床位周转率。

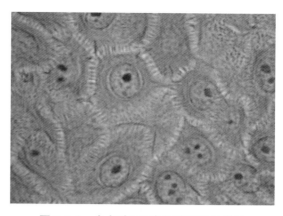

图7-9-1 全自动HE染色系统染色效果

该平台实现了单张玻片新鲜试剂，与传统的浸染式染色相比，增加了结果的安全性和稳定性。单独滴染专利保障了试剂的有效质控，通过优化的染色方案获得清晰的染色结果，有利于组织形态学细节的观察。同时，全自动的仪器平台还明显减少了人为误差的发生率，使得HE染色也可以成为有可比性的检测项目，有利于患者的院内及院间的结果比对。

全自动的平台实现了"从一张玻片到一个结果"的全自动流程，极大简化了实验操作步骤，节省技术人员培训成本，避免了人为操作的误差。同时，每张患者玻片使用单独试剂，实现了清晰染色，避免了样本间交叉污染。

另外，此平台还配备有原厂的相关试剂，仪器和试剂同属一套系统，更加保证了结果的准确性和溯源性。同时，试剂中不含二甲苯等有毒物质，而且整个反应体系在封闭的管路中进行，保证了工作人员的安全。

一、罗氏染色系统

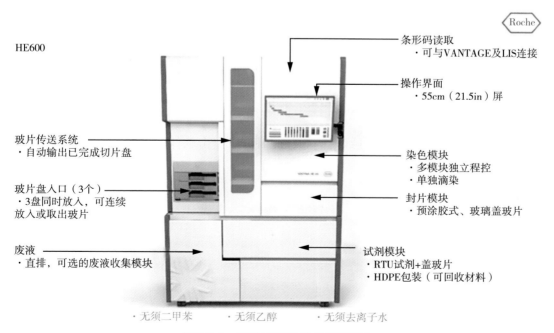

图7-9-2 罗氏HE600染色系统简介

（一）简易操作指南

1. 打开电脑电源，自动进入HE600操作界面，机器启动并初始化。

2．选择左上角"Operating"，点击左下角 ▲ 图标，打开仪器托盘入口，迅速放入托盘（按照托盘指示箭头放置）。

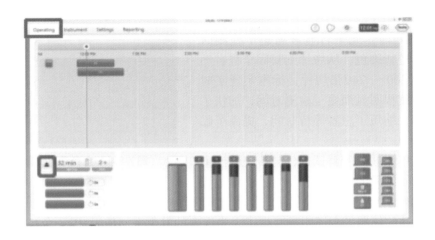

3．在弹出的对话框中，选择每个托盘需要的染色方案（如为默认方案则不需要另选），并点击"Start"，该托盘切片则开始后续染色流程。

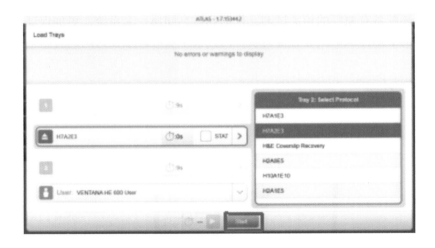

4．染色结束后，仪器出/入口处绿灯闪烁，此时可以点击软件 ▲ 图标，打开出/入口，并取出托盘。

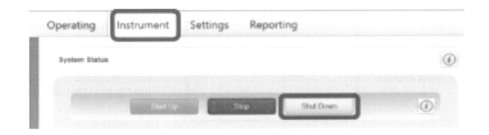

5．全天染色结束后，在 Instrument 界面点击"Shut Down"。

6．弹出对话框后点击"Yes"，仪器自动运行管路清洗，该步骤结束后会自动退出HE600操作界面。

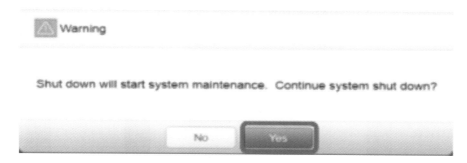

7. 最后关闭电脑（Shut Down）。

（二）图例释义

1. 放、取标本区

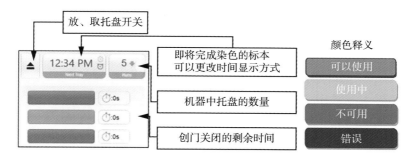

2. 染色托盘状态区

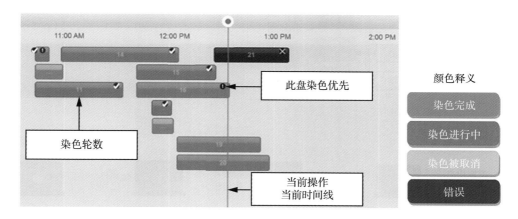

3. 试剂信息区

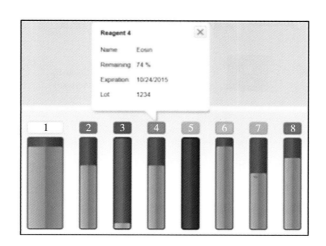

单击每个试剂桶可显示该试剂的相关信息：名称、剩余比例、有效期、生产批号。

（三）颜色释义

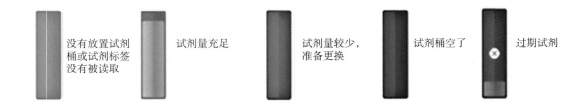

1. 盖玻片状态区

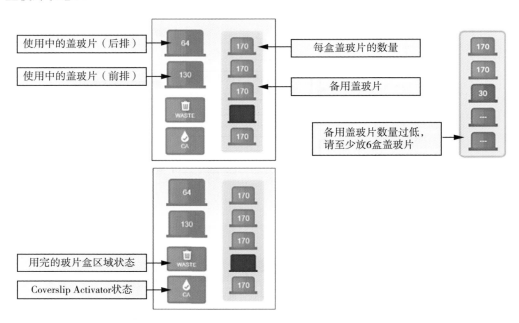

2. 颜色释义

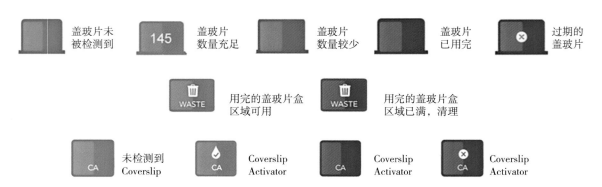

二、DAKO染色系统

DAKO converstainer是DAKO最新推出的全自动HE染色封固机，从烤片到封固及干片全程自动化处理，是目前市场上染色速度最快的全自动HE染色封固机，系统稳定、环保、试剂更换频率低、可重复性高，是目前市场上技术水平较高的染色系统。

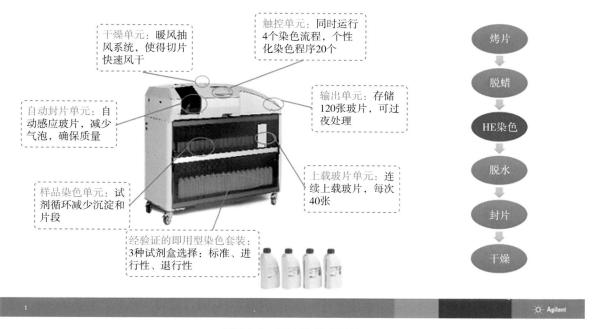

图7-9-3　DAKO染色系统

（一）简介

1. 智能型全自动多功能染色封固机。

2. 完全一体化工作流程　烤片、脱蜡、水化、染色、封固、干片全程自动化（从烤片到封固无须人为干预）。

3. 彩色触屏，染色过程实时显示，可一次处理4个染色架，处理40张切片，连续上载功能，循环染色。

4. 程序数　20个程序，每个程序可有40步。

5. TAT时间　≤46min（从烤片到封固）。

6. 烤片　12个，可同时烤片120片，烤片温度：50～70℃。

7. 使用玻璃盖玻片进行盖片，盖玻片大小：（22～24mm）×（40～60mm）。

8. 可使用目前市场上任何品牌的载玻片、盖玻片和封固剂。

9. 试剂更换频率　≥3000张。

10. 过夜处理量　≥240张。

11. 可以自动检测破损盖玻片。

12. 高处理量　≥240片/小时。

13. 适用于湿性封固。

（二）优势

1. 全自动染色封固机　从烤片至干片全程自动化。

2. 染色速度最快　240片/小时。

3. 系统具有自动废液排流装置，直接排出废液，无须人工干预。

4. 染色试剂自动泵入浸染槽，不需人工添加，无毒，无味，环保。

5. 整个染色过程试剂不断循环，防止沉淀及新旧试剂带来的染色差异，保证染色均一性。

6. 染色结束，试剂自动回流试剂瓶存储，防止蒸发。

7. 专利的切片架设计，试剂携带量最小，防止交叉污染。

8. 试剂更换频率低，可重复性高。

9. 所有试剂均为FDA及NMPA注册，质量可靠。

第十节　玻片标签的打印、排序及核对

一、玻片标签的定义

病理切片标签号码是用来标记患者手术切取的标本、活检标本及体液标本的一个代码。通过这个号码能查找患者的病史及全部资料，为其后续治疗提供依据。对科研、教学、查找资料等方便快捷。病理组织标本送到病理科后由专人编写病理标本号（有按年度编的，有按序号编的）。病理标本号一旦生效，此患者的资料将登记在册，录入电脑。

病理标本序号通常采用手写标签、橡皮图章印记标签的形式用胶水粘贴于载玻片上。后来改用不干胶标签，但是病理标本序号仍采用手工写号或橡皮图章印记号码。这种工作程序在大多数中小型医院较普遍，浪费工作时间，号码模糊不清，给存档工作造成困难。此外，遇到阴雨天气或档案柜潮湿，玻片号码更加无法辨认，给科研、教学、医疗及后续工作造成无法弥补的损失。

目前一些有条件的三甲医院病理科，都使用电脑编号、登记、描述、排序、核对。病理技师在包埋、切片、染色后用打印机按病理标本序号打印出不干胶病理标签，清晰、整洁、美观、大方、效果极佳。

随着科技的发展和医学的进步，玻片色带打号机和玻片激光打号机的问世使得病理档案更加规范化和标准化，减轻了病理技师的负担。

二、玻片打号机的应用

载玻片病理信息标记操作流程如下。

1．切片时病理信息通过扫描枪扫描组织盒上的信息，将病理信息传送至病理信息标记系统软件，软件控制玻片打号机将病理信息打印到载玻片上，即所谓"随需打印"。

2．通过病理软件直接将需要打印的病理信息打印到载玻片上，即所谓"批量打印"，避免任何转登或书写错误。

3．这两种工作流程可根据具体需求进行选择，这个工作流程解决方法融合了二维码技术、打印软件和核查软件，装备了快速精确的高品质条码扫描及打印设备。可以选择并定制一套方案，以最大限度地优化实验室的工作流程。

三、扫描标签打号机的应用

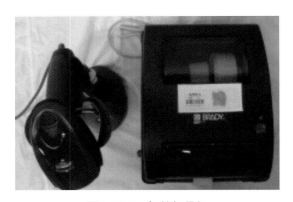

图7-10-1　标签打号机

1．打开电源开关。

2．将要切片的蜡块进行扫描（图7-10-1）。

3．切片、将扫描不干胶标签号粘贴于玻片上。

4．捞片。

四、切片的排序与核对

1．切片按病理标本号顺序排序。

2．将切完的蜡块封固后摆放在切片旁。

3．切片要与蜡块组织面进行认真核对，查看是否切面完整。

4．切片号要与蜡块号进行认真核对（图7-10-2）。

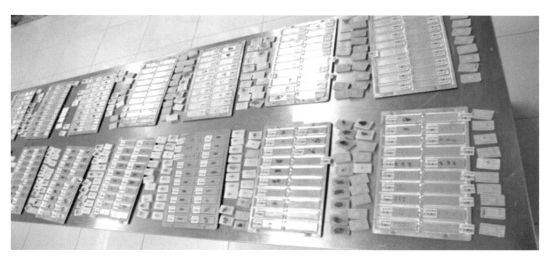

图 7-10-2　切片与蜡块进行核对

五、切片质量及取材质量控制表（表 7-10-1、表 7-10-2）

1. 取材不规范、不标准的病理标本号。
2. 脱钙不佳的病理标本号。
3. 组织有异物及钢丝的病理标本号。
4. 包埋技师姓名、切片技师姓名、染色技师姓名、核对技师姓名。

表格填写好后交由诊断医师对切片质量进行评价，同时技术室也给取材医师的评价。这样有利于取材规范化和切片标准化。

表 7-10-1　常规切片质控表格（示例）

日期：　　年　　月　　日　病理切片质量及取材质量控制跟踪表
（请填写有问题的切片号）

	刀痕	切不全	污染	封固差	染色差	其他	合计	医师签字
冷冻切片								
常规石蜡								
免疫组化								
特殊染色								
细胞涂片								
【常规】埋蜡：		切片		染色		核对		

表 7-10-2　标本取材质控表格（示例）

（请填写有问题的蜡块号）

分组	取材/记录医师姓名	取材污染	组织块过大	小标本未标伊红或标在纱布上	蜡块核对错误	号码不清、连笔等	技术室签字
小标本							
大标本							

第十一节　HE切片的规范技术标准

HE切片的规范技术标准概述如下（图7-11-1～图7-11-3）：

1. 切片组织完整。
2. 切片厚薄均匀。
3. 切片染色对比清晰；红、蓝分明。
4. 切片无刀痕、无裂隙、无颤痕。
5. 切片平坦、无皱折、无折叠。
6. 切片无污染。
7. 切片封胶适中、无气泡、透明度好。
8. 切片无松散、裱贴位置适当。
9. 切片整洁、标签（号码）端正牢固。
10. 切片（激光）打号清楚、扫描准确。

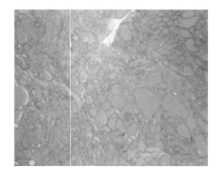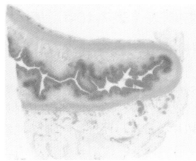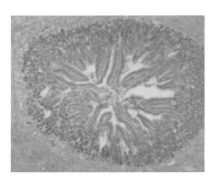

图7-11-1　正常甲状腺切片　　　　图7-11-2　正常阑尾切片　　　　图7-11-3　正常鼠小肠切片

第十二节　HE染色易出现的问题、原因及补救方法

在HE染色当中，常会出现一些意想不到的问题。这些问题的出现会给病理医师的判读造成困难，以至无法诊断。出现的问题是多方面的，现分析如下。

一、染色过程中组织切片易脱落的原因

1. 组织本身的原因如凝血块、血栓、干涸或过硬的组织及破碎组织等，切片染色时易脱落。补救方法：可用黏附防脱片解决。

2. 组织脱水、透明不佳，石蜡没有完全浸入，组织发软，切出的片子在脱蜡时收缩，入水或染色时又膨胀因而易脱落。补救方法：可退回重新脱水、透明、浸蜡。

3. 组织脱水浸蜡时间过久或温度过高，造成组织急剧收缩，过硬、过脆导致切片不完整也易脱落。补救方法：可用乙醇甘油各半浸泡切面后再切片。

4. 切片过厚。补救方法：按照切片标准调准好厚薄。

5. 展片水温低，切片有皱褶没摊平或捞片时组织面有气泡。补救方法：调整水温，一般为石蜡的熔点减去15℃就是水温的最佳温度，捞片时注意排空气泡。

6. 烤片温度低时间短。补救方法：调整烤片温度和时间。

7．烤片温度过高时间过久，导致组织切面烤焦、收缩变形出现皱褶也易脱落。补救方法：调整烤片温度和时间。

8．载玻片清洗不干净，表面有油渍或灰尘。补救方法：建议购买商品化的免洗的洁净载玻片。

9．切片脱蜡后未经由高至低浓度乙醇缓冲入水，冲水过猛或晃动过甚，也易使切片脱落。补救方法：按照染色技术操作规程要求即可。

10．染色液或试剂的酸碱度不适宜，分化液或返蓝液过浓也可导致切片脱落。补救方法：购买标准化商品化的染色液和试剂或调整染液的酸碱度和浓度。

11．染色失当或染色效果不佳。退回重新染色易引起切片脱落。补救方法：避免染色失当。

12．染色液或染色器皿不洁净。补救方法：过滤染色液和用清洗器皿。

二、切片染色不均的原因

1．组织取材固定不当可导致染色不均。如组织取材过大过厚，所用固定液不足，组织固定不完全或浸透不彻底，可导致组织切面染色后，外周固定好的部位细胞着色清晰，中间或未固定好的部位细胞着色模糊。肉眼观察和镜下检查即可看到染色不均的现象。补救方法：配置或商购10%中性缓冲福尔马林固定液，固定要彻底，取材规范化。

2．组织脱水时间不够，脱水不彻底。组织内含有水分，造成透明、浸蜡不彻底。这种组织虽能勉强切片，但会出现厚薄不均的现象，染色时就会出现片状灰染现象。补救方法：退回到乙醇重新脱水、透明、浸蜡。

3．切片厚薄不均或有横纹也可造成染色不均。补救方法：检查切片蜡块夹或刀台是否锁紧，螺丝是否有松动现象。

4．切片脱蜡不彻底。脱蜡剂及梯度乙醇不纯、室温低、使用时间过长均造成脱蜡不净，含蜡部位不着色或着色较浅，脱蜡彻底部位着色较深，导致染色深浅不均现象。补救方法：根据工作量定期更换脱蜡剂及梯度乙醇，室温低要延长脱蜡时间。

5．染色液或分化液不足，在染色时组织切片没有全部浸染，亦可出现染色不均现象。补救方法：要经常观察染色液、分化液及试剂量是否满足染色需求。

6．分化剂过浓，分化时间过长，分化后没有迅速入水终止分化，也可造成染色过淡的现象。补救方法：配置或商购标准的分化剂，分化后要迅速入水，显微镜下控制分化程度。

7．组织切片上有气泡，在染色或分化时气泡内的组织可能染不上颜色或分化不到，显微镜下观察也会出现染色不均的现象。补救方法：捞片时防止气泡的产生。

三、切片染色模糊不清（灰染）的原因

1．取材因素　取材时组织标本已经出现腐败自溶现象或取材后没有及时固定或固定液浓度不够，都能造成组织染色后结构模糊不清。由于组织结构变性，组织酸化，染色切片呈灰蓝色。补救方法：切片脱蜡至水后用AFA液或冷丙酮液再固定5～10min后水洗再进行染色会有所改善。

2．固定前已经干涸的标本，切片染色后在干涸的区域内也有成片的灰染现象，是很难补救的。

3．固定因素　固定剂对组织有一定的媒染作用。它既可以与蛋白质结合，又能与染料结合，故能增强着色能力。组织固定不及时不彻底也是造成染色模糊不清的主要原因。补救方法：切片脱蜡至水后用AFA液或冷丙酮液再固定5～10min，之后水洗再进行染色会有所改善。

4．固定液浓度偏低　蛋白质发生沉淀和凝固不充分，由胶状物质变成不溶性的固体状态也必然不充分，使细胞内的成分本应产生的折光率、光学差异不够显著，在组织保持正常生活状态下看不清楚的细微结构就更不清晰了，染色后切片也会出现模糊不清现象。补救方法：用10%中性缓冲福尔马林固定液重新固定或切片脱蜡至水后用冷丙酮液再固定5～10min后水洗再进行染色会有所改善。

5．固定液浓度过高　配置不规范，有的甚至用市售的浓甲醛进行固定，这样就使蛋白质的沉淀

和凝固作用太强，促使组织表面凝固迅速变硬，固定液渗透不到中间部位，造成固定不佳，染色后出现模糊不清的现象。这种情况无法补救。也可采用切片脱蜡至水后，用冷丙酮液再固定5～10min后水洗，再进行染色会有所改善。

6. 送检的标本有以乙醇固定的。正常温度下，乙醇固定沉淀的白蛋白、球蛋白不再溶于水，沉淀的核蛋白可溶于水，造成核染色不良，胞质染色也差，模糊不清。补救方法：用10%中性缓冲福尔马林固定液重新固定，或切片脱蜡至水后用冷丙酮液再固定5～10min后水洗再进行染色会有所改善。

7. 包埋蜡温度过高会使组织蛋白质发生质变，切片染色时染料与组织无亲和力，发生拒染现象，也会造成染色模糊不清。

8. 染料质量差或染色液配置失当　在配置苏木精时，如果加热氧化过度就不能生成三氧化苏木红（染色力最强），而生成四氧化苏木红（染色力弱），使染色液丧失染色能力（包括染色液使用过久），使切片着色模糊不清。

9. 分化过度，胞核、胞质色泽较淡，模糊不清。

10. 染色后脱水、透明不彻底，肉眼切片呈云雾状，显微镜下组织结构模糊不清。补救方法：切片在二甲苯中将乙醇脱干净，退回到新的无水乙醇，更换二甲苯重新透明即可。

11. 手工封固时口、鼻呼出的气体含有水分，阴雨天气湿度较大封固动作不敏捷也能使切片呈云雾状模糊不清。

四、切片有污染的原因

1. 水面污染　水面不洁净，在捞片时将肉眼难以看见的碎组织渣捞在切片上。补救方法：用纸经常清洁水面，保持干净。

2. 组织碎屑污染　在切片过程中，蜡带粘上其他组织的碎屑捞在切面上。补救方法：切完组织块后注意清理刀台。

3. 染色液和试剂的污染　染液中的色素颗粒和试剂的沉渣、污物，在染色时切片容易被污染。补救方法：要经常过滤染色液及更换试剂。

4. 组织切片在烤片时，遇有灰尘黏附于切面上。

五、切片保存期间易退色的原因

1. 固定液pH值不适宜、固定较久的组织（特别是用含酸性固定液固定的组织）在脱水前未经流动水洗或水洗不充分，染色后也易退色。

2. 染色液及所用试剂酸碱度不适宜，这是一个很常见的重要原因。在HE染色时，用碱性过大的溶液返蓝，就易引起胞质褪色，如果用pH 7～8的弱碱性溶液返蓝并经自来水冲洗，就不易引起切片退色。

3. 配制伊红染液如果加促染剂冰醋酸过多，会产生大量泡沫，浮在液面上较长时间不易消失，染液容易混浊，使用时间不长就产生沉淀，上清液呈浅粉色，说明染液失效，即使染上颜色也易退掉。

4. 组织切片染色后，脱水、透明失当，也易造成切片退色。

5. 封固剂的酸碱度不适宜，应该使用中性树胶封固剂。

6. 封固剂太稀或用量太少，切面未被完全封住形成干片也易退色。

7. 染色后，切片长期置于日光或强烈灯光下，均能加速氧化引起退色。

六、部分图片展示

1. 切片模糊不清有云雾状。可能原因：切片在脱蜡液脱蜡不彻底，（图7-12-1）示脱蜡液太少，没有完全浸到组织，虽然第三个脱蜡液浸到组织因时间短，或者在捞片时玻片手持部分带有蜡屑，造成脱蜡不彻底，经过染色后进入透明液，玻片上面的蜡屑才慢慢向下流到组织，正好进行封固，镜下发现组织模糊不清呈云雾状（图7-12-2）。解决方法：更换脱蜡液和梯度乙醇，保证各个步骤中液体足量（图7-12-3）。

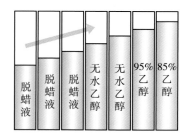

图7-12-1　脱蜡不彻底

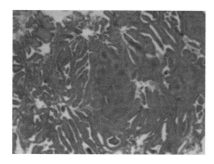

图7-12-2　组织呈云雾状

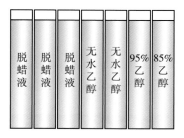

图7-12-3　标准试剂量

2. 切片染色完成以后，出现大片浅粉色及白色的斑点。可能原因：组织切片出现粉白色斑点是因为脱蜡液高于无水乙醇及梯度乙醇（图7-12-4），切片上带有脱蜡液进入各梯度乙醇中，造成组织表面含有脱蜡液脂滴的区域苏木精液不能着色，通过盐酸乙醇分化脂滴脱落，冲水返蓝后染上伊红颜色，俗称"小太阳"（图7-12-5、图7-12-6）。

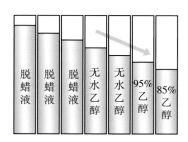

图7-12-4　脱蜡液直接带入乙醇

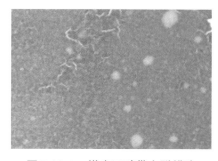

图7-12-5　梯度乙醇带有脱蜡液

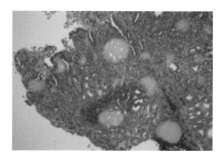

图7-12-6　俗称"小太阳"

3. 伊红过染，分色不足。可能原因：伊红染色液浓度太高，特别是焰红燃料，四溴四氯荧光素钠的存在；切片在伊红染色时间过长；切片在伊红染色后经乙醇脱水步骤时过的太快，而使乙醇分化伊红的作用不能产生（图7-12-7）。解决方法：适当稀释伊红染色液，减少伊红染色时间，或者使切片在乙醇脱水等步骤时，停留时间相对均匀。

4. 切片中出现蓝黑色沉淀物。可能原因：苏木精染色液中的金属膜，黏附在玻片上（图7-12-8）。解决方法：每天染色之前仔细过滤苏木精染色液，或建议使用半氧化苏木精染色液，可以避免过多的金属膜产生。

5. 显微镜下可见切片内有大量水珠。可能原因：切片染色后经梯度乙醇处理后水分没有完全脱净，导致透明后残留水分（图7-12-9）。解决方法：移去盖玻片，用透明液溶解封固剂，将切片置入新鲜的无水乙醇。待切片重新脱水完后，用新透明液透明，中性树胶封固。

6. 封固不全。可能原因：组织不平整、滴胶不足或封固剂含二甲苯过多，封固后二甲苯挥发所致（图7-12-10、图7-12-11）。解决方法：滴胶适量，购买商品化的封固剂。

7. 切片模糊（图7-12-12）。可能原因：染色后脱水梯度乙醇高于透明液，造成透明液中含有乙醇，封固的中性树脂胶和乙醇发生化学反应造成切片模糊（图7-12-13）。再有染色脱水梯度乙醇低于透明液，切片上的水分没有完全脱净，无水乙醇含有水分进入透明液，透明液中含有水分和乙醇，也会造成切片模糊（图7-12-14）。手工封固时未戴口罩哈气附在组织玻片上也会造成切片模糊。解决方法：规范化操作，及时更换液体，保证液体足量（图7-12-15），手工封固时必须佩戴口罩。

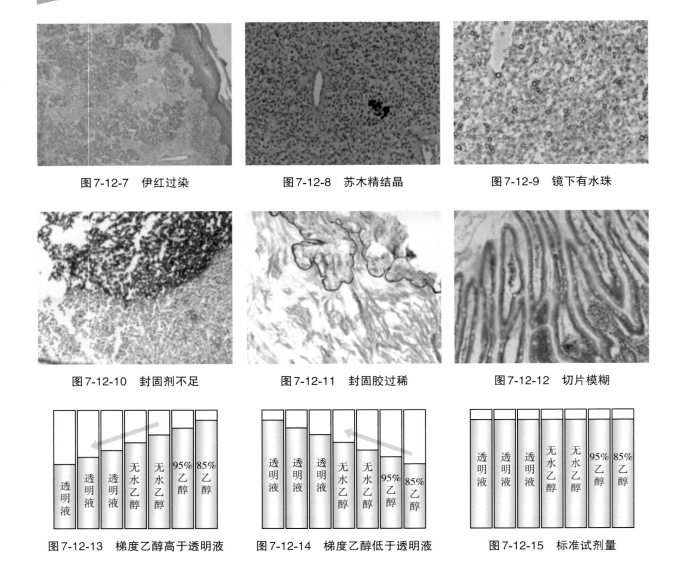

图7-12-7 伊红过染　　图7-12-8 苏木精结晶　　图7-12-9 镜下有水珠

图7-12-10 封固剂不足　　图7-12-11 封固胶过稀　　图7-12-12 切片模糊

图7-12-13 梯度乙醇高于透明液　　图7-12-14 梯度乙醇低于透明液　　图7-12-15 标准试剂量

8. 细胞核模糊。可能原因：组织固定不及时或固定液量不足，导致组织部分固定，腺体结构破坏，细胞自溶（图7-12-16）。

9. 组织干涸，胞核无法上色。可能原因：活检取材结束后未及时添加固定液，组织在外空气中暴露太久；病理科医师取材结束后未及时将组织包埋盒放固定液中，在空气中暴露太久，导致组织风干（图7-12-17）。解决方法：组织及时固定，固定液的量要充足，固定液要大于组织体积的5～10倍；胃黏膜腺体结构清晰，层次分明，细胞核呈蓝色（图7-12-18）。

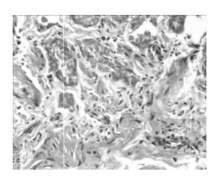
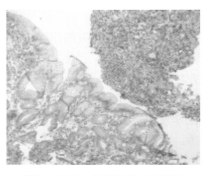
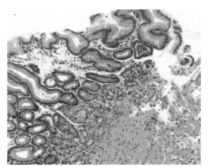

图7-12-16 细胞自溶　　图7-12-17 组织风干（干涸）　　图7-12-18 正常图片

10. 细胞核染色过浅。可能原因：苏木精陈旧，室温过低，苏木精氧化不足导致不容易上色（图7-12-19）。解决方法：规范使用比较稳定的商品化苏木精，监测室温的变化。结果显示细胞核、细胞质染色适中，对比鲜明（图7-12-20）。

11. 常规自动染色机进入工作状态没有打开进水开关，应该进行水洗的程序都没有水洗，造成染色不佳（图7-12-21）。解决方法：染色机进水开关尽量不要关闭。染色机启动前检查进水开关和各种染色试剂后再进入染色程序。

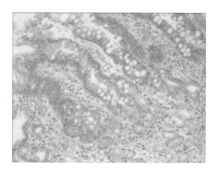
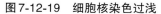

图7-12-19　细胞核染色过浅

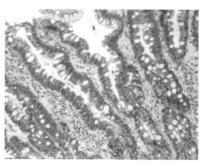

图7-12-20　正确HE图片

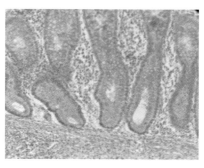

图7-12-21　HE染色未水洗

12. 组织内有棕色颗粒物附着。可能原因：有的单位染色后脱水透明后晾干再封固，更有甚者染色后脱水到无水乙醇就风干，还有用吹风机热风将玻片吹干封固，以上都不是规范操作，干封特别是热风吹干造成细胞干涸，呈棕色颗粒状，透明不佳，模糊不清（图7-12-22、图7-12-23）。解决方法：规范操作，湿封切片细胞核胞质清晰明亮（图7-12-24）。

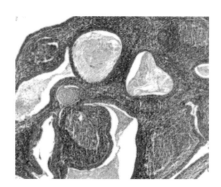

图7-12-22　干封组织切片（一）

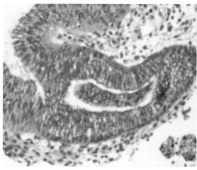

图7-12-23　干封组织切片（二）

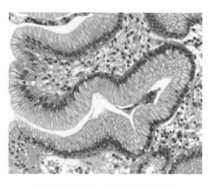

图7-12-24　湿封组织切片

13. 伊红染色不均。可能原因：染色机染色在进入伊红前，组织表面一部分附有油脂，是染色机运转时染色架带的脱蜡液滴在染色缸（一般是在返蓝液中容易附在玻片上），进入伊红液染色时，附在组织上的油脂不会染上颜色（图7-12-25、图7-12-26）。

14. 脂滴的形成原因是伊红染色进入第一个乙醇时，第一个乙醇有脂滴附在了组织上，在后续的乙醇脱色过程中，唯独脂滴部分没有脱色（图7-12-27）。

15. 骨髓组织脱钙后固定，导致组织固定不及时，产生自溶现象，组织结构塌陷，染色不佳（图7-12-28）。

16. 骨髓组织固定后脱钙，固定效果好，后续HE染色红蓝对比鲜明，能够显示组织的细微结构（图7-12-29）。

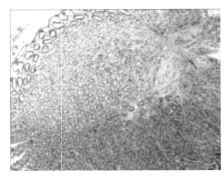
图7-12-25　伊红染色不均（一）

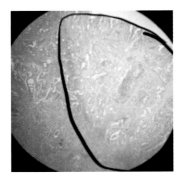
图7-12-26　伊红染色不均（二）

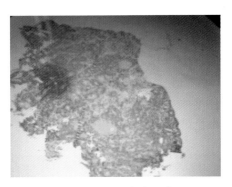
图7-12-27　脂滴形成

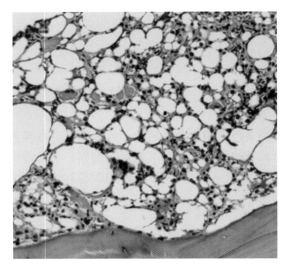
图7-12-28　先脱钙后固定的骨髓组织

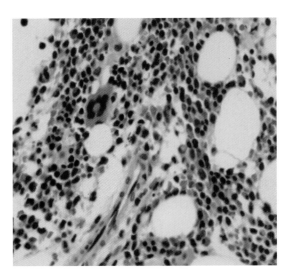
图7-12-29　先固定后脱钙的骨髓组织

第十三节　水pH值对染色的影响

　　在日常工作染色会出现组织只有细胞核一片蓝或组织只有胞质一片红的现象，一般认为是染液问题，其实有部分是水pH值的原因，手工染色不太明显，因为动作快，尤其是自动染色机出现这种情况较为突出。

　　1. 碱性水　在染色过程中染完伊红（酸性）水洗（碱性）后进入低浓度乙醇（酸性）会产生反应造成伊红迅速脱色，脱水透明封固后只有清晰的细胞核（图7-13-1）。在这种情况下建议使用醇溶性伊红。

　　2. 酸性水　在染色过程中染完苏木精后水洗（酸性）、分化（酸性）、水洗（酸性）、返蓝后水洗（酸性），细胞核已经很淡了，再染伊红很容易着色几乎一片红（图7-13-2）。建议染色用温水或在染色机进水口安装小厨宝或热水器调pH值。

　　3. 中性水染色效果最佳（图7-13-3）。

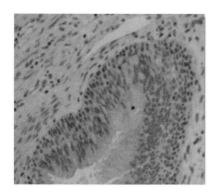
图 7-13-1　碱性水 HE 染色

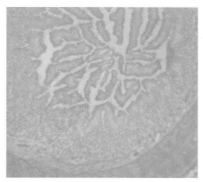
图 7-13-2　酸性水 HE 染色

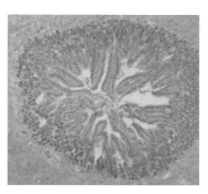
图 7-13-3　中性水 HE 染色

第八章 冷冻切片制作技术

第一节 冷冻切片的意义

冷冻切片在组织学技术中应用比较广泛，特别是对临床手术患者在术中快速病理诊断及免疫组织化学诊断研究中具有重要的意义。冷冻切片除了临床应用，还应用于人体和动物的研究，近年来在植物学研究方面也得到应用。冷冻切片技术是采用速冻的方法使组织在较短时间变硬切成薄片，其原理是利用物理降温的方法，使组织达到一定的硬度进行切片；冷冻后的组织起着硬化支撑作用，因此组织才可以切成很薄的薄片，应用于各项检查。冷冻切片最常用的范围包括以下几个方面。

一、快速诊断

术中冷冻切片快速诊断可称之为病理科的急诊工作，是临床医师在手术进行当中取出病变组织，要求病理医师在很短的时间内做出良恶性的正确诊断、恶性肿瘤是否浸润相邻组织、有无区域淋巴结转移、恶性肿瘤部位的手术切缘有无肿瘤组织残留，为临床医师下一步的手术方案提供依据。

二、显示组织中脂质

冷冻切片可以较好的保存脂肪和类脂，在检查脑组织中的脂肪栓塞，鉴别卵巢的泡膜细胞瘤（含有脂质）和卵巢纤维瘤、脂肪肉瘤的诊断以及脂质贮积性疾病等应用较多。脂肪组织染色和神经组织髓鞘的染色等常需要使用冷冻切片。

三、显示酶活性

酶组织化学已广泛应用于临床，这是一个很重要的研究方法。主要应用于肌肉活检的检查、腺苷三磷酸酶、琥珀酸脱氢酶等，在组织化学上显示酶的活性。

四、免疫荧光的研究

在迅速发展的免疫荧光诊断技术中，冷冻切片是最重要的标本类型。特别是肾活检的免疫荧光标记检查，因为在肾小球内的抗体和抗原－抗体复合物的性质及分布有着重要的诊断意义。

五、科学研究

人体和动物组织的研究及探讨，近年来在植物学研究方面也得到应用，冷冻切片的发展提升了科学研究的进步。

第二节　冷冻切片的发展史

1818年皮尔特·德·里默（Pieter de Riemer）首创冷冻切片技术，1905年路易斯·威尔逊（Louis B Wilson）在梅奥诊所（Mayo Clinic）成功地完成了第一例冷冻切片诊断，距今已有100多年的历史。2005年，Arch Pathol Lab Med发表了纪念冷冻切片问世100周年的文章。

冷冻切片机始源于半导体冷冻装置，是利用帕尔蒂埃（佩尔捷）效应。当一块N型半导体和一块P型半导体连结成电偶对，在这个电路中接上一个直流电源，电偶上流过电流时，就发生能量转移。在一侧接头面吸收能量可产生−25℃的温度，而在另一侧接头面通过流动自来水排放出能量可产生25℃的温度，低温温度是通过直流电和流动自来水来控制调节的，在达到适合切片温度后即可工作。

第一台冷冻切片机由丹麦林德斯特罗姆·朗（Linderstrmm Lang）和莫根森（Mogensen）在1938年创造，用于定量组织化学研究。后来由库恩斯（Coons）、莱杜（Leduc）和卡普兰（Kaplan）设计改进成新型恒温冷冻切片机，温度可降至−30℃。恒温冷冻切片机的问世，使冷冻切片不受气候、室温等外界因素的影响，可以在一个相对恒定的环境下进行工作。

一百多年来，冷冻切片已被用来作为一种工具，主要应用于临床外科手术中对患者进行快速诊断，并在此基础上立即决定手术方案、范围及治疗方法，目前大多数医院及医疗机构都已具备了开展冷冻切片的条件。

随着科技的发展和不断进步，新型的冷冻切片机不断问世，并且在逐年更新，一批批新发明的、半自动化的、全自动化的冷冻切片机都应用于临床医院和科研机构。冷冻切片机设有单压缩机和双压缩机，现各大医院及科研机构应用有徕卡CM1900、1950、3050、3050s等恒温冷冻切片机；赛默飞世尔恒温冷冻切片机；樱花恒温冷冻切片机；德国SLEE冷冻切片机；徕卡CM3600XP大型冷冻切片机；随着科技的发展和社会的进步，国产品牌的恒温冷冻切片机相继面世，如深圳达科为、金华益迪、金华科迪、瑞新昌、沈阳誉德、优纳、安必平、江丰、爱华、艾普迪、瑞沃德、衡道等。

第三节　恒温冷冻切片机的结构与功能

一、结构

恒温冷冻切片机主要由冷箱体及切片机构成，每种型号都根据人体工程学原理设计、操作方便、安全省力，具有快速双重制冷、自动除霜、自动消毒、具有负压等功能，精密的切片机装置、先进的制冷系统、安全与环保性能，为制作优良冷冻切片提供了保证。

二、功能

利用物理降温的方法，将新鲜组织冷冻，使其产生一定的硬度进行切片，与石蜡切片相比，冷冻切片不需要脱水处理，因此制片速度快，是术中提供快速病理诊断的良好方法。此外由于冷冻切片使用的是未经固定的新鲜组织，因此冷冻切片也是脂肪染色、酶组织化学染色以及某些免疫组织化学染色和原位分子杂交的理想制片方法（图8-3-1～图8-3-6）。

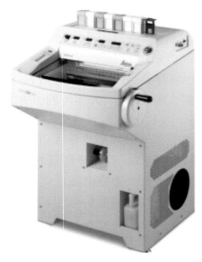

图 8-3-1　徕卡 CM1950 冷冻切片机

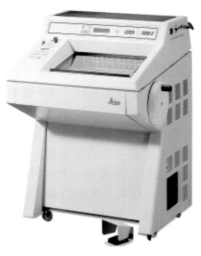

图 8-3-2　徕卡 CM3050s 冷冻切片机

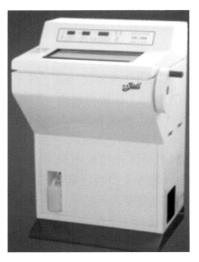

图 8-3-3　金华 YD-1900 冷冻切片机

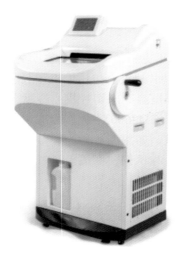

图 8-3-4　达科为 6250 冷冻切片机

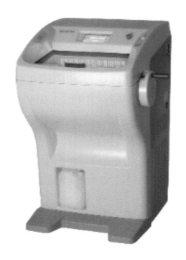

图 8-3-5　樱花冷冻切片机

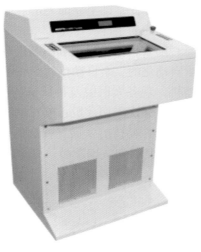

图 8-3-6　优纳 A650 冷冻切片机

第四节　冷冻切片的组织取材及适应范围

一、组织取材注意事项

1. 标本必须新鲜无固定，无液体浸泡。
2. 组织大小厚薄以 2.0cm×1.5cm×0.3cm 为宜。
3. 组织块勿受挤压。
4. 尽量保持组织的原有形态。
5. 小组织选择好组织切面直接冷冻切片。
6. 保持组织的清洁，严防污染。
7. 囊壁取材宽度不宜超过 0.3cm。
8. 所取组织尽量避开出血、坏死及脂肪区域，送检组织周围脂肪组织、钙化物、骨组织应尽量剔除，以免影响切片质量。

二、术中快速病理适应证

1. 确定手术范围。
2. 评价切缘。

三、术中快速病理慎用范围

涉及截肢和其他会严重致残的根治性手术切除的标本。需要此类手术治疗的患者，其病变性质宜于手术前通过常规活检确定。

四、术中快速病理不宜应用范围

1. 疑为恶性淋巴瘤。
2. 过小的标本（检材长径≤0.2cm者）。
3. 术前易于进行常规活检者。
4. 脂肪组织、骨组织和钙化组织。
5. 需要依据核分裂象计数判断良、恶性软组织肿瘤。
6. 主要根据肿瘤生物学行为特征而不能依据组织形态判断良、恶性肿瘤。
7. 已知具有传染性的标本（如结核、病毒性肝炎、艾滋病等）。

第五节　冷冻切片机的温度设置

病理技师在短时间内要制出高质量的冷冻切片，除了需要具有娴熟冷冻切片技术之外，还需要知晓冷冻切片机的功能、理解冷冻切片原理、病理医师诊断的需求。冷冻切片机的温度对冷冻切片的质量影响较大，组织温度的变化可影响其软硬程度。温度升高组织块变软，温度降低则组织变硬。不同组织冷冻切片的冷冻温度调整原则是：较为致密的组织选择相对较高的温度，较低的温度易造成组织过硬，切片困难；柔软稚嫩富含水分、富含脂肪的组织选择相对较低的温度，较高的温度易造成组织堆积难于制片。以下是部分组织冷冻切片的温度参数值：

−15～10℃：淋巴结、肾上腺、脑组织、脾、肌瘤。

−25～16℃：乳腺、肺、胆囊、子宫、小肠、结肠、肾、肝、肌肉、胰腺、前列腺、皮肤、甲状腺等。

−35～25℃：富于脂肪的乳腺组织、纤维脂肪组织、富于脂肪的皮肤组织、富于脂肪的肿瘤组织。

第六节　快速冷冻仪的优势

最新的冷冻系统，可以对术中需要做出快速病理诊断的组织标本进行超低温、快速冷冻（约−70℃，约30s）。采用最新一代斯特林制冷机技术，可实现高效、快速制作高质量的冷冻包埋块；体积小、重量轻、结构紧凑、一键启动、无须守护，冷冻实时温度在触控屏上显示，一目了然；无须进行干冰、液氮的准备工作，也无须等待组织在切片机冷冻，可以快捷地制作冷冻样品；可以使样品快速越过最大结晶体生成温度（−5～−1℃）。国内自主研发的环保型冷冻液，安全无毒；超低温冷冻，温度可调节，最低温度可达−80℃；可对脂肪、囊肿、脑组织等软体标本进行快速高质量冷冻制备；

精密合理的机械结构，实现性能稳定，最大化的降低故障率（图8-6-1～图8-6-3）。快速冷冻仪降温速度极快，可以快速通过产生冰结晶影响的温度带（最大冰结晶生成带），所以能制作人工痕迹较少的优质冻结块。将药液放入药槽后，只需按下开关即可将药液冷却至−75℃并加以保持，然后再放入以OCT胶包埋的检体制作冻结块。将冷冻机设置在恒温冷冻切片机旁，即可高效制作稳定的冻结块。

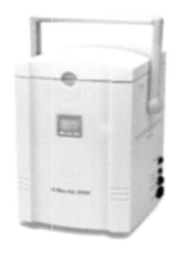 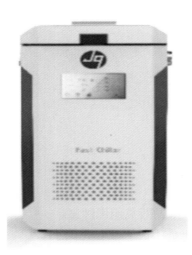 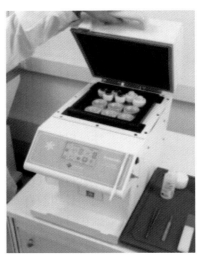

图8-6-1　樱花Histo-Tek PINO快速冷冻仪（左）　　　图8-6-2　广东金泉JQ-FAC100快速冷冻仪（中）　　　图8-6-3　麦尔斯通PrestoCHILL冷冻切片包埋机（右）

第七节　冷冻切片的制作方法

1. 冷冻前将恒温冷冻切片机的速冻头温度和箱内温度调整到适宜的切片温度，一般为−25～−18℃。

2. 在标本托上涂一层OCT包埋剂，然后将取材后的新鲜标本放在样本托上，稍冷冻后，再用OCT包埋剂覆盖标本，再冷冻，待组织1/2～2/3被冷冻后再压冷冻锤，加速冷冻。

3. 组织较小或较薄，可先将OCT包埋剂滴加在标本托上，冻一个小冷台，将组织放在制成的小冷台上，再覆盖OCT包埋剂冷冻并用冷冻锤轻轻压平。

4. 标本冷冻完成后将标本托固定在切片机的机头上，调整机头的位置，使其恰好位于切片刀的后方。

5. 以粗切削的方式将标本切至暴露所切目标的最大平面，使用连续转动方式削5～6个切面后，用毛笔清除机头、标本托及切片刀上的组织碎屑。

6. 确认切片厚度，一般6～10μm，根据组织的不同可适当调整切片的厚薄度（图8-7-1）。

7. 放下防卷板，使其位置恰好与切片刀的刀刃完全平行，并略突出于刀刃。

8. 以转动大轮推进的方式进行切片，良好的切片将在防卷板下方形成一张完整平坦无褶皱的薄片。如切片略有弯曲，可用小毛笔轻轻展平切片。

9. 打开防卷板，用载玻片平稳地轻压组织，使其平整地吸附到载玻片上（载玻片要保存在室温条件下）。

10. 也可不使用防卷板，缓慢转动切片机手轮，待切片露出OCT包埋剂的空白区域后，用毛笔轻压组织下方的白边，随机器慢慢转动，用毛笔轻轻向后拖带切片，使其平坦，轻轻转动毛笔，使其与切片分离，右手拿载玻片轻轻平稳地压组织，使其平整地吸附在载玻片上，迅速放入固定液，进入染色程序。

11. 正确地调整使用冷冻切片机的防卷板是获得平展完整冷冻切片的重要手段，防卷板的正确位置是与切片刀的刀刃平行并略微突出于刀刃。如防卷板过度突出于刀刃，会造成切片机头上的组织与防卷板相撞；如防卷板低于刀刃，会造成切片向上卷曲不能形成平整的切片，在调试时从下向上逐步提高防卷板的位置，每提高一点切一张切片测试，直至切片能在防卷板下形成完整平展的切片为止。

12. 在科研及动物实验方面，动物眼球试验相对较难（晶状体较硬）。在制作眼球切片时，为了得到良好的眼球切片，在使用OCT剂包埋过程中，应尽可能将眼球完整的包裹于OCT包埋剂中，切片厚度一般不超过14μm，必要时可用手指进行雾化，以达到切片完整无皱褶、无裂痕（图8-7-2）。

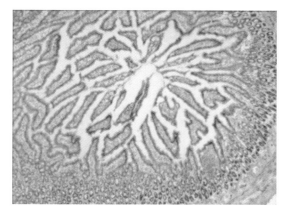

图8-7-1 小肠组织冷冻切片

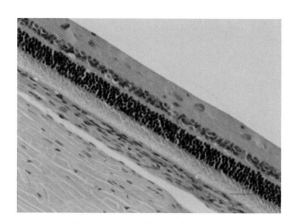

图8-7-2 眼球组织冷冻切片

第八节 冷冻切片的固定和染色

一、冷冻切片固定液选择

冷冻切片的常用固定液种类如下。

1. 丙酮液。
2. 甲醇液。
3. 95%乙醇。
4. 5%冰醋酸/95%乙醇混合固定液。
5. 5%冰醋酸/甲醇混合固定液。
6. AFA液。
7. 九州柏林冷冻切片固定液。

各种固定液对不同的组织固定效果不尽相同，可根据工作要求选择适合于本单位医师需求的固定液，商品化试剂对病理科规范发展、质量稳定起到至关重要的作用，可以作为首选固定液。我们对乳腺组织、甲状腺乳头状癌组织、肺腺癌组织进行了实验，7种不同固定液染色结果如下（图8-8-1）。

二、冷冻切片染色方法

1. 冷冻切片应立即放入固定液中。
2. 固定约1min，水洗。
3. 入哈瑞氏苏木精染液2min，水洗。
4. 1%盐酸乙醇分化数秒，水洗。

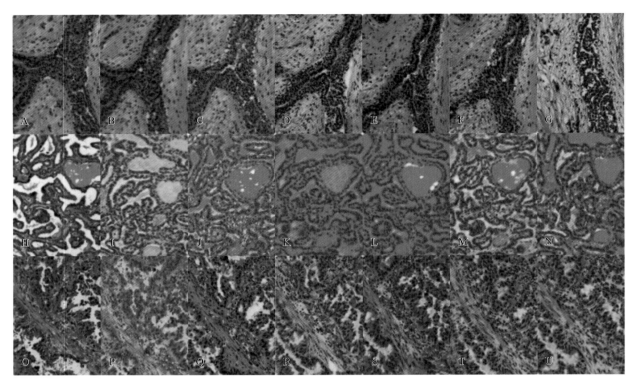

图8-8-1 7种不同固定液染色结果

注：A、H、O使用固定液为4℃丙酮液；B、I、P使用固定液为甲醇液；C、J、Q使用固定液为95%乙醇；D、K、R使用固定液为5%冰醋酸/95%乙醇混合固定液；E、L、S使用固定液为5%冰醋酸/甲醇混合固定液；F、M、T使用固定液为AFA液；G、N、U使用固定液为九州柏林固定液。A-G为乳腺组织，H-N为甲状腺乳头状癌组织，O-U为肺腺癌组织。

5. 0.5%氢氧化铵水溶液返蓝数秒，水洗。

6. 入1%水溶性伊红染液1～2min，水洗。

7. 70%乙醇、80%乙醇、95%乙醇、95%乙醇逐级脱水。

8. 无水乙醇脱水3次。

9. 二甲苯透明2次。

10. 中性树胶封固。

冷冻切片自动染色机的问世在工作量大的医院减轻了技师的工作压力。染色机应用人工手法理念进行设计，能够快速完成染色，提高了切片染色质量，有利于质量控制（图8-8-2、图8-8-3）。

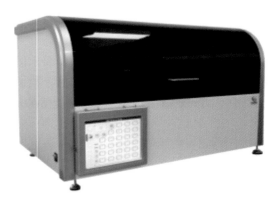

图8-8-2 察微冷冻切片染色封固一体机

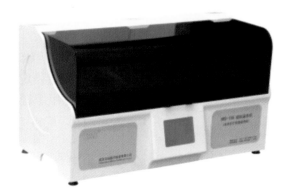

图8-8-3 汉谷冷冻切片染色封固一体机

三、冷冻切片标准

1. 操作正确。
2. 切片完整。
3. 厚薄均匀。
4. 无褶无刀痕。
5. 组织内无冰晶。
6. 核质分明，染色适度。
7. 组织结构清晰。
8. 脱水透明洁净。
9. 封裱美观。
10. 时间迅速。

四、冷冻切片染色的注意事项

1. 提倡使用新鲜苏木精染液，每天过滤，防止沉渣及结晶的形成，保证高质量的冷冻切片，以利诊断。
2. 室温过低时，影响着色，可适当加温促进染色。
3. 盐酸乙醇分化应适度，显微镜下控制，否则易造成核着色不佳，染色质不清晰，影响诊断。
4. 氨水返蓝要适度，浓度过高易脱片，一般配成0.2%～0.5%为宜。

五、冷冻切片冰晶的控制

冰晶形成取决于组织的降温速率以及组织含水量的多少，尤以组织细胞水肿、子宫内膜、纵隔肿瘤、卵巢肿瘤为甚。此外，因在取材过程中接触到水源、冷冻过程中速度慢、使用液氮时间上未控制好等，蛋白质与水形成的胶状体受到破坏，水分从胶体状态的蛋白质中分解出来，这些都是造成冰晶形成的原因。解决方法如下：

1. 使用液氮时间上应控制好。组织取材时，应避开水源；如遇含水量高的标本，用干纱布或滤纸吸干水分后再进行冷冻。使用液氮时，动作要快。
2. 使用快速冷冻仪，可以使样品快速越过最大结晶体生成温度（−5～−1℃）。国内自主研发的环保型冷冻液，安全无毒；超低温冷冻，温度可调节，最低温度可达−100℃。

六、冷冻锤使用时机和方法

对于子宫肌瘤等实性组织可以在组织稍冷冻之后就放冷冻锤，而对于甲状腺、肺等稍软组织须在组织至少1/2冷冻之后再放冷冻锤，避免出现由于冷冻锤的重量使组织变大，尤其是对肿瘤大小产生影响。对于囊壁、肠管等组织，由于组织比较小冷冻较快，也可以不用冷冻锤，如果要使用至少要在组织2/3冷冻后再压冷冻锤，避免改变组织切面。冷冻锤的高度要调节合适，太低重量过大容易使组织变形，太高冷冻锤接触不到组织达不到速冻的作用。通常可以将冷冻锤的高度调至距离样品托1～2cm，在使用时轻压冷冻锤，待接触组织后轻扶冷冻锤片刻再松手。若松手后样品托脱离速冻台，则可稍降低冷冻锤的高度，至合适高度为止。

第九节　恒温冷冻切片机的使用注意事项及日常维护

冷冻切片机应严格遵守操作规程。切片前，厚度应预先调制好，刀具应提前安放好。刀的角度调好位置，并多备几个冷冻托，以供速冻组织块使用。切片时，观察窗不可打开过大，以防温度升高影响切片。同时，呼气时不要对着组织块，因其会对冷冻切片造成影响。每一例冷冻切片完成后，都应及时清理冷冻组织碎屑，以防造成污染。冷冻切片完成后，应彻底清洁箱体内的组织碎屑，擦拭机器，并向机器的加油孔注入低温冷冻油，润滑机器。最后，开启机器消毒功能，对机器进行消毒。切片污染是病理组织制片的大忌，在冷冻切片粗削后必须要用毛笔清洁碎屑，以防其他组织碎屑沾染到正在进行切片的标本上。

冷冻切片机的温度设置：白天工作时冷动台温度可设定在-25～-20℃；如遇到脂肪标本，可快速调至-30℃以上；对于双压缩机的机型，冷冻头的温度可以设置为-10℃左右，温度太低会导致组织持续冷冻，通常造成切片困难。

全部冷冻切片工作完成后，应对箱体内进行卫生清理，用毛刷除去碎屑污物，放上10%的福尔马林固定液进行熏蒸消毒或紫外灯消毒1h，并将温度调至-20℃，早上工作时再将温度调至所需温度既可，如有条件，机器应定期关机，拔掉插销，待机器恢复室温后，对切片机各部件进行彻底清洗，滴加专用的防冻润滑油，接通电源，调至-20℃以备工作之用。

第十节　冷冻切片常见问题及解决方法

1. 细胞外冰晶　典型表现为冷冻切片细胞组织中间隙增大、细胞收缩变小、细胞核收缩。可能原因：主要是由于组织富含水分，冷冻速度缓慢所导致。常见于淋巴结、肾脏、子宫内膜等，后者多见于术中送检的全子宫标本，查看子宫内膜癌浸润深度，冰冻取材为内膜加肌壁的标本，此种标本取材困难，通常取材偏厚且大，再加上子宫内膜组织富含水分，很容易在子宫内膜部分看到大量的细胞外冰晶（图8-10-1）。解决方法：①规范取材，大小以2.0cm×2.0cm×0.3cm为宜。②冷冻切片机的温度调至-20℃左右。③冷冻之前用吸水纸吸去组织上多余的水分。④提前冷冻样本托，滴加少量OCT包埋剂，再放组织，待组织1/2冷冻后放冷冻锤加速冷冻（图8-10-2）。有条件的单位建议使用快速冷冻仪。

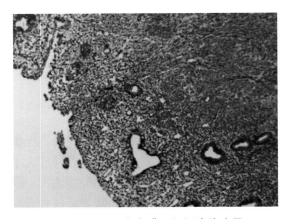

图8-10-1　子宫内膜组织细胞外冰晶

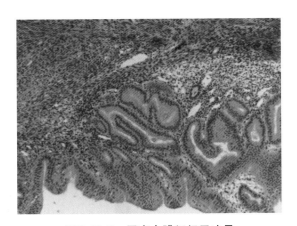

图8-10-2　子宫内膜组织无冰晶

2. 组织内冰晶　可能原因：组织在冷冻过程中冷冻速度慢、冷冻时间长、蛋白质与水形成的胶体状态受到破坏，导致水分从胶体状态的蛋白质中分离所致。冷冻切片组织中细胞核出现大量空洞。此种现象多见于肿瘤、肝脏、淋巴瘤等组织，通常是由于此类标本在快速冷冻之后，细胞丰富组织变脆，切片时常呈现粉末状，难以制片，在用手指长时间复温组织之后容易出现核内冰晶现象（图8-10-3）。解决方法：送检标本尽量不要用水浸泡或用湿纱布包裹组织。冷冻切片组织黏附剂的选择应以不含水的黏附剂优先。操作者的动作应迅速，动作越迅速，产生的冰晶越少。因为细胞内的冰晶与制冷的时间有密切关系，制冷的时间越长，细胞形态改变越大。切片前在冷冻组织表面喷一种冷冻剂，可加速组织冷冻、变硬、变脆。快速冷冻之后变脆是正常现象，可以将冷冻后的组织放在室温复温10s左右，再切片就容易制片。或者，不要把组织彻底冷冻，而是在组织冷冻90%左右后再开始粗修，待暴露所需组织切面后，用冷冻锤轻压切面再进行冷冻。前一种方法简单易掌握，后一种方法对操作者经验要求较高，不易掌握，容易出现冷冻不够就粗修的现象。如果方法掌握得当，就能制作出完美没有冰晶的冷冻切片（图8-10-4）。

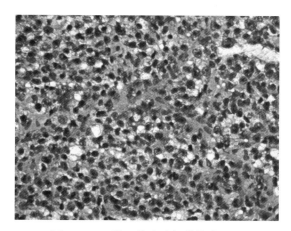

图8-10-3 淋巴结冷冻切片核内冰晶

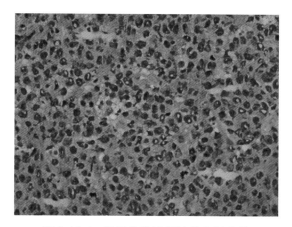

图8-10-4 淋巴结冷冻切片核内无冰晶

3. 切片修复产生的冰晶 可能原因：如果粗修过度，尤其是取材的是较大较厚的组织，会粗修完无冰晶的组织，导致切片有较多的冰晶（图8-10-5）。解决方法：取材时尽可能要暴露病变区域，减少粗修深度，以提高冷冻切片质量（图8-10-6）。现有的冷冻切片机很难将组织彻底无冰晶冷冻。通过多种冷冻方法的使用，可以使组织在一定的厚度范围内做到无冰晶冷冻。

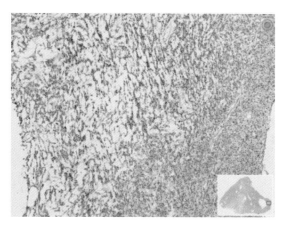

图8-10-5 组织深层冷冻切片冰晶较多

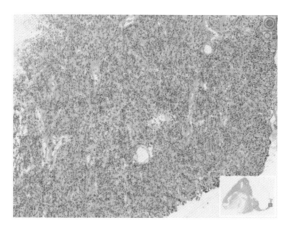

图8-10-6 组织浅层冷冻切片冰晶较少

4. 细胞核染色模糊，对比度差 可能原因：染色后梯度乙醇脱水不充分，切片带液体进入透明液，导致透明不彻底，肉眼观察呈云雾状，显微镜下组织结构模糊不清（图8-10-7）。或者，透明液的液面较低，没有达到切片梯度乙醇的高度，造成乙醇液体带入透明液中（图8-10-8）。解决方法：切片组织在透明液中无水乙醇未脱干净，退回到无水乙醇，更换透明液，保证标准液面后重新透明。

此外，手工操作染色后，镊子会带有液体。封固时切片不要水平放置，防止镊子带的液体渗入到组织，造成切片模糊。手持切片稍微向上翘，可防止镊子带的液体流入组织面而造成切片模糊不清（图8-10-9～图8-10-11）。

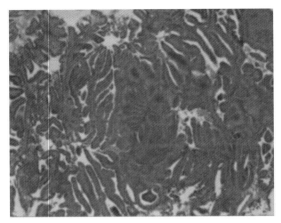

图8-10-7 切片染色模糊

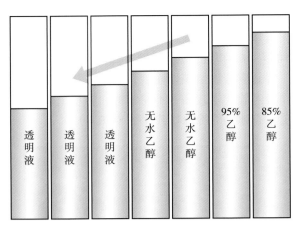

图8-10-8 透明液面低于无水乙醇

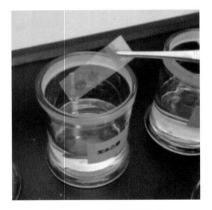

图8-10-9 用镊子染色

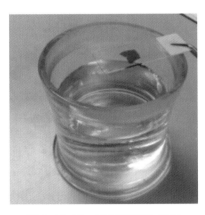

图8-10-10 封固时玻片平行

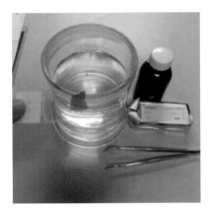

图8-10-11 封固时玻片倾斜

5. 组织细胞退变　可能原因：有的医师愿意观察一张切片附两个厚薄不一样的切面，造成第一个切面延时固定，细胞退变。还有的技师想观察一下切片质量，延误了迅速固定。特别在天气炎热、室温较高的环境中进行冷冻切片，延迟固定可导致组织细胞退变，影响染色及诊断（图8-10-12）。解决方法：提倡一张玻片只放一个组织切面，冷冻切片完成后要立即放入固定液。如需观察切片质量，可待切片固定少许后再观察（图8-10-13）。

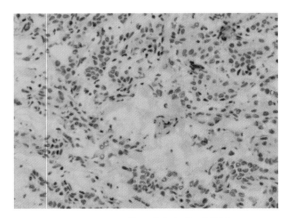

图8-10-12 第一个切面细胞退变

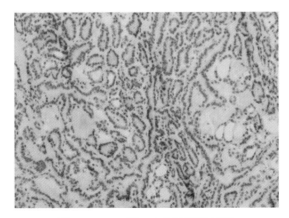

图8-10-13 第二个切面细胞正常

6. 切片破碎不完整或不能切片　切片不全直接影响冷冻切片结果的准确性和诊断报告延

时。可能原因：组织内含有过多的脂肪或坏死组织。脂肪或坏死组织较一般组织块的切片温度要低些，冷冻速度慢，从而影响切片的完整性或延误报告时间。组织块冷冻过度导致切片破碎或搓衣板状（图8-10-14）。解决方法：冷冻切片的组织除了要保持新鲜外，还应注意避免组织内含有过多的脂肪（脂肪组织切片例外）及坏死组织。组织大小要适中，一般情况下，冷冻切片的大小约为1.5cm×1.5cm×0.3cm。卵巢肿瘤和脂肪瘤组织可稍大一些。掌握好组织的冷冻时间，根据组织块的大小、性质确定冷冻时间。一般认为组织块较大或脂肪组织，冷冻时间可适当长些，甲状腺组织、脑组织、淋巴结及动物组织等冷冻时间相对短些（图8-10-15）。每次冷冻切片操作完成后关闭好冷冻箱的盖子，保持冷冻箱温度恒定。

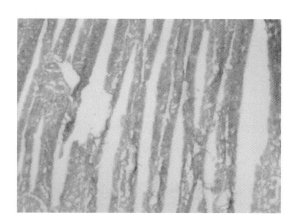

图8-10-14　动物肾组织冷冻过度

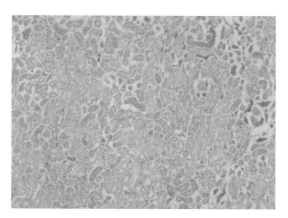

图8-10-15　动物肾组织冷冻适宜

　　7. 切片皱褶或卷曲　可能原因：刀刃变钝。防卷板粘有异物，防卷板作用是防止切片卷缩，若粘有异物，切片时组织会挤压在一起。防卷板与刀刃的位置不平行、不吻合（图8-10-16）。解决方法：注意检查刀具，及时更换刀口，定期更换刀片。保持防卷板的清洁，每做一次冷冻切片，均应将刀口和防卷板擦拭干净，防止切片污染和切片皱缩。调整刀、防卷板的位置，保证两者平行，且防卷板凸出于刀刃约0.2mm。

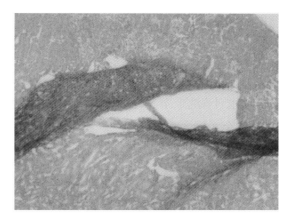

图8-10-16　切片有皱褶重叠

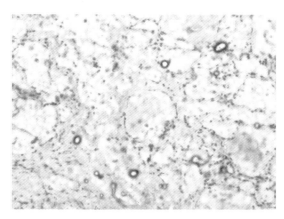

图8-10-17　组织切面含有水珠

　　8. 切片染色后组织上有水珠　可能原因：透明液内含有水珠或者在封固时口中哈气在组织上形成水珠（图8-10-17）。解决办法：切片退回到无水乙醇后，更换新的无水乙醇和透明液，重新脱水、透明即可解决。

　　9. 切片脱落　可能原因：①组织内含有过多的坏死、血块成分。②组织细胞坏死崩解导致局部的渗透压升高吸收水分，切片一经固定，水分溢出，坏死组织失去支撑作用，染色时易于脱落。③固定液含水过多浓度过低。④载玻片不干净。⑤切片太厚。⑥操作不规范，如冲洗时水流过大，冲坏组织完整性，甚至造成切片脱落。解决方法：取材时避免组织内含有坏死组织和血块组织。选择最佳固定剂，如九州柏林冷冻固定液。商品化固定液保证了浓度和纯度，定期及时更换新液。保持载玻片的清洁。调整切片的厚度，5～7μm较为合适。除脂肪组织可稍微厚些，组织切片应尽量薄。

10. 组织块脱落　可能原因：组织与冷冻头冻结不紧，稍微受外力的作用便脱落。冷冻头上用过的包埋剂残留或有油脂。修整组织块时进度太大导致组织块从冷冻头上脱落。解决方法：用过的冷冻头要及时清洗干净备用，修整组织时应循序渐进，不可操之过急。

第十一节　术中快速冷冻切片免疫组化快速法

一、临床意义

1. 提高准确率　发现微小病灶，尤其微小转移灶、浸润灶，降低了假阴性率。实现术中对肿瘤标志物的快速检测，降低仅靠观察HE形态学染色进行诊断的风险性，对切除组织做出准确的诊断和分类。

2. 降低延迟诊断率　对于疑难病例或较年轻患者，增加病理医师诊断信心，降低延迟诊断率。为手制订术方案提供了精准诊断的依据，有效避免患者二次手术，减轻患者负担，减少医患纠纷。

二、适用范围

1. 需要确定病变性质，如肿瘤或非肿瘤、良性或恶性，以决定手术方案。

2. 了解恶性肿瘤的扩散情况，如肿瘤是否浸润相邻组织，有无区域淋巴结转移等。

3. 确认切除的组织，如甲状旁腺、输卵管、输精管及异位组织等。

4. 针对术中遇到的与术前诊断不符或术前预计之外的紧急情况，希望征求病理医师的意见之后再做下一步决策。例如，乳腺癌用于肿瘤分类、手术切缘、淋巴结转移等；判断肺癌的肿瘤来源、淋巴结转移情况等；女性生殖系统肿瘤的良恶性诊断；结肠癌的诊断鉴别等；颅内肿瘤的肿瘤来源、良恶性诊断等。

三、操作方法（以河南赛诺特公司试剂盒为例）

1. 切片　冰冻组织冷冻至适宜温度，切片厚5～6μm，贴于载玻片上，然后立即投入固定液中。

2. 固定　固定30s，取出玻片，放置流水中，将OCT包埋剂清洗干净。

3. 画圈　切片用免疫组化油笔在组织周围画圈。

4. 过氧化物酶封闭孵育　在组织切片上滴加2滴过氧化物酶封闭剂在组织上，孵育30s，冲洗掉多余液体后，在清洗液中浸泡10s。

5. 一抗孵育　去除组织上覆盖的多余液体，在组织切片上滴加2滴一抗，孵育4min，冲洗掉多余液体后，在清洗液种浸泡1min。

6. 二抗孵育　去除组织上覆盖的多余液体，在组织切片上滴加2滴二抗，孵育3min，冲洗掉多余液体后，在清洗液中浸泡2min。

7. DAB工作液配制　将DAB底物和DAB缓冲液，按照1：20比例配置DAB工作液。

8. DAB显色　去除组织上覆盖的多余液体，切片滴加DAB工作液100μl，显色90s，蒸馏水冲洗10s。

9. 苏木精复染　组织上滴加2滴苏木精，孵育10s，蒸馏水冲洗10s。

10. 脱水、透明、封固　切片在75%乙醇中浸泡2s，85%乙醇中浸泡2s，95%乙醇中浸泡2s，无水乙醇中浸泡2s，第二道无水乙醇浸泡2s，二甲苯中浸泡2s，第二道二甲苯中浸泡2s，中性树胶封片。

质控措施：每批标本都设立阴性对照和阳性对照。

四、染色展示（图8-11-1～图8-11-9）

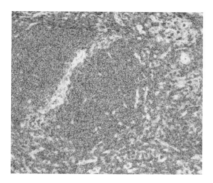

图8-11-1　CD45-肺

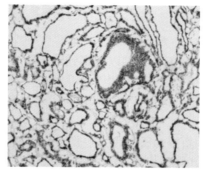

图8-11-2　CD56-甲状腺

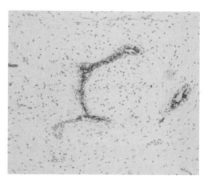

图8-11-3　CK5/6-乳腺

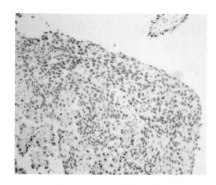

图8-11-4　TTF-1-肺

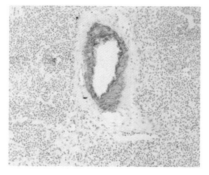

图8-11-5　Calponin-乳腺

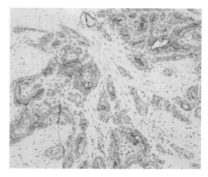

图8-11-6　HBME1-甲状腺

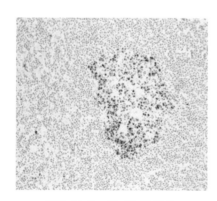

图8-11-7　Ki-67-淋巴结

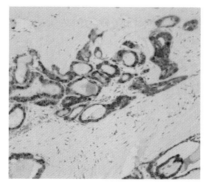

图8-11-8　gal-3-甲状腺

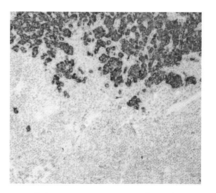

图8-11-9　CKpan-淋巴结

第九章　常用特殊染色技术

为了显示组织及细胞中一些通过HE染色难以观察到的物质，用特定的染料和特殊的方法进行的染色，称为特殊染色。虽然近几十年来免疫组化及分子生物学等技术的广泛应用使得病理学研究和临床病理诊断进入了一个精准的时代，但特殊染色技术作为传统，目前仍然在病理诊断、鉴别诊断和实验研究中广泛使用。

1．特殊染色技术一直未被其他新技术所取代的主要原因

（1）特殊染色具有一定特异性，操作相对简单快捷。

（2）染色试剂价格低廉。

（3）其本身价值具有一定的重要性，如在肝脏疾病、肾脏疾病、感染性疾病等诊断中是不可缺少的辅助染色之一。

（4）其本身价值具有不可替代性，如在网状纤维、弹力纤维、含铁血黄素、黑色素、脂类物质、糖类、铜、基底膜等物质的显示方面有着不可替代的作用。当然，特殊染色技术有实用性，也有一定的局限性，比如组织及细胞成分复杂，无法对一些肿瘤进行鉴别；有些染色需要特殊固定，往往经甲醛固定的组织会引起着色不良或造成物质的破坏；有些染色方法着染的物质较多，不容易判别。

2．特殊染色的基本要求

（1）了解染色的应用范围、熟知所染物质的形态结构。

（2）选择好染色的方法（特殊染色方法有多重选择性，比如一种染色方法可染不同物质，一种物质可用多种染色方法），应遵循：①特异性高、传统或经典的染色方法。②染色流程相对简便、染液易配制的染色方法。③染色结果对比鲜明、结果易保存、阳性突出的染色方法。④两种染色能够相互印证一个物质的染色方法。

（3）选择优质的化学试剂（选好试剂是配好染液的关键因素之一）。

（4）严格掌握好染液的配制。

（5）熟知染色原理、保证染色流程准确。

（6）对染色结果的初步观察和分析（不合格染色及时查找原因）。

（7）做好室内质量控制（制定制度、标准操作规范及设立阳性对照等）。

（8）不断总结经验及持续改进。

（9）自动化设备及优质商品化染液的应用。

为了进一步发挥特殊染色在病理诊断、鉴别诊断和科研中的作用和价值，规范各种常用特殊染色的具体操作，同时也展现各种特殊染色近年来在实际工作中得到的不断完善，本章针对近年来应用较多的一些常用特殊染色做了归纳和总结，望从事病理工作的技师及医师进一步提高对特殊染色的认知，共同推动特殊染色技术的规范化和发展。

第一节 结缔组织多色染色

结缔组织广义上包括固有结缔组织、软骨组织、血液和淋巴，一般所谓的结缔组织是指固有结缔组织。结缔组织遍布全身，具有连接、支持、营养、运输和保护等多种功能，主要由细胞和大量细胞外基质构成。细胞外基质包括无定形的基质和细丝状的纤维，其中纤维组织又分为胶原纤维、网状纤维和弹性纤维，这3种纤维在HE染色中经常难以区分，特别是在病理情况下出现的增生、萎缩及其他相关变性时，必须借助特殊染色加以鉴别。

结缔组织特殊染色方法多数是使用混合染料或不同染料连续染色，通常能够以3种以上的颜色使结缔组织成分选择性着色，清晰地显示出胶原、软骨、黏液、淀粉样物质和纤维素等。这些方法被称为结缔组织多色染色法，是显示与鉴别结缔组织的重要方法。

一、Masson三色染色法

Masson三色法是通过改良Mallory三色法建立的结缔组织多色染色方法，以红、蓝（绿）、黑3种颜色显示出结缔组织中的胶原纤维、肌纤维及细胞核，所以称为三色染色，对于胶原纤维和肌纤维的鉴别有重要的意义及价值。

（一）染色原理

胶原纤维分子中含有碱性氨基酸，能够与酸性染料进行结合反应。酸性染料具有不同程度的渗透性，小分子量染料渗透性高，容易进入结构致密、渗透性低的狭孔组织（如肌纤维）的间隙，大分子量染料渗透性低，只能进入结构疏松、渗透性高的宽孔组织（如胶原纤维）的间隙，从而使不同的组织成分被显示出来。

（二）试剂配制

1. Weigert铁苏木精染液　甲液：苏木精1g，无水乙醇100ml。乙液：30%三氯化铁液4ml，蒸馏水95ml，盐酸1ml。使用前将两液等量混合。

2. 丽春红酸性品红染液　丽春红2R 0.7g，酸性品红0.3g，1%冰醋酸水溶液100ml。

3. 1%磷钼酸溶液　磷钼酸1g，蒸馏水100ml。

4. 2%醋酸苯胺蓝染液　苯胺蓝2g，2%冰醋酸水溶液100ml。

5. 1%亮绿染液　亮绿SF 1g，1%冰醋酸水溶液100ml。

（三）染色步骤

1. 切片脱蜡至水。

2. Weigert铁苏木精染液5～10min。

3. 流水冲洗。

4. 1%盐酸乙醇分化数秒。

5. 流水冲洗数分钟。

6. 丽春红酸性品红染液10min。

7. 蒸馏水稍洗。

8. 1%磷钼酸溶液处理数秒至3min。

9. 倾去处理液，直接用2%醋酸苯胺蓝染液或1%亮绿染液复染5min。

10. 1%冰醋酸水溶液处理2min。

11. 95%乙醇、无水乙醇脱水，二甲苯透明，中性树胶封固。

（四）染色结果

以苯胺蓝复染时胶原纤维、软骨、黏液呈蓝色，以亮绿染液复染时呈绿色；肌纤维、纤维素、红细胞、细胞质、神经胶质呈红色，细胞核呈蓝褐色（图9-1-1、图9-1-2）。

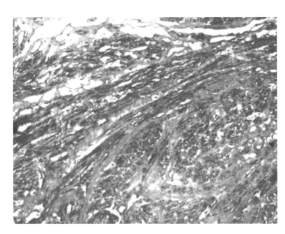

图9-1-1　子宫肌瘤：Masson染色法（苯胺蓝复染）

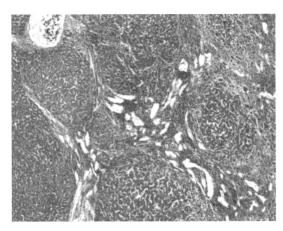

图9-1-2　肝硬化：Masson染色法（亮绿复染）

（五）注意事项

1. 常规标本基本上是以甲醛液固定，容易造成Masson三色染色不良，建议在染色前用Bouin固定液（此液较为常用，Bouin固定液内37℃作用2h或室温作用12～24h，流水冲洗至组织上黄色消失）、Zenker液等进行媒染，能够明显改善染色效果。

2. 为防止氧化沉淀，Weigert铁苏木精甲、乙液应于临用前等量混合，不可预先混合。甲液需配制后数天才可用，不宜配制过多，保存时间过长则会影响染色效果。

3. 用1%磷钼酸处理切片时，应在镜下观察控制作用时间，至肌纤维仍为红色、胶原纤维呈淡红或无色为宜。

4. 冰醋酸水溶液有分色作用，又能防止染色剂洗脱，浓度为0.2%～1.0%。

二、Pollak 三色染色法

Pollak 三色染色是由Masson 三色染色法改良发展而来的结缔组织多色染色方法。它利用多种染料、媒染剂和促染剂同时进行染色，可使结缔组织内多种成分分别着色。

（一）试剂配制

1. Pollak 混合液　酸性品红0.5g，丽春红1g，亮绿0.45g，桔黄G 0.75g，磷钨酸1.5g，磷钼酸1.5g，冰醋酸3ml，50%乙醇300ml。将冰醋酸加入乙醇配成冰醋酸乙醇液，而后分别以50ml该液在4个容器中溶解下面4种物质：①酸性品红和丽春红。②亮绿。③桔黄G和磷钨酸。④磷钼酸。待完全溶解后将4种溶液混合过滤。

2. 0.2%冰醋酸水溶液　冰醋酸0.2ml，蒸馏水100ml。

（二）染色步骤

1. 切片脱蜡至水。

2. 用Weigert铁苏木精液染色5～10min。

3. 充分水洗，镜下观察。过染时用0.5%盐酸乙醇分化（70%乙醇99.5ml，加0.5ml盐酸），水洗返蓝，蒸馏水洗数次。

4. Pollak混合液染色3～10min。

5. 以0.2%冰醋酸水溶液分化数秒，时间应以镜下观察色泽适当为宜。

6. 95%乙醇至无水乙醇脱水，二甲苯透明，中性树胶封固。

（三）染色结果

胶原纤维、黏液、软骨、神经纤维呈绿色，若以苯胺蓝代替亮绿则呈蓝色，肌肉和弹力纤维呈红色，神经轴索为粉红色，纤维素呈紫红色，红细胞呈橘红色，胞核呈清晰的黑蓝色（图9-1-3、图9-1-4）。

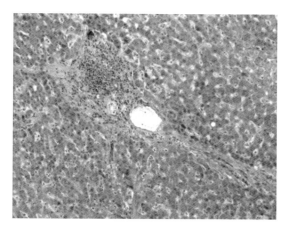

图9-1-3　肝纤维化Pollak 三色染色（×100）

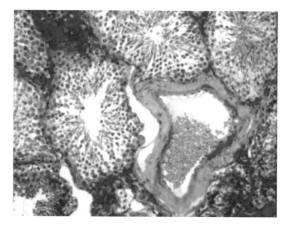

图9-1-4　睾丸组织Pollak 三色染色（×200）

（四）注意事项

1. 因Pollak染液内的染料属酸性染料和偶氮染料，需与磷钨酸、磷钼酸一起使用，才可获得理想的染色效果。

2. Pollak混合液染色应严格掌握时间，如染色时间短则红色加深，染色时间延长则绿色或蓝色加深，用普通水洗，红色变淡。

3. 使用冰醋酸水洗，可以防止脱色，并使颜色鲜艳清晰。

第二节　胶原纤维染色

胶原纤维是由成纤维细胞产生的一种纤维蛋白，化学组成成分为Ⅰ型和Ⅲ型胶原蛋白，HE染色呈嗜酸性，纤维粗细不等，呈波浪状。胶原纤维在结缔组织中数量最多，分布广泛，具有一定的韧性和坚固性，抗拉力强。

胶原纤维在HE染色中呈红色，不易识别。胶原纤维特殊染色可以用不同颜色将其清晰地显示出来，利于病变和病程的判定，故在显示和观察组织器官损伤、修复、纤维化程度等方面具有重要作用，在判定梭形细胞肿瘤的性质来源及诊断依据方面也具有重要价值。

常用于显示胶原纤维的特殊染色方法有Van Gieson染色法、Masson三色染色法和Mallory三色染色法等。

一、Van Gieson苦味酸酸性品红染色法（Van Gieson染色法）

（一）试剂配制

1. Weigert铁苏木精染液　甲液：苏木精1g，无水乙醇100ml。乙液：30%三氯化铁液4ml，蒸馏水95ml，盐酸1ml。使用前将两液等量混合。

2. Van Gieson染液　甲液：1%酸性品红水溶液。乙液：苦味酸饱和水溶液（饱和度约1.22%）。两溶液分瓶盛放，临用前取甲液1份、乙液9份混合后使用。

（二）染色步骤

1. 切片脱蜡至水。

2. Weigert铁苏木精染液5～10min。

3. 流水稍洗。

4. 1%盐酸乙醇分化数秒。

5．流水冲洗数分钟。

6．Van Gieson染液2～5min。

7．倾去染液，直接用95%乙醇迅速分化和脱水。

8．无水乙醇脱水，二甲苯透明，中性树胶封固。

（三）染色结果

胶原纤维呈鲜红色，肌纤维及红细胞呈黄色，细胞核呈蓝褐色（图9-2-1、图9-2-2）。

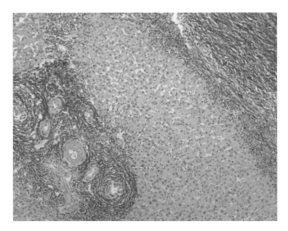

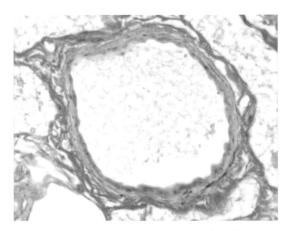

图9-2-1　肝硬化：Van Gieson染色法　　　　　图9-2-2　动脉：Van Gieson染色法

（四）注意事项

1．Weigert铁苏木精染液滴染时容易在玻片扩散，可改用天青石蓝-Mayer苏木精染液，天青石蓝溶液中的高铁盐可增强明矾苏木精染液与细胞核之间的结合力，同时也能抵抗后续酸性染料对细胞核造成的脱色情况。

2．Van Gieson染液临用前将甲、乙两液以1:9比例混合配制，如肌纤维着色不佳，也可将比例增至1:（12～20）。混合后应立即使用，否则容易造成染色效果下降。

3．由于酸性品红的红色容易被水洗脱、苦味酸的黄色则易被95%乙醇洗脱，故Van Gieson染液作用后尽量不用水洗，95%乙醇脱水也应迅速进行。

4．切片保存一段时间后，Van Gieson染色中酸性品红着染的红色常出现褪色情况，可将染液中的1%酸性品红液更换为1%丽春红S液，则不易褪色。

二、胶原纤维染色改良法

此方法克服了原Van Gieson染色法易褪色和对比度差的缺点。

（一）试剂配制

1．丽春红染液　0.5%丽春红水溶液10ml，苦味酸饱和液90ml。

2．维多利亚蓝B染液　维多利亚蓝B 0.5g，70%乙醇100ml。

（二）染色步骤

1．切片脱蜡至水。

2．70%乙醇稍洗后，浸入维多利亚蓝B染液中15min。

3．95%乙醇液分化数秒。

4．蒸馏水洗2次。

5．丽春红染液滴染5min。

6．直接用无水乙醇分化与脱水。

7．二甲苯透明，中性树胶封固。

（三）染色结果

胶原纤维呈红色，肌肉纤维呈黄色（图9-2-3）。

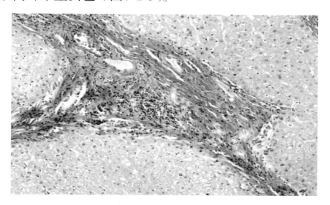

图9-2-3　胶原纤维染色改良法（×200）

（四）注意事项

1. 切片厚度6μm为宜。
2. 因维多利亚蓝B染液内含有乙醇，切片在染色缸内浸染为宜，以避免染液挥发。
3. 丽春红染色后，不能与水接触，直接用无水乙醇脱水。

第三节　网状纤维染色

网状纤维为分支多、交织成网的纤细纤维，其化学成分为Ⅲ型胶原蛋白，表面被覆蛋白聚糖和糖蛋白。网状纤维多分布于结缔组织与其他组织交界处，由网状纤维、网状细胞和基质共同构成网状组织，是造血器官和淋巴器官的基本组成成分。

网状纤维在HE染色中不易被染出，PAS反应呈淡紫红色，镀银染色则为黑色。网状纤维的嗜银性是由于原纤维表面被覆一层特殊的糖蛋白成分，并不依赖于原纤维本身的蛋白质。

网状纤维的特殊染色可用于显示病变组织网状支架破坏情况，如组织或脏器网状支架的保留、塌陷或完全破坏，纤维的多少、粗细、疏密或有无断裂等，对于判断病变的性质、程度及其发展与转归均具有重要意义。在肿瘤病理诊断中，网状纤维染色对鉴别来源于上皮组织的癌与间胚叶组织的肉瘤具有重要价值，来源于间胚叶组织的肉瘤其网状纤维分散存在于单个瘤细胞之间；来源于上皮组织的癌则可见到癌巢周围被网状纤维包绕。在判断原位癌与早期浸润癌时，网状纤维也具有非常重要的作用，原位癌肿瘤仅累及上皮层，网状纤维染色可观察到基底膜的完整性；而早期浸润癌基底膜断裂崩解，完整性被肿瘤细胞所破坏。此外，利用网状纤维的多少及分布状态，在鉴别来源于同一胚叶的各种肿瘤方面亦有帮助，如区分血管外皮瘤与血管内皮瘤、区分卵巢颗粒细胞瘤与卵泡膜细胞瘤等。

网状纤维的染色方法很多，基本为银浸染法。原理为：经高锰酸钾氧化，网状纤维表面被覆糖蛋白中己糖毗邻的羟基转变为醛基，浸银后，银氨液中带正电荷的二氨合银离子被组织吸附后与醛基结合，再经甲醛作用把水洗后剩余的银离子还原为黑色的金属银。

一、Gordon-Sweet氢氧化银氨染色法

（一）试剂配制

1. 酸性高锰酸钾溶液　甲液：高锰酸钾0.5g，蒸馏水100ml。乙液：硫酸0.5ml，蒸馏水加至100ml。使用前将两液等量混合。
2. 1%草酸溶液　草酸1g，蒸馏水100ml。

3. 2%硫酸铁铵溶液　硫酸铁铵2g，蒸馏水100ml。

4. 银氨染液　10%硝酸银水溶液5ml，盛于三角烧瓶内，逐滴加入浓氨水，即产生沉淀，边加边摇晃，直到沉淀恰好溶解为止，再加入3%氢氧化钠水溶液5ml，此时溶液又产生沉淀，继续滴加浓氨水并不断摇晃，直至沉淀物刚好溶解，最后加蒸馏水稀释至50ml，过滤后置于棕色瓶、4℃冰箱中保存。

5. 4%甲醛溶液　浓甲醛10ml，蒸馏水90ml。

6. 核固红染液　核固红0.1g，5%硫酸铝水溶液100ml。加热溶解，冷却后过滤。

（二）染色步骤

1. 切片脱蜡至水。

2. 酸性高锰酸钾溶液氧化5min。

3. 水洗。

4. 1%草酸溶液漂白1～2min。

5. 水洗。

6. 2%硫酸铁铵溶液媒染5～15min。

7. 蒸馏水稍洗。

8. 银氨染液作用2min。

9. 蒸馏水稍洗。

10. 4%甲醛溶液还原1min。

11. 流水冲洗。

12. 核固红染液5～10min。

13. 水洗。

14. 常规乙醇脱水，二甲苯透明，中性树胶封固。

（三）染色结果

网状纤维呈黑色，胶原纤维呈黄棕色，细胞核呈红色（图9-3-1）。

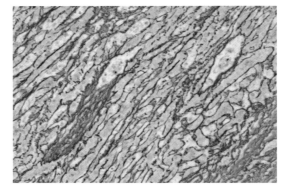

图9-3-1　肝组织Gordon-Sweet氢氧化银氨染色法

（四）注意事项

1. 原染色法中10%中性缓冲福尔马林液还原后采用0.2%氯化金溶液调色和5%硫代硫酸钠溶液固定，以除去未还原的银盐，在工作中常建议省略，因其并不影响染色效果，且流程更为简便。

2. 银染色系化学反应过程，要求所使用的试剂、溶液及器皿均须达到洁净，以避免水和容器因不干净带来的杂质与银发生化学反应而影响染液质量及染色效果。

3. 染液配制中所用的氨水、硝酸银等化学试剂使用后均须密封保存。

4. 配制银氨染液时，氨水必须新鲜，所滴加浓氨水的量必须严格控制，这也是染液配制成败的关键，须边加边摇动使沉淀物刚好溶解或至肉眼仅能见到少许微粒为止。

5. 配制好后的银氨染液很敏感，受光或空气作用后均易解离析出银盐，故应用棕色玻璃瓶盛装并密封避光保存，一般置于冰箱内保存可使用数周，配制后的银氨染液为无色清亮液体，如见银盐析出或颜色变成淡黑色，则应重新配制。

6. 切片经硫酸铁铵溶液和银氨染液作用后水洗时间均须恰当，时间过长会减弱银的还原性，网状纤维不够黑；时间过短，则会使银的还原不均匀。一般以数秒为宜。

7. 核固红染液一般可使用约2个月，如出现沉淀及染色力减弱时应及时更换。复染也可使用中性红、沙红等染液代替。

8. 网状纤维染色一般用4%中性甲醛液固定组织为宜，不可采用含汞盐和四氧化锇的固定液，否则容易导致切片内非特异性银沉淀。

9. 此染色法中的酸性高锰酸钾－草酸组合还可用于脱黑色素染色。

二、Gomori 氢氧化银氨染色法

（一）试剂配制

1. 0.25% 高锰酸钾溶液　高锰酸钾 0.25g，蒸馏水 100ml。

2. 2% 草酸溶液　草酸 2g，蒸馏水 100ml。

3. 2% 硫酸铁铵溶液　硫酸铁铵 2g，蒸馏水 100ml。

4. 银氨染液　10% 硝酸银水溶液 3ml，盛于三角烧瓶内，再加入 10% 氢氧化钾水溶液 1ml，即产生棕黑色颗粒沉淀，记下此时溶液的总量，稍摇晃后加蒸馏水 50ml 洗涤沉淀物，静置片刻后倒去上层清液，留下棕黑色沉淀物，再次加蒸馏水洗涤，直至加入的蒸馏水不再混浊为止（一般以 3 次为宜），倒去上清液后加蒸馏水凑足所记下的总量。然后逐滴缓慢滴入浓氨水，并不断摇晃，直至沉淀完全溶解。再一次加入 10% 硝酸银水溶液数滴至溶液变成稍混浊状态，再滴入浓氨水一至数滴，使溶液再次变清。最后按原总量加蒸馏水 10 ～ 15 倍稀释，于棕色瓶、4℃ 冰箱中保存。

5. 4% 甲醛溶液　浓甲醛 10ml，蒸馏水 90ml。

（二）染色步骤

1. 切片脱蜡至水。

2. 0.25% 高锰酸钾溶液氧化 5min。

3. 水洗。

4. 2% 草酸溶液漂白 1 ～ 2min。

5. 水洗。

6. 2% 硫酸铁铵溶液媒染 5min。

7. 蒸馏水稍洗。

8. 银氨染液作用 3 ～ 5min。

9. 蒸馏水稍洗。

10. 4% 甲醛溶液还原 1min。

11. 流水冲洗。

12. 常规乙醇脱水，二甲苯透明，中性树胶封固。

（三）染色结果

网状纤维呈黑色，细胞核呈褐色，胶原纤维呈黄棕色（图9-3-2）。

（四）注意事项

1. 原染色法中 4% 甲醛溶液还原后采用 0.2% 氯化金溶液调色、5% 硫代硫酸钠溶液固定和复染，在工作中常建议省略，并不影响染色效果，且流程更为简便。

2. 此染色法经甲醛还原后如使用了氯化金调色则须进行复染，复染可用 Van Gieson 或伊红等染液（图9-3-3）。

3. 网状纤维染色可根据需求与其他染色（如 Masson 三色染色）进行套染。

4. 其他更多注意事项详见上述 Gordon-Sweet 氢氧化银氨染色法。

三、Foot 染色法

（一）试剂配制

氨性银溶液：10% 硝酸银水溶液 10ml，碳酸锂饱和（1.25%）水溶液 10ml。将上两液混合，立即产生沉淀。倾去上清液，用蒸馏水反复洗涤沉淀物 3 ～ 4 次后，加入蒸馏水至 25ml，然后逐滴加入 26% ～ 28% 的浓氨水，每加一滴均需充分搅拌，照此慢慢滴入，直至沉淀物接近几乎全部溶解为止，大约需 20 滴。最后再加蒸馏水至 100ml，滤过后使用。要求滤过时尚能滤出一点未溶尽的沉淀物微粒

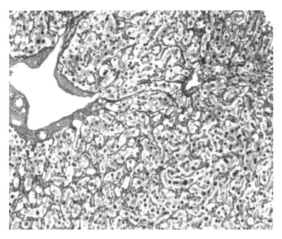

图 9-3-2　肝组织 Gomori 氢氧化银氨染色法

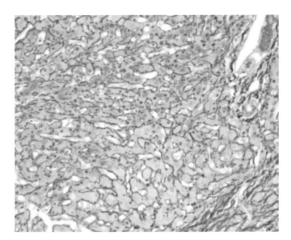

图 9-3-3　肝组织 Gomori 氢氧化银氨染色法（氯化金调色及 Van Gieson 复染）

为宜，须注意避免氨水过量。

（二）染色步骤

1. 切片按常规脱蜡至蒸馏水（Zenker 液固定的要进行脱汞）。

2. 入 0.25% 高锰酸钾水溶液 5min。

3. 蒸馏水洗 2 ~ 3 次。

4. 1% 草酸水溶液，至漂白为止。

5. 自来水充分洗，蒸馏水洗 2 次。

6. 入 Foot 氨性银液内于 56℃ 温箱中 15min 或更长一些，直至切片呈现棕黄色。

7. 蒸馏水速洗 2 次。

8. 20% 福尔马林水溶液还原 5min。

9. 蒸馏水洗 3min。

10. 0.2% 氯化金水溶液调色，镜下观察，至网状纤维呈黑色并且清晰、背景为灰白色止。

11. 自来水洗。

12. 5% 硫代硫酸钠（海波）水溶液 1 ~ 5min，自来水充分洗涤。

13. 根据需要，可用 Van Gieson 染液、伊红等染液复染。

14. 乙醇脱水、二甲苯透明、中性树胶封固。

（三）染色结果

网状纤维呈黑色或黑褐色，其他组织为复染的颜色（图 9-3-4、图 9-3-5）。

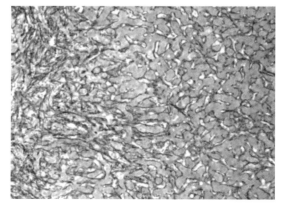

图 9-3-4　肝组织：Foot 染色法（×100）

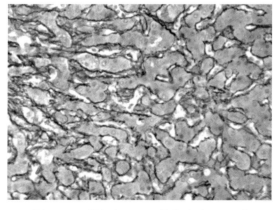

图 9-3-5　肝组织：Foot 染色法（×200）

第四节 弹力纤维染色

弹力纤维在人体中分布较为广泛，遍及全身各部位，在皮肤真皮、血管壁、肺等部位含量最为丰富。弹力纤维粗细不等，表面光滑，断端常卷曲，其由均质的弹性蛋白和微原纤维组成，弹力蛋白分子借共价键广泛交联成网，能够任意卷曲，微原纤维主要由较大的原纤维蛋白构成。

弹力纤维在HE染色中和胶原纤维均被染成淡红色，两者较难区分，特殊染色如维多利亚蓝-丽春红S染色法、Gomori醛品红染色法、Verhoeff铁苏木精染色法、Weigert间苯二酚碱性品红染色法等多种方法均能够较好地显示。

弹力纤维染色常用于观察皮肤组织中弹力纤维的变化情况，如增生、减少、卷曲、破碎、变性甚至溶解及消失等改变；在肿瘤的诊断中也有较大帮助，如弹力纤维瘤、肺癌胸膜侵犯情况等均需借助弹力纤维特殊染色方法来进一步鉴别。

一、维多利亚蓝-丽春红S染色法

（一）试剂配制

1. 酸性高锰酸钾溶液 甲液：高锰酸钾0.5g，蒸馏水100ml。乙液：硫酸0.5ml，蒸馏水加至100ml。使用前将两液等量混合。

2. 1%草酸溶液 草酸1g，蒸馏水100ml。

3. 维多利亚蓝染液 维多利亚蓝2g，糊精0.5g，间苯二酚4g，蒸馏水200ml。配制时将上述试剂混合后加热煮沸，边煮边搅拌（约5min）。取30%三氯化铁水溶液25ml倒入前液，继续煮沸3min，不断搅拌至溶液呈胶体状，停止加热。冷却后过滤，将滤纸连同残渣置于60℃恒温箱烤干。残渣呈深蓝色细颗粒状粉末，再溶于400ml的70%乙醇中，然后加浓盐酸4ml和苯酚5g，放置约1周成熟后再使用。

4. 丽春红S染液 0.5%丽春红水溶液15ml，苦味酸饱和水溶液（1.22%）85ml。

（二）染色步骤

1. 切片脱蜡至水。

2. 酸性高锰酸钾溶液氧化5min。

3. 水洗。

4. 1%草酸溶液漂白1～2min。

5. 水洗。

6. 70%乙醇洗2min。

7. 维多利亚蓝染液1～2h。

8. 70%乙醇分化数秒，直至切片不再脱色为止。

9. 水洗。

10. 丽春红S染液5min。

11. 倾去染液，直接用95%乙醇迅速分化和脱水。

12. 无水乙醇脱水，二甲苯透明，中性树胶封固。

（三）染色结果

弹力纤维呈蓝绿色，胶原纤维呈红色，背景呈淡黄色（图9-4-1）。

（四）注意事项

1. 维多利亚蓝染液配制虽然复杂，但可保存使用长达数年，并且可反复使用而不影响染色效果。

2. 维多利亚蓝染液作用时间较长，应于立式染缸内浸染。

3. 维多利亚蓝染色后70%乙醇分化至切片不再脱色，之后立即浸入水中，显微镜下观察颜色深浅，如颜色较深，可再进行分化。

4．丽春红S染液复染后尽量不用水洗或经水快速洗，95%乙醇迅速脱水。

5．丽春红S染液复染也可用核固红（图9-4-2）、天狼星红苦味酸（图9-4-3）、Van Gieson（图9-4-4）等染液代替。

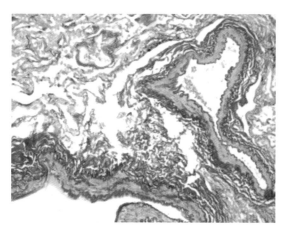

图9-4-1　肺：维多利亚蓝-丽春红S染色法

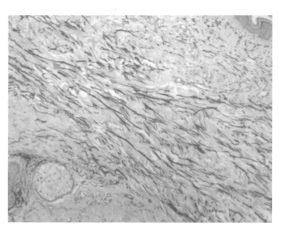

图9-4-2　皮肤：维多利亚蓝染色法（核固红复染）

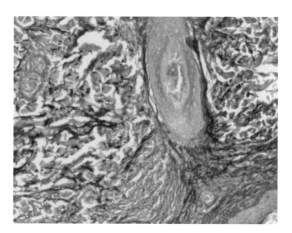

图9-4-3　皮肤：维多利亚蓝-天狼星红苦味酸染色法

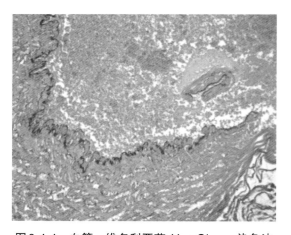

图9-4-4　血管：维多利亚蓝-Van Gieson染色法

二、Gomori醛品红染色法

醛品红染液是Gomori在希夫试剂的使用和实验期间偶然发现的。醛品红染液是碱性品红加入三聚乙醛和盐酸所配制而成，其作为一种酸性催化剂，盐酸可使三聚乙醛逐渐解聚产生乙醛。乙醛有较高的活性，释出后与碱性品红染料外露的氨基起反应而产生偶氮甲碱，这时颜色转变为深紫色，即所谓的成熟，称为醛品红染液。成熟的醛品红染液对特殊的蛋白质和含硫酸根的黏液物质均具较强的亲和力，和弹力纤维结合得很紧，还对肥大细胞颗粒、脂褐素、乙型肝炎病毒、胰岛B细胞和脑垂体嗜碱性细胞等也能很好着染。

（一）染色原理

经氧化剂处理后，弹力纤维中处于交联状态的弹性蛋白之间丰富的二硫键（R—S—S—R）被打开，使之转变为带正电荷的硫酸衍生物，硫酸衍生物特异性的与醛品红染液结合而呈现出深紫色。

（二）试剂配制

1. 酸性高锰酸钾溶液　见第三节配制方法。

2. 1% 草酸溶液　草酸 1g，蒸馏水 100ml。

3. Gomori 醛品红染液　碱性品红 0.5g，70% 乙醇 100ml，三聚乙醛 1ml，浓盐酸 1ml。将 0.5g 碱性品红充分溶解于 100ml 的 70% 乙醇中，加入三聚乙醛和浓盐酸各 1ml，轻轻摇动使其混合均匀，于室温下静置 2 ～ 3 天至成熟（染液由红紫色变为深紫色）。于 4℃ 冰箱中保存备用。

4. 橙黄 G 染液　橙黄 G 2g，磷钨酸 5g，蒸馏水 100ml。

（三）染色步骤

1. 切片脱蜡至水。

2. 酸性高锰酸钾溶液氧化 5min。

3. 水洗。

4. 1% 草酸溶液漂白 1 ～ 2min。

5. 水洗。

6. 70% 乙醇稍洗。

7. Gomori 醛品红染液 10 ～ 15min。

8. 70% 乙醇充分冲洗，至切片不再脱色为止。

9. 稍水洗。

10. 橙黄 G 染液数秒。

11. 稍水洗。

12. 常规乙醇脱水，二甲苯透明，中性树胶封固。

（四）染色结果

弹力纤维呈深紫色，硫酸化黏液物质、肥大细胞颗粒、脂褐素、乙型肝炎病毒等也呈紫色，背景呈不同程度的黄色（图 9-4-5）。

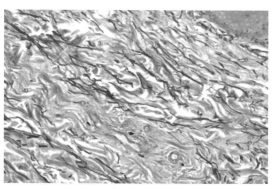

图 9-4-5　皮肤：Gomori 醛品红染色法

（五）注意事项

1. 配制醛品红染液所用的三聚乙醛要保持新鲜，使用前后密封保存。

2. 醛品红染液配制后呈红紫色，室温下放置 2 ～ 3 天后颜色变成深紫色即成熟。

3. 醛品红染液配制后须放置于 4℃ 冰箱保存，一般可使用 3 ～ 6 个月。

4. 醛品红染液为醇溶性，滴染时应防止染液扩散而造成切片干燥，染色时组织上尽量多滴加染液覆盖组织。

5. Gomori 醛品红染色法可着染多种不同的物质。若作用时间在 10 ～ 15min，弹力纤维、乙型肝炎病毒、脂褐素、肥大细胞颗粒等物质可着染；若作用时间在 30min，胰岛 B 细胞胞质可着染；若延长作用时间至 1h 以上，垂体嗜碱性细胞可着染。

6. 橙黄 G 染液复染以淡染为宜，过深易造成弹力纤维与背景对比不清。橙黄 G 也可使用 Van Gieson 等染液代替。

三、Verhoeff 铁苏木精染色法

此染色法也是显示弹力纤维的经典方法之一，对于粗纤维着色效果良好、染色较深。

（一）试剂配制

1. 酸性高锰酸钾溶液　见第三节配制方法。

2. 1% 草酸溶液　草酸 1g，蒸馏水 100ml。

3. Verhoeff 铁苏木精染液　甲液：5% 苏木精无水乙醇溶液，苏木精 5g，无水乙醇 100ml。乙

液：10%三氯化铁水溶液，三氯化铁10g，蒸馏水100ml。丙液：碘溶液，碘1g，碘化钾2g，蒸馏水100ml。临用前取甲液20ml、乙液8ml、丙液8ml，按比例混合使用。

4. 2%三氯化铁溶液　三氯化铁2g，蒸馏水100ml。

5. Van Gieson染液　甲液：1%酸性品红水溶液。乙液：苦味酸饱和水溶液（饱和度约1.22%）。两溶液分瓶盛放，临用前取甲液1份、乙液9份混合后使用。

（二）染色步骤

1. 切片脱蜡至水。

2. 酸性高锰酸钾溶液氧化5min。

3. 水洗。

4. 1%草酸溶液漂白1～2min。

5. 水洗。

6. Verhoeff铁苏木精染液15～30min。

7. 稍水洗。

8. 2%三氯化铁溶液分化10～20s，至镜下观察弹力纤维清晰为止。

9. 流水冲洗。

10. 95%乙醇2～5min，洗去切片上的碘液，使弹力纤维更清晰。

11. 水洗。

12. Van Gieson染液30s～1min。

13. 倾去染液，直接用95%乙醇迅速分化和脱水。

14. 无水乙醇脱水，二甲苯透明，中性树胶封固。

（三）染色结果

弹力纤维呈黑色或黑蓝色，胶原纤维呈红色，肌纤维呈黄色（图9-4-6、图9-4-7）。

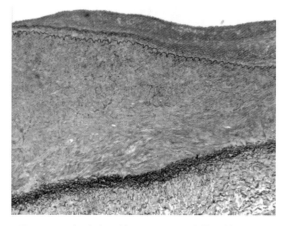

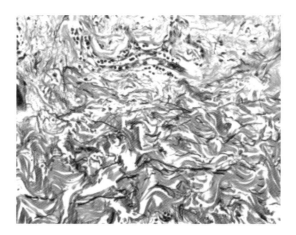

图9-4-6　主动脉斑块：Verhoeff铁苏木精染色法　　　　图9-4-7　皮肤：Verhoeff铁苏木精染色法

（四）注意事项

1. Verhoeff铁苏木精染液须临用前将甲、乙、丙3液按比例混合使用，只可用一次，24h内有效。

2. 2%三氯化铁溶液分化是关键的一步，须通过显微镜下观察控制作用时间，以弹力纤维清晰呈黑色、其他组织呈浅灰色或无色为宜。

3. Van Gieson复染时间在数秒至1min内，因苦味酸有脱色作用，可使弹力纤维染色变浅。Van Gieson染液复染也可丽春红S、伊红等染液代替。

第五节　横纹肌染色

　　肌组织主要由具有收缩功能的肌细胞构成，肌细胞平行排列，呈长纤维形，又称为肌纤维，根据其结构和功能特点，可分为骨骼肌、心肌和平滑肌，骨骼肌和心肌均有明显的横纹，属于横纹肌。

　　在日常病理诊断、鉴别诊断及科研工作中，观察横纹肌的基本病理变化，以及对横纹肌肉瘤与许多未分化的间胚叶肿瘤的鉴别诊断，多采用Mallory磷钨酸苏木精染色。

一、Mallory磷钨酸苏木精染色法

　　此染色法是由单一染液可同时染出两种不同的主要颜色，即紫蓝色和棕红色。染液中成熟的苏木红通过与钨的结合生成蓝色色淀，这种色淀对所选择的组织成分牢固结合而呈紫蓝色，棕红色成分是由于磷钨酸的作用而着色。

　　磷钨酸与苏木精所配制而成的染液既能互相结合又各有特殊性，所配制的染液成熟周期长（根据室温的条件和阳光照射的程度，需数周至数月）；染色的时间也较长（一般在12～48h）；染色效果也比较稳定。

（一）试剂配制

　　1. 酸性高锰酸钾溶液　甲液：高锰酸钾0.5g，蒸馏水100ml。乙液：硫酸0.5ml，蒸馏水加至100ml。使用前将两液等量混合。

　　2. 1%草酸溶液　草酸1g，蒸馏水100ml。

　　3. Mallory磷钨酸苏木精染液　苏木精0.1g，磷钨酸2g，蒸馏水100ml。先将0.1g苏木精加入到20ml蒸馏水中稍加热溶解，再将2g磷钨酸加入到80ml蒸馏水中溶解。待苏木精冷却后加入到磷钨酸溶液中，混合后放置于有阳光照射处，数周至数月才能成熟，此液可保存2～3年甚至更久。

（二）染色步骤

　　1. 切片脱蜡至水。

　　2. 酸性高锰酸钾溶液氧化5min。

　　3. 水洗。

　　4. 1%草酸溶液漂白1～2min。

　　5. 水洗。

　　6. Mallory磷钨酸苏木精染液12～48h。

　　7. 95%乙醇迅速分化。

　　8. 无水乙醇脱水，二甲苯透明，中性树胶封固。

（三）染色结果

　　横纹肌纤维、神经胶质纤维、细胞核等呈紫蓝色，胶原纤维、网状纤维、软骨基质呈棕红色。缺血缺氧早期病变心肌呈紫蓝色或棕黄色（图9-5-1）。

（四）注意事项

　　1. 自然氧化成熟的磷钨酸苏木精染液比较稳定，放入棕色瓶，置于冰箱内，防止过度氧化，可保存使用2～3年。

　　2. 磷钨酸苏木精染液在未成熟的情况下，如急需使用可采用快速氧化法，加入0.2g高锰酸钾促其成熟即可使用。

　　3. 磷钨酸苏木精染液作用后尽量不水洗，直接

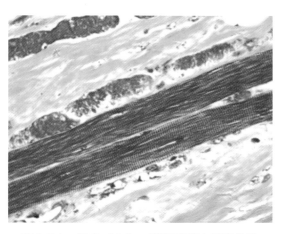

图9-5-1　肌肉：Mallory磷钨酸苏木精染色法

用95%乙醇迅速分化，以免脱掉红色部分。

4. 95%乙醇分化后直接入无水乙醇脱水，可在显微镜下观察分化是否满意。

5. 磷钨酸苏木精染色时间较长，应于立式染缸内浸染，此染色法属于进行性染色，每隔一段时间后取出在显微镜下观察着色情况，防止过染。

二、改良Mallory磷钨酸苏木精染色法

近年来，有学者对Mallory磷钨酸苏木精染液配制及染色步骤进行了改进，采用过氧化氢快速氧化法，加速染液成熟，得到了一定的染色效果。

（一）试剂配制

改良Mallory磷钨酸苏木精染液：苏木精0.1g，磷钨酸2g，蒸馏水100ml，30%过氧化氢1滴。先将0.1g苏木精加入到20ml蒸馏水中稍加热溶解，再将2g磷钨酸溶于80ml蒸馏水中。待苏木精冷却后加入到磷钨酸溶液中，然后加入1滴30%过氧化氢，此时溶液颜色由浅逐渐变深，呈深棕红色，约2h后即可使用。

（二）染色步骤

1. 切片脱蜡至水。

2. 如组织用4%中性甲醛液固定，切片需用5%重铬酸钾水溶液处理30min。

3. 充分水洗，蒸馏水洗。

4. 切片上滴加1～2滴30%过氧化氢，氧化1～2min，然后充分水洗。

5. 改良Mallory磷钨酸苏木精染液室温下作用1h（或用微波炉处理，可缩短作用时间）。

6. 95%乙醇分化（镜下控制）。

7. 无水乙醇脱水，二甲苯透明，中性树胶封固。

（三）染色结果

横纹肌纤维呈紫蓝色，胶原纤维、网状纤维呈棕红色（图9-5-2）。

（四）注意事项

1. 通常Mallory磷钨酸苏木精染液配制后，需要自然氧化数周至数月成熟后才能使用。经实验研究，在染液中加入30%过氧化氢1滴可加快其成熟，约2h后即可使用，从而解决了临床病理诊断及鉴别诊断的快速需求。

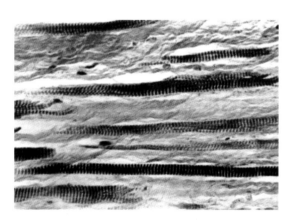

图9-5-2　改良Mallory磷钨酸苏木精染色

2. 过氧化氢具有氧化和漂白的双重作用，只需在组织上滴加30%过氧化氢1～2滴，作用1～2min，即可达到上述双重效果，从而节省了时间。过氧化氢需保持浓度，否则容易导致染色失败。

3. 该染色法采用Zenker液固定较佳。经4%中性甲醛液或其他固定液处理的组织石蜡切片，在切片染色前需经5%重铬酸钾水溶液处理，其染色效果会得到明显改善（主要是重铬酸钾媒染作用的结果）。

4. 切片染色后，无须用水冲洗，以免脱去红色部分，直接用95%乙醇快速进行分化。

5. 采用微波法进行染色，可促进染液中离子加速运动，使染液快速有效地与组织结合，从而加快了染色速度。

第六节　尼氏小体染色

尼氏小体是神经元细胞质内的一种正常成分，呈颗粒状或斑块状，嗜碱性，可被碱性染料如硫

堇、亚甲蓝、甲苯胺蓝和焦油紫等染料染成深紫蓝色。

尼氏小体可作为观察神经细胞损害的一个重要指标。当神经细胞遭受损害时（脑出血、脑炎、脊髓前角灰质炎以及轴突反应等），其胞质中的尼氏小体消失，称尼氏小体溶解，最后神经细胞坏死。但此种现象也很容易为死后改变所引起，所以组织必须及时取材和固定。

尼氏小体的染色机制还不是很清楚，仅知其对一些盐基性染料如硫堇、亚甲蓝、甲苯胺蓝和焦油紫等都具有亲和力，这可能是尼氏小体内的核酸蛋白和这些染料的阳性基团易于结合之故。

一、硫堇染色法

（一）试剂配制

2%硫堇染液：硫堇2g，蒸馏水100ml。溶解后过滤、保存。

（二）染色步骤

1. 石蜡切片厚6～8μm，常规脱蜡至水。
2. 蒸馏水稍洗。
3. 2%硫堇染液置于50～60℃恒温箱内浸染30～60min。
4. 蒸馏水稍洗。
5. 95%乙醇迅速分化。
6. 无水乙醇脱水，二甲苯透明，中性树胶封固。

（三）染色结果

尼氏小体呈深蓝色，细胞核呈浅蓝色（图9-6-1）。

（四）注意事项

1. 尼氏小体染色的组织要新鲜，迅速固定及取材，否则易造成尼氏小体溶解而着色不佳。
2. 95%乙醇迅速分化后显微镜下观察控制至尼氏小体清晰即止。

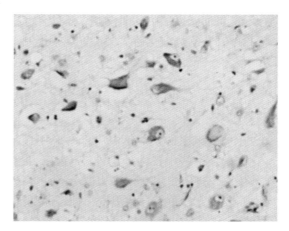

图9-6-1　脑组织：硫堇染色法

二、甲苯胺蓝染色法

（一）试剂配制

1%甲苯胺蓝染液：甲苯胺蓝1g，蒸馏水100ml。溶解后过滤、保存。

（二）染色步骤

1. 石蜡切片厚6～8μm，常规脱蜡至水。
2. 蒸馏水稍洗。
3. 1%甲苯胺蓝染液置于50～60℃恒温箱内浸染20～40min。
4. 蒸馏水稍洗。
5. 70%乙醇稍洗。
6. 95%乙醇迅速分化。
7. 无水乙醇脱水，二甲苯透明，中性树胶封固。

（三）染色结果

尼氏小体呈紫蓝色，细胞核呈蓝色（图9-6-2）。

（四）注意事项

此染色法虽然简单，但95%乙醇分化不宜掌握，应在显微镜下观察控制，如果失败可重复第3步。

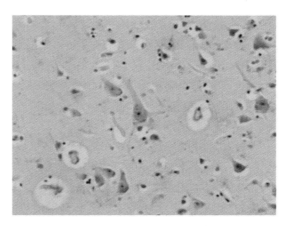

图9-6-2　脑组织：甲苯胺蓝染色法

三、Cresyl Violo 焦油紫染色法

（一）试剂配制

1. 焦油紫原液　焦油紫1g，5%苯酚水溶液80ml，95%乙醇20ml。
2. 焦油紫染液　焦油紫原液5ml，20%乙醇95ml。临用前混合。

（二）染色步骤

1. 石蜡切片厚6～8μm，常规脱蜡至水。
2. 蒸馏水稍洗。
3. 焦油紫染液置于37℃恒温箱内浸染1～3h。
4. 冷却后蒸馏水速洗。
5. 95%乙醇迅速分化。
6. 无水乙醇脱水，二甲苯透明，中性树胶封固。

（三）染色结果

尼氏小体呈紫红色，细胞核呈淡紫色。

（四）注意事项

1. 焦油紫染液临用时配制，不能保存。
2. 95%乙醇分化后显微镜下观察控制至尼氏小体呈紫红色、其他组织呈无色为止。

第七节　神经元和神经纤维染色

在神经组织的疾病诊断中，常应用显示神经元（又称神经细胞）及神经纤维的染色方法进行观察。例如，一些中毒性外周神经疾病、维生素B_1缺乏症、麻风及其他外周神经病变时，均可使用特殊染色法来进一步观察损害程度。当神经纤维遭受横断外伤时，神经纤维可发生变性、崩解、自断端向两侧发展，严重者导致溃变，神经原纤维肿胀、碎裂，继而成为颗粒状。在某些神经系统肿瘤的诊断和鉴别诊断中也经常应用到此染色法。

神经元和神经纤维的染色方法主要以镀银法为主。其基本原理是把固定后的组织或切片浸于银溶液中，再经还原剂处理，使银颗粒沉着于神经纤维中，使之呈现深棕色或黑色。镀银后可在神经元胞质内看到许多交错成网的细丝，并伸入树突及轴突之中。

一、Palmgren甘氨酸银浸镀法

（一）试剂配制

1. 酸性甲醛溶液　浓甲醛25ml，蒸馏水75ml，1%硝酸水溶液0.2ml。
2. 甘氨酸银染液　硝酸银15g，硝酸钾10g，蒸馏水100ml，5%甘氨酸水溶液1ml。
3. 还原液　焦性没食子酸1g，蒸馏水45ml，无水乙醇55ml，1%硝酸水溶液0.2ml。
4. 5%硫代硫酸钠溶液　硫代硫酸钠5g，蒸馏水100ml。

（二）染色步骤

1. 切片脱蜡至水。
2. 酸性甲醛溶液5～10min。
3. 蒸馏水洗3次，每次2min。
4. 甘氨酸银染液15～30min。
5. 倾去染液，滤纸吸干组织上多余液体。
6. 还原液（40～45℃恒温箱）作用1～2min。

7. 50%乙醇冲洗5～10s。

8. 蒸馏水洗，显微镜下观察。若颜色仍淡，再从步骤2开始重复染色1次，稍缩短甘氨酸银染液作用时间，并将还原液作用温度降至30℃。

9. 5%硫代硫酸钠溶液1～2min。

10. 水洗。

11. 常规乙醇脱水，二甲苯透明，中性树胶封固。

（三）染色结果

神经纤维呈棕黑至黑色。

（四）注意事项

1. 焦性没食子酸呈白色粉末状，使用前后均须密封避光保存，若颜色由白色变成暗灰色则表明已失效，须及时更换。

2. 还原液在作用前须预先预热，待切片放入之后轻轻摇动，当液体出现混浊时，再一次更换预热的新还原液。

二、Bielschowsky改良法

（一）试剂配制

1. 2%硝酸银溶液 硝酸银2g，蒸馏水100ml。

2. 氨银溶液 20%硝酸银水溶液30ml，无水乙醇20ml。将此两液混合立即呈现乳白色沉淀，逐滴加入浓氨水，使之形成的沉淀刚刚溶解，再滴加5滴浓氨水，过滤后使用。

3. 0.2%氯化金溶液 氯化金0.2g，蒸馏水100ml。

4. 5%硫代硫酸钠溶液 硫代硫酸钠5g，蒸馏水100ml。

（二）染色步骤

1. 石蜡切片厚8～15μm，脱蜡至水。

2. 蒸馏水洗1～2min。

3. 37℃恒温箱内2%硝酸银溶液避光浸染25～35min。

4. 蒸馏水洗2～3min。

5. 4%中性甲醛还原数秒，至切片呈现黄色为止。

6. 蒸馏水洗3～5min。

7. 氨银溶液滴染20～40s。

8. 倾去染液，10%中性缓冲福尔马林液再还原1～2min，使之切片呈棕黄色。

9. 蒸馏水洗3～5min。

10. 0.2%氯化金溶液调色3～5min。

11. 蒸馏水洗1～2min。

12. 5%硫代硫酸钠溶液固定3～5min。

13. 水洗3～5min，滤纸将切片周围水分吸干。

14. 常规乙醇脱水，二甲苯透明，中性树胶封固。

（三）染色结果

神经元、轴突及神经纤维呈黑色（图9-7-1）。

三、Clark改良Bodian法

（一）试剂配制

1. 染色液 称好1%蛋白银后将其从称量纸上洒在水面上。不可摇动此溶液，让蛋白银从表面向下溶

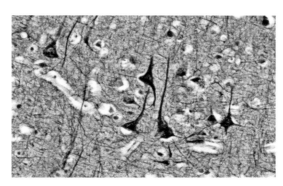

图9-7-1 脑组织：Bielschowsky改良法

解，否则会大大延迟溶解速度。将切片临放入此液之前放入金属铜，用发亮干净的颗粒状铜，不得已时也可以用铜丝。染色过程中铜与蛋白银的反应决定了染色的好坏。在染色终了时应有足够大的铜暴露在外，使其能逐渐地将尽可能多的蛋白银转化为铜的衍生物。通常将铜放在立式染色缸底部，将载玻片放在其顶上。约用5g金属铜。可在7ml水中加入3ml硝酸，将铜浸入，其表面的氧化层被除去，由此可得纯净的铜。

2. 还原液　对苯二酚1g，无水亚硫酸钠5g，蒸馏水100ml。此液配制后立即使用。

3. 1%氯化金溶液　氯化金1g，蒸馏水100ml。

4. 1%草酸溶液　草酸1g，蒸馏水100ml。

5. 5%硫代硫酸钠溶液　硫代硫酸钠5g，蒸馏水100ml。

（二）染色步骤

1. 切片脱蜡至水。

2. 染色液加入铜后，切片放入其中，在60℃恒温箱内染色。染色时间因蛋白银溶液而异，一般在4～16h，当切片呈金棕色时染色便完成。如果染色时间太短，只有较粗的纤维可被轻微的染上。如果染色时间过长会产生过多的背景。

3. 在蒸馏水内稍洗一下，把附着在载玻片和切片表面的染料去掉。水洗时间过长易脱色，只留下已被浸染的粗纤维。

4. 还原液2～3min。

5. 自来水冲洗，至还原液洗净为止。

6. 1%氯化金溶液中调色5～10min。

7. 水洗。

8. 1%草酸溶液中放置2～5min，直至切片呈浅紫色或蓝色，水洗。

9. 5%硫代硫酸钠溶液5～10min。

10. 自来水充分洗。

11. 常规乙醇脱水，二甲苯透明，中性树胶封固。

（三）染色结果

轴突、神经原纤维呈黑色或紫黑色（图9-7-2、图9-7-3）。

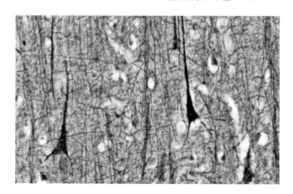

图9-7-2　脑组织：Clark改良Bodian法

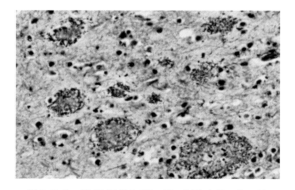

图9-7-3　脑组织老年斑：Clark改良Bodian法

第八节　神经髓鞘染色

髓鞘是包裹在神经轴突外面的管状鞘，其化学成分主要是脂蛋白（称髓磷脂）。任何因素的神经纤维损伤均可导致髓鞘的变性、崩解或脱失，引发脑脊髓炎、多发性神经炎等。普通染色中髓鞘不易着色，在正常或病理情况下均须用特殊染色法来观察髓鞘的损害程度。

髓鞘染色一般显示正常髓鞘和变性髓鞘两类。正常髓鞘多以苏木精染色法（Weil和Loyez法）、砂罗铬花青染色法、Luxol fast blue坚牢蓝染色法等显示；另一类是变性髓鞘，即正常髓鞘不着染，变性髓鞘着色，常用的染色方法有Marchi染色法等。

近年来，有学者采用水溶性猩红（或丽春红G）、变色酸2R亮绿染色法等来观察神经组织髓鞘的损害程度，也收到了良好的效果。这些方法的染色原理可能为：①髓鞘主要成分是蛋白质和类脂质，在蛋白质的结构当中含有羧基和氨基等离子基团，这些酸性基和碱性基具有两性游离等电点的特性，即神经髓鞘在酸性染液中呈碱性，带正点荷，能与带负电荷的酸性染料结合而被着染成红色。②神经髓鞘中类脂质的不饱和乙烯双键与变色酸2R结合，形成一种醌型复合物，从而使髓鞘染成红色。

一、Weil铁苏木精染色法

（一）试剂配制

1. 4%硫酸铁铵溶液　硫酸铁铵4g，蒸馏水100ml。

2. Weil铁苏木精染液　10%苏木精无水乙醇溶液（配制后放置数周使其成熟）5ml，蒸馏水45ml，4%硫酸铁铵溶液50ml。

3. 分化液　硼砂1g，铁氰化钾1.25g，蒸馏水100ml。

（二）染色步骤

1. 切片脱蜡至水。

2. 蒸馏水稍洗。

3. Weil铁苏木精染液置50～60℃恒温箱内10～45min。

4. 流水冲洗。

5. 4%硫酸铁铵溶液分化，显微镜下观察控制至灰白质清晰为止。

6. 水洗。

7. 分化液再分化，显微镜下观察控制至髓鞘清晰为止。

8. 水洗。

9. 常规乙醇脱水，二甲苯透明，中性树胶封固。

（三）染色结果

髓鞘呈蓝黑色，背景呈淡灰色（图9-8-1）。

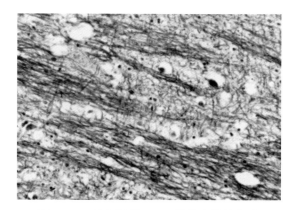

图9-8-1　神经髓鞘：Weil铁苏木精染色法

（四）注意事项

1. 此染色法分化步骤是关键，须在显微镜下观察控制分化程度。

2. 染色时应注意防止染液挥发。

二、砂罗铬花青染色法

此法原理：砂罗铬花青R与硫酸铁铵结合形成一种染料－金属复合物，经甲醛液固定后的髓鞘类脂质能与这种复合物牢固结合而着色。

（一）试剂配制

1. 10%硫酸铁铵溶液　硫酸铁铵10g，蒸馏水100ml。

2. 砂罗铬花青染液　砂罗铬花青R 0.2g，蒸馏水96ml，10%硫酸铁铵溶液4ml，浓硫酸0.5ml。

3. 荧光桃红染液　荧光桃红B 0.5g，0.5%氯化钙水溶液100ml。

（二）染色步骤

1. 切片脱蜡至水。

2. 砂罗铬花青染液15～20min。

3. 水洗。

4. 10%硫酸铁铵溶液分化，显微镜下观察至髓鞘呈清晰的蓝色为止。

5. 流水充分冲洗。

6. 荧光桃红染液1～3s。

7. 稍水洗。

8. 常规乙醇脱水，二甲苯透明，中性树胶封固。

（三）染色结果

髓鞘呈鲜蓝色，神经细胞胞质、肌纤维及胶原纤维呈红色，细胞核呈蓝色（图9-8-2）。

（四）注意事项

1. 砂罗铬花青染液配制后性能稳定、不容易失效，可保存使用2年以上。

2. 10%硫酸铁铵溶液分化时，在显微镜下观察控制至髓鞘呈清晰的蓝色、胶原纤维及肌纤维呈无色即止。

3. 荧光桃红染液复染以淡染为宜。

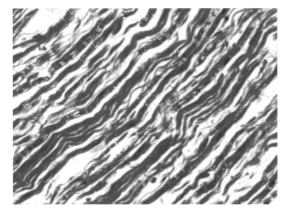

图9-8-2　神经髓鞘：砂罗铬花青染色法

三、变色酸2R-亮绿染色法

（一）试剂配制

1. 变色酸2R染液　变色酸2R 0.5g，磷钨酸0.6g，冰醋酸0.2ml，蒸馏水100ml。

2. 0.5%亮绿染液　亮绿SF 0.5g，0.2%冰醋酸水溶液100ml。

（二）染色步骤

1. 切片脱蜡至水。

2. 蒸馏水稍洗。

3. 变色酸2R染液10min。

4. 直接用0.2%冰醋酸水溶液洗2～3次。

5. 0.5%亮绿染液复染10min。

6. 水洗。

7. 常规乙醇脱水，二甲苯透明，中性树胶封固。

（三）染色结果

髓鞘呈深红色，轴索和间质呈绿色，脱髓鞘纤维不着色（图9-8-3、图9-8-4）。

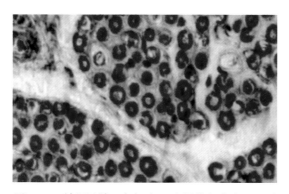

图9-8-3　神经髓鞘：变色酸2R亮绿染色法（×400）

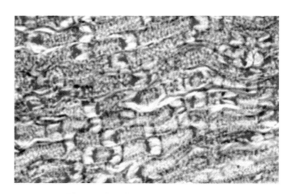

图9-8-4　神经髓鞘：变色酸2R亮绿染色法（×400）

注：神经髓鞘呈深红色。组织横切面（图9-8-3）示髓鞘呈环状，变性髓鞘因磷脂消失有的呈半环状，有的不着色，呈空白区。轴索、神经束衣和神经内衣呈绿色。组织纵切面（图9-8-4）示髓鞘呈鱼骨刺状。

（四）注意事项

变色酸2R染液浓度一般控制在0.3%～0.6%，染液配制后于4℃冰箱内保存，可反复使用。

四、固绿染色法

（一）试剂配制

1. 固绿染液　固绿0.5g，95%乙醇100ml，1%冰醋酸水溶液0.5ml。

2. 0.3%碳酸锂水溶液　碳酸锂0.3g，蒸馏水100ml。

（二）染色步骤

1. 切片脱蜡至水。

2. 蒸馏水稍洗。

3. 95%乙醇1min。

4. 固绿染液置37℃恒温箱内30min。

5. 95%乙醇洗2次，10s。

6. 蒸馏水洗。

7. 0.3%碳酸锂水溶液分化2次，10s。

8. 水洗。

9. 常规乙醇脱水，二甲苯透明，中性树胶封固。

（三）染色结果

髓鞘呈深绿色，脱髓鞘纤维不着色（图9-8-5、图9-8-6）。

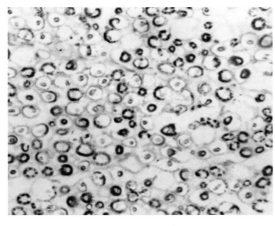 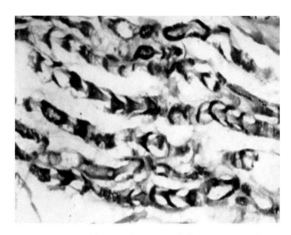

图9-8-5　神经髓鞘：固绿染色法（×400）　　　图9-8-6　神经髓鞘：固绿染色法（×400）

注：神经髓鞘呈深绿色。组织横切面（图9-8-5）示髓鞘呈环状，变性的髓鞘因磷脂消失有的呈半环状，有的不着色，呈空白区；组织纵切面（图9-8-6）示髓鞘呈条索状，有的呈鱼骨刺状。

五、水溶性猩红（或丽春红G）染色法

（一）试剂配制

1. 水溶性猩红（或丽春红G）染液　水溶性猩红（或丽春红G）1g，冰醋酸1ml，蒸馏水99ml。三者混合后即可使用。

2. 媒染溶液　磷钼酸2.5g，磷钨酸2g，蒸馏水100ml。

3. 亮绿染液　亮绿SF 2.5g，冰醋酸2.5ml，蒸馏水97.5ml。

（二）染色步骤

1. 切片脱蜡至水。

2．蒸馏水稍洗。

3．水溶性猩红（或丽春红G）染液3～5min。

4．蒸馏水洗。

5．媒染溶液处理1min。

6．倾去媒染溶液，直接用亮绿染液复染4min。

7．1%冰醋酸水溶液分化10s。

8．水洗。

9．常规乙醇脱水，二甲苯透明，中性树胶封固。

（三）染色结果

神经髓鞘呈红色，轴索、神经束衣和神经内衣呈绿色（图9-8-7～图9-8-9）。

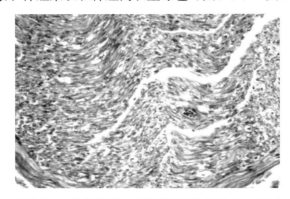

图9-8-7 神经髓鞘：水溶性猩红染色法（×200）

注：糖尿病性周围神经病变，神经髓鞘呈红色。横切面示髓鞘呈环状，变性的髓鞘因磷脂消失有的呈半环状，有的不着色，呈空白区。轴索、神经束衣和神经内衣呈绿色。

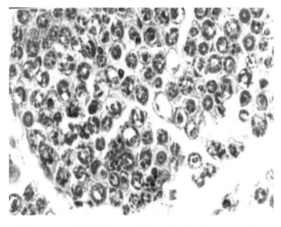

图9-8-8 神经髓鞘：丽春红G染色法（×400）

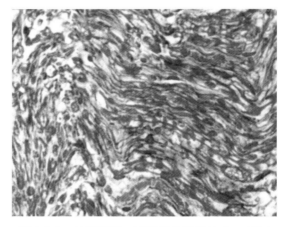

图9-8-9 神经髓鞘：丽春红G染色法（×400）

注：吉兰－巴雷综合征，神经髓鞘呈红色。横切面（图9-8-8）示髓鞘呈环状，变性的髓鞘因磷脂消失有的呈半环状，有的不着色，呈空白区。轴索、神经束衣和神经内衣呈绿色。纵切面（图9-8-9）示髓鞘呈条索状，有的呈鱼骨刺状。

六、Luxol fast blue坚牢蓝染色法

（一）染液配制

1．LFB染液 Luxol Fast Blue 0.1g，95%乙醇100ml，10%冰醋酸0.5ml。

2．0.05%碳酸锂溶液 碳酸锂0.05g，蒸馏水100ml。

3．0.1%焦油紫染液 焦油紫0.1g，1%冰醋酸水溶液100ml。

（二）染色步骤

1. 切片脱蜡至水。

2. LFB 染液置 60℃恒温箱内 2h 或 37℃ 12 ～ 18h。

3. 95%乙醇稍洗。

4. 蒸馏水洗。

5. 0.05%碳酸锂溶液分化 10s。

6. 70%乙醇分化至灰白质分辨明显（30 ～ 60s）。

7. 0.1%焦油紫染液 37℃恒温箱内 10min。

8. 蒸馏水洗

9. 70%乙醇稍洗。

10. 95%乙醇洗至仅核仁及尼氏小体呈紫色。

11. 无水乙醇脱水，二甲苯透明，中性树胶封固。

（三）染色结果

髓鞘呈蓝色，细胞核及尼氏小体呈紫色（图9-8-10、图9-8-11）。

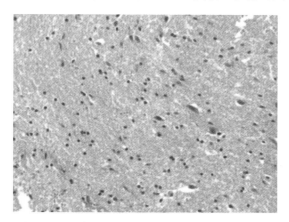

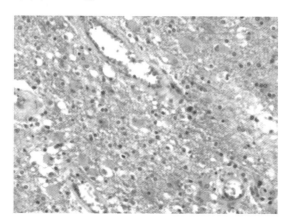

图9-8-10　脑组织：Luxol fast blue 坚牢蓝染色法　　　图9-8-11　脑组织：Luxol fast blue 坚牢蓝染色法

（四）注意事项

0.1%焦油紫染液用冰醋酸配制可增强髓鞘由绿色变为蓝色。

七、坚牢绿-FCF染色法

（一）试剂配制

坚牢绿-FCF 0.5g，95%乙醇 99.5ml，1%冰醋酸 0.5ml，三者混合即可使用。

（二）染色步骤

1. 切片常规脱蜡至蒸馏水。

2. 切片经 95%乙醇处理 2min。

3. 入坚牢绿-FCF 染液，室温下作用 20 ～ 30min。

4. 95%乙醇浸洗 10s，蒸馏水洗。

5. 0.3%碳酸锂溶液分化 10s。

6. 蒸馏水终止分化。

7. 无水乙醇脱水、二甲苯透明、中性树胶封固。

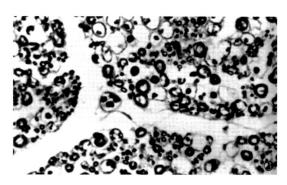

图9-8-12　神经髓鞘：坚牢绿-FCF染色法（×400）

注：神经髓鞘呈绿色。横切面示髓鞘呈环状，变性的髓鞘因磷脂消失有的呈半环状，有的不着色，呈空白区。

（三）染色结果

神经髓鞘呈绿色（图9-8-12）。

（四）注意事项

1. 所有染液置常温下，可反复使用。

2. 分化是染色的关键，必须严格控制时间。

3. 组织标本取材后，最好采用4%甲醛钙液、Zenker液及Bouin液对神经组织进行固定，这样利于保存神经髓鞘磷脂，使磷脂损失显著减少。

4. 切片不宜太厚，否则易出现脱片及浓染等现象，厚度一般在6～8μm为宜。

第九节　神经胶质细胞染色

神经胶质细胞是神经组织中的另一类细胞，广泛分布于中枢和周围神经系统，一般都具有突起，但无树突和轴突之分，亦没有传导神经冲动的功能。神经胶质细胞对神经元起支持、营养、保护和绝缘等作用。根据其存在的部位，又分为中枢神经系统的胶质细胞和周围神经系统的胶质细胞。

中枢神经系统的胶质细胞主要分为星形胶质细胞、少突胶质细胞、小胶质细胞和室管膜细胞，周围神经系统的胶质细胞主要分为施万细胞和卫星细胞。

颅内肿瘤，当神经胶质细胞瘤需与脑膜瘤、室管膜瘤等相鉴别时，特殊染色可为星形胶质细胞性肿瘤的诊断提供依据。Cajal氯化金升汞染色法介绍如下。

（一）染色原理

此法是一种镀金染色法，组织若单纯在氯化金溶液内镀染，切片染色呈弥漫状态，当加入氯化汞在氯化金溶液内后，就可使星形胶质细胞具有嗜金性，因此，在氯化金溶液内加入氯化汞就保证了镀染的成功。

（二）固定方法

使用溴甲醛溶液（溴化铵2g，甲醛15ml，蒸馏水85ml）固定。

（三）试剂配制

1. 氯化金升汞染液　1%氯化金水溶液10ml，氯化汞0.5g，蒸馏水60ml。将氯化汞溶于蒸馏水（可适当加温促使溶解），待稍冷却后加入氯化金水溶液，充分混合后过滤。此溶液在临用前配制。

2. 5%硫代硫酸钠溶液　硫代硫酸钠5g，蒸馏水100ml。

（四）染色步骤

1. 新鲜组织，取3～5mm厚度，固定于溴甲醛溶液2～5天。

2. 流水冲洗20min，蒸馏水洗。

3. 冷冻切片15～20μm，蒸馏水洗2～3次。

4. 氯化金升汞染液内置于暗处浸染4～8h。

5. 蒸馏水洗2～3min。

6. 5%硫代硫酸钠溶液固定3～5min。

7. 蒸馏水洗2～3min。

8. 将切片裱贴于玻片上，待稍干。

9. 无水乙醇脱水，二甲苯透明，中性树胶封固。

（五）染色结果

神经胶质星形细胞及其突起呈紫红色至紫黑色，神经细胞呈浅紫红色，神经纤维一般不着色（图9-9-1）。

（六）注意事项

1. 组织的固定时间最长不可超过20天，否则组织内嗜金物质会逐渐被甲醛破坏，导致染色失败。组

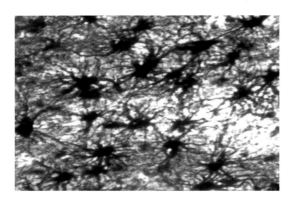

图9-9-1　脑组织：Cajal氯化金升汞染色法

织若已用4%甲醛液短时间固定过，在冷冻切片后仍需置于溴甲醛溶液内12～24h或更长时间，蒸馏水洗后进行染色。

2. 此方法染色效果和镀银时的温度也有很大关系，一般染色温度以20～25℃为宜，若温度低于14℃及镀染时间过短，星形胶质细胞显色不深会造成染色失败；室温过高及镀染过久则会出现颗粒沉淀。

第十节　脂类物质染色

脂类是构成人体组织的正常成分。除脂肪组织及其他某些含类脂质丰富的细胞外，正常组织细胞内很少出现可染色的滴状脂肪。

脂类物质根据其化学成分分为3大类。①单纯脂质：如中性脂肪等。②复合脂质：如磷脂、糖脂等。③衍生脂质：如各种脂肪酸、胆固醇等。在组织化学的应用上，根据染色性质不同一般将脂类分为中性脂类和酸性脂类。中性脂类包括甘油三酯、胆固醇、类固醇、固醇脂及某些糖脂。酸性脂类包括脂肪酸和磷脂等。

脂类物质通常不溶于水而易溶于有机溶剂（如乙醇、丙酮、氯仿、苯等），因此，需要作脂类染色的组织，必须采用新鲜组织冷冻切片来显示脂质，最适合的固定剂是4%中性甲醛液、甲醛-钙液等，不能用乙醇或含有其他有机溶剂的固定液。锇酸固定液也能很好的固定脂质，经锇酸固定后组织可直接进行常规脱水、石蜡切片，脂质也不会被溶解。但锇酸为剧毒品，且配制烦琐、价格昂贵，未未能作为常规脂类物质染色的固定剂。

脂类物质染色可用于区别脂肪肉瘤与黏液肉瘤、卵巢纤维瘤及卵泡膜细胞瘤、肾细胞癌与肾上腺皮脂腺瘤等，除此之外，脂类物质染色在区分脂肪变性与空泡变性及糖原沉积，明确先天和后天不同疾病中脂质沉积及脂肪栓塞的诊断均有重要作用。

脂类物质染色方法较多，如苏丹Ⅲ、苏丹Ⅳ、油红O、苏丹黑B、锇酸等方法，应根据需要进行选择，以便得到满意的染色效果。苏丹类染料的染色原理一般认为是物理学上的溶解作用或吸附作用，即先把染料溶解于有机溶剂中，这种染料在脂质中的溶解度较在原有溶剂中的溶解度大，所以在染色时染料便从染液中转移至被染的脂质中去，从而使脂质着色。锇酸染色法则是利用锇酸与脂肪结合成不溶于乙醇及二甲苯的氢氧化锇的原理，从而可进行常规石蜡切片。

一、苏丹Ⅲ染色法

（一）试剂配制

1. 苏丹Ⅲ染液　苏丹Ⅲ 0.15g，60～70%乙醇100ml。将苏丹Ⅲ充分溶于乙醇中，过滤后密封保存，使用时吸取上清液。

2. 甘油明胶封固剂　明胶5g，蒸馏水30ml，甘油35ml。先将明胶溶于蒸馏水（稍微加热），明胶溶解后加入甘油充分混合，再加1～2粒苯酚，混匀。冷却后4℃冰箱中保存，使用时恒温箱加热。

（二）染色步骤

1. 冷冻切片8～10μm。

2. 蒸馏水稍洗。

3. Harris苏木精染液1～2min。

4. 流水稍洗。

5. 1%盐酸乙醇分化数秒。

6. 流水冲洗数分钟，蒸馏水稍洗。

7. 70%乙醇稍洗。

8. 苏丹Ⅲ染液30～60min。

9. 70%乙醇分化数秒。

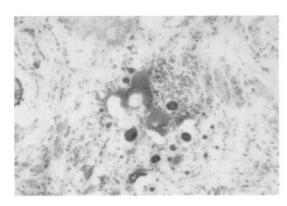

图9-10-1 乳腺组织：苏丹Ⅲ染色法

10. 流水稍洗。

11. 空气中稍晾干。

12. 甘油明胶封固。

（三）染色结果

脂肪呈橘红色，细胞核呈浅蓝色（图9-10-1）。

（四）注意事项

1. 苏丹Ⅲ染液染色时，尽可能将切片放入立式染缸内浸染。

2. 配制苏丹类染液所用溶剂均为脂溶剂，易挥发，染液易出现沉淀污染组织，配制后必须密封冰箱保存，使用时尽量吸取上清液进行染色。

3. 甘油明胶封固剂在使用前放置于56℃恒温箱中加温溶解。

4. Harris苏木精染液也可使用Mayer苏木精染液代替，则无须进行1%盐酸乙醇分化。

二、苏丹Ⅳ染色法

（一）试剂配制

苏丹Ⅳ染液：苏丹Ⅳ 2g，70%乙醇50ml，丙酮50ml。先将乙醇与丙酮混合，再将苏丹Ⅳ加入混合液中，充分溶解，过滤后密封保存，使用时吸取上清液。

（二）染色步骤

1. 冷冻切片8～10μm。

2. 蒸馏水稍洗。

3. Harris苏木精染液1～2min。

4. 流水稍洗。

5. 1%盐酸乙醇分化数秒。

6. 流水冲洗数分钟，蒸馏水稍洗。

7. 70%乙醇稍洗。

8. 苏丹Ⅳ染液30～60min。

9. 70%乙醇分化数秒。

10. 流水稍洗。

11. 空气中稍晾干。

12. 甘油明胶封固。

（三）染色结果

脂肪呈猩红色，细胞核呈浅蓝色（图9-10-2）。

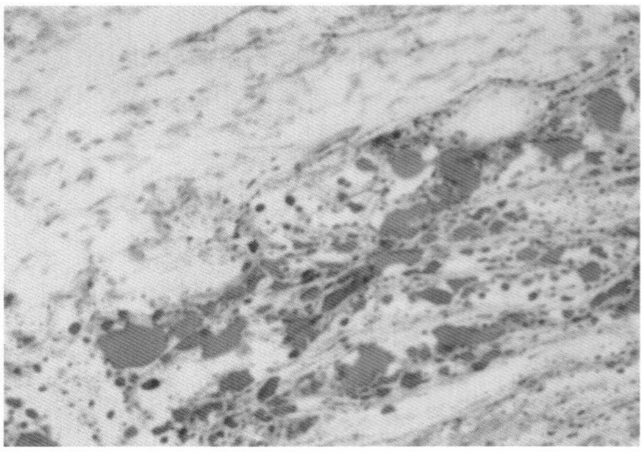

图9-10-2 乳腺组织：苏丹Ⅳ染色法

三、油红O染色法

（一）试剂配制

1. 油红O原液 油红O 0.5g，异丙醇（含量98%以上）100ml。将油红O充分溶于异丙醇中，过滤后密封保存。

2. 油红O染液 油红O原液6ml，蒸馏水4ml。临用前稀释后静置5～10min，2h内使用。

（二）染色步骤

1. 冷冻切片8～10μm。

2. 60%异丙醇稍洗。

3. 油红O染液10～15min。

4．60%异丙醇洗去多余染液。

5．流水稍洗。

6．Harris苏木精染液1～2min。

7．流水稍洗。

8．1%盐酸乙醇分化数秒。

9．流水冲洗数分钟。

10．空气中稍晾干。

11．甘油明胶封固。

（三）染色结果

脂肪呈红色，细胞核呈浅蓝色（图9-10-3）。

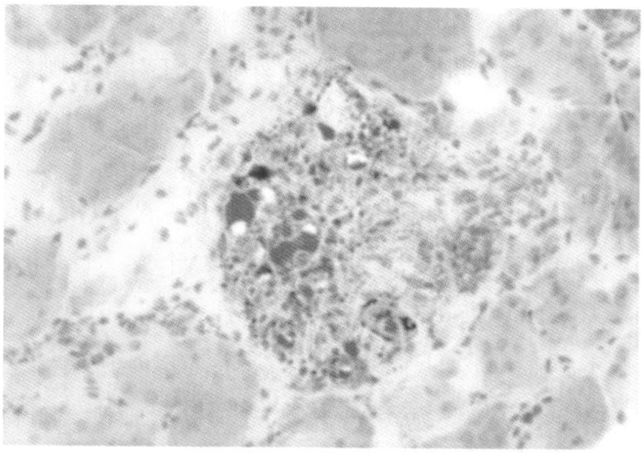

图9-10-3　肾小球内见脂滴：油红O染色法（×200）

（四）注意事项

1．油红O原液配制中所用的异丙醇可用无水乙醇代替，染色效果一致。

2．如果油红O原液使用无水乙醇配制，则染液作用前后使用70%乙醇洗。

3．油红O染液临用前配制，不可保存。

4．使用Mayer苏木精染液替换Harris苏木精则无须进行1%盐酸乙醇分化，更为方便。

四、改良油红O染色法

（一）试剂配制

油红O染液：油红O　0.5g，50%乙醇100ml。将油红O溶于乙醇内，不断搅拌至完全溶解。染液置磨口瓶内保存备用。

（二）染色步骤

1．冷冻切片厚8～10μm，切片干燥后入50%乙醇稍洗。

2．油红O染液浸染8～10min。

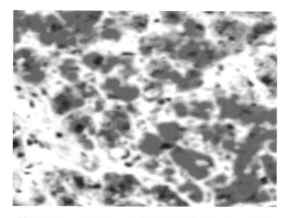

3．50%乙醇分色，自来水洗。

4．苏木精复染核，自来水返蓝。

5．甘油明胶封固。

（三）染色结果

脂肪呈红色，细胞核呈蓝色（图9-10-4）。

（四）注意事项

1．在染色时要加盖，以防试剂挥发色素析出，致使染色污染，不应有脂肪的地方出现色素颗粒，造成假阳性。

2．封固要及时，切片勿太干燥。若封固时产生气泡，不要挤压盖玻片，以免使脂滴移位而影响诊断。

3．切片不能长期保存，应尽早观察及照相。在

图9-10-4　肝组织：改良油红O染色法（×400）

盖玻片四周用蜡封严，虽可延长保存时间，但效果仍然不能使人满意。

第十一节　早期心肌梗死及脑梗死染色

一、TTC染色法

此法一般多用于尸检中的新鲜心脏组织和脑组织以及实验动物模型早期梗死组织的染色。氯化三

苯基四氮唑（triphenyltetrazolium chloride，TTC）染色是一种用于评价组织内脱氢酶活性的大体染色方法，对心肌梗死及脑组织坏死区的观测较电镜早3～6h，较光镜早24h，其主要原理是组织内脱氢酶在NADH存在的条件下，将无色的氧化型TTC还原成红色的还原型TTC，从而使具有活性的组织着色，而坏死组织不着色。

（一）试剂配制

用1g TTC溶解于100ml蒸馏水，4℃冰箱避光保存备用。

（二）染色步骤

取动物、尸检患者的心脏或脑组织新鲜标本。动物标本可切成2～3mm厚度，人体标本可将病变区切成3～5mm厚度的组织片备用，面积大小不限。用线拴上悬放于容器内，然后倒入TTC溶液，染液要没过组织，浸泡30min后取出，放入4%中性甲醛液固定2～4h。取出后清水冲洗，吸干组织表面清水即可观察、照相记录。

（三）染色结果

染成红色的为存活的心肌或脑组织，被中性甲醛液漂成苍白色的是心肌或脑组织坏死区（图9-11-1）。

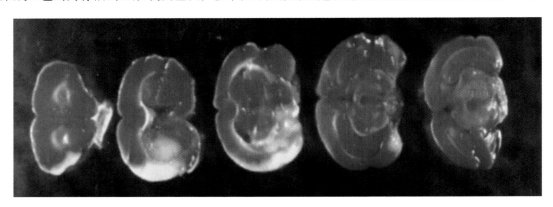

图9-11-1　大鼠大脑：TTC染色法
注：大鼠大脑被切成3mm薄片，红色区为存活的脑组织，白色区为坏死的脑组织。

（四）注意事项

1. 标本越新鲜越好，为了防止正常心肌及脑组织的酶活性减弱或丧失应尽快染色。
2. 如果染色效果不佳，可适当延长时间。
3. 此法可用于心脑疾病猝死的尸体解剖的病理分析。

二、碱性品红染色法（HBFP法）

此染色法为显示缺氧早期心肌病变的病理诊断及实验研究，对判断心肌的早期病变十分重要。

（一）试剂配制

1. 0.1%碱性品红染液　碱性品红0.1g，蒸馏水100ml，稍加热溶解。
2. 0.1%苦味酸丙酮溶液　苦味酸0.1g，丙酮100ml。

（二）染色步骤

1. 切片脱蜡至水。
2. Harris苏木精染液10～30s。
3. 流水冲洗5min。
4. 0.1%碱性品红染液3min。
5. 蒸馏水稍洗。
6. 丙酮洗5～10s。
7. 0.1%苦味酸丙酮溶液分化5～10s，至切片上无红色流下为止。

8．丙酮迅速脱水，二甲苯透明，中性树胶封固。

（三）染色结果

缺氧心肌、红细胞呈鲜红色，正常心肌呈黄色或黄棕色，细胞核呈蓝色（图9-11-2）。

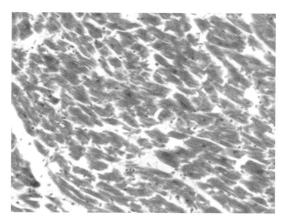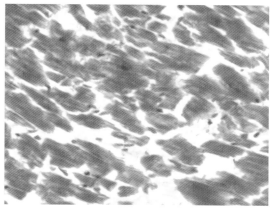

图9-11-2　心肌：碱性品红染色法

（四）注意事项

1．戊二醛固定的组织不适宜用此方法染色。

2．切片时切片刀须锋利，防止切片不佳或刀痕引起假阳性。

3．配制苦味酸丙酮溶液时，先将苦味酸试剂未溶解部分用勺取出放在滤纸上将水分吸干称量后再放入丙酮液中。

4．苦味酸丙酮溶液分化要随时观察，至切片上无明显红色流下为止，然后迅速浸入丙酮溶液脱水及二甲苯透明。

5．整个染色过程中切片不可在空气中暴露及干燥。

第十二节　黏液物质染色

人体中的各种腺体、组织和细胞都能产生或分泌黏液物质。黏液物质中所含酸基的不同，又分为中性黏液物质和酸性黏液物质。中性黏液物质含氨基己糖和游离的己糖基，不含任何酸根，主要存在于胃黏膜的表面上皮、幽门腺、十二指肠腺、颌下腺、前列腺上皮和结肠的杯状细胞等处。酸性黏液物质中含有氨基己糖，并含有各种酸根和部分不含酸根的成分，其基质成分以硫酸化黏液物质和非硫酸化黏液物质两种形式存在，强硫酸化黏液物质主要见于角膜、肥大细胞、皮肤、软骨、动脉、肺等处，弱硫酸化黏液物质主要见于颌下腺、结肠、气管及支气管的杯状细胞和腺体。

黏液物质染色可用于某些病理情况下结缔组织、心肌等出现的黏液性水肿和黏液样变性等改变；某些黏液性肿瘤如黏液瘤、黏液肉瘤、软骨黏液样纤维瘤、胃印戒细胞癌、卵巢Krukenberg瘤等均有黏液物质的存在。

一、过碘酸希夫反应（periodic acid schiff reaction，PAS反应）

PAS反应不仅可以显示中性黏液物质、糖原和某些酸性黏液物质，而且还能显示真菌、基底膜、某些色素等多种物质。故PAS反应在病理学上可用于研究多种疾病，是广泛应用的染色方法之一。

（一）染色原理

高碘酸是一种氧化剂，它能破坏多糖类结构的碳键。组织切片首先经高碘酸溶液氧化，使存在于组织内多糖分子的乙二醇基或氨羟基的碳键打开，生成醛类化合物，其后，暴露出来的游离醛基与希夫试剂作用，生成新的红至紫红色复合物而得到定位。

（二）试剂配制

1. 0.5%高碘酸溶液　高碘酸0.5g，蒸馏水100ml。

2. 希夫试剂（Schiff试剂）　碱性品红1g，1mol/L盐酸20ml，偏重亚硫酸钠1.5g，蒸馏水200ml，活性炭2g。先将1g碱性品红溶于80℃的200ml蒸馏水中，再加热煮沸片刻，并充分搅拌，冷却至50℃时过滤，加入1mol/L盐酸20ml，冷却至25℃时加入1.5g偏重亚硫酸钠，密封后室温下暗处放置12～24h，此时溶液呈淡土黄色或淡红色，再加入2g活性炭，充分震荡溶液，静置1～2h后过滤（此时溶液呈无色、清澈透明状态），于棕色瓶、4℃冰箱中保存。

（三）染色步骤

1. 切片脱蜡至水。

2. 0.5%高碘酸溶液氧化10min。

3. 稍水洗。

4. 希夫试剂15～30min。

5. 流水洗5～10min。

6. Harris苏木精染液2～3min。

7. 稍水洗。

8. 1%盐酸乙醇分化数秒。

9. 流水冲洗数分钟。

10. 常规乙醇脱水，二甲苯透明，中性树胶封固。

（四）染色结果

中性黏液物质及PAS阳性物质（如糖原、真菌、基底膜等）呈红色，细胞核呈蓝色（图9-12-1）。

（五）注意事项

1. 配制染液所使用的玻璃器皿要求十分清洁，一般要用清洗液浸泡过。

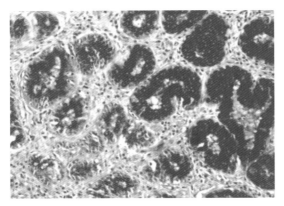

图9-12-1　胃黏膜：过碘酸希夫反应

2. 高碘酸氧化组织切片的温度及作用时间，是值得注意的问题。若温度高、作用时间长，可使某些物质成分发生非特异性反应，结果会出现假阳性。氧化时间一般控制在10min以内，温度不超过20℃为宜，室温稍高则氧化时间适当缩短。

3. 配制希夫试剂所使用的碱性品红试剂质量非常重要，要求高纯度，不同厂家、不同批号及保存妥当与否均与染液配制质量及染色结果有很大关系。

4. 配制希夫试剂所使用的偏重亚硫酸钠要求有较浓的刺激性气味（硫味），陈旧无硫味的试剂不能再用，使用后必须密封保存，并定期更换。

5. 配制希夫试剂时不要在蒸馏水煮沸时立即加入碱性品红，应在蒸馏水停止加热后约80℃左右加入，否则蒸馏水煮沸时容易将碱性品红液喷溅出来。

6. 希夫试剂为无色、清澈透明液体，如果出现淡红色，可在每100ml淡红色染液中加入0.7～0.9g偏重亚硫酸钠，过滤，红色消失后再继续使用，但一般变色后表明试剂即将失效，应及时更换。

7. 希夫试剂作用后关于亚硫酸冲洗问题，有学者提倡用偏重亚硫酸钠溶液滴洗，这样对避免假阳性的出现或减少背景着色有一定的好处，但在实践中直接用流水洗5～10min代替，没有明显区别。

二、阿利新蓝（pH 2.5）-过碘酸希夫反应（AB-PAS法）

（一）试剂配制

1. 3%冰醋酸水溶液　冰醋酸3ml，蒸馏水97ml。

2. 1%阿利新蓝（pH 2.5）染液　阿利新蓝8GX 1g，蒸馏水97ml，冰醋酸3ml，麝香草酚50mg。

此染液性能较为稳定，可保存使用多年。

3．0.5%高碘酸溶液　高碘酸0.5g，蒸馏水100ml。

4．希夫试剂（Schiff试剂）　同上配制方法。

（二）染色步骤

1．切片脱蜡至水。

2．蒸馏水稍洗。

3．3%冰醋酸水溶液3min。

4．1%阿利新蓝（pH 2.5）染液10～30min。

5．水洗。

6．0.5%高碘酸溶液氧化10min。

7．稍水洗。

8．希夫试剂15～30min。

9．流水洗5～10min。

10．Harris苏木精染液2～3min。

11．稍水洗。

12．1%盐酸乙醇分化数秒。

13．流水冲洗数分钟。

14．常规乙醇脱水，二甲苯透明，中性树胶封固。

（三）染色结果

酸性黏液物质呈蓝色，中性黏液物质呈红色，中性和酸性黏液混合物呈紫红色，细胞核呈蓝色（图9-12-2）。

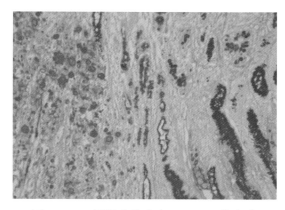

图9-12-2　胃低分化腺癌：AB-PAS染色法

（四）注意事项

1．阿利新蓝是一种水溶性氰化亚钛铜盐染料，其优点是染色力强，色调较牢固，染色时间长也不容易过染。

2．利用阿利新蓝染色牢固这一特点，除了与PAS共染外，在不影响本身颜色的原则下，可以根据不同组织与病变特点及特殊需要，而进行多种复合染色，如AB＋PAS＋网状纤维、AB＋Van Gieson、AB＋HE等。

3．在1%阿利新蓝染色前加3%冰醋酸的主要目的是为了保证其染液pH的稳定性，此步骤也可省略。

4．其他更多注意事项详见上述PAS反应法。

三、阿利新蓝染色法（AB法）

阿利新蓝是一种水溶性氰化亚钛铜盐，属于阳离子染料，是显示酸性黏液物质最特异的染料，这种阳离子染料与酸性基团形成盐键，利用染液不同的pH及不同的电解质浓度，可以区分出酸性黏液物质的类属。阿利新蓝pH 1.0时，羧基不能离子化因而不能着染，但硫酸基则可被显示；阿利新蓝pH 2.5时，羧基和弱硫酸基染色良好，而强硫酸化黏液物质却着染不佳。

染色原理如下：阿利新蓝与组织内含有的阴离子基团如含羧基和硫酸根的酸性黏液物质的羧基和硫酸根形成不溶性复合物，即染料分子中带正电荷的盐键和酸性黏液物质中带负电荷的酸性基团结合而呈蓝色。

（一）阿利新蓝（pH 2.5）染色法

1．试剂配制

（1）3%冰醋酸溶液：冰醋酸3ml，蒸馏水97ml。

（2）1%阿利新蓝（pH 2.5）染液：阿利新蓝8GX 1g，蒸馏水97ml，冰醋酸3ml，麝香草酚

50mg。此染液性能较为稳定，可保存使用多年。

（3）核固红染液：核固红0.1g，5%硫酸铝水溶液100ml。加热溶解，冷却后过滤。

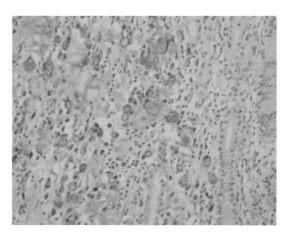

图9-12-3　胃低分化腺癌：阿利新蓝（pH 2.5）染色

2．染色步骤

（1）切片脱蜡至水。

（2）蒸馏水稍洗。

（3）3%冰醋酸溶液3min。

（4）1%阿利新蓝（pH 2.5）染液10～30min。

（5）水洗。

（6）核固红染液5～10min。

（7）水洗。

（8）常规乙醇脱水，二甲苯透明，中性树胶封固。

3．染色结果　唾液酸黏液物质、弱硫酸化黏液物质及一般酸性黏液物质呈蓝色，强硫酸化黏液物质不着染，细胞核呈红色（图9-12-3）。

4．注意事项

（1）阿利新蓝染液含有3%冰醋酸，以使其pH为2.5，麝香草酚作为防腐剂以防止真菌生长。该染液性能较为稳定，配制后于4℃冰箱中保存可使用多年。

（2）核固红染液复染也可使用0.1%沙红等染液代替。

（3）阿利新蓝也被翻译为阿尔新蓝、阿辛蓝、奥新蓝、爱尔新蓝等。

（4）此染色法新型隐球菌荚膜呈蓝色。

（二）阿利新蓝（pH 1.0）染色法

1．试剂配制

（1）0.1mol/L盐酸水溶液：纯盐酸0.84ml，蒸馏水加至100ml。

（2）阿利新蓝（pH 1.0）染液：阿利新蓝8GX 1g，0.1mol/L盐酸水溶液100ml。

（3）核固红染液：核固红0.1g，5%硫酸铝水溶液100ml。加热溶解，冷却后过滤。

2．染色步骤

（1）切片脱蜡至水。

（2）阿利新蓝（pH 1.0）染液20～30min。

（3）0.1mol/L盐酸水溶液稍洗。

（4）不经水洗，用滤纸吸干多余盐酸。

（5）核固红染液5～10min。

（6）水洗。

（7）常规乙醇脱水，二甲苯透明，中性树胶封固。

3．染色结果　硫酸化黏液物质呈蓝色，非硫酸化黏液物质不着色，细胞核呈红色（图9-12-4）。

4．注意事项　0.1mol/L盐酸水溶液稍洗后不可再用水洗，以免改变染液pH值而引起非特异性着色。

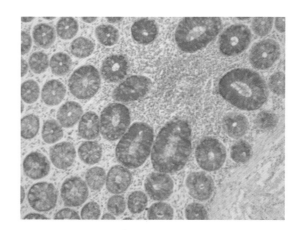

图9-12-4　肠黏膜：阿利新蓝（pH 1.0）染色

四、高铁二胺－阿利新蓝染色法（HID-AB法）

（一）染色原理

N,N-二甲基－间－苯二胺二盐酸盐和N,N-二甲基－对－苯二胺二盐酸盐均为胺盐，离解后都带正电荷。二胺盐与硫酸化酸性黏液物质结合成复合物而被显示，该反应很慢，需加入三氯化铁作催化剂。三氯化铁一方面使二胺盐氧化形成棕黑色的阳离子色原，从而加快染色；另一方面使染液的pH降至1.4，在此pH时，切片上的羧基不能与二胺盐结合，而仅是硫酸根与二胺盐起反应形成紫棕至棕黑色的复合物。其后，阿利新蓝（pH 2.5）把羧基化的唾液酸黏液物质染成蓝色。这样，两种主要基团的酸性黏液物质就分别显示出来。

该法主要用于鉴别硫酸化酸性黏液物质或唾液酸黏液物质。小肠上皮产生氮乙酰化唾液酸黏液物质，大肠上皮产生氧乙酰化唾液酸黏液物质和硫酸化黏液物质。配合AB-PAS法用来鉴定肠上皮化生的类型、转移性肿瘤发生黏液的类型和胃肠道肿瘤细胞的性质，也可协助确定原发肿瘤是否源于大肠。

（二）试剂配制

1. 高铁二胺染液　N,N-二甲基-间-苯二胺二盐酸盐120mg，N,N-二甲基-对-苯二胺二盐酸盐20mg，蒸馏水50ml，60%三氯化铁溶液1.5ml。将两种二胺盐同时溶于蒸馏水，待彻底溶解后，加入60%三氯化铁溶液，用玻棒轻轻搅匀。此时染液的pH应为1.4～1.5。

2. 1%阿利新蓝（pH 2.5）染液　阿利新蓝8GX 1g，蒸馏水97ml，冰醋酸3ml，麝香草酚50mg。此染液性能较为稳定，可保存使用多年。

3. 核固红染液　核固红0.1g，5%硫酸铝水溶液100ml。加热溶解，冷却后过滤。

（三）染色步骤

1. 切片脱蜡至水。

2. 高铁二胺染液于室温作用18～24h。

3. 水洗。

4. 1%阿利新蓝（pH 2.5）染液10～20min。

5. 水洗。

6. 核固红染液5～10min。

7. 水洗。

8. 常规乙醇脱水，二甲苯透明，中性树胶封固。

（四）染色结果

硫酸化酸性黏液物质呈紫棕色至棕黑色，唾液酸黏液物质呈蓝色，细胞核呈红色（图9-12-5）。

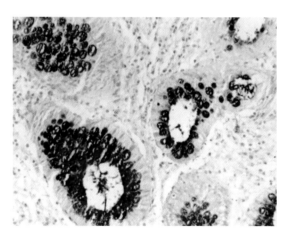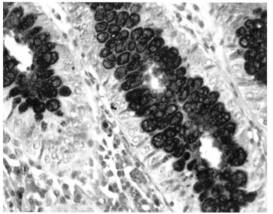

图9-12-5　肠黏膜：HID-AB染色法

（五）注意事项

1. 高铁二胺染液临用前配制，使用一次后即弃去。

2. 高铁二胺染液作用时的温度在20～25℃为宜，若室温偏低则作用时间应适当延长。

3. 二胺盐有毒性，操作时做好防护，避免接触皮肤。

五、黏液胭脂红染色法

（一）试剂配制

1. 黏液胭脂红原液　胭脂红1g，氢氧化铝1g，50%乙醇100ml，无水氯化铝0.5g。将胭脂红和氢氧化铝加入50%乙醇中混合溶解，再加无水氯化铝，水浴中煮沸3min并不断搅拌。冷却至室温后过滤，再加50%乙醇凑足100ml。4℃冰箱中保存。

2. 黏液胭脂红染液　黏液胭脂红原液1ml，蒸馏水4ml。此液临用前按上述比例混合配制使用。

（二）染色步骤

1. 切片脱蜡至水。

2. Harris苏木精染液1～2min。

3. 流水稍洗。

4. 1%盐酸乙醇分化数秒。

5. 流水冲洗数分钟。

6. 黏液胭脂红染液30min。

7. 水洗。

8. 常规乙醇脱水，二甲苯透明，中性树胶封固。

（三）染色结果

酸性黏液物质呈红色，细胞核呈蓝色（图9-12-6）。

（四）注意事项

1. 细胞核应浅染，也可用Mayer苏木精替换Harris苏木精则无须进行1%盐酸乙醇分化，更为方便。

2. 原法中黏液胭脂红染色后使用间胺黄复染，可省略不染。

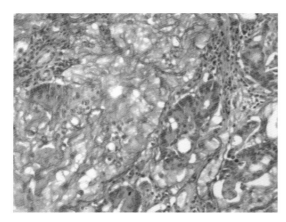

图9-12-6　结肠黏液腺癌：黏液胭脂红染色法

3. 黏液胭脂红原液配制后于4℃冰箱保存可使用6个月左右，若产生沉淀则应在使用前再过滤。胭脂红染液临用前混合配制使用，不可保存。

4. 此方法也是新型隐球菌特异性染色法，阳性为新型隐球菌荚膜呈红色。

六、Hale胶体铁染色法

此法的基本原理是将具有正电荷的铁离子与酸性黏液物质内带负电荷的阴离子基团相互吸附，结合铁离子的组织随后再经普鲁士蓝反应而呈深蓝色。

（一）试剂配制

1. 胶体铁原液　29%三氯化铁4.4ml，蒸馏水250ml。将蒸馏水加热煮沸，然后滴加三氯化铁，不断摇动，继续煮沸直至溶液变成砖红色，停止加热，冷却。4℃冰箱保存。

2. 胶体铁染液　胶体铁原液20ml，蒸馏水15ml，冰醋酸5ml。临用前混合配制使用。

3. 12%冰醋酸溶液　冰醋酸12ml，蒸馏水88ml。

4. Perl染液　甲液：2%亚铁氰化钾水溶液，亚铁氰化钾2g，蒸馏水100ml。乙液：2%盐酸水溶液，纯盐酸2ml，蒸馏水98ml。将甲、乙两液分瓶装，临用前等量混合使用。

5. 核固红染液　核固红0.1g，5%硫酸铝水溶液100ml。加热溶解，冷却后过滤。

（二）染色步骤

1. 切片脱蜡至水。

2. 12%冰醋酸溶液冲洗1min。

3. 胶体铁染液1h。

4. 12%冰醋酸溶液冲洗4次，每次3min。

5. Perl染液10～20min。

6. 蒸馏水稍洗。

7. 核固红染液5～10min。

8. 水洗。

9. 常规乙醇脱水，二甲苯透明，中性树胶封固。

（三）染色结果

酸性黏液物质呈蓝色，细胞核呈红色（图9-12-7）。

（四）注意事项

1. 胶体铁原液4℃冰箱保存可使用1年以上。

2. 胶体铁染液临用前混合配制使用，不可保存。

3. 胶体铁染液pH值为1.4，如果不足，可加盐酸

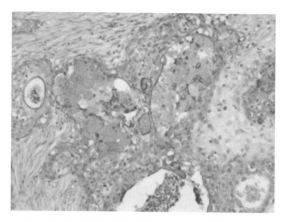

图9-12-7　黏液表皮样癌：Hale胶体铁染色法

适当调节，如果pH≥2.0时，则酸性黏液以外的其他物质会出现非特异性着色。

4. Perl染液为着染含铁血黄素之方法所用染液，染色时注意区别组织内含铁血黄素。

第十三节　含铁血黄素染色

含铁血黄素是血红蛋白代谢的衍生物，为金黄色或黄棕色的颗粒，大小不等，具折光性。当红细胞或血红蛋白被巨噬细胞吞噬后，通过溶酶体的消化，血红蛋白被分解为不含铁的橙色血质和含铁的含铁血黄素。含铁血黄素中的铁蛋白分子含高价铁盐，在用亚铁氰化钾和盐酸处理后可产生蓝色，该反应称普鲁士蓝反应。组织中既有三价铁盐，也有二价铁盐，但大多以三价铁盐为主，可用不同方法将其显示出来。

含铁血黄素大量出现时属病理现象，在正常情况下骨髓、肝、脾等处可少量见到。含铁血黄素染色是为了证实组织中异常的含铁血黄素的存在，并与其他色素相鉴别。

普鲁士蓝反应介绍如下。

（一）染色原理

组织中的三价铁离子从蛋白质中被稀盐酸分离出来与亚铁氰化钾反应，生成一种不溶解的化合物——蓝色的亚铁氰化铁（普鲁士蓝反应）。

（二）试剂配制

1. Perl染液　甲液：2%亚铁氰化钾水溶液，亚铁氰化钾2g，蒸馏水100ml。乙液：2%盐酸水溶液，纯盐酸2ml，蒸馏水98ml。将甲、乙两液分瓶装，临用前等量混合使用。

2. 核固红染液　核固红0.1g，5%硫酸铝水溶液100ml。加热溶解，冷却后过滤。

（三）染色步骤

1. 切片脱蜡至水。

2. 蒸馏水稍洗。

3. Perl染液10～20min。

4. 蒸馏水稍洗。

5. 核固红染液5～10min。

6. 水洗。

7. 常规乙醇脱水，二甲苯透明，中性树胶封固。

（四）染色结果

含铁血黄素呈蓝色，细胞核呈红色（图9-13-1）。

（五）注意事项

1. 此染色组织应避免使用含铬酸盐类固定液。

2. Perl染液配制中所使用的盐酸应使用分析纯级，因粗制盐酸含铁较多，可导致假阳性。

3. Perl染液反应前后均须使用蒸馏水冲洗组织，防止自来水中的铁离子与组织中的钙盐结合产生假阳性反应。

4. 2%亚铁氰化钾水溶液为无色清亮液体，若变成淡绿色应及时更换。

5. 2%亚铁氰化钾水溶液和2%盐酸水溶液临用前等量混合使用，不可保存。

6. 核固红染液复染也可使用中性红、伊红（图9-13-2）等染液代替。

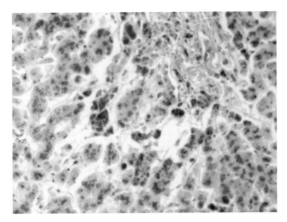

图9-13-1 肝组织：普鲁士蓝反应

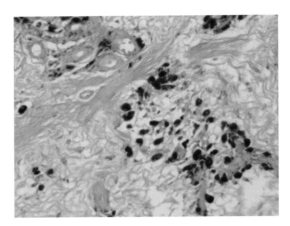

图9-13-2 普鲁士蓝反应（伊红复染）背景呈红色

第十四节 黑色素染色

黑色素是由黑色素母细胞产生的一种内源性色素。正常时存在于人体皮肤的表皮、眼的虹膜、睫状体和脉络膜、脑的软脑膜和黑质等处都含有黑色素颗粒。黑色素在常规HE染色中通常不呈黑色而呈棕黄色或棕褐色。黑色素是一种稳定的物质，不溶于水和有机溶剂，但长时间在强碱中则可被溶解，也可被强氧化剂脱色。

黑色素特殊染色可用于与其他颗粒沉积物相鉴别；在某些皮肤疾病如系统性红斑狼疮真皮浅层可见黑色素沉着；假性黑变病色素的大肠、阑尾和小肠均有黑色素的存在。

一、Masson-Fontana染色法

（一）试剂配制

1. 银氨染液 10%硝酸银水溶液20ml，逐滴加入浓氨水产生沉淀，继续滴加氨水至沉淀消失，再滴加10%硝酸银水溶液数滴至溶液呈轻度混浊。然后加入蒸馏水20ml，过滤，于棕色瓶、4℃冰箱中保存。

2. 0.2%氯化金溶液 氯化金0.2g，蒸馏水100ml。

3. 5%硫代硫酸钠溶液 硫代硫酸钠5g，蒸馏水100ml。

4. 核固红染液 核固红0.1g，5%硫酸铝水溶液100ml。加热溶解，冷却后过滤。

（二）染色步骤

1. 切片脱蜡至水。

2. 蒸馏水充分洗。

3. 银氨染液室温避光浸染12～18h或更长时间。

4. 蒸馏水洗。

5. 0.2%氯化金溶液1min。

6. 蒸馏水洗2min。

7. 5%硫代硫酸钠溶液2min。

8. 流水冲洗数分钟。

9. 核固红染液5～10min。

10. 水洗。

11. 常规乙醇脱水，二甲苯透明，中性树胶封固。

（三）染色结果

黑色素及亲银细胞颗粒呈黑色，细胞核呈红色（图9-14-1）。

（四）注意事项

1. 此染色组织不能用含铬盐的固定液固定，而应用甲醛或乙醇固定。

2. 银氨染液作用时间在显微镜下观察控制，以黑色素颗粒呈现黑色为度，若时间过长，则脂褐素、胆色素、橙色血质等均呈黑色，难于辨别。

3. 所有与含银溶液接触的器皿必须严格清洗干净。

4. 银氨染液于棕色瓶、4℃冰箱中保存可使用2～4周。

5. 核固红染液复染也可使用中性红、Van Gieson（图9-14-2）、亮绿复染（图9-14-3）、苏木精－伊红复染（图9-14-4）等染液代替。

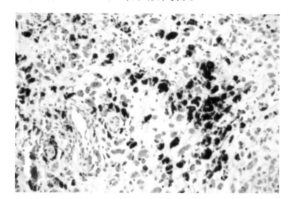

图9-14-1 恶性黑色素瘤：Masson-Fontana染色法

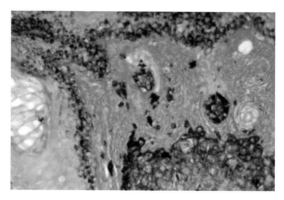

图9-14-2 皮肤：Masson-Fontana染色法（Van Gieson复染×400）

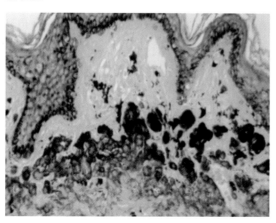

图9-14-3 皮肤：Masson-Fontana染色法亮绿复染（×400）

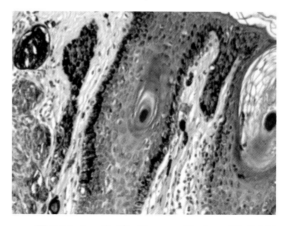

图9-14-4 皮肤：Masson-Fontana染色HE复染（×400）

二、Lillie亚铁反应法

（一）试剂配制

1．2.5%硫酸亚铁溶液　硫酸亚铁2.5g，蒸馏水100ml。

2．铁氰化钾醋酸溶液　铁氰化钾1g，1%冰醋酸水溶液100ml。

3．Van Gieson染液　甲液：1%酸性品红水溶液。乙液：苦味酸饱和水溶液（饱和度约1.22%）。两溶液分瓶盛放，临用前取甲液1份、乙液9份混合后使用。

（二）染色步骤

1．切片脱蜡至水。

2．蒸馏水稍洗。

3．2.5%硫酸亚铁溶液1h。

4．蒸馏水洗数次，每次3～5min。

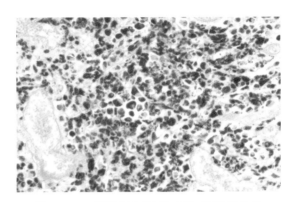

图9-14-5　恶性黑色素瘤：Lillie亚铁反应法

5．铁氰化钾醋酸溶液30min。

6．1%冰醋酸溶液稍洗。

7．Van Gieson染液1min。

8．倾去染液，直接用95%乙醇迅速分化和脱水。

9．无水乙醇脱水，二甲苯透明，中性树胶封固。

（三）染色结果

黑色素呈绿色至墨绿色，胶原纤维呈红色，肌纤维呈黄色（图9-14-5）。

（四）注意事项

1．此染色法着染黑色素比较特异，但有时对含有含铁血黄素的组织内如存在少量的亚铁离子时也会着染阳性，必要时可用滕氏蓝染色法来进行鉴别。

2．硫酸亚铁和铁氰化钾醋酸溶液均以临用前配制使用为佳。

3．Van Gieson染液复染也可使用核固红等染液代替。

三、脱黑色素漂白方法

在病理组织制片当中经常遇到色素沉着物，这些色素沉着物在制作常规染色、特殊染色、免疫组化、原位杂交等一系列后续工作造成染色不良，将直接影响染色的质量，给诊断造成一定的困难。现介绍较常用的脱黑色素方法。

1．高锰酸钾草酸法　酸性高锰酸钾溶液、1%草酸溶液（见Gordon-Sweet氢氧化银氨染色法）。石蜡切片脱蜡至水，酸性高锰酸钾溶液氧化数分钟至数小时，稍水洗，1%草酸溶液漂白1～2min，流水冲洗（显微镜下观察黑色素是否已被脱去，若未脱掉，重复高锰酸钾-草酸步骤），常规HE染色。

2．乙醇氨水法　70%乙醇50ml，浓氨水1ml，将石蜡切片脱蜡至水放入此液中5min后再用清水冲洗10min即可。

3．乙醇氢氧化钾法　70%乙醇50ml，1%氢氧化钾2ml，将石蜡切片脱蜡至水放入此液5min后再用清水冲洗10min后即可。

脱色素前后的HE染色结果对比（图9-14-6、图9-14-7）。

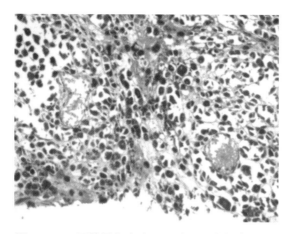

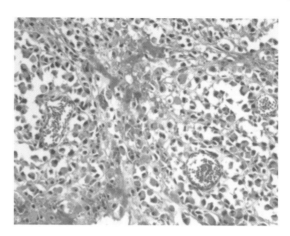

图9-14-6　恶性黑色素瘤：HE（组织中色素沉积）　　　　图9-14-7　恶性黑色素瘤：HE（黑色素被脱去）

第十五节　淀粉样物质染色

淀粉样物质在HE染色中呈淡红色无定形的均质状，其性质是一种蛋白质，90%为淀粉样原纤维蛋白，10%为糖蛋白。淀粉样物质在细胞外间质内异常沉积称为淀粉样变，可分为原发性和继发性，根据范围分为全身性和局灶性。原发性全身性疾病淀粉样物质常沉积于心脏、皮肤、舌等组织。继发性全身性疾病淀粉样物质累及以肝、肾、脾为主，常见于慢性感染性疾病如慢性结核病、慢性化脓性骨髓炎等；继发性局灶性淀粉样物质多见于阿尔茨海默病的脑组织、甲状腺髓样癌等。

一、Highman刚果红染色法

刚果红是一种偶氮染料，它对淀粉样物质有很强的亲和力，它以氨基和淀粉样物质的羟基进行结合，平行地附着在淀粉样物质的原纤维蛋白上而显色，在偏光显微镜下呈特征性的苹果绿双折光性，对诊断和实验研究具有重要的意义。

（一）试剂配制

1. 刚果红染液　　刚果红0.5g，50%乙醇100ml。
2. 碱性乙醇分化液　　氢氧化钾0.2g，80%乙醇100ml。

（二）染色步骤

1. 切片脱蜡至水。
2. 刚果红染液5～10min。
3. 倾去染液，直接用碱性乙醇分化约数秒。
4. 水洗。
5. Harris苏木精染液1～2min。
6. 稍水洗。
7. 1%盐酸乙醇分化数秒。
8. 流水冲洗数分钟。
9. 常规乙醇脱水，二甲苯透明，中性树胶封固。

（三）染色结果

淀粉样物质在光学显微镜下呈红色，偏光显微镜下呈苹果绿双折光性，细胞核呈蓝色（图9-15-1、图9-15-2）。

（四）注意事项

1. 淀粉样物质在刚果红染色后，建议进一步在偏光显微镜下验证。

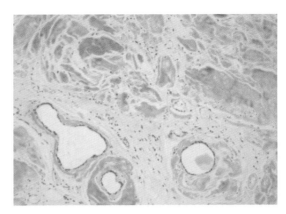

图9-15-1　喉腔淀粉样变：Highman刚果红染色法（一）

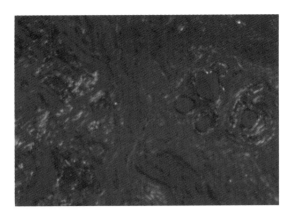

图9-15-2　喉腔淀粉样变：Highman刚果红染色法（二）
注：偏光显微镜下呈苹果绿双折光性。

2．染色步骤中分化最为关键，一般在分化数秒后水洗，光镜下观察。分化不够时背景较重，易造成假阳性；分化过度则阳性较淡或被脱色，易造成假阴性。

3．细胞核染色不宜过深。可将Harris苏木精更换为Mayer苏木精（淡染）。

4．刚果红染液作用以浸染为宜，如滴染尽量放入湿盒内避免溶液挥发而造成切片干燥。

5．Highman刚果红染色法中染液由刚果红和乙醇配制而成，如果使用甲醇和甘油来替换乙醇配制染液，称甲醇刚果红染色法，也可达到较好的染色效果。

二、Stokes刚果红染色法

此染色法刚果红由碱性溶液配制，染色步骤不需要进行分化，但缺点在于染液保存不长。

（一）试剂配制

刚果红染液：将0.5g氢氧化钾（钠）溶解于50ml蒸馏水中，再加入200ml无水乙醇，最后加入刚果红直至饱和状态（约3g）。静置一夜后过滤、保存。

（二）染色步骤

1．切片脱蜡至水。

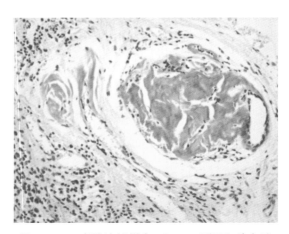

图9-15-3　喉腔淀粉样变：Stokes刚果红染色法

2．刚果红染液25min。

3．蒸馏水稍洗，流水冲洗5min。

4．Harris苏木精染液1～2min。

5．稍水洗。

6．1%盐酸乙醇分化数秒。

7．流水冲洗数分钟。

8．常规乙醇脱水，二甲苯透明，中性树胶封固。

（三）染色结果

淀粉样物质在光学显微镜下呈红色，偏光显微镜下呈苹果绿双折光性，细胞核呈蓝色（图9-15-3）。

（四）注意事项

1．刚果红染液有效期约为3个月。

2．刚果红染液放置一段时间后易出现沉淀，使用时吸取上清液。

三、Jurgens甲基紫染色法

（一）试剂配制

1. 甲基紫染液 甲基紫0.5g，蒸馏水100ml。

2. 甘油明胶封固剂 明胶5g，蒸馏水30ml，甘油35ml。先将明胶溶于蒸馏水（稍微加热），明胶溶解后加入甘油充分混合，再加1～2粒苯酚，混匀。冷却后4℃冰箱中保存，使用时恒温箱加热。

（二）染色步骤

1. 切片脱蜡至水。

2. 甲基紫染液2min。

3. 蒸馏水稍洗。

4. 0.1%冰醋酸水溶液分化数秒，至显微镜下淀粉样物质呈紫红色为止。

5. 水洗。

6. 稍晾干后甘油明胶封固。

（三）染色结果

淀粉样物质呈紫红色，细胞核呈淡蓝色（图9-15-4）。

（四）注意事项

1. 甲基紫染色法虽然操作简单，但结果不能长期保存。

2. 冰醋酸水溶液分化一般在30s左右，须在显微镜下观察控制。

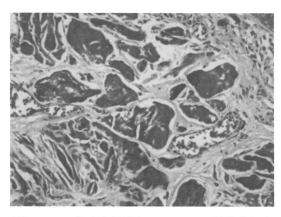

图9-15-4 喉腔淀粉样变：Jurgens甲基紫染色法

第十六节　抗酸杆菌染色

抗酸染色是针对抗酸杆菌而言。抗酸杆菌属分枝杆菌，是一类细长略弯曲、有时呈分枝状或丝状、具有特殊生物学性状的微生物。细菌细胞壁含有大量的脂质，故不易被一般染料着色，但这类细菌一经染上颜色，又不易脱色，即使用酸类处理也不易脱色，所以该菌又称抗酸杆菌。常见的抗酸杆菌为结核分枝杆菌和麻风分枝杆菌。

结核分枝杆菌为细长略带弯曲的杆菌，长短粗细不一，一般常单条散在分布，或聚集成团，多见于结核性干酪样坏死灶，在病理组织中结核分枝杆菌有多形性变化。麻风分枝杆菌形态、染色与结核分枝杆菌相似，其形态较粗短笔直，常呈束状排列，经治疗后可见菌体断裂呈颗粒状。麻风分枝杆菌是一种典型的胞内寄生菌，有时可见到大量杆菌存在于细胞内，称为泡沫细胞或麻风细胞。

在常规病理诊断工作中，多采用Ziehl-Neelsen苯酚碱性品红染色法及改良Fite苯酚碱性品红染色法对抗酸杆菌进行染色。但抗酸杆菌的菌体含有一层蜡质使染液难以进入其内，致使有时染色效果不佳。近年来，有学者在原法的基础上做了改进，在染液内添加了一定比例的Triton-100表面活性剂来提高染液的渗透力，对提高阳性率有一定改善。

Ziehl-Neelsen苯酚碱性品红染色法介绍如下。

（一）染色原理

抗酸杆菌菌体细胞壁含有大量脂质，主要成分包括分枝菌酸等物质，分枝菌酸与碱性品红结合后形成红色复合物而呈现红色。

（二）试剂配制

1. 苯酚碱性品红染液 碱性品红1g，无水乙醇10ml，5%苯酚水溶液90ml。碱性品红加入无水乙醇中充分溶解（适当水浴加热），再加苯酚水溶液，混匀后过滤，4℃冰箱中保存。

2．0.1%亚甲蓝染液　亚甲蓝0.1g，蒸馏水100ml。

（三）染色步骤

1．切片快速常规脱蜡至水。

2．苯酚碱性品红染液30 ～ 60min。

3．水洗。

4．1%盐酸乙醇分化数秒，至组织呈淡粉或无色为止。

5．水洗。

6．0.1%亚甲蓝染液10 ～ 30s。

7．水洗。

8．95%乙醇稍分化数秒。

9．无水乙醇脱水，二甲苯透明，中性树胶封固。

（四）染色结果

抗酸杆菌呈红色，细胞核呈浅蓝色（图9-16-1）。

（五）注意事项

1．配制染液所使用的碱性品红试剂质量要求高纯度；苯酚为无色结晶试剂，变成粉红色应及时更换。

2．传统的Ziehl-Neelsen染色法滴染时常采用酒精灯直接加热染色，但加热温度不易控制，染色结果不稳定，切片上染液沉渣较多，改为室温下染色30 ～ 60min或60℃浸染20min均能达到良好效果。

3．1%盐酸乙醇分化不可过度，分化后经水洗以淡粉或无色为宜。

4．0.1%亚甲蓝复染以淡染为宜，过深后可用95%乙醇稍分化数秒来增加对比度，或改用Mayer苏木精染液（淡染）代替（图9-16-2）。

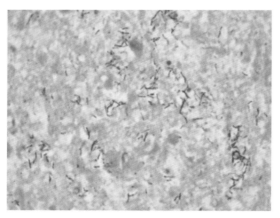

图9-16-1　肺结核：Ziehl-Neelsen苯酚碱性品红染色法

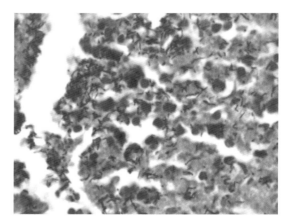

图9-16-2　肺结核：Ziehl-Neelsen苯酚碱性品红染色法（Mayer苏木精复染）

5．关于组织染色前的脱蜡至水和染色后的脱水透明环节中的二甲苯和乙醇步骤，均要求非常迅速进行，因抗酸杆菌在乙醇中停留的时间稍长，其菌体结构就会被破坏。

6．染色后也可不经乙醇脱水，吹干后直接透明和封固，但切片的透亮度会稍有所下降。

7．非结核分枝杆菌是一类环境分枝杆菌，是造成抗酸染色假阳性的重要污染源之一，如果在非病变区域、组织外或与组织不在同一个平面上出现的红染杆菌样物，须排除是否为污染。组织摊片用水每天应及时更换或用蒸馏水。

8．如果有条件可同时进行Kuper-May荧光抗酸染色（图9-16-3）和基因检测来相互印证支持特殊染色结果。

9．进行麻风分枝杆菌染色时，建议使用改良Fite苯酚碱性品红法进行染色则效果更佳（图9-16-4），组织脱蜡尽可能使用汽油松节油混合液，然后温水和流水充分冲洗干净后再进行染色。

图9-16-3 淋巴结结核：Kuper-May荧光抗酸
染色法（抗酸杆菌呈亮金黄色）

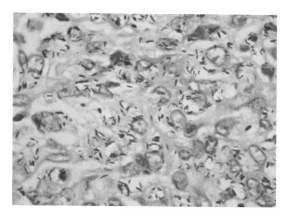

图9-16-4 皮肤麻风：改良Fite苯酚碱性品
红染色法

第十七节 真菌染色

　　真菌又称霉菌，是一类具有典型细胞核和细胞壁的真核细胞型微生物，其种类较多，分布也较广泛，常见的致病菌有曲霉菌、毛霉菌、新型隐球菌、白假丝酵母菌等多种。近年来，抗生素、免疫抑制剂、抗肿瘤药物的广泛应用，各种插管、介入诊疗技术开展、艾滋病等增加使得机体免疫功能下降，导致真菌感染日益增加，因此更需进一步提高染色的准确性。

　　真菌HE染色一般着色不佳，因此需用特殊染色方法来显示判别。PAS反应法是显示真菌最广泛和最常用的方法；六胺银法对显示真菌菌体形态结构效果较佳，也较为常用；阿利新蓝（pH 2.5）染色和黏液胭脂红染色是新型隐球菌的特异性染色法。

一、McManus过碘酸希夫反应

（一）染色原理

　　利用各种真菌壁都含有多糖类物质，高碘酸氧化真菌菌壁的多糖而暴露出醛基，醛基与希夫试剂结合生成新的红色复合物而显色。

（二）试剂配制

　　1. 0.5%高碘酸溶液　高碘酸0.5g，蒸馏水100ml。

　　2. 希夫试剂（Schiff试剂）　详见第十二节希夫试剂的配制。

　　3. 亮绿染液　亮绿0.2g，0.2%冰醋酸水溶液100ml。

（三）染色步骤

　　1. 切片脱蜡至水。

　　2. 0.5%高碘酸溶液氧化10min。

　　3. 稍水洗。

　　4. 希夫试剂15～30min。

　　5. 流水洗5～10min。

　　6. 亮绿染液数秒。

　　7. 稍水洗。

　　8. 常规乙醇脱水，二甲苯透明，中性树胶封固。

（四）染色结果

　　真菌呈红色，背景呈绿色（图9-17-1）。

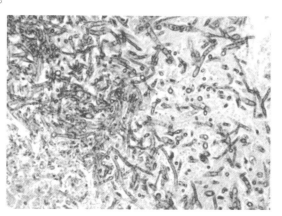

图9-17-1 真菌：McManus过碘酸希夫反应

（五）注意事项

1. 亮绿复染以淡染为宜，也可用马休黄、苏木精等染液代替。

2. 其他更多注意事项详见黏液物质PAS反应法。

二、Grocott六胺银染色法

（一）染色原理

铬酸氧化真菌内多糖化合物而暴露醛基，醛基还原六胺银溶液内银离子成为黑色的金属银；氯化金用来调色，可排除组织中的黄色色调；硫代硫酸钠对已显示的银盐起固定作用并除去未反应的银离子。

（二）试剂配制

1. 5%铬酸溶液　铬酸5g，蒸馏水100ml。

2. 1%偏重亚硫酸钠溶液　偏重亚硫酸钠1g，蒸馏水100ml。

3. 六胺银原液　3%六次甲基四胺水溶液100ml，5%硝酸银水溶液5ml。两液混合后呈现乳白色，随即变成透明状态。4℃冰箱内保存。

4. 六胺银硼砂染液　六胺银原液25ml，蒸馏水25ml，5%硼砂水溶液2ml。临用前混合配制使用。

5. 0.2%氯化金溶液　氯化金0.2g，蒸馏水100ml。

6. 5%硫代硫酸钠溶液　硫代硫酸钠5g，蒸馏水100ml。

7. 亮绿染液　亮绿0.2g，0.2%冰醋酸水溶液100ml。

（三）染色步骤

1. 切片脱蜡至水。

2. 5%铬酸溶液氧化1h。

3. 水洗。

4. 1%偏重亚硫酸钠溶液1min。

5. 流水洗5min，蒸馏水洗。

6. 浸入六胺银硼砂染液内60℃恒温箱1h，至切片呈黄褐色、显微镜下真菌呈黑褐色为止。

7. 蒸馏水洗。

8. 0.2%氯化金溶液调色1～2min。

9. 蒸馏水洗。

10. 5%硫代硫酸钠溶液3min。

11. 水洗。

12. 亮绿染液数秒。

13. 稍水洗。

14. 常规乙醇脱水，二甲苯透明，中性树胶封固。

（四）染色结果

各种真菌均被着色。菌丝和孢子呈黑褐色，背景呈绿色（图9-17-2）。

（五）注意事项

1. 切片在六胺银硼砂染液内作用至当组织呈黄褐色时，应每隔几分钟取出显微镜下观察是否有菌体出现，若有真菌存在作用至菌体呈黑褐色即止，不可过染。

2. 亮绿染液复染也可用橙黄G染液（淡染）代替，其背景呈不同程度的黄色，对比度也较好（图9-17-3）。

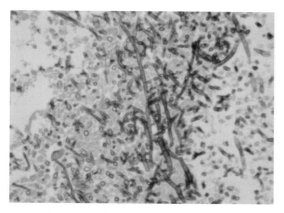

图9-17-2　真菌：Grocott六胺银染色法

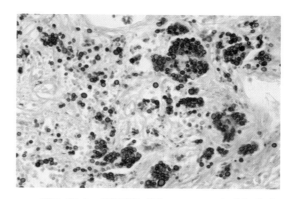

图9-17-3　新型隐球菌：Grocott六胺银染色法（橙黄G复染）

第十八节　病毒包涵体染色

病毒是一类体积微小、结构简单、具有严格活细胞寄生性的非细胞型微生物，大小一般20～250nm，需借助电子显微镜才能观察到。病毒的基本结构为核衣壳，由核心和衣壳组成，核心位于病毒体最内部，主要成分为核酸，由一种核酸（或DNA，或RNA）组成；衣壳是包围在病毒核心外面的蛋白质外壳。

当病毒感染引起疾病时，感染的细胞内可形成包涵体而存在于细胞质或细胞核内，有时胞质和胞核内同时可见到包涵体。在一般情况下，RNA病毒形成胞质内包涵体，DNA病毒形成胞核内包涵体。

病毒包涵体在HE染色中只有大量聚集、较典型时才可见到，形态大小与红细胞相似，胞核一般呈嗜酸性，周围有透明晕，但有些病毒包涵体如疱疹病毒感染时的核内包涵体和麻疹病毒包涵体，必须通过特殊染色才能进一步观察和确诊。

Mann亚甲蓝伊红染色法介绍如下。

（一）试剂配制

1. 亚甲蓝伊红染液　1%伊红Y水溶液15ml，1%亚甲蓝15ml，蒸馏水70ml。

2. 分化液　无水乙醇100ml，40%氢氧化钠3滴。

（二）染色步骤

1. 切片脱蜡至水。

2. 蒸馏水洗。

3. 亚甲蓝伊红染液8～24h。

4. 蒸馏水洗。

5. 分化液20～30s。

6. 无水乙醇迅速脱水，二甲苯透明，中性树胶封固。

（三）染色结果

包涵体呈红色，细胞核呈蓝色（图9-18-1）。

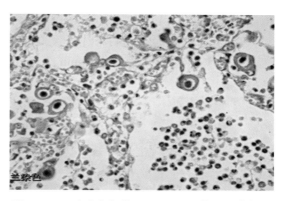

图9-18-1　病毒包涵体：Mann亚甲蓝伊红染色法

第十九节　糖原染色

糖原系多糖衍化而来，是单纯的多糖，也是人体内糖的主要储存形式。正常情况下，糖原存在于细胞质内，形态呈大小不等的圆形颗粒状，其在肝、心肌、骨骼肌内含量最多。

糖原易溶于水，机体死亡后1h糖原含量即发生明显变化，根据糖原的特性，必须采取新鲜组织及时固定及使用相应固定液才能很好地保存糖原。以往对于糖原组织的固定常强调使用无水乙醇固定，主要是为了避免糖原被溶解，但直接使用无水乙醇固定组织易引起组织收缩、变硬等问题，不利于制片，故现不推荐单独使用高浓度乙醇来保存糖原。糖原固定常用Carnoy液、Gender液、AAF液等均能达到很好保存效果。

糖原染色主要应用于：①糖尿病的诊断及研究。②某些肿瘤的诊断及鉴别，如卵巢无性细胞瘤、睾丸精原细胞瘤、骨尤因肉瘤等。③糖原贮积症的诊断和研究。④心肌病变及其他心血管疾病的诊断和研究。⑤证明与区分细胞内空泡变性等。

淀粉酶消化-过碘酸希夫反应（D-PAS反应）介绍如下。

（一）染色原理

高碘酸是一种氧化剂，它可使多糖分子的2个相连带有羟基的—C—C—键打开，生成游离的二醛基，游离醛基与Schiff试剂进行结合而成红至紫红色复合物。Schiff试剂中的碱性品红是一种混合物，经亚硫酸和二氧化硫的作用，醌式结构的双键被破坏而消失，形成为无色品红-硫酸复合物（无色Schiff试剂）。

（二）固定方法

AAF、Carnoy及Gendre等固定液。

（三）试剂配制

1. 1%淀粉酶消化液　淀粉酶1g，蒸馏水100ml。使用前临时配制不可保存。

2. 唾液　取少许唾液，加蒸馏水1：5比例稀释。使用前临时配制不可保存。

3. 0.5%高碘酸溶液　高碘酸0.5g，蒸馏水100ml。

4. 希夫试剂（Schiff试剂）　详见本章第十二节希夫试剂的配制。

（四）染色步骤

1. 连续切片2张，分别标记A切片（不消化）、B切片（消化），同时进行脱蜡至水。

2. B切片滴加1%淀粉酶消化液，置于湿盒内37℃恒温箱作用1h（或滴加唾液置于湿盒内37℃恒温箱作用30min）。

3. A、B切片同时进行下述步骤，水洗。

4. 0.5%高碘酸溶液氧化10min。

5. 稍水洗。

6. 希夫试剂15～30min。

7. 流水洗5～10min。

8. Harris苏木精染液2～3min。

9. 稍水洗。

10. 1%盐酸乙醇分化数秒。

11. 流水冲洗数分钟。

12. 常规乙醇脱水，二甲苯透明，中性树胶封固。

（五）染色结果

未经淀粉酶消化的A切片糖原呈红色-紫红色，经淀粉酶消化后的B切片糖原呈阴性，细胞核呈蓝色（图9-19-1）。

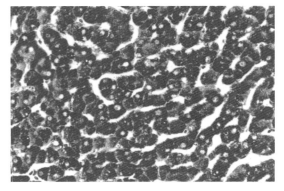

图9-19-1　肝糖原：过碘酸希夫反应（未经淀粉酶消化）

（六）注意事项

1．糖原染色尽可能选取小块新鲜组织及时固定。

2．Harris苏木精染液复染可用Mayer苏木精代替，无须进行1%盐酸乙醇分化，更为方便。

3．其他更多注意事项详见黏液物质PAS反应法。

第二十节　核酸染色

核酸是以核苷酸为基本组成单位聚合而成的生物信息大分子物质。根据核酸的生物学功能和化学结构，可分为脱氧核糖核酸（DNA）和核糖核酸（RNA）两类。DNA主要分布于细胞核内，携带遗传信息；RNA则主要位于细胞质内。

一、Feulgen反应法

此法反应原理为：DNA通过盐酸水解，第一步从DNA的残基分解出碱基，第二步在脱氧核糖残基的第1～4位碳键处打断糖苷键而游离出醛基，游离出的醛基与希夫试剂反应形成紫红色的复合物而把DNA显示出来。

（一）固定方法

4%中性甲醛、Carnoy等固定液。

（二）试剂配制

1．1mol/L盐酸溶液　浓盐酸8.5ml，蒸馏水91.5ml。

2．希夫试剂　详见本章第十二节希夫试剂的配制。

3．0.5%偏重亚硫酸钠溶液　偏重亚硫酸钠0.5g，蒸馏水100ml。

4．亮绿染液　亮绿0.2g，蒸馏水100ml。

（三）染色步骤

1．切片脱蜡至水。

2．1mol/L盐酸溶液稍洗。

3．预热至60℃的1mol/L盐酸溶液水解8min。

4．1mol/L盐酸溶液稍洗。

5．希夫试剂60～90min。

6．0.5%偏重亚硫酸钠溶液洗3次，每次2min。

7．流水冲洗5min。

8．亮绿染液数秒。

9．稍水洗。

10．常规乙醇脱水，二甲苯透明，中性树胶封固。

（四）染色结果

DNA呈紫红色，细胞质及其他组织成分呈绿色（图9-20-1）。

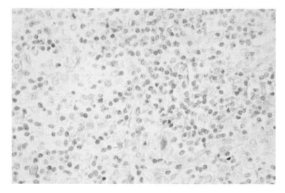

图9-20-1　淋巴结：Feulgen反应法

（五）注意事项

1．对照切片染色，另取连续切片一张，将第三步1mol/L盐酸溶液水解温度60℃改为室温，其余步骤一致，则结果为阴性。

2．此染色法组织固定大部分固定剂均可使用，但Bouin固定液不适用，因为Bouin固定液可致组织切片过度水解。

3．希夫试剂的酸度会影响染色结果，pH为3.0～4.3时，Feulgen反应染色较佳。SO_2过量，颜色反应的敏感性会降低。为了保证希夫试剂的稳定性，应将染液于棕色瓶、4℃冰箱中保存。

二、甲基绿－派洛宁染色法

（一）染色原理

甲基绿和派洛宁两种染料同时存在于染液中与核酸结合时会出现竞争作用。由于甲基绿与DNA亲和力大，易与聚合程度高的DNA结合显示绿色或蓝绿色，而派洛宁则与聚合程度低的RNA结合显示红色。

（二）固定方法

以Carnoy液为佳，10%中性缓冲福尔马林液也可以。

（三）试剂配制

1. 2%甲基绿溶液　甲基绿2g，蒸馏水100ml。甲基绿溶液提纯法：取2%甲基绿溶液20ml，倾入洁净分液漏斗，加入三氯甲烷20ml充分摇荡混合，使其内的甲基紫溶于三氯甲烷中而呈紫红色，静置待液体分成两层后，旋动分液漏斗下部的砂塞，慢慢将下层紫红色三氯甲烷放掉，如此反复更换三氯甲烷，直到三氯甲烷无紫红色出现为止，即可得到纯的甲基绿溶液。

2. 2%派洛宁溶液　派洛宁G 2g，蒸馏水100ml。

3. 0.2mol/L醋酸盐缓冲液（pH 4.8）　甲液：冰醋酸1.2ml，蒸馏水加至100ml。乙液：醋酸钠2.72g，蒸馏水100ml。甲、乙两液分瓶盛装，临用前取甲液41ml、乙液59ml混合而成。

4. 甲基绿派洛宁染液　2%甲基绿溶液（提纯）9ml，2%派洛宁溶液4ml，0.2mol/L醋酸盐缓冲液（pH 4.8）23ml，甘油14ml。4℃冰箱保存可使用几周。

（四）染色步骤

1. 切片脱蜡至水。
2. 蒸馏水洗。
3. 甲基绿派洛宁染液25min。
4. 0.2mol/L醋酸盐缓冲液稍洗。
5. 滤纸吸干组织上多余的液体。
6. 丙酮迅速分化。
7. 丙酮二甲苯等量混合液洗10～20s。
8. 二甲苯透明，中性树胶封固。

（五）染色结果

DNA呈蓝绿色，RNA呈红色。

（六）注意事项

1. 对照切片染色，另取连续切片一张，于60℃的1mol/L盐酸中处理5min。RNA因溶解而进入溶液中，DNA解聚后不被甲基绿染色，而被派洛宁染为红色；细胞质基本无色，细胞核呈红色。

2. 组织以Carnoy液固定的染色效果最好，但时间不宜过长，超过1天则会影响染色效果；也可使用10%中性缓冲福尔马林液固定。

3. 甲基绿－派洛宁染液的pH值必须严格控制。根据实验结果表明，当pH为9时，派洛宁不易着色，而甲基绿能够着色。反之pH极低时，甲基绿又不着色。只有染液的pH为4.8时，甲基绿和派洛宁才能分别对DNA和RNA有亲和性，并可获得较好的染色结果。

4. 丙酮分化时间必须严格控制，时间不宜过长，宜30s至1min。

第二十一节　钙盐染色

钙是构成人体的重要元素之一，99%以上的钙分布于骨组织中。钙主要以两种形式存在：一种是离子钙，存在于循环血中，即血钙；另一种是结合钙，存在于组织中。正常情况下，只有骨骼和牙齿中的钙以固体状态存在，而其他组织和细胞中钙均渗透其中，不以固态的形式出现。在病理情况下，钙析出成固体状态出现在组织内，称为病理性钙盐沉积或病理性钙化。在HE染色中，钙盐呈不规则颗粒或团块状，与苏木精结合形成蓝紫色的沉淀。最常用的钙盐特殊染色方法为硝酸银染色法。硝酸银染色法是利用金属置换原理，硝酸银溶液作用于含有不溶性钙盐切片时，钙被银所置换，银盐在光的作用下被还原为黑色的金属银。

（一）试剂配制

1．1%硝酸银染液　硝酸银1g，蒸馏水100ml。

2．2%硫代硫酸钠溶液　硫代硫酸钠2g，蒸馏水100ml。

（二）染色步骤

1．切片脱蜡至水。

2．蒸馏水稍洗。

3．1%硝酸银染液于强日光下作用15～60min或紫外线灯照射下10min。

4．蒸馏水洗3min。

5．2%硫代硫酸钠溶液处理2min。

6．流水冲洗5min。

7．Harris苏木精染液4～6min。

8．稍水洗。

9．1%盐酸乙醇分化数秒。

10．流水冲洗数分钟。

11．伊红染液2～3min。

12．常规乙醇脱水，二甲苯透明，中性树胶封固。

（三）染色结果

钙盐呈黑褐色至深黑色（图9-21-1）。

（四）注意事项

1．钙盐固定不可用酸性固定液，以防止酸对钙盐的溶解。

2．硝酸银染液的浓度在0.5%～5.0%均可，作用时间取决于暴光的亮度，强日光下15～60min，紫外灯则可缩短至10～20min。

3．若有骨样组织，使用Van Gieson染液代替苏木精-伊红染液复染则效果更佳，骨样组织被染成红色，对比鲜明，也可以使用核固红染液复染（图9-21-2）。

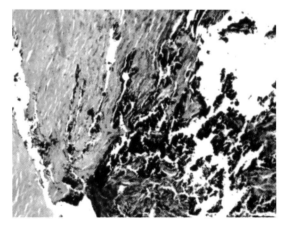

图9-21-1　钙盐：硝酸银染色法

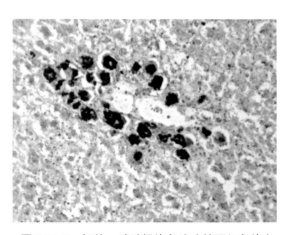

图9-21-2　钙盐：硝酸银染色法（核固红复染）

第二十二节　螺旋体染色

螺旋体是一类细长、弯曲、运动活泼的原核细胞型微生物，在生物学上介于细菌和原虫之间，由于螺旋体的基本结构和生物学形状与细菌相似，故将其归类于广义的细菌学范畴。因少数螺旋体可引起致病性，在诊断中就有重要意义和价值。

改良Warthin-Starry硝酸银染色法（W-S染色法），首先是由Warthin和Starry在1920年作为显示螺旋体的一种特殊染色方法提出的，是一种嗜银反应。染色的机制被认为是螺旋体表面的黏蛋白与银的结合。虽经多次改进，但基本的染液配制和染色步骤变化不大。W-S染色法除可显示螺旋体外，还可显示鼻硬结杆菌、猫抓病球杆菌、黑色素颗粒、真菌、球菌、神经纤维、尘埃颗粒及幽门螺杆菌等多种物质。

（一）试剂配制

1. 酸化水溶液　蒸馏水500ml，加入1%柠檬酸溶液，调整pH至3.8～4.4。
2. 1%硝酸银酸化溶液　1g硝酸银，酸化水溶液100ml。
3. 2%硝酸银酸化溶液　2g硝酸银，酸化水溶液100ml。
4. 5%明胶溶液　明胶5g，酸化水溶液100ml。
5. 0.15%对苯二酚溶液　对苯二酚0.15g，酸化水溶液100ml。
6. 显影液　2%硝酸银酸化溶液1.5ml，0.15%对苯二酚溶液2ml，5%明胶溶液3.75ml。
使用前按上述比例混合配制，不可保存。

（二）染色步骤

1. 切片脱蜡至水。
2. 蒸馏水洗3次。
3. 浸入1%硝酸银酸化溶液内，43℃恒温箱作用4～24h。
4. 不经水洗，直接浸入预热的显影液内，56℃恒温箱作用至组织呈棕黄色。
5. 56℃自来水稍洗。
6. 流水冲洗。
7. 常规乙醇脱水，二甲苯透明，中性树胶封固。

（三）染色结果

螺旋体呈黑色，背景呈棕黄色（图9-22-1、图9-22-2）。

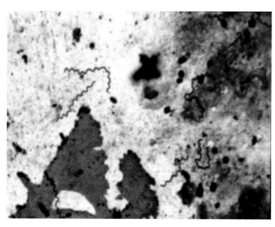

图9-22-1　梅毒螺旋体：W-S染色法

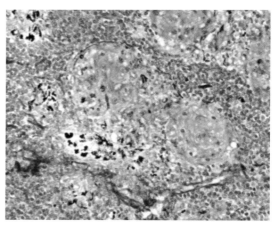

图9-22-2　结节病淋巴结组织：W-S染色法

（四）注意事项

1. 此染色法对显示尘埃颗粒（图9-22-3）、硅沉着病结节（图9-22-4）、幽门螺杆菌等多种物质也是很好的方法。

2. 显影液在使用前混合配制进行预热，不可保存。

3. 染色中的显影环节非常关键。显影温度以56℃、时间以3min左右为宜，最好在显微镜下观察控制着色程度。

4. 根据显示不同的物质进行调整1%硝酸银酸化溶液（43℃）作用时间，如幽门螺杆菌4h，梅毒螺旋体、鼻硬结杆菌、尘埃颗粒则一般要18～24h。

5. 为了缩短染色时间，1%硝酸银酸化溶液作用温度可调整至56℃，则作用时间可缩短为1h。

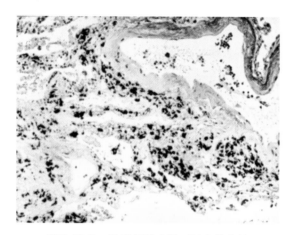

图9-22-3　正常组织尘粒：W-S染色法

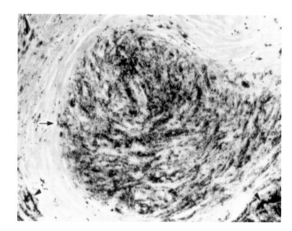

图9-22-4　硅沉着病结节：W-S染色法

第二十三节　幽门螺杆菌染色

幽门螺杆菌是一类革兰阴性菌，形态呈螺旋形或弧形弯曲状，长2.5～4.0μm，宽0.5～1.0μm，是慢性胃炎的病原菌，与消化性溃疡和胃癌的发生密切相关。幽门螺杆菌致病特性在于它可抵抗胃酸的侵蚀作用，在胃液中生存并定植于胃黏膜上皮细胞，常见于胃黏膜表面或胃小凹内。

用于显示幽门螺杆菌的特殊染色方法较多，如Gimenez碱性品红染色法、Warthin-Starry硝酸银染色法、甲苯胺蓝染色法、硼酸亚甲蓝染色法、吉姆萨染色法等都较为常用。

一、Gimenez碱性品红染色法

（一）试剂配制

1. 0.1mol/L磷酸盐缓冲液　0.1mol/L磷酸二氢钠3.5ml，0.1mol/L磷酸氢二钠15.5ml。

2. 苯酚碱性品红原液　碱性品红1g，无水乙醇10ml，5%苯酚水溶液10ml。碱性品红加入无水乙醇中充分溶解（适当水浴加热），再加苯酚水溶液，混匀后过滤，4℃冰箱中保存。

3. 苯酚碱性品红染液　0.1mol/L磷酸盐缓冲液10ml，苯酚碱性品红原液4ml。
使用前临时将上述3种液体混合配制、过滤。

4. 0.8%孔雀绿染液　孔雀绿0.8g，蒸馏水100ml。

（二）染色步骤

1. 切片脱蜡至水。

2. 苯酚碱性品红染液2min。

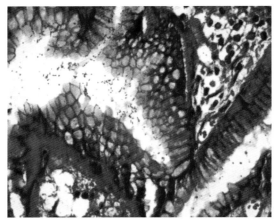

图9-23-1　幽门螺杆菌：Gimenez碱性品红染色法

二、Warthin-Starry硝酸银染色法

（一）染色原理

幽门螺杆菌具有嗜银性，在一定条件下，它可从硝酸银溶液中吸附银离子，经显影液处理后，其内吸附的银离子被还原为黑色的金属银而显色。

（二）试剂配制

1. 醋酸缓冲液（pH 3.6）　0.2mol/L醋酸缓冲液（pH 3.6）10ml，蒸馏水240ml。

2. 1%硝酸银溶液　硝酸银1g，醋酸缓冲液（pH 3.6）100ml。

3. 2%硝酸银溶液　硝酸银2g，醋酸缓冲液（pH 3.6）100ml。

4. 5%明胶溶液　明胶5g，醋酸缓冲液（pH 3.6）100ml。先将醋酸缓冲液加温至40℃左右，然后加入明胶，于37℃恒温箱内慢慢溶解。

5. 3%对苯二酚溶液　对苯二酚3g，醋酸缓冲液（pH 3.6）100ml。

6. 明胶对苯二酚溶液　3%对苯二酚溶液1ml，5%明胶溶液15ml。使用前先将5%明胶溶液于恒温箱加热溶解，然后加入3%对苯二酚溶液，混合后保存于56℃恒温箱。

7. 显影液　明胶对苯二酚溶液16ml，2%硝酸银溶液3ml。使用前将两液按上述量混合，于56℃恒温箱中预热待用。

（三）染色步骤

1. 切片脱蜡至水。

2. 醋酸缓冲液洗2次。

3. 切片浸入1%硝酸银溶液内，于56℃恒温箱作用1h。

4. 取出切片，不用水洗，直接浸入预先预热的显影液内，56℃恒温箱作用至组织呈棕黄色为止。

5. 取出切片，56℃自来水洗1～2min。

6. 流水冲洗。

7. 常规乙醇脱水，二甲苯透明，中性树胶封固。

（四）染色结果

幽门螺杆菌呈棕黑色至黑色，背景呈棕黄色（图9-23-2）。

3. 流水冲洗。

4. 0.8%孔雀绿染液15～30s。

5. 流水冲洗，直至组织呈蓝绿色为止。

6. 滤纸吸干切片上水分、晾干。

7. 二甲苯透明，中性树胶封固。

（三）染色结果

幽门螺杆菌呈红色，背景呈蓝绿色（图9-23-1）。

（四）注意事项

1. 苯酚碱性品红染液临用前混合配制，可短暂保存4～5天。

2. 孔雀绿染色后，流水冲洗至组织呈蓝绿色为止，如组织水洗后又变成红色，则再重复孔雀绿及水洗步骤。

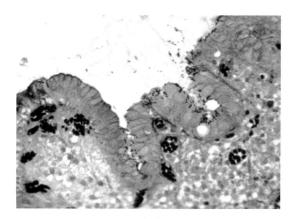

图9-23-2　幽门螺杆菌：硝酸银染色法

（五）注意事项

1. 显影液每次临用前混合配制，然后于56℃恒温箱中预热后再使用。

2. 此方法染色步骤中，显影环节非常关键。显影时温度不应过低或过高，以56℃为宜，时间以2～3min为宜，最好在显微镜下观察着色程度。若显影不足，菌体着色较为浅淡；若显影过度，组织呈现一片黑色，则菌体与背景对比度不清楚。

第二十四节　脂褐素染色

脂褐素又称老年性色素和消耗性色素，是一种微细、大小一致呈小滴状的黄褐色颗粒状色素，其化学成分50%约为脂质。脂褐素本身对细胞并无损伤，它只代表自由基损伤和脂质过氧化的结果，通常见于老年人、营养不良和慢性消耗性患者的肝细胞、心肌细胞和神经元内。

脂褐素分为早期脂褐素和晚期脂褐素两种。早期脂褐素保持了脂类物质的所有染色特性，因此冷冻切片后进行苏丹Ⅲ/Ⅳ、油红O等染色可呈阳性反应。晚期脂褐素是经完全氧化后的色素，所以失去了嗜苏丹性，但却具有更大的还原能力。晚期脂褐素染色法主要以Schmorl反应法、醛品红染色法、过碘酸希夫反应等为主。

Schmorl反应法的作用原理为：脂褐素内的还原物质将高铁化物溶液内的高铁离子还原成亚铁盐，其后亚铁盐再与溶液内的铁氰化钾反应而呈暗蓝色。

（一）试剂配制

1. 1%三氯化铁溶液　三氯化铁1g，蒸馏水100ml。

2. 1%铁氰化钾溶液　铁氰化钾1g，蒸馏水100ml。

3. 高铁化物溶液　1%三氯化铁溶液30ml，1%铁氰化钾溶液4ml，蒸馏水6ml。使用前临时混合配制，不可保存。

4. 核固红染液　核固红0.1g，5%硫酸铝水溶液100ml。加热溶解，冷却后过滤。

（二）染色步骤

1. 切片脱蜡至水。

2. 蒸馏水稍洗。

3. 高铁化物溶液2～3min。

4. 流水冲洗1～2min。

5. 核固红染液5～10min。

6. 水洗。

7. 常规乙醇脱水，二甲苯透明，中性树胶封固。

（三）染色结果

脂褐素呈暗蓝色，细胞核呈红色（图9-24-1）。

（四）注意事项

1. Schmorl反应法虽然操作方便、快捷，但可将任何能还原高铁化物的物质着染，对脂褐素并不是特异性的，应与其他方法如醛品红染色法（图9-24-2）一起对照染色。

2. 高铁化物溶液临用前混合配制，不能保存。

3. 高铁化物溶液染色时间一般控制在5min内，以2～3min为宜，过长易造成背景着色。

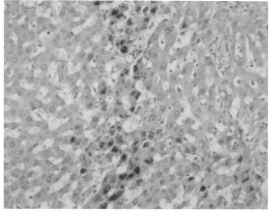

图9-24-1　肝脂褐素：Schmorl反应法

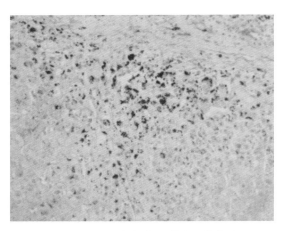

图9-24-2　肝脂褐素：醛品红染色法

第二十五节　铜　染　色

　　铜是人体内多种酶的辅基，许多重要的酶都有铜参与合成，正常情况下，成人体内铜含量为80～110mg，当机体内铜的含量过多时，其会产生毒性使细胞受损和坏死，从而导致脏器功能损伤。肝脏疾病如原发性胆汁性肝硬化、肝豆状核变性（又称威尔逊病）以及其他淤胆性疾病，肝细胞内铜堆积量会增高。尤其是肝豆状核变性时，胆汁性铜排泄障碍，肝、脑、虹膜等处都会有过量的铜沉积。

一、红氨酸染色法

（一）染色原理
红氨酸与铜盐反应生成红氨酸－二亚胺（二硫乙二胺红氨酸）型铜盐沉淀，呈墨绿色。

（二）试剂配制
1. 红氨酸染液　0.1%红氨酸无水乙醇溶液5ml，10%醋酸钠水溶液100ml。
2. 核固红染液　核固红0.1g，5%硫酸铝水溶液100ml。加热溶解，冷却后过滤。

（三）染色步骤
1. 切片脱蜡至水。
2. 蒸馏水稍洗。

3. 红氨酸染液内37℃恒温箱作用12～24h。
4. 70%乙醇洗2次，每次10min。
5. 无水乙醇6h。
6. 蒸馏水稍洗。
7. 核固红染液3～5min。
8. 水洗。
9. 常规乙醇脱水，二甲苯透明，中性树胶封固。

（四）染色结果
铜颗粒呈墨绿色，细胞核呈淡红色（图9-25-1）。

（五）注意事项
1. 铜染色组织以4%中性甲醛液固定为宜，避免使用酸性、含汞盐和铬盐固定液。

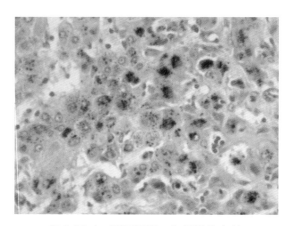

图9-25-1　肝铜沉积：红氨酸染色法

2. 红氨酸（又名二硫代乙二酰胺、二硫代草酰胺）试剂呈橙红色粉末或结晶状，溶于乙醇，微溶于水，所以配制染液时先用无水乙醇溶解红氨酸后，再与10%醋酸钠水溶液混合。

3. 核固红染液复染应以淡染为宜，也可用0.5%中性红、伊红等染液代替。

二、罗丹宁染色法

（一）试剂配制

1. 罗丹宁原液 对二甲氨基亚苄基罗丹宁0.2g，无水乙醇100ml。充分溶解，4℃冰箱保存。

2. 罗丹宁染液 罗丹宁原液3ml，蒸馏水47ml。临用前配制使用。

（二）染色步骤

1. 切片脱蜡至水。

2. 蒸馏水稍洗。

3. 罗丹宁染液内60℃恒温箱作用3h。

4. 蒸馏水洗。

5. Harris苏木精染液30s至1min。

6. 稍水洗。

7. 1%盐酸乙醇分化数秒。

8. 流水冲洗数分钟。

9. 常规乙醇脱水，二甲苯透明，中性树胶封固。

（三）染色结果

铜颗粒呈砖红色，细胞核呈浅蓝色（图9-25-2）。

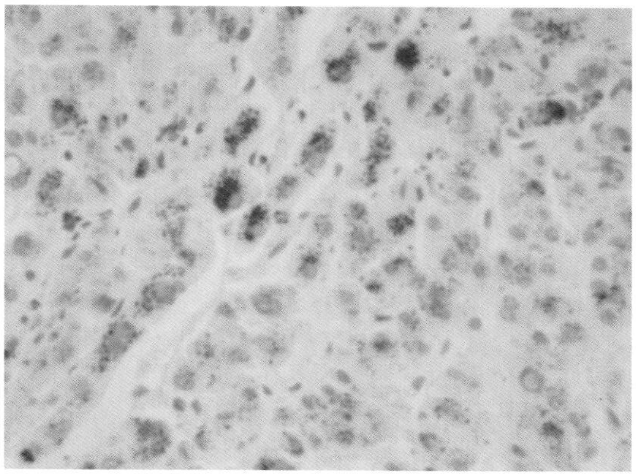

图9-25-2 肝铜沉积：罗丹宁染色法

（四）注意事项

1. 配制罗丹宁原液时，对二甲氨基亚苄基罗丹宁试剂较难溶解，可稍水浴加热加快溶解。

2. 罗丹宁染液作用1h后即可取出观察铜着色情况，阳性适度即可终止。

3. Harris苏木精淡染即可，过深易造成阳性对比度不明显。

第二十六节 纤维素染色

纤维素又称为纤维蛋白，它是血液内的纤维蛋白原分子聚合而形成的特殊蛋白质。在病理状态下，血管内和血管外以及其他组织中，均可见到纤维蛋白沉着物。急性渗出性炎症病变如大叶性肺炎肺泡腔内、弥散性血管内凝血、恶性高血压的小血管壁、新月体性肾小球肾炎等疾病中均可见到纤维素。

一、马休黄–酸性品红–苯胺蓝染色法（MSB染色法）

（一）染色原理

与胶原纤维Masson三色染色法相似。即小分子量染料（如马休黄等）选择性的将结构致密的红细胞染成黄色；中等分子量染料（如酸性品红、辉煌结晶猩红等）将纤维素和肌纤维染成红色；大分子量染料（如苯胺蓝等）将结构疏松的胶原纤维和陈旧的纤维素染成蓝色。

（二）试剂配制

1. 天青石蓝染液 天青石蓝B 0.5g，硫酸铁铵5g，蒸馏水100ml，甘油14ml。将硫酸铁铵充分溶解于蒸馏水中，加入天青石蓝B，煮沸2～3min（不断搅拌），待冷却后过滤，再加入甘油，于4℃冰箱保存。

2. Mayer苏木精染液 苏木精1g，蒸馏水1000ml，硫酸铝铵50g，碘酸钠0.2g，柠檬酸1g，水合氯醛50g。将苏木精充分溶解于蒸馏水中，加入硫酸铝铵和碘酸钠，最后加入柠檬酸和水合氯醛。过滤、储存。

3. 马休黄染液　马休黄0.5g，95%乙醇100ml，磷钨酸2g。先将马休黄溶解于95%乙醇中，再加入磷钨酸。

4. 酸性品红染液　酸性品红1g，蒸馏水98ml，冰醋酸2ml。

5. 1%磷钨酸溶液　磷钨酸1g，蒸馏水100ml。

6. 苯胺蓝染液　苯胺蓝0.5g，蒸馏水99ml，冰醋酸1ml。

（三）染色步骤

1. 切片脱蜡至水。

2. 天青石蓝染液2～3min。

3. 稍水洗。

4. Mayer苏木精染液1min。

5. 流水冲洗5min。

6. 95%乙醇稍洗。

7. 马休黄染液2min。

8. 蒸馏水稍洗。

9. 酸性品红染液10min。

10. 蒸馏水稍洗。

11. 1%磷钨酸溶液3～5min。

12. 蒸馏水稍洗。

13. 苯胺蓝染液5～10min。

14. 1%冰醋酸溶液洗去多余染液并稍分化1min。

15. 95%乙醇迅速脱水，无水乙醇脱水，二甲苯透明，中性树胶封固。

（四）染色结果

纤维素呈鲜红色，肌纤维呈红色，胶原纤维呈蓝色，红细胞呈黄色，陈旧的纤维素呈紫蓝色，细胞核呈蓝褐色（图9-26-1）。

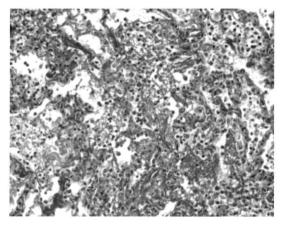

图9-26-1　大叶性肺炎：马休黄-酸性品红-苯胺蓝染色法

（五）注意事项

1. 此染色法以甲醛升汞液固定为佳，但染色前须脱汞处理，也可用10%中性缓冲福尔马林液固定。

2. 原法Lendrum染色等MSB染色法中，亮结晶猩红6R可改用酸性品红或丽春红S等代替，同样能够取得较好效果。

二、革兰甲紫染色法

（一）试剂配制

1. 2.5%伊红染液　水溶性伊红2.5g，蒸馏水100ml。

2. 1%甲紫染液　甲紫1g，蒸馏水100ml。

3. 革兰碘溶液　碘片1g，碘化钾2g，蒸馏水300ml。先将碘化钾用少量蒸馏水溶解，再加碘进一步溶解，最后加入剩余的蒸馏水。

（二）染色步骤

1. 切片脱蜡至水。

2. 2.5%伊红染液10min。

3. 蒸馏水稍洗。

4．1%甲紫染液 3min。

5．蒸馏水稍洗。

6．革兰碘溶液处理 3min。

7．倾去碘溶液，用滤纸吸干。

8．苯胺二甲苯等量混合液分化，直至纤维素呈紫蓝色为止。

9．二甲苯洗去苯胺。

10．中性树胶封固。

（三）染色结果

纤维素呈蓝黑色，背景呈红色（图 9-26-2）。

（四）注意事项

1．2.5% 伊红染液染色后，蒸馏水洗 5 ～ 10s 即可，须保留足够的红色，以免后续步骤中红色脱失，如果改用沉淀酸化伊红 Y 乙醇染液则不易脱色。

2．苯胺二甲苯混合液分化时，要不停摇动切片使其脱色均匀。

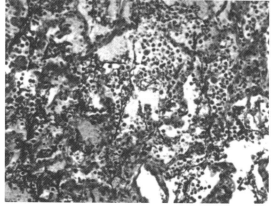

图 9-26-2　大叶性肺炎：革兰甲紫染色法

第二十七节　肥大细胞染色

肥大细胞现一般认为其祖细胞来源于骨髓，经血液迁移到结缔组织内，发育为肥大细胞。在正常情况下，肥大细胞分布广泛，常沿小血管和小淋巴管分布，在机体易接触外来抗原的部位如皮肤、呼吸道及消化道上皮等的结缔组织内也较为多见。其形态特点是细胞较大，呈圆形或卵圆形，核仁小，多位于细胞中央，细胞质内充满嗜碱性颗粒。

一、甲苯胺蓝染色法

（一）染色原理

肥大细胞颗粒中含有肝素和组胺等成分的多硫酸酯，呈异染性，能够与异染性染料（如甲苯胺蓝、硫堇、甲基紫等）进行结合而着色。

（二）固定方法

4% 甲醛生理盐水、AF 液固定为佳。

（三）试剂配制

1．0.5% 甲苯胺蓝染液　甲苯胺蓝 0.5g，蒸馏水 100ml。

2．0.5% 冰醋酸溶液　冰醋酸 0.5ml，蒸馏水 99.5ml。

（四）染色步骤

1．切片脱蜡至水。

2．0.5% 甲苯胺蓝染液 30min。

3．稍水洗。

4．0.5% 冰醋酸溶液分化，显微镜下观察控制至胞核和颗粒清晰为止。

5．稍水洗，吹干。

6．二甲苯透明，中性树胶封固。

（五）染色结果

肥大细胞颗粒呈红紫色，细胞核呈蓝色（图 9-27-1）。

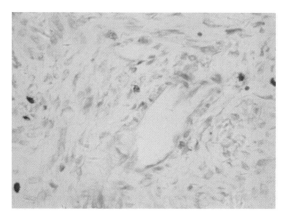

图 9-27-1　肥大细胞：甲苯胺蓝染色法

（六）注意事项

1. 组织的固定要求新鲜、及时，防止肥大细胞内颗粒被破坏。

2. 甲苯胺蓝染液还可应用于幽门螺杆菌、尼氏小体等多种物质的染色。

3. 冰醋酸溶液分化数秒后，显微镜下观察肥大细胞颗粒是否清晰，分化不足时再延长时间。

4. 染色完成后吹干切片而不经低浓度乙醇脱水，因乙醇容易使肥大细胞颗粒恢复正色性而呈淡蓝色。

二、醛品红染色法

（一）固定方法

4%甲醛生理盐水、AF液固定为佳。

（二）试剂配制

1. 醛品红染液　将0.5g碱性品红充分溶解于100ml的70%乙醇中，加入三聚乙醛和浓盐酸各1ml，轻轻摇动使其混合均匀，于室温下静置2～3天至成熟（染液由红紫色变为深紫色即成熟）。于4℃冰箱中保存备用。

2. 橙黄G染液　橙黄G 2g，磷钨酸5g，蒸馏水100ml。

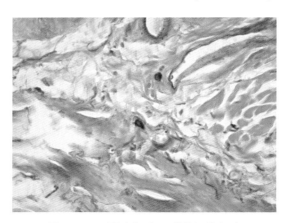

图9-27-2　肥大细胞：醛品红染色法

（三）染色步骤

1. 切片脱蜡至水。

2. 70%乙醇稍洗。

3. 醛品红染液10～15min。

4. 70%乙醇充分冲洗，至切片不再脱色为止。

5. 稍水洗。

6. 橙黄G染液数秒。

7. 稍水洗。

8. 常规乙醇脱水，二甲苯透明，中性树胶封固。

（四）染色结果

肥大细胞颗粒呈紫色至深紫色，弹性纤维呈紫色，背景呈不同程度的黄色（图9-27-2）。

（五）注意事项

1. 橙黄G染液复染以淡染为宜，过深容易掩盖肥大细胞紫色的颗粒。

2. 更多注意事项详见弹力纤维醛品红染色法。

第二十八节　特殊染色中常见问题与处理对策

一、结缔组织多色染色：Masson三色染色法

红色肌纤维与绿色或蓝色胶原纤维对比度不鲜明（图9-28-1）。可能原因：①组织经甲醛固定时间过长而造成的染色不良。②1%磷钼酸溶液分化时间过长导致肌纤维脱色。解决方法：①切片脱蜡至水后于Bouin液内37℃恒温箱作用2h或室温过夜即可改善染色效果。②磷钼酸分化镜下观察控制时间，至肌纤维仍为红色、胶原纤维呈淡红或无色即可终止，不可过长。

二、胶原纤维染色：Van Gieson苦味酸酸性品红染色法

1. Van Gieson染色后，胶原纤维的红色出现褪色情况（图9-28-2）　可能原因：①酸性品红试剂性能不稳定。②Van Gieson染液作用后经流水冲洗。解决方法：①可将染液中1%酸性品红更换成1%

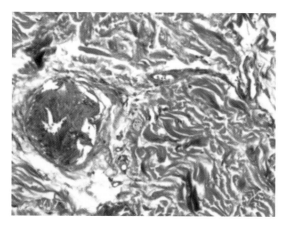

图 9-28-1　皮肤：Masson 三色染色法

注：肌纤维红色过淡。

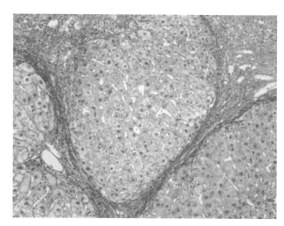

图 9-28-2　肝硬化：Van Gieson 染色法

注：胶原纤维红色褪色。

丽春红 S。②Van Gieson 染液作用后如需水洗则应尽量快速。

2. Van Gieson 染色后，细胞核着色过淡或未着色（图 9-28-3）　可能原因：①Weigert 铁苏木精染液未成熟或放置过久失效。②细胞核染色使用了 Harris 苏木精染液导致被脱色。解决方法：①Weigert 铁苏木精甲液配制后须放置数天至数周使其成熟方可使用，一段时间后及时更换，且与乙液临用前才可混合。②细胞核染色还可使用天青石蓝 -Mayer 苏木精染液，此染液保存长，性能稳定。

三、网状纤维染色：Gordon-Sweet 氢氧化银氨染色法

网状纤维呈黑色，胶原纤维呈淡灰色，对比度不明显（图 9-28-4）。可能原因：4% 甲醛溶液还原后使用了氯化金调色，氯化金使胶原纤维的黄棕色变成淡灰色。解决方法：甲醛溶液还原后直接进行背景复染即可，省略氯化金调色及硫代硫酸钠固定步骤。

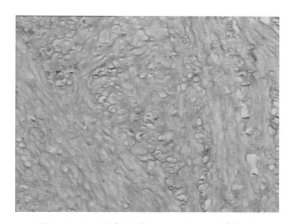

图 9-28-3　子宫肌瘤：Van Gieson 染色法

注：细胞核未着色。

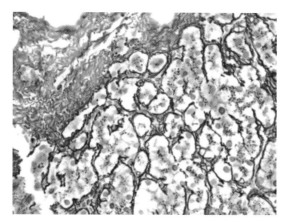

图 9-28-4　肝脏：Gordon-Sweet 氢氧化银氨染色法

注：网状纤维与胶原纤维对比不明显。

四、网状纤维染色：Gomori 氢氧化银氨染色法

1. 网状纤维黑色过淡，与背景对比不清（图 9-28-5）　可能原因：①高锰酸钾氧化液失效。②银氨染液使用过久或配制染液所用氨水浓度不够。③染色中银氨染液作用时间不够。解决方法：①氧化剂高锰酸钾新购置或配制时呈紫红色，颜色出现变化表明已失效，须立即更换。②配制银氨染液所用氨水须保持浓度并定期更换，氢氧化钾干燥密封保存、勿使其潮解，染液配制后于 4℃ 冰箱中保存使

用2～3个月后及时更换。③银氨染液使用一段时间后可适当延长作用时间。

2. 背景出现非特异性着色（图9-28-6）可能原因：①硫酸铁铵溶液媒染及银氨染液作用后使用了自来水。②银氨染液使用过久或使用了不洁净的容器及蒸馏水配制染液。解决方法：①媒染及浸银后均应使用蒸馏水洗，避免杂质与银氨染液反应而造成背景着色。②配制银氨染液所用容器必须使用清洁液彻底清洗干净、蒸馏水须新鲜干净。

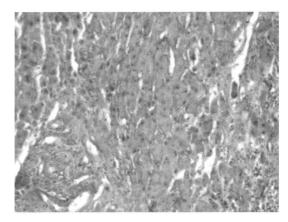

图9-28-5　肝脏：Gomori氢氧化银氨染色法
注：网状纤维着色过淡。

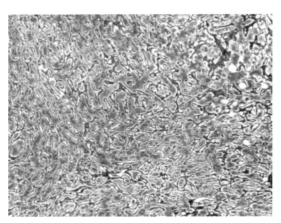

图9-28-6　肝脏：Gomori氢氧化银氨染色法
注：非特异性背景。

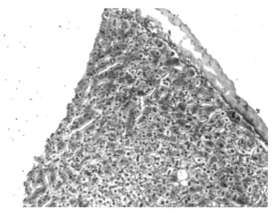

图9-28-7　肝脏：Gomori氢氧化银氨染色法
注：银离子颗粒沉积在组织及切片上。

3. 组织及切片上银离子颗粒沉淀较多（图9-28-7）可能原因：①银氨染液配制过程中滴加氨水量不足，染液中有较多颗粒。②银氨染液使用过久及染色时间过长。③银氨染液作用后蒸馏水洗时间过短。解决方法：①银氨染液配制过程中滴加氨水的量至黑色沉淀刚好溶解或配制后进行过滤再使用。②银氨染液使用一段时间后，特别是出现大量黑色沉淀时应及时更换，染色时间控制在一定范围内。③银氨染液作用后蒸馏水稍冲洗，避免银颗粒沉淀在组织及玻片上。

五、弹力纤维染色：维多利亚蓝－丽春红S染色法

呈蓝色的弹力纤维与背景对比不清楚（图9-28-8）。可能原因：维多利亚蓝染液作用后，70%乙醇分化时间过短。解决方法：维多利亚蓝染液作用后直接用70%乙醇分化，可采用滴洗方式进行，直至组织上不再脱出蓝色即止，并在显微镜下观察。

六、弹力纤维染色：Gomori醛品红染色法

弹力纤维紫色着色过淡（图9-28-9）。可能原因：Gomori醛品红染液配制后未成熟或染液使用过久失效。解决方法：醛品红染液配制后室温下放置2～3天，颜色变成深紫色方可使用，在3～6个月内染色

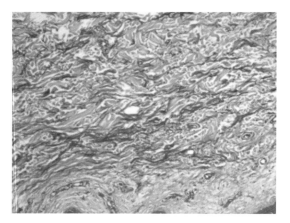

图9-28-8　皮肤：维多利亚蓝染色法
注：弹力纤维与背景对比不清楚。

效果较佳。

七、黏液物质染色：阿利新蓝（pH 2.5）染色法

黏液物质蓝色着色过淡（图9-28-10）。可能原因：配制染液所用阿利新蓝试剂质量纯度不高或质量不好。解决方法：阿利新蓝8GX试剂质量直接影响染色效果，选择试剂时应注意纯度。

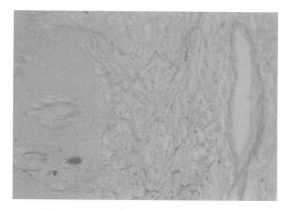

图9-28-9 皮肤：Gomori醛品红染色法
注：弹力纤维紫色着色过淡。

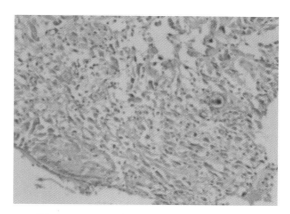

图9-28-10 胃低分化腺癌：阿利新蓝（pH 2.5）染色法
注：黏液物质着色过淡。

八、淀粉样物质染色：Highman刚果红染色法

组织背景不干净、着色重（图9-28-11）。可能原因：碱性乙醇溶液分化时间不够。解决方法：此染色法分化步骤较难控制，分化数秒、水洗后光镜下观察，如背景较重则须再分化。

九、抗酸杆菌染色：Ziehl-Neelsen苯酚碱性品红染色法

1. 组织上出现点状或片状大小不等红染区域（图9-28-12） 可能原因：组织切片染色前脱蜡不干净。解决方法：抗酸染色脱蜡环节需快速进行，时间根据室温高低及脱蜡液新旧程度适当调整，同时可将切片在脱蜡缸中不停晃动加速脱蜡。

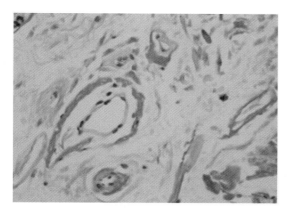

图9-28-11 喉腔淀粉样变：Highman刚果红染色法
注：背景非特异性着色。

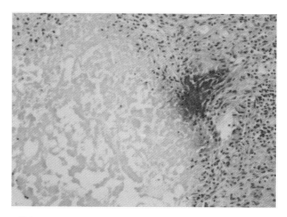

图9-28-12 淋巴结结核：苯酚碱性品红染色法
注：组织上出现红染片状区域。

2. 组织背景复染颜色过深，致使菌体红色不明显（图9-28-13） 可能原因：背景复染时间过长。解决方法：抗酸染色背景复染均应以淡染为宜，亚甲蓝作用时间在10～30s，过深后流水充分冲洗、95%乙醇稍分化数秒，如使用Mayer苏木精则作用时间在1min内。

3. 组织切片透亮度下降，有水珠样物及折光性（图9-28-14） 可能原因：染色完成后未经过乙醇脱水，吹干后直接透明和封固。解决方法：复染、水洗后可快速进行梯度乙醇脱水；或切片吹干后再经95%乙醇、无水乙醇脱水，二甲苯透明，中性树胶封固，切片透亮度会有所转变。

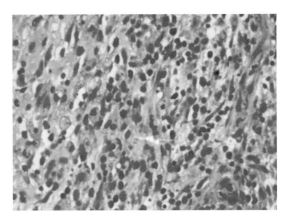

图9-28-13　淋巴结结核：苯酚碱性品红染色法
注：背景复染颜色过深。

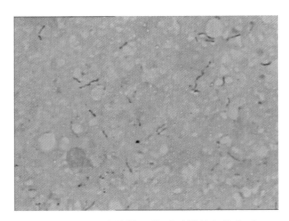

图9-28-14　肺结核：苯酚碱性品红染色法
注：透亮度下降及有水珠样物。

十、真菌染色：McManus过碘酸希夫反应

绿色背景过深，与红色菌体及孢子对比度下降（图9-28-15）。可能原因：亮绿复染时间过长，导致菌体颜色被覆盖，对比度下降。解决方法：亮绿复染数秒即可，水洗后如过淡可再重复亮绿步骤，过深可延长水洗或延长后续的乙醇脱水时间。

十一、真菌染色：Grocott六胺银染色法

真菌菌体黑褐色着色较浅淡，阳性不明显（图9-28-16）。可能原因：①铬酸溶液氧化时间过短。②六胺银硼砂染液作用温度过低或作用时间不够。解决方法：①5%铬酸溶液氧化时间不短于1h，或将浓度由5%调整为8%，作用时间则可缩短至20～30min。②六胺银硼砂染液可在染色前提前预热，作用时镜下观察控制菌体着色程度。

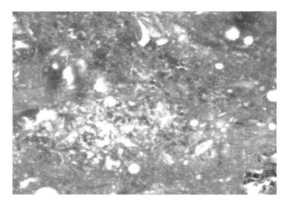

图9-28-15　真菌：过碘酸希夫反应
注：背景复染过深。

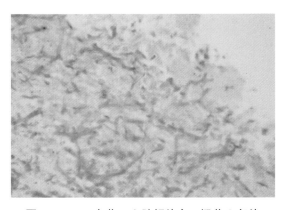

图9-28-16　真菌：六胺银染色－橙黄G复染
注：菌体黑褐色较浅淡。

十二、糖原染色：淀粉酶消化－过碘酸希夫反应

淀粉酶消化－过碘酸希夫反应后组织部分区域呈淡红色（图9-28-17）。可能原因：①淀粉酶消化液失效。②淀粉酶消化液或唾液作用时间不足。解决方法：①淀粉酶消化液临时配制后立即使用。②在湿盒内37℃恒温箱作用时，淀粉酶消化液不短于1h、唾液不短于30min，同时要防止消化液干燥。

十三、幽门螺杆菌染色：Gimenez碱性品红染色法

1. 菌体与背景均呈红色，对比度不明显（图9-28-18）　可能原因：孔雀绿复染时间不够或作用后流水冲洗时间过长。解决方法：孔雀绿复染、流水冲洗后可在显微镜下观察，如组织背景和菌体均显红色，则须再重复孔雀绿、水洗步骤，直至对比鲜明为止。

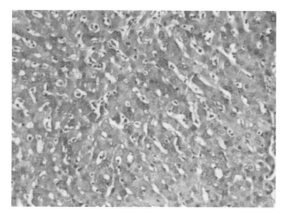

图9-28-17　肝糖原：淀粉酶消化－过碘酸希夫反应

注：部分区域糖原未完全被消化。

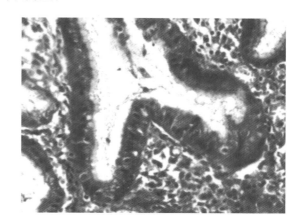

图9-28-18　幽门螺杆菌：Gimenez碱性品红染色法

注：菌体与背景均呈红色。

2. 菌体与背景均呈蓝绿色（图9-28-19）　可能原因：孔雀绿复染时间过长、水洗不充分，致使菌体着染呈蓝绿色。解决方法：孔雀绿复染时间控制在15～20s以内，流水冲洗后背景蓝绿色被洗脱可再重复复染步骤，直至对比度清晰为止。

十四、幽门螺杆菌染色：Warthin-Starry硝酸银染色法

幽门螺杆菌菌体与背景均呈棕黑色，对比度欠佳，影响判读（图9-28-20）。可能原因：组织在显

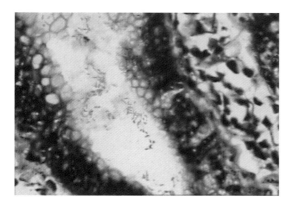

图9-28-19　幽门螺杆菌：Gimenez碱性品红染色法

注：菌体与背景均呈蓝绿色。

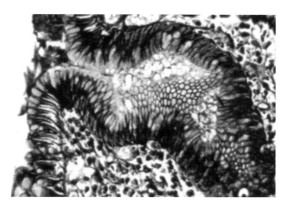

图9-28-20　幽门螺杆菌：硝酸银染色法

注：菌体与背景均呈棕黑色，对比度欠佳。

影环节中，作用温度过高或时间过长而造成显影过度。解决方法：显影是染色中的关键环节，须在显微镜下观察控制着色程度，至菌体呈棕黑色、背景呈棕黄色即可水洗终止。

第二十九节　特殊染色的自动化

目前，特殊染色绝大部分还是采用手工进行操作，因特殊染色流程有简单也有复杂，不同的人员、不同的试剂及大批量多种染色时，并不一定能够保证每一张切片的质量及结果的可重复性；其次手工操作也存在对工作效率、染液配制等的影响因素。

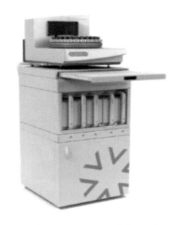

在病理科的发展不断规范化、标准化、精准化的趋势下，常规HE及冰冻染色、免疫组化染色、液基细胞学制片及染色等技术大部分操作均已进入了自动化时代，但特殊染色技术因每种操作流程不一致、开展不理想、收费偏低等多种原因而致使自动化发展严重滞后。特殊染色要更进一步的发展，离不开自动化，这也是今后的目标和趋势。下面以罗氏全自动组织病理特殊染色机为例简要介绍特殊染色方面自动化设备应用状况。

罗氏全自动组织病理特殊染色机（图9-29-1）可从工作效率、染色质量和安全性3个方面满足染色需求。

图9-29-1　罗氏全自动组织病理特殊染色机

一、工作效率

1. 烤片、脱蜡、染色完全替代人工操作。
2. 自动试剂管理功能和玻片条码标签识别技术。
3. 每张玻片独立温控，同一轮染色可进行不同的实验方案。
4. 自动监控缓冲液和废液量，保证充足的试剂量。

二、染色质量

1. 全部采用即用型试剂，带来一致的染色质量和质控的规范化。
2. 单片独立温控式染色，消除样本间潜在交叉污染的可能性，保证安全。
3. 采用液盖膜涡流混匀技术及喷射式清洗技术，降低试剂的挥发。
4. 系统软件提供优化的染色项目方案，保证染色效果的一致性（图9-29-2）。

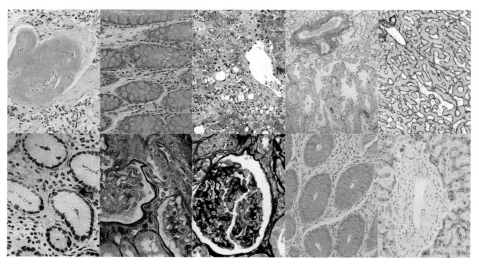

图9-29-2　罗氏全自动组织病理特殊染色机染色效果

三、安全性

1. 整个反应体系在封闭的管路中进行，有效控制有害化学品暴露，保证人员的安全及环保的要求。

2. 缓冲液液面自动监控，可有效预防有害物质的溢出。

特殊染色自动化可将此项技术推向一个新的台阶，更加方便室内质量控制的开展，也是解放手工操作的重要途径。

第三十节 常用特殊染色在疾病诊断中的意义

随着现代病理技术日新月异的发展，免疫组化技术、分子病理技术在病理诊断中发挥着越来越重要的作用。传统的特殊染色技术在新技术飞速发展的今天仍然有着不可替代的作用，尤其是特殊染色的阳性定位，在疾病的诊断与鉴别诊断具有重要的意义。

特殊染色技术中最常用的就是结缔组织染色和黏液染色。结缔组织含有3种纤维，即胶原纤维、网状纤维和弹力纤维。这3种纤维广泛分布于身体各处，常见于器官与器官之间、组织与组织之间，这些纤维具有支持连接、营养、防御保护和创伤修复等功能。

这3种纤维作为细胞外间质成分在正常组织结构中的分布与发生病理改变（炎症、良性、恶性）时的分布亦大相径庭，借此对病理诊断提供帮助。

显示黏液染色方法很多，许多方法能区分不同的黏液物质。此类黏液物质在大体上虽有一致性，但在细胞的不同功能状态与不同的代谢活动下，其黏液的化学结构和物理性质并不相同，对不同的染色反应也各有所异，因此黏液的存在与否以及不同的染色反应在病理诊断中常可以作为诊断和鉴别诊断某些疾病和病变的重要依据。

现介绍常用的PAS染色和AB/PAS两种染色在临床诊断中的意义，希望对大家有所帮助。

一、胶原纤维染色在病理诊断中的意义

1. 区分胶原纤维源性、肌源性、神经纤维源性病变，如平滑肌瘤、纤维瘤、横纹肌瘤、神经纤维瘤等。

2. 区分纤维肉瘤和平滑肌肉瘤，纤维肉瘤瘤细胞胶原纤维呈束状或相互交叉形成"人"字形结构；平滑肌肉瘤内胶原纤维常排列成束状，也可呈旋涡状或栅栏状排列等。

3. 显示早期或较小的纤维化，高血压病小动脉壁纤维化，伴玻璃样变性、心肌纤维化等。

4. 显示慢性炎症，慢性肾小球肾炎、大叶性肺炎、肝硬化、风湿性肉芽肿等胶原纤维增生。

5. 显示血栓机化。

6. 白血病、骨髓纤维化等。

二、网状纤维染色在病理诊断中的意义

1. 判断原位癌和早期浸润癌，如原位癌突破基底膜弹力纤维则为浸润癌。

2. 鉴别癌与肉瘤，如癌则网状纤维包绕在癌巢周围，肉瘤则网状纤维位于瘤细胞之间。

3. 鉴别血管内皮瘤与血管外皮瘤（孤立性纤维性肿瘤），血管内皮瘤网状纤维包绕在瘤细胞团外；血管外皮瘤网状纤维位于每个瘤细胞之间呈辐射状排列。

4. 鉴别纤维肉瘤与恶性神经鞘瘤，纤维肉瘤网状纤维几乎存在于每个瘤细胞之间，不包绕瘤细胞两端，呈束状及鱼骨状排列结构；恶性神经鞘瘤瘤细胞网状纤维穿行在瘤细胞之间，呈平行或波浪状排列。

5. 鉴别脑原发性肉瘤与脑胶质母细胞瘤，脑原发性肉瘤瘤组织内细胞间见有较多网状纤维；脑胶质母细胞瘤瘤组织内仅少见网状纤维。

6. 鉴别脑髓母细胞瘤与脑血管肉瘤，脑髓母细胞瘤组织内见少量网状纤维；脑血管肉瘤瘤组织内有较多网状纤维。

7. 诊断慢性骨髓炎，组织内网状纤维增生，增生的网状纤维可以是致密和融合性的。

三、弹力纤维染色在病理诊断中的意义

1. 诊断弹力纤维瘤。弹力纤维瘤瘤体的组织中见许多弹力纤维呈弯曲状、串珠状形态特征。

2. 了解动脉粥样硬化弹力纤维变化。弹力纤维染色可见粥样斑块底部弹力纤维崩解和断裂。

3. 胃癌弹力纤维与临床TNM分期的意义，用于判断胃癌细胞是否突破黏膜肌处弹力纤维和浆膜层弹力纤维，以帮助确定胃癌TNM分期。

4. 用于判断肺癌脏层胸膜是否有侵犯，如观察癌细胞突破肺癌脏层胸膜弹力纤维层，则是确定肺癌临床TNM分期及患者需要辅助化疗重要指标。

5. 用于乳腺癌间质弹力纤维增生与临床预后的判断，如乳癌弹力纤维增生则提示患者预后不良。

四、PAS染色在病理诊断中的意义

PAS染色是特殊染色中被广泛应用的一种染色技术。PAS染色显示糖原，糖原染成紫红色（在淀粉酶消化对照下）及中性黏液物质染成紫红色。PAS染色技术广泛用于疾病的辅助诊断，具体应用如下。

1. PAS染色在肾脏病理活检组织中临床意义。PAS染色将肾小球基底膜、系膜基质、纤维蛋白、血管玻璃样变、淀粉样纤维等染成紫红色，因此在诊断肾小球肾炎与分类中得到广泛应用。

2. PAS染色在肿瘤鉴别诊断中的应用。PAS染色可显示中性黏液物质，在癌的鉴别诊断中有意义，如低分化腺癌PAS染色呈强阳性反应，表现为红色颗粒或块状。PAS染色可清晰地显示基底膜，因此可帮助确定癌有无早期浸润的诊断；PAS染色对显示腺泡状软组织肉瘤瘤细胞胞质内结晶物以及浆细胞瘤胞质内的拉塞尔小体和核内的Dutcher小体非常有价值。

3. PAS染色常用于显示病原微生物，如真菌、阿米巴及新型隐球菌的荚膜等。

4. 糖尿病的诊断。肝细胞胞质内出现大量糖原（可见于胞核内，称为核糖原），PAS染色阳性。

5. 糖原贮积症的诊断。肝、肾、心肌或骨骼肌等均有大量糖原沉积，PAS染色阳性。

6. 鉴别骨尤因肉瘤与骨网织细胞肉瘤。骨尤因肉瘤胞质内存在糖原颗粒，PAS染色阳性；骨网织细胞肉瘤瘤细胞内不含糖原，PAS染色阴性。

五、AB/PAS染色在病理诊断中的意义

AB/PAS染色是阿利新蓝（Alcian blue）和PAS联合应用技术，可显示中性、轻度酸性及高度酸性黏液物质。因此，AB/PAS染色法可称为全黏液染色法。

1. 胃黏膜肠化黏液性质的判定　胃黏膜慢性萎缩性胃炎黏膜肠化，AB/PAS染色，阿利新蓝AB（pH 2.5）结果：氨乙酰化唾液酸黏液（小肠）阳性、氧乙酰化唾液酸黏液（大肠）阳性及硫酸黏液（大肠）阳性均染成蓝色，提示胃黏膜肠上皮化生；阿利新蓝AB（pH 1.0）结果：氨乙酰化唾液酸黏液（小肠）阴性，氧乙酰化唾液酸黏液（大肠）阴性，硫酸黏液（大肠）染色阳性提示大肠化生。

2. AB/PAS染色在肿瘤鉴别诊断中的应用　发生于唾腺、支气管及食管等部位的黏液表皮样癌往往与鳞状细胞癌等易混淆，用AB/PAS染色可显示黏液表皮样癌细胞内含AB阳性黏液物质，有助于鉴别诊断。AB黏液染色在正常胃黏膜中呈阴性，而在胃黏膜上皮内瘤变及胃癌中则表达逐渐增高，尤其在低分化腺癌表达最高可达70%以上。AB（pH 2.5）法可以区分黏液肉瘤和脂肪肉瘤：黏液肉瘤为阳性，脂肪肉瘤为阴性。

第三十一节 酶组织化学染色

酶是生物体内具有催化作用的特殊蛋白质，组织内的代谢过程都需有酶的参与，如果没有酶的存在，体内生物化学反应就不能进行，它的功能状态决定了机体健康与否。可见，酶控制、调节并维持着保持生命所必需的生理过程的平衡。

按催化反应的性质把酶分为6类：氧化还原酶、水解酶、转换酶、聚合酶、异构酶及合成酶。

酶的特异性较强，所以它们的保存要比其他组织成分困难得多，为能很好地显示，最大限度地保存酶活性就很重要，同时也要防止扩散以便准确定位。酶的显示方法和大部分组织化学技术不同，大部分组化方法为试剂和组织成分反应，反应产物直接来自组织成分。酶只能显示其活性，看不见酶本身，只见对底物的作用，所以最终反应产物来自底物。用组织化学方法显示酶在组织或细胞内的定位，很大程度上取决于材料的制备，必须保存其结构的完整性，酶才能保持生活时的位置。在组化实验中，固定时保存了形态结构，但可能导致酶部分或完全失活。所以，组织须尽可能新鲜，但少数例外，一般尸检组织不宜用来显示酶成分。任何组织来不及处理时应立即保存于冰箱内，包括盖玻片上的细胞培养物等都需要新鲜制备，这样才能较好地显示酶。如果使用固定剂，应在冰箱内冷却（4℃），可以保存酶的最高活性。

酶组化方法除应用合适的制片方法，使之能保存较好的形态结构，又适当保留酶的活性外，在材料制备过程中还应注意影响酶活性的因素。①温度：大部分酶反应的合适温度为37℃。温度较高，酶蛋白快速变性而失活。组化常用4～30℃。酶反应的速度随着温度的下降而减慢。较低的温度适用于酶活性强的组织，酶的定位较好。②底物浓度：酶所催化的化学反应速度与参加反应的物质浓度成正比，即所作用的底物浓度越高，反应越快，但达到一定浓度后，如再增加其浓度，反应速度也趋于恒定。③酸碱度：酶有适于酶反应的pH，大部分pH为7.0。碱性磷酸酶pH为9.2，酸性磷酸酶pH在5.0显示其最大活性。④抑制剂：组织切片上的酶可被抑制剂破坏，对照时可选用抑制剂。⑤激活剂：为促进酶活性的化学物质，如镁离子。

冰冻制片技术是保持酶活性和精确定位的关键。采用冷甲醛-钙液固定，可适于大部分酶组化和脂类的显示。

显示酶组化反应的注意事项：①底物称量要准确。②pH值要准确。③掌握好作用时间和温度。④器皿要保持清洁。⑤必须做对照。

一、碱性磷酸酶

碱性磷酸酶（AKP）广泛存在于机体组织中，常见于具有活跃转运功能的细胞膜内，如毛细血管及小动脉的内皮，肝细胞毛细胆管膜，肾近曲小管及小肠绒毛的刷状缘，肾上腺、膀胱、脾内皮细胞以及乳腺和卵巢中，其含量及分布的变化对某些疾病具有重要的诊断价值。

显示AKP常用方法有多种，主要是金属沉淀的钙钴法。

（一）染色原理

在pH 9.4及Ca^{2+}存在情况下，给切片加入甘油磷酸钠，如有AKP，则释放磷酸酯，后者与高浓度的Ca^{2+}结合，形成磷酸钙，之后磷酸钙转变成磷酸钴（无色），最后磷酸钴经硫化铵处理转变为棕黑色硫化钴沉淀于酶活性处。

（二）固定方法

4%中性甲醛钙液及丙酮等固定液在4℃冰箱内对组织进行处理，低温石蜡包埋切片或冰冻制片。或组织直接采用冰冻制片，冷丙酮固定。

（三）试剂配制

1. 孵育液 2%β-甘油磷酸钠溶液2.5ml，2%巴比妥钠溶液2.5ml，2%氯化钙溶液4.5ml，2%硫酸镁溶液 0.2ml，蒸馏水 0.3ml，依次混合后，pH 应为 9.2 ～ 9.4。

2．2% 硝酸钴水溶液　硝酸钴 2g，蒸馏水 100ml。

3．1% 硫化铵水溶液　硫化铵 1ml，蒸馏水 99ml。

（四）染色步骤

1．切片经蒸馏水洗后，入孵育液，37℃温箱内作用 10 ～ 30min。

2．蒸馏水洗 2 ～ 3 次，每次 1min。

3．2% 硝酸钴水溶液作用 5min，蒸馏水洗。

4．1% 硫化铵水溶液处理 1min，流水冲洗数分钟，蒸馏水洗。

5．核固红复染细胞核，蒸馏水洗。

6．无水乙醇脱水，二甲苯透明，中性树胶封固。

7．或蒸馏水洗后，甘油明胶封固。

（五）染色结果

AKP 活性处呈棕黑色沉淀，细胞核浅红色（图 9-31-1、图 9-31-2）。

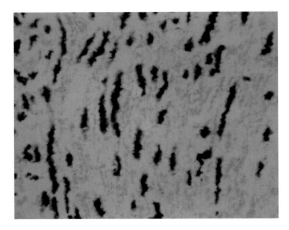

图 9-31-1　肾近曲小管的刷毛缘

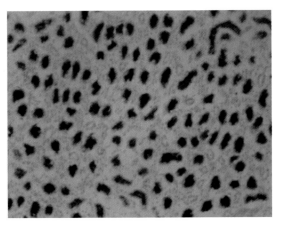

图 9-31-2　肾近曲小管的刷毛缘

（六）注意事项

1．对照方法　①对照切片用的孵育液不含 β- 甘油磷酸钠，而用同量的蒸馏水代替，其他实验方法及条件与实验切片完全相同。②把脱蜡后的对照切片先放入 89 ～ 90℃ 的热水中处理 10min，然后按常规孵育方法进行。经上述两法处理之后对照切片均应为阴性。

2．标本须新鲜，取材后应立即进行处理，否则会影响酶的活性。组织固定必须在 4℃ 冰箱内进行，固定时间不要超过 24h，否则酶活性减弱至逐渐消失。在用石蜡包埋时，蜡箱的温度不要高于 56℃。应用熔点为 52 ～ 54℃ 的石蜡进行浸蜡，浸蜡时间尽量减短，否则使酶活性处于长时间高温的环境中，大量的酶被破坏而消失。

3．孵育液要保存于冰箱内，用前取出，并提前放入温箱使之达 37℃，然后再把切片放入孵育。孵育后可放回冰箱，此液可使用数次。

4．钙钴法对组织内的含铁血黄素与钙盐也可形成棕黑色沉淀，与 AKP 的阳性反应相似，容易混淆，必要时作铁反应和钙盐证明进行鉴别。

5．不纯的二甲苯对硫化钴有分解作用，导致阳性结果慢慢褪色。因此用于透明的二甲苯应为分析纯。

6．1% 硫化铵水溶液配制后数小时失效，应现用现配。

二、酸性磷酸酶

酸性磷酸酶（ACP）广泛存在于机体各组织中，主要位于溶酶体内。因此，吞噬细胞质内含有丰富的ACP。此外，也有少数在内质网，正常时还见于前列腺、空肠上皮的刷状缘、肝、脾、肾及肾上腺等。

显示酸性磷酸酶的常用方法是硝酸铅法。目前此法应用较广，ACP在前列腺含量最高，前列腺癌和其他脏器的转移性前列腺癌为强阳性；霍奇金淋巴瘤、胃癌、肺癌、乳腺癌和舌的表皮样癌也呈强阳性；多核巨细胞瘤的瘤细胞质强阳性；而尤因肉瘤、成骨肉瘤等ACP呈阴性反应。

（一）染色原理

采用磷酸酯为底物，ACP把β-甘油磷酸钠水解，释放出磷酸。在pH 5.0环境下，磷酸和铅离子结合，在酶活性处形成磷酸铅，磷酸铅经硫化铵处理形成棕黑色的硫化铅沉淀。

（二）固定方法

4%中性甲醛钙液及丙酮等固定液在4℃冰箱内对组织进行处理，低温石蜡包埋切片或冰冻制片，或组织直接采用冰冻制片，冷丙酮固定。

（三）试剂配制

1. 孵育液　Michaelis巴比妥醋酸缓冲液（pH 5.0）10ml，硝酸铅12mg，3%β-甘油磷酸钠溶液1ml。先把磷酸铅溶于巴比妥醋酸缓冲液（pH 5.0），然后加入β-甘油磷酸钠，彻底混合后过滤，用酸度计调至pH 5.0。

2. 1%硫化铵水溶液　硫化铵1ml，蒸馏水99ml。

（四）染色步骤

1. 切片经蒸馏水洗后，入孵育液，37℃温箱内作用30min至1h，蒸馏水洗2～3次，以除去未被吸附的或未沉淀的铅。

2. 切片入1%硫化铵液处理10～60s，充分蒸馏水洗。

3. 核固红复染细胞核，蒸馏水洗。

4. 常规乙醇脱水，二甲苯透明，中性树胶封固。或蒸馏水洗后，甘油明胶封固。

（五）染色结果

ACP活性处呈棕黑色沉淀，细胞核浅红色（图9-31-3）。

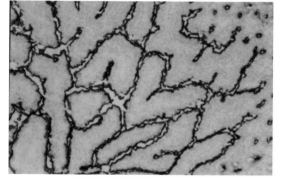

图9-31-3　小肠绒毛刷状缘

（六）注意事项

1. 在染色过程中，所用各种试剂均应在4℃冰箱内分别保存，用前取出，按比例配制成孵育液，37℃恒温箱预热。

2. 标本须新鲜，取材后应立即进行处理，否则会影响酶的活性。

三、还原型辅酶Ⅰ四唑氮还原酶

还原型辅酶Ⅰ四唑氮还原酶（NADH-TR）组化染色法是区别肌肉Ⅰ、Ⅱ型纤维的重要技术，该酶的显示对神经肌肉病的病理诊断和鉴别诊断具有实用意义。

（一）固定方法

4%中性甲醛及丙酮等固定液在4℃冰箱内对组织进行处理，而后冰冻制片，切片厚10μm。

（二）改良孵育液的配制

1. 原液Ⅰ　还原型辅酶Ⅰ 25mg，蒸馏水10ml。

2. 原液Ⅱ　硝基四氮唑蓝10mg，蒸馏水10ml，二甲基亚砜0.05ml。

二者分别置4℃冰箱内保存备用。染色时，取原液Ⅰ 1ml，原液Ⅱ 2.5ml，磷酸盐缓冲液（PBS液，pH 7.4）2ml，混匀后，作为孵育液。

（三）染色步骤

1. 切片经蒸馏水洗后，滴加孵育液，常温下作用15min。

2．蒸馏水洗2min。

3．常规乙醇脱水，二甲苯透明，中性树胶封固。

4．或蒸馏水洗后，甘油明胶封固。

（四）染色结果

肌质网和线粒体呈蓝色；肌肉Ⅰ型、Ⅱ型纤维染色对比鲜明；Ⅰ型纤维染色明显深于Ⅱ型纤维（图9-31-4、图9-31-5）。

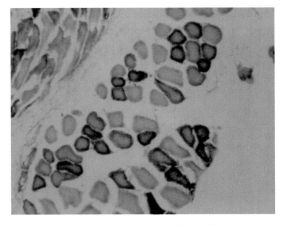

图9-31-4　肌肉组织（×200）

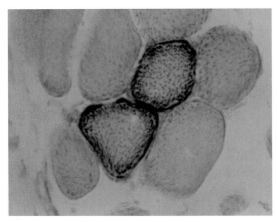

图9-31-5　肌肉组织（×400）

（五）注意事项

1．在试剂配制中，硝基四氮唑蓝很难溶解，易产生沉淀，滴染时造成切片的污染及染色不均，从而影响了染色结果的观察。在配制原液Ⅱ时，加入二甲基亚砜，促进了硝基四氮唑蓝的溶解，使染色质量得到了明显改善。

2．当线粒体缺乏氧气时，敏感的线粒体立即出现膜通透性增高的现象。所以研究肌肉中的线粒体内的酶体系时，标本须新鲜，取材后应立即进行处理，否则会影响酶的活性。

第三十二节　常用的荧光染色方法

真菌感染是指一种或多种真菌侵犯机体组织，由真菌或其代谢产物引起的疾病。其范围可以从表浅的感染如皮肤感染、黏膜溃疡，到深部组织感染如严重肺感染、败血症或系统性疾病。真菌感染的检出对临床的诊断与治疗非常重要。

早年，国内实验室由于荧光显微镜的缺乏，一直采用真菌培养加药敏实验和形态学染色方法来检测真菌。由于抗生素的滥用，部分患者的真菌培养结果常呈阴性。而在组织中判断真菌的存在，则主要依靠病理石蜡切片HE染色及特殊染色，如六胺银染色、PAS染色等，再结合形态学进行判断。真菌培养和组织形态学检测，耗费时间长，不适合手术切除标本的快速诊断要求。

荧光增白剂CFW.M2R是一种白色荧光染料，它与多种植物及真菌细胞壁的几丁质和纤维素有很强的亲和力，在荧光显微镜紫外光波段照射下，被CFW.M2R染色的真菌会发出很强的亮蓝白色或黄白色荧光。真菌荧光染色操作方法简单，判读快速，敏感性和检出率高，镜下真菌的菌丝、孢子形态轮廓清晰，分隔清楚，适合真菌感染的快速诊断和真菌形态结构特征的研究。

一、真菌荧光染色液

（一）染色原理

荧光增白剂是一种荧光染料，与真菌细胞壁的几丁质和纤维素具有较强的亲和力，在紫外光下

（波长340nm～380nm），会发出亮蓝色的荧光。因此通过荧光显微镜观察其形态，从而定性检测真菌。

（二）一步法

1. 主要成分：荧光增白剂、蓝色复染剂、氢氧化钾、水。

2. 标本类型：各种皮屑、甲屑、毛发、痰液、体液及阴道分泌物等样本。

3. 染色步骤

（1）皮屑、甲屑、毛发等皮肤科样本，用镊子夹取碎屑置于载玻片上，待染；痰液、体液及阴道分泌物等样本，用接种环挑取沉渣或可疑部位制成涂片，自然干燥，待染。

（2）将玻片标本放于水平位置，加一滴真菌荧光染色液覆盖于标本上，盖上盖玻片，使其与标本充分结合。

（3）保持染色2min，用滤纸吸去多余的染液，于荧光显微镜（波长340～380nm）下观察。

（三）二步法

1. 主要成分：A液，荧光增白剂、蓝色复染剂、水；B液，氢氧化钾、水。

2. 标本类型：各种皮屑、甲屑、毛发、痰液、体液及阴道分泌物等样本。

3. 染色步骤

（1）皮屑、甲屑、毛发等皮肤科样本，用镊子夹取碎屑置于载玻片上，待染；痰液、体液及阴道分泌物等样本，用接种环挑取沉渣或可疑部位制成涂片，自然干燥，待染。

（2）将玻片标本放于水平位置，加一滴A液覆盖于标本上，之后再加一滴B液，盖上盖玻片，使其与标本充分结合。

（3）保持染色2min，用滤纸吸去多余的染液，于荧光显微镜（波长340～380nm）下观察。

（四）染色结果

真菌的菌丝及孢子均呈亮蓝白色，结构清晰明显；其他细菌和细胞呈弱蓝白色荧光，背景为深蓝色或蓝黑色（图9-32-1、图9-32-2）。

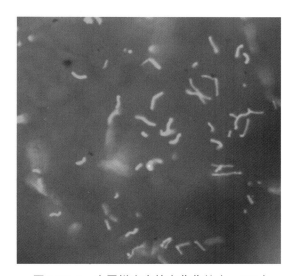

图9-32-1　皮屑样本中的真菌菌丝（×400）

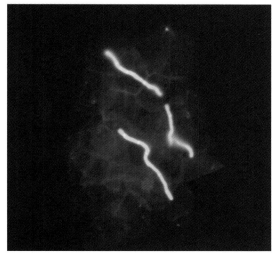

图9-32-2　妇科白带样本中的真菌菌丝（×400）

（五）注意事项

1. 压片后，请用滤纸吸去多余染液，这样可使镜下效果更清晰，同时避免液体溢出造成污染。

2. 染色后请尽快阅片，以免液体干涸影响观察。

3. 请在暗室环境中使用波长340～380nm的荧光滤板阅片，否则会造成假阴性结果。

4. 试剂贮存时，尽量避免高、低温环境及阳光直射；氢氧化钾低温会析出结晶，试剂切勿冷冻。

5. 每次试剂使用后，请迅速盖好密封保存，以免挥发及影响效果。

二、真菌荧光显色试剂

（一）染色原理

该方法含荧光染料以及荧光标记的多聚糖抗体，旨在免疫组化反应中与β-葡聚糖抗原结合，通过荧光染色，将靶点进行标记。本试剂盒通过免疫学和荧光显色原理，能快速检测各类样本中存在的β-葡聚糖或几丁质成分。并依据其形态学特点，对被标记的物质进行鉴定分析。真菌细胞壁富含β-葡聚糖、几丁质等多糖，因此更容易被标记。通过荧光显微镜紫外光（波长340～380nm）激发靶点上的荧光素发光，镜下可观察其形态，从而定性检测真菌。

（二）染色方法

1. 主要成分　荧光增白剂、蓝色复染剂、葡聚糖结合蛋白、水。

2. 标本类型　冷冻切片、石蜡切片。

（三）染色步骤

1. 冰冻组织切片样本，用95%乙醇或中性缓冲甲醛固定，水洗后稍甩去多余水分，待染；石蜡组织切片样本，常规脱蜡至水，自然晾干，待染。

2. 将玻片标本放于水平位置，加一滴真菌荧光显色试剂覆盖于标本上，盖上盖玻片，使其与标本充分结合。

3. 保持染色2min，用滤纸吸去多余的染液，于荧光显微镜（波长340～380nm）下观察。

（四）染色结果

真菌的菌丝及孢子均呈亮蓝白色，结构清晰明显；其他组织和细胞呈弱蓝白色荧光，背景为深蓝色或蓝黑色（图9-32-3、图9-32-4）。

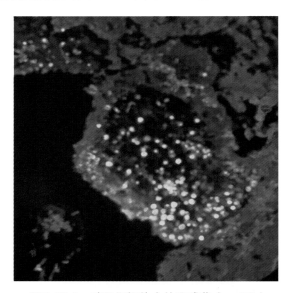
图9-32-3　肺组织切片中的隐球菌（×400）

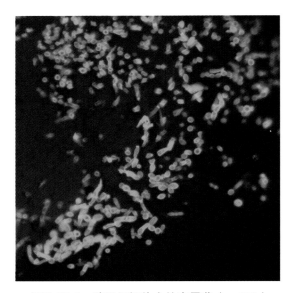
图9-32-4　肺组织切片中的青霉菌（×400）

（五）注意事项

1. 压片后，请用滤纸吸去多余染液，这样可使镜下效果更清晰，同时避免液体溢出造成污染。

2. 染色后请尽快阅片，以免液体干涸影响观察。

3. 请在暗室环境中使用波长为340～380nm的荧光滤板阅片，否则会造成假阴性结果。

4. 试剂贮存时，尽量避免高、低温环境及阳光直射。

5. 每次试剂使用后，请迅速盖好密封保存，以免挥发及影响效果。

第十章　免疫组织化学染色技术

第一节　规范化的组织标本固定

近年来，免疫组织化学（简称免疫组化）、组织细胞原位分子杂交等分子病理学技术逐步发展成为临床病理诊断不可或缺的技术手段。病理诊断和病理技术学者都对规范化、标准化的组织标本固定给予高度关注。通过大量长时间的探索与实践，基本形成了对现代组织固定的基本要求：良好地保存细胞、组织的形态结构，尽可能地减少对细胞和组织抗原性以及核酸分子的破坏。

在临床病理实验室的日常工作中，造成免疫组织化学染色和荧光原位分子杂交结果不良或失败的大部分原因，是组织细胞没有得到及时适度的良好固定。因此，对全部送检病理标本进行标准化的固定极为必要。标准化固定基本包含以下3点。

一、及时固定

所谓及时固定是指标本离体应立即浸泡至相当于标本体积4～6倍的标准固定液中。实际工作中，活检标本包括胃肠镜活检标本、肿物、肝穿刺、肾穿刺标本大多能够得到及时固定。在大多数情况下，各类大中型手术标本均未达到要求。由于专业的不同，临床医师通常不能理解或忽略病理诊断对标本固定的要求。因此，病理医师应与临床医师进行必要的沟通。医院应建立标本的固定制度，从体制上对标本的固定给予保证。

二、使用标准的固定液

虽然采用不同的固定液可以对不同类型的抗原物质进行最大限度的保护，但位置互换就可操作性，在临床病理工作中，10%中性缓冲福尔马林（10% neutual buffered formalin，NBF）可兼顾保存组织形态和抗原性，被广泛应用。应指出，目前临床病理诊断常用的绝大多数抗体都可识别福尔马林固定的表位。

三、适度适时的固定

适度适时的固定是指使组织标本达到可以良好的保存形态结构的固定时间，过度固定会导致组织抗原性的丢失。一般大中型手术标本只要做到及时切开固定，在室温12h即可达到固定要求。为了适应免疫组织化学染色标准化的需要，通常固定时间不应超过24h。

对于取材时未经固定或标本内部尚未得到良好固定的组织应进行补充固定。为了适应免疫组化染色和及时发出病理报告的需要，对于临床病理而言，建议标本取材后在组织脱水程序中对标本进行补充固定，即在组织脱水机上使用NBF1、NBF2两次，每次固定60min。

取材后的标本，如不能及时进行组织脱水，建议将标本置入70%乙醇进行保存直至进行组织脱水为止。

第二节　组织脱水、透明、浸蜡的规范化

在工作实践中，病理医师和技师观察到大量的免疫组织化学染色结果（即使使用同一克隆的抗体），在同一实验室或不同实验室之间存在较大差异。产生此种差异大多源于在同一实验室或不同实验室之间组织固定、脱水、透明、浸蜡的处理程序不同。因此，组织处理程序的规范化是克服免疫组织化学染色结果存在较大差异的有效手段，指对组织脱水包埋的试剂以处理标本数量为标准进行规律性更换（详见"第四章组织脱水、透明、浸蜡技术"）。

第三节　免疫组化染色的基本技术流程

一、组织切片进行免疫组化染色前的处理

详见"本章第四节组织切片进行免疫组化染色前的处理"。

二、三步法免疫组化染色技术流程

1. 切片脱蜡至水。
2. PBS洗两次，每次3min。
3. 抑制内源性过氧化物酶。
4. 进行必要的抗原修复。
5. PBS洗两次，每次3min。
6. 封闭内源性生物素，使用30%蛋清水溶液或商品化专用封闭试剂处理15min。
7. PBS洗两次，每次3min。
8. 使用二抗同种动物血清或专用试剂封闭天然抗体及不纯抗体。
9. 弃封闭试剂直接滴加一抗（图10-3-1），室温2h或4℃过夜。
10. PBS洗两次，每次3min。
11. 滴加生物素化二抗（图10-3-2），室温20～30min。
12. PBS洗两次，每次3min。
13. 滴加三抗酶复合物20～30min（图10-3-3）。
14. PBS洗两次，每次3min。
15. DAB显色3～5min，镜下控制（图10-3-4）。
16. 水洗终止显色。

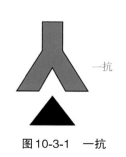

图10-3-1　一抗

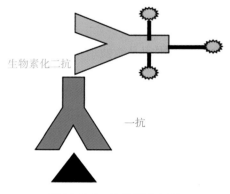

图10-3-2　生物素化二抗

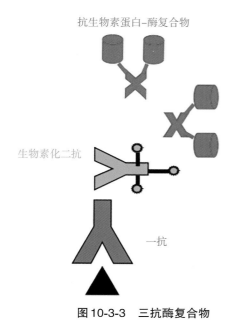

图10-3-3　三抗酶复合物

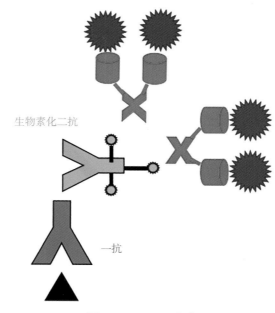

图10-3-4　DAB显色

17．复染细胞核20～60s。

18．水洗。

19．分化水洗、返蓝水洗、脱水透明、封固（图10-3-5）。

三、两步法免疫组化染色技术流程

1．切片脱蜡至水。

2．PBS洗两次，每次3min。

3．抑制内源性过氧化物酶。

4．进行必要的抗原修复。

5．PBS洗两次，每次3min。

6．滴加一抗室温2h或4℃过夜（图10-3-6）。

7．PBS洗两次，每次3min。

8．滴加二抗酶复合物室温20～30min（图13-3-7）。

9．PBS洗两次，每次3min。

10．DAB显色（图10-3-8）。

11．水洗终止显色。

12．复染细胞核。

13．分化水洗、返蓝水洗、脱水透明、封固。

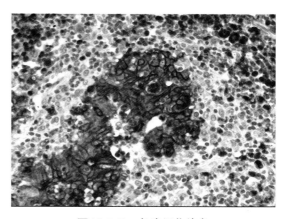

图10-3-5　免疫组化染色

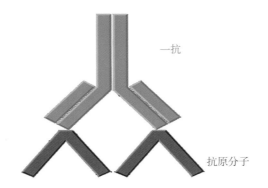

图 10-3-6　一抗与抗原分子结合

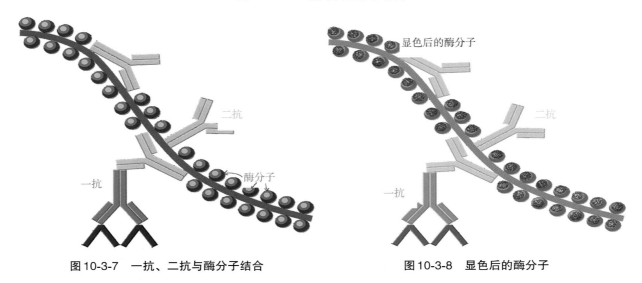

图 10-3-7　一抗、二抗与酶分子结合　　　　　图 10-3-8　显色后的酶分子

第四节　组织切片进行免疫组化染色前的处理

一、用于免疫组化染色载玻片的处理

抗原热修复技术已经成为目前免疫组化染色极为常用的组织抗原暴露方法，为了防止切片在高温高压下脱片，对用于免疫组织化学染色的载玻片进行防脱片处理十分重要。

1. 3-氨基丙基三乙氧基硅烷（aminopropy-triethoxy silane，APES）　是一种常用的载玻片组织黏附剂，其作用机制是通过对洁净玻片表面进行化学修饰改变其表面的物理化学特性，使载玻片增加对组织的吸附力。具体操作方法如下：载玻片经酸洗－水洗－95％乙醇洗－无水乙醇洗后烘干，在通风橱内将载玻片插入玻片架，并置入APES-丙酮工作液中（APES 1ml/纯丙酮50ml）处理20s，将玻片移入纯丙酮Ⅰ和纯丙酮Ⅱ中各漂洗5～10s、用大功率吹风机吹干后装盒密封备用。

2. 多聚赖氨酸（poly-L-lysine）　多聚赖氨酸的分子结构中具有数个阳离子基团，后者可以与组织上的阴离子结合而产生吸附黏合作用，有效地防止组织切片在免疫组化染色过程中脱落。

具体操作方法如下：载玻片经酸洗－水洗－95％乙醇洗－无水乙醇洗后烘干，将载玻片浸入0.01％多聚赖氨酸溶液中（试剂公司销售的多聚赖氨酸一般浓度为0.1％，将其用重蒸馏水稀释10倍即可）浸泡5min，将载玻片移入60℃烤箱内烘烤1h或室温干燥后装盒备用。

多聚赖氨酸防脱载玻片的另一个简便易行的制备方法，是在洁净处理后的载玻片上滴加一滴约30μl 1∶5稀释的多聚赖氨酸（试剂公司销售的多聚赖氨酸一般浓度为0.1％，将其用重蒸馏水稀释5倍即可），然后将另一张载玻片像封片一样与其重合，待干燥后即可使用。需注意，此法制作的防脱载玻片仅有一面涂有多聚赖氨酸，在捞片时务必用涂层的一面捞取组织。

二、烤片

烤片的目的是使组织切片平展与载玻片充分黏合以防止脱片。一般可以在60℃烤箱内烘烤4～12h或在70℃烤箱内烘烤1h。对于抗原性较弱的组织切片可以在45℃烤箱内处理过夜，然后再以60℃烘烤60min即可。

三、内源性酶的抑制

在免疫组化染色中，辣根过氧化物酶（horseradish perosidase，HRP）与DAB（3,3-对二氨基联苯）反应形成的棕褐色标记信号具有稳定性好、不溶于有机溶剂、可使用树胶封片、可长期保存而不褪色、与常用细胞核染料苏木精对比明显的特点。因此，该显色系统是目前临床病理诊断工作中免疫组织化学染色技术最常用的显色试剂。但在肝组织、肾组织、肌肉组织、红细胞系统、粒细胞系统存在较多的内源性过氧化物酶，其存在造成显色物质DAB与其结合，造成非特异性背景染色。

为了避免或降低组织细胞内源性过氧化物酶对免疫组织化学染色造成的影响，一般使用0.3%～3.0%的过氧化氢甲醇处理5～10min，抑制组织中的内源性过氧化物酶。此步操作一般以组织切片脱蜡后进行为好。

由于免疫组织化学检测系统敏感性的提高，大多数经10%中性福尔马林固定的组织中，轻微的内源性过氧化物酶活性不会对免疫组化染色特异性信号的评估造成干扰。但是在对细胞涂片和冷冻切片进行免疫组化染色时，抑制内源性过氧化物酶是必要的。

四、酶消化

酶消化是通过采用不同种类、不同浓度的蛋白酶处理组织切片，以便暴露组织细胞上抗体结合位点（抗原决定簇）的技术方法（图10-4-1、图10-4-2）。

1. 胰蛋白酶　胰蛋白酶使用的浓度在0.05%～0.10%。配制方法：在100ml pH 7.8的无水氯化钙溶液中加入0.1g胰蛋白酶。作用时间为37℃ 15～30min。

2. 胃蛋白酶　胃蛋白酶使用的浓度为0.4%。配制方法：在100ml 0.1mol/L盐酸中加入0.4g胃蛋白酶。作用时间一般为10～30min。

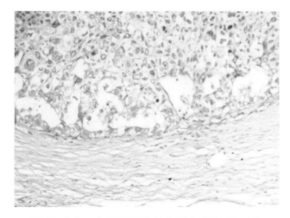 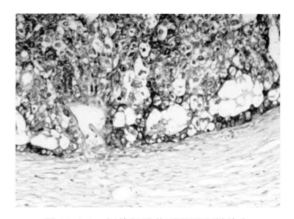

图10-4-1　未经酶消化的切片仅呈微弱阳性　　　　图10-4-2　切片经消化后呈强阳性染色

五、抗原热修复

（一）抗原热修复的目的

由于病理组织学常规使用的甲醛固定剂可以造成蛋白质交联，即在氨基酸分子间形成亚甲基桥，从而造成部分或大部分抗原结合位点（抗原决定簇）的封闭。通过抗原热修复可以有效地使抗原结合位点重新暴露（图10-4-3）。

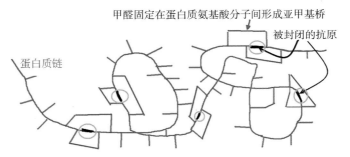

甲醛固定在蛋白质氨基酸分子间形成亚甲基桥

被封闭的抗原

蛋白质链

甲醛固定造成组织蛋白质分子空间构型改变并在氨基酸分子间形成交联

图10-4-3　甲醛固定对组织蛋白质分子的改变

（二）抗原热修复的方法

1. 水浴法　水浴抗原修复方法是在恒温水浴设备中进行抗原热修复的技术（图10-4-4）。具体方法如下：

（1）将盛有抗原修液的烧杯置入水浴设备中，加热至95～99℃。

（2）将脱蜡至蒸馏水的切片置入抗原修复液中，加热处理15～25min。

（3）将烧杯连同抗原修复液和被修复的组织切片一起置入冷水中进行隔水降温至室温。

（4）PBS洗3min进行后续免疫组织化学染色。

水浴抗原修复方法的优点是技术方法稳定作用温和及不易脱片，但是一般认为其抗原修复效果低于高压法，建议采用该方法进行抗原修复时最好使用高pH值的抗原修复液。

2. 高压法　高压抗原修复方法是利用高压锅进行抗原热修复的技术（图10-4-5）。具体方法如下：

（1）将盛有抗原修复液的高压锅在电磁炉上加热至沸腾。

（2）将脱蜡至蒸馏水的切片置入抗原修复液中加盖进行热处理。当高压锅气阀喷气后计时2.5～3min。

（3）将高压锅置入冷水降至室温取出切片。

（4）PBS洗3min进行后续免疫组织化学染色。

高压抗原修复方法的优点是暴露抗原决定簇的效果较好，但易于造成组织切片的脱落。在免疫组织化学染色实践中发现使用高压法进行抗原热修复有修复过度造成背景染色的现象，建议使用该方法进行抗原修复时，如非必要应避免使用高pH值的抗原修复液。

3. 微波法　微波抗原修复法是较早采用的抗原修复技术方法。

（1）将脱蜡至水后的组织切片置入盛有抗原修复液的容器中。

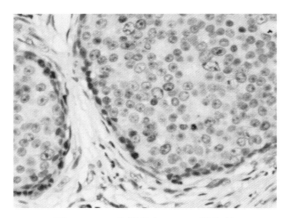

图10-4-4　水浴修复10min弱阳性

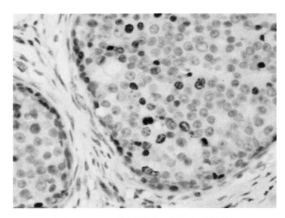

图10-4-5　高压修复后呈中度阳性

（2）将容器置入微波炉内高档加热至修复液沸腾。

（3）将微波炉调至低档维持加热10min。

（4）将容器连同修复液和切片移出微波炉降至室温。

（5）PBS洗3min进行免疫组化染色。

微波修复方法虽然能够达到抗原修复的目的，但是由于微波炉的型号和功率不同，修复的稳定性较差，在使用中应根据所用微波炉的具体情况摸索以掌握规律。微波抗原修复的另一个问题是，在同时修复的组织切片中以及在同一切片的不同部位可能出现修复效果不均匀的现象。

六、抗原修复液

不同类型的抗原决定簇在不同pH值的抗原修复液中修复的效果不同，因此在免疫组化染色中应根据实践经验选用不同的抗原修复液进行抗原修复。目前常用的抗原修复液主要有：①pH 6.0柠檬酸抗原修复液。②pH 8.0 EDTA抗原修复液。③pH 9.0 Tris-EDTA抗原修复液。

针对某种抗体的免疫组化染色，在抗原修复液的选择上目前通行的观点是，采用高压修复方法时最好首选pH 6.0柠檬酸抗原修复液进行抗原修复，在修复效果不理想的情况下再选用pH 9.0 Tris-EDTA抗原修复液。在采用水浴修复方法时则首选pH 9.0 Tris-EDTA抗原修复液，如果修复效果不理想或染色背景偏高，再选用pH 6.0柠檬酸抗原修复液进行试验。

第五节 一抗的类型及特点

一、单克隆抗体

单克隆抗体（monoclonal antibody）简称单抗，可分为鼠源性单抗和兔源性单抗两种。其特点是具有很高的抗原识别特异性，在免疫组化染色中使用单抗还具有非特异性染色背景低的优点。单抗的不足是识别抗原决定簇的特异性极高，导致其染色信号强度略低。

二、混合型单克隆抗体

混合型单克隆抗体（mixed monoclonals antibody），将针对同一蛋白质制造的，识别同一蛋白质不同抗原决定簇的单抗混合。混合单抗在保留单抗高特异性、低背景优点的同时提高染色的信号强度。目前商品化供应的单抗中实际上有许多就是混合单抗。

三、多克隆抗体

多克隆抗体（polyclonals antibody）简称多抗，在制备上大多来源于兔和山羊，其特点是具有较为均衡的信号特异性，且染色产生的特异性信号强度较高。不足是染色所产生的非特异性背景信号也较高。

多抗的生产工艺决定了它对蛋白质分子具有多位点识别的生物学特点，在临床病理肿瘤鉴别诊断实践中具有不可替代的应用价值。例如，使用S-100单抗对黑色素瘤进行免疫组化染色时，某些黑色素瘤染色为阴性，当换用S-100多抗染色时这些表达阴性的病例呈阳性结果。

第六节 一抗的最佳稀释度

目前在临床病理诊断和鉴别诊断工作中，多采用即用型抗体，但是在实际工作中仍不可避免地遇到使用浓缩抗体的情况。鉴于专用抗体稀释液具有保持抗体稳定性和降低背景染色的作用，因此，在对浓缩型一抗进行稀释时建议使用专用的抗体稀释液。

对浓缩型一抗进行最佳工作浓度测试时应遵循以下原则：

1. 选择至少两例应该呈阳性表达的组织进行测试。

2. 对进行测试的组织切片采用相同条件进行一抗孵育前的处理。

3. 保持一抗后续试剂的一致性和作用条件的一致性。

4. 通过阅读抗体说明书了解该抗体生产厂家建议的工作浓度范围。

5. 采用起始浓度、中间浓度、最高浓度进行至少3个浓度梯度进行测试。例如，某一抗体的建议工作浓度范围是1∶100～1∶500，则应选择1∶100、1∶250、1∶500共3个浓度梯度进行测试。如果第一次测试的效果不理想，可以根据第一次测试的结果在染色不足和背景染色过高的两个浓度之间再次选择中位浓度进行第二次测试。

第七节　免疫组化染色系统

一、三步法－生物素系统

所谓三步法狭义上讲是特指采用生物素标记的二抗与一抗联接的免疫组化染色技术方法。由于采用一抗、生物素化二抗和抗生物素蛋白/酶复合物（三抗）3个主要生物化学反应完成染色过程，故而得名。三步法又称Streptavidin-Peroxidase法（SP法）或Labeled Secondary Antibodies法（LSAB法）。三步法的技术核心是利用抗生物素蛋白与二抗上标记的生物素分子间的亲和化学反应完成免疫组化染色。

三步法－生物素系统免疫组化染色试剂的典型代表有SP系列检测试剂盒和LSAB系列检测试剂盒。

1. SP系列检测试剂盒　即用型检测试剂盒，分为通用型、抗兔型、抗小鼠型和抗山羊型4种包装类型。通用型可用于检测大鼠、小鼠、兔和豚鼠来源的一抗。抗兔型、抗小鼠型和抗山羊型则仅用于检测相应动物来源的一抗。

2. LSAB系列检测试剂盒　分为LSAB2-第二代兔/小鼠通用型试剂盒和LSAB＋兔/小鼠/山羊通用型试剂盒。就检测的敏感性而言，LSAB＋兔/小鼠/山羊通用型试剂盒优于LSAB2-第二代兔/小鼠通用型试剂盒。

二、两步法—非生物素系统

以生物素标记二抗为核心的三步法免疫组化染色技术，存在染色过程复杂、技术原理上无法回避组织内源性生物素的干扰等不足。

1995年多聚螯合物/酶两步法诞生。两步法的技术核心是将多个二抗分子和多个酶分子结合在一个大分子聚合物上形成一个螯合物结构与一抗分子结合完成免疫组化染色。两步法的代表EnVision法是在葡聚糖分子骨架上结合第二抗体和酶分子；PowerVision法则是在多聚糖分子骨架上结合二抗和酶分子。

两步法由于反应体系中不含有生物素分子，故而得名"非生物素法"，也因此从技术上克服了组织内源性生物素造成的非特异性背景染色。

两步法技术的另两个优点：①二抗和酶分子共同连接在聚合物上，因此省却了三抗的染色，从而使染色过程简化。②由于灵敏度大幅度提高，使一抗的稀释度大幅度提高、抗体孵育时间缩短，因此使源于非特异性抗体反应造成的背景染色大为降低。

在三步法试剂的标准包装中都含有封闭血清，用于抑制非特异性抗体反应造成的背景染色。目前两步法试剂已不提供封闭血清，事实上采用两步法进行免疫组化染色一般已不需进行血清封闭。

两步法—非生物素系统免疫组化染色试剂盒的典型代表有EnVision系列检测试剂盒和PowerVision系列检测试剂盒。

1. EnVision系列检测试剂盒 分为EnVision和EnVision＋两个品种，均属于即用型试剂盒。其中EnVision试剂盒仅提供兔/小鼠通用型，本型既可用于兔源一抗的检测也可用于小鼠来源一抗的检测。EnVision＋试剂盒除提供兔/小鼠通用型外，还提供兔或小鼠单标型。所谓单标型即兔单标型，仅可用于标记检测兔源性一抗，而小鼠单标型仅可用于检测小鼠源性一抗。

2. PowerVision系列检测试剂盒 也是即用型试剂盒，该系列提供以下5种可选用的剂型，包括兔/小鼠通用型，以及兔、小鼠、山羊、大鼠单标型。PowerVision系列由于提供了山羊和大鼠单标型试剂，使得在使用山羊或大鼠来源的一抗进行免疫组织化学染色时，也能使用两步法—非生物素系统方法进行简便、快速、敏感、低背景的免疫组织化学染色。

两步法—非生物素系统在技术原理上较三步法—生物素系统更为先进，目前两步法已逐步取代三步法，成为临床病理诊断和鉴别诊断以及科研实验工作中使用的主流技术方法。

第八节 使用三步法—生物素系统试剂进行免疫组化染色应注意的问题

由于相对价廉质优，三步法—生物素系统试剂尚有应用。在使用三步法—生物素系统试剂进行免疫组化染色时应注意克服内源性生物素的干扰（图10-8-1）。

在使用三步法—生物素系统进行免疫组化染色时，为了封闭组织内源性生物素，可以使用蒸馏水稀释的浓度30%的蛋清溶液处理15min，或使用专用的商品化封闭试剂（图10-8-2、图10-8-3）。

在采用生物素系统进行免疫组化染色时，由于某些组织内源性生物素含量较高，抗原修复造成内源性生物素被激活，或封闭不足和失败造成很强的背景染色，导致与目的染色信号不易鉴别，对此应特别注意。

一例肝肿瘤组织采用三步法SP试剂进行免疫组化染色，下半部分的肿瘤组织和上半部分的瘤旁正常肝组织均呈现较强的阳性染色（图10-8-4）。

下图显示同一例组织采用两步法EnVision＋染色后仅肿瘤组织呈现阳性染色，瘤旁相对正常肝组织与瘤组织对比分明呈阴性（图10-8-5）。

肝组织、小肠组织、乳腺组织、甲状腺组织和肾组织及其肿瘤也是内源性生物素含量较为丰富的组织，因此在应用生物素法进行此类组织的免疫组织化学染色时对内源性生物素可能造成的假阳性染色应特别加以注意（图10-8-6～图10-8-8）。

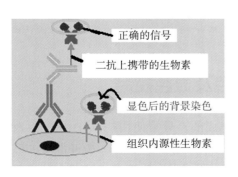

图10-8-1 生物素系统试剂免疫组化染色

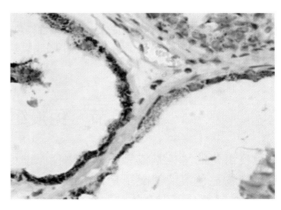

图10-8-2 未经封闭的组织内源性生物素背景染色

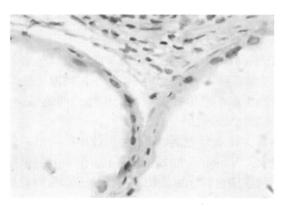

图 10-8-3　同一组织封闭后内源性生物素被抑制

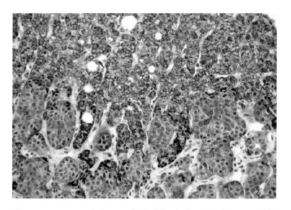

图 10-8-4　肝肿瘤 SP 法肿瘤与瘤旁组织均呈强阳性

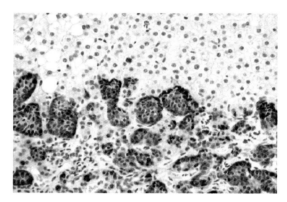

图 10-8-5　两步法 EnVision ＋染色仅瘤组织阳性

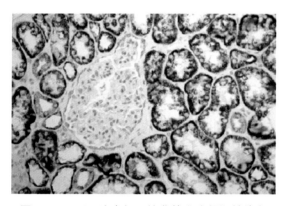

图 10-8-6　SP 法未加一抗曲管上皮假阳性染色

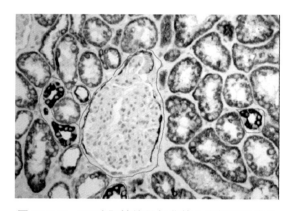

图 10-8-7　SP 法阳性信号与曲管上皮假阳性染色
　　注：红圈内为阳性染色，曲管上皮为内源性生物素
造成的假阳性染色。

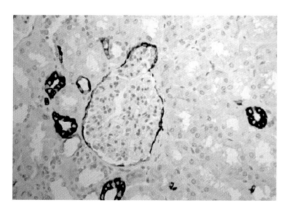

图 10-8-8　两步法 EnVision ＋染色背景染色被消除

第九节　免疫组化的显色及显色控制

　　免疫组化的呈色是依靠酶和底物色原进行化学反应完成的。最常使用的DAB（3，3-对二氨基联苯）底物显色溶液的配制是将6mg DAB溶解于10ml 0.05mol/L pH 7.6的Tris缓冲液中，然后加入0.1ml 0.3%过氧化氢混合均匀。将配制好的DAB显色溶液滴加到组织切片上，室温下孵育3 ～ 8min即可完成显色过程。

　　在商品化的免疫组化二抗试剂盒中一般都含有显色试剂或单独提供显色试剂盒。

在显色过程中，如果加入DAB显色溶液后的1min内组织切片迅速呈现棕黄色，随着时间延长出现明显的背景染色，提示一抗的工作浓度偏高。反之，当显色进行5min或6min后组织切片显色依然较淡，说明一抗的工作浓度偏低或抗原修复不足。正确的显色应首先观察同一抗体染色的阳性对照片，以阳性对照片的显色为依据判断显色的程度（图10-9-1、图10-9-2）。

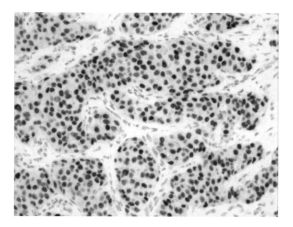 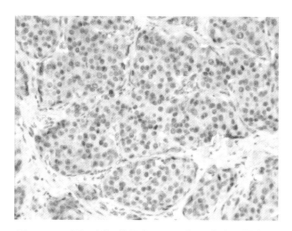

图10-9-1　ER染色正常的强阳性显色　　　　　　　图10-9-2　同一例切片显色不足，仅呈中度阳性表达

同一病例切片在免疫组化染色中各步骤的染色条件相同的情况下，由于对显色程度的把握能力不足，显色时间稍短导致显色不足，造成对ER表达程度的判断级别降低。

第十节　免疫组化的复染

免疫组化的复染，即细胞核染色在HE染色中细胞核染色是主色，而在免疫组化染色中，细胞核染色则属附色。核染色过深的结果是喧宾夺主，使组化染色的信号不突出，反之则不能起到清晰的显示组织结构，对比衬托组化阳性信号的作用。以下两张图片显示细胞核染色过深或不足造成最终染色结果的缺陷（图10-10-1、图10-10-2）。

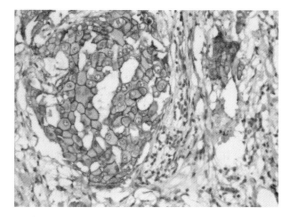 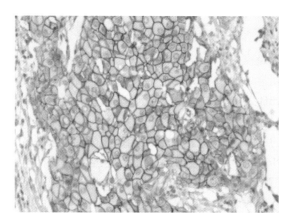

图10-10-1　复染过深使得阳性信号反而不突出　　　　图10-10-2　细胞核染色略浅对比不明显

下图显示细胞核染色适度与免疫组化染色形成鲜明的对比衬托作用，使组织结构与阳性信号形成良好的相互衬托效果（图10-10-3）。

为了达到良好的细胞核染色的目的，细胞核染色的染色液应保持新鲜并定时更换。此外，对细胞核染色后的分化和返蓝应给予重视（图10-10-4、图10-10-5）。

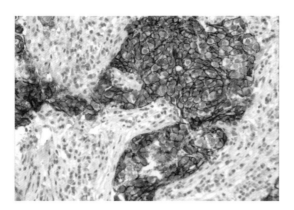

图 10-10-3　细胞核染色适度

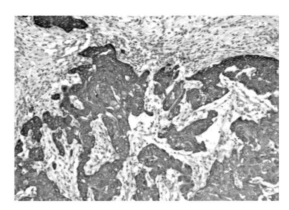

图 10-10-4　细胞核染色正常但分化不足

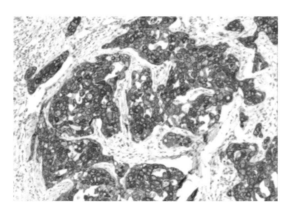

图 10-10-5　细胞核染色分化良好

第十一节　免疫组化染色质量的影响因素
及其质量控制和规范化

一、免疫组化染色质量的影响因素

免疫组织化学染色技术是一个技术流程繁复，影响技术质量的因素众多，但又是极为重要的实用病理学诊断技术。在整个技术操作流程中，几乎每一步操作的失误和疏忽都会影响最终结果，以下以 c-erbB-2 免疫组化染色为例分析影响组化染色质量的诸因素。

1. 免疫组化的质量控制从手术室的标本固定开始　及时对手术标本进行固定是免疫组化质量控制的第一步。鉴于固定液对组织的穿透速度较慢，对于大型手术标本提倡由专业人员记录标本形态后切开固定。对于食管、胃肠等空腔器官的标本应剖开后固定。未能及时固定的组织，由于细胞内酶的作用和随后开始的细菌分解，会造成细胞变性和自溶，导致结构的破坏和抗原物质的弥散，在免疫组化染色时表现为抗原定位的变化和背景染色的增高。

2. 适度固定和及时取材　醛类固定液属于交联性固定剂，会造成蛋白质氨基酸分子间的化学性交联，因此过度固定会造成抗原决定簇的封闭和抗原的丢失。对于需要对免疫组化染色结果进行定量评价的基因表达蛋白和受体蛋白而言，过度固定所造成的抗原决定簇的封闭和抗原的丢失是致命的（图 10-11-1、图 10-11-2）。

以上两图显示过度固定造成对染色强度级别判断造成的影响。因此组织标本取材应在 24h 内完成，避免取材固定的随意性是保证免疫组化染色质量的重要的第一步。

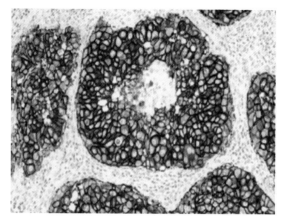

图 10-11-1 固定1天c-erbB-2染色＋＋＋

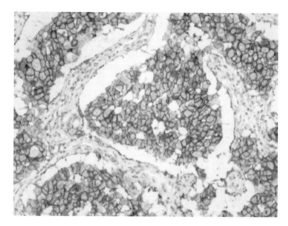

图 10-11-2 同一标本固定7天c-erbB-2染色＋＋

3. 脱蜡步骤应尽量充分 由于温度低或脱蜡剂陈旧造成的脱蜡不足，会影响抗体与组织细胞的充分结合造成片块状染色不均。

4. 抗原修复环节的影响（图10-11-3） 抗原修复环节是影响免疫组化质量极为重要的环节。在抗原修复环节，不同的修复方法、不同的修复条件、不同的抗原修复液都会对最终结果产生影响。以上A、B、C三张图片显示，同一组织连续切片进行不同的抗原修复处理，结果完全不同，并且足以影响对染色强度级别的判断。因此，必须对抗原修复的方法加以优化选择和规范，才能避免由此造成的对染色结果的错误判断。

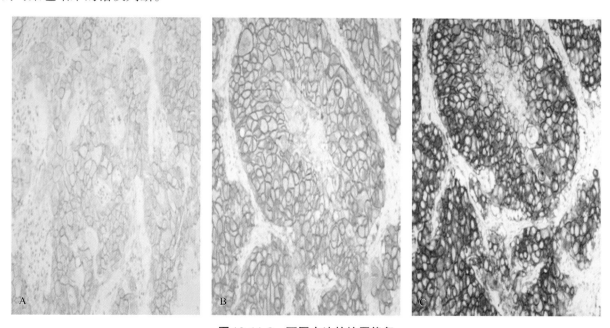

图 10-11-3 不同方法的抗原修复
注：A.显示微波抗原修复；B.显示水浴抗原修复；C.显示高压抗原修复。

5. 一抗的影响 不同类型、不同克隆来源的一抗，对同一病例同一个组织块的切片，在其他技术条件相同的情况下，染色结果会产生较大差异（图10-11-4）。为了克服一抗不同造成的影响，应熟悉和掌握检测同一抗原的不同抗体的特点，合理选择和正确地使用。

6. 检测试剂盒造成的影响 不同的免疫组化检测试剂盒，由于采用的技术方法存在差异，因此敏感性不同并导致组化染色的结果不同（图10-11-5）。

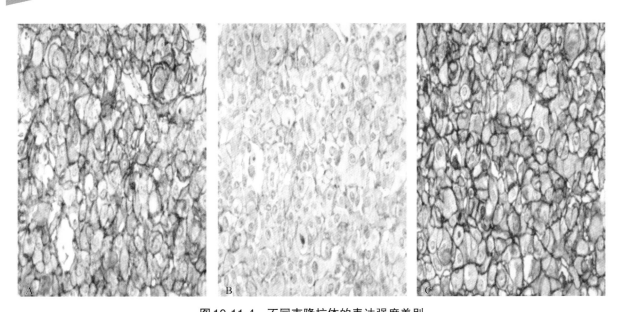

图 10-11-4　不同克隆抗体的表达强度差别

注：A.多克隆抗体的表达强度；B.单克隆抗体a的表达强度；C.单克隆抗体b的表达强度。

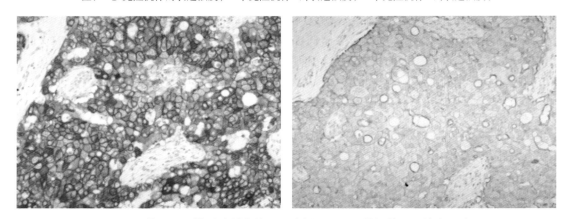

图 10-11-5　使用不同检测试剂盒的同一病例同一组织块切片显示染色强度不同

以上两图显示同一病例同一组织块的切片，染色条件相同，由于使用了两个不同的检测试剂盒导致最终的染色结果完全不同。为了避免由此造成的失误，选用质量稳定的试剂盒是保证质量的有效方法。

7. DAB显色剂的影响　自行配制的显色剂和商品化的显色剂以及不同厂商制造的DAB显色剂之间存在显色能力的差异（图10-11-6）。

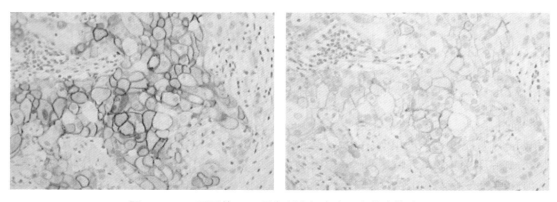

图 10-11-6　不同的DAB显色剂之间存在显色能力的差异

以上两张图片显示，来自同一组织的连续切片在其他组化染色条件相同的情况下，由于DAB显色剂的不同造成对染色强度级别判断的不同。熟悉不同DAB试剂的特性，选择质量稳定的试剂，严格地按照相同的显色条件进行日常免疫组化实验，是控制显色质量稳定的有效方法。

二、免疫组化染色的质量控制和规范化

免疫组化实验技术在临床病理诊断和鉴别诊断工作中发挥着极为重要的作用。在肿瘤个性化治疗的今天，同一实验室免疫组化实验技术的稳定性和可重复性、不同实验室间实验结果的一致性和可重复性问题亟待解决。实验技术流程、实验条件和实验试剂也应加以规范。

在本节的第一部分以c-erbB-2免疫组化染色为例，分析了影响免疫组化染色质量的诸多因素。在实际工作中，应注意以下几个主要问题。

1. 建立严格的标本固定取材制度，首先要保证病理标本的及时固定，对于大标本还应切开固定。及时固定是保证免疫组化染色实验质量的基础。此外，尚应注意适度的固定和及时的取材，不要随意延长或缩短固定的时间。

2. 在组织脱水程序中建议设置两个后固定步骤。由于临床病理对病理报告时效性要求，许多病理标本取材时固定不良，适当的取材后固定可以弥补由于固定不良造成的组织形态缺陷和抗原定位不良现象。

3. 建立以处理组织标本块数为标准的组织脱水试剂规范化更换制度。保证组织脱水质量是保证组织切片质量的前提，对免疫组化染色技术而言更为重要。

4. 把好一抗关、选择优良的抗体试剂。对检测同一抗原的一抗，最好通过对比实验选择表达稳定良好的抗体，并坚持使用，在更换某个抗体时病理技师和医师应及时沟通，以保证对染色结果判断的一致性。

5. 在测试实验的基础上建立每一种抗体的抗原修复规范，实验室内应对每一个抗体进行最佳修复条件测试，据此形成抗原修复系列技术规范方法，在实验室内每个技术人员共同按规范化的抗原修复方案操作，是保证实验可重复性的关键（图10-11-7）。

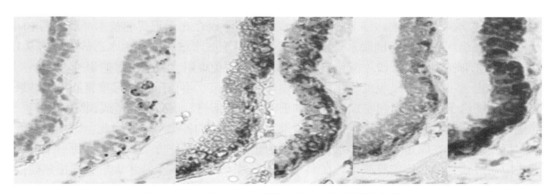

图10-11-7　同一组织连续切片不同修复的染色效果

上图显示：采用抗原修复液和修复方式的不同组合，对同一组织的连续切片进行修复可以达到不同的染色效果。因此，从事免疫组化实验的技术人员应该不仅满足于抗体的表达，而应该通过多组合的抗原修复实验探索出每个抗体的最佳表达效果。

6. 选择一个实用且高质量的免疫组织化学检测试剂盒。免疫组化检测系统的试剂盒有多种不同的组合，最简单的仅由二抗组成。通常检测试剂盒由内源酶抑制剂、二抗系统、DAB显色套液组成。为了适应免疫组化染色的自动化和标准化，某些专业试剂公司提供了非常全面的免疫组化检测套装试剂盒。这种试剂盒组成包括内源酶抑制剂、冲洗液、非特异蛋白封闭试剂、二抗系统、DAB显色套液和细胞核复染液。在实际工作中，应根据具体情况在实践对比的基础上，选择适合的检测试剂盒。为

了保证显色的质量和稳定性，最重要的是坚持使用一种试剂盒并规范化的使用，避免使用的随意性。

7. 关注 DAB 显色的稳定性。如果选择使用的检测试剂盒不含 DAB 显色试剂，应选择一个高质量的显色试剂盒，熟悉其性能，并规范配制，避免随意配制和使用。

8. 在免疫组化染色的全过程中注重技术细节，严格地按技术流程规范化操作，避免随意性。非主要环节某个细节操作的疏忽和随意性操作可能对整个染色结果不会造成明显影响，但是几个小的随意性操作的叠加结果完全可以造成整个染色的失败。

对于目前大多数手工染色的免疫组化实验室而言，在滴加每一个主要染色试剂前切记要尽量甩掉玻片上的冲洗液，然后用洁净的纸巾沿组织边缘 2mm 的距离擦干玻片。擦干组织边缘水渍的目的是防止滴加抗体后，抗体沿水渍流失造成组织染色不均。

注意滴加抗体时一定要使抗体覆盖上图所示的斜线部分（图 10-11-8），防止抗体在组织边缘集聚形成边缘效应。用于免疫组化染色的载玻片，由于进行了良好的防脱片处理，常造成滴加抗体时液体因表面张力的作用自然向组织切片的边缘集聚或形成孤立的液滴，影响染色结果。如果这种现象较严重，可用高质量的脱脂奶粉稀释液处理切片 30min，即可克服防脱涂层造成的影响。

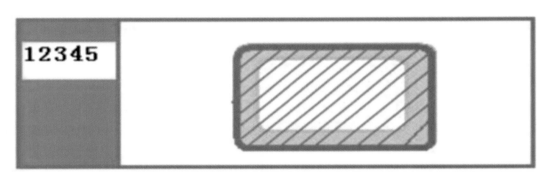

图 10-11-8　滴加抗体覆盖斜线部分

技术细节的疏忽和随意性可以给最终结果造成各种不良的影响（图 10-11-9～图 10-11-13）。

在免疫组织化学染色过程中，细节疏忽所造成的影响不仅存在于重要的技术环节（图 10-11-14）。下图显示的是：在组织切片最后的脱水透明封固环节，由于脱水过程中，无水乙醇中含有从 HE 染色切片中洗脱的伊红染料造成整张切片覆盖一层红色，影响对免疫组化染色信号的识别。

高质量、稳定、可重复性是免疫组化实验的生命。不规范、不稳定、不可重复的染色结果是不可信的，它不仅不能给予病理诊断和鉴别诊断提供正确的参考信息，反而可能造成误导。

影响免疫组化实验技术质量和稳定性的因素涉及整个实验的各个环节。因此，每个免疫组化实验室都应该制订一套从标本固定开始到脱水透明封固为止的规范化操作方案。具体到每一个抗体的规范化操作方法应通过认真的对比实验获得。在同一实验室内工作的每一个技术人员共同按照规范化方法

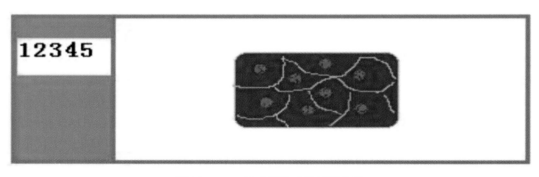

图 10-11-9　正确操作应达到的效果

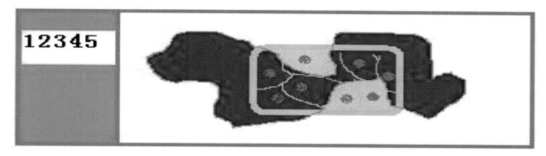

图 10-11-10　抗体沿水渍流失影响组织着色

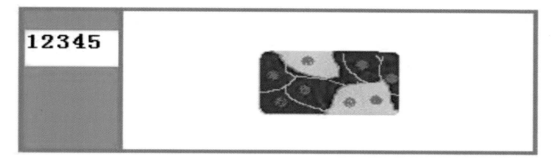

图 10-11-11　操作细节疏忽造成染色不均，部分细胞未着色

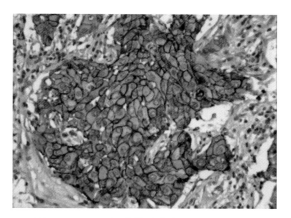

图 10-11-12　细胞核染色偏深且分化不足

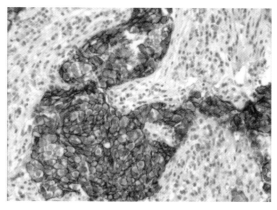

图 10-11-13　同一组织细胞核染色适当且分化良好

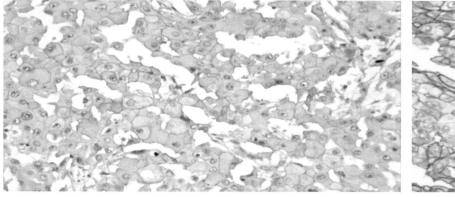

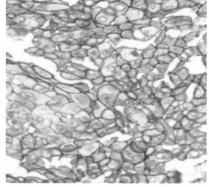

图 10-11-14　脱水过程中，无水乙醇中混有伊红染料对免疫组化染色信号的影响

完成每一种抗体的免疫组织化学染色，是实验室内质量控制的有效方法。

第十二节　传统脱钙法与表面脱钙法对免疫组化的影响

近年来随着分子生物学和靶向药物治疗不断发展，需要对骨肿瘤的基因进行进一步检测，提取高质量的骨组织基因组DNA是在分子水平、基因水平上深入研究骨肿瘤的基础。但是传统的脱钙液及脱钙方法脱钙时间较长，且脱钙终点的测试无统一的判断标准，技术人员的经验占了很大比重，导致组织在酸溶液中浸泡时间长，不但对骨组织形态结构影响大，而且对组织中抗原及核酸破坏严重。

表面脱钙法是传统脱钙方法的一种补充，主要应用于骨髓活检组织和骨肿瘤穿刺组织的脱钙。表面脱钙法指的是骨组织经固定取材后直接脱水、透明、浸蜡、包埋后制成蜡块，蜡块在粗修后，入脱钙液中浸泡，再切片。

表面脱钙法的优点：减少脱钙时间，加快了制片的速度；减少组织在酸里浸泡的时间，在HE染色效果和对抗原及核酸保护方面要优于常规脱钙法（图10-12-1～图10-12-6）。

表面脱钙法操作步骤：骨髓活检组织或骨肿瘤穿刺组织经中性缓冲福尔马林液充分固定。

1. 常规脱水、透明、浸蜡和包埋。
2. 蜡块粗修　组织经过石蜡切片机粗修至整个组织面暴露。
3. 表面脱钙　将蜡块组织粗修面向下完全浸泡于脱钙液中，时间约30min。
4. 去酸　75%乙醇浸泡30min后。
5. 常规切片，染色。

表面脱钙液配制：浓盐酸500ml，甲酸750ml，无水乙醇2500ml，10%中性缓冲福尔马林液2500ml。

传统脱钙法与表面脱钙法在免疫组化染色、分子基因检测中效果有明显区别，表面脱钙法对组织中的抗原及核酸起到保护作用。

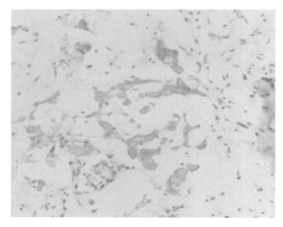

图10-12-1　传统脱钙法Ki-67（×200）

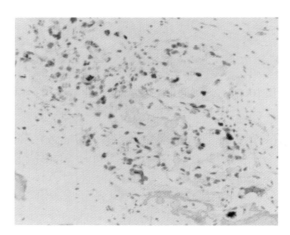

图10-12-2　表面脱钙法Ki-67（×200）

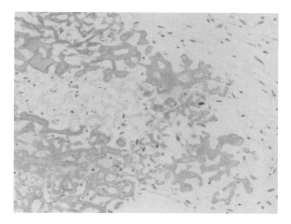

图 10-12-3　传统脱钙法 SATB2（×200）

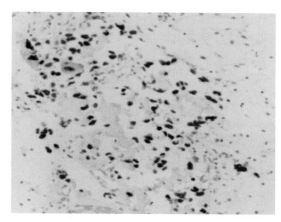

图 10-12-4　表面脱钙法 SATB2（×200）

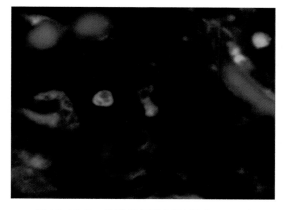

图 10-12-5　传统脱钙法 MDM2（×200）

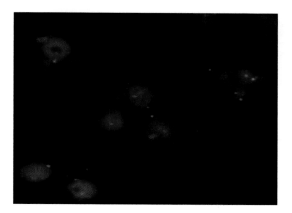

图 10-12-6　表面脱钙法 MDM2（×200）

第十三节　免疫组化染色的自动化

一、全自动免疫组化染色仪在临床的应用意义

近年来在临床病理诊断和鉴别诊断中应用的抗体呈逐步增长的趋势。随着对肿瘤相关蛋白（肿瘤细胞生长、分化、调控、信号转导通路相关蛋白）研究的深入，相信应用于病理学诊断和鉴别诊断的抗体会进一步增多。因此，免疫组化检测的数量和种类也将随之增长。另一方面，以肿瘤靶向治疗为核心的肿瘤个性化治疗正悄然兴起，这一肿瘤治疗的新途径给免疫组化染色技术提出了更高的质量要求——检测技术的规范标准化和实验结果评价的标准化。

实验标本切片数量的逐步增长和对实验质量要求的高标准是免疫组化染色技术自动化的原始动力。相对高昂的自动化染色设备和试剂消耗是目前限制免疫组化实验技术自动化普遍应用的主要因素。

自动化的优势是可以使用标准化的系列试剂，可最大限度地减少人工操作造成的技术误差，以标准化的技术流程完成大量的标本检测，实验结果的重复性良好。免疫组化检测的自动化代表着未来的发展方向。

目前使用的自动免疫组化染色机主要分为两个类型。①前处理／染色分体型：此类机型的特点是将待染色的玻片放入与自动染色机通用的载片架上，首先在一个独立的脱蜡／抗原修复仪器中完成组织切片的前处理，然后将载片架连同玻片移入自动染色机完成染色过程。②前处理/染色一体型：此类机型的特点是只需将待染色的玻片放入自动染色机中即可完成组织切片的前处理和染色过程。

二、Zs UtraPATH国产全自动60片免疫组化染色仪

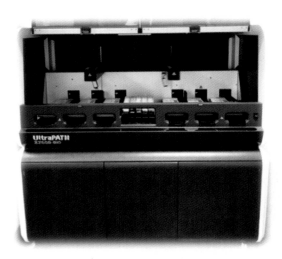

图10-13-1　国产Zs UtraPATH全自动免疫组化染色仪

基于中国国情（患者多，检测量大），自动化免疫组化染色仪在实现高度自动化的同时，应具备高通量、高效率的特点（图10-13-1）。

（一）基本要求

免疫组化染色仪需采取档案管理。档案袋中包括有档案卡、安装记录、性能检定/校准记录、操作说明书、日常维护记录、设备维修及不良事件记录等。日常维护保养由科室专人负责，设备故障需由厂家有资质的工程师维修。维修后经性能验证合格后才能重新投入临床使用。设备校准频率为每年一次，由厂家校准并出具校准报告。

（二）操作步骤

以国产设备Zs UtraPATH为例，做一说明。

1. 打开全自动免疫组化染色仪（Zs UtraPATH）仪器开关（在前面板右侧）。

2. 启动软件：双击桌面图标。

3. 登陆界面：用户名admin，密码####。

4. 点击【编辑病例】按钮，输入病理号，选择左下方的抗体名称，点击右侧"添加"，然后点击"打印"。

5. 从冰箱取出机用一抗和二抗，把上载一抗和二抗的试剂条沿着轨道插入机器的试剂舱，机器会自动感应并扫描。

6. 把贴好标签的玻片放在到切片架上，然后在每个玻片上盖上套夹。应注意套夹的方向，一定要按照切片架把手上的指示。完成后把切片架插入仪器的玻片舱。

7. 扫描玻片，点击界面上的"扫描"按钮，扫描完成后按钮变成"启动"按钮，启动前请查看试剂区试剂是否全，试剂量是否足够（鼠标点击抗体右键查看）。

8. 试剂注册与灌注：①取新的试剂瓶，用扫码枪扫描试剂瓶上的条码，在弹出界面选择抗体，然后点击"确定"。二抗注册：打开一套新的二抗检测系统，用扫码枪分别扫描盒子上、下边的两个条码，点击"确定"。②若遇到一抗试剂量不足，需灌注一抗。一抗灌注一定要先在软件上右击抗体，点击"灌注"，取下瓶子添加一抗，再次插入。③玻片区跟试剂区对应好后，点击"启动"，程序开始运行。运行时界面为绿色。

9. 检测程序完成后界面变为灰色，点击"卸载"，机器会自动清理DAB混匀槽。抽出切片架，切片收集后用自来水冲洗，脱水封片。

10. 套夹放入清洗盒里待洗。使用84消毒液浸泡1h后流水洗净，然后纯水浸泡0.5h，经无水乙醇脱水，放晾片架自然晾干。

11. 每个加样针做片量300张进行清洗，两个加样针可单独清洗。关机时退出软件，关闭机身电源。

（三）注意事项

1. 机载试剂应及时放回冰箱，并根据环境温度补充挥发液体。

2. 设备每日运行过程中，可设置对照品进行同步观察。

3. 设备由专人操作并定期培训考核。机器运载过程采用监控装置。

4. 套夹配件作为日常耗材,应严格执行定期更换程序。

5. 做好设备加样探头和管道的季度维护和保养,制订仪器的年度校准计划。

三、徕卡Bond-max全自动免疫组化及原位杂交染色仪

Bond-max全自动免疫组化及原位杂交染色仪,可用于免疫组化及原位杂交的全自动染色。只需要将组织切片放入机器,就可以由计算机控制自动完成从烤片开始,到脱蜡、抗原修复、内源酶封闭、滴加抗体孵育、缓冲液冲洗、显色剂显色以及苏木素复染的整个免疫组化染色全过程,自动化程度高,操作便捷,并且无须人工值守,显著减少了技术人员的工作强度。Bond-max具有三架独立的玻片架,每架可放置10张玻片,三架玻片互相独立,不影响其他架玻片的染色和操作,优化了染色的流程,可有效应对随机出现的加急和会诊报告,相对于传统的批次操作处理具有更高的灵活性。每张玻片下具有独立的加热模块,可以进行独立且准确的温度控制,保证染色的质量(图10-13-2)。

染色机的光学字符识别(OCR)系统可自动识别组织切片标签信息,包括染色程序和抗体种类等,按照程序设定滴加相应试剂,控制孵育时间温度,冲洗强度,可避免手工操作存在的误差和批次间差异。

机载试剂,如抗体一抗、二抗等放置在机载试剂区,通过条码进行识别定位,无须人工校对位置,试剂通过抽吸探针进行吸取和滴加。在使用中,抽吸探针会对试剂量进行检测,实现试剂使用与消耗的时时追踪管理,当试剂不足以完成染色程序或缺少某种试剂时,机器会进行提示。

大容量试剂,如修复液、脱蜡液等放置在机器下部修复液有酸性和碱性两种,采取了专利技术,沸点高于100℃,保证了良好的修复效果。

Bond-max的二抗系统采用专利的compact polymer技术,具有广谱性,显色效率高,背景清晰,保证了染色效果。高品质的试剂保证了染色的效果和可信

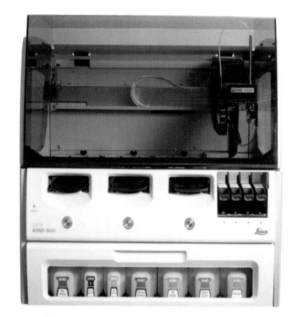

图10-13-2 徕卡Bond-max组化染色仪

度,其卓越的稳定性保证了染色结果的重现性,有利于对染色结果的质量控制。

试剂添加到玻片时,并非采用传统的开放式滴加,而是将Covertile专利技术的高分子盖片覆盖在玻片上,利用液体的张力和毛细管作用原理,通过真空吸引使试剂均匀覆盖组织表面,有效防止了干片、染色不均匀现象的发生,试剂滴加时动作温和,对组织保护好,可以有效减少组织的脱片、翻片。

Bond-max采用中文的操作软件系统,界面简洁,操作人性化。染色程序编辑灵活,可以根据组织和抗体种类,对烤片、脱蜡、试剂滴加、冲洗等步骤进行添加或删减,调整试剂孵育温度和时间,创做出适合于各种情况的个性化染色程序,可控程度高,并且可以完成IHC&IHC双染及IHC&ISH双染等操作。

Bond-max的运行事件记录系统能够真实记录机器试剂的状态和人工的操作,方便对染色情况及试剂的使用进行记录、追溯和总结,方便科室管理,符合质量控制的要求。

该操作系统可以同时对5台Bond-max免疫组化机进行控制管理,实现机器之间的信息共享,简化了人工操作,并且可以通过连接医院信息管理(HIS/LIS)系统,与医院的信息化管理接轨。

Bond-max全自动免疫组化机自动化程度高,操作人性化,减少了工作负担,有效避免了人为的操作误差。灵活的染色程序,可以实现对每张玻片进行个性化染色,高品质的试剂和Covertile专利技

术保证了染色的质量和可重复性。智能化系统，对染色情况、试剂使用与消耗时时追踪管理，并且通过多台Bond-max的同步管理和信息系统的连接提供了应用上的拓展。功能上可以随着用户染色要求实现扩展，如进行免疫组化双重染色和多重染色以及原位杂交检测等，符合了现代化科室发展的要求。操作程序如下。

（一）设置玻片

1. 在Bond-max软件的"玻片设置"屏幕上创建病例。

2. 输入每天病例的玻片详细信息。

3. 打印玻片标签，并将其粘贴到相应玻片上。

4. 复查玻片设置报告，以确定如何将玻片放置到玻片架上。相同的项目或修复方法尽量放在一个玻片架上，如FSH、PTH、RCC等更应放在一个玻片架上，因其是微波＋胰酶，时间比较长，放在一起能有效的缩短机器的运行时间。

5. 将选好的玻片放置在玻片架上，并在每个玻片上放置covertile。

6. 将玻片架轻轻地插入操作仪。

（二）装载试剂

1. 将相应的试剂容器（一抗、二抗、胰酶）放置到试剂架中。

2. 将试剂架放入操作仪的试剂平台并轻轻插入，仪器将自动扫描试剂。

3. 检查"系统状态"屏幕中的试剂区域，确保已读取了所有试剂，并确保试剂足够用。

（三）运行操作规程

1. 按"装载/卸载"按钮。

2. 当玻片标签已被扫图后，检查系统状态屏幕的玻片部分是否显示正确的详细信息。

3. 试剂区域、玻片区域都无警告提示，说明机器就绪，单击"启动"，运行已装载玻片的操作规程。

（四）注意事项

1. 为避免污染试剂和玻片，应尽可能在无尘的清洁环境中进行仪器操作。

2. 往玻片上贴标签时，要将标签的所有部分都安置在玻片边缘以内，如有暴露的黏性表面会导致玻片粘在covertile或其他设备上面损坏玻片。

3. 如有Bond-max系统不识别的玻片码，一般的处理方法如下：用鼠标指向问题玻片点击右键，然后点击"手动选择"，找出已录入过问题玻片号，选定之后点击"插入"按钮，并确定，Bond-max系统就会认定此玻片为确定的设置玻片，随即开始运行。

4. 仪器运行后应清洁玻片处和试剂架，必要时使用70%乙醇清洁玻片染色装置周围，并检查各大容器液面。

5. 每天工作开始，使用操作仪之前，或前一天使用操作仪之后，需清空并灌注大容器，并确保它们各就其位。

6. 如果某个Bond-max系统大容器在染色处理期间需要灌注或清空，切记检查操作规程状态屏幕，确认该容器未在使用中（红灯时不能打开，绿灯时才可退出），否则可能会影响正在处理的玻片。为防止此现象，应在前一次机器运行后，灌注或清空大容器。

7. 不要取下大容器上的小液位感应器护帽，防止被损伤。仅使用大的灌装清空盖来清空和重新灌装大容器液体。

8. 试剂盒、清洗混合槽都需要定期更换，仪器自动记忆，到期提示。Covertiles如出现裂纹或变色，也需及时更换。

9. 大容量抽吸头也需定期清洗，将固定清洗液放入试剂平台，点击维护项中的"清洗"即可，清洗约需15min。

10. 不要用溶剂、腐蚀性清洁液或粗糙摩擦类织物清洁任何零部件。

11．不要将二甲苯、氯仿、丙酮、强酸、强碱等用于Bond操作仪，如果这类化学品溅至Bond-max仪器上，应立即用70%乙醇清除液滴，以防止损坏操作仪防护罩。

12．每周用温肥皂水清洗玻片架，并用流动水冲净，始终确保玻片架干燥后再使用。

13．如果每天需使用Bond-max操作仪则不用关闭机器电源，因每次开机后机器要清洗机头约15min，导致液体浪费。每周需关闭Bond操作仪电源一次，使其回到初始化状态。

14．Bond-max操作仪非常节省液体，每玻片仅产生12ml有毒废液和40ml无毒废液，废液量仅为其他机器的1/15，可有效降低废液清理工作量。PBS、蒸馏水等也只需几百毫升。因此，如果每天染30张玻片，也只需每两天灌注一次液体。

15．手工操作与Bond-Max仪器操作各有优缺点（表10-13-1）。

表10-13-1　手工操作与Bond-Max仪器操作的优缺点

手工操作	Bond-Max 操作
手工滴加试剂，无标准化，不利发展	固定试剂，标准化，科学严谨
不能均匀覆盖组织，抗体易挥发，有气泡，容易触到组织，有可能干片	covertiles专利技术，利用虹吸原理，确保试剂均匀覆盖组织，防挥发
有时时间不精确，染色不准确	时间精准，染色准确
浪费液体，污染环境	节省液体，保护环境，降低成本
无法实现夜间自主操作，不能更好地提高产能，适应日益增长的工作量	夜间可全自动独立完成操作，零手工操作，并保质、保量、提高效率

四、Dako Autostainer LinK 48 及 PT Link 免疫组化仪

Dako Autostainer Link 48及PT Link是一套完全自动化免疫组化染色系统，1台电脑可以同时管理3台免疫组化染色仪，系统稳定，染色质量佳，可重复性高，是目前国际病理市场上技术水平最高的系统。自动化的抗原修复和免疫组化染色独立操作，使抗原修复和染色的效果达到最理想的状态，利于质量控制，一旦出现问题，便于查找原因。平行处理，节省时间，增加工作通量，适合日操作量大的实验室，1个工作日内可以运行3轮，日操作量达144片（图10-13-3）。

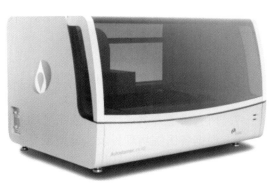

图10-13-3　DAKO免疫组化染色仪

（一）操作流程

1．打开仪器　接通电源，先打开计算机，再打开免疫组化染色机及打印机。双击计算机桌面上"Dako Link"图标出现登录界面，输入用户名和密码后点击"Log in"后进入"New Slides"界面。

2．输入病例及切片资料（New Slides）　先输入病例资料"case number"、姓名及住院号等，再选择需检测的一抗，点击"Add Slides"确认增加切片。病例所有检测信息。输入完成后，点击"Print all Labels"打印标签，再点击"Case complete"确认该病例完成。再按照以上操作流程输入新病例，将打印条码的标签贴在相对应的切片上。

3．检查切片　在检查切片中，将显示所有待检病例及项目，可以在此处双击任意一条查看相关信息。

4. 执行免疫组化染色 将切片放入玻片架并置于免疫组化染色机中，并确认所需试剂均以放置，点击"Instruments"进行运行仪器界面。点击"Start"，仪器经扫描确认后，点击"Yes"，免疫组化染色机开始染色。

5. 染色过程结束后出现"Run Complete"后，点击"Done"。取下切片进行复染及常规脱水、透明、封片。点击"New Slides"进行下一批染色。

五、BenchMark XT（罗氏）免疫组化染色仪

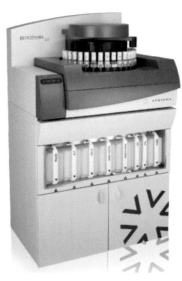

图10-13-4 罗氏免疫组化染色仪

罗氏诊断（上海）有限公司于2008年推出的新型全自动多功能的组织病理检测系统（以下简称BenchMark XT），为组织学实验室提供了新一代高效便捷的检测方案。BenchMark XT是一套全面整合的系统，通过使用标签条码技术保证试剂与切片的正确识别及质量控制，用于免疫组化或原位杂交进行切片上的组织学或细胞学样品的自动化染色，用于体外诊断检测（图10-13-4）。

试剂支架为最大35种即用型试剂提供了便捷的加载方式。切片托盘包括30个加热板，可进行独立温度控制，以保证卓越的染色质量。通过替代繁杂的手工操作步骤，实现烤片、脱蜡、抗原修复以及染色的自动化，用户只需装载切片和试剂、输入操作程序和启动流程，从而提高了实验室工作效率。同时，不再使用有害的有机试剂脱蜡，为实验室安全提供全新保障。罗氏诊断采用双重清洗、喷射式清洗、液体封盖膜、多喷头加样系统、空气涡旋混匀及动力学驱动技术等，确保切片的染色结果均一且具有较好的重复性。

（一）操作流程

1. 接通电源，打开电脑和机器。

2. 在桌面上双击"Ventana NexES"软件图标。

3. 点击"Barcode Label"图标。

4. 点击"PROTOCOLS"。

5. 从左侧下选取相应的染色方案。

6. 点击"ADD"。

7. 所有染色方案选择好后点击"CLOSE/PRINT"。

8. 根据各医院病理科及实验室的要求填写栏目内相应信息。

9. 点击"PRINT"打印标签。

10. 打印标签后，再按标签打印机顶端的"FEED"的按钮。

11. 在切好的玻片上贴好标签。

12. 将切片放置在Bench Mark XT的切片平台上，标签向里。

13. 放置检测试剂。

14. 点击"RUN"，确认运行前信息。

15. 如果需要延迟试验开始时间，选择"delayed start"选项并选择"start/completion time/date"。

16. 点击"START RUN"系统，首先进行自检。

17. 如果出现错误报警信息，点击"SIGN OFF"，错误改正后点击"RUN"或"RETRY"。

18. 点击闹钟标志可显示倒计时时间等信息。

19. 如果进行手工滴定，系统会在需加一抗时报警提示。打开切片托盘，小心为每张切片加入100μl抗体后关上切片托盘，按"Roche"按钮，继续运行。

20. 运行结束后机器报警提示，点击"SIGN OFF"。

21. 将切片取出，用含温和清洁剂的清水涮洗切片。

22. 按常规方法进行脱水、透明、封片。

23. 运行清洁程序（CIEAN 图标）。

六、百道FAIP-48全自动免疫组化仪

苏州百道医疗科技有限公司FAIP-48为新一代国产全自动免疫组化染色仪。FAIP-48可全自动完成从烤片开始，到脱蜡、抗原修复、封闭、一抗、二抗、DAB显色、苏木精复染的免疫组化染色全过程。FAIP-48可自定义染色过程中的所有程序，洗涤次数、孵育温度、显色时间等都可以灵活设置，可根据阅片习惯对每个靶点进行定制染色流程，全套高品质的试剂保证了染色的质量和可重复性。FAIP-48操作简单一键启停随时加载，全中文的软件界面简单明了，1台电脑可同时管理5台设备，亦可连接医院的内部系统（LIS/HIS）。

苏州百道医疗科技有限公司FAIP-48全自动免疫组化仪，不仅支持免疫组化染色，也可以同时实现明场多染（图10-13-5）、荧光多染（图10-13-6～图10-13-8），一机多用，既能高质量完成日常诊断，同时也为科研助力。

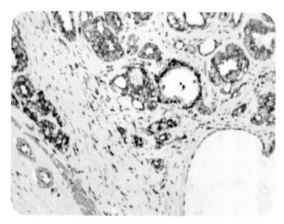

图10-13-5　前列腺癌：AMACR-绿色，P63-棕色，CD45-红色

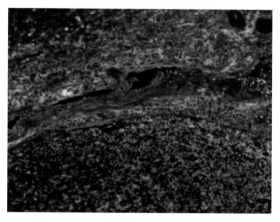

图10-13-6　扁桃体：CK（PAN）-橙色；PD-L1-绿色；CD8-红色 DAPI-蓝色

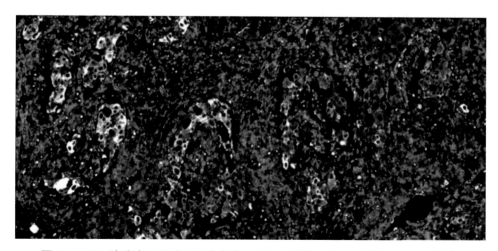

图10-13-7　肺腺癌：CK（PAN）橙色，CD45-绿色，CD68-粉色，DAPI-蓝色

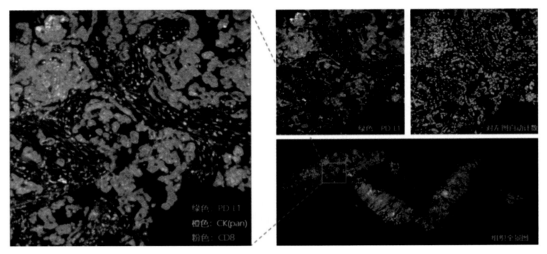

图10-13-8　胸膜间皮瘤：CK（PAN）-橙色，PD-L1-绿色，CD8-粉色，DAPI-蓝色（左图为局部组织放大效果，右图为软件自动检测各靶标的染色数目及组织染色的全景图片）

（一）多靶标染色

目前病理科大部分采用单色免疫组化来确定病变组织的细胞类型或可用于治疗的靶点，这种方法在识别多种细胞类型和靶点时需要大量连续组织切片。在临床实践中，很多活检样本组织都很小，难以取得多个连续切片。鉴于肿瘤的异质性，该方法不适合对结果进行精确叠加，从而在细胞水平上评估标志物的共定位。

苏州百道医疗科技有限公司自主研发的明场多色显色及荧光多色显色可以在同一细胞或组织切片中检测两个或多个抗原，从而提供关于细胞和亚细胞位置、生物学功能以及各种蛋白质关系的重要信息，并可在FAIP-48实现自动化检测。明场多色显色使用中性树胶封片可永久保存。

荧光多色类似常规免疫组化的DAB显色法，主要利用TSA技术，同样采用HRP标记的二抗，HRP催化加入体系的荧光素底物，生成活化荧光底物，活化底物可与抗原上的酪氨酸共价结合，使样品上稳定地共价结合荧光素。之后用热修复法洗去非共价结合的抗体，再换下一种一抗进行第二轮孵育，换另一种荧光素底物，如此往复就可实现多重标记。此类型试剂盒的优点之一是荧光信号比传统免疫荧光强10倍以上，更重要的是可以使用同一种属的一抗实现多重标记。

（二）多靶标分析的临床意义

肿瘤免疫治疗是通过激活或重建患者的免疫系统来治疗肿瘤的一种新型治疗方法。目前肿瘤免疫治疗如免疫检验点（immune checkpoint blockade，ICB）抗体或者细胞过继免疫治疗（adoptive celluar immunetherapy，ACT）已经在部分肿瘤患者身上取得了令人瞩目的临床疗效。然而目前突出的问题是大部分肿瘤患者并不适用肿瘤免疫治疗，特别是嵌合抗原受体T细胞（chimeric antigen receptor T cell，CAR-T）目前仅能用于血液系统肿瘤的治疗，对于实体瘤的疗效非常有限。一个主要的原因是肿瘤浸润淋巴细胞（tumor infiltrating lymphocyte，TIL）在肿瘤微环境中受到持续的肿瘤抗原刺激等因素而导致T细胞功能耗竭（T cell exhaustion）。多靶标分析通过肿瘤－免疫细胞相互作用的空间分析和多靶点检测技术来检测免疫图谱，预测患者对肿瘤治疗的反应。免疫肿瘤学需要对肿瘤微环境有一个详细的了解，包括不同免疫细胞亚群的识别和定量、空间环境以及免疫检查点抗体的表达。干预前后免疫细胞浸润和生物学标志物表达的变化是临床治疗的关键因素。图像分析工具可以进行复杂和重复的生物标志物分析，具有较高的精度和良好的重现性，因此可以极大地帮助病理学家整合临床、形态学和分子信息，进行个性化治疗。

（三）操作流程

1. 接通电源，打开电脑和机器。

2. 点击"FAIP-48"软件图标。

3. 输入账号、密码，点击"登录"。

4. 在软件的"试剂管理"界面注册试剂（开放注册，二抗封闭需要扫码枪扫码注册，注册一次过后，无须再注册）。

5. 软件的"新玻片"界面添加输入每天玻片的详细信息。

6. 印玻片标签，并将其粘贴到相应的玻片上。

7. 将选好的玻片放置在玻片架上，并在每个玻片上放置盖板。

8. 将玻片架轻轻地地插入反应腔，并按下仪器上相应的"装载/卸载"按钮。

9. 将相应试剂（一抗、二抗）放置到试剂架上。

10. 将试剂架放入仪器的试剂区并轻轻插入，仪器将自动扫描试剂。

11. 单击"启动"，运行已装载玻片的操作程序。

七、赛诺特CNT360快速高通量全自动免疫组化染色仪

（一）优势

1. 高通量 上样量120片/轮。

2. 快速 染色时间小于2.5h。

3. 智能化 平板电脑远程操作、语音提示，试剂舱低温、反应环境恒温。

4. 多功能 支持免疫组化、多色免疫组化、细胞学免疫组化、原位杂交等多种染色程序（图10-13-9）。

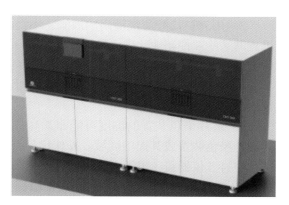

图10-13-9 免疫组化染色仪

（二）操作方法

1. 初始检查 请在启动全自动免疫组化染色系统时或者在每天的预定时间进行初始检查。

2. 设置玻片

（1）在软件的"玻片设置"屏幕上创建病例（或患者）。

（2）输入每个病例的玻片详细信息。

（3）设置对照玻片。

（4）打印玻片标签，并将其粘贴到相应玻片上。

（5）如果是在系统外进行脱蜡和抗原修复，则执行此操作。

（6）打印并复查玻片设置报告，以确定如何将玻片放置到玻片架上。

（7）将玻片放置在玻片架上，并在每个玻片上放置液盖。

（8）将玻片装入操作仪。

3. 装载试剂

（1）请将试剂容器放置到试剂架中。

（2）将试剂架放入操作仪的试剂平台。

（3）复查"状态"屏幕中的试剂区域，确保已读取所有试剂。

4. 运行操作规程

（1）按"装载"按钮。

（2）玻片经过扫图后，检查"状态"屏幕玻片区域的详细信息是否显示正确。

（3）单击"启动"，运行已装载玻片的操作规程。

5. 卸载玻片和试剂

（1）按操作仪前面板上的"卸载"按钮。

（2）移除玻片架。

（3）除去玻片上的液盖，然后按照您所在实验室流程继续处理玻片。

（4）取出试剂架并妥善保存。

6．进行操作后的清洁

（1）清洁玻片和试剂架。

（2）必要时使用70%乙醇清洁玻片染色装置周围。

（3）检查液盖固定夹的弹簧。

（4）检查大容器。

（三）注意事项

1．在处理试剂和打开试剂容器时，请佩戴手套。在运输过程中试剂容器可能会倾斜，从而有可能导致试剂黏附在试剂盖上。在系统的操作过程中，一些试剂（包括可能有危险的试剂）可能会聚积在玻片染色装置周围。在玻片插入操作仪和从操作仪中取出时，聚积的试剂可能会污染玻片架，从而有可能污染制备盘（如果使用的话）。尽管不利于周围环境和员工的风险极小，用户仍应穿着防护服并配戴合适的手套进行玻片架操作和制备盘操作。

2．用70%乙醇清洗溢出的液滴。不得使用二甲苯或其他替代物作为脱蜡溶液，因为这可能导致机器的某些部件剥蚀，进而导致溶液泄漏。

3．用户在操作和处理危险品时，必须了解当地法规和正确的操作步骤。

4．机器内部有危险电压。只有本公司认可的技术服务人员才可打开操作仪的防护罩或接触操作仪内部组件。

5．玻片染色装置的温度可能非常高，会造成严重烫伤。在操作仪停止工作后10min内，不要触摸玻片染色装置或其周围区域。操作仪具有安全开关，可在仪器盖打开时停止操作。不要试图在运转过程中打开仪器盖，也不要尝试避开安全开关。

6．在操作过程中，操作仪使用抽吸探针，探针的位置由一个移动的金属自控机械装置确定。机械臂和抽吸探针的移动都没有预警，而且移动的速度可能会造成伤害。

7．不要使用有缺角的玻片。这些玻片可能会从玻片架上掉下来而导致操作仪放弃该批玻片。

8．打开操作仪之前，始终要确定抽吸探针已抬起。如果在操作仪通电时抽吸探针被放下，自控装置可能会在探针抬起前移动，从而有可能毁坏探针。

9．在开启操作仪之前，请确定容器盖已经固定。如果容器盖没有固定好，一旦液位感应器发生故障，废液有可能从容器中溢出或喷出。

八、全自动免疫组化染色仪的优点

1．使用全自动免疫组化仪可以省时、省力，染色过程一般只需约3h，同时避免手工操作加样时抗体不均、漏加短缺现象。每一张切片可以独立应用于不同的染色方案，仪器通过读取条码标签执行自动化染色方案。

2．由于全自动免疫组化染色仪都具有相应的加强二抗相配套，所以显色强度优于手工染色，染色阳性率相应提高。

3．由于全自动免疫组化染色仪冲洗切片比手工冲洗要彻底，所以切片阳性表达清晰，背景干净。

4．由于全自动免疫组化染色仪程序相对稳定，所以染色效果具有稳定性和可重复性。

九、使用全自动免疫组化染色仪的注意事项

1．全自动免疫组化染色仪的二抗具有加强染色的作用，因此要避免假阳性，在优化方案中，用阳性及阴性对照片反复试验后再确定最终染色程序，并且在每次染色中都要加阳性及阴性对照。

2. 在染色过程中，随时观察染色仪的运行情况，发现问题及时处理。

3. 染色完成后，检查是否有漏染的切片。

第十四节　全自动/半自动免疫组化仪常见问题解析

一、Dako Autostainer Link 48/PT Link

（一）仪器运行过程中检测到试剂量不足，显示报警

解决方法：

方法1：停止因缺少试剂的玻片染色流程。单击"Suspend"（暂停）按钮，系统将对其他试剂充足的切片继续进行染色，试剂不足的切片将滞留在缓冲液冲洗这一步骤，直到运行结束。运行结束时，运行期间未完成的切片将在电脑映射图中显示为黄色。

方法2：暂停染色流程，补充系统提示不足的试剂。

Insufficient reagent detected for reagent shown below. Your first opportunity out of 2 to replace the reagent will be when this timer reaches 0:00. A prompt for addition of the new reagent will then appear. [211260]	3:45 min
To suspend the 3 slides affected instead of replacing the reagent, press the "Suspend" button. The affected slides are: 1,01, 1,02, 1,03 [211285]	Suspend
Replacement reagent required: SM80146 FLEX PEROXIDASE BLOCK (900 µl) in rack 1 position 1. [211142]	

1. 等待系统提示时间变为0：00时，会提醒更换新试剂，此时系统会倒计时3min，单击"Pause"（暂停）按钮。将显示一条消息，表明您更换剂量不足试剂所拥有的时间。

Ready for reagent replacement. FOR YOUR SAFETY YOU MUST PRESS THE 'PAUSE' BUTTON BEFORE REPLACING THE REAGENT. Time remaining to replace reagent: [211355]	2:02 min
Replacement reagent required: SM80146 FLEX PEROXIDASE BLOCK (900 µl) in rack 1 position 1. [211142]	Pause

2. 更换Dako Autostainer Link 48上的试剂并单击"OK"（确定）。Dako Autostainer Link 48将对试剂进行扫描，待系统确认一切正常后，会恢复染色流程。

The instrument has been paused. Add reagent "FLEX Peroxidase Block" in rack 1 position 1 now. Press OK when done. Time remaining to add reagent: [211400]	1:38 min
Replacement reagent required: SM80146 FLEX PEROXIDASE BLOCK (900 µl) in rack 1 position 1. [211142]	OK

（二）阳性对照及标本出现染色不均现象（阴阳片），即部分染色阳性，部分染色阴性（图10-14-1）

1. 问题分析　①色源（DAB）中有未溶解颗粒。②确认同一病例其他切片是否出现问题，排除组织前处理的问题。③捞片在水浴锅中被细菌或酵母菌污染。④修复之后、上机之前组织局部干燥（北方冬天较常见），未受影响的区域染色正常。⑤测量水的pH值，排除水质不合格引起的染色不均。⑥仪器故障。

2. 解决方法　①尽量使用液态色源，并在上机前确保DAB混匀充分且无气泡。②使用商品化固定液，选择合适的固定时间及固定程序。③清洗水浴锅，重新加水，必要时可用84消毒液清洗。④从PT Link修复仪拿出后，将组织及时浸入中性缓冲液中；

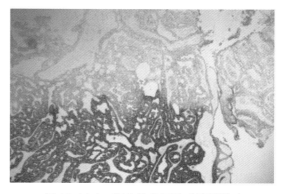

图10-14-1　标本染色不均（阴阳片）

上机染色时，注意机器内部湿度，在染色过程中保持一定湿度，必要时可在机器内部放置湿盒增加湿度。⑤免疫组化检测中，要求水质电导率≤10S/m，超过此标准，将会引起染色不均及非特异染色。⑥观察切片架的水平及加样区域与探针的对应情况，并进行仪器的标准化维护及保养。运行150张切片进行探针清洗，每个月进行桶装试剂瓶和管路清洁，每季度进行切片架及位置的检查，并进行定期预防性维护。切片架水平检测标准如下（图10-14-2）。

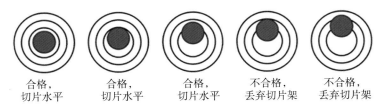

图10-14-2　切片架水平检测标准

（三）染色不充分，阳性对照组织及标本仅有少量的特异性染色

1. 原因分析　①漏加一抗、二抗，或者试剂加错顺序。②试剂稀释过度，或者孵育时间过短。③一抗或者二抗质量差，或者使用过期试剂。④高温烤箱脱蜡导致免疫反应性降低或被破坏。⑤切片切好后空气中暴露过久，导致免疫性反应降低或被破坏。⑥抗原修复不当或没有进行抗原修复。⑦固定液使用不当，使用非交联固定液可使洗脱下来的抗原溶解在试剂中。⑧仪器故障。

2. 解决方法　①根据标准化实验室染色流程或者厂家提供的可行性染色流程进行染色。②非即用型抗体，需确定每种试剂的准确浓度，孵育温度和孵育时间成反比，应确定最佳染色程序。③替换质量差或过期试剂，使用新鲜配置的效期内试剂重复染色流程。按照产品说明书或包装说明书储存试剂。刚到货的浓缩抗体，应先分装后冻存，避免使用时反复冻融。不要冻存即用型产品或客户自己稀释的产品。遵照厂家提供的产品说明书、包装说明书和试剂标签上的说明。④若烤片时间过长会导致染色强度降低。⑤切片暴露在空气中会导致染色强度降低，使用新鲜切片，切片结束封好蜡块。⑥预处理是否必要取决于固定液的类型和固定时间、抗原特性和所用抗体，可以使用厂家推荐的预处理方法，没有一种预处理方法适用于所有组织。⑦使用商品化的固定液，选择适合抗体和染色程序的固定液。⑧确保自动染色机程序正确并按照厂商规范操作。

（四）阳性对照染色充分，标本染色不充分，仅有微弱的特异性染色

1. 原因分析　①标本在福尔马林液中交联固定时间过长，导致抗原决定簇被遮蔽。②未充分固定的组织中抗原丢失。③染色程序不合适。

2. 解决方法　①规范日常固定流程，根据对照组织匹配待测标本来控制固定流程。②延长活检组织固定时间，或切开成小块组织，以确保固定液的完全渗透。③调节染色程序或者根据厂家建议的染色程序进行染色。

（五）阳性对照及标本均出现背景染色，背景染色可以出现在结缔组织、脂肪组织和上皮

1. 原因分析　①显色剂过度孵育或制备不正确。②切片冲洗不充分。③切片脱蜡不当。④缓冲清洗液中的盐或者去垢剂含量不足，或者仪器冲洗故障。⑤二抗或者连接抗体与标本中的抗原发生交叉反应。

2. 解决方法　①减少孵育时间，或者正确制备显色剂。②用缓冲清洗液润洗切片并浸泡5min。当组织为胞质或胞核染色时，轻轻搅动缓冲清洗液能增加清洗的有效性。③准备新鲜的切片，使用新鲜二甲苯或二甲苯替代物，按照实验室规范流程脱蜡。④敏感性高的染色系统需要配合较高浓度盐或去垢剂的缓冲清洗液。最佳配方请参照染色系统规范说明书。如果仪器冲洗力度减弱，联系厂家工程师进行检测。⑤用组织蛋白提取物或者与组织供体同一来源的特异性正常血清吸附连接抗体。

二、Leica BOND 系列

（一）组织染色出现非特异性着色

1. 原因分析 ①非特异性着色主要集中于细胞致密区域，40倍镜下观察似膜着色，而该细胞区域并不表达该种蛋白，推测为冲洗不彻底。②非特异性着色整片覆盖于组织，且近标签端着色显著深于远标签端，同时加液侧有DAB拖影，判断原因为切片过厚（＞20μm）导致试剂液流阻塞。③如组织边缘出现大面积非特异性着色，怀疑冲洗不充分，特分别在二抗Polymer和DAB后增加缓冲清洗液冲洗。

2. 解决方法 ①建议按要求进行BOND维护保养。增加主程序中的冲洗次数后解决。结果如下图（图10-14-3）。②重新切片，厚度控制在3～5μm。③增加冲洗步骤，加强冲洗效果。

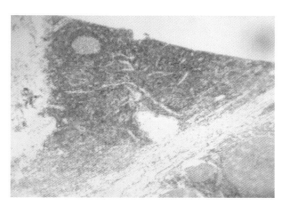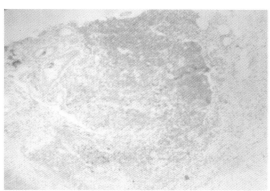

图10-14-3 左：未增加冲洗；右：增加冲洗后

（二）组织染色弱或假阴性

1. 原因分析 偶发且发生位置随机，观察运行过程发现探针加液后部分标签有积液，推断为探针加样位置偏移。

2. 解决方法 对仪器进行重新校准。

（三）预约过夜程序未运行，混合站报错

1. 原因分析 在终止染色后或中途停电后未清理混合站，导致新的一批DAB配置失败。

2. 解决方法 需要在每次运行或者预约前，开盖拿出混合站，检查管中有无多余液体。

（四）染色完毕后的组织出现明显划痕

1. 原因分析 怀疑载玻片与Covertile之间有杂质，在Covertile滑动时，造成标本划伤，需查找杂质来源。

2. 解决方法 检查载玻片表面有无杂质，捞片时更换新鲜纯水，并更换全新Covertile；检查SSA弹簧松紧度是否异常。

（五）标本染色完毕后，组织周围有明显DAB痕迹（图10-14-4）

1. 原因分析 主要考虑是主抽吸探针加样位置有偏差导致。

2. 解决方法 利用校准模具校准即可。

（六）染好的玻片没有苏木精着色（图10-14-5）

1. 原因分析 如果试剂瓶内的试剂充足且质量正常，判断源于苏木精没有在切片上停留足够时间。

2. 解决方法 在将苏木精之前的冲洗步骤时间由原本的0min改为1min。

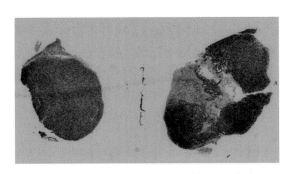

图10-14-4　组织周边有明显的DAB痕迹

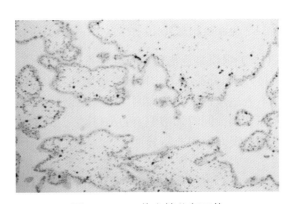

图10-14-5　苏木精着色不佳

（七）载玻片背面有油性液体残留，玻片不清澈

1. 原因分析　脱蜡剂脱蜡时，溶解石蜡的脱蜡剂未被完全冲洗干净，留存于加热块表面和周围，时间久了，导致堆积过多，黏附在玻片背面。

2. 解决方法　按照BOND维护保养规程每周用软布沾70%乙醇清洁擦拭加热块，做好日常维护保养。

三、Roche BenchMark 系列

（一）染色偶发假阴性

1. 原因分析　①试剂瓶堵塞。②一抗加样管弹簧异常，使用次数超过规定次数，导致试剂瓶弹簧异常，试剂无法正常滴加。③试剂瓶问题，可能由于液体张力及环境因素，试剂瓶瓶口试剂会出现回缩现象（尤其见于使用间隔久的情况），从而导致染色过程中某一检测项目的首张病例（如一抗试剂瓶试剂回缩），或整轮染色的首张病例（二抗等试剂瓶试剂回缩）的现象。④染色方案被修改。

2. 解决方法　①上机前及时检查试剂瓶瓶口，若有堵塞，需使用非金属物将堵塞物质挑出。②一个注册扣对应一个试剂瓶，避免试剂瓶过量使用。③上机染色前检查所使用的试剂瓶，如有瓶口试剂回缩的情况，可按压试剂瓶，将多余空气排出。④核对染色方案，确定无误后保存。固定仪器使用者，降低误操作风险。

（二）染色批量假阴性（图10-14-6）

1. 原因分析　①试剂瓶保护栓未取下。②试剂配比有误。修复液（原液）如添加有误，会导致染色过程中样本未能进行修复。其他缓冲液添加或配比有误，如脱蜡液（10×）、清洗缓冲液（10×）等配比错误，或所用水质不当，均可能导致染色批量假阴性。脱蜡液管路或试剂桶细菌滋生，可能导致过滤器堵塞，无法正常将脱蜡液喷至玻片上，导致待检病例未脱蜡或脱蜡不干净，从而导致染色假阴性。

2. 解决方法　①全新试剂使用前及时取下每一支试剂瓶上的黄色保护栓。②每次添加散装试剂前，请仔细核对试剂名称；严格按照要求配比试剂，定期检查水质，更换水机滤芯；按时对仪器管路、各试剂桶及配液桶进行消毒除菌。

（三）染色背景过重或有非特异性着色（图10-14-7）

1. 原因分析　①仪器管路、试剂桶、配液桶细菌滋生。②散装试剂添加错误，误将将脱蜡液加入至清洗液中。③染色方案不合适，如染色方案中某些步骤时间过长，可能出现染色背景过重或非特异着色。④抗体浓度不合适，如使用浓缩型一抗，稀释比例不合适可能出现背景过重或非特异着色。

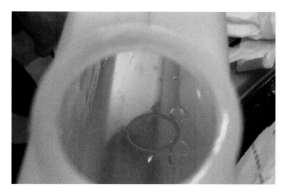

图10-14-6　有细菌滋生造成的

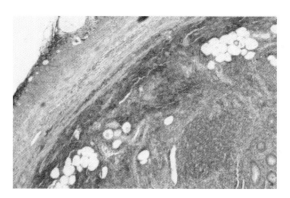

图10-14-7　背景有非特异性着色

2．解决方法　①按时对仪器管路、试剂桶、配液桶进行消毒除菌。②可通过检测pH值确认是否正确。③新项目上机前或更换抗体克隆号或批号时，需使用阳性对照病例验证方法。有些组织类型自身容易产生非特异性着色，如介意可选择增强DAB。④设置抗体浓度梯度，优化至合适的比例。

（四）同一个样本两张切片，做批间测试，第一次为阳性，间隔2个月后染色为阴性（图10-14-8、图10-14-9）

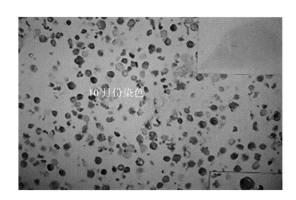

图10-14-8　10月份染色为阳性

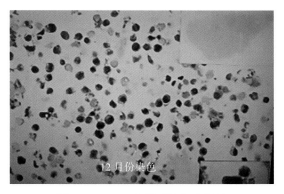

图10-14-9　2个月后染色为阴性

1．原因分析　①可能仪器参数调整导致。②可能与玻片质量有关系。③如是手工稀释的一抗，检查试剂用稀释液稀释是否相同。

2．解决方法　①联系工程师，检测仪器参数是否正常。②采用仪器推荐品牌型号的玻片进行测试。③换同一种稀释液再测试，尽量避免批次验证时出现过多的不同因素，易导致错误结果的误导性。

（五）镜下阅片发现只有淡淡的苏木精着色，有的样本上几乎没有，但是DAB着色正常，检查苏木精试剂正常（图10-14-10）

1．原因分析　①推测在滴加苏木精步骤时，混匀系统力度发生问题，导致苏木精残留量不够。②4号清洗液是否存在细菌滋生，影响苏木精着色。

2．解决方法　①联系工程师，对仪器的混匀系

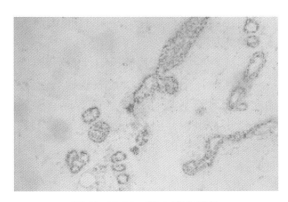

图10-14-10　苏木精未着色

统进行检测，排查是否存在混匀不足的现象。②将4号液桶及其管路彻底清洗消毒，配制新的4号液。

（六）几乎染色所有玻片都有背景

1. 原因分析　怀疑可能是仪器长时间未消毒导致。
2. 解决方法　检查试剂桶，观察4号液桶和1号液桶内均有絮状物漂浮，将试剂桶和对应管路进行消毒，重新配制新的1号液、4号液。

（七）玻片染色有背景，玻片表面有DAB残留

1. 原因分析　可能是玻片冲洗不干净，由于清洗液冲洗量不够导致。
2. 解决方法　联系工程师，对4号液过滤器、管路进行检测，看是否存在细菌滋生堵塞现象。

第十五节　免疫组化易出现的问题及解决方案

免疫组化（immunohistochemistry，IHC）已经进入自动化时代，客观的检测结果是精准诊断的前提。但是，不规范的操作常造成诊断困难。本节将归纳常见问题，分析其中原因，给出解决方案。

一、常见误区

误区一不明因："免疫组化其实没啥用，开免疫组化就是为了创收。"

解读：IHC提供肿瘤诊断线索及用药的参考证据，联合多个IHC标志物检测以辅助形态学诊断。

误区二不看书："说明书没啥好看的，方法都一样。"

解读：相同名称但不同克隆的IHC抗体临床用途或有差异，需具体查看抗体说明书的性能验证信息。克隆具有唯一性，应熟悉克隆的特性并正确选用克隆。

误区三不验证："即用型试剂拿来就用。"

解读：即用型或非即用型试剂都存在批次或批间差异，未经验证的试剂必须经过验证合格后才能使用。

误区四不懂规："Ⅲ类试剂是什么？我们一直做，但不清楚是什么。"

解读：国家药品监督管理局在2017年发布的第226号通告中将免疫组化试剂划分为Ⅲ类和Ⅰ类。2018年3月1日起开始执行。国家药品监督管理局对IHC检测方法中7个有关治疗用药的标志物（ER、PR、HER-2、CD20、CD117、ALK、PD-L1）划归为Ⅲ类。规定Ⅲ类试剂严格按照药品类管理，需持有注册证才能用于临床检测，且检测时提供阴性、阳性对照。

误区五不加对照："不需要加对照，医师们看内对照。"

解读：医师判读IHC结果时，依据内对照以评价检测是否合格。内对照是肿瘤周围的正常细胞成分，具有恒定的染色信号，是检测成功的内在标尺。但是，内对照并不是每种待测组织都有。内对照是较理想的对照，具有"三同"（同试剂、同方法、同时检测）优势。如内对照缺失，需要提供相同特征的外对照。

误区六不会做："找确诊阳性病例做对照，选好（强阳性）的蜡块。"

解读：强阳性的蜡块代表抗原含量高，但是其检测条件并不能涵盖抗原含量少时的检测所需。加之肿瘤具有异质性，检测前后或有差异，因此应注意以下情况：①选择人体组织做对照时，优先选择正常组织，因为肿瘤具有不确定性。②IHC定性检测具有上限和下限，应以染色下限作为观察染色是否合格的金标准。选择具有下限成分的组织（即弱表达抗原或关键阈组织）作为IHC的外对照。

误区七不相信："全自动免疫组化染色仪完全自动化加样，怎么可能还会出问题？"

解读：自动化检测中仍然存在各种影响因素，如机型、水质、环境、温湿度以及操作人员等，合

理的监控十分重要，加入质控品或对照组织就是其中一个极为重要的环节。

误区八不看片："医师发报告看片子，我们只管做就行。"

解读：诊断和技术（检测）是两个专业，专业问题需各自把关。IHC检测每日出片需技师审核。通过显微镜观察对照确认染色是否合格，合格才能出片。

误区九不达标："结果弱、阳性率低，去调一下检测参数。"

解读：肿瘤蛋白表型复杂，甚至也可能不表达。通过性能验证获取抗体的检测条件，并通过室间质评确定为检测基线。严格执行检测基线，不得随意更改。禁止根据某次单一的染色数据调整检测基线。

二、行业规范和解决方法

围绕IHC定性染色的现象（强弱深浅、信号有无等），分析问题角度不同则看法不一。遵循发现并解决问题的规律，应用显微镜来观察现象，去实践中探究问题真相。依据IHC行业规则，结合专业理论和对照工具运用，从而达到可溯源、可重复的客观结果。

（一）克隆选择

1. 定义　克隆是一段氨基酸序列的命名。从N端到C端序列，存在不同表位，如连续性线性表位，非连续表位或者折叠空间构象表位。只有克隆号一致的抗体，表位才完全相同。克隆是抗体唯一的身份标识，克隆号不同，其表达特征和用途亦可能不同。

2. 方法　为了正确选择合适的克隆，首先要获取说明书，了解其性能特征和用途信息，其中抗体性能特征包括特异性、敏感性和重复性。遵循抗体选择的3优规则：①高特异性，优选鼠单克隆抗体。②高敏感性，优选同行评议文献中高引用率克隆。③高重复性，优选室间质评中高通过率克隆。

（二）性能验证

1. 定义　通过提供客观证据证明（试剂、设备和方法等）达到预期用途的过程称为性能验证。试剂验证内容包括试剂性能特征（特异性、敏感性、重复性）和用途验证。验证的时机见于试剂从外部进入实验室时或实验室内部组成与条件发生变化时。

2. 方法　性能验证步骤包含"看""选""做""分""评""证""录""检"。

（1）"看"：看试剂信息。包括试剂说明书的性能特征和原文文献提供的抗体预期用途，还有指南共识推荐的克隆号等。

（2）"选"：选对照组织。根据说明书推荐的组织集进行选取，也可根据室间质评或其他金标准方法学确认的组织选取。但是，应首先遵循正常组织优先作为对照的原则，因为肿瘤组织具有异质性和不确定性。正常组织信息的查询可在人类蛋白质组网站（www.proteinatlas.org）获取。

（3）"做"：做对照蜡块。一般采用组织芯片（tissue microarray，TMA）或多组织羊膜卷（multi-tissue block，MTB）方法来完成，如实验室条件有限，也可以制作单一组织的对照蜡块。

（4）"分"：非即用型试剂应区分最适浓度。采用倍比稀释法，鼠（兔）单克隆抗体从1∶50（1∶100）效价开始，做4～6个阶梯效价。工作液不建议自行稀释，如实际验证过程中发现强度过强，可以首先与厂家沟通，了解试剂特性、生产流程、分装时的稀释比例等因素，请厂家进行内部调整和问题解决。如厂家无法从源头解决，可尝试更换试剂品牌或科室集中讨论后，决定是否稀释工作液，并持续观察验证效价稳定性，做好记录。

（5）"评"：评价性能特征。包含特异性（定位）、敏感性（强度）和重复性（染色条件）。合格的性能特征表现为对照组织清晰的细胞定位，低倍镜下可见明确的下限成分着染信号以及可重复的组织学条件。

（6）"证"：证明实际用途。采用包含阴性、阳性（强中弱）的临床病例集进行用途确认。与治疗决策有关的抗体验证例数要大于病理诊断用途的例数。基于国家药品监督管理局对于抗体分类和基本国情考虑，实验室结合自己工作的实际情况，暂定Ⅰ类试剂选择3～10例病例，Ⅲ类试剂选择≥10例病例。

（7）"录"：记录验证信息。包括试剂的特异性、敏感性、重复性等。

（8）"检"：检测相关授权。验证条件经室间比对或室间质评确认合格，授权临床检测。

3．注意事项

（1）依据《病理科建设与管理指南》，外来实验室的试剂均应在确认质量合格后使用。

（2）验证基于说明书、客观证据和可重复原则。如试剂的组成、批次、设备和或染色条件发生变化，确认是否达到预期用途。

（3）为简化验"证"的工作量，可通用设计病例集芯片。①肿瘤诊断病例集，按人类肿瘤的发病率进行排序，收集至少含有阴性与阳性病例的胃肠癌、肺癌、乳腺癌、肝癌、肾癌、前列腺癌、宫颈癌、胰腺癌、脑肿瘤等。②肿瘤治疗病例集，包含7个（HER-2、ALK、CD20、CD117、ER、PR、PD-L1）Ⅲ类试剂的肿瘤集，如肺癌、乳腺癌、淋巴瘤、间质瘤等。③功能研究病例集，包括垂体瘤各种激素集、生殖细胞肿瘤如精原细胞瘤等。④其他病例集（发病率低或罕见），如MLH1、INI-1、SDHB阴性肿瘤等。上述病例集可同时设置正常组织点作为定标。

（三）组织对照

1．定义　在临床肿瘤及病毒病原体的检查中，采用人体组织学材料制作而成的组织对照，可作为IHC运用的标尺，提供有效可溯源的客观证据。组织对照是开展验证和质量控制的必备工具。

2．原则　2015年国际特设专家委员会推荐18种常用抗体的组织对照及评价标准。提出当选择人体组织作对照时，优先选择正常组织。对于正常组织所不具备的如突变蛋白或病毒病原体，则仍需要使用已知确诊病例（或其他金标准方法确诊的病例）作为对照组织集。同样应包含阳性和阴性对照。

3．设计　通用设计便于日常实施与运用。临床IHC检测抗原主要分为三大类：肿瘤相关抗原，肿瘤特异性或突变抗原，病原体。通用设计包括正常组织集、肿瘤集和病原体集（如CMV、HBV等）。

4．方法　常用羊膜卷和组织芯片方法进行组织学对照的制备。羊膜卷适用于肿瘤相关抗原（约占95%），组织芯片适用于肿瘤特异性或突变抗原和病毒病原体（约占5%）。

（1）羊膜卷：①组织收集。收集病理标本剩余物如阑尾、扁桃体、肝、肾、胰腺、肺、卵巢、前列腺、胎盘及羊膜组织共10种（也可根据需要添加胸腺、脑等组织）。②混合集卷。将羊膜组织修剪成3cm×10cm片状备用，将其余9种组织分别切成3.0cm×0.5cm×0.3cm条状，然后将9种组织整齐排列在羊膜中，用羊膜卷好，表面用擦镜纸包裹，两端订书钉钉牢，随后与常规标本组织一同放入脱水机中做脱水、浸蜡处理。组织从脱水机中取出后，将羊膜卷两端修剪整齐，按照0.2～0.3cm进行分段，常规包埋。③制对照片。连续切片，将2μm组织切片裱贴于黏附载玻片的标签侧（玻片中上1/3处），置于−4℃冰箱保存。

（2）组织芯片：①组织收集。调取档案库中已确诊的病例蜡块，部分检测指标（如靶向标志物HER-2等）需要采集分子检测同时阳性的病例集。②混合陈列。通过皮肤钻孔器或组织芯片仪进行钻孔，取圆形芯片点直径2mm为宜。将芯片点重新混合，整齐排列，再次融蜡包埋制成蜡块。③芯片标识。多组织集应确保有HER-2多点组，ALK伴随诊断组，其余按检测频率划分归类，如HMB45、TDT、SALL4一组等。④对照运用。2μm连续切片，注明标识以便于分类。

5．注意事项

（1）羊膜卷制作选材时要求选取相同处理条件的组织，严禁使用固定不足或新鲜的组织。

（2）芯片制作需避开穿刺标本和肿瘤坏死区域。一般芯片针不宜太小，如直径<2mm，则观察效果不佳。

（四）检测基线

1．定义　实验室内持续开展的符合质控要求的检测条件，是一种长期坚持的检测方案。按照性能验证提供的条件，经室间质评确认合格定为IHC检测基线。临床检测执行基线条件，并制定作业指导书进行授权。

2. 标准　行业共识如国际特设专家委员会公布的下限作为检测基线（或检测敏感性）的金标准。依据上下限定性染色规则，IHC检测基线关键看下限染色成分信号是否可观察，否则将不予开展检测。

（五）伴随诊断

1. 定义　与临床治疗用药同步开发的标志物检测称为伴随诊断。根据临床试验数据，支持IHC检测与药物的绑定关系。

2. 规则　根据检测规范和行业共识，伴随诊断应采用专用染色程序，专用检测试剂和专用设备平台（经临床试验注册确认）。在临床检测运用前，仍然需要确认试剂、设备及方案的有效性。检测过程中加入阴性阳性对照。

（六）检测规范

IHC检测按照2019年《免疫组织化学检测技术共识》执行。

三、经典现象分析

实验室诸多环节和要素均会引起IHC染色质量问题。按检测流程常见现象分为检测前、检测中、检测后3部分。

（一）检测前

组织前处理在保证抗原质量方面起到决定作用。如固定、脱水、脱钙等环节处理不当，通常会造成不可逆转的染色质量问题。

1. 固定　常见"面包圈、荷包蛋"现象与染色不均匀、脱片相关（图10-15-1），原因多与组织固定不佳有关，如组织过大过厚、固定液时间不足等。解决方法：将大体组织每隔1cm剖开，放置在10%中性缓冲福尔马林液中固定；组织取材建议2～3mm厚度，组织越薄越有利于固定。

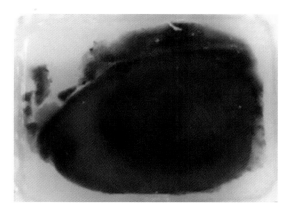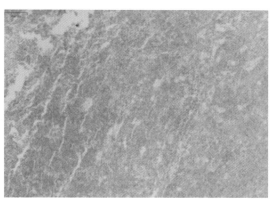

图10-15-1　淋巴结"面包圈"，固定不佳，从外向内Ki-67信号逐渐减弱

2. 脱水　常见石蜡组织发软或凹陷，染色脱片与信号缺失（图10-15-2），主要由于组织脱水不足。由于组织含水，细胞内水还会在高压热修复环境中形成密集气泡而引发脱片。如为防止组织掉片而主动延长烤片时间，组织在长时间加热状态下，水分子中氧原子会发生氧化作用，致组织染色偏弱或丢失信号。解决方法：根据乙醇比重仪测量脱水缸乙醇浓度，制订脱水机更换液方案。

3. 脱钙　临床常用无机酸脱钙满足常规制片要求，但常会造成信号丢失，尤其细胞核抗原损失殆尽，根本原因是强酸对抗原具有破坏作用。解决方法：采用专利酸（即混合有机酸，常见以甲酸或盐酸-EDTA混合成分为主）脱钙（图10-15-3）。通过对照组织验证专利酸对抗原的耐受时间，并严格控制脱钙时间。经测试，专利酸对绝大部分抗原的耐受时间在2h内。方法：取2mm厚度骨肿瘤（可选电动锯骨机切割），浸泡专利酸1h后做成包埋蜡块。实际切制过程中根据硬度情况结合表面脱钙方法进行完整制片。

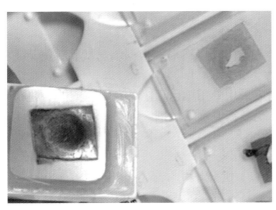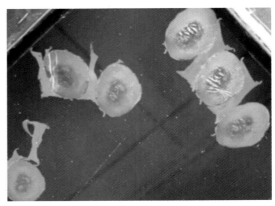

图 10-15-2　组织凹陷，脱片和蓝片，中央区域含水

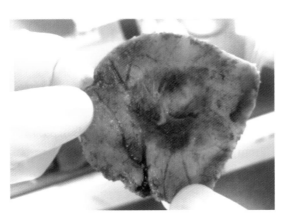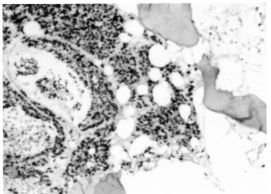

图 10-15-3　颅骨骨片 2mm 厚度，采用专利酸（中杉 ZLI-99）脱钙 1h，免疫组化染色 Ki-67

4. 脱色素　黑色素掩盖肿瘤细胞造成 IHC 判读困难，尤其大量黑色素易导致诊断失误。常用氧化剂如高锰酸钾对组织进行脱色，会引起抗原大量丢失。根本原因是氧化剂造成抗原氧化修饰与损伤。解决方法：避开抗原 – 抗体结合过程，在 DAB 显色结束后采用氧化剂漂白。方法：使用含氯泡腾片配制成 8% 三氯异氰尿酸溶液，浸泡 DAB 染色片 20min（图 10-15-4）。该方法利用三氯异氰尿酸与 DAB 在一定时间内不产生化学反应的原理。

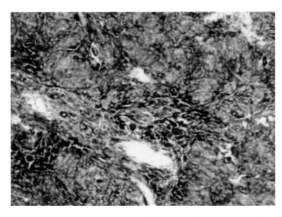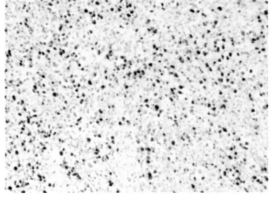

图 10-15-4　高度黑色素肿瘤，8% 三氯异氰尿酸 DAB 后漂白 20min，免疫组化染色 Ki-67

5. 制片 "圆斑"现象常因捞片时误将液体中的小气泡带入组织与玻片之间，"褶子"现象常因组织切片展片不平整所致（图10-15-5）。解决方法：捞片时主动识别并避免气泡；切片平整度要提高，且在合理温度（根据实际使用的石蜡溶点调整）的水浴锅中，充分将组织舒展后，捞在玻片上。

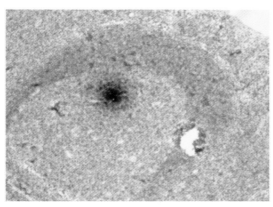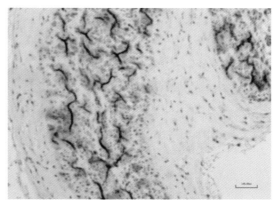

图10-15-5 切片斑点（左图）、褶皱（右图）

（二）检测中

检测过程中环节多，易出现一些直接影响结果、结论的环节，由此出发，综合现象做出解释。

1. 人员 如手工痕迹、加错抗体、少时延时等现象均与人为操作密切有关。

（1）留痕：常见划痕、直条痕，与切片接触不当有关（图10-15-6）。解决方法：养成加样时保持一指距离的习惯。同时，注意插片角度，顺序插片时必须面对切片背面，垂直插入切片架。

（2）划圈笔效应：常见切片边缘无DAB着染信号（图10-15-7）。原因是手工染色使用PAP笔贴着组织边缘划圈，产生明显的疏水效应。解决方法：尽量不用PAP笔。如果确实要用PAP笔，注意划圈距离组织约2mm，笔油量均匀。

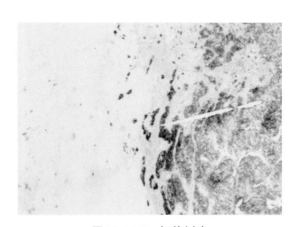

图10-15-6 切片划痕

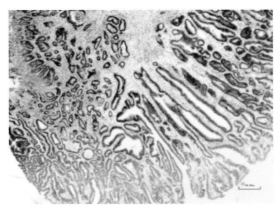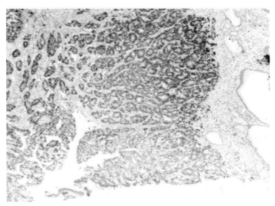

图10-15-7 划圈笔效应

（3）误操作：常见以下情况。①CD15、CD30染色完全相反（图10-15-8），错在抗体灌洗有误。②当天多数切片呈现蓝片、假阴性，错在将缓冲液当成修复液加入机器内。③滴加试剂量不稳定（有时2滴，有时3～5滴），忽多忽少。④手工滴加-抗试剂过程中未确认液体穿透石蜡油进入样本层内。⑤试剂上样前未排出试剂窗的空气。

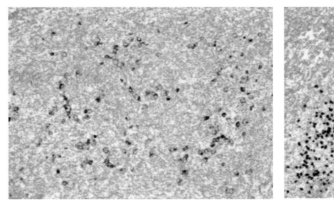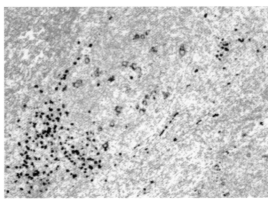

图10-15-8　CD15（左）与CD30（右）顺序颠倒。CD15（左）应含中性粒细胞

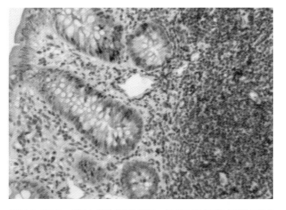

图10-15-9　苏木精衬染过深，DAB染色信号被压制

如苏木精衬染时间过长，导致DAB信号被压制，造成判读困难（图10-15-9）等，均与人员操作不当有关。解决方法：加强人员培训，规范操作并定期考核。

（4）玻片效应：见于罗氏免疫组化仪的切片呈现不均匀的地图样分布（图10-15-10）。与不合格玻片的直接使用有关。由于未做特殊处理，玻片与石蜡油间产生疏水效应（又称油膜效应）。解决方法：对操作人员进行培训（玻片选择亲水片），对非亲水性玻片采用泡牛奶方法解决。

（5）标签黄：带膜的标签上出现黄色的印迹（图10-15-11）。原因见于带膜的标签在贴的过程中未被压紧，导致DAB液体渗入。解决方法：贴签时，仔细压紧贴膜至完全贴合无缝隙为止。

（6）皮屑效应：如CK之类的切片中会偶然看到叠于组织上的不规则染色物（图10-15-12）。常见

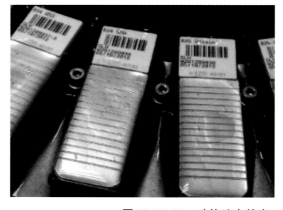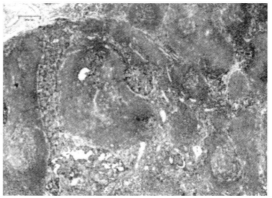

图10-15-10　玻片疏水效应，试剂分布不匀，染色呈地图样

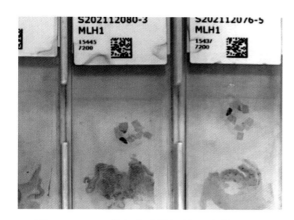

图10-15-11 黄色痕迹的标签，贴膜不平整

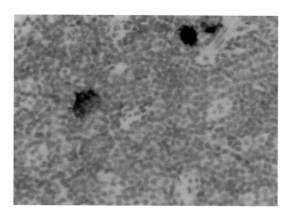

图10-15-12 淋巴结切片上附着角化物，CK染色

于经过众多人手的切片，附着人体皮肤脱落的皮屑。可以通过HE染色证实为无核的嗜伊红角化物。解决方法：避免切片长时间裸露在空气中，操作时戴上手套，并及时打扫切片工作台。

2. 设备　无论是手工染色，还是半自动、全自动染色，设备都是不可获缺的，而设备故障如高压锅密封圈漏气，自动化染色仪的加样针探头疏漏、堵塞等未及时发现，将会造成严重影响。关于仪器的问题与解析将在前面章节针对目前市面上占比较高的几种仪器进行分享，此处仅简单举例说明。

（1）渐弱现象：逐渐发生的染色越来越弱（图10-15-13），排除前处理有关的因素外，查找原因发现高压锅密封圈不严实，导致高压锅内压力逐渐下降，修复效能渐不达标。解决方法：制订高压锅压力检查和校准计划。密封圈按照说明书要求（额定压力参数），定期更换。

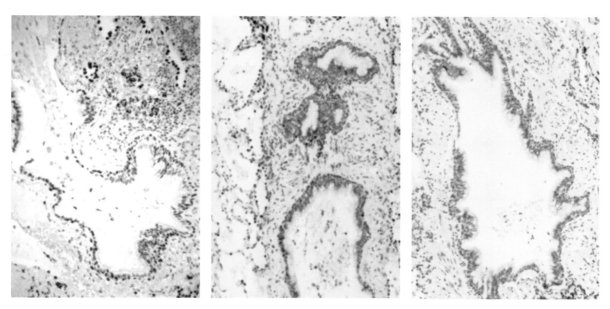

图10-15-13 从左到右TTF1染色逐渐减弱，修复效能降低

（2）全片黄：无论是组织还是玻片都显黄（图10-15-14）。原因在于设备加液端，冲洗管道堵塞造成PBS冲洗量不足。解决方法：执行日常管路保养，并且确保使用纯水。

（3）全片蓝：一轮机器检测片为纯蓝片，镜下均无明确DAB信号。常见于染色仪设备的加样针堵塞，出液量不足导致无法结合染色；或者见于试剂瓶的黄色卡条未去除。解决方法：加样针由工程师定期保养和校准。实验室需要提前制订设备检定计划，并督促厂家完成。设备运行前，检查各部件包括试剂瓶卡条卡扣等。

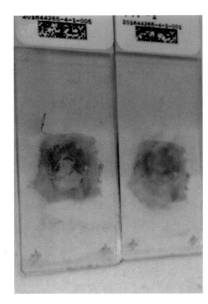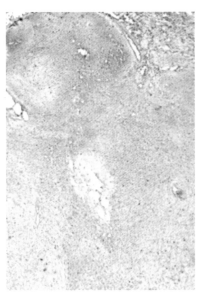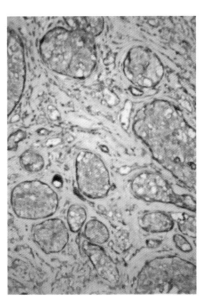

图 10-15-14　自动化染色设备冲洗管路故障，染色见背景

（4）气泡现象：机染切片偶见大小不等圆形空白区域（图10-15-15）。与自动化机型中玻片套夹老化有关。由于套夹使用过久，表面变得毛糙，液体在穿透弥散过程中会形成气泡。解决方法：定期更换套夹，避免过期使用。另一种情况为某些半自动机型出现较大的气泡，疑似染色不均。原因与PBS中吐温添加过量有关。试剂经过探针时产生乳化气泡，并且在玻片上难以自行消除。解决方法：严格控制乳化剂的含量（不超过0.1%），确保PBS瓶内静止状态时无气泡。

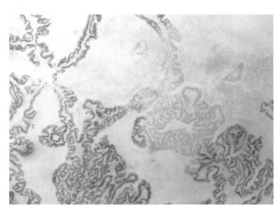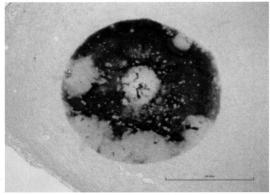

图 10-15-15　机器滴样过程中产生气泡，染色不均匀

（5）"阴阳脸"：切片明显的半边阴性和半边阳性（图10-15-16）。原因有两种：①装载切片的机器搁架条不水平，可能与机身偏移或PBS盐沉积导致玻片液面偏移有关。②半自动机型试剂加液量不足（设置150μl）或加液探头故障导致液体覆盖不足。解决方法：①制订计划督促工程师对设备检定和保养（如校准加液量、机身水平等）。②根据组织大小和分布位置，设定半自动机器的加液量。如覆盖整个区域的加液量，以不少于200μl为宜。

（6）全核阳：非定位细胞核的标志物见全细胞核弱至中等强度的均质阳性（图10-15-17），与具体抗体无关（任何抗体都有可能出现），常见于配置加热块的自动化机型。原因可能与不合格的组织处理有关。在加热块的直热和高温下，使得细胞核中类似同工酶的物质发生催化效应。解决方法：变更加热方式（浸泡或水浴）解决。同时校准加热板的温度参数和组织前处理的参数。

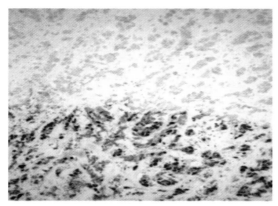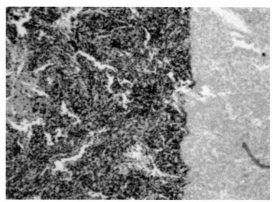

图 10-15-16 左为加液量不足，右为切片液面倾斜

3．试剂 常见与一抗有关的现象有阴性克隆、交叉反应、挥发效应，与二抗有关的假象有黏液效应、平滑肌效应、泥沙样着色等。

（1）阴性克隆：肿瘤细胞中常缺乏标志物染色信号，造成诊断假阴性。如CK MMF115在转移癌不表达（AE1/AE3肿瘤细胞点灶状阳性），CgA DAK-A3神经内分泌肿瘤阴性（LK2H10则阳性）；TTF1 SP141常常肺癌中阴性（SPT24阳性）等，原因均与克隆号选择有关。克隆具有唯一性，不同克隆号的用途或有不同。解决方法：主动阅读文献，优选同行评议、指南中推荐的高表达克隆号。

图 10-15-17 CK全核着色

（2）交叉反应：不同于抗体预期用途的细胞定位染色（图10-15-18），常给判读诊断带来干扰。如Ki-67 MIB1在甲状腺小梁状肿瘤的细胞膜染色，HER-2 4B5在胃黏膜的细胞核表型（与HER-4产生交叉），P53 DO1在实体瘤中的细胞质表型以及TTF1 8G7G3/1在肝脏中细胞质表型等。原因皆与抗体IgG与组织中序列相近的表位发生结合有关。解决方法：坚持使用对照，根据说明书提供的特异性定位判读结果，有效识别交叉伪象。

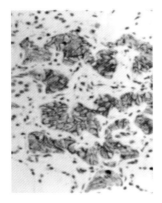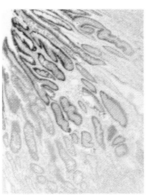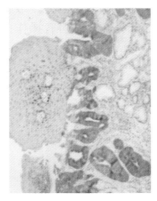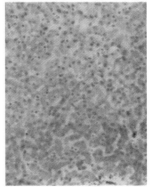

图 10-15-18 从左至右，甲状腺肿瘤MIB1，胃黏膜4B5，食管癌DO1，肝脏8G7G3/1

（3）挥发效应：一段时间来与某抗体有关的染色信号越来越强且阳性病例明显增多（图10-15-19）。原因与试剂长时间使用后试剂挥发，致浓度增高有关。解决方法：针对该指标及时补充丢失液

体。以每日补充稀释液为宜。一般常温状态下18～20ml试剂，加入3～5滴抗体稀释液。

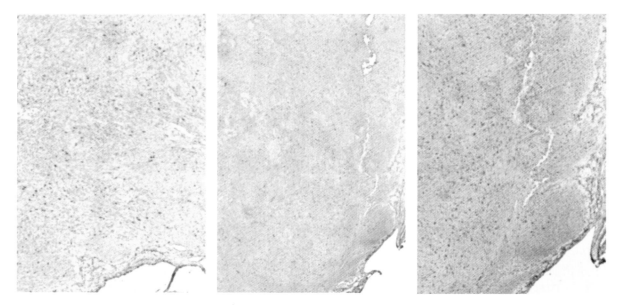

图10-15-19　神经性肿瘤连续3天S100染色，颜色逐渐加深

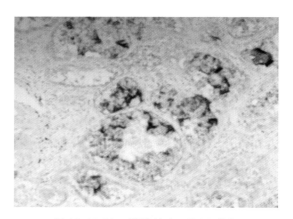

图10-15-20　黏液效应，DAB着色

（4）黏液效应：肺癌腺腔的黏液深染色，无明确细胞定位，常被误认为是强阳性表达（图10-15-20）。原因与黏液物质有关。肿瘤分泌的黏液为黏多糖成分（与二抗中的多聚糖成分相似），在加热过程中易致酶黏附而发生强烈的显色反应。解决方法：采用葡萄糖骨架的二抗，同时避免过热环境，可以有效降低或消除黏液着色。

（5）平滑肌效应：石蜡样本中的平滑肌成分表现出不同程度DAB着染信号（图10-15-21），在机器平台和手工染色均有发生。与平滑肌组织容易富集电荷有关。如切片过厚，平滑肌就会带有较多电荷，在加热状态下强烈的电子云引力作用导致其与一抗发生结合。解决方法：切片薄切2μm，常温中孵育操作；选择更好的二抗；避免切片过热和操作过程干燥；充分的PBS浸泡也有帮助。

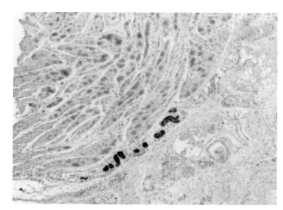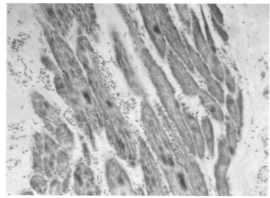

图10-15-21　平滑肌效应

（6）生物素效应：如前列腺增生P504S（13H4）染色见增生腺体内侧缘均质的细颗粒样着色（图10-15-22）。与人体中内源性生物素有关，通常情况下肝、肾组织可见密集性"泥沙样着色"，肠道和前列腺也有见到。解决方法：采用非生物素系统如Envision两步法检测，同时避免采用放大或扩增信号。

（7）其他非特异着色：如甲状腺胶冻样物质、肿瘤坏死区域（图10-15-23）、表皮鳞状上皮细胞等具有不同程度的DAB着染信号。均与上述成分和IgG抗体发生引力吸附有关。解决方法：选择高特异性的两步法二抗。通常好的二抗在非特异性染色方面控制较好。

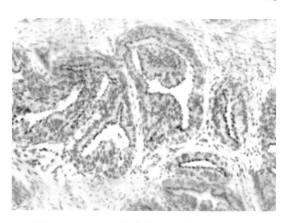

图10-15-22　生物素效应，前列腺P504S

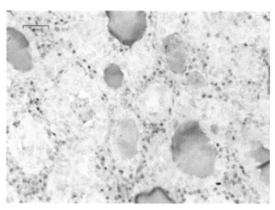
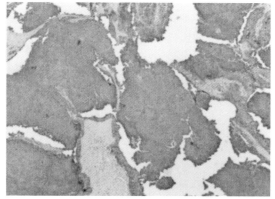

图10-15-23　甲状腺胶质TTF1（左图）；肿瘤坏死CK，非特异着色（右图）

（8）内源性过氧化物酶：血凝块中红细胞染色产生信号干扰。与过氧化氢试剂失效或浓度不达标有关，导致酶的灭活不足。解决方法：采用新鲜过氧化氢或更换3%过氧化氢溶液。

4. 方法　手工或机器方案的选择、普通或增强方案等均需验证后决定，否则会对结果造成显著影响。

（1）增强方案：如HER-2乳腺癌检测，由于阳性率偏低而选择信号放大，采用增强型二抗，结果乳腺正常上皮几乎都达到明确的2＋强度（图10-15-24）（基于诊断适用性原则，HER-2内参正常乳腺上皮应不及1＋强度）。与盲目采用信号放大有关。应注意，与定量有关的检测不能随意增强，否则将导致明显的检测基线上调和数据偏移。

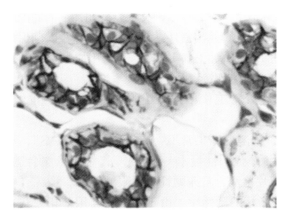
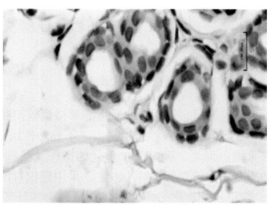

图10-15-24　正常乳腺HER-2，左图为放大染色2＋，右图为正常染色0～1＋

解决方法：严格执行检测基线条件，做好检测方法的性能验证。如ALK肺癌伴随诊断时采用增强扩增条件，而普通淋巴瘤诊断时采用普通方案。

（2）机器方案：盲目上机常见如下情况。①酶消化的抗体如垂体瘤相关激素（GH、LH、PRL、TSH、FSH、ACTH）上机采用热修复方案。②一些特殊种属如山羊抗体CXCL-13上机检测（机器无适配二抗）。③个别兼容性不好的抗体如抑制素A（inhibin-A）上机等；上述情况上机均会造成染色失败，皆与选择方案错误有关。解决方法：经过性能验证后确定染色方案。机器方案的使用应加强培训。

5. 环境　实验室环境变化如季节变换，早晚温差等均会造成IHC检测的差异。

（1）日间变异：如Ki-67，早晨开机检测与下午下班前检测的结果存在差异，扁桃体淋巴滤泡指数有差别（图10-15-25）。原因在于温差影响。由于实验室中央空调通常并不能做到24h恒温，而表现出早晚温差（早上的室温相对较低，试剂在环境温度中放置到快下班的时候，温度稳定在最高点）。解决方法：中央空调提前打开或不关闭，采用温度记录仪监控记录，保持实验室环境温度恒定。

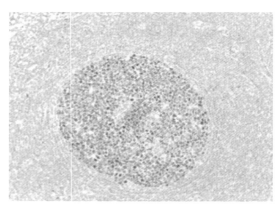
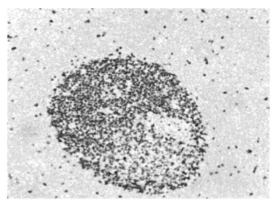

图10-15-25　冬天早晨（左图）和下班前检测（右图）扁桃体Ki-67的差异

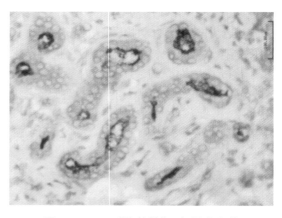

图10-15-26　"泡状核"，与湿度有关

（2）雾气现象：南方梅雨季节，开窗通风时，切片和冰箱试剂经常起雾。尤其封片时经常雾蒙蒙的，显微镜下显示不清晰。有时切片会出现"泡状核"（图10-15-26）。都与湿度过高有关。解决方法：采用湿度仪监控，如过湿应及时抽风除湿。

（3）干燥现象：通常切片的边缘总表现明显的颜色深染（图10-15-27），排除与组织处理的关联外，常见原因与环境干燥有关。试剂易挥发，切片上的周围组织就会明显浓染。解决方法：采用湿度仪监控，确保温湿度在合适范围。如果确实干燥，可采用加湿器调整。

（三）检测后

在日常工作中，如IHC结果反馈为"重做""阳性率不足"等问题，说明IHC质量需要持续监控和改进。

1. 关于"重做"　肿瘤检测由于不确定性因素，检测后结果常不一定符合"标准答案"，从而会被要求重做。但是，经过简单重复的操作（或选择一个强阳性标本一起操作），结果依然会遭质疑，原因是检测证据不充分。解决方法：采用组织对照同片检测，且兼顾检测下限的标准。

2. 数据反馈　多数实验室每个月都会统计靶向指标的阳性率。由于阳性率与用药相关联，故阳性率低时（如肺癌ALK-D5F3阳性率不足1%）可能会被反馈改进。如调整检测条件后，结果未达到

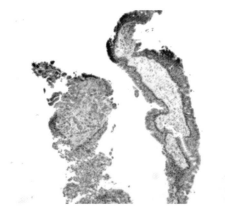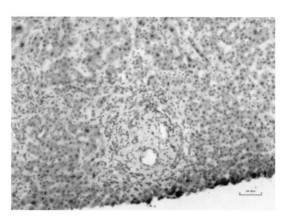

图 10-15-27　边缘浓染，分别为肺组织（左图）和肝组织（右图）

预期"标准值"，则不断反复调，实验室长期处于"变来变去"的状态中，其实对检测结果容易产生极大的影响，而根本原因就是缺乏检测基线。解决方法：首先培训性能验证方案，授权经室间质评合格的基线方案。其次，统计实验数据采用累积阳性率（叠加之前的检测例数总和），观察一段时间（1个季度或1年）的数据线，不可唯单月阳性率值评价。

第十六节　免疫组化对病理诊断的意义及应用

免疫组织化学（IHC），简称免疫组化，是免疫学、组织学和化学三门学科的交叉，是三位一体的原位检测技术，免疫学保证了定性的可靠性，组织学确立了定位的准确性，化学提供了定量的可能性，为数字病理和智能病理奠定了坚实的基础。本节简述免疫组化对病理诊断的意义及相关应用。

一、免疫组化对病理诊断的重要意义

临床病理工作中，常规苏木精－伊红染色切片是病理诊断的基础，苏木精－伊红染色中，几乎所有细胞器都为嗜酸性，显示不同程度的红色，如线粒体、滑面内质网、溶酶体、中间丝、微丝、蛋白质、糖蛋白等。而呈嗜碱性显示蓝色的主要是核酸、粗面内质网、核糖体和某些类型的黏液或分泌产物。

例如，乳腺切片中的伊红染色表现出不同程度的红色，血管平滑肌显示为深红色，周围的纤维组织显示为淡红色，血管内的红细胞显示为艳丽的橘红色（图 10-16-1）。胰腺组织切片中的腺泡细胞的细胞核呈蓝色，靠近腺腔的胞质显示红色，靠近基底部细胞核旁的胞质显示紫红色（图 10-16-2）。实

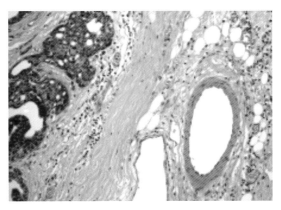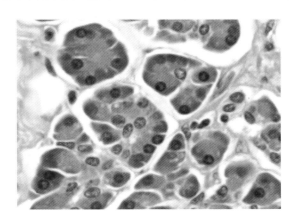

图 10-16-1　乳腺组织 HE 染色　　　　　　　　图 10-16-2　胰腺组织 HE 染色

性为主型肺腺癌组织切片显示胞质中的黏液为蓝色（图10-16-3）。但是日常工作中，对于组织细胞很多成分以及病原微生物的识别，仅靠常规苏木精-伊红染色切片是不够的，常需要借助IHC技术，不仅可以观察细胞核蛋白特征、细胞质蛋白特征、细胞膜蛋白特征、细胞外间质蛋白分布，对于多种病原微生物也是很好的观察方法。因此，免疫组化对于病理诊断具有极其重要的意义。

发生于胆管的肿瘤组织常规苏木精-伊红染色切片显示细胞质中很多红色颗粒状物（图10-16-4），仅凭常规切片很难确定红色颗粒的性质，IHC标记抗嗜铬粒蛋白A（chromogranin A）抗体显示为阳性（图10-16-5），证明这些红色颗粒是神经内分泌颗粒，从而帮助确诊该胆管肿瘤为神经内分泌肿瘤。

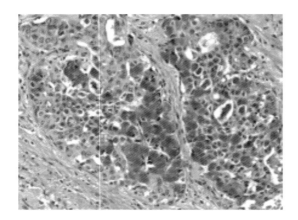
图10-16-3　肺腺癌组织HE染色

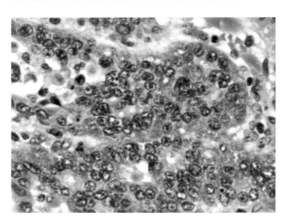
图10-16-4　胆管肿瘤组织HE染色

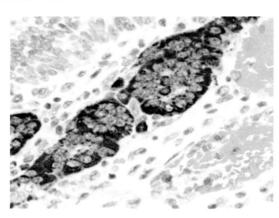
图10-16-5　胆管肿瘤组织ICH染色

肿瘤抑制基因p16在宫颈病变的鉴别诊断中有重要意义，如鳞状上皮内病变常常显示阳性（图10-16-6、图10-16-7），腺上皮鳞化则为阴性，宫颈腺癌p16也显示阳性（图10-16-8、图10-16-9），在临床工作中极大的帮助病理医师做出明确诊断。

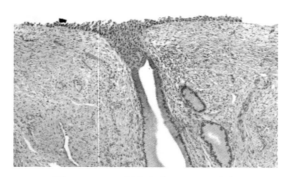
图10-16-6　宫颈病变组织HE染色

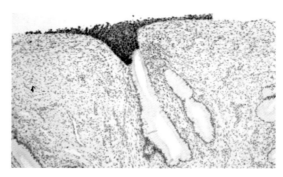
图10-16-7　宫颈病变组织IHC p16染色

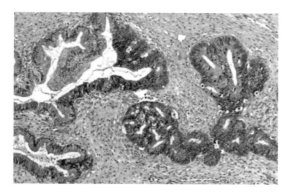

图 10-16-8　宫颈腺癌 HE 染色

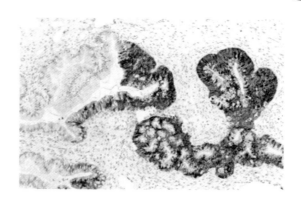

图 10-16-9　宫颈腺癌 IHC p16 染色

二、免疫组化的表达模式

每种抗体所标记的抗原，其在细胞内外的生物学功能不同，定位也不同。IHC 的表达模式可以是细胞核，如 ER、PR、Ki-67、p53、TTF-1、PAX-5、p40、p63（图 10-16-10）等；可以是细胞质，如结蛋白（desmin）、肌动蛋白（actin）、细胞角蛋白（图 10-16-11）等；可以是细胞膜，如钙黏蛋白（E-cadherin）、CD20、癌基因 HER-2（图 10-16-12）等；也可以是细胞核和细胞质，如 S100 蛋白（图 10-16-13）等；也可以是细胞膜和细胞质，如 CD30（图 10-16-14）等；也可以是腺腔游离缘，如 CA242、CA19-9（图 10-16-15）等；也可以是细胞间质，如胶原蛋白、基质金属蛋白等。

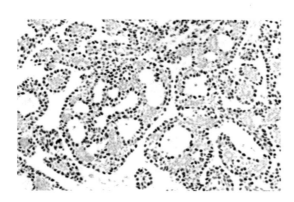

图 10-16-10　涎腺肿瘤 p63 染色，细胞核着色

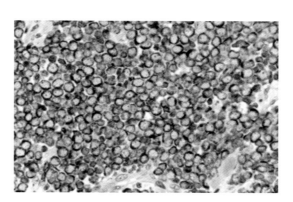

图 10-16-11　低分化癌细胞角蛋白染色，胞质着色

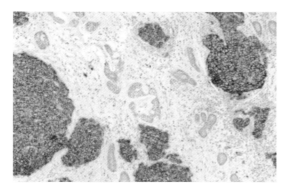

图 10-16-12　乳腺癌 HER-2 染色，细胞膜着色

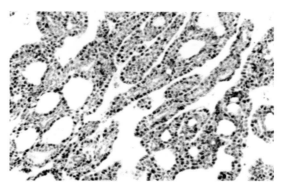

图 10-16-13　涎腺肿瘤 S100 染色，细胞核、细胞质都着色

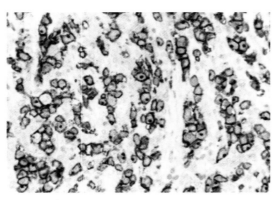

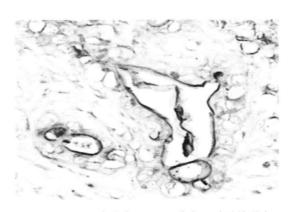

图 10-16-14　大细胞间变淋巴瘤，细胞膜、细胞质都着色

图 10-16-15　胰腺癌 CA19-9 染色，腺腔缘着色

三、免疫组化在病理学中的广泛应用

IHC 技术在病理工作中的应用主要为解决诊断与鉴别诊断问题，提高病理诊断的准确性，如 S100 蛋白对于 Rosai-Dorfman 病的诊断（图 10-16-16）；各种激素受体及生长因子检测对预后及疗效评估，如孕激素受体（PR）（图 10-16-17）；多种肿瘤相关基因蛋白的检测，如宫颈病变的 p16（图 10-16-18）；肿瘤细胞增殖指数的检测，如 Ki-67（图 10-16-19）；淋巴结和脉管中微小转移灶的检测；评估肌层侵犯在肿瘤分期上的意义；伴随诊断指导肿瘤的治疗和靶向药物的选择，如肺腺癌中的 ALK（图 10-16-20）；免疫性疾病的辅助诊断；各种病原微生物的检测，如梅毒螺旋体（图 10-16-21）等。

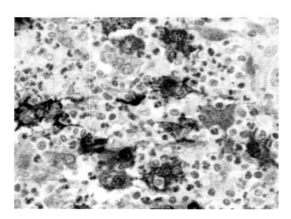

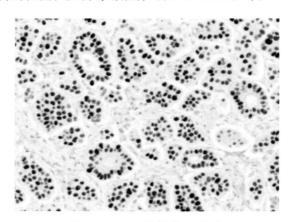

图 10-16-16　Rosai-Dorfman 病 S100 染色

图 10-16-17　卵巢癌 PR 染色

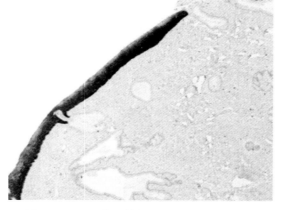

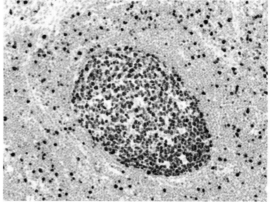

图 10-16-18　宫颈鳞状上皮内病变 p16 染色

图 10-16-19　淋巴滤泡 Ki-67 染色

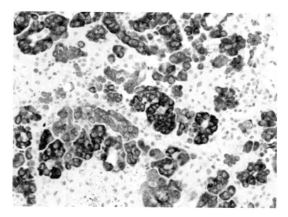

图 10-16-20　肺腺癌 ALK 染色

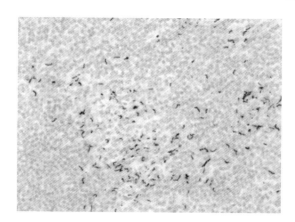

图 10-16-21　淋巴结梅毒螺旋体染色

幽门螺杆菌在常规苏木精－伊红染色切片显示淡紫红色，常位于胃小凹（图 10-16-22），但是不易观察，容易漏诊。Warthin-Starry 银染色可以清晰地显示幽门螺杆菌（图 10-16-23），但是染色方法较烦琐，不易操作。IHC 可以较好地解决这个问题，显示胃小凹中的幽门螺杆菌为棕黄色（图 10-16-24），轻松观察，不易漏诊。

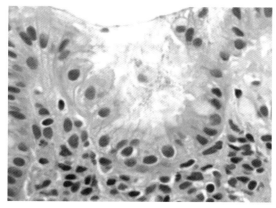

图 10-16-22　胃黏膜 HE 染色示幽门螺杆菌，但不易识别

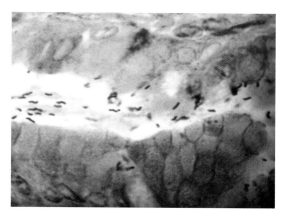

图 10-16-23　胃黏膜 Warthin-Starry 银染色示幽门螺杆菌

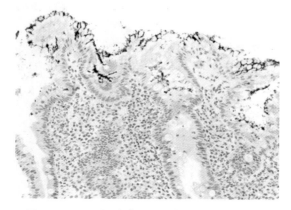

图 10-16-24　胃黏膜幽门螺杆菌染色清晰显示

乳腺癌中ER、PR和癌基因HER-2的检测是必检项目，在诊断和指导治疗中具有重要作用。如组织处理不当，造成染色不均，可引起判读错误。如组织标本固定不好，导致抗原丢失，标本内外的染色不一致，ER（图10-16-25）、PR（图10-16-26）和HER-2（图10-16-27）均可能出现上述情况。

另外，在临床病理工作中，要密切关注抗体克隆的差异，如Ki-67检测细胞增殖指数，常用MIB1克隆（图10-16-28），而另一个克隆K-2则可以很好地显示脂肪细胞（图10-16-29），对于脂肪肉瘤的诊断非常有帮助。

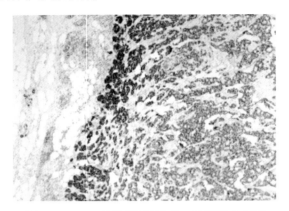

图10-16-25　乳腺癌ER染色，边缘强中间弱

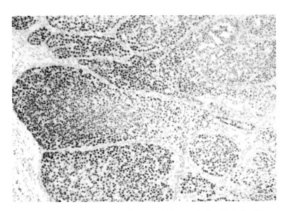

图10-16-26　乳腺癌PR染色，边缘强中间弱

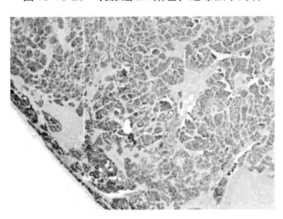

图10-16-27　乳腺癌HER-2边缘强中间弱

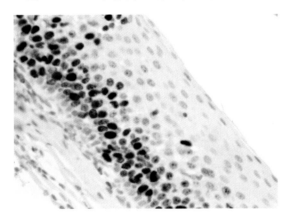

图10-16-28　鳞状上皮Ki-67染色显示增殖细胞（克隆号MIB1）

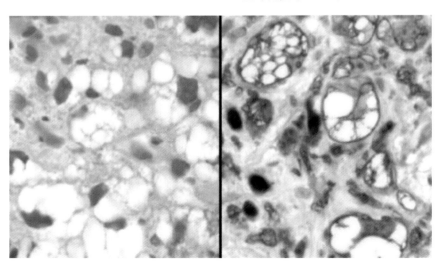

图10-16-29　脂肪肉瘤，左图为HE染色，右图为Ki-67染色，标记脂肪细胞（克隆号K-2）

第十一章 细胞病理学技术

第一节 简 述

细胞学起源于妇科，发展到细胞病理学。首先应用的范围是肿瘤，并对癌前病变的发现、癌瘤治疗的随诊观察、利用涂片诊断某些良性疾病、观测卵巢功能以及指导内分泌的治疗，起到不可低估的作用。

细胞病理学是病理学的一部分，它不仅是临床诊断中经济实用、简便可靠的方法，也是肿瘤早期防治的重要手段。目前，全国各地细胞学的应用非常广泛，但是应用参差不齐，有鉴于此，此部分内容，希望能够帮助广大病理细胞学工作者掌握诊断及实验技术，促进中国的细胞病理学沿着规范化道路发展，积极推动中国细胞病理学发展。

一、细胞学的应用范围

细胞学根据标本的来源不同，分为脱落细胞学和细针穿刺细胞学。

脱落细胞学（exfoliative cytology）：细胞来源于生理或病理情况下自然脱落下来的细胞，如痰、乳溢、鼻咽分泌物、胸腔积液、腹水、尿液、宫颈、食管等中的脱落细胞。

细针穿刺细胞学（fine needle aspiration cytology）：利用细针吸取病变部位的少量细胞，如乳腺、淋巴结、甲状腺、体表的各个部位，以及在影像学检查引导下，对腹腔、胸腔脏器的肿块穿刺。

二、细胞病理学的工作流程概述（图11-1-1）

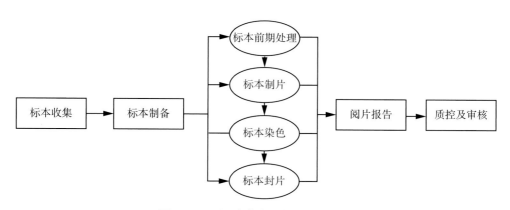

图11-1-1 细胞学病理学的工作流程

图11-1-1显示了细胞病理学的所有工作流程，在以下各节将详细讲解。

第二节 标本收集

细胞病理学标本收集的原则：标本新鲜，越多越好。根据不同标本来源，有不同要求。

一、尿液标本的采集要求及收集方法

1. 尿液必须十分新鲜，尿液排出后必须在半小时内进行处理、制片、固定，以防止细胞退变。

2. 若不能及时制片，要经过离心处理后将细胞保存在标本保存液中，使细胞不至于退变。采集时必须防止污染，主要是女性患者在自然排尿时，尿中常混有大量的阴道上皮细胞和白细胞而影响诊断，故应采集中段尿送检。此外，尿瓶必须清洁，无异物。

3. 自然排尿，通常取晨起中段尿。怀疑有尿道肿瘤者，收集前段初始尿，膀胱按摩能增加细胞的脱落。输尿管导尿，若怀疑有肾盂或输尿管肿瘤，自然排尿尿内细胞太少而不能诊断或要确定肿瘤的发生部位时，可在膀胱镜下作输尿管导尿，尿量不少于10ml。膀胱冲洗液（糜蛋白酶10mg溶于200ml生理盐水中），对膀胱原位癌或鳞癌可获较满意的效果。

二、浆膜腔积液标本的采集要求及收集方法

标本由临床医师操作完成取样，需要医师注意以下条件：在采集标本之前应准备好清洁的标本瓶，在瓶中加入适量的抗凝剂（肝素或枸橼酸钠）以防标本凝固送检标本量一般不应少于100ml（以200～500ml为佳）标本应立即送至病理细胞学室，2h以内制片如有特殊原因不能及时送检，需保存在4℃冰箱内（延至1天）。

三、痰标本的采集要求及收集方法

1. 自然咳痰法 患者早晨咳痰之前，应漱口、以避免食物残渣和细菌污染。指导患者深呼吸后用力咳痰，几次重复同样动作，咳出肺深部的痰液吐入标本盒内，立即进行处理。

2. 超声波喷雾吸入引痰法 不能自然咳痰的患者，雾化吸入法可以获取较好的痰标本。采用超声波雾化器作气溶胶方法引痰，引痰时，患者张口深吸气，由鼻孔出气。吸入10～15min，随时将痰咳入标本容器中，立即送检并进行处理。

3. 痰液必须十分新鲜，及时送检。

4. 一般来说以2～3ml为宜；痰液的性状往往反映呼吸道内的某些病变。应针对不同形状的痰液选取不同的部分制片以提高痰液细胞学的病变检出率，痰标本共送检3次，每天1次。

四、妇科标本的采集要求

1. 非月经期采集细胞学样本，最好是在末次月经的2周后进行（从月经第一天开始计算），避免月经期检查（除了大量血细胞可能会覆盖上皮细胞而影响判读外，子宫内膜细胞也可能对宫颈细胞学判读造成一定的影响）。

2. 48h内禁止阴道灌洗、上药、使用阴道避孕药或宫内节育器，也不要进行阴道内检查。

3. 采集样本前24h内最好不要有性生活。

4. 检查前不要盆浴或清洁阴道，以防止阴道内的不正常细胞被冲掉，影响诊断结果。

五、妇科标本的取材方法

1. 用温水湿润以减少阴道放置窥器所造成的不适感，避免使用油类润滑剂而影响取材细胞。

2. 最佳的样本应包含宫颈表面和宫颈管内细胞。取材应在充分暴露下进行，能够直接观察到宫颈和阴道状况。应采集宫颈阴道部和宫颈口区域的样本，重点在宫颈原始鳞柱交界和新鳞柱交界的区域进

行取材。该区域为宫颈的转化区，是宫颈癌和宫颈癌前病变好发区。围绝经期和绝经后女性或宫颈局部治疗后，转化区发生一定的变化，会造成鳞柱交界向宫颈管内移，此时应重视宫颈管部位的取材。

3. 取样前应将黏液或其他流出物轻轻蘸去，因为过多宫颈黏液包裹的细胞团本身没有诊断意义的。用棉签，放在子宫颈上直到吸收分泌物后移开。切勿用力擦拭！

4. 取材时应在直接观察的情况下进行，将扫帚状取样器的中央刷毛部分轻轻的深插入子宫颈通道内，以便较短的刷毛能够完全接触到外子宫颈。柔和地向前抵住取样器，并按同一方向转动扫帚样取样器5周整。切勿来回转动！

5. 取材后立即放进样本保存液小瓶内，避免细胞在空气中过度干燥而影响细胞形态。上下反复地将扫帚样取样器推入新柏氏标本瓶底，迫使刷毛全部分散开来，共10次。然后在溶液中快速地转动扫帚样取样器以进一步将细胞标本漂洗下来。最后要将取样器扔掉，不要将取样器的扫帚头遗留在标本瓶内。

6. 一般情况，应尽量避免短期内（＜3个月）重复取材，以免出现假阴性结果。申请单填写应尽量完全，字迹工整，尽量可能提供相关的临床信息，如与宫颈疾病有关的病史，末次月经、是否有宫内节育器。

第三节　标本的前期处理

标本制备是细胞病理学至关重要的一环，这个步骤包括了样本的前期处理、制片、染色、封片等步骤，每一步都会影响到制片质量，每一步都需要认真对待。细胞学玻片的制片技术也是不断更新，从传统的直接离心涂片，到液基细胞学制片方法的发明，将细胞病理学推向了一个新的纪元。液基细胞学有两种制片原理，一种为膜式制片技术，一种为沉降式制片技术。下面将详细介绍各个步骤。

一、妇科标本的前期处理

妇科标本的取材由妇科医师完成，用采集器按通常的方法采集标本后，将采集器置入盛有保存液的瓶中刷洗，一般是上、下、左、右充分刷洗，不可用采集器沿着一个方向搅动，避免含有细胞的黏液附着采集器上。

大部分妇科标本不需要重新处理，标本直接置入保存液小瓶中即可。有10%～15%的标本因血或黏液过多，影响阅片诊断，需要再处理。

方法1：

1. 将标本瓶内的标本全部倒入离心管内。

2. 离心（2500rpm，5min）。

3. 弃去上清液。

4. 取25～30ml含二硫苏糖醇（DTT）的消化液加入剩下沉淀物的离心管中。

5. 放在振荡仪上振荡（1500～2000rpm，10min）。

6. 第二次离心（2500rpm，5min）后弃去上清。

7. 将样本混合20ml保存液移至标本瓶。

8. 静置至少15min后，使用新柏氏2000处理器制片。

妇科消化液（清洗液）的配制：冰醋酸1ml，清洗液9ml。

方法2：

1. 将标本瓶内的标本全部到入离心管内。

2. 离心（1000rpm，离心5～20min）。

3. 弃去上清液。

4. 加入30ml的清洗液（含有冰醋酸）。

5. 放置振荡器中1000rpm，运行15～20min。

6. 再次1000rpm，离心15～20min。

7. 弃去上清液，留下约2ml的沉淀物。

8. 加入20ml的保存液倒入原小瓶中，静置20min后，使用新柏氏2000处理器制片。

妇科清洗液（消化液）的配制：冰醋酸1ml，清洗液9ml。

二、非妇科标本的前期处理

非妇科标本包括穿刺液、尿、胸膜腔积液、渗出液，以及呼吸道、胃肠、乳腺等分泌物各种体腔刷取物的标本；根据处理方法的不同将其分为4类：表层刮取标本、体液性标本、穿刺液标本和黏液标本。其各项处理方法如下。

1. 表层刮取标本　口腔表层标本、眼表面刷取物、皮肤、乳溢液等。采集标本后直接放入盛有细胞保存液的标本瓶中。

（1）轻轻振荡标本瓶，使内容物均匀。

（2）标本瓶静置15min后，使用新柏氏2000处理器制片。

2. 体液性标本　尿、脑脊液（标本细胞量少）。

（1）收集适量标本，离心1500～2000rpm，离心5～10min，弃去上清液。

（2）将沉淀倒入盛有细胞保存液的标本瓶中。

（3）将标本瓶静置15min后，使用新柏氏2000处理器制片。

3. 胸腔积液、腹水、心包积液等浆膜腔积液

（1）收集适量标本放入离心管内，1500～2000rpm，离心5～10min，弃去上清液。

（2）加入30ml清洗液（如果标本带血，可用30ml消化液取代清洗液）。

（3）放在振荡仪上振荡1500～2000rpm，10min。

（4）以1500～2000rpm，离心5～10min。

（5）弃去上清液（如果样本仍带有血或黏液，重复步骤3～5）。

（6）将沉淀物倒入细胞保存液小瓶。

（7）静置最少15min后，使用新柏氏2000处理器进行制片。

对于胸腔积液、腹水标本应在取样时加入抗凝剂，若标本量较多在前期处理时应取标本自然沉淀后底部的10～15ml，离心沉淀后（1000～1500rpm，10min）弃去上清液，取沉淀物，继续按第二步骤继续做。应手工涂片进行对照。

4. 穿刺液标本

（1）所取标本放入30ml清洗液（若所取标本含血较多，可加入含10%冰醋酸的消化液20～30ml）的离心管内，1500～2000rpm，振荡10min。

（2）以1500～2000rpm，离心5～10min，弃去上清液（观察细胞层若肉眼仍可见血或黏液则重复步骤1）。

（3）弃去上清液后将沉淀倒入盛有细胞保存液的标本瓶中。

（4）将标本瓶静置15min后，使用新柏氏2000处理器制片。

5. 黏液性标本　如呼吸道和胃肠道标本等。

痰标本：

（1）取适量标本（黄豆粒大小）放入30ml清洗液（若所取标本含血较多，可加入含10%冰醋酸的消化液20～30ml）离心管内并加入适量DTT溶解液，1500～2000rpm，振荡10min。

（2）离心，1500～2000rpm，离心5～10min，弃去上清液（观察细胞层若肉眼仍可见血或黏液

则重复步骤1）。

（3）弃去上清液后将沉淀倒入盛有细胞保存液的标本瓶中。

（4）将标本瓶静置15min后，使用新柏氏2000处理器制片。

DTT溶解液的配制：10ml的清洗液加1g的DTT冷藏保存；痰标本可手工涂片1～2张，用于对比实验。

支气管镜涮液：

（1）将支气管镜刷放入30ml清洗液中涮洗（若所取标本含血较多，可加入含10%冰醋酸的消化液20～30ml），1500～2000rpm，转振荡10min。

（2）以1500～2000rpm，离心5～10min，弃去上清液（观察细胞层，若肉眼仍可见血或黏液则重复步骤1）。

（3）弃去上清后将沉淀倒入盛有细胞保存液的标本瓶中。

（4）将标本瓶静置15min后，使用新柏氏2000处理器制片。

胃肠道和呼吸道标本与胸腔积液、腹水标本的处理方法相同。标本移至细胞保存液瓶操作，见表11-3-1。

表11-3-1 细胞小团的大小并进行相应处理

细胞小团大小	处理方法
细胞小团清晰可见且体积＜1ml	使用振荡器或用滴管手工操作使细胞小团重新形成悬液取2～3滴悬液加入到细胞保存液瓶中
未见细胞小团或其体积明显偏小	将20ml细胞保存液加入离心管中，充分摇动形成细胞悬液后，再将其全部倒入细胞保存液瓶中
细胞小团体积＞1ml	将1ml细菌清洗液加入离心管充分振荡形成悬液取1滴样品加入到细胞保存液瓶中

三、注意事项

1. 制片过程中更换滤膜时避免污染，污染环节主要出现在制片后的下膜和制片前上膜这一过程。

2. 标本过量造成机器制片效果不佳，取材时应注意适量。标本置入保存液瓶中以微透明为佳，如果混浊，应重新稀释。

3. 标本从离心管置入保存液小瓶时，需要用保存液反复冲洗离心管。尤其少部分标本离心后，肉眼观察不到的沉淀，更需要反复冲洗。

4. 标本从消化液清洗后，离心沉淀物控制在2ml内，带有过多消化液的标本制片后影响染色，尤其是妇科重新处理的标本。

5. 标本在保存液瓶中需静置20min方可上机制片。

6. 所有非妇科标本在标本量允许的情况下，应制作常规涂片可进行对比镜检。

7. 如果用转速1000rpm，应运行15～20min。

第四节 传统制片技术

传统制片从希腊医师帕帕尼古劳（Papanicolaou）的阴道涂片，发展到非妇科涂片。巴氏技术几乎一成不变地沿用了数十年，也是常规病理细胞技术的基础。作为一种简便、快捷、经济、低廉的制片技术，现被广泛应用。在传统制片中又分成直接制片和离心制片。

一、直接制片

应用于妇科、痰、乳溢、鼻咽、食管、穿刺等。

1. 宫颈涂片　先用棉棍拭去多余的黏液，用取样器伸入颈口内，作圆周形搜刮后均匀涂在玻片上固定。检查内分泌水平须做阴道壁上1/3处涂片，均由妇科医师操作完成。

2. 痰涂片　取出痰液中有效部分，即血丝或灰白黏液的痰液，放在玻片上，用另外一张玻片轻轻摩擦，固定，痰液不宜过多，也不宜两张玻片反复摩擦，连续3次送检。

3. 食管拉网　患者当天早晨禁食，用拉网器置入患者口中，缓缓插入胃内，大约40cm后即可，充气20～30ml后，把拉网器徐徐拉出，保持拉网器与食管壁的摩擦，立即涂片固定。此检查法有两点禁忌：食管静脉曲张近期活动性出血；钡餐造影后24h内绝对不可拉网。心脏病、高血压可酌情处理。

4. 乳溢　沿着乳头分泌物的导管上方，均匀用力，挤出适量的分泌物涂片，潮干后及时固定。

5. 鼻咽　需由头颈科的医师操作完成，取出分泌物，涂在玻片上后固定。

二、普通离心制片

（一）操作过程

1. 处理液体标本需要经过离心后涂片，一般应用于胸腔积液、腹水、心包积液、尿液、脑脊液、穿刺液等。

2. 标本不少于50ml（脑脊液与穿刺液除外）一般采用离心600rpm，5min或2500rpm，5min。

3. 离心后弃上清液，取出沉淀物中白膜层用吸管置于玻片上，从左到右用推拉法制片。

4. 涂片制作后，一定要潮干固定以防脱落。

实验室制备细胞块，也需要细胞离心技术（详见"本章第十一节细胞蜡块制作技术"）。

（二）注意事项

1. 涂片时要注意避免来回反复摩擦，否则可能将细胞破坏。

2. 涂抹尽可能均匀。太厚太薄，都不能满足镜下阅片的要求，以至无法做出明确的诊断。

3. 标本不宜置放时间过长，体液标本保存时可置入4℃冰箱冷藏，但不宜超过48h。

第五节　细胞离心涂片机技术

细胞离心涂片机是细胞学实验室必备的仪器设备。外形很像一台微型离心机，实际上是兼有离心、过滤、旋转、转送等综合功能的制片机（图11-5-1、图11-5-2）。

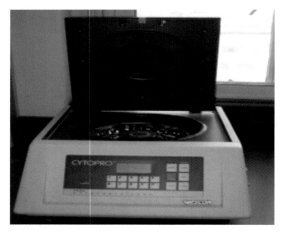

图11-5-1　Cytospin 外观图

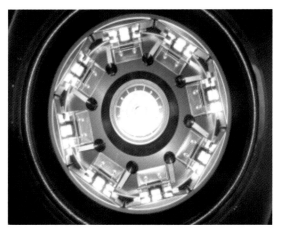

图11-5-2　Cytospin 内视图

细胞离心制片机的最主要功能是制备细胞含量很少的样品，如脑脊液、尿液和穿刺液等。将针吸材料用离心制片机制片，主要是用于免疫组化实验，也可巴氏染色，有诊断价值。

一、细胞离心制片机的主要结构

1. 转子：8个转子，可同时做多个标本。

2. 金属载板：将制备细胞的玻片放在金属载板上，载板两侧的沟槽恰好将玻片固定卡住。玻片上放细胞漏斗。漏斗的一侧是平面，与玻片相贴合。与玻片相贴的漏斗腹侧面有3个直径约0.5cm的圆孔，金属载板将玻片和细胞漏斗夹紧后插入转子中。向漏斗中加入已离心过的样品数滴。机器旋转后，漏斗中的浓缩样品通过圆形小孔转移到玻片上，制片即告完成（图11-5-2）。

3. 一般染色可用95%乙醇固定，如做免疫组化可用其他固定液。

二、制片注意事项

1. 针吸完毕，用生理盐水冲洗针和针库的标本。如果含血多，应该进行皂化处理；如果样品混浊，应用盐水稀释，直至略呈混浊为止。

2. 用于离心涂片机制片的标本，先经离心2500rpm，5min后，弃去上清液，取沉淀物中白膜层部分。

3. 为了判断细胞浓度，加样品和甲苯胺蓝各1滴放在玻片上，用高倍镜（×40）观察，每个视野5～10个细胞，如果细胞太多，应用盐水稀释。

4. 离心500rpm，5min，快速染色，检查细胞数量，细胞在玻片上不要重叠，按检查效果调整样品的滴数。

第六节　膜式薄层制片技术

膜式薄层制片技术（ThinPrep cytology test，TCT）是指近年发明膜式薄层制片机制备的细胞制片的一种先进技术。这种新技术是将细胞学材料放进以甲醇为主的细胞保存溶液中，并配以清洗液，适用于细胞学检测的各种标本。这种膜式薄层制片机制备出的制片，均匀地分布着很薄的一层细胞，克服了传统细胞制片技术上存在涂片太厚、细胞重叠、炎症细胞和细胞堆积造成的模糊不清、染色不佳、诊断困难等问题。膜式薄层制片使细胞分布较为均匀，不重叠，细胞核仁、核质更为清晰，缩短了阅片时间，减少了假阳性，提高了诊断准确率。

膜式薄层制片机是一种利用负压将悬浮在保存液里的细胞通过过滤膜制备细胞薄层涂片的自动装置，根据使用通量不同，有不同机型设备外形（图11-6-1）。

新柏氏®全自动
检测制备仪
每次处理1个样本

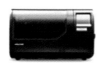
新柏氏®5000全自动液
基薄层细胞制片仪
可同时处理20个样本

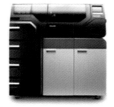
新柏氏®5000全自动液基薄
层细胞制片仪
&全自动装载系统
自动化程度更高

图11-6-1　ThinPrep液基制片机

制片原理（图11-6-2）如下。

1. 细胞混匀 在细胞标本瓶内置入一个顶端有过滤膜的过滤器，并一起被置于机器上；机轴带动过滤器在瓶内自转促使液体旋动，以分散黏液，混匀细胞，但真正的细胞簇却保持完整无损。

2. 细胞收集 细胞混匀后，过滤器停止转动，负压管开始抽吸，液体从滤膜进入过滤器。细胞附在过滤膜的外表面。当滤膜上的细胞密度合适时，机器停止过滤。然后过滤器就会从细胞瓶中自动移出，稍倾斜把滤液回抽到废液瓶中。

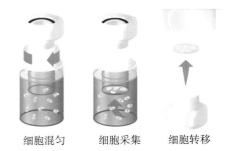

图 11-6-2　ThinPrep 制片原理模式

3. 细胞转移 当过滤膜被细胞覆盖后，过滤器自动提起并翻转180°，与其上方预置的玻片相对。依靠过滤器内微弱的正压和玻片的静电作用，依靠细胞的自然吸附性，滤膜上的细胞被转送到玻片上。

第七节　沉降式薄层细胞学技术

这种仪器制作出来的涂片和前面介绍的TCT采用了不同的制片技术。简称为沉降式技术。该技术可同时处理同类多份标本，样品制作完成后可同时染色，是一种类似机器人式的自动仪制片机（图11-7-1、图11-7-2）。

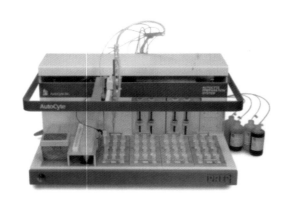

图 11-7-1　Prep Stain 液基制片机

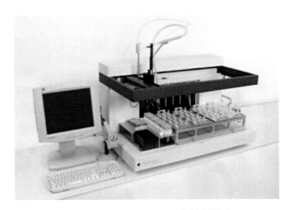

图 11-7-2　Prep Stain 液基制片机

一、沉淀式薄层制片功能特点

1. 能自动完成标本的混悬并将移入盛有比重液（density reagent）的试管中以便进行梯度离心，除去样本中非诊断性细胞碎片、黏液、过多的炎细胞和血细胞，使有诊断价值的细胞富集于试管底部。

2. 试管底部的细胞经机械手装置重新悬浮混匀并被转移到Autocyte沉降管中，由直径1.3cm塑料环围成，由金属夹将其固定于涂有黏附剂的载玻片上。在沉降管中细胞由于自然重力作用，而沉降并黏附在玻片上，形成了一个直径1.3cm的细胞薄层，并直接在操作平台上自动染色。可同时处理48份标本（图11-7-3）。

二、Prep Stain 妇科标本处理步骤

1. 接收标本要详细核对患者资料和标本，然后贴好条形码。

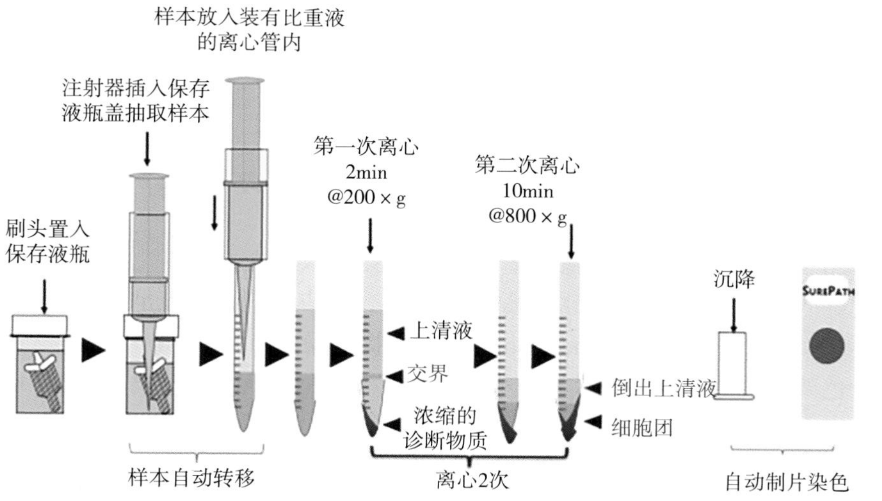

样本放入装有比重液
的离心管内

注射器插入保存
液瓶盖抽取样本

第一次离心
2min
@200×g

第二次离心
10min
@800×g

刷头置入
保存液瓶

沉降

SUREPATH

上清液

交界

浓缩的
诊断物质

倒出上清液

细胞团

样本自动转移

离心2次

自动制片染色

图11-7-3　沉降式制片步骤

2. 助手转移标本　向每个试管里加入4ml的密度梯度液，再将试管放入相对应的转移架上。然后手工振荡每个标本，放入和试管相对应的转移架，在转移架上放入移液器，然后放入助手转移标本（图11-7-4）。

3. 离心　标本装移到试管后，将每个相应的试管放入离心机，用1号程序离心，2min15s即可（离心力为200，离心完后，用真空抽吸泵吸取上清液，试管内只留有4ml液体，再用离心机的2号程序离心10min15s，离心力为800×g）。离心完成后倒掉上清液，将聚集在试管底部的细胞充分振荡、散开。

4. 上机　将染色的试剂放入相对应的机器容器中，试管架放入相对应的制片机上，将载玻片放入染色架，宁紧染色塞，标记条码号。

5. 制片染色　打开Prep Stain系统，于C：/提示符下输入GYN，进入主菜单。从主菜单中选择Ⅰ：slide Preparation and staining按照提示操作（每天的第一次开机均要先冲洗管道）。

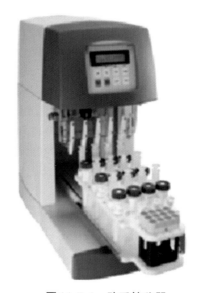

图11-7-4　助手转移器

6. 制片染色完成后，从Prep Stain系统中移出染色架，倒掉残余液体，去掉染色塞，将载玻片取出放入95%乙醇Ⅰ，再放入95%乙醇Ⅱ，二甲苯透明要3个步骤，浸泡5min后封湿片。

7. 清洗机器　每天操作完成后必须清洗机器，从主菜单中选择3：clean up system，按照提示清洗即可。

三、Prep Stain非妇科胸腔积液、腹水和尿液标本处理步骤

1. 将标本混匀，取50ml标本加入50ml离心管中。

2. 用离心机以600rpm离心10min。

3. 迅速地将管架倒置180°倾出上清液。

4. 加入红色固定液20ml，静置30min。

5. 用离心机以600rpm离心10min。

6. 迅速地将管架倒置180°倾出上清液。

7. 用涡旋混合器中振荡混匀。

8. 加入10ml Tris缓冲液，混匀，转移到12ml的离心管中。

9. 用离心机以600rpm离心5min。

10. 迅速地将管架倒置180°倾出上清液。用涡旋混合器中振荡（15±5）s。将管架放在制片机上，静置10min，等待上机。

11. 打开Prep Stain系统。于C：\提示符下输入APS260以进入主菜单。

12. 将标记好的试剂导入管插入相应的试剂容器中，检查试剂是否充足。

13. 从主菜单中选择1：Transfer and Stain，并按照提示操作。

14. 每一染色架完成染色后有提示音提示染色完成。

15. 从Prep Stain系统中移出染色架，倒掉残余液体，移去染色室，将玻片取出，放入乙醇中，再转入二甲苯中透明，封固。

四、Prep Stain非妇科痰、支气管刷片标本处理步骤

1. 将支气管刷片标本全部倒入50ml离心管中，或选择含血丝的痰液标本黄豆粒大小加10ml红色固定液和20ml消化液，充分混匀。

2. 用涡旋混合器充分振荡，静置30min。

3. 用离心机以600rpm离心10min。

4. 迅速地将管架倒置180°倾出上清液。

5. 加入10ml Tris缓冲液，用涡旋混合器充分振荡。

6. 用纱布过滤，转移到12ml的离心管中。

7. 用离心机以600rpm离心5min。

8. 迅速地将管架倒置180°倾出上清液。用涡旋混合器中振荡（15±5）s。将管架放在PreP Stain系统上，静置10min，等待上机。

9. 打开Prep Stain系统。于C：\提示符下输入APS260以进入主菜单。

10. 将标记好的试剂导入管插入相应的试剂容器中，检查试剂是否充足。

11. 从主菜单中选择1：Transfer and Stain并且按照提示操作。

12. 每一染色架完成染色后有提示音提示染色完成。

13. 从Prep Stain系统中移出染色架，倒掉残余液体，移去染色室，将玻片取出放入乙醇中，再转入二甲苯中透明，封固。

第八节　病理细胞穿刺技术

针吸细胞学为近20年发展起来的一种简便、快速、准确、新的诊断方法。该方法通过穿刺针吸取采集细胞标本，观察人体实质性器官的肿瘤及非肿瘤性的细胞异常变化，确定细胞性质及可能的组织类型，为临床提供一种快速可靠的诊断依据。

（一）常用的穿刺技术

1. 徒手牵拉式穿刺法　细针采用7号针头，10ml注射器，常规局部消毒，左手示指、拇指固定肿块，右手持注射器，经皮肤斜行进入后，用5ml左右负压，朝不同的方向抽吸数次，消除负压，拔出针头。将注射器与针头分离，注射器内吸入3～5ml空气，再接好针头，将针库内的组织液推出，喷涂在玻片上，立即固定。也可将注射器吸取的细胞打入液基制片的消化液中，经过振荡后去除血细胞离心制片。此种方法在国内被广泛应用。

2. 持笔式穿刺法 细针采用6～7号针头，10ml注射器常规局部消毒，用拇指、示指固定，也可单指固定。以右手持笔姿势进入肿块的穿刺点，并凭借腕关节的运动调节穿刺针的提插力度和深度，凭借拇指、示指的触觉在确定穿刺针已进入病变的肿块基本不改变穿刺方向。提插穿刺针数次后，消除负压，拔出针头。用加大力度快速将针库的吸出物涂置玻片上。此种方法在国外被广泛应用。

3. 夹持式穿刺法 专门用于穿刺的一种夹持式注射器。夹持式注射器手握长柄可拉回针栓，加大拉吸力度，此装置最大的优点，操作者在穿刺过程中变换方向时可保持负压。因手柄过长，操作者会感觉灵活度欠佳，不便准确断定针头所在肿物的位置。操作过程与徒手牵拉式基本相同。

（二）细针穿刺针吸法的适应证

1. 肿大的淋巴结与皮肤和皮下可触及的包块。

2. 各部位的肿块。

（三）细针穿刺针吸法的禁忌证

1. 肿块过小，直径小于0.5cm。

2. 肿块过深，固定性差，活动性大。

3. 动脉瘤和有严重出血性疾病的患者。

4. 肿块邻近为身体重要器官。

（四）穿刺步骤

1. 患者取坐位或卧位。

2. 常规消毒。

3. 进行局麻，能不用局麻的尽量不用，如一定要用，则应避免麻醉药注入肿块内，造成标本稀释和自溶。

4. 操作者以左手拇指与示指固定淋巴结或肿块及临近皮肤，右手持针与体表垂直或成45°，由皮肤进针，再进入淋巴结或肿块内。应尽量避免刺入淋巴结髓质和肿块中心。

5. 在穿刺过程中如果无吸取物出现，可通过加大负压，针轻轻转动方向或进退，但深部组织或质地较脆弱的重要脏器不宜反复转动，以防止内出血及其他并发症出现，穿刺吸出物应立即放入清洗掖中进行处理。如果量太少，则直接注入保存液中。

第九节　细胞学的固定

一、固定原理

立即固定和适宜的固定方法是细胞学准确诊断的基础。细胞固定中特别值得推荐的是乙醇，可使细胞内的酶失去活性，防止蛋白质分解和自溶，保持与组织生活状态相仿的成分和形式。乙醇对细胞学制片过程中的作用极为重要。所以，乙醇固定是巴氏染色的首选。

二、固定方法

1. 湿固定法 细胞涂片制备完成后，标本潮干时，立即放入95%乙醇中固定10min。如果干燥后固定则影响染色效果。如果需送至他处染色时，可在固定后，把涂片取出立即放入密封的容器中或浸入甘油片刻，防止涂片干燥。

2. 喷雾固定法 涂片制备完成后，将成膜固定剂喷在涂片上。这种成膜固定剂由乙醇和蜡样物质配制而成。乙醇能固定细胞，而蜡样物质能在细胞上形成保护作用的薄层外膜。该方法简便，染色前需入95%乙醇中浸泡15min溶解蜡膜，入蒸馏水中10min后即可染色。

3. 空气干燥固定法　涂片制备完成后，在空气中自然干燥。空气干燥使细胞核肿胀，染色质的清晰降低，其核明显变大，相当于乙醇固定核的4～6倍，细胞质呈现密度降低，不适宜巴氏染色。这种空气干燥固定法在针吸细胞学中却特别有用。适用于针吸中的Diff-Quik快速染色法和May Griienwald Giemsa（MGG）染色法。

不同染色需要不同的固定法。在片子中要标明干燥固定法，以和湿固定的片子明确分别，做不同染色。

三、常用固定剂的种类

1. 95%乙醇　是常规涂片首选固定剂，兼有脱水作用。
2. 甲醇　固定作用比乙醇效果好，核结构清晰，适用于各种染色方法，但有毒性。
3. 丙酮　使蛋白质沉淀，渗透力强，对核的固定欠佳，广泛应用于组织化学中酶的固定及染色。
4. 10%中性福尔马林　适用于细胞团块标本的固定。
5. Carnoy液　涂片做特染时常用的固定剂。

四、注意事项

1. 固定液的过滤　使用过的固定液，必须滤过后才能再行使用。使用过长的固定液必须保持其浓度。
2. 固定的时间　标本在新鲜湿润时立即固定，体液标本要等片子潮干时固定，穿刺标本要立即固定，固定时间不低于15min。
3. 涂片标本的递送　标本在固定15min后取出，立即加甘油数滴于涂片上，防止干燥。在收到标本后，先浸入95%乙醇中，去除甘油，再进行染色。

第十节　细胞学的染色

一、常规染色法

巴氏染色法所用染液有3种：①苏木精（Hematoxylin），用于细胞核染色。②橙黄G（Orange）是单色染料，专染完全角化的细胞。③EA是两种染料，伊红（Eosin）专染成熟的鳞状上皮细胞；亮绿（light green）专染代谢活跃的细胞。

（一）染液配制

1. 苏木精的配制　有两种方法。

A新配方（1000ml）：苏木精2.36g，碘酸钠0.2g，硫酸铝17.6g，乙二醇250ml，冰醋酸20ml，蒸馏水730ml。将以上染料溶于蒸馏水中，加入乙二醇后，将容器放在搅拌器上匀速搅拌，一般搅拌2～3h后再加入冰醋酸。此法配制操作简单、安全，染色时间短，不需过酸分化，尤其用于机械制片后的染色效果最佳。

B传统配方（1000ml）：苏木精5g，95%乙醇50ml，硫酸铝胺100g，蒸馏水1000ml，黄色氧化汞2.5g。将苏木精完全溶解于95%乙醇中，同时将硫酸铝胺溶于蒸馏水中，缓慢加热至沸使之完全溶解。然后将苏木精溶液缓缓加入，加热至沸，立即挪开火焰，再将氧化汞粉末均匀加入，同时搅拌。当溶液变成深紫色时，迅速将盛有溶液的器皿置于冷水中冷却，以免苏木精过度氧化而出现棕色沉淀。配制完毕，将溶液置入棕色小口瓶中，瓶口塞棉花或纱布，暂不封闭，以便溶液内剩余的苏木精慢慢氧化。此种方法的配制过程须特别注意的是：配制的容器不要用小口烧瓶，防止加热过程中，溶液喷出。加入氧化汞时容器一定要离开火源。氧化汞要成粉末状时徐徐加入，并充分搅拌溶解为止，配制后避光保存，放置1个月后使用效果好。

2. 桔黄G的配制（1000ml） 桔黄G 5g，溶解于50ml蒸馏水中，完全溶解后再加入乙醇至1000ml，加入0.15g磷钨酸，过滤后使用。

应注意，桔黄G易着色，可根据情况酌情减量。磷钨酸需要用少量蒸馏水溶解后放入染液中。

3. EA溶液的配制 有两种方法。

（1）改良EA^{50}配制方法：有两种染料，先配制原液，后调配染液。

原液配制：将3g亮绿完全溶解于100ml的蒸馏水中，倒入磨口瓶中。将20g伊红Y（水溶性）完全溶解于100ml的蒸馏水后倒入磨口瓶中。

染液配制（1000ml）：3%亮绿储备液10ml，20%伊红Y储备液20ml，甲醇250ml，乙醇700ml，冰醋酸20ml，磷钨酸2g（需少量蒸馏水溶解后加入）。

（2）EA^{36}（1000ml）的配制方法：有3种染料，先配制储备液，后调配染液。

储备液配制：将5g亮绿溶于50ml蒸馏水中，完全溶解后加入纯乙醇到1000ml。将5g伊红溶于50ml蒸馏水中，完全溶解后加入纯乙醇至1000ml。将5g俾士麦棕溶于50ml蒸馏水中，完全溶解后加入纯乙醇至1000ml（在配方中俾士麦棕用量少，储备液可按比例少配）。

调配染液：1000ml。

亮绿储备液：450ml，伊红储备液：450ml，俾士麦棕储备液：100ml，磷钨酸：2g（需少量蒸馏水溶解后加入）。

染液调配完毕后加入1滴饱和碳酸锂。

现在首推EA^{50}染色液，该染液含有甲醇涂片颜色鲜艳、背景清晰、着色持久。

注意事项：①配制过程中亮绿遇水容易凝结，不易打散，须加热，但不要至沸，用热水浴的方法为宜。②储备液可调配染液多次，储存时须封口保存，尤其是乙醇溶液，防止挥发。③在配制过程中，染料溶解要充分，否则影响染色效果。

（二）染色步骤

1. 将涂片从固定液取出后置入水中，3～5min。

2. 苏木精液（新方法），2min。

3. 水中清洗，2～3次。

4. 在分化液中（在100ml蒸馏水中加饱和碳酸锂1滴），1～2min。

5. 水中清洗，2～3次。

6. 95%乙醇，30s。

7. 桔黄G液，0.5～1min。

8. 95%乙醇Ⅰ、Ⅱ，1次。

9. EA^{50}，2min。

10. 95%乙醇Ⅰ、乙醇Ⅱ、乙醇Ⅲ、乙醇Ⅳ，各30s。

11. 无水乙醇Ⅰ、乙醇Ⅱ，各30s。

12. 二甲苯Ⅰ、二甲苯Ⅱ，各30s。

13. 中性树胶封固。

（三）注意事项

1. 苏木精染液每日用前须过滤。

2. 苏木精染液本身的pH值偏酸（pH 2.95），故染色后，必须用水冲洗，再用弱碱氢氧化胺蓝化液或用碳酸锂液进一步碱化。

3. 桔黄G和EA是用乙醇配制的染液，须在染色前后在乙醇中浸泡。

4. 桔黄G易着色，根据染液配制的情况，掌握染色时间。

5．EA的染液以500ml染500张片子为宜。

6．由于染液所处环境不同，随环境确定具体时间。

7．气温低，染液陈旧时，染色时间需要长一些，夏天需时间短些。

8．各步水洗要充分，用流水冲洗最为理想。

9．无水乙醇脱水时间要充分，保证乙醇浓度，经常更换。

巴氏染色可能出现的问题及解决方法见表11-10-1。

表11-10-1　巴氏染色可能出现的问题及解决方法

问题	可能原因
核染太深	<ul><li>苏木精溶液染色时间过长</li><li>水洗不充分</li><li>碱化时间过长</li></ul>
核染太浅	<ul><li>苏木精溶液染色时间不足</li><li>染色前未控干玻片</li><li>固定不佳、固定液清洗不充分</li><li>苏木精染色力降低</li></ul>
细胞质染色不均匀	<ul><li>固定前涂片被空气干燥</li><li>桔黄G和EA染色后，在乙醇中停留时间过长</li><li>气溶胶未从细胞除去</li><li>玻片进桔黄G和EA前未将多余苏木精清洗干净</li><li>玻片从染液中取出后水洗不充分</li></ul>
细胞质绿色太强	<ul><li>EA染液中伊红与亮绿比例失调</li><li>在EA液中染色时间可稍短一些，达到理想的染色效果</li></ul> 注意：细胞质绿色或蓝绿色是测定EA功效的方法，一旦细胞质的绿色消失，表明EA已耗竭需要更换EA染料
细胞表面呈现混浊	<ul><li>无水乙醇、二甲苯含有水分</li><li>用涂层固定剂的涂片在染色前未将涂层除去，浸在95%乙醇时间不够</li></ul>
细胞核质缺乏对比度	苏木精和EA染色能力降低，应更换新的染液

二、苏木精-伊红染色

巴氏染色和HE染色的涂片在诊断价值上没有根本区别，但巴氏染色能提供非常清楚的细胞核细微结构，使胞质透明、多彩，对产生角质蛋白的癌和其他一些癌较易鉴别，脱落细胞学中巴氏染色是首选。针吸细胞学的取材方式不同，形态更接近于组织学，所以习惯用HE染色。

（一）染色步骤

1．玻片从固定液中取出后置入水中，3～5min。

2．苏木精染液，2min。

3．自来水冲洗，2～3次。

4．0.25%～0.50%盐酸水溶液，2～3s。

5．自来水冲洗，3次。

6．碳酸锂溶液，1min（蒸馏水100ml中加入饱和碳酸锂1～2滴）。

7．自来水冲洗，5次。

8．95%乙醇Ⅰ、乙醇Ⅱ，各30s。

9．伊红染液，1min。

10．95%乙醇Ⅰ、Ⅱ、Ⅲ、Ⅳ，各30s。

11．无水乙醇Ⅰ、Ⅱ，各30s。

12．二甲苯Ⅰ、Ⅱ，各30s。

13．中性树胶封固。

（二）染液配制

HE染色是两种染液：苏木精的配制和巴氏的配制相同。

伊红染液的浓度0.5%，配制的方法和巴氏染液中的伊红储备液的配制相同。

（三）注意事项

HE染色过程和巴氏染色过程基本相同，所以注意事项也相同。

三、May Griienwald Giemsa（MGG）染色

MGG染色法用于染空气干燥过的涂片。适用于淋巴系统的细胞标本，尤其对鉴别恶性淋巴瘤的类型更为重要。

（一）染液配制

1．A液的配制　储备液：伊红亚甲基蓝1g，甲醇100ml。在研钵中用少量甲醇将染料研磨成均匀一致悬液。加入其余的甲醇置37℃温箱4～6h，每隔0.5h不断研磨0.5h。放入深色瓶中，室温避光保存，2周后使用。工作液：储备液40ml，甲醇20ml。

2．B液的配制　姬姆萨染料0.6g，甘油50ml，甲醇100ml，将姬姆萨染料溶于甘油中，在研钵中研磨3～4h。加入甲醇后搅拌，直至均匀。常温下避光保存，2周后即可使用。

（二）染色步骤

1．涂片空气干燥固定。

2．将A液（先用蒸馏水5～10倍稀释）滴盖在涂片上染色10～30min。

3．弃去涂片上的A液，自来水冲洗干净。

4．立即滴盖B液（先用蒸馏水5～10倍稀释）在涂片上染色10～30min。

5．弃去涂片上的B液，自来水冲洗干净。

6．空气干燥，可不用树胶封固涂片。

四、快速染色法

针吸细胞活检不仅要准确，并且要求迅速。需要在短时间内明确取材是否准确。快速染色在针吸活检中显得特别重要。

（一）分类

1．Diff-Quik染色法　其最大优点是步骤简单、迅速，一般在1～2min，甚至半分钟就可完成，并可永久保存，也可直接用巴氏法重复染色。这种染色要求涂片在固定之前，先在空气中干燥。

Diff-Quik染色法只需要固定液和两种染液，通称三步法。固定液是甲醇水溶液，每升甲醇溶液中含有纯度100% triarylmethane 1.8mg染料；第一种染液是伊红（Eosin）Y的缓冲液；第两种染液是亚甲蓝（thiazine dye methylene blue and azume）的缓冲液。

染色方法：固定20s，第一种染液（染液Ⅰ）5s，第两种染液（染液Ⅱ）5s，水洗后立即趁湿显微镜下观察。诊断后如认为有诊断价值，可将此涂片带回实验室，再用二甲苯透明，中性树胶封固。

2．甲苯胺蓝染色法（toluidine blue statin）　一种可用于评价针吸活检材料的快速染色法。固定液仍为95%乙醇。染料只有一种，即甲苯胺蓝。

（二）染液配制

0.05g甲苯胺蓝粉末，加入20ml 95%乙醇和80ml蒸馏水，混合，用前过滤。

（三）方法步骤

涂片制好后立即放入95%乙醇溶液中固定，15s后取出放在纸巾上，加1至2滴甲苯胺蓝染液，加盖片，让染料渗透到细胞中，10～15min后将玻片立起，稍加压力，使多余染料被纸巾吸去，趁湿即可镜检，判断取样材料是否足够；也能检查恶性肿瘤细胞及细胞类型（Holmquise，1994）。显微镜诊断后，将此涂片重新浸入乙醇中，盖片会自动脱落，乙醇能将甲苯胺蓝从细胞中除去，然后可用巴氏染色法重新染色。

五、细胞学的封固

目前使用的是油溶性的封固剂如中性树胶全称为中性二甲苯树胶液。其折射率为1.5216～1.5240，近似玻璃的折射率1.518，并且用量适度几乎呈无色透明状。

（一）分类

1. 湿封固　通常巴氏涂片都是通过二甲苯浸泡透明后，直接进行湿封固。

2. 干封固　无水脱水后晾干直接封固。

（二）规范操作

1. 将1滴中性树胶滴在固定压制细胞的中下1/3处后将盖玻片自下而上缓慢的压制在细胞区域上。

2. 出现气泡后应用镊子轻压盖玻片，使汽包排出盖玻片范围。

3. 封好的玻片用无絮纸将玻片边缘及背面的二甲苯、树胶吸干。

4. 烘干：建议烘干箱37℃±1℃，1.5h。

（三）细胞学染色效果

见图11-10-1～图11-10-6。

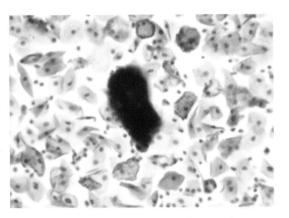

图11-10-1　湿疣LCT法（×200）

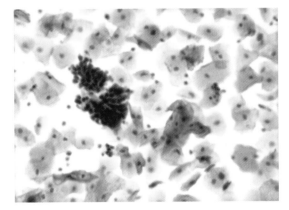

图11-10-2　湿疣LCT法（×200）

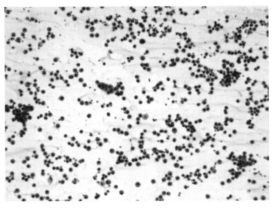

图11-10-3　腹水LCT法（HE×100）

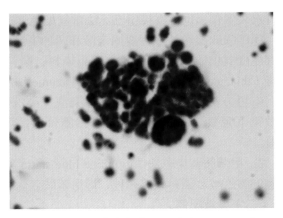

图11-10-4　胸腔积液LCT法（HE×400）

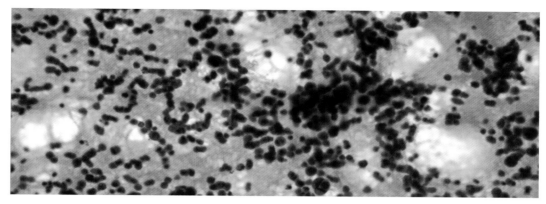

图11-10-5　胸腔积液，小细胞癌，手工涂片法（HE×400）

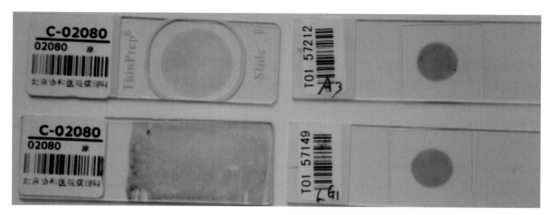

图11-10-6　妇科、非妇科LCT法和手工涂片法（×1）

第十一节　细胞蜡块制作技术

细胞蜡块（cell block，CB）是一项将脱落细胞样本通过离心浓缩形成沉淀物后再用石蜡包埋切片的细胞病理学技术。对细胞病理学诊断的意义重大，是一项实用而新兴的细胞病理学技术。该技术可以最大限度地保留残存的组织学结构、细胞及小组织碎片，使得体液样本中的细胞成分相对集中，有助于获得更多细胞尤其是原发灶转移的肿瘤细胞，且可以重复切片，长期保存，适合于形态学后续的特殊染色、免疫细胞化学染色、分子细胞病理检测，尤其对于晚期无法进行组织活检的病例，细胞蜡块的应用可以针对临床靶向治疗开展及预后的评估。细胞蜡块对于体液样本来说有三大突破，即形态学上从流动液态到固态蜡块的转变，制片方式上从普通涂片到石蜡切片的转变，细胞病理诊断上从观察到异型或可疑细胞到具体肿瘤细胞分型的转变。细胞蜡块制备技术采用的差异性取材步骤如下。

1. 肉眼观察与记录　性状（浆液性/血性/脓性/乳糜状/胶冻样）、混浊度（透明/微混/混浊）、颜色（黄色/淡红色/红色/深红色/乳白色/棕色/其他）、体积（ml数）、肉眼可见血凝块或是纤维蛋白块等，取材前对以上情况记录于申请单上。

2. 静置保存与取样离心　临床抽取体液后立即送检病理科细胞室，混浊度是透明或是微混的体液放置4℃冰箱静置保存30min，让游离的细胞及脱落物等沉积于瓶底，留取瓶底100ml摇匀后放置50ml离心管两管，普通离心机以2500rpm进行初次离心获取沉淀物；收到混浊的体液样本立即摇匀取100ml放置50ml离心管两管，普通离心机以2500rpm进行初次离心获取沉淀物。

3. 观察管底沉淀物与评估 ①沉淀物少于2ml时，取所有的沉淀物。②沉淀物多且分层清晰，肉眼可见灰白色细胞层简称白膜层，取白膜层。③沉淀物多且分层不明显，取沉淀物表面层简称沉血表面物。④样本离心前后一致，未见沉淀物及分层，血性样本进行破红处理，无血性样本取管底1～2ml的管底沉淀物。仔细选取沉淀物，是获取丰富细胞成分，是提高阳性率的重要环节。

4. 沉淀物细胞蜡块制作方法

（1）固定凝集法：适用于浆膜腔积液等离心后沉淀物多的样本。①差异性取材获得细胞浓缩的沉渣（细胞富集）。②加入10%NBF混匀后静置5min，以2000rpm离心去上清（固定细胞）。③加入75%乙醇混匀后立即以1500rpm离心去上清（过渡凝集）。④沿着离心管壁缓慢的加入95%乙醇静置2h（凝集成块）。⑤脱水、包埋、切片、染色（仿组织制片）。

（2）液基剩余制块法：液基制片初筛后见异型细胞，需要进一步免疫细胞化学染色以行鉴别。诊断时需要把液基剩余样本进行制作细胞蜡块。①液基剩余样本倒入50ml离心管中以1500rpm离心去上清（获取沉淀物）。②加入10%NBF混匀后静置5min，以1500rpm离心（再次固定细胞），静置2h。③脱水、包埋、切片、染色（仿组织制片）。

（3）介质包裹制块法：介质包含凝胶、琼脂、蛋清等黏性物质可包裹沉淀物制块，适用于沉淀物少量且分散的样本。①预热介质至50℃，与沉淀物混匀后1500rpm离心取管底的沉淀包裹物。②沉淀包裹物加入10%NBF进行固定静置2h。③脱水、包埋、切片、染色（仿组织制片）。

（4）凝块制块法：体液中游离状态的细胞容易附着于纤维蛋白及血凝块等脱落物上，样本处理时肉眼看到凝块先取出，用长竹签拨开观察取有异样处（五彩状/点状出血/鱼肉样等），取异样处用棉纸包被后10%NBF固定2h，脱水、包埋、切片、染色（仿组织制片）。

（5）仪器自动包埋法（图11-11-1、图11-11-2）：①差异性的取材完成样本预处理，如血性、痰液、尿液等先完成清洗步骤。②取沉淀物1～2ml转移至专用包埋盒中，专用离心机1500rpm离心去上清。③使用小滴管，吸取恒温熔融状态的固定胶0.2～0.4ml，加入包埋盒的直管内，充分吹打使得沉淀物与胶体混匀后1500rpm离心。④冷却取出标本，修饰细胞块，用棉纸包被后10%NBF固定2h，脱水、包埋、切片、染色（仿组织制片）。

5. 特殊性状样本细胞富集

（1）胶冻样：取出胶冻样物拨开观察（参考凝块制块法），剩余的体液全部离心放置50ml离心管以2500rpm离心后观察沉淀物，分别进行液基制片和细胞蜡块制作。

（2）血性（离心分层取材法＋破红法）：①摇匀样本取两管各50m，2500rpm离心5min。②肉眼观察上清液与沉淀物的分层情况，有分层的再次观察沉淀物大小及移动情况，沉淀物＜2ml，取全部管底沉淀物；沉淀物＞2ml且固定在管底不会移动的，取沉血表面物；会移动的可行沉淀物与破红液（10%中性缓冲福尔马林与50%乙醇等量混合液）1:1混匀破红处理；无法分层的取10ml样本与破红液按1:4混匀破红，均取破红析出物。③以上所获得的管底沉淀物、沉血表面物、破红析出物（图11-11-3～图11-11-5）等沉淀物分别进行液基制片和细胞蜡块制作（参考固定凝集法）。

不管是手工涂片或是液基制片和细胞蜡块切片，都是为了在体液中富集有核细胞，镜下观察细胞的丰富程度、涂片背景、细胞的排列方式、细胞的形态进行细胞病理学的诊断。

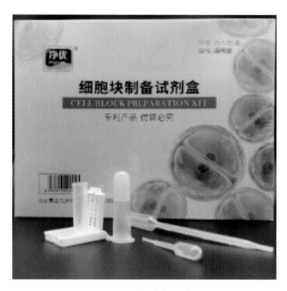

图11-11-1 自动包埋仪耗材

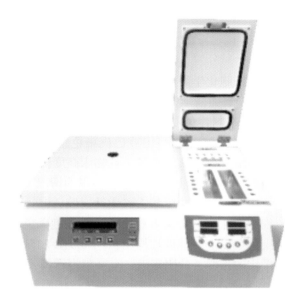

图11-11-2 自动包埋仪

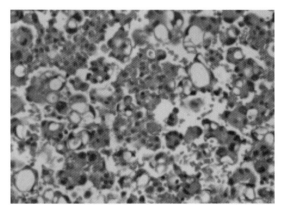

图11-11-3 管底沉淀物

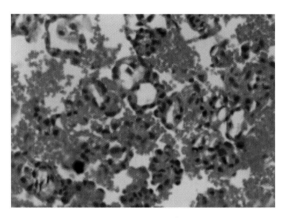

图11-11-4 沉血表面物

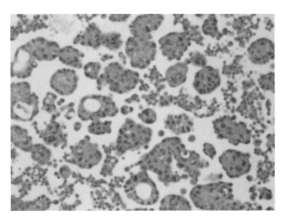

图11-11-5 破红析出物

第十二节　免疫细胞化学技术

免疫细胞化学染色必须在有足够的异型细胞和保存良好的细胞形态的基础上完成。结合临床病史、影像学资料、血清学检测等，尤其是肿瘤原发灶的组织学病理诊断，对细胞病理的诊断最具价值。

1. 液基制片免疫细胞化学染色（脑脊液初始片或是褪色重染片为例）　①脑脊液脱落细胞样本初始片入95%乙醇固定，HE或巴氏染色镜下观察可见异型细胞≥5个（有文献报道脑脊液中即使只有一个异性细胞也要慎重考量）且临床高度怀疑脑部转移或是原发肿瘤，可进行免疫细胞化学染色以明确诊断。②若脑脊液初始片只有一张的情况下，可行褪色重染片的免疫细胞化学染色，即HE或巴氏染色片去盖玻片，二甲苯去除中性树胶，95%乙醇、80%乙醇脱色细胞质20min，再入0.5%盐酸乙醇脱色细胞核流水冲洗镜下观察褪色至细胞无色后再流水冲洗10min，再次入95%乙醇固定后免疫细胞化学染色。以上两种玻片均用pH 9.0 Tris-EDTA抗原热修复，其余按抗体说明书进行操作。由于液基制片采用的是醇类的固定液，有文献报道需要增加细胞膜的通透性，已便抗原抗体更好地结合。

2. 细胞蜡块免疫细胞化学染色　细胞蜡块HE染色镜下观察异型细胞或是肿瘤细胞的数量≥20个，100个以上效果更好，其免疫细胞化学染色的步骤与组织切片染色相同。抗体标记的更新可以形成新的免疫细胞化学染色的组合搭配进行诊断与鉴别诊断，建议抗体三线选用组合，第一线最常用的不可缺少的，第二线根据情况选用，第三线则视各医院的专长及科研需要设置。目前的免疫细胞化学染色组合套餐参考如下：

间皮细胞：CR、WT-1. 钙结合蛋白。

巨噬细胞：CD68、CD163。

肺腺癌转移：TTF-1. NapsinA、CK7（图11-12-1～图11-12-3）。

肺鳞癌转移：P40、P60、CK5/6。

肺小细胞癌转移：CD56、CgA、Syn。

胃肠道源性腺癌：CDX-2、SATB2、HER2、CK20、CK7。

恶性黑色素瘤转移：HMB45、Sox-10、S-100、Melan-A。

乳腺癌转移：GATA-3、GCDFP-15、ER、PR、E-cadherin、P120、HER2. mammaglobin。

B细胞淋巴瘤源性：CD3、CD19、CD20、CD79a、CD45RO、CD30、CD38、CD138、CD15. CD23、Ki-67、MUM-1、bcl-2、EMA。

女性生殖系统肿瘤：PAX-8、ER、PR、CA125、CK20、P53. CK7、P16. Ki-67、SATB2、vimentin、HNF1β（透明细胞癌）、WT-1（浆液性细胞癌）PAX-2。

尿路上皮癌来源：P63、CK5/6、CK7、CK20、GATA-3、MAGEA4、Uroplakin Ⅲ、S-100P、P53。

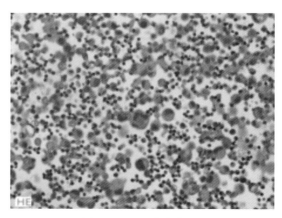

图 11-12-1　肺腺癌HE

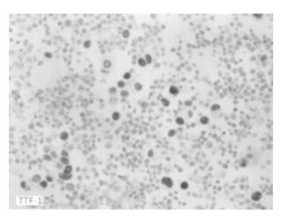

图 11-12-2　肺腺癌TTF-1（＋）

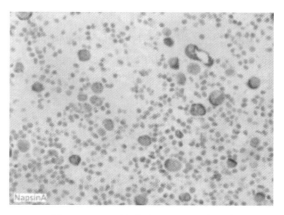

图 11-12-3 肺腺癌 NapsinA（＋）

3. P16/Ki-67双染（ASC-UC分流筛查） ①宫颈脱落细胞液基制片或是液基剩余样本细胞蜡块切片均可行 P16/Ki-67双染，试剂为罗氏诊断公司的CINtec PLUS试剂盒，即P16（E6H4）/Ki-67（274-11AC3）单克隆抗体鸡尾酒试剂（免疫细胞化学法），使用Ventana BenchmarkXT全自动免疫组织化学染色仪进行染色，参考厂家试剂盒说明书设置染色程序。②判读标准：P16信号与Ki-67信号在同一个细胞内同时出现细胞质棕染和细胞核红染，即可判断为阳性结果，P16或是Ki-67单独显色或均不着色为阴性。

免疫细胞化学染色对于判断脱落细胞样本肿瘤细胞的来源、分类、鉴别诊断起着重要的作用，在液基制片、细胞蜡块切片的常规染色上仅凭细胞形态无法诊断的病例，通过免疫细胞化学染色套餐组合大部分可以得到确诊。

第十三节 分子细胞病理技术

分子细胞病理技术是新兴的病理学诊断辅助技术之一，是指在细胞学常规染色和免疫细胞化学染色的基础上，将分子生物学和细胞遗传学相结合，在基因水平上检测细胞中的分子标志物来辅助细胞病理诊断，尤其在精准治疗的时代，对肿瘤的早期诊断及鉴别诊断、晚期无法活检的病例的治疗指导和伴随诊断具有里程碑的意义。

一、甲状腺细针穿刺液基 BARFV600 检测

（一）Amoydx®FNAB样本DNA抽提操作步骤

1. 样本采集 细针穿刺至少采集一针的样本量置于新鲜组织保护液/生理盐水/PBS中。

2. 样本处理 如果放入新鲜组织保护液/生理盐水/PBS中，转移至1.5ml离心管12 000×g离心2min，去上清液，留沉淀。

3. 沉淀物中加入180μl Buffer DTL，加入20μl Proteinase K Solution，振荡混匀，56℃消化至获得较清透的组织溶解液，不同样品裂解时间不同，一般耗时1～4h，如样品量较多或样品较难溶解，可消化过夜。

4. 取出样品管，用掌式离心机离心5～10s，加入200μl Buffer DTB和200μl无水乙醇，振荡混匀后用掌式离心机离心5～10s。

5. 将全部液体转移至DNA吸附柱中，12 000×g离心30s，倒掉收集管中的液体。

6. 往DNA吸附柱中加入600μl Buffer DW1，12 000×g离心30s，倒掉收集管中的液体。

7. 往DNA吸附柱中加入600μl Buffer DW2，12 000×g离心30s，丢弃收集管。

8. 换用新的收集管，12000×g 离心 2min，丢弃收集管。

9. 将吸附柱小心转移至干净的 1.5ml 离心管中，往 DNA 吸附膜中心滴加 30 ～ 100μl Buffer DTE（勿碰到 DNA 吸附膜），室温静置 1 ～ 5 min，12000×g 离心 1min，收集样品 DNA。

10. 用紫外分光光度计对提取后的 DNA 进行浓度测定，记录浓度，并保存 DNA。

（二）BRAF V600E 检测试剂盒实验操作流程

1. 从冰箱中取出 DNA，涡旋混匀，离心待用。

2. 根据紫外分光光度计检测的 DNA 浓度，将 DNA 稀释至上样浓度。

3. 每次 PCR 实验中，应带上阳性对照、阴性对照（纯化水）共同进行检测和分析。

4. 取出试剂盒中的反应混合液和阳性质控品，解冻并振荡混匀，离心待用。

5. 配液及分装、加样。

配液：根据样本检测数量按每管 45μl BRAF V600E 反应混合液和 0.4μl 混合酶的比例涡旋混匀，离心待用。

分装：将配置好的反应混合液，以每管 45μl 的量分装到 PCR 试剂条中（乳白高管）。

加样：分别加入需要检测的样品 5μl、阳性对照 5μl、阴性对照（DTE）5μl，盖上管盖，混匀离心 PCR 反应管，使所加试剂聚集到反应管底部。

注意：加好样品的 PCR 反应条应立即上机实验；若因特殊原因不能及时上机反应，应将 PCR 反应条置于冰水混合物上或 4℃冰箱（温度恒定）保存，保存时间不宜超过 12h。

6. 将 BRAF PCR 反应条平行放入实时 PCR 仪器。

7. 打开荧光定量 PCR 仪，按照顺序放置 8 联管，按所放置的孔板情况选择 HEX 或 VIC 和 FAM 信号、选择样品孔，对样品孔进行命名，并按照图 11-13-1 中说明的扩增程序图设置程序，运行程序并保存。

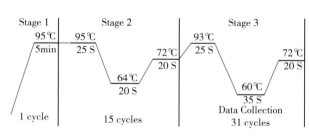

图 11-13-1　扩增程序

8. 结果解读　查看阴性对照：阴性对照（NTC）的 FAM 信号应为阴性曲线。若 FAM 信号有曲线升起，说明实验存在污染，应重新进行实验。

查看阳性对照：阳性对照（STD）的 Ct 值一般为 21，但可能会由于不同仪器的不同阈值设置而发生波动，Ct 值上下波动 3，如果 Ct 值上下波动大于 3，建议对仪器进行校正或检查。

查看样本：①HEX 信号应有明显的扩增曲线，Ct 值应在 13 ～ 21。若 Ct 值＞ 21 或者 HEX 信号无明显扩增，说明加入的 DNA 含有 PCR 抑制剂或 DNA 加入数量不够，需重新提取 DNA 或增加 DNA 用量再进行实验，但如果管内 FAM 有信号，结果仍然可信。②FAM 信号，若突变检测管的 FAM 信号呈 S 型曲线且 Ct 值＜ 30 则为突变阳性。若样本 FAM 信号不呈 S 形曲线或 Ct 值≥ 30 则样品为阴性。

BRAF V600 检测突变阳性可行甲状腺乳头状癌的诊断，阴性也不排除肿瘤的诊断，只针对此份甲状腺细针穿刺送检样本诊断（图 11-13-2、图 11-13-3）。

二、肺腺癌胸腔积液转移细胞蜡块 EGFR 和 EMLK-ALK 检测

细胞蜡块（参考固定凝集法）HE 染色形态学观察结合免疫细胞化学染色进行细胞病理诊断为肺腺癌胸腔积液转移的病例，患者无法耐受活检或是活检肿瘤细胞有限的情况下，胸腔积液细胞蜡块是良好的代替。要求常规染色镜下肿瘤细胞百分比大于样本细胞数的 20% 以上，认为肿瘤细胞百分比足以进行 DNA 分析。其 DNA 提取和检测步骤参考组织学标本的人类 EGFR 基因突变和 EML4-ALK 融合基因检测试剂盒（荧光 PCR 法，艾德生物）说明书，检测的方法学和结果的判读与组织学标本一致。

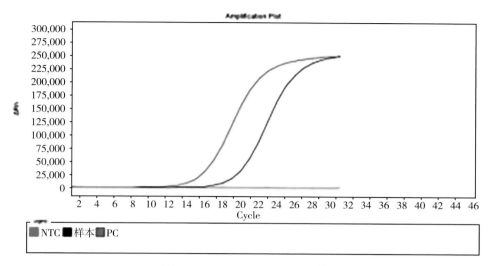

图 11-13-2　BRAF V600E 阳性

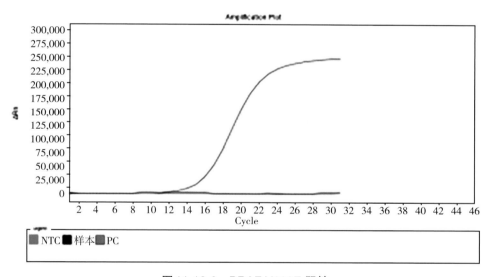

图 11-13-3　BRAF V600E 阴性

三、乳腺癌胸腔积液转移细胞蜡块 FISH Her-2 检测

细胞蜡块（参考固定凝集法）HE 染色形态学结合免疫细胞化学染色进行细胞病理诊断为乳腺癌胸腔积液转移的病例，患者无法耐受活检或是活检肿瘤细胞有限的情况下，胸腔积液细胞蜡块是良好的代替。要求肿瘤细胞的数量 ≥ 20 个，如果是可疑肿瘤细胞需要 100 个以上，且需避免细胞坏死区域。使用乳腺癌 HER-2 基因检测试剂盒（FISH 检测，雅培生物），其检测的方法学和结果的判读与组织学标本一致。其样本沉淀物经福尔马林固定、石蜡包埋后切片，将组织样本置于载玻片上。变性后 DNA 形成单链状态，与 PathVysion 试剂盒的探针进行杂交。杂交后，用一系列的洗液洗去未结合探针。并用 4，6- 二咪基 -2- 联苯基吲哚（DAPI）对细胞核进行复染。DAPI 是一种蓝色荧光素，为特异性 DNA 染色剂。PathVysion 试剂盒探针杂交信号可通过配置相应滤光片的荧光显微镜进行观察（橙色和绿色荧光信号）。在显微镜下观察细胞核内的荧光信号，对 HER-2/neu 基因（橙色）和 17 号染色体（CEP 17）（绿色）信号进行计数，计算 HER-2/neu 基因与 CEP17 拷贝数比值。

四、尿液脱落细胞行尿路上皮癌 FISH UroVysion 检测

对疑似膀胱癌的血尿患者的尿样脱落细胞3号、7号、17号染色体的非整倍体和9p21位点缺失进行检测。尿液脱落细胞离心涂片镜下异型细胞≥100个，参考膀胱癌细胞染色体及基因异常检测试剂盒（FISH检测，雅培生物）步骤进行预处理和检测。对于尿液脱落细胞可行涂片和细胞蜡块（混浊尿和血尿）两种的材料准备。

（一）尿液脱落细胞涂片材料准备

1. 新鲜尿液样本静置30min细胞沉积瓶底，取瓶底100ml，1500rpm离心5min。

2. 看不到沉淀物，留取管底0.5～1.0ml，有沉淀物倒去上清液，加入同等量的固定液（甲醇：冰乙酸1:1），混匀静置固定10min，用一次性塑料吸管吸取管底液体或是沉淀物1ml，分别在三张玻片上各加1滴制作涂片。

3. 涂片晾干后取最后一张进行HE染色，筛查肿瘤细胞（无肿瘤细胞弃去，有肿瘤细胞要求整张玻片50个以上），取前两张玻片进行尿液FISH指标检测。

（二）尿液脱落细胞制作细胞蜡块材料准备

1. 取样前准备　临床医师叮嘱患者排净晨起的第一次尿后喝水500ml，等待第二次排尿排掉前半段，留取后半段200ml置于一次性塑料洁净瓶（含有刻度）中；瓶身贴好患者信息标签，完整填写申请单（临床病史、影像学资料等）于半小时内送检病理科，连续送检3次。

2. 细胞富集　①细胞室收到样本立即加入50%乙醇，尿液与50%乙醇以1:1的比例混匀预固定，放置室温1h后留取瓶底100ml倒入50ml离心管两管中以2000rpm，5min进行离心，去上清液。②沉淀物用一次性的塑料吸管转移至15ml的离心管加入10%NBF与95%乙醇1:1的混合液以1500rpm，5min进行离心，去上清液（若沉淀物大于1ml，无须转移离心管直接加混合液）。③沿着离心管壁缓慢的加入10%NBF与95%乙醇1:1的混合液放置4h，取出沉淀凝集块用棉纸包被放在包埋盒中上脱水机脱水包埋，初次切片5张以上（尤其是临床疑似泌尿系肿瘤且出现血尿病例，后续需要ICC和FISH检测）。

（三）结果判读

3号（红色）7号（绿色）或者17号（青绿色）染色体中有2个或者更多的染色体有信号增加（也就是3种或者更多的信号），或者9p21（黄色）的两个拷贝都缺失。25个细胞中≥4个细胞在同一细胞中观察到在染色体（3号、7号或17号）上有两种或多种多倍体增加，或者25个细胞中≥12个细胞9p21信号为0。除此之外继续分析，直到检测到4个细胞具有多条染色体数量增加，或者检测到12个细胞中9p21信号为0，或者已经分析了全部样本。

分子细胞病理技术近几年已广泛的应用于脱落细胞样本的鉴别诊断及伴随诊断中，尤其对于来源不明的胸腹水，常规的形态学和免疫细胞化学应用仍然找不到组织起源的病例，分子基因表达谱的应用明显提高了诊断的准确率。

第十四节　人工智能辅助阅片及诊断报告的质量控制

在我国，宫颈癌发病率仍在增长，2018年全国肿瘤登记中心发布数据，宫颈癌仍占我国女性妇科肿瘤第二位。宫颈癌及其癌前病变的早期诊断及早期治疗至关重要，新柏液基薄层细胞学检测（ThinPrep cytologic test，TCT）作为宫颈癌的筛查手段被广泛应用于宫颈癌及癌前病变的早期诊断。但TCT在临床实际应用中极大受制于人工阅片的效率、准确性，计算机辅助的应用是细胞学领域的一项重要革新和成果，通过人工智能算法，自动阅片、初筛并将可疑异常的细胞视野呈现予细胞学医师，可减少人工阅片的疲惫感及漏诊率，辅助提高阅片效率和准确性。

新柏氏玻片扫描分析影像系统（ThinPrep Imaging System，TIS）：自2009年引入我国并通过CFDA认证，应用逐渐广泛。并因其能提高阅片效率、阅片质量、和阅片准确性逐渐受到国内外临床医师、细胞学技术人员的认可。见图11-14-1。

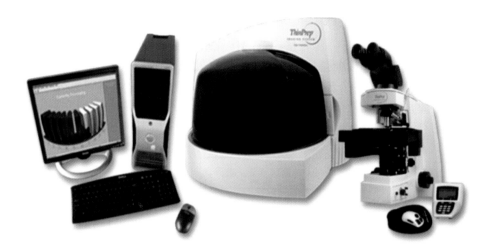

图11-14-1　豪洛捷-TIS人工智能分析影像系统

（一）计算机辅助的细胞学人工阅片原理功能特点

计算机辅助的细胞学人工阅片自1955年以来开展，TIS是该领域内相对成熟者。

TIS由影像工作站、影像处理计算机、阅片设备3部分构成，通过对TCT玻片进行批量、快速的系统扫描，为细胞学技术人员提供预筛选的22个细胞视野。

（二）TIS的优势

1. 提高病变检出率　在于大幅度减少细胞学技术人员在茫茫视野中定位异常视野的工作，使得细胞学技术人员可以集中精力专注于精确诊断病变细胞级别，并且减少漏诊的可能。

2. 提高工作效率　TIS在提高检出率同时显著提高阅片效率TIS的应用确实能帮助提高TCT的效能，大幅缓解细胞技术人员工作负担同时提高检出率与准确性。有效地释放医师工作压力，降低工作强度，提高工作效率。

（三）TIS的具体操作步骤

见图11-14-2。

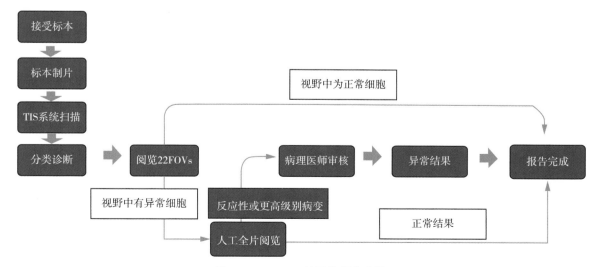

图11-14-2　TIS的具体操作步骤

TIS要求规范化操作，对于细胞学玻片的质量要求高，如果不能很好的进行染色、封固等操作，若技术人员的操作不当可能会出现设备报错而无法扫描；对于细胞学技术人员要求高，在初级使用时可能存在虽严格规范操作要求但仍有不适应，可能需要一定时间的磨合期。上述情况是细胞学技术人员仍有疑虑的部分原因。

（四）质控及审核

一般而言，细胞实验室均需要一套完整规范的作业指导书，来指导和规范日常工作。正确的结果来自于正确的过程，细胞病理诊断是从样本采集、样本处理、样本制备、样本染色、样本封固这个5个环节来得到最终的结果。这5个环节中任何一个环节的纰漏都牵及诊断的质量。全过程的每个环节，均能折射出实验室质量控制及质量保证的重要性。从技术到诊断都要严格进行质控，建立完善的阅片质量控制非常必要（图11-14-3）。

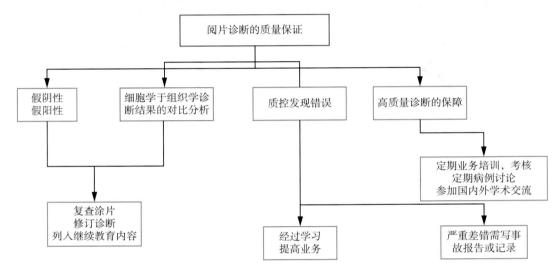

图11-14-3　阅片诊断质量保证流程

综上所述，细胞病理检测的各个环节均伴随着质量控制，质量控制和审核在管理工作中缺一不可，互相依存。质量控制及审核的目标是减少细胞病理诊断的错误，以保证医疗安全，提高诊断质量。

第十五节　细胞病理学技术常见问题及注意事项

细胞学材料的取样、处理和染色是细胞病理学诊断的三大基础，每个细节环环相扣。不管应用哪种细胞富集技术，目标都是为了制备高质量的涂片或切片，获得完好的细胞形态和良好的染色效果，更加精确进行细胞病理学的诊断以及晚期病患靶向治疗的伴随诊断。对于临床工作中常见的问题及注意事项列举如下。

一、样本的保存与送检

黏液样本（宫颈脱落细胞、呼吸道脱落细胞）取样后立即放置保存液中；尿液脱落细胞样本取样后1h内加入50%乙醇1:1预固定；浆膜腔积液建议新鲜送检不加固定液，因其含有蛋白及纤维用乙醇预固定会引起样本蛋白的沉积，干扰细胞黏附于玻片上，甲醛预固定同样影响细胞黏附于玻片上且干扰了涂片的巴氏染色。且在细胞蜡块取材时样本要新鲜并取出肉眼可见的蛋白、血凝块等，因为固定后有核细胞会与这些肉眼可见物包裹在一起，离心时沉积于管底最底层，影响离心分层取材位置的判断。若需远距离运送可把样本瓶用冰袋装置送检；连续送检3次，多次的送检可增加细胞收集量且进行形态学的比对。

二、血性及脓性样本取材及时性

体液细胞内含有各种酶解酶用于维持其正常的新陈代谢，当细胞脱落时，细胞内的酶解酶会释放出来破坏细胞，影响细胞的形态，尤其是血性及脓性的样本，其含有的游离细胞及脱落物比较多，肉眼呈现混浊的状态，要及时的进行细胞的富集工作；样本处理的及时性可减少细胞在体外的退变。

三、体液样本取材离心步骤重要性

任何体液样本富集细胞都需要离心这一步骤，离心技术原理是红细胞比重较有核细胞大，所以红细胞沉积于最底层，有核细胞分布于红细胞层和上清液之间。离心的目的是为了体液样本中的液体和细胞脱落物等成分形成沉淀和上清液，又不破坏细胞的形态。所以合适的离心转速和时间非常重要，需要反复实验摸索，对于血性样本首次离心采用2500rpm离心5min，取材后制作细胞蜡块前离心采用1500rpm离心5min，较高转速时红细胞分层，较低转速时有核细胞聚集。

四、细胞蜡块材料的使用性

细胞蜡块的应用明显的提高细胞病理诊断的阳性率，可以把送检的脱落细胞样本中所有的内容物全部浓缩成块状，不但可以获得常规的形态学观察，且能长期保存，重复切片，保证切片位置的一致性，以定位和定量免疫细胞化学染色及分子细胞病理检测前的肿瘤细胞位置和数量。

五、体液样本细胞退变区别

体液样本中的细胞退变分为体内退变和体外退变。浆膜腔为密闭的腔，积液较长时间积存其中，使得细胞呈漂浮的状态，因而可见不同程度退变的细胞和不同活跃程度的细胞，最常见的是富含胞质为空泡状和胞核偏位的间皮细胞，肿胀性退变间皮细胞比固缩性退变间变细胞多见，容易造成误诊（图11-15-1）；而体外退变细胞常常是样本未及时处理或是涂片干燥等引起的，细胞结构不清，染色模糊，无法诊断（图11-15-2）。所以体外退变可作为样本不合格的依据，追溯其原因。

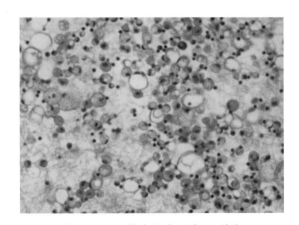

图11-15-1　体内退变细胞HE染色

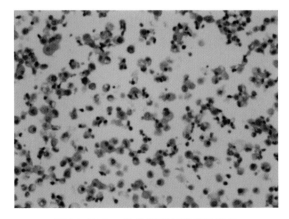

图11-15-2　体外退变细胞HE染色

第十二章　环保试剂的应用

病理技术是病理诊断的基础，随着科学技术的发展，特别是计算机网络、人工智能等技术的开发及应用，为病理精准诊断提供了强有力的支持。现代病理诊断越来越依赖病理技术的发展，特别是在数字病理应用及开发中，传统病理技术的弊端也越来越浮出水面。国际著名病理学家伦纳特教授有句名言："技术是病理学之母。"病理学的发展无一不是新技术的发明与应用的结果。病理学的理论和技术被视为汽车的2个车轮，缺一不可，互为依存，互相促进，两者的结合决定着病理学的发展。传统组织标本（临床病理标本、动物实验标本、植物实验标本）在前处理（固定、脱水、透明、浸蜡、包埋）以及常规HE染色、特殊染色、免疫组织化学染色、分子病理技术及核酸提取过程中，甲醛和二甲苯作为病理常规试剂是必不可少的，也是病理科用量最多试剂。这些试剂不但具有强烈的刺激性和挥发性，而且极易对实验室工作环境造成污染，从而对实验室工作人员的身体造成严重危害，特别是甲醛已被世界卫生组织（WHO）定为一级致癌物。回收处理这些有害试剂除了需要高昂的设备外，后期人力物力的投入也非常大，但往往被医疗单位忽视，由于甲醛和二甲苯的自然降解速度很慢，不经无害化处理直接将其排放至下水系统会造成城市水系和空气的污染。随着人们对健康环保工作和生活环境的不断关注，从事与病理实验室工作相关的医务人员非常渴望建立一个环保型实验室，以减少化学试剂对人类的危害。目前国外进口的全自动免疫组化染色机的脱蜡系统已使用非二甲苯脱蜡液，全自动HE染色机目前只有罗氏HE600高清滴染，使用非二甲苯脱蜡，透明则是通过含有二甲苯的封片胶完成而且价格不菲。因此，寻找一种既适合病理诊断需求，又对人体无毒无害且环保的甲醛和二甲苯理想替代品，是目前病理界的一大挑战。现有北京九州柏林、益利、上海初雷、秀威、贝索、莱伯泰科、骏腾、格林、科隆、雨露等国内企业相继推出甲醛和二甲苯的替代品，国内外病理技术工作者的一种迫切愿望基本实现。

第一节　新型环保型无醛组织固定液

采用甲醛固定组织的模式已延续了一百多年，其优点是组织渗透能力强、组织固定均匀、组织收缩相对其他固定液要小、成本低、能较好地保存组织结构及形态，所以至今仍被广泛应用。缺点是：①具有高毒性，易挥发，有较强烈的刺激性气味，严重刺激呼吸道黏膜和眼结膜，强烈的刺激可引起呼吸困难和眼睛流泪，大量摄入和吸入易导致中毒；国内外医学研究证实，人体皮肤直接接触甲醛时，会引发过敏反应、皮炎或湿疹；长期接触甲醛可能会引发慢性呼吸道疾病和肿瘤如鼻咽癌、结肠癌、脑瘤、白血病等疾病的发生，长期慢性接触可引起体内白细胞数量下降，导致记忆力和智力下降。②毒性约为甲醇的30倍，因其比重值高于空气，防护极为困难，易造成空气和环境的污染，2004年6月15日WHO正式宣布甲醛为致癌物质，同时提醒人们要重视甲醛的致癌性，并采取预防措施。③甲醛存放过久易聚合成三聚甲醛，而影响组织标本固定效果。④固定时间较长的组织内易形成甲酸或甲醛色素，前者导致组织酸化影响染色效果，后者易与含铁血黄素相混淆，影响诊断。⑤不能固定肝糖原和尿酸。⑥废液需特殊处理，应由持证废物运输或解毒企业来处置，尽可能蒸馏回收，不能直接排入下水道，且废液处理费较高。⑦一些研究已经证实，采用以醛类为基础的固定液（如甲醛）处理标本，可引起组织内广泛的蛋白质交联，并且使生物大分子的修复较困难，所以经甲醛固定的组织在进行免疫组化染色时因蛋白质氨基酸分子间交联反应，不同程度封闭了抗原决定簇，需进行抗原修复。在室温下，用甲醛固定的组织很难保存高分子量DNA，造成DNA、RNA抽提困难，生物学分析成功率难以确定；因抽提的DNA分子的大小与固定的温度直接相关，即使短暂的甲醛固定切片，其DNA的溶解度也会明显降低（也可降低DNA的可溶性），导致约有30%的核酸丢失，所以在分子生物学检测中也要进行热处理。多项研究显示，无交联作用的醇类固定剂在保存DNA方面比醛类固定剂效果更好；但单纯用乙醇类固定液，易导致核固缩、细胞空泡出现、组织皱缩、组织变硬变脆等缺陷。理想的固定液应该是毒性低、挥发轻、渗透能力强、能有效地保存组织细胞的结构及形态、高度地保存组织细胞内的免疫原性和DNA/RNA分子结构，以便进行免疫细胞/组织化学和分子生物学研究。

近年来，随着对实验室环境安全更高的要求以及分子生物学飞速发展的需求，研发和生产理想的无毒低毒的甲醛替代固定剂已刻不容缓。目前国内外相继研制并生产了环保型无醛固定剂，令人满意的替代品具有极大的技术优势，如英国的FineFIX、美国的HISTO[CHOICE]，国内北京九州柏林生物科技有限公司等生产的系列无醛固定液。环保型无醛固定液是组织固定技术的革命性突破，使建立绿色病理实验室的理想成为现实。无醛固定剂的主要特点是：①无色、无刺激性，低挥发性，不含甲醛等任何醛类化合物，绿色环保，易生物降解，使用后不会对环境产生危害，对组织渗透性强。②能保持良好的组织形态学结构，同时能保护细胞膜的完整性。③有较强的固定、脱水、脱脂硬化作用，不易导致组织过度收缩，无细胞空泡与核固缩现象。④能最大限度地保护组织中的抗原和核酸不被破坏、降解或弥散。免疫组化检测结果显示，在相同染色条件下阳性率和阳性强度与传统法效果基本一致。无醛固定液固定的组织，蛋白质氨基酸分子之间不发生交联，对组织内抗原不构成交联型遮盖，某些免疫组化检测无须抗原修复处理，简化了免疫组化染色程序，消除了修复可能产生的假阳性，提高了抗原对抗体的敏感性。⑤对DNA、RNA保存较佳，有利于对组织标本的分子生物学研究。以乙醇成分为主的无醛固定剂，回收简便易行，不需甲醛中和剂进行处理废液，可依据乙醇废液处理管理条例处置废液。经大量实际应用，无醛固定液与传统甲醛固定液处理的组织制片效果基本相同，完全可以取代甲醛对组织标本进行固定。

一、FineFIX

一种浓缩无醛固定剂，以3倍95%乙醇稀释成工作液，可以获得良好的组织细胞结构、免疫原性和良好的核酸保存效果。在手术标本的固定方面穿透速度较快，国外一些实验室对其固定效果进行了对比性研究，结果是HE染色形态学分析、免疫组化染色、RNA/DNA提取和PCR基因扩增等均获得满意结果，被认为是理想的甲醛替代品，在组织固定技术方面具有里程碑式的意义。目前国内已有多家医院使用FineFIX进行标本的固定，且效果良好（图12-1-1）。

二、TISSUE FIXATIVE-HISTO[CHOICE]

美国Amresco公司生产的无醛环保型组织固定剂。目前在欧美和亚太地区一些国家的应用试验证实了良好的效果。该固定液适用于常规组织学、免疫组化、分子杂交、细胞学等方面的组织固定。美国耶鲁大学的一个试验小组对其性能进行了较为全面的分析（图12-1-2）。

表12-1-1将HISTO[CHOICE]和10%中性缓冲福尔马林固定液（NBF）在涉及上皮、淋巴、神经、血管和肿瘤标志物等21种常用免疫组织化学染色的结果进行了对比分析。结果表明，57%采用HISTO[CHOICE]固定的标本染色结果具有较NBF更高的染色强度，28.6%的标本染色结果表明两种固定剂染色强度相同，14.3%的标本染色结果表明NBF具有更高的强度。

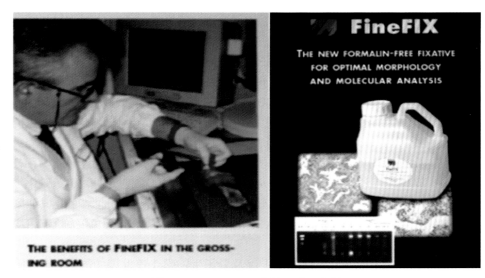

图 12-1-1　FineFIX浓缩无醛固定剂

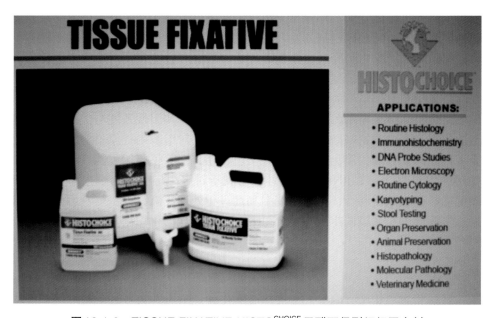

图 12-1-2　TISSUE FIXATIVE-HISTO^{CHOICE} 无醛环保型组织固定剂

表 12-1-1　21种常用免疫组织分别使用HISTO^{CHOICE}和NBF（中性福尔马林）化学染色结果对比分析

组织	Antibody	Suppher	Protein conc	对比	
				阅片者1	阅片者2
Tonsil 3-patients	AE1/3	Hybertech	1 mg/ml	S	S
	BLA	BioGenex	5.4 mg/ml	S	S
	CAM5.2	B&D	25 μg/ml	S	F
	CD15	B&D	50 μg/ml	H	H
	CD20	Dako	7.5 mg/ml	F	S
	CD57	B&D	12.5 μg/ml	S	H

续 表

组织	Antibody	Suppher	Protein conc	对比	
				阅片者1	阅片者2
	CD64	Dako	19 mg/ml	S	S
	CD68	Dako	19 mg/ml	H	S
	EMA	Dako	8.6 mg/ml	S	H
	Factor Ⅷ	Dako	14.5 mg/ml	H	S
	kappa	Dako	15.1 mg/ml	S	S
	lambda	Dako	21.5 mg/ml	H	S
	rnuramidase	Dako	7.1 mg/ml	F	F
	S-100	Dako	4.5 mg/ml	F	F
Colon 1-patient	CEA	Dako	0.2 mg/ml	H	H
Prostate 2-patients	PSA	Dako	3.2 mg/ml	S	S
	PAP	Dako	12.9 mg/ml	S	S
Pancreas 1-patient	Enolase	Dako	0.2 mg/ml	H	S
	Glucagon	Dako	0.1 mg/ml	H	F
	Chromogranin	Dako	14.5 mg/ml	H	H
	Somatostatin	Dako	30 mg/ml	H	H

注：两种固定剂（H或F）以最强染色强度来判读，S表示相同染色强度。

表12-1-2对两种固定液固定标本染色的色值对比分析则表明HISTO^{CHOICE}固定的标本80%的染色色值优于NBF。

表12-1-2 HISTO^{CHOICE}和福尔马林固定组织染色色值对比分析

染色	Histochoice液	中性福尔马林缓冲液	百分比差异	P值
CEA	270.240	×	−	−
AE1/3	270.436	271.336	0.3	NS
BLA	267.846	258.040	3.7	0.0001
CAM5.2	271.971	270.920	0.4	NS
CD15	257.027	259.113	−0.8	NS
CD20	257.227	263.151	−1.1	NS
CD57	270.782	282.478	−4.3	0.0001
CD64	278.789	271.557	2.6	0.0001
CD68	261.062	257.470	1.4	0.0312
EMA	269.543	268.171	0.5	0.0023
Factor Ⅷ	265.493	263.548	0.7	NS
kappa	268.736	268.675	0.0	NS
lambda	270.209	269.765	0.2	NS
muramidase	×	267.571	−	−

续　表

染色	Histochoice液	中性福尔马林缓冲液	百分比差异	P值
S-100	268.249	263.778	1.7	0.0006
PAP	269.240	267.700	0.6	NS
PSA	266.568	265.840	0.3	NS
Chromogranin	265.655	249.313	6.2	0.0002
Glucagon	238.330	249.028	−4.5	NS
Enolase	252.941	250.843	0.8	NS
Somatostatin	250.775	239.163	4.6	0.0065

注：NS表示不显著；×表示未染色。

三、九州柏林无醛固定液

国内自主企业自行研制生产的环保型固定液，该无醛固定液目前已被数百家大型医院使用。特点是：固定剂为蛋白沉淀性固定，能较好地固定染色体、糖原、酶类等细胞内结构，尤其对脂肪固定效果好（图12-1-3），不但不影响免疫组化及分子检测结果，而且效果优于未经二次固定后检测的结果，所以往往被作为二次固定的首选（根据国际病理标本固定指南规定首选固定剂仍为10%中性缓冲福尔马林固定液）。

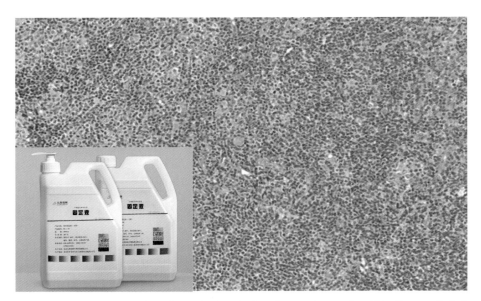

图12-1-3　使用九州柏林无醛组织标本固定液固定淋巴结组织（石蜡切片，HE染色）

最近的一项涉及全国十余家著名医院和大学科研机构的综合实验表明，无醛固定液固定的外检标本，在大多数免疫组化染色中都能够获得优于或等于甲醛固定的同一组标本。

此外，无醛固定液固定的外检标本在核酸提取和实时定量荧光PCR对比实验中也获得了满意的结果（图12-1-4～图12-1-8）。

大量实验证明，只要按照规范化的组织标本取材、固定，完全采用无醛固定液制备固定组织标本均可获得优质的病理组织切片，且具有良好的形态结构、免疫原性和基因分子机构保存性能。如果采用4%中性缓冲甲醛首次固定后需要二次固定的，采用无醛固定液效果明显高于传统法（图12-1-9）。

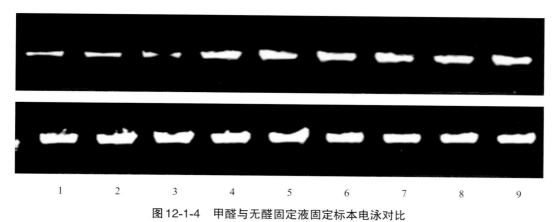

1　　　2　　　3　　　4　　　5　　　6　　　7　　　8　　　9

图 12-1-4　甲醛与无醛固定液固定标本电泳对比

注：上半部为甲醛固定标本下半部为无醛固定液固定的标本。1 ～ 9 分别为：1. 结肠癌；2. 卵巢黏液腺癌；3. 移行细胞癌；4. 肝癌；5. 胰腺癌；6. 鳞状细胞癌；7. 乳腺癌；8. 子宫内膜癌；9. 卵巢非黏液癌。

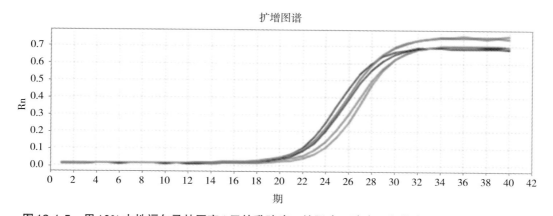

图 12-1-5　用 10% 中性福尔马林固定 1 天的乳腺癌、结肠癌、肺癌、卵巢癌、淋巴瘤的线性图谱

注：其基线期、指数增长期、线性增长期和平台期理论扩增成立。扩增图谱从左到右分别为乳腺癌、结肠癌、肺癌、卵巢癌、淋巴瘤，说明 10% 中性福尔马林固定 1 天能较好地保存模板基因。

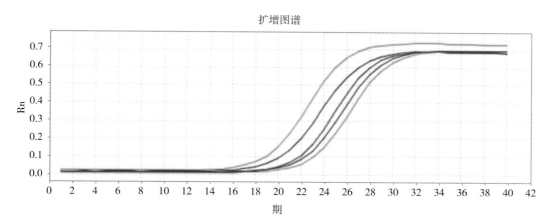

图 12-1-6　无醛组织标本固定液脱水系列套装试剂固定 1 天的乳腺癌、结肠癌、肺癌、卵巢癌、淋巴瘤的线性图谱

注：其基线期、指数增长期、线性增长期和平台期理论扩增成立。扩增图谱从左到右分别为乳腺癌、结肠癌、肺癌、卵巢癌、淋巴瘤，说明无醛固定液固定 1 天和 10% 中性福尔马林固定 1 天的标本大致相同，也能较好地保存模板基因。

扩增图谱

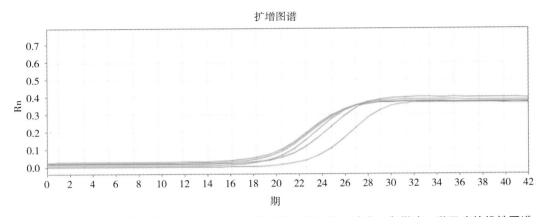

图 12-1-7　用 10% 中性福尔马林固定 60 天的乳腺癌、结肠癌、肺癌、卵巢癌、淋巴瘤的线性图谱

注：其基线期，指数增长期，线性增长期和平台期理论扩增成立。扩增图谱从左到右分别为乳腺癌、结肠癌、肺癌、卵巢癌、淋巴瘤，说明 10% 中性福尔马林固定 60 天后仍能较好地保存模板基因。

扩增图谱

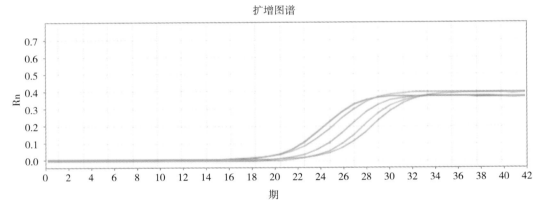

图 12-1-8　无醛组织标本固定液固定 60 天的乳腺癌、结肠癌、肺癌、卵巢癌、淋巴瘤的线性图谱

注：其基线期、指数增长期、线性增长期和平台期理论扩增成立。扩增图谱从左到右分别为乳腺癌、结肠癌、肺癌、卵巢癌、淋巴瘤，说明无醛固定液固定 60 天和 10% 中性福尔马林固定 60 天的标本大致相同，也能较好地保存模板基因。

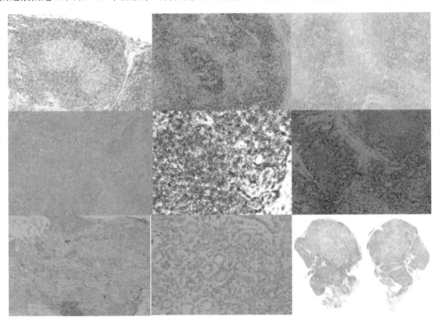

图 12-1-9　应用九州柏林样本制备套装制作的未经 10% 中性缓冲福尔马林固定液固定的淋巴瘤标本

注：经无醛固定液二次固定，免疫组化染色表达完全符合病理诊断要求。

第二节 新型环保型组织样本制备试剂

传统的组织前处理过程中，组织透明时使用大量二甲苯。二甲苯是一种对人体具有较强毒害作用的有机化学试剂，其特点是极易挥发、中等毒性，可对人体造成伤害。短期内吸入高浓度二甲苯可出现上呼吸道明显的刺激症状、眼结膜及咽部充血、头晕、恶心、呕吐、胸闷、四肢无力、意识模糊、步态蹒跚，重者可有躁动、抽搐或昏迷，有的可能出现癔病样发作。长期使用会导致骨髓抑制，引起白细胞数量降低，有可能出现神经衰弱综合征，女性出现月经异常，常出现皮肤干燥、皲裂、皮炎等症状。该试剂除对病理工作者的健康构成威胁外，有的单位还将废弃的二甲苯大量倾倒入下水道，对城市水系造成了更大范围的环境污染。由于二甲苯具有溶解、腐蚀作用，普通的乳胶手套及口罩均不能提供有效保护。二甲苯在组织前处理过程中可对组织造成的伤害：①若组织固定、脱水、脱脂不佳，在二甲苯中易产生组织的收缩和硬化现象，影响制片质量。②数字病理时代，随着人工智能的开发及应用，临床上对病变组织在计算机下的实施测量非常重视，特别是内镜下黏膜剥离术（ESD）标本、全切前列腺标本，但是传统的组织前处理方法因与原组织间收缩值较大（20%～25%），无法满足计算机显微镜下的实施测量，目前只停留在手工PS画图水平上。③在大组织切片中由于脱水、脱脂的欠佳，也影响了切片的质量，甚至无法实现大组织切片，影响了病理诊断的宏观性。

为了克服二甲苯存在的各种缺点，国内外病理工作者都在试图寻找一种较为理想的二甲苯替代品、甚至是环保的组织前处理系列，以有效替代传统的脱水程序中存在的问题。近几年来国内外市场上出现了一些环保型脱蜡剂、透明剂，如WaxOut、TO透明剂等。但组织前处理过程中由于对试剂质量的要求相对要高，而绝大部分此类试剂与脱水剂的相溶度欠佳，甚至有些脱蜡剂为水溶性，所以环保试剂很少能在组织前处理中应用，只见于零星的使用经验报道。理想的环保型组织制备试剂应该是脱水剂与透明剂有良好的相容性，能较好地完成组织脱水、脱脂、透明、浸蜡功能，可形成系列产品（图12-2-1）。

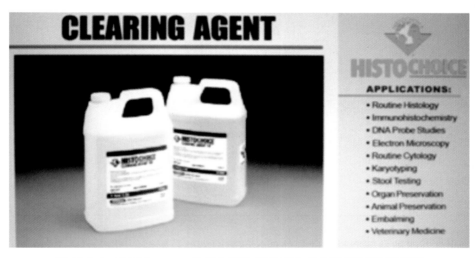

图12-2-1 美国Amresco公司生产的CLEARING AGENT组织脱蜡液

北京九州柏林生物科技有限公司研制的组织样本制备套装是目前国内唯一能将脱水与透明及浸蜡融为一体的组织病理样本制备试剂，也是目前最具有开创性的一套环保型应用试剂，该套试剂符合国家环保局批准的绿色化学十二原则，脱水液透明剂无须特殊废液处理，可与脱水试剂一道与处理乙醇一样直排医院内部污水管道，从2013年开始已在全国数百家大中型医院病理科和实验室投入使用。其优点是：①内含大分子物质可对脱水组织具有较好的支撑作用，更加接近原固定后组织的形态。②高宽容度可使大小标本混合脱水（小到针尖大的虹膜组织或穿刺组织，大到前列腺、肝肿瘤、胃肠肿瘤的大组织切片），脱水流程按大组织进行，小组织不会变脆。③组织收缩极小，软硬适中，具有优良的脱脂软化功能，对脂肪、淋巴结、皮肤、平滑肌等特殊组织处理效果更佳，细胞核及间质呈现的是饱满现象（与组织的收缩率有关）。④透明剂为有机溶剂，对组织处理柔和，透明度高，脱水机使用效果更佳。⑤因其高宽容度更利于脱水机少的中小型医院，特别是每一步脱水剂中都含有特殊的组织固定剂，对组织首次固定不佳的标本起到了良好的补救作用。⑥价格低廉，每套首次一般可处理标本5000块左右，后面的可根据本实验室使用情况前移试剂即可，不需要大批更换试剂，有效地降低了成本。⑦石蜡切片柔韧适中，厚薄均匀，连续性好，更利于连续切片，冷冻后切片效果更佳，无碎片现象。⑧该试剂套装更适合大组织切片要求，由于其保持组织原有的韧性，可保证组织在脱水后的包埋过程中任意调整切面，以保证大组织切片时的完整性，特别是对长条组织更有利。⑨因其组织脱水后与原固定组织相差甚少（收缩率6%～10%），符合计算机测量要求，有利于病理人工智能的开展。⑩其宽容度还可用于动物（陆生动物、海洋动物）、植物等系列标本的制作（表12-2-1）。该系列制备套装包括无醛标本固定剂、脱水剂、透明剂（图12-2-2、图12-2-3）。

表12-2-1 使用九州柏林样本制备套装常规组织（含小标本）时间表

储液槽	试剂名称	工作时间	合计时间	备注
1号	固定液	1～2h	2.5～3.5h	注：首次使用脱水套装时，将5号放入少量85%乙醇，待需更换试剂时，将5、6、7号前移，只需添加8号即可，长时间应用脱水剂只需前移。透明液1周换1次，可以前移
2号	固定液	1.5h		
3号	75%乙醇	1h	2h	
4号	85%乙醇	1h		
5号	脱水液Ⅰ	1.5h	3h	
6号	脱水液Ⅱ	1.5h		
7号	脱水液Ⅲ	1h	2h	
8号	脱水液Ⅳ	1h		
9号	透明液	1h	1h50min	
10号	透明液	50min		
蜡缸1	浸蜡液Ⅰ	1h		蜡缸1可使用熔点为56～58℃石蜡，设置温度为56℃，其余蜡缸使用熔点58～60℃石蜡，设置温度为58℃
蜡缸2	浸蜡液Ⅱ	1.5h		
蜡缸3	浸蜡液Ⅲ	1h		
蜡缸4	浸蜡液Ⅳ	1h		
11号	工作槽清洗液Ⅰ		自动标准清洗程序1周换1次	
12号	工作槽清洗液Ⅱ		可前移	
13号	纯净水		1周换1次	

下面是用北京九州柏林新型脱水试剂处理各种组织染色效果图（图12-2-4～图12-2-19）。

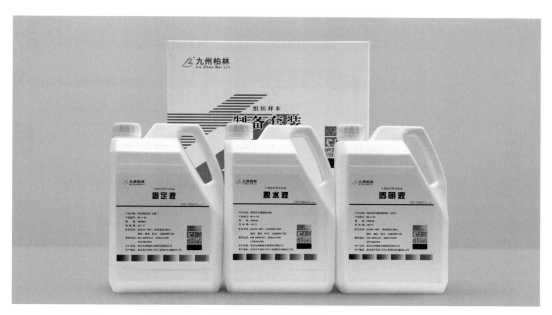

图 12-2-2　九州柏林组织样本制备套装（内含固定液、脱水剂、透明剂）

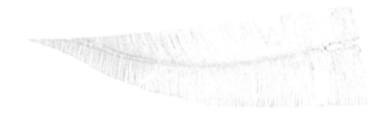

图 12-2-3　用九州柏林样本制备套装制作的海洋蟹类腮（石蜡切片，HE 染色）

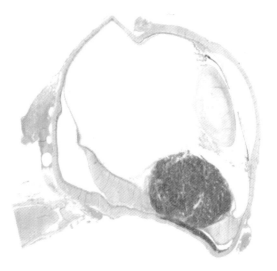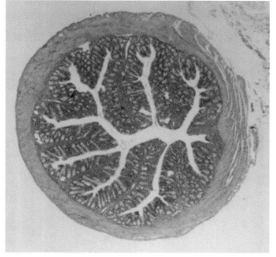

图 12-2-4　用九州柏林样本制备套装制作的人眼脉络膜黑色素瘤及小肠（石蜡切片，HE 染色）

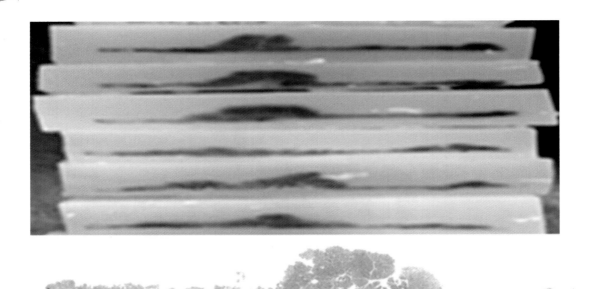

图12-2-5　用九州柏林样本制备套装制作的ESD手术胃黏膜组织（大组织石蜡切片，该标本大小7.0cm×3.8cm，HE染色）

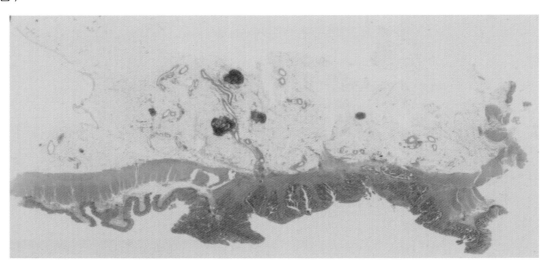

图12-2-6　用九州柏林样本制备套装制作的结肠癌淋巴结转移途径（大组织石蜡切片，HE染色）

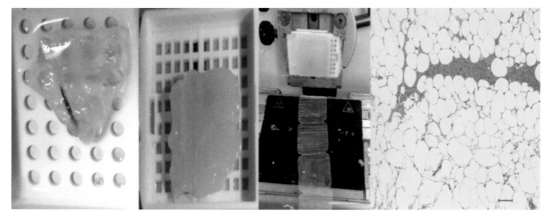

图12-2-7　用九州柏林样本制备套装制作的脂肪组织

注：从左至右分别是透明、浸蜡、切片、HE染色。

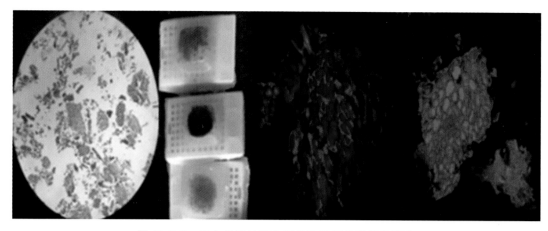

图 12-2-8　用九州柏林样本制备套装制作的植物标本

注：麸皮、麦秸粉碎后发酵处理的标本。左侧为HE染色；中间1为石蜡包埋后切片；中间2为传统法处理标本，罗丹明染色显示片状组织破碎；右侧为九州柏林试剂脱水后，切片完整，罗丹明染色显示片状组织完整。

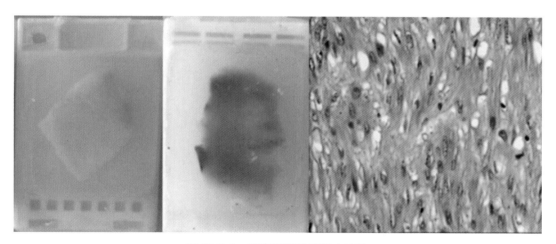

图 12-2-9　子宫平滑肌瘤标本比较

注：左侧为传统法，中间为九州柏林样本制备套装法，左侧为HE染色切片。

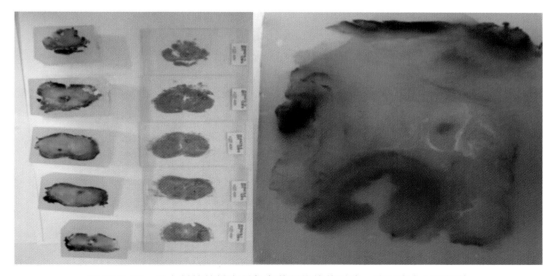

图 12-2-10　用九州柏林样本制备套装制作的前列腺、结肠癌大组织切片

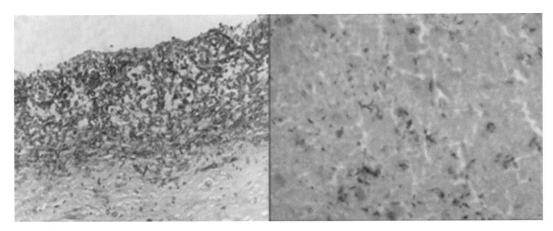

图 12-2-11　用九州柏林样本制备制作的石蜡切片

注：左侧为眼角膜 PAS 染色，右侧为肺组织抗酸染色。

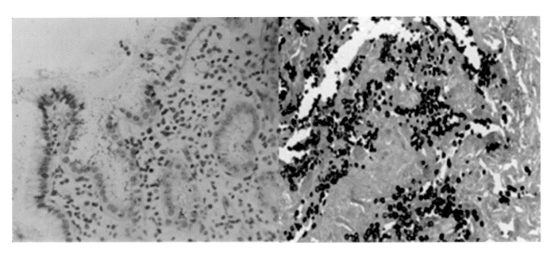

图 12-2-12　用九州柏林样本制备套装制作的石蜡切片

注：左侧为幽门螺杆菌银染色，右侧为六胺银真菌染色。

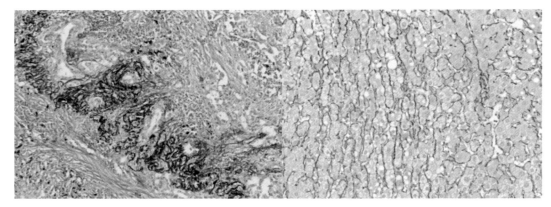

图 12-2-13　用九州柏林样本制备套装制作的石蜡切片

注：左侧为弹力纤维染色，右侧为网状纤维染色。

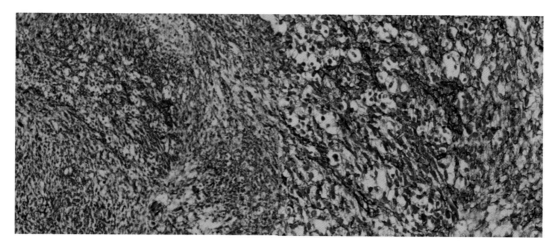

图12-2-14 用九州柏林样本制备套装制作的石蜡切片，同一例病例显示癌与肉瘤并存（网状纤维染色）

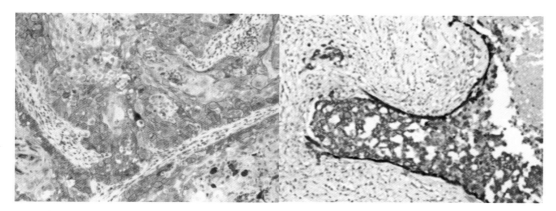

图12-2-15 用九州柏林样本制备套装制作的动物实验石蜡切片（免疫组化双重染色法）

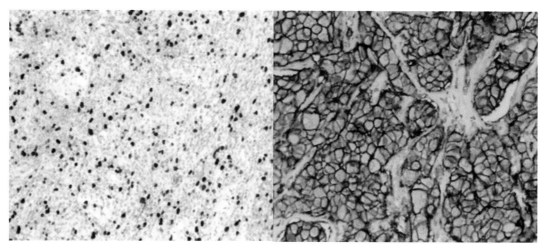

P53/Ki-67 双染   HER-2

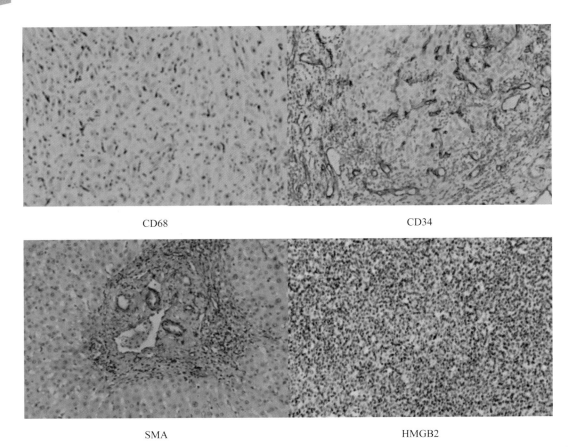

CD68　　　　　　　　　　　　　　CD34

SMA　　　　　　　　　　　　　　HMGB2

图 12-2-16　用九州柏林样本制备套装制作的石蜡切片行部分免疫组化染色

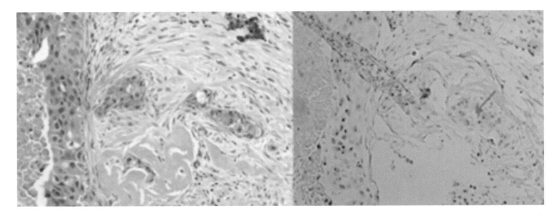

图 12-2-17　用九州柏林样本制备套装制作的乳腺原位癌 HER-2 基因阳性表达（石蜡切片，CISH 双染）

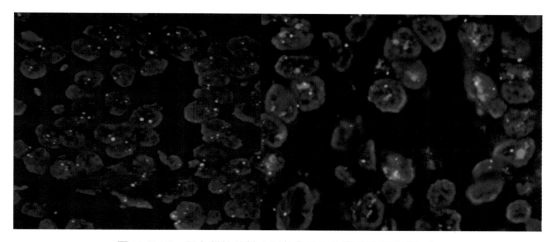

图12-2-18　用九州柏林样本制备套装制作的乳腺癌石蜡切片

注：左侧为HER-2未扩增，右侧为HER-2扩增（荧光原位杂交FISH双探针染色）。

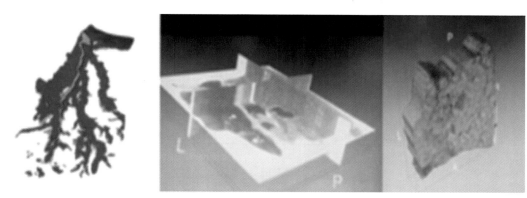

图12-2-19　用九州柏林样本制备套装制作肝脏连续切片后三维重建

注：左侧为肝小叶中动脉、静脉、胆管的三维重建，中间为肝脏肿瘤三维重建，右侧为肝脏边界的三维重建。

第三节　新一代环保型HE染色制备套装及脱蜡、透明剂

　　病理科在各种染色（常规HE染色、特殊染色、免疫组化、原位杂交等）过程中的脱蜡剂与透明剂均使用二甲苯，而这些试剂即便是使用全自动染色机，由于其高挥发性，会对实验室造成极大的环境污染，特别是通风差、设备差、手工染色的基层医疗单位对人员造成的伤害更大。特别是手工封固时，技术人员的手经常反复脱皮（因为手套被溶解起不到保护效果），甚至导致手指皮肤的长期皲裂。长期手工封固致技术员白细胞降低，免疫力低下。切片送至诊断医师手里时也是二甲苯味道满满地充斥在显微镜下。由于近距离的接触，诊断医师往往是将切片在室内搁置一段时间后再阅片。二甲苯的回收成本非常高。所以，使用非二甲苯替代品被提到日程。理想的试剂应该是低毒性、低挥发、脱蜡彻底、透明快。环保脱蜡、透明剂应运而生。例如，美国Amresco公司生产的CLEARING AGENT等，为非苯类单一无毒型复合试剂，经国内外试用证明完全可以替代二甲苯完成脱蜡和染色后的透明处理以及封固，但是价格极其昂贵；又如，进口的全自动免疫组化染色机中的脱蜡剂均为无苯型，最后透明剂及封固剂可自由选择；而全自动HE染色机目前只有罗氏HE600脱蜡剂为无苯型，但是透明、封固剂还是采用二甲苯。国内的九州柏林、广州秀威、武汉宏滋、上海初蕾、北京益利、贝索、格林等国产环保组织透明剂、脱蜡透明剂在国内已有多家医院使用。但是，有的环保试剂与乙醇的

相容性较差，需特殊技术处理，否则会影响切片质量。而九州柏林高清HE染色套装是国内唯一集脱蜡、染色、透明、封固为一体的高清染色套装，在北京及全国近百家医院已有使用近10年的文献资料，其优点是：脱蜡液为单一试剂，切片脱蜡速度快，易于乙醇相容性好，脱蜡彻底；透明剂也是单一试剂，可保证切片及组织的折光率与载玻片最大接近，确保染色后切片背景清晰，核浆比清楚，每套试剂可保证从1～3000张切片染色质量的一致性；该试剂因符合国家环保局批准的绿色化学十二原则，气味小，不易挥发，无须特殊防护，废液处理方法与处理乙醇相同，可以广泛应用在手工及全自动HE染色机，特殊染色、免疫组化、分子病理的手工脱蜡、透明及封固操作。因其独特的环保性能多次被病理装备协会培训指定质控培训及比赛专用试剂（图12-3-1～图12-3-5）。基本根除了病理染色中二甲苯对人体的伤害及其环境的污染。

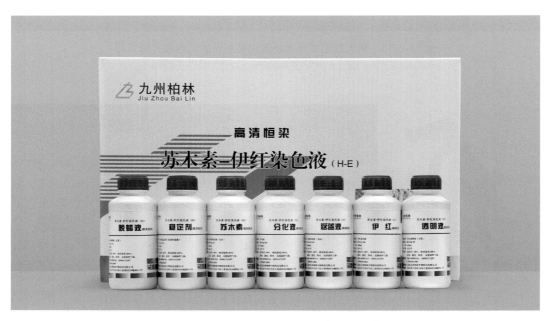

图12-3-1　九州柏林生产的HE高清染色套装

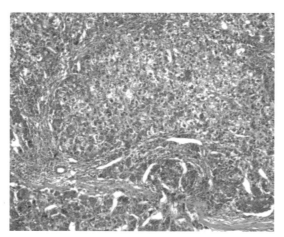 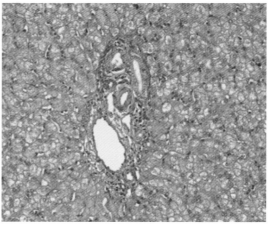

图12-3-2　用九州柏林样本制备套装制作的临床病理标本切片（石蜡切片，HE染色）

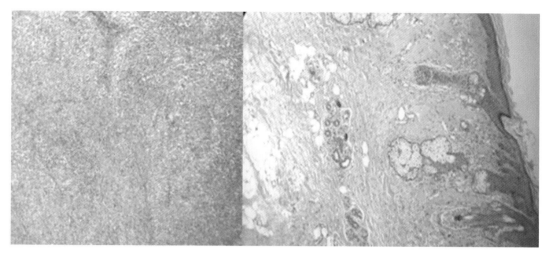

图12-3-3　用九州柏林样本制备套装制作的临床病理标本切片（石蜡切片，HE染色）

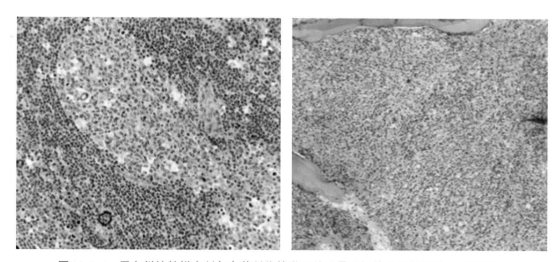

图12-3-4　用九州柏林样本制备套装制作的淋巴结及骨髓切片（石蜡切片，HE染色）

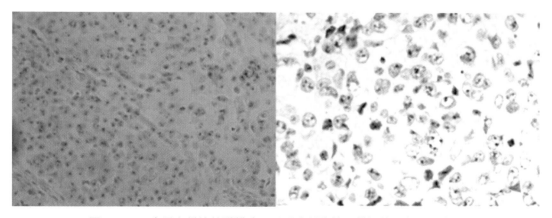

图12-3-5　应用九州柏林脱蜡液、透明液制作的石蜡切片显色原位杂交
注：左侧为CISH双探针染色，右侧为CISH单探针染色。

第四节　新一代环保型病理装备清洁系列

　　病理设备的维护和保养极为关键。例如，脱水机管道内不但含有石蜡，还有油脂，极易造成脱水机堵塞报警，因机械故障导致组织的损害。以往的脱水机清洗都是用二甲苯，虽然脱水机内管道的石蜡可被二甲苯溶解清洗，但管道内的油脂并没清洗干净，照样会造成管道堵塞。一些油脂在组织处理液体交换中会黏附在小包的缝隙中，造成小组织脱水不好，影响诊断。长期使用的石蜡切片机内存在蜡屑，不但影响切片机的使用寿命，而且也会影响切片的质量；包埋模具长期被石蜡围困，不但影响使用也影响美观等；切片机、包埋机用二甲苯清洗对人和环境造成的伤害较大。九州柏林利用环保型试剂研发出延伸产品，脱水机清洗剂、除蜡去污剂、切片封固胶等均为无苯环保产品。

　　脱水机清洗剂的特点包括：①产品不含二甲苯等有害试剂，具有较强的溶解石蜡和油脂功效，添加的表面活性剂可保证脱水机管道清洁零污染，避免脱水机管路的堵塞。②在更换清洗剂前也可用于清洗组织包埋模具。

　　除蜡去污剂的特点：产品不含二甲苯等有害试剂，可有效去除石蜡及污垢，并对切片机起到保护作用，使切片机光亮如新，延长设备的使用寿命。也可用于包埋机、工作台等其他设备的清洁。

　　封固胶的特点：应用的是加拿大纯天然冷杉胶，与环保型透明剂相溶，其折射率完全满足病理诊断的要求，适用于全自动染封一体机及手工封固。但是，封固前用的透明剂必须使用九州柏林透明剂。

　　九州柏林试剂实现了真正意义上的从标本固定到完成各种染色直至切片封固全过程的无醛、无苯、无汞环保型系列化产品（图12-4-1～图12-4-3）。

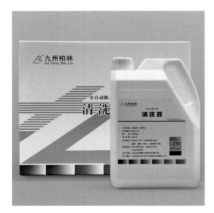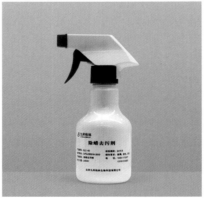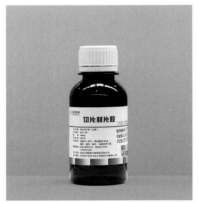

图12-4-1　九州柏林环保型延伸产品，从左至右分别是：清洗液、除蜡去污剂、封固剂

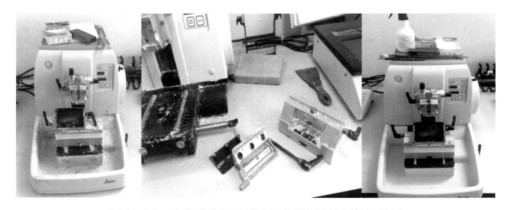

图12-4-2　九州柏林环保型除蜡去污剂清洁切片机效果

注：左侧为未清洗，中间为清洗中，右侧清洗干净。

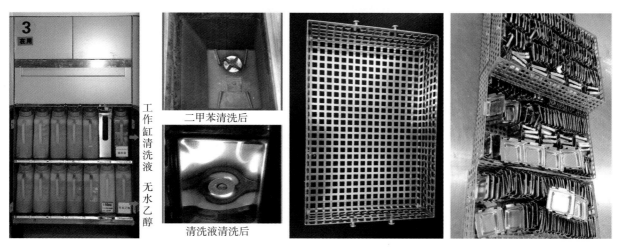

工作缸清洗液 无水乙醇

二甲苯清洗后

清洗液清洗后

图12-4-3 九州柏林环保型清洁液清洁组织脱水槽、脱水框及包埋模具

第五节 环保型试剂的发展与未来展望

病理的发展与自然科学特别是基础科学的发展和技术进步有着密切的联系。从肉眼简单的观察到放大镜，产生了器官病理学；随着显微镜的问世，病理学才有了细胞病理学；近半个世纪特别是近二十几年来，病理技术的飞速发展，将病理从细胞水平推向了更高的蛋白水平、分子水平、基因水平。"病理乃医学之本""病理是医师的医师""病理技术是病理诊断之母""病理技术推动病理学的进步"。但是，不管病理学怎样发展，都离不开最最基础的石蜡制片。一张高质量的石蜡切片是获得准确病理诊断的重要保证。如何利用好我国丰富的疾病材料资源、吸收国外的新技术新方法、开展适合中国国情的新技术新方法，是我国当代病理学者的责任和任务。尤其是当前数字病理越来越得到重视，未来的数字病理不是单纯的数字切片、远程会诊，而要更加贴近临床需求。环保试剂在应用上远胜于传统试剂，且应用更加广泛。病理人应承担其勇于创新的重任，解决传统试剂无法解决的问题。只有技术创新诊断才能进步。病理诊断需要精准，病理技术更需要精准。

第十三章　肾活检制作技术

经皮肾穿刺活体组织检查简称肾活检，是肾脏内科和部分肾脏外科必不可少的检查方法。与之相应的病理检查，形成了肾活检病理学。

肾活检病理学是病理学的一个重要分支，由于该领域对病理检查的特殊要求，所以对肾活检病理学的病理技术也有不同于一般病理学技术的要求：

1. 肾活检标本体积小，以毫米计量，要求操作过程中需要细心。

2. 肾脏的组织结构复杂，需要做相应的细胞观察，不同染色需要不同切片厚度。

3. 很多肾脏疾病的病因发病机制与免疫异常有关，所以必须进行免疫病理学、光镜和电镜的病理检查。

肾活检技术包括光镜技术、免疫荧光和免疫组织化学染色技术和电子显微镜技术。它们从不同的角度揭示了肾小球大小，细胞的类型、数量，血管袢的形态，免疫复合物等特殊蛋白的有无及沉积部位以及肾小管及血管的形态等。肾活检对肾脏疾病的诊断至关重要，还能提供指导临床治疗、判断疾病预后和揭示肾脏疾病发病机制的重要信息。

第一节　肾活检石蜡标本的取材、固定、脱水、包埋和切片

一、取材

肾组织穿刺出来，用镊子一定要小心夹取，不得将组织夹断或夹扁而影响最终的切片形态。分割时应放在白色透明的牙科蜡板上，使用锋利的手术刀片分割标本。有条件的单位一定要使用体视显微镜观察肾穿刺活检组织是否有肾小球及其数量是否满足诊断需求。如果穿刺条件允许，请尽量穿刺两条肾组织。第一条靠皮质端2～3mm长，作为荧光检查标本，剩余作为光镜检查标本。第二条靠皮质端1～2mm长，作为电镜检查标本，剩余组织作为光镜检查标本。如果只能穿刺一条组织，但又不够分割作为荧光和电镜检查标本的情况下，应该最先满足光镜检查标本之用。荧光和电镜检查可以通过光镜检查的石蜡标本再进行制作免疫学检查和电镜检查，虽然这样做费时费力，质量得不到保证，但是可以基本满足整体肾活检病理诊断。肾穿刺活检组织标本的肾小球数目应满足：光镜检查应有10个以上肾小球，荧光检查应有5个以上肾小球，电镜检查应有2个以上肾小球。荧光和电镜检查应避免硬化的肾小球。为提高肾穿刺活检组织标本的制备质量，光镜、荧光和电镜检查可选用不同颜色的标本储存管。

二、固定

10%中性缓冲福尔马林液，5～25℃保存，不能冷冻。优点是抗原保存好，利于免疫组化和石蜡免疫荧光染色；缺点是细胞形态较差，特染Masson三色染色较差。Bouin固定液是活检组织比较常

用的固定液，优点是结缔组织染色尤其Masson染色效果好，缺点是抗原保存差，免疫组化染色假阴性较多。苦味酸甲醛固定液是肾活检最适合的固定液，但是苦味酸是易爆品，审批困难，市场难以购买。建议有条件的单位还是使用苦味酸甲醛固定液。有时为检查组织内的尿酸结晶等物质，需用无水乙醇固定。因肾活检标本体积小，易黏附于容器壁而影响固定效果，所以在置入固定液后，应适当摇晃，使标本充分浸泡于固定液中。

三、脱水

肾活检标本脱水时，时间不宜过长否则会导致组织变脆。应采用由低向高梯度乙醇脱水。70%乙醇、80%乙醇、95%乙醇（Ⅰ）、95%乙醇（Ⅱ）、无水乙醇（Ⅰ）、无水乙醇（Ⅱ）、无水乙醇（Ⅲ）各30min进行脱水。

四、透明

透明剂选用二甲苯，分2次透明，各10～15min，透明总时间应控制在30min以内，时间不宜过长，否则易使组织收缩变脆。使用环保透明液透明，时间可以适当延长，组织不收缩不变脆，效果很好。

五、浸蜡

浸蜡不应少于3次，否则透明剂去除不净，不利于切片。浸蜡次数3次，每次20min，蜡温60～62℃。

注意：用于肾活检标本浸蜡的石蜡应选择溶点为56～58℃为宜，浸蜡温度控制在比石蜡溶点高2℃左右，这样便于组织浸蜡，石蜡温度过高会使肾组织干脆。

肾活检标本的脱水、透明、浸蜡过程可以采用自动组织脱水机的方式进行。由于标本较小，应注意使用专门用于微小标本脱水专用的脱水盒，并在脱水盒上标记标本的条数和大小。此外，应在自动组织脱水机内设置专门的肾活检标本脱水程序。

六、包埋

将石蜡包埋机的蜡温控制在62～64℃，选择优质切片石蜡包埋。若包埋石蜡的柔韧度不足，可采用500g石蜡加50g蜂蜡混合后进行包埋。对于一条以上的标本，在包埋时应注意将几条标本排列整齐，并保持在同一包埋平面，以利于完整的切片。

七、切片

肾脏组织结构致密，细胞成分多，要求组织切片要薄切，厚度以2～3μm为宜。太厚会造成细胞成分重叠，出现假象，太薄则着色过淡，不宜显示组织病变部位、病变程度及组织结构，均可造成误诊。

第二节　肾活检标本的冷冻切片

肾活检标本的优质冷冻切片很重要，是进行免疫病理学检查的必要基础，因为冷冻切片对抗原保存最好，易于进行免疫荧光和免疫组化检查。

为了最大限度地保存肾组织的抗原，在分取制作冷冻切片组织标本后，应尽快使用生理盐水浸泡的纱布包裹标本、避免干涸，放入低温保温容器中，尽快送至病理科及相关实验室，用OCT包埋，使用冷冻切片机进行切片。对于标本运送的时间较长（如不同城市）的单位，可将肾组织浸泡于荧光标本保存液（Michel液或Zeus液）中、送至病理实验室进行处理。有条件的单位可将组织用OCT包埋，并使用液氮罐运送标本至病理科及相关实验室进行冷冻切片。在分取标本的过程中一定要避免污染（如光镜固定液或电镜固定液），污染的组织是导致免疫荧光检测结果不准确的主要因素。具体可详见"第八章冷冻切片制作技术"。

第三节　免疫荧光染色

免疫荧光病理学的检查，分直接法和间接法。冷冻切片荧光检查可最大限度地保存抗原，所以敏感性高、特异性强、操作简单、省时、快速，成为肾活检病理诊断中一项重要的常用检测方法。

一、冷冻切片直接免疫荧光法

（一）染色方法

1. 冷冻切片干燥10～20min，冷丙酮固定10min。
2. PBS浸润冲洗3次，每次5min。
3. 滴加荧光素标记的动物抗人抗体。
4. 将切片放置于湿盒内，37℃孵育40～60min。
5. PBS浸润冲洗3次，每次5min。
6. 用缓冲甘油封固，荧光显微镜下观察。

肾活检的免疫病理学常规检查为IgA、IgG、IgM、C3和纤维蛋白（FRA），根据需要，可检查C4、C1q、轻链蛋白等（图13-3-1～图13-3-6）。

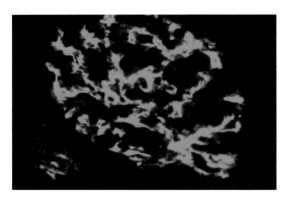

图13-3-1　IgA-FITC呈团块状弥漫沉积系膜区

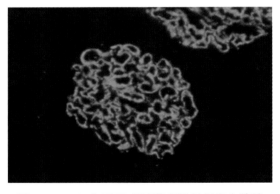

图13-3-2　IgG-FITC呈颗粒状弥漫沉积血管祥

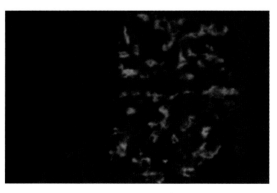

图13-3-3　IgM-FITC呈颗粒状弥漫沉积血管祥和系膜区

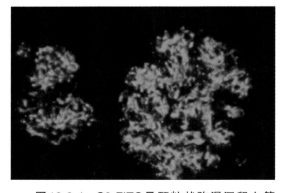

图13-3-4　C3-FITC呈颗粒状弥漫沉积血管祥和系膜区

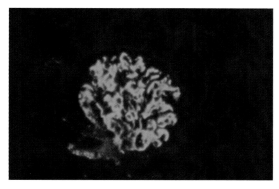

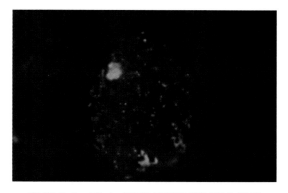

图13-3-5　C1q-FITC呈颗粒状弥漫沉积血管袢和系膜区　　　　图13-3-6　Fibrin-FITC呈团块状沉积血管袢

（二）染色结果

异硫氰酸荧光素FITC，发绿色荧光，罗丹明发红色荧光。封固后若不立即镜检，可将切片放入湿盒内，存入4℃冰箱中避光保存，当天镜检荧光强度差异不大，最长可保留1周，但荧光易淬灭，随着时间的延长荧光亮度逐渐减弱。

（三）配方

1. 标记抗体　应采用国际公认的试剂公司产品，所用浓度参考产品说明。

2. 缓冲液　0.01mol/L、pH 7.4的PBS液。

3. 缓冲甘油　PBS 50ml/纯甘油50ml。

二、冷冻切片间接免疫荧光法

1. 冷冻切片干燥10～20min，冷丙酮固定10min。

2. PBS浸润冲洗3次，每次5min。

3. 将切片放置于湿盒内，滴加第一抗体（动物抗人抗体），37℃孵育90～120min。

4. PBS浸润冲洗3次，每次5min。

5. 滴加荧光素标记的第二抗体，37℃孵育30min。

6. PBS浸润冲洗3次，每次5min。

7. 用缓冲甘油封固，荧光显微镜下观察。

三、石蜡切片免疫荧光法

石蜡切片免疫荧光法对肾活检免疫病理是一项很好的补救诊断方法。石蜡切片免疫荧光法原理与免疫组化方法相似，可以解决如下问题：①冷冻切片无肾小球，无法准确判断肾小球内有无免疫复合物。②科研需要对以往的病例进行回顾性免疫病理学研究。③外地医院需要肾活检病理会诊，受时间、地点等远程转送的限制，只能利用肾组织石蜡切片。

（一）染色方法

1. 石蜡切片2～3μm，入62～65℃烤箱烤片40～60min。

2. 常规脱蜡至水。

3. PBS浸洗3次，每次5min。

4. 微波炉或高压锅进行抗原修复，冷却后再滴加胃蛋白酶抗原修复3～5min。

5. 将切片入PBS液浸洗3次，每次5min。

6. 直接滴加动物抗人荧光素标记的抗体于切片上。

7. 将切片放置在湿盒内，37℃温箱孵育90～120min。

8. 入PBS液浸洗3次，每次5min。

9. 用缓冲甘油封固，荧光显微镜观察。

（二）染色结果

与冷冻切片荧光法相同。

第四节　肾活检的光镜染色

肾活检病理检查的光镜常规染色项目包括苏木精－伊红（hematoxylin-eosin，HE）染色，PAS 染色（periodic acid schiff，PAS），Masson-Trichrome 三色染色以及银染色。银染色法包括PASM（periodic-acid-silver methenamine，PASM），或PASM-Masson套染。不同染色方法显示的组织结构特征各有不同，因此用于观察的目的也有所区别。

在肾活检病理诊断中，HE 染色主要用于观察细胞的种类和数量、坏死及管型成分，染色显示各种细胞核呈紫蓝色，细胞质、基底膜、胶原纤维呈粉红色（图13-4-1～图13-4-6）。PAS染色主要用于观察肾组织的基本结构，能很好地显示肾小球和肾小管的基底膜，染色结果显示细胞核呈蓝色，基底膜、肾小球系膜基质、胶原纤维及细胞质呈紫红色（图13-4-7～图13-4-12）。Masson三色染色主要用于观察坏死性病变、免疫复合物沉积，染色显示胶原呈绿色，肌纤维呈红色，红细胞呈橘红色（图13-4-13～图13-4-18）。PASM-Masson染色主要用于观察基底膜、免疫复合物及特殊沉积物，染色显示肾小球基底膜呈黑色，免疫复合物呈红色，胶原呈绿色。刚果红染色是诊断淀粉样变性的重要手段，染色显示淀粉样物质呈红色，细胞核呈蓝色，偏振光显微镜下呈苹果绿双折光（图13-4-19～图13-4-24）。

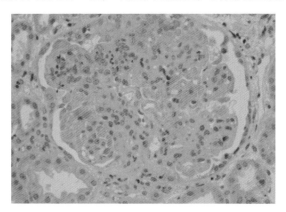

图13-4-1　HE染色显示细胞类型

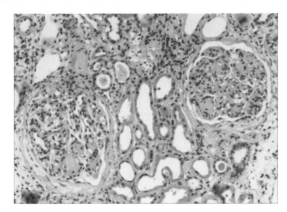

图13-4-2　HE染色显示肾小管上皮刷状缘脱落

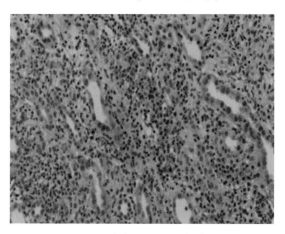

图13-4-3　HE染色显示间质炎性细胞浸润

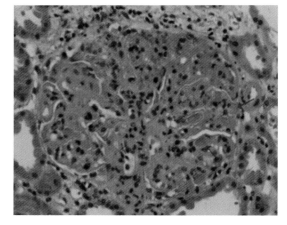

图13-4-4　HE染色显示毛细血管袢内血栓样物沉积

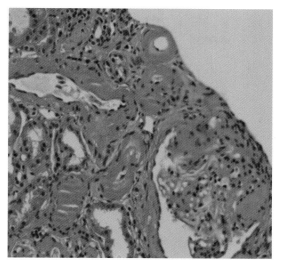

图 13-4-5　HE 染色显示小动脉管壁玻璃样变性

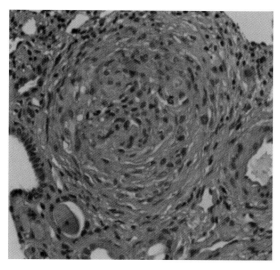

图 13-4-6　HE 染色显示细胞性新月体

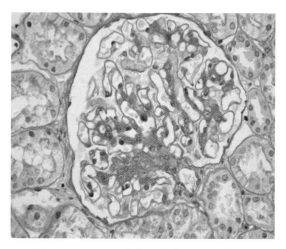

图 13-4-7　PAS 染色显示糖原，系膜区及基底膜呈紫红色

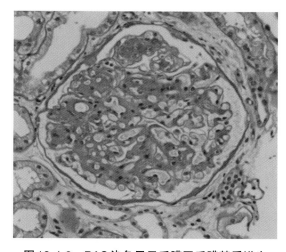

图 13-4-8　PAS 染色显示系膜区系膜基质增生

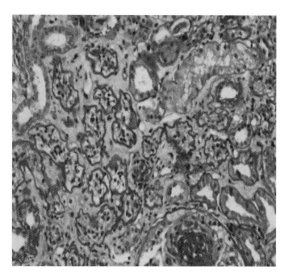

图 13-4-9　PAS 染色显示萎缩肾小管

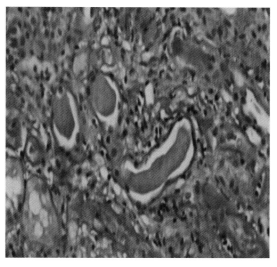

图 13-4-10　PAS 染色显示肾小管蛋白管型

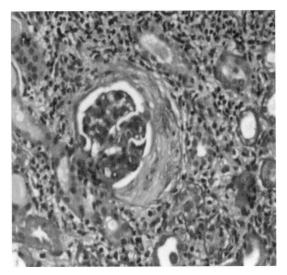

图13-4-11　PAS染色显示细胞纤维性新月体

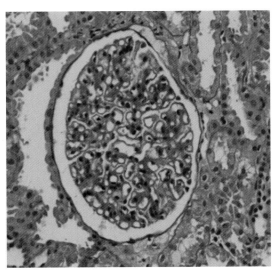

图13-4-12　PAS染色显示基底膜增厚、僵硬

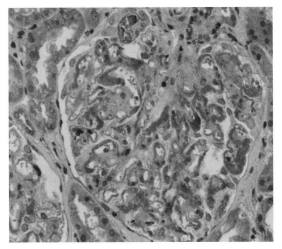

图13-4-13　Masson染色显示嗜红物和胶原成分

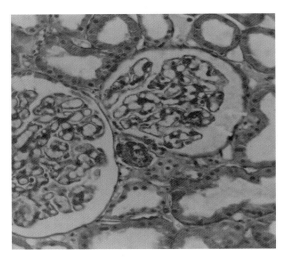

图13-4-14　Masson染色显示上皮侧嗜品红蛋白沉积

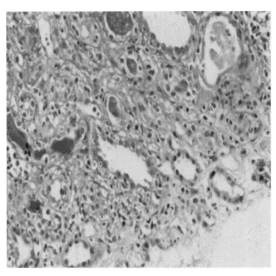

图13-4-15　Masson染色显示间质水肿

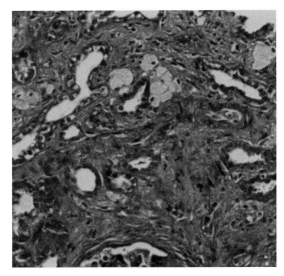

图13-4-16　Masson染色显示间质纤维化

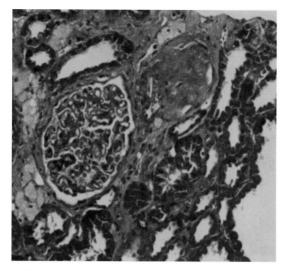

图13-4-17　Masson染色显示肾小球球性硬化

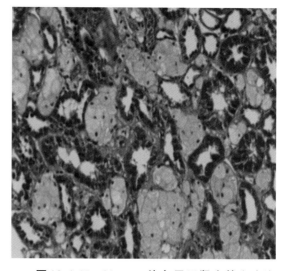

图13-4-18　Masson染色显示肾小管上皮泡沫细胞变

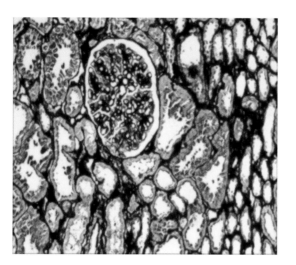

图13-4-19　PASM染色肾小球及肾小管基底膜呈黑色

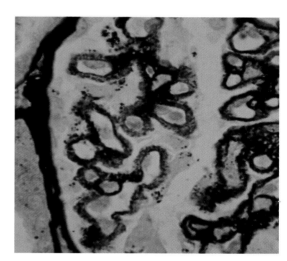

图13-4-20　PASM染色显示基底膜和钉突

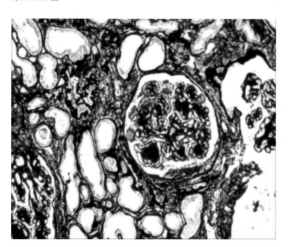

图13-4-21　PASM染色糖尿病肾病系膜区K-W结节形成

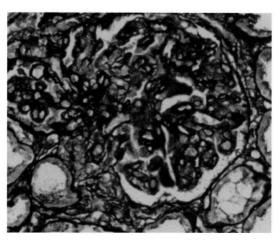

图13-4-22　PASM染色显示基底膜双轨样结构

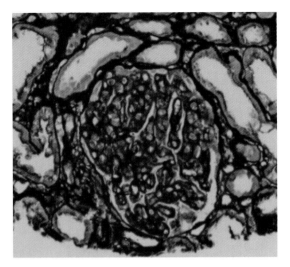

图13-4-23　PASM染色显示内皮细胞增生

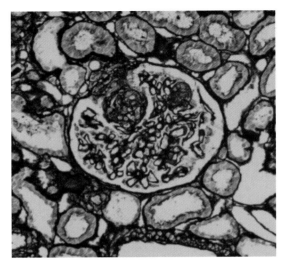

图13-4-24　PASM染色显示节段性硬化伴球囊粘连

（一）HE染色

1. 染色方法

（1）石蜡切片2μm，60℃烤片30min，脱蜡至水。

（2）苏木精染液5～10min，水洗3次。

（3）1%盐酸乙醇分化10s，水洗3次。

（4）1%氨水返蓝10s或自来水冲洗5min（观察组织是否返蓝），水洗3次。

（5）1%伊红染液3～5min，水洗去残余伊红颜色，切片脱水、透明、中性树胶封固。

2. 注意事项　为保证伊红颜色，可快速过蒸馏水1次，直接快速95%乙醇、无水乙醇脱水后二甲苯透明。

（二）PAS染色

1. 染色方法

（1）石蜡切片2min，60℃烤片1～2h，脱蜡至水。

（2）1%过碘酸氧化10min。

（3）希夫试液反应15min（滴染，62℃干燥箱），流水冲洗10min，并观察颜色。

（4）苏木精染液衬染细胞核10min，水洗3次，分化，返蓝。

（5）切片脱水、透明、中性树胶封固。

2. 注意事项　过碘酸有腐蚀性注意防护，4℃冰箱避光保存待用（保质期3个月）。

希夫试液可以使用商品化试剂，全自动特殊染色机PAS染色效果佳，手工染色或机染可根据实验室情况自行选择。

（三）Masson三色染色

1. 石蜡切片2μm，60℃烤片1～2h，常规脱蜡至水。

2. 10%重铬酸钾三氯醋酸混合液40min，水洗，蒸馏水洗1次。

3. 天青石蓝液5min，水洗，蒸馏水洗1次。

4. Mayer苏木精染液衬染5min，水洗，蒸馏水洗1次。

5. 丽春红酸性品红混合液10min。

6. 1%磷钼酸处理数秒。

7. 直接入1%冰醋酸数秒。

8. 1%亮绿2～5min。

9．1%冰醋酸数秒。

10．直接无水乙醇脱水，二甲苯透明，中性树胶封固。

（四）PASM-Masson 染色

1．石蜡切片 2μm，65℃烤片 30 ～ 60min，常规脱蜡至水。

2．1%高碘酸 10min，水洗 3 次。

3．2%草酸 30s，蒸馏水洗 3 次。

4．六胺银工作液 10 ～ 20min（70℃，镜下观察上色情况，蒸馏水终止）。

5．0.2%氯化金还原 1 ～ 2min，水洗 3 次，镜下控制调色。

6．5%硫代硫酸钠定影 1 ～ 3min，自来水流水 10min。

7．复染 Masson。

8．脱水、透明、中性树胶封固。

（五）刚果红染色

1．常规石蜡切片（同一张片子上附切一块阳性对照组织），6 ～ 8μm，60 ～ 70℃，30min，脱蜡至水。

2．0.5%刚果红染色 5min，不水洗。

3．直接 0.2%氢氧化钾分化 10 ～ 20s（注意：分化时间镜下控制）。

4．流水冲洗。

5．苏木精复染细胞核，1%盐酸乙醇分化，返蓝，脱水，透明，中性树胶封固。

6．偏振光显微镜检查（图 13-4-25、图 13-4-26）。

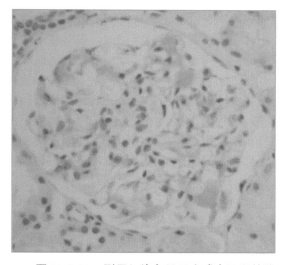

图 13-4-25　刚果红染色显示小球内沉积的淀粉样物质

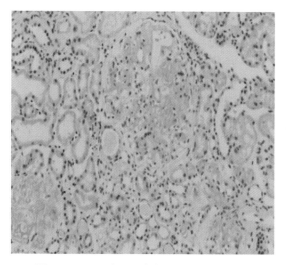

图 13-4-26　刚果红染色显示小球内沉积的淀粉样物质

（六）油红 O 染色

1．冷冻切片 8 ～ 15μm。

2．蒸馏水稍洗。

3．置于密封的容器内用稀释后的油红 O 染液滴染或浸染 10 ～ 15min。

4．用 60%乙醇分色。

5．水稍洗。

6．用 Harris 苏木精或其他苏木精浅染核 30s。

7．用自来水或 1%磷酸氢二钠溶液冲洗至变蓝。

8．切片稍干后用甘油明胶封固。

9．镜下观察（图13-4-27）。

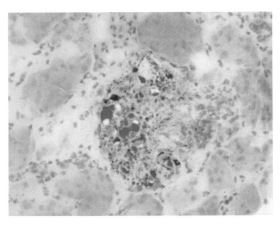

图13-4-27　油红O染色显示小球内沉积的脂类物质

第五节　易出现的问题及对策

肉眼识别穿刺组织是否为肾组织是第一环节。肾组织应该是完整的，使用眼科直镊捏取不易断裂有连续性。如果是脂肪和肌肉组织，镊子一夹就会断裂成碎组织，脂肪组织放入固定液中会漂浮在固定液上面，肌肉组织会沉在固定液底部。如果是结缔组织，镊子夹起来时丝丝拉拉，很明显不是实质性组织，但是放入固定液会沉在底部。如果是肝脏组织，组织穿出来颜色会非常灰暗，颜色很深但又不鲜亮，也会沉在固定液底部。

肾组织穿刺出来，用镊子一定要小心夹取，不得将组织夹断或夹扁而影响最终的切片形态。使用锋利的手术刀片来分切标本。先用镊子夹取组织进入荧光的运输液，然后用纱布擦拭镊子让镊子保持干净，无荧光运输液，再夹取组织到光镜固定液，再用纱布擦拭镊子，夹取组织到电镜固定液，擦拭镊子准备下一条组织的捏取。如果镊子上面沾有固定液，那么荧光组织的抗原就会被包裹，造成最终的荧光染色失败，造成背景发黄，不能显影阳性的对比，影响最终的病理诊断。同时，尽量不要让组织暴露在空气中时间过长，要尽早固定，以免组织过干，影响制片质量。

1．组织冻融后再进行固定组织结构差染色不清，毛细血管袢染色欠佳（图13-5-1、图13-5-2）。

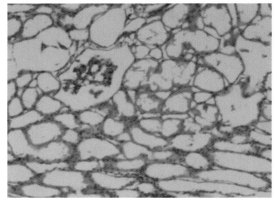

图13-5-1　组织结构差染色不清

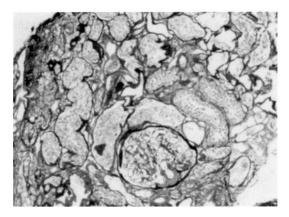

图13-5-2　毛细血管袢染色欠佳

2. 组织暴露在空气中的时间较长，未及时固定，组织周围干燥，结构不清出现裂隙（图13-5-3、图13-5-4）。

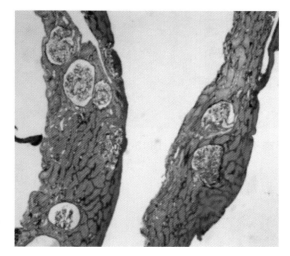
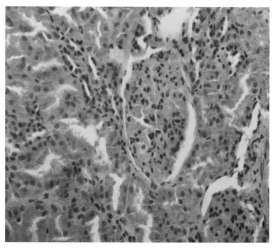

图13-5-3 周围干燥，结构不清出现裂隙（低倍）　　　　图13-5-4 周围干燥，结构不清出现裂隙（高倍）

3. 染色组织暴露在空气中的时间较长，未及时固定之后的特殊染色Masson、PAS-M和PAS见图13-5-5～图13-5-7。

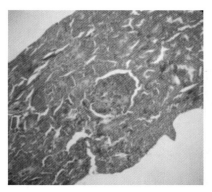
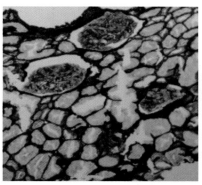
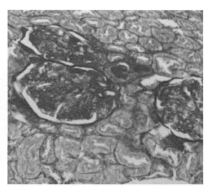

图13-5-5 Masson染色（高倍）　　　　图13-5-6 PAS-M染色（高倍）　　　　图13-5-7 PAS染色（高倍）

4. 在取材工作当中必须注意固定液的放置。若把常规光镜染色误投入戊二醛固定液中，即使马上取出来也会受到影响。镊子碰到戊二醛后，对光镜染色也会造成不良影响（图13-5-8～图13-5-15）。

5. 切片太厚，染色模糊，无法判断结构（图13-5-16）或最佳厚度（图13-5-17）。

6. 切片不完整，有折叠，组织贴片不平整（图13-5-18），捞片时有污染、盖玻片不够清洁（图13-5-19）。组织透明不好，PAS染色显得灰暗（图13-5-20）。

7. 各种染色不足现象见图13-5-21～图13-5-27。

在制片过程中，一定要严格遵循时间，保证切片质量。一张高质量切片的要求：切片组织完整、贴片位置恰当，切片较薄（2μm），且薄厚均匀，无皱褶，无刀痕，染色清晰、表达部位染色均匀，透明度好，无固缩、龟裂、污染，封固适当。封固树胶不溢出，载玻片和盖玻片清洁，切片标签字体端正、号码清晰。

肾活检穿刺标本的取材和制片是一项精细的工作，要求相关技术人员有高度的责任心，认真对

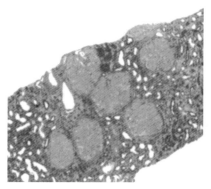

图13-5-8 细胞形态不清HE染色（低倍）

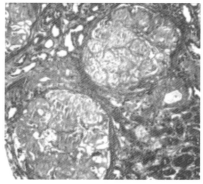

图13-5-9 细胞形态不清HE染色（高倍）

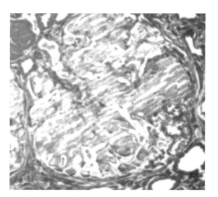

图13-5-10 Masson染色

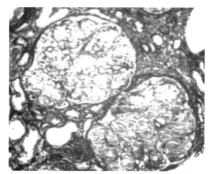

图13-5-11 PAS-M染色（高倍）

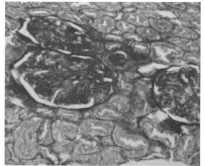

图13-5-12 PAS染色（高倍）

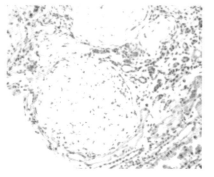

图13-5-13 刚果红染色（高倍）

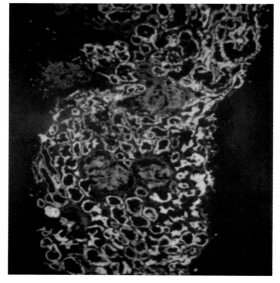

图13-5-14 组织周围被戊二醛污染（低倍）

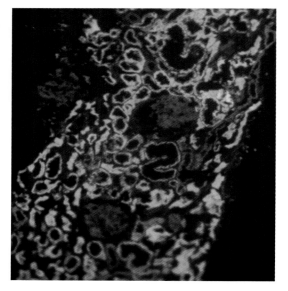

图13-5-15 组织周围被戊二醛污染（低倍）

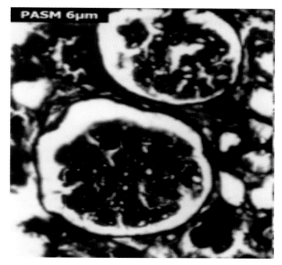

图 13-5-16 切片太厚组织结构不清（高倍）

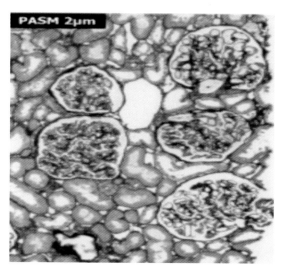

图 13-5-17 2μm 是最佳厚度（低倍）

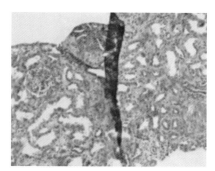

图 13-5-18 切片不完整，有折叠

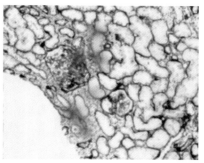

图 13-5-19 盖玻片不够清洁

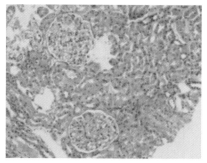

图 13-5-20 透明欠佳，灰暗

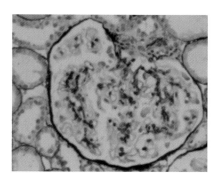

图 13-5-21 六胺银染色不足（高倍）

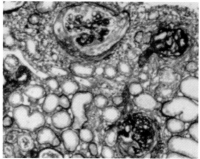

图 13-5-22 PASM ＋ Masson 染色未经定影

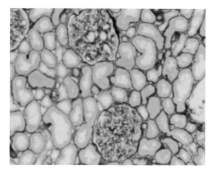

图 13-5-23 PASM 染色未经氯化金分

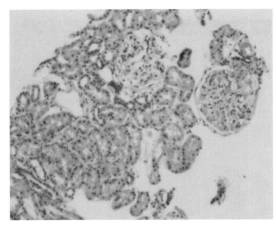

图13-5-24 刚果红染色分化不够，出现背景染色

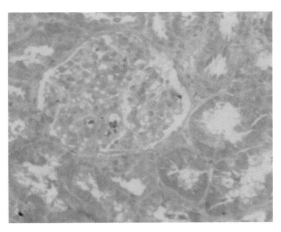

图13-5-25 染色过短，嗜品红蛋白和Ⅲ型胶原染色不清晰

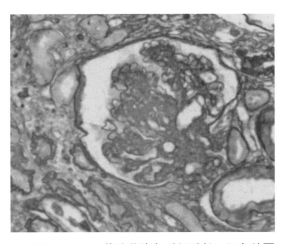

图13-5-26 苯胺蓝染色时间过长，红色被覆盖，无法观察嗜品红蛋白（高倍）

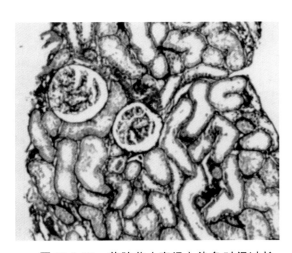

图13-5-27 苯胺蓝（亮绿）染色时间过长，Masson甲液的红色被覆盖（低倍）

待每一份标本，不要出现标本的错放和漏放，每一个环节都要认真把控，才能制作出一张高质量的切片。

第六节 肾活检的电镜检查

肾活检病理检查中，电镜检查是非常重要的。电镜在肾活检中须观察肾组织的基本结构，重点观察光镜无法确定的细微结构变化，如基底膜、足突、细胞器、管周毛细血管分层等。电镜能核实免疫荧光结果，明确免疫复合物（电子致密物）的沉积方式，鉴定特殊有形成分沉积和特殊结构如各种纤维、微管、结晶、病毒颗粒等。

电镜在肾活检病理诊断中的作用：①电镜观察是肾活检病理诊断的首要指征，对诊断起决定性作用，如薄基底膜肾病、Alport综合征、Fabry病、电子致密物沉积病等。②电镜观察是肾活检病理诊断的重要依据，如微小病变性肾小球病、糖尿病肾病、早期膜性肾病和膜性肾病分期。③电镜检查与光镜和免疫荧光相互补充、核准和修正。免疫荧光会因标本处理不当或运送时间过长等原因造成假阴性，同时一些早期病变、少量的免疫复合物会存在无法正常表达出来的情况；电镜能直接观察到电子致密物从而起到核准和修正作用，防止误诊和漏诊。

肾活检透射电镜技术较为复杂，要求严格，其过程包括电镜标本的取材、固定、脱水、浸透、包埋、聚合、半薄切片定位、超薄切片和染色等，必须严格做好每一步才能获得一张好的超薄切片进行电镜的观察与诊断（详见"第二十章电子显微镜技术"）。

第十四章　胃肠镜组织制作技术

第一节　胃肠道活检标本处理流程

消化道肿瘤的发病率在我国呈逐年上升趋势，胃癌和结直肠癌的发病率和死亡率仅次于肺癌。因此，针对消化道肿瘤的早期诊断、早期治疗是提高癌症患者康复率和生存率的重要措施。随着纤维胃镜和电子胃镜、肠镜的普及，食管镜、胃肠镜活检标本日益增多。同一患者经常从多个部位取多块标本。由于活检的标本较小（尤其是食管镜标本，有时仅仅是一小片黏膜），通常把钳取的数块标本放在一起脱水、包埋制成一个蜡块。这样虽然省事，但存在两个缺点：一是在一个蜡块内的几个标本不能位于同一平面；二是每块标本的包埋方向也很难做到正确无误，从而直接影响了切片质量和诊断的准确性。为了配合临床病理诊断需求，需要针对胃肠镜、食管镜小标本的组织学特点，制定一套切实可行的、质控严格的操作规范，以提高消化道胃肠道活检病理诊断的准确性。

随着精准医学时代的来临以及靶向基因治疗药物的普及，活检或穿刺标本越来越重要。规范化的标本制作流程不仅可以帮助病理医师对疾病做出准确的诊断，更重要的是可以通过多种基因检测为患者提供更多生存机会。活检标本的制作要按照规范化流程来操作，做到滴水不漏。

一、食管和胃的正常解剖学

食管为一肌性管状结构，成人长约25cm，内衬黏膜为非角化性复层鳞状上皮。基底层为1～4个细胞厚度。黏膜固有层由疏松结缔组织组成，在食管的远端部分，包含被称为（食管）贲门腺的黏液腺。与胃肠道其他部位相比，食管黏膜肌层相对较厚，特别是在食管的远端。

胃大体上分为贲门、胃底、胃体、幽门窦和幽门几个部分，与胃黏膜的三种主要组织学类型即贲门、胃底和幽门（胃窦）黏膜存在一定的对应关系（但不能等同起来）。各型胃黏膜之间存在移行区域，所有的胃腺均有两种主要成分：小凹和分泌部分（腺节）。小凹是胃癌发生的最重要的部位。胃黏膜的另外两种成分是固有层和黏膜肌层。黏膜肌层由内环、外纵两层组成，并有细小的平滑肌束与之连续向上长入黏膜固有层，直达表面上皮下方。

二、固定前处置

对于黏膜活检标本，重要的是发现病变并明确病变性质，通过准确的病理诊断指导临床医师做出精准的治疗。黏膜活检标本处理规范与否，将直接影响病理学诊断。内镜医师应向病理医师准确地提供送检标本的部位、数量、内镜所见和简要病史等情况。不同部位的标本须分瓶保存，标注患者姓名、性别、年龄及标本部位、数量等信息。固定前用镊子从黏膜活检钳取下标本，并用拨针将黏膜铺开。内镜医师应先仔细认清标本的方向，分辨出黏膜面及固有层面（带血点为下），而后用镊子夹一小块滤纸贴附于黏膜组织表面，用拇指轻压一下，使黏膜表层贴附于滤纸上，保持平坦。

三、固定

组织离体后，必须立即（30min内）放入10%中性缓冲福尔马林液中固定。固定液量应充足（大于10倍组织体积），固定时间不应少于6h。固定温度为正常室温，温度过高会加快组织的自溶和组织的过度收缩，并破坏细胞内的抗原成分。

四、脱水前处理

病理医师对黏膜活检标本进行取材前，应仔细核对送检标本的信息。核对无误后，对全部标本均应进行病理学检查。脱水前将黏膜活检标本从标本瓶中取出，将已固定好的组织用包裹纸包好放入脱水盒中，或将固定后的组织块置于两片海绵片之间，把夹有标本的双层海绵放入塑料脱水盒内进行脱水。脱水时，应在80%乙醇中放入少许伊红搅匀，以便在脱水过程中使黏膜活检标本着伊红色，易于包埋面的识别、包平，且不易漏包。由于内镜医师在活检过程中钳取组织块大小不一，为了便于观察和包平，每个包埋盒内不宜超过3块标本。由于活检标本较小，通常需要用包埋纸（玉米纤维）将其包裹。包埋纸材质的选择也非常重要，不要使用纱布或擦镜纸。可以选择透水性好、无纤维的专用包埋纸（推荐使用九州柏林包埋纸）。包埋纸不宜过大（4cm×4cm即可），也不要折叠成多层，以免在组织处理过程中试剂难以浸透或携带过多的液体，影响脱水质量。推荐采用"四折"法将黏膜活检标本包裹，具体方法如（图14-1-1）所示。

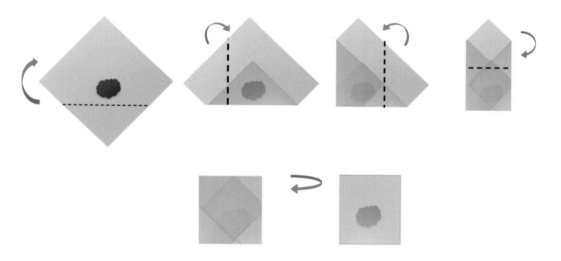

图14-1-1　黏膜活检标本包裹示意

五、脱水方法

（一）分类

1. 常规脱水法　由于黏膜活检组织较小，建议关闭脱水机的辅助功能，常规过夜处理即可达到较好的组织处理效果（表14-1-1）。

表14-1-1　常规组织脱水时间程序

溶液	时间设定	温度（℃）	P/V循环	混合循环
10%中性甲醛	3h	35	—	—
75%乙醇	1.5h		—	—
85%乙醇	2h		—	—

续　表

溶液	时间设定	温度（℃）	P/V循环	混合循环
95%乙醇（Ⅰ）	1.5h		—	—
95%乙醇（Ⅱ）	1.5h		—	—
无水乙醇（Ⅰ）	1.5h		—	—
无水乙醇（Ⅱ）	1.5h		—	—
二甲苯（Ⅰ）	30min		—	—
二甲苯（Ⅱ）	30min		—	—
石蜡（Ⅰ）	15min	58	—	—
石蜡（Ⅰ）	30min	58	—	—
石蜡（Ⅲ）	1h	58	—	—

2. 快速脱水法　对于黏膜活检标本，如果固定时间充分，可以利用脱水机的一些辅助功能，2h左右即可完成组织的快速处理，也可以达到很好的处理效果（表14-1-2）。

表14-1-2　快速组织处理程序

溶液	时间设定（min）	温度（℃）	P/V循环	混合循环
10%中性甲醛	10	10	+	+
75%乙醇	5	40	—	—
85%乙醇	5	40	+	+
95%乙醇（Ⅰ）	5	40	+	+
95%乙醇（Ⅱ）	5	40	+	+
无水乙醇（Ⅰ）	10	40	—	—
无水乙醇（Ⅱ）	10	40	—	—
二甲苯（Ⅰ）	8		+	+
二甲苯（Ⅱ）	8		+	+
石蜡（Ⅰ）	5	58	+	+
石蜡（Ⅰ）	5	58	+	+
石蜡（Ⅲ）	10	58	+	+

（二）注意事项

1. 第一道脱水液浓度不宜过高，否则容易导致蛋白凝固、组织收缩，影响脱水。

2. 脱水时间的长短与组织的固定时间、组织厚度、室温、脱水剂的新旧、组织块之间排列密度、组织块的数量、包裹纸的薄厚及层次等都有密切的关系。

3. 若遇到双休日、长假休息日，长时间的固定对抗原和基因保存不利，可以将组织长时间停留在75%低浓度乙醇中。

六、包埋

随着萎缩性胃炎、炎症性肠病的进一步深入研究，胃肠道黏膜活检标本包埋方向的正确与否直接影响病理学的诊断。临床上常用窄面包埋法和颜色分辨辅助法进行包埋。目前绝大多数的医院都采用活检最大切面进行包埋（图14-1-2），包埋出来的切片大多数是横切面，只能观察到腺体的一个平面（图14-1-3），这是一种错误的包埋。诊断萎缩性胃炎或炎症性肠病需要观察整个黏膜层的病变，如使用这种包埋方法，病理医师就难以做出精确诊断。包埋时如果分辨得清楚，要尽量采取窄面立埋的办法，即选取组织较窄的一面将它横过来包埋（图14-1-4），这样便于观察完整的腺体结构（图14-1-5），更加有利于病理医师对疾病做出正确的诊断。但不是所有的黏膜活检组织都容易分辨出来宽窄面。对于不宜分辨宽窄面的活检组织，也可以采用颜色分辨法辅助包埋。具体方法是包埋时分辨出灰白的黏膜面和红色的黏膜肌面，找到颜色交界处将其包埋。注意上下位置都要找到，否则会导致平切。

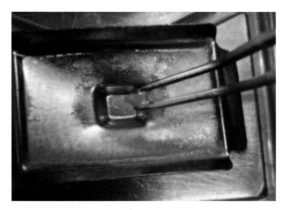

图14-1-2　最大包埋面平放（错误包埋）

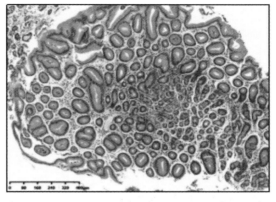

图14-1-3　切片上只观察到腺体的一个平面

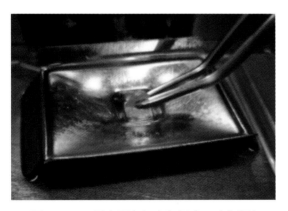

图14-1-4　用窄面立起来包埋（正确包埋）

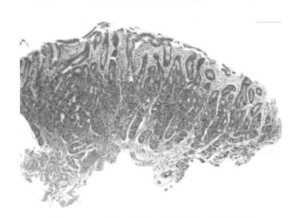

图14-1-5　切片上可观察到腺体的全层

七、切片与染色

切片前，将已修好的蜡块放在冷台上冷冻，使组织与石蜡温度一致，以利切片。切片时做连续切片（厚度为3～4μm），每张玻片上捞6～8片组织（图14-1-6），切片控干后65～70℃烘烤30min，常规HE染色，树胶封固。

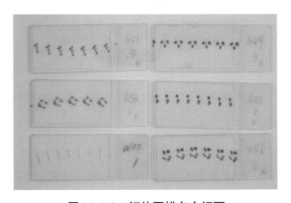

图14-1-6　切片要捞多个切面

第二节　EMR标本的处理流程

内镜下切除的消化道息肉是最常见的消化道标本之一，通常息肉标本按照形态分为有蒂息肉、亚蒂息肉和无蒂息肉。临床内镜医师及病理医师共同关注以下几个问题：息肉的性质、是否有癌变、是否有浸润、蒂部是否受累、切缘是否干净。息肉标本取材时，要记录息肉的大小、肉眼分型、蒂的长度和直径、黏膜侧或黏膜下侧切缘至病变的距离，正确客观地对息肉标本进行全面的评价。

一、固定

长蒂的息肉标本切除后，直接放入到10%中性缓冲福尔马林固定液固定即可。对于亚蒂或者无蒂的息肉标本，组织离体之后息肉蒂部很容易回缩，就更加难以准确判读蒂部情况。为了充分暴露蒂部，息肉标本切除后也应按照处理ESD标本的原则，用细针将息肉标本固定在固定板上（图14-2-1、图14-2-2）。对于息肉标本，蒂部手术切缘的状态往往是临床医师最关心的问题。尤其是短蒂息肉通常容易被大的头部遮蔽，往往需要仔细检查，确认蒂部之后，选用生物色标剂标记，再进行固定（图14-2-3）。先将组织表面的液体擦拭干净后，用棉签蘸生物色标剂标记息肉蒂部，涂抹染料后静置2～5min，自然晾干，放入固定液中固定（图14-2-4）。

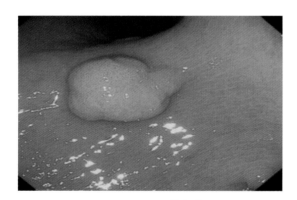

图14-2-1　亚蒂息肉

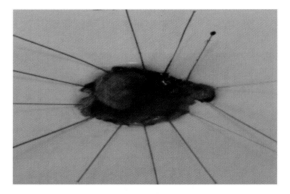

图14-2-2　用细针将息肉标本固定在固定板上

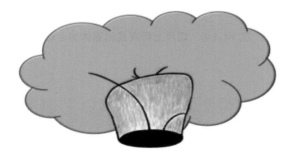

图14-2-3　亚蒂或无蒂息肉蒂部定向标记模式

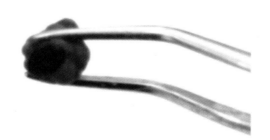

图14-2-4　涂抹染料自然晾干后固定

二、取材

为了准确全面对息肉头部、蒂部及切缘进行组织病理学评估，需将息肉标本全部取材并保持一定的空间位置，这样便于观察息肉标本的切缘状态，并对息肉做出全面的诊断。取材前，应仔细辨认息肉切缘，蒂部直径和长度，测量息肉的高度与直径。具体取材方法：带蒂息肉，若蒂边缘直径≤2mm，应垂直于蒂切缘平面并间隔2mm将标本全部取材，但蒂部不要改刀，应将整个蒂部做成一个单独蜡块（图14-2-5）；若蒂切缘直径＞2mm时，考虑到石蜡包埋标本的粗切，应在距离蒂的中心部分错开1mm处垂直于蒂切缘平面切开标本，再平行此切面，以2mm间隔纵向全部取材（图14-2-6）。无蒂息肉或较短蒂部的息肉，应仔细辨认黏膜的电灼切缘，将电凝变性发白部分作为寻找的重点目标（图14-2-7），垂直电灼切缘以2mm间隔向左、右两侧对标本改刀并全部取材以避免遗漏小灶性癌（图14-2-8）。较小息肉垂直于蒂部切缘平面平分息肉（图14-2-9）。

10%中性缓冲福尔马林固定后的息肉标本，应在息肉改刀前后分别拍照。息肉改刀前的拍照是为了记录息肉头部与蒂部的位置关系；改刀后拍照是为了详细记录息肉切缘、蒂部类型、直径和长度。

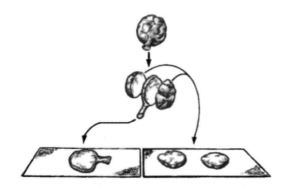

图14-2-5 取窄蒂（直径≤2mm）的息肉标本

注：垂直于蒂部切缘平面，间隔2mm将息肉标本全部取材，使蒂部作为一个单独的蜡块。

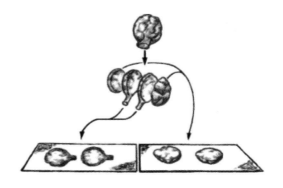

图14-2-6 取宽蒂（直径＞2mm）的息肉标本

注：距蒂中心错开1mm处垂直于蒂切缘平面，间隔2mm将息肉全部取材。

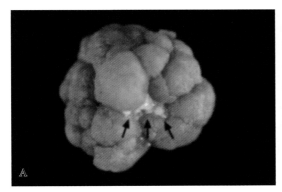
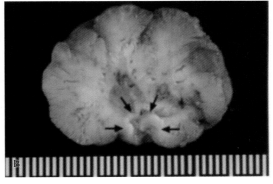

图14-2-7 将电凝变性发白的部分（箭头）为目标，寻找切缘（A，B）

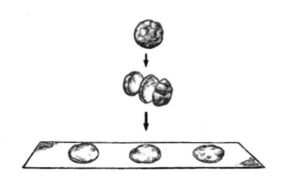
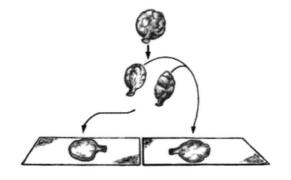

图14-2-8 取无蒂息肉

注：以切缘基底部为中心，间隔2mm向左、右将息肉标本全部取材。

图14-2-9 取较小息肉

注：垂直于蒂部切缘平面平分息肉。

第三节 ESD标本的处理流程

近年来，内镜黏膜下剥离术（endoscopic submucosal dissection，ESD）已成为消化道早期癌及癌前病变治疗的首选方法。该项技术不仅能够完整切除病变，同时还能对病变进行全面的组织病理学评估。大量研究证实，ESD治疗适应证内的病灶淋巴结转移风险很小，ESD局部切除病灶的疗效与外科手术相当，可被视为治愈性切除。

在消化道早期肿瘤的诊治过程中，病理学诊断是非常重要的环节。ESD标本的病理学检查要求不同于常规黏膜活检和常规外科手术切除的标本，不仅需要确定病变的组织学类型，而且更应提供黏膜水平及垂直切缘状态、浸润深度、是否有淋巴管和血管侵犯等信息，据此决定患者是否需要追加额外的外科手术治疗。

针对各类消化内镜技术的特点，内镜医师和病理技师规范地处理和制作标本，为病理医师提供优良的切片，才能做出完整、准确而规范的病理学诊断。与消化道常规外科手术相比，内镜下手术切除标本的处理，包括从标本的展开、伸展（预处理）到固定、拍摄照片、取材，再到组织块的包埋、切片和染色等一系列工序。

一、标本的预处理

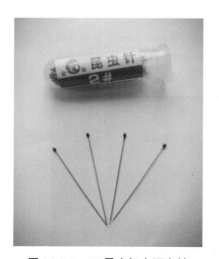

图14-3-1 2#昆虫标本固定针

内镜医师对ESD标本的规范化预处理是至关重要的，要引起足够的重视，包括切除黏膜组织的延展和固定。为了保持ESD标本的平整性和完整性，真实还原病变离体前的初始状态和相对位置，避免黏膜肌层回缩，内镜医师需要将整块黏膜标本平展，黏膜面向上，在标本边缘均匀用力，用直径较小的不锈钢细针［推荐使用2#昆虫标本针（图14-3-1）］将整个黏膜层及黏膜肌层均匀用力向外牵拉固定于固定板上，并将整个标本充分展开，暴露病变。确保边缘黏膜上皮和黏膜平滑肌同时被细针垂直穿过固定，避免黏膜肌层收缩弯曲而导致黏膜切缘内卷，造成水平切缘出现假阳性（图14-3-2～图14-3-4）。需注意标本伸展的程度应与本身的生理状态相当，不要过分牵拉而破坏标本的真实性，以免影响病理组织学观察。若病变距切缘很近，局部可不用细针固定，以免影响病理医师对切缘的判断（图14-3-5）。生锈的、较粗的固定针会腐蚀、破坏标本边缘，影响边缘病变情况的判断，而且生锈的物质沉着在黏膜表面，也会影响病理组织学观察。对于充分固定好的标本，标记其在体内的相应位置，如口侧、肛侧、前壁、后壁（图14-3-6），以便病理组织学观察的结果与内镜下表现相对照，从而进一步提高内镜医师在内镜下分辨病变的能力。

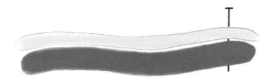

图14-3-2 ESD标本细针固定模式：黏膜上皮和黏膜平滑肌同时被细针垂直穿过

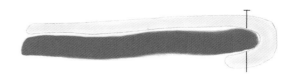

图14-3-3 边缘黏膜平滑肌收缩弯曲导致黏膜切缘内卷

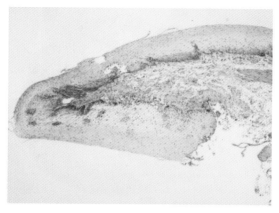

图14-3-4　边缘黏膜收缩导致水平切缘内卷，影响病理学判断

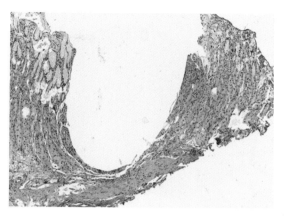

图14-3-5　细针固定不规范造成的切缘缺损，无法对缺损处评估

二、及时固定

ESD标本离体后的伸展应及时、快速。标本暴露在体外的时间越长越易造成黏膜组织过度干燥皱缩，黏膜上皮会发生形态学改变，这种人为假象容易造成病理医师诊断误判。因此在内镜医师对标本伸展的过程中应尽量保持组织湿润。如果不能立即伸展固定，则先放入生理盐水中保存。标本伸展完成后应立即放入大于10倍标本体积的10%中性缓冲福尔马林液中固定12～48h（一般隔夜固定即可），固定温度为正常室温。过长或过短的固定时间都会对标本的后续处理造成影响。送检标本时内镜医师应提供简明扼要的病史（如既往检查、内镜下诊断等），若有需要，病理医师特殊关注的部位还应附上手绘图说明。

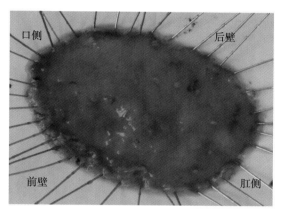

图14-3-6　细针固定后的ESD标本

注：在标本四周均匀用力，用细针将病变上皮及黏膜肌层向外牵拉固定，整块黏膜标本展平，并充分暴露黏膜面的浅表凹陷型病变，标记口侧、肛侧、前壁、后壁。

三、标本的拍照

新鲜离体后ESD标本的肉眼拍照，多由内镜医师来完成。病理医师在仔细核对标本后，须对固定后的标本在组织取材前后分别拍照，应至少包括两张（取材前全貌图14-3-7～图14-3-8和取材后切割图14-3-9）。全貌图是记录病变黏膜与周围正常黏膜的位置关系，包括标本大小、颜色、形态、质地。对比固定前内镜照片，观察黏膜表面病变位置、大小、大体分型及其与切缘的关系和距离；切割图是便于在ESD标本上标记不同区域病变黏膜的病理诊断、病变的严重程度及空间位置关系。需要注意的是，为防止拍照反光，拍照前需用纱布或滤纸将标本上的水分吸干，并在标本下方放置标尺，这样更容易确认病变的部位。

四、标记切缘，全面取材

为了全面评估整个黏膜病变范围及程度，根据不同病变分型、病变位置、病变大小及内镜医师要求对ESD标本全部取材。ESD标本固定后颜色发生改变，不容易分辨出病变的位置，要与病变原始照片进行对比。具体方法：在确定病变的分型、位置和范围后，先应确定距瘤灶最近黏膜切缘，并以此切缘的切线为基准，垂直于此切线方向从距病灶最近切缘的旁侧1mm开始，按2～3mm的距离平行下刀切割组织，将所有组织取材检查（图14-3-10、图14-3-11）。注意观察病变与黏膜下层之间的关系

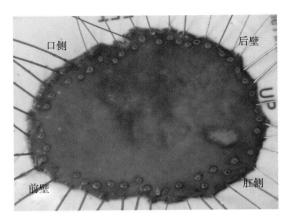

图 14-3-7 取材前细针固定 ESD 标本的全貌

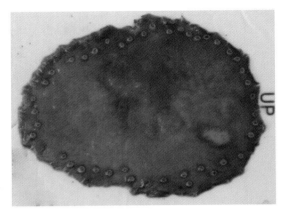

图 14-3-8 拔掉细针后 ESD 标本的全貌

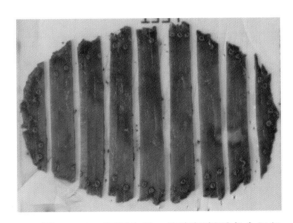

图 14-3-9 切割全貌：病变切割后各个组织块的排列顺序

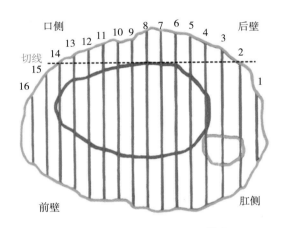

图 14-3-10 ESD 标本取材模式

注：沿着病变（红色区域）距离病变最近切缘切线垂直方向改刀，按每 2～3mm 的距离平行下刀切割组织，并将全部组织取材检查。

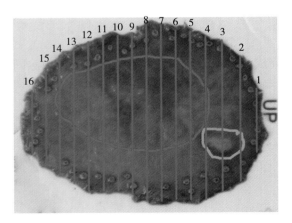

图 14-3-11 ESD 标本表面呈凹陷型（Type0-Ⅱa＋Ⅱc）病变，并按照图 23 所示进行全面取材

以决定标本翻转方法（须充分暴露肿瘤浸润最深处）。隆起型标本取材应保证并充分暴露标本蒂部或基底切缘。对于伸展较差的 ESD 标本可借助染料标记水平和垂直切缘（采用中杉金桥生物色标剂，含 7 种不同颜色，可定向标记不同切缘）。在整个取材过程中均需要用湿润的纱布覆盖标本组织，避免在取材过程中组织干涸。对于一些较大病变，若黏膜纵轴最长距离长于脱水盒有效距离时，需在平行切缘切线方法选取合适位置将标本改刀成多段，并将多段黏膜病变纳入同一脱水盒内，以方便诊断及对病变区域进行测量。

四、ESD 标本的脱水、透明

传统的乙醇二甲苯脱水法，造成 ESD 标本收缩值较大，每条标本平均回缩值在 20% 左右（图 14-3-12），组织易变硬变脆，包埋时伸展困难，造成切片扭转严重。建议使用九州柏林环保型脱水套装制片，ESD 标本回缩值较小，每条标本回缩值一般在 8% 左右（图 14-3-13），标本柔韧性好，利于标本包埋时充分伸展。

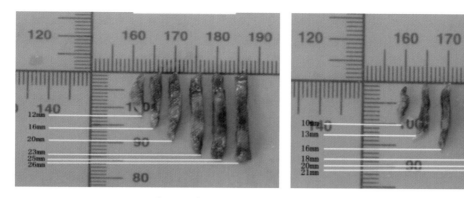

图14-3-12　常规乙醇二甲苯脱水，ESD标本收缩硬脆，收缩值在20%左右

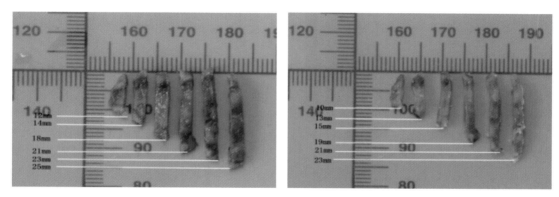

图14-3-13　九州柏林脱水套装试剂脱水，ESD标本柔韧性好，收缩值在8%左右

五、ESD标本的包埋

正确包埋是保证高质量早期肿瘤病理诊断所必需的操作。以下几点在内镜切除的ESD标本包埋过程中需要注意如下问题。

1. 标本取材　图14-3-14中蜡块包埋面（即蜡块的修正面，又称蜡块切面）的表示方法。ESD标本如果不能明确取材线（或切割线）与蜡块包埋面的关系，就会在切缘评估和病变重构的时候出现错误，也会给包埋蜡块的技术员带来麻烦。蜡块包埋面的表示方法在同一单位内是有统一规定的，但不同单位之间可以不同。箭头所指方向是指蜡块包埋时组织朝向下方的面（图14-3-15）。

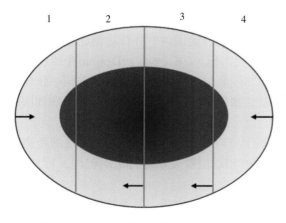

图14-3-14　取材图中蜡块包埋面的表示方法：蜡块包埋面（组织包埋方向）都是一致的

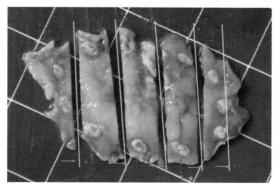

图14-3-15　标本翻转方向示意

注：黄线代表显微镜观察切面方向，箭头指向翻转方向。

2．取材结束后将翻转好的组织条按从左到右、从上到下的顺序放入包埋盒中，每盒一般2～3条为宜。放入包埋盒中的组织条应保持平直。为防止组织条在盒内翻滚打乱顺序，须用薄层海绵（盖玻片盒内的海绵即可）将组织条固定于包埋盒内（图14-3-16）。

3．按标本取材后的相对位置关系进行组织包埋，使黏膜面垂直于包埋面，以便观察黏膜组织全层。180°翻转第一块或最后一块标本的黏膜面，在最终的切片上，就可以确定标本包埋正确的方法，以便观察到整个黏膜四周的水平切缘状况（图14-3-17）。

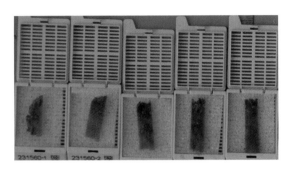

图14-3-16　将组织条（2～3条）放入填塞薄层海绵的包埋盒中以便固定位置

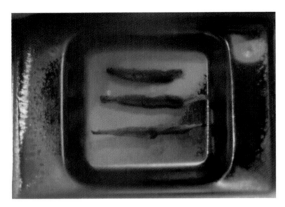

图14-3-17　按标本取材后的相对位置关系进行组织包埋，使黏膜面垂直于包埋面，每个蜡块2～3条组织

六、切片和捞片

切片时应保证切面完整，无刀痕、组织皱褶等情况。捞片时组织条应捞至切片中部，并保证组织条水平排列的方法和取材时的方向一致，便于病理医师能将镜下组织学改变复原到大体标本上。

规范化的病理取材及切片制作流程是规范化病理报告及准确诊断的必备前提，离不开内镜医师、病理技师及病理医师的相互合作。规范化流程更有利于进一步总结经验，加深对相关病变的认识，提高内镜下早期肿瘤的检出率，有助于临床治疗方法的选择及早期肿瘤的临床防治。

第四节　免疫组化双染技术在消化道早期癌中的应用

免疫组化双染技术对于消化道早期癌浸润的病理诊断是一项极其重要的辅助手段。然而在实际工作中，很难判断ESD标本黏膜下层是否有早期浸润及浸润深度。目前国内、外针对消化道早期癌ESD标本浸润深度的判断主要依靠常规HE染色或单一的免疫组化指标。CK（pan）/Desmin免疫组化双染法可以在同一张切片上同时显现消化道早期癌的癌组织和黏膜肌层，有助于病理医师在同一张切片上更加直观地观察肿瘤微小浸润情况及肿瘤和黏膜肌的关系，精确测量浸润深度等，有利于病理医师对内镜切除术后的标本做出精准评估。

10%中性缓冲福尔马林固定ESD标本12～48h，确定改刀方向后，按照每2～3mm的距离下刀平行地切割组织，并将所有组织取材检查，按标本改刀后的相对位置关系进行组织包埋，行HE染色和CK（pan）/Desmin免疫组化双染。

免疫组化双染技术是一种可以在组织中同时标记两类不同抗原的方法，每类抗原可以由一到两种抗体（显示同种颜色）标记，而两类抗原显示两种不同的颜色，从而实现在同一组织中的不同细胞类型表达。由于免疫组织化学双染技术的此种特性，可同时双染腺上皮细胞层和肌上皮细胞层，对消化道早期浸润癌的诊断提供帮助。通过将特异性腺上皮细胞标志物［CK（pan）］和肌上皮细胞标志物（Desmin）搭配，可以提高消化道早期浸润癌的确诊率及诊断效率，具有一定的临床应用价值。

CK（pan）/Desmin免疫组织化学双染技术能够协助病理医师对消化道早期癌ESD标本黏膜肌破坏程度及肿瘤的浸润深度做出明确的判断，对诊断有较高的实用价值。该技术对指导临床针对不同患者进行精准化的内镜随访和进一步临床干预起到至关重要的作用，同时也促进了病理医师和内镜医师的密切交流与互相配合。

一、染色原理

利用抗原抗体特异性结合的原理，在免疫组织化学染色过程中，两种一抗分别特异性地结合组织中的靶抗原，形成抗原抗体复合物。两种酶标二抗分别与相对应的复合物特异性结合，并通过酶促反应分别使DAB和RED显色，因此组织切片中相应抗原位置出现着色。

二、实验步骤

1. 脱蜡和水化
（1）石蜡切片置于新鲜二甲苯中，2缸，每缸浸泡10min。
（2）去除多余的液体后，置于无水乙醇中，2缸，每缸浸泡2min。
（3）去除多余的液体后，置于95%乙醇中，1缸，浸泡2min。
（4）去除多余的液体后，置于75%乙醇中，1缸，浸泡2min。
（5）去除多余的液体后，蒸馏水冲洗，置于Ultra冲洗缓冲液中。

2. 抗原修复　高压锅中，加入EDTA抗原修复液pH 9.0，高火预热；待修复液沸腾后将切片置于其中，并完全浸泡组织，盖好锅盖，扣上压力阀，高火继续加热；待限压阀开始转动喷气后调至中火，同时开始计时2.5min；计时结束后离开热源，放气降压后将高压锅移入冷水中冷却；待锅中液体冷却至室温后取出切片，Ultra冲洗缓冲液浸泡清洗2min×3次。

3. 滴加内源性过氧化物酶阻断剂，室温孵育10min；蒸馏水洗2次后甩干液体，用免疫组化笔在距离组织周围2～3mm处画圈；Ultra冲洗缓冲液浸泡2min×3次。

4. 滴加即用型组合一抗［CK（pan）＋Desmin］或空白对照试剂，37℃孵育60min或2～8℃孵育过夜；Ultra冲洗缓冲液浸泡2min×3次。

5. 滴加即用型组合二抗（HRP标记＋AP标记），37℃孵育30min；Ultra冲洗缓冲液浸泡2min×3次。

6. 滴加显色剂RED，室温孵育15～20min；Ultra冲洗缓冲液浸泡2min×3次。此溶液必须现用现配，配好后避光保存，剩余的液体应弃去。

7. 滴加显色剂DAB，室温孵育5～10min；自来水冲洗。此溶液必须现用现配，配好后避光保存，剩余的液体应弃去。

8. 复染　滴加Mayer苏木精染液，室温染色30～60s，自来水冲洗干净，返蓝。应控制苏木精染色液的染色强度，颜色过浅或过深都会干扰显色结果的观察。

9. 快速脱水、透明、中性树胶封固。

10. 结果判读　在光学显微镜下对染色后切片进行观察和结果判读。

三、质量控制

每一批次检测样本均应同时设立阳性/阴性对照及空白对照。

阳性对照样本可选用阑尾。通常阳性对照样本中存在大量未染色细胞，可作为阴性质控位点。阴性对照样本用于监控试剂及操作过程是否正确，是否存在非特异性染色。如果阴性对照样本染色结果为阳性或大量背景着色，则待测样本的检测结果应视为无效。

空白对照试剂一般可用抗体稀释液代替。通常用于替代一抗检测质控组织，用于判断是否存在非特异性染色或污染。如果空白对照试剂质控染色结果为阳性或大量背景着色，则实验标本的检测结果应视为无效。

应有HE染色结果作为对照。

四、结果判读

见图14-4-1～图14-4-6。

阳性：Desmin为红色的细胞质染色，CK（pan）为棕黄色的细胞质染色。

阴性：未观察到红色细胞质染色或棕黄色的细胞质染色。

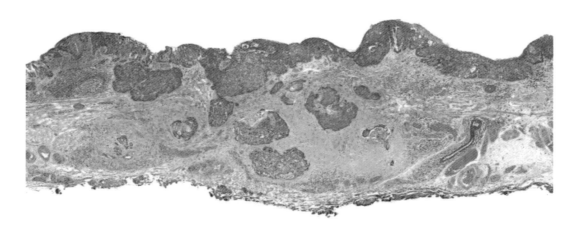

图14-4-1　食管早期癌ESD标本（HE染色，中倍放大）

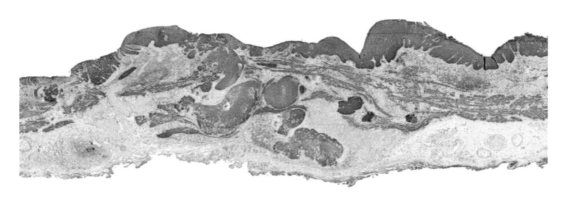

图14-4-2　食管早期癌ESD标本［CK（pan）/Desmin免疫组化双染中倍放大］

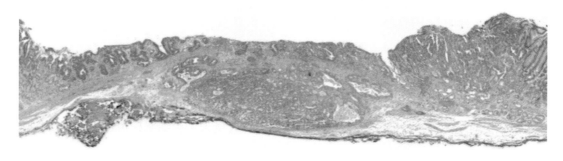

图14-4-3　胃早期癌ESD标本（HE染色，中倍放大）

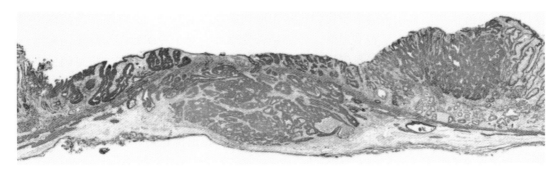

图 14-4-4　胃早期癌 ESD 标本［CK（pan）/Desmin 免疫组化双染，中倍放大］

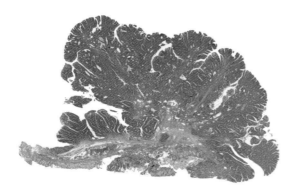

图 14-4-5　肠 早 期 癌 ESD 标 本（HE 染 色，中倍放大）

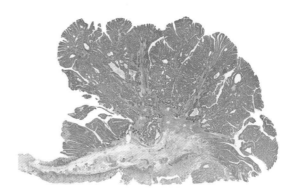

图 14-4-6　肠早期癌 ESD 标本［CK（pan）/Desmin 免疫组化双染，中倍放大］

五、注意事项

1. 免疫组织化学双染检测是一种需要通过多个检测步骤共同完成的组织染色过程。在试剂的选择、ESD 标本固定、取材、处理、切片的制备、染色结果的判读上均需要进行专门的技术培训。

2. 任何阳性或阴性结果的解读，应由病理科医师结合病理形态学、临床表现及其他检测方法判读，不作为单独的诊断指标。

3. 复染过度或不足都可能影响结果的判读。

4. 不恰当组织处理流程将直接影响免疫组化染色效果，造成假阳性、抗体定位不准确或假阴性结果。结果不一致可能是样本固定和包埋方法不同或组织样本内固有差异造成的。

5. 阴性结果表示未检出抗原，不一定表示样本中无该抗原存在。待测抗原编码基因变异、抗原低表达、抗原修复不当或孵育时间不足等，都会造成抗原无法检出。

第五节　ESD 标本制作流程中易出现的问题及解决办法

1. ESD 标本重点观察部位的取材方式。结合临床内镜医师需要重点观察的病变部位同时按照规范化取材原则，首先需要确定对黏膜标本改刀的方向，改刀的原则是沿距瘤灶最近切缘切线的垂直方向进行切割，以后按每 2～3mm 的距离平行下刀切割组织。

2. 肠 ESD 标本组织破碎　肠 ESD 标本尤其表面的绒毛成分，在取材时极容易破碎，可以适当延长标本固定时间，破碎的组织可以放在同一包埋盒内进行组织处理。

3. 冷圈套器切除息肉切缘回缩　消化道息肉是最常见的消化道标本之一，冷圈套器切除息肉是一种未使用高频电流，类似采用普通活检钳，直接钳取切除息肉的方法。临床医师与病理医师要重点关注息肉的性质、是否有癌变、是否有浸润、蒂部是否受累等。对于冷圈套器切除息肉标本，最重要的一步就是标本的前期预处理，一是息肉边缘要用生物色标剂标记，一是用细针将息肉标本固定在固定板上。

4. ESD标本固定后边缘发生内卷 ESD标本固定时黏膜边缘未穿透黏膜层，导致黏膜边缘发生内卷，需要加强与临床内镜医师的沟通和交流，ESD标本固定需采用专用的不锈钢细针，将黏膜充分伸展，边缘黏膜平滑肌和黏膜上皮同时被细针垂直穿过固定，避免出现ESD标本切缘内卷，影响病理医师的诊断。

5. 改刀方向未通过最近切缘，以致不能回馈临床手术切缘状态。取材前应仔细观察病变范围、切缘情况、拍照、规范改刀方向，按照规范化的ESD标本取材原则，便于观察病变的全貌及做出准确病理诊断。

6. 组织过长脱水后扭曲，不易镜下观察病变的类型、浸润深度。可将多条ESD组织（2～3条）按照取材顺序排放于同一脱水盒内，加固脱水、顺序包埋，所制蜡块组织平整，可保证切片质量，提高工作效率。

7、ESD标本干燥造成的组织学假象 ESD标本（尤其是食管标本）离体后应及时固定，标本暴露在体外的时间过长，易造成黏膜组织过度干燥，纵使后续仍然被浸泡于固定液中，但黏膜上皮已经发生了形态学改变，这种人工假象会对病理诊断造成误判，因此需要特别重视标本的规范化前处理，将切除的标本及时固定、送检。

第十五章 肌肉组织活检及染色技术

对肌肉活检组织进行相应的组织化学染色以及免疫组化染色，可协助临床诊断各种类型的肌肉病，包括先天性肌病、代谢性肌病、炎性肌病等，并可鉴别神经源性或肌源性病变。此外，肌肉活检可发现淀粉样物质沉积、小血管炎或血管周围炎、肉芽肿等，对明确病因诊断非常有帮助。

第一节 肌肉活检标本的处理

活检肌肉应根据具体疾病选择部位。对于慢性肌病的患者，建议选择病变程度中等的部位，因为从肌肉严重萎缩的部位取材可能造成取材失败，或由于严重萎缩、纤维化难以判断原发性肌病的性质。急性肌病者则建议选择病变程度严重或中等的部位取材。对于表现为远端肌病的患者，也可选择下肢远端肌肉进行活检。目前肌肉MRI开展广泛，对于非均匀分布的肌病患者可协助选取取材部位。临床常选择的活检部位包括肱二头肌、股四头肌、三角肌，其他活检部位包括腓肠肌和胫前肌。活检时需避免近期行针灸及肌电图检查的部位，因为针刺检查后出现肌纤维变性、坏死或炎性反应，难以与病变相鉴别。

活检的骨骼肌组织，在进行特殊染色或酶染色之前，需先及时进行冷冻切片和常规HE染色（图15-1-1），HE染色与石蜡切片的HE染色步骤一致。冷冻切片的优点是能真实地反映肌纤维各种形态和结构的变化，避免由于固定、脱水、包埋和热处理等过程而出现人为假象和酶活性的丧失。冷冻切片前必须对肌肉组织进行急速冷冻，急速冷冻不仅能抑制自溶和腐败，也可防止细胞内物质的扩散。

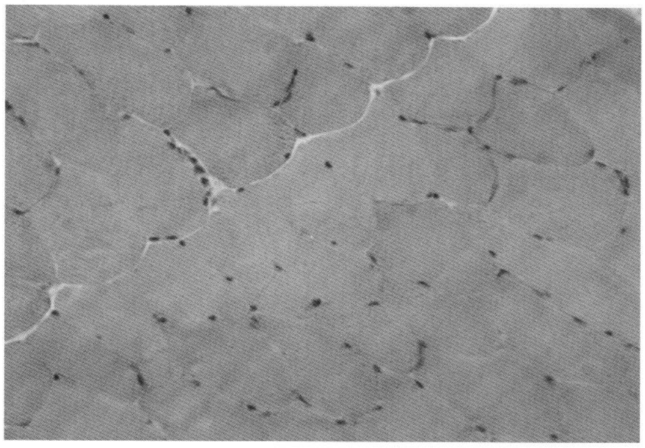

图15-1-1 骨骼肌组织：冷冻切片，HE染色，显示肌纤维的横切面（×400）

（一）方法

1. 将取好的肌肉组织放于滤纸上（用生理盐水浸过的滤纸），将表面水分吸去。

2. 取一小烧杯，倒入异戊烷，将异戊烷置于液氮内充分冷却。当烧杯内的异戊烷冷却至变得较为黏滞时，将准备好的组织投入，20s后取出，置于液氮内保存，待冷冻切片染色。

3. 冷冻切片机温度一般为-25℃，切片厚度8～12μm。

4. 免疫组化的切片处理，丙酮固定10min。

5. 切片应及时染色，或-20℃保存。

（二）注意事项

1. 组织要绝对新鲜。

2. 立即进行低温急冻很重要，否则会形成冰晶，致使组织结构离散。

3. 标本不能直接浸入液氮，以免组织膨胀破碎。

4. 冷冻后组织应置于液氮内密封保存，防止失水。

第二节　肌肉活检标本的特殊染色

一、油红O（oil red O）染色

（一）试剂配制

1. 油红O原液配制　油红O 0.5g，异丙醇100ml。

2. 油红O工作液配制　0.5%油红O 18ml，蒸馏水12ml过滤后使用。

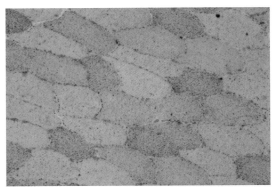

图15-2-1　骨骼肌组织：冷冻切片，油红O染色，显示肌纤维中分布的脂滴（×400）

（二）染色步骤

1. 切片入油红O工作液室温下孵育30min。

2. 流水冲洗。

3. 苏木精30s。

4. 流水冲洗。

5. 明胶封固。

（三）染色结果

脂滴呈红色，细胞核呈蓝色。Ⅰ型肌纤维脂滴较Ⅱ型丰富（图15-2-1）。

（四）注意事项

油红O工作液须新鲜配制，密闭缸过滤及染色。避免异丙醇挥发影响染色效果。明胶提前预热。

二、改良Gomori三色染色（Modified Gomori Trichrome）

（一）试剂配制

1. Gomori染液配制　苯偶氮变色酸钠2R 0.6g，固绿FCF 0.3g，磷钨酸0.6g，冰醋酸1ml，蒸馏水100ml，调节pH 3.4，室温保存（2～3周）。

2. 0.2%冰醋酸。

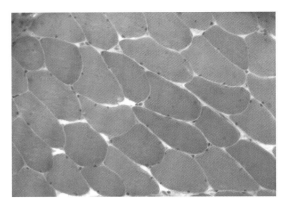

图15-2-2　骨骼肌组织：冷冻切片，改良Gomori三色染色（×400）

（二）染色步骤

1. 苏木精10min。

2. 流水冲洗5min。

3. Gomori染液30min。

4. 流水冲洗。

5. 0.2%冰醋酸（透明作用）。

6. 流水冲洗。

7. 梯度乙醇脱水，二甲苯透明，树胶封固。

（三）染色结果

肌纤维呈青绿色，胶原呈亮绿色，细胞核呈紫色，线粒体呈红色。本染色方法对于线粒体肌病诊断是必不可缺的。在绿色背景上出现各种红染的包涵体物质，为异常病变的肌纤维（图15-2-2）。

（四）注意事项

Gomori染液应在冰箱内保存，保存期限约为6个月，超过保存期应弃之，以保证染色鲜亮。分化时间应视染液配制时间长短作适当调整，染液配制时间越长，分化时间应越短。

三、糖原过碘酸希夫染色（PAS）

（一）试剂配制

1. Carnoy液配制　乙醇300ml，氯仿150ml，冰醋酸50ml。

2. 希夫液配制　碱性品红2g，蒸馏水400ml，亚硫酸钠2g，1N盐酸40ml，活性炭8g。蒸馏水煮沸后加入碱性品红，溶解后冷却至50℃，过滤。加入1N盐酸，冷却至室温后加入亚硫酸钠，避光过夜。第二天加入活性炭，搅拌混匀。过滤，保存于深色容器中，4℃冰箱保存。

（二）染色步骤

1. Carnoy液固定10min。

2. 流水冲洗。

3. 0.5%过碘酸5min。

4. 蒸馏水洗。

5. 希夫液15min。

6. 流水冲洗5min。

7. 苏木精5min。

8. 流水冲洗。

9. 梯度乙醇脱水，二甲苯透明，树胶封固。

（三）染色结果

肌质网呈红紫色。Ⅰ型肌纤维微红色，Ⅱ型肌纤维红色或紫红色（图15-2-3）。

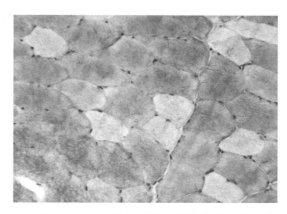

图15-2-3　骨骼肌组织，冷冻切片，PAS染色（×400）

（四）注意事项

过碘酸氧化时间不宜过长，否则蛋白质和酸性黏多糖也会与希夫试剂发生反应，从而影响结果的判定。过碘酸应冰箱内保存于棕色容器，保质期3个月。

第三节　肌肉组织活检的酶染色

一、琥珀酸脱氢酶（succinate dehydrogenase，SDH）染色

（一）试剂配制

1. 0.2mol/L琥珀酸钠配制　琥珀酸钠54g，蒸馏水1000ml。

2. 0.2mol/L磷酸缓冲液配制　Na_2HPO_4 2.84g/100ml，取70ml；NaH_2PO_4 4.84g/200ml，取130ml。调整pH 7.4（用1mol/L酸和碱调整pH）。

3. 孵育液配制　0.2mol/L琥珀酸钠15ml；0.2mol/L磷酸缓冲液15ml；硝基四氮唑蓝（NBT）30mg。调pH 7.2～7.6，（用1mol/L酸和碱调整pH）过滤。

（二）染色步骤

1. 切片入孵育液37℃培养箱内孵育1h。

2. 水洗。

3. 明胶封固。

（三）染色结果

酶活性部位显示蓝紫色，Ⅰ型纤维显示深蓝紫色，较Ⅱ型纤维着色深（图15-3-1）。

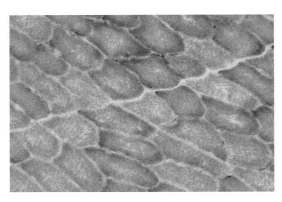

图15-3-1　骨骼肌组织：冷冻切片，琥珀酸
脱氢酶染色（×400）

（四）注意事项

孵育液需新鲜配制，孵育时间长短须根据镜检结果适当延长或缩短。

二、四氮唑还原酶（NADH-tetrarolium redutase，NADH-TR）染色

（一）试剂配制

1．Tris缓冲液配制　三羟甲基胺乙酸3.03g，蒸馏水290ml，0.1M盐酸210ml，调pH7.4（用1mol/L酸和碱调整pH）。

2．孵育液0.05mol/L配制　Tris缓冲液30ml，硝基四氮唑蓝30mg，NADH24mg，过滤，调pH 7.4（用1mol/L酸和碱调整pH）。

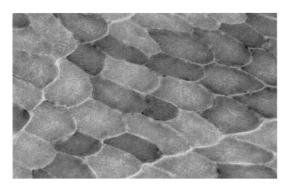

图15-3-2　骨骼肌组织，冷冻切片，四氮唑
还原酶染（×400）

（二）染色步骤

1．切片入孵育液37℃培养箱内孵育30min。

2．水洗。

3．明胶封固。

（三）染色结果

肌质网、肌细胞呈蓝紫色，胶原纤维不着色，Ⅰ型纤维着色深，Ⅱ型纤维着色浅。并可看到肌纤维内部变化，如靶样纤维、虫蚀、轴空、异常线粒体分布等（图15-3-2）。

（四）注意事项

封固前应镜下观察1次，至两型纤维有明显深浅差别终点显色。

三、细胞色素C氧化酶（cytochrome C oxidase，CCO）染色

（一）试剂配制

1．0.1mol/L醋酸钠缓冲液配制　醋酸钠6.8g，蒸馏水500ml，用醋酸调pH 5.5（用1mol/L醋酸调整pH）。

2．孵育液配制　二氨基联苯胺（DAB）60mg，0.1mol/L醋酸缓冲液（pH 5.5）27ml，1%氯化锰3ml，30%过氧化氢（新鲜）10μl，调pH 5.5，过滤。

（二）染色步骤

1．切片入孵育液37℃培养箱内孵育1h。

2．水洗。

3．梯度乙醇，二甲苯透明，树胶封固。

（三）染色结果

肌纤维呈棕色，Ⅰ型肌纤维染色深，Ⅱ型肌纤维染色浅。线粒体肌病时，可出现肌纤维不着色，COX阴性纤维（图15-3-3）。

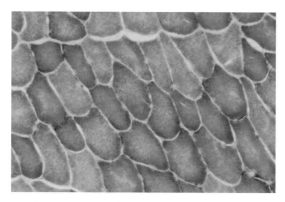

图15-3-3　骨骼肌组织，冷冻切片，细胞色素C氧化酶染色（×400）

（四）注意事项

染液要新鲜配制，过氧化氢用量要严格控制。

四、非特异性酯酶（non-specific esterase，NSE）染色

（一）试剂配制

1．副品红配制　盐酸副品红4g，2mol/L盐酸100ml。

2．0.1mol/L磷酸缓冲液配制　Na_2HPO_4 2.84g/dl取70ml，NaH_2PO_4 4.84g/200ml取130ml，加蒸馏水200ml，共400ml。

3．1%醋酸-α-萘酚配制　醋酸-α-萘酚1g，丙酮100ml，棕色容器保存。

4．孵育液配制　4%亚硝酸钠0.8ml，副品红0.8ml，0.1mol/L磷酸缓冲液20ml，1%醋酸-α-萘酚0.5ml，过滤，调pH 6.4 ～ 6.5（用1mol/L酸和碱调整pH值）。

（二）染色步骤

1．切片入孵育液37℃培养箱内孵育30min。

2．水洗。

3．梯度乙醇，二甲苯透明，树胶封固。

（三）染色结果

肌纤维呈棕红色，Ⅰ型肌纤维深于Ⅱ型肌纤维（图15-3-4、图15-3-5）。

（四）注意事项

孵育液需新鲜配制，配制过程严格按顺序添加，孵育时间长短须根据镜检结果适当延长或缩短。

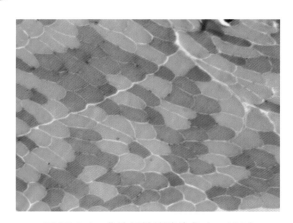

图15-3-4　非特异性酯酶染色（×200）

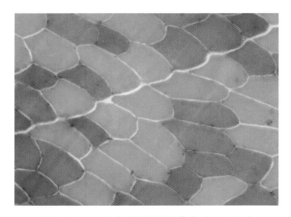

图15-3-5　非特异性酯酶染色（×400）

五、酸性磷酸酶（acid phosphatase，ACP）染色

（一）试剂配制

1. Veronal 醋酸钠缓冲配制　醋酸钠1.94g，巴比妥钠2.94g，蒸馏水280ml，0.1N盐酸180ml，调pH 5.0（用1mol/L酸和碱调整pH）。

2. 孵育液配制　①4%亚硝酸钠0.8ml，副品红0.8ml，蒸馏水13ml。②N，N-二甲基甲酰胺1ml，萘酚AS-BI磷酸酯10mg。③将②液加入①液。④加入Veronal醋酸钠缓冲5ml。⑤调pH 4.7～5.0，（用1mol/L酸和碱调整pH）过滤。

（二）染色步骤

1. 切片入孵育液37℃培养箱内孵育60min。
2. 流水冲洗。

3. 过苏木精。
4. 流水冲洗。
5. 明胶封固。

（三）染色结果

正常肌纤维中阴性反应，溶酶体活跃时酶活性部位为红色，肌纤维呈灰蓝色，细胞核呈蓝紫色。肌纤维坏死吞噬时显示高活性，呈粉红色。Ⅱ型糖原贮积症出现自噬细胞可呈高活性（图15-3-6）。

（四）注意事项

染液需按顺序配制，如顺序有误会影响染色效果。

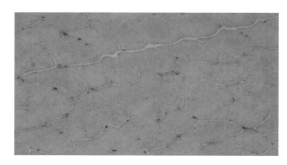

图15-3-6　骨骼肌组织，冷冻切片，酸性磷酸酶染色（×400）

六、ATP酶染色

（一）试剂配制

1. 巴钙液配制　巴比妥钠4.124g，氯化钙1.998g，蒸馏水1000ml。

2. 酸性预孵育液配制　A液，醋酸钠13.5g，蒸馏水500ml；B液，冰醋酸6ml，蒸馏水500ml。A液24ml＋B液26ml，分3份，调pH分别为4.3、4.4、4.5（用1mol/L酸和碱调整pH）。

3. 碱性预孵育液配制　巴钙液2份各20ml，调pH分别为10.3、10.4。

4. 孵育液配制　巴钙液10ml，1份；ATP 20mg，1份，调pH 9.4（用1mol/L酸和碱调整pH）。

（二）染色步骤

1. 切片在酸性预孵育液中孵育15min，室温。
2. 在碱性预孵育液中孵育15min，37℃。
3. 蒸馏水洗，2遍。
4. 在孵育液中孵育30min，37℃，不洗。
5. 1%氯化钴3min。
6. 蒸馏水2遍。
7. 1%硫化铵（新配）10s。
8. 流水冲洗。
9. 梯度乙醇，二甲苯透明，封固。

（三）染色结果

pH 10.4可区分Ⅰ型和Ⅱ型肌纤维，pH 4.3和4.6可区分Ⅰ型、ⅡA、ⅡB、ⅡC型肌纤维（表15-3-1，图15-3-7）。

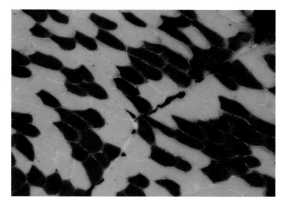

图15-3-7　骨骼肌组织，冷冻切片，ATP酶染色（×400）

表15-3-1　使用pH值区分肌纤维

肌纤维类型	以pH值区分		
	10.4	4.6	4.3
Ⅰ型	不着色	黑	黑
ⅡA	黑	不着色	不着色
ⅡB	黑	灰黑	不着色
ⅡC	灰黑	黑	灰黑

（四）注意事项

各试剂用前均需以pH计再次测定所需pH值，以确保pH值的准确无误。往往因pH值0.1的偏差也会影响染色效果，甚至会造成截然相反的染色结果。孵育液须用前新鲜配制，以保证酶活性。

第四节　肌肉组织活检的免疫组化染色

对于肌肉组织可进行抗肌萎缩蛋白（dystrophin）、层粘连蛋白（laminin）、emerin、dysferlin、肌聚糖蛋白（sarcoglycans）及结蛋白（desmin）等免疫组化染色，协助诊断Duchenne型肌营养不良、Becker型肌营养不良、Merosin缺乏型先天性肌营养不良、Emery-Dreifuss型肌营养不良以及某些类型的肢带型肌营养不良和Desmin聚集性肌病。可进行CD4、CD8、CD20、CD68、主要组织相容性复合物1（MHC-1）、补体膜攻击复合物（C5b-9）等免疫组化染色协助诊断炎性肌病。

染色方法同常规免疫组化染色方法（详见"第十章免疫组织化学染色技术"）。

第十六章　肝脏活体组织制作技术

第一节　引　言

　　肝病是世界范围内的常见病、多发病。随着影像学技术的进步和血清学标志物的发展，无创性评估已在肝脏疾病方面发挥重要作用，减少了对肝穿刺活检的需求。但肝活检组织在病理形态学基础上直接进行不明原因肝损伤的病因分析、肝组织学系统性评估、局灶性肿块的病理诊断等方面仍具独特优势，是肝病诊断与评估公认的金标准，具有不可替代性。Sherlock首先将肝穿刺从科研应用于临床，Menghini提倡经皮肝穿刺技术，Scheuer终身致力于肝活检病理学检测，为现代肝脏病理学技术与诊断的发展打下坚实基础。近年来病理学技术在分子检测、质谱技术、数字扫描、人工智能等领域的新兴发展，使病理组织学检测信息更为丰富，为临床提供了重要线索，对患者的诊断和治疗产生实质性影响。

　　肝穿刺活检标本约占肝脏体积的1/50 000，本身客观存在取样误差，同时因标本微小、检测项目多，在病理检测过程中存在意外的风险，故需要病理技师、病理医师与临床医师进行密切的合作。应用现代软科学方法如潜在失效模式及后果分析（FMEA）能有效提高标本的安全性、制片的高质性、诊断的准确性、诊疗的正确性、检测的高效性。随着病理全切片扫描数字图像（whole-slide images，WIS）技术的发展，应用深度学习方法提取组织学特征进行疾患者工智能辅助诊断的研究不断增多。有报道在肝穿刺标本的HE图像中，使用卷积神经网络技术进行建模、训练，取得了图像分类较好的效果。

　　从事肝活检标本病理学技术制片的技师需学习肝脏病理学基础（如HE常规、特殊染色、免疫组化），实践操作技术规范，并可进一步开展进行原位杂交、RT-PCR等分子病理检测。同时检测前知晓送检病例的临床病史与辅助检查，与临床医师、病理医师有效沟通，有益于设计检测技术路线，在常规检测基础上注重针对性的检测，对穿刺组织充分利用，最大限度减少损耗。美国肝病研究协会（American Association for the Study of Liver Diseases，AASLD）强调了送检活检标本的大小、质量，以及在病理学检测制片过程中的组织分配使用、操作流程处置、标本评估、取样误差等诸多关键和细节因素。

　　肝穿刺适用以下疾病。

一、非结节性疾病

　　1. 慢性肝炎　肝脏穿刺活检诊断的最主要适应证。主要用于确诊、随访、疗效分析。对组织炎症和纤维化状况分期、分级以及预后判断。

　　2. 酒精性肝病　用于酒精性肝病的诊断和预后分析。

　　3. 药物性肝病　对病史不明确、难于与慢性肝炎鉴别的药物性肝病，多采用肝穿刺活检明确诊断。

　　4. 感染性疾病　包括结核、布鲁热、梅毒、组织胞质菌病、钩端螺旋体病、化脓性细菌感染、球孢子菌病、阿米巴病，以及各种机会性感染如疱疹病毒、巨细胞病毒、EB病毒、柯萨奇病毒等病毒性感染的鉴别。

5．代谢性肝病　包括淀粉样变、糖原贮积症、血色病、肝豆状核变性。肝穿活检以明确诊断，评价疗效，判断预后。

6．器官移植　肝移植前后对供肝和移植肝的穿刺活检，可有效诊断排斥反应、感染、栓塞、梗阻以及判断肝移植手术的指征。

7．其他　用于诊断或鉴别诊断不明原因的肝脾大或血清学异常而无明确诊断的患者。

二、结节性疾病

1．肝源性肿瘤　包括肝细胞性肿瘤、胆管细胞性肿瘤、间叶性肿瘤、淋巴瘤以及其他肝原发性肿瘤等。相对影像学，病理组织学可深入进行系列技术制片检测，以便于诊断及临床治疗。

2．转移性肿瘤　大肠癌、肺癌、乳腺癌、胰腺癌、肾癌、胃癌、软组织肉瘤、恶性黑色素瘤等原发性恶性肿瘤常有肝转移，其中有些呈现孤立性结节。对其进行肝活检病理学检测有助于判断来源、进行诊断，并有助于改善病情，提高生存率。

第二节　肝穿刺标本的基本要求

通常的肝活检方法包括经皮肝活检、经颈内静脉肝活检、经腹腔镜肝活检。优质的病理学技术制片是肝活检病理组织学评估的基本保证，常规HE染色及应用不同的特殊染色方法和多种抗体的免疫组化技术有助于组织形态的初步系统性评估分析。

因为病理诊断与肝组织长度、宽度密切相关，病理诊断要求活检肝组织有足够的长度（＞1.5cm）和宽度（16号穿刺针），保证6个以上较完整的汇管区。临床慢性肝炎患者肝穿组织长度与病理诊断准确性的关系见表16-2-1。

表16-2-1　肝活检组长的长度与病理诊断准确性的关系

诊断	长度		
	3mm	6mm	9mm
慢性肝炎轻度（%）	38.1	63.4	84.3
慢性肝炎中度（%）	26.6	96.4	100

通过表14-2-1可以清楚地看出，肝穿的长度直接影响诊断的准确性。同样，肝穿标本的制作质量对病理诊断也起着至关重要的作用。

第三节　肝穿刺标本制片技术

一、肝穿刺标本的固定

（一）方法

一般情况下肝穿刺后组织标本每例有1～3条，需及时固定，根据特殊检查需要，选择最佳固定方式。通常肝活检3条组织，一条用于电镜检测，另两条用于光镜检测。

1. 常规检查　常用10%中性缓冲福尔马林，酸碱度在pH 7.4左右。10倍于以上标本体积量。
2. 怀疑淋巴瘤、血色病　B5固定液。
3. 糖原贮积症　无水乙醇固定。
4. 代谢性疾病、电镜检查　2.5%戊二醛磷酸缓冲液、多聚甲醛固定。
5. 免疫荧光染色、显示脂肪颗粒　OCT包埋冷冻切片，无须固定。

（二）注意事项

1. 新鲜肝组织固定时，首先肉眼观察其颜色、形态。脂肪组织在固定液中呈白色，漂浮在液体表面；肝脂变为微黄色，呈缓慢沉降；严重淤胆时呈绿色；肝性卟啉症、杜宾－约翰逊综合征时，可呈现黑或墨绿色；肝硬化时的标本可呈破碎状；对组织性质的大概了解，利于操作，避免组织损伤。
2. 肝穿刺标本如需长途转运，须将固定液加满至标本容器口，避免液体过于震荡损伤组织。
3. 将组织放入固定液时，切忌用镊子用力钳取或使用尖头镊，避免组织断裂或受力过大，造成肝细胞挤压。应用钝头镊或眼科小弯头镊子的双镊头轻缓水平捞取组织。
4. 固定液量充足，为组织10倍为佳。
5. 为肝活检良好塑性，防止弯曲，每条组织可用纱布单独包裹后放入包埋盒。

二、肝穿刺活检组织脱水程序

具体见表16-3-1。

表16-3-1　肝穿刺活检组织脱水程序

试剂名称	时间	温度（℃）
75%乙醇	1h	25
85%乙醇（Ⅰ）	1h	25
85%乙醇（Ⅱ）	1h	25
95%乙醇（Ⅰ）	1h	25
95%乙醇（Ⅱ）	1h	25
无水乙醇（Ⅰ）	1h	25
无水乙醇（Ⅱ）	1h	25
二甲苯 （Ⅰ）	20min	25
二甲苯 （Ⅱ）	13min	25
56～58℃石蜡浸蜡（Ⅰ）	35min	60
56～58℃石蜡浸蜡（Ⅱ）	15min	60

特别提出注意的是，二甲苯透明时间在肝穿刺组织标本制作过程中非常关键，一般控制在50min内。透明时间过长，组织脆性增大，标本易破碎，无法制成完整、满意的肝组织切片。除浸蜡温度设置为58～60℃外，其他试剂温度设为室温（25℃）。

三、包埋

保持肝穿组织原有长度，切忌因组织长而切成几段。整条组织包埋平整非常重要。肝穿组织如包埋不在同一水平面上，无法切出整条完整的组织切片，可依据肝活检组织的长度，定制适宜包埋模，以利于组织完整和连续切片。

四、切片

包埋平整的肝穿组织能显示足够数量、结构完整的汇管区、中央静脉，利于诊断。切片前需先削除组织周围的多余石蜡，然后粗削，找好组织平面，再用锋利刀片4μm厚连续切片，并按顺序（因特殊情况下，诊断需从第一张和最末张同时取片染色观察）捞片、存片。为保证诊断、科研以及回顾性研究，每个蜡块连续切片15～30张为佳，同时肝活检组织的蜡块在冷台上不易放置时间过长，以免切片时脆性大，组织细胞发生"有裂隙"现象。

五、捞片

用30%乙醇初展蜡片，展片仪45℃展片后，每张HE切片捞取连续切面的前、后连续2～3个阶梯切片用于HE染色（以保证4～9个汇管区）。其他各捞一个切面用于特殊染色和免疫组化，由于检测所需切面达20张左右，1～2条肝活检组织蜡块的最大切面数量有限，所以需减少组织损耗。

六、烤片

65～75℃烤片30min。

第四节　常规染色

常规HE染色是肝穿组织的诊断基础，详见"第七章苏木精－伊红染色"。

第五节　特殊染色

在病理诊断过程中，为了显示组织或细胞中的正常结构或病理过程中出现的异常物质、病变、病原体等，需要选用常规染色不能显示的相应地显示这种成分的染色方法进行染色，故称为特殊染色，也可称为选择性染色。

特殊染色是利用肝穿组织内细胞化学成分与各种染色剂所发生的某种特异性的反应，以了解肝组织、细胞内各种蛋白质、酶类、核酸、糖原等化学成分特性的组织和细胞化学方法，以揭示普通形态学方法所不能观察到的肝组织、细胞的化学成分的变化。作为病理HE染色诊断的辅助和补充，特染为肝穿诊断提供了重要的参考依据。

一、Masson三色改良染色法

（一）染色应用

有助于呈辨别胶原沉积、肝结构改变及纤维化程度、发现闭塞血管。诊断肝纤维化、肝硬化、肝静脉闭塞性疾病。

（二）染色原理

Masson染色的几种阴离子染料的分子量由小到大分别是：苦味酸（黄色，分子量229.11）、橘黄G（橘黄色，分子量452.00）、丽春红（红色，分子量480.42）、酸性品红（红色，分子量585.53）、苯胺蓝（蓝色，分子量737.71）、亮绿（绿色，分子量792.72）。

小分子量染料易于穿透结构致密、渗透性低的组织，而大分子量染料则能进入结构疏松、渗透性高的组织。组织染色反应依分子大小，通过渗透、电子吸附而分别着红色、蓝色（绿色）和黄色。

（三）试剂配制

1. Masson复合液　丽春红0.7g，酸性品红0.3g，橘黄G 0.35g；冰醋酸1ml；蒸馏水99ml。

2. 苯胺蓝溶液　苯胺蓝0.4g，冰醋酸0.4ml，蒸馏水99.6ml。

3. 0.2%冰醋酸溶液　冰醋酸100 ml，蒸馏水400ml。

（四）染色步骤

1. 切片脱蜡至水。

2. Bouin固定液二次固定30～60min。

3. 自来水冲洗。

4. 高锰酸钾氧化5min。

5. 自来水冲洗。

6. 草酸漂白1～2min。

7. 蒸馏水洗。

8. 置Masson复合液染色5min。

9. 0.2%～0.5%醋酸溶液稍洗。

10. 5%磷钨酸分化，至镜检胶原纤维呈淡粉色，肌纤维和纤维素呈鲜红色，2～5min。

11. 0.2%～0.5%醋酸溶液稍洗。

12. 苯胺蓝（亮绿）染色2～4min。

13. 无水乙醇脱水、二甲苯透明、封固。

（五）染色结果

胶原纤维呈蓝色。肌肉组织和纤维素呈红色。红细胞呈黄色（图16-5-1）。

（六）注意事项

1. 可根据观察者喜好选用苯胺蓝或亮绿。

2. 使用弱酸性水以防止染料被洗掉，可根据水质选择0.2%～0.5%醋酸溶液。

3. 若省略二次固定，可适当延长苯胺蓝染色时间。

4. 磷钨酸分化一定在显微镜下观察以控制染色程度。

5. 在实际染色中，两种阴离子染料的比例很重要，如果比例不当，会出现偏色。

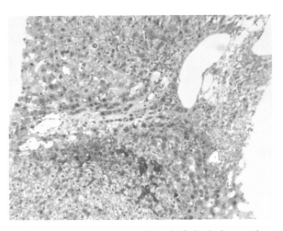

图16-5-1　Masson三色改良染色法（×40）

二、苦味酸 – 酸性品红法（Van Gieson染色）

（一）染色应用

区分胶原纤维和肌肉，诊断肝纤维化。

（二）染色原理

同Masson染色原理。

（三）试剂配制

Van Gieson 染液：1%酸性品红10ml，苦味酸饱和水溶液90ml。用等体积蒸馏水稀释并煮沸3min使溶液"成熟"。

（四）染色步骤

1. 脱蜡至水。

2. 苏木精溶液染核1min。

3. 自来水洗。

4. Van Gieson染液30s至1min。

5. 95%乙醇分化。

6．无水乙醇脱水、二甲苯透明、中性树胶封固。

（五）染色结果

胶原纤维呈红至粉红色，肌肉呈黄色，核呈蓝色（图16-5-2）。

（六）注意事项

1．Van Gieson液染色后一定用蒸馏水速洗，因碱性的自来水可将红色的酸性品红脱掉。

2．黄色可被乙醇脱掉，注意时间。

3．Van Gieson液内放置时间过长，苏木精将被脱掉。

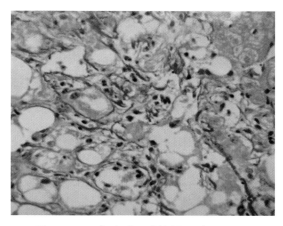

图16-5-2 苦味酸−酸性品红法Van Gieson染色（×100）

三、Gomori网状纤维染色法（reticular fiber）

（一）染色应用

在肝炎、肝硬化、肝结节性病变及肝脏肿瘤时，网状纤维染色弥补了HE染色不足，可清楚显示肝窦网状支架、窦周纤维化、肝细胞坏死脱失（窦塌陷）、肝细胞板增厚程度及结构变化。

（二）染色原理

网状纤维主要成分是胶原蛋白。用氨银溶液浸染能使纤维变成黑色，故又称网状纤维，它构成了网状支架。

首先网状纤维经酸性高锰酸钾氧化，具有选染性。氧化后的切片呈棕褐色，经草酸处理后去除氧化剂中锰盐的颜色。硫酸铁铵媒染增加了网状纤维对氨银液的选择性，然后氨银液浸染切片，使氨银化合物与网状纤维结合，即被具有嗜银性物质的网状纤维吸附。

反应过程：

$$AgNO_3 + NaOH \rightarrow AgOH + NaNO_3$$
$$AgOH \rightarrow Ag_2O + H_2O$$
$$Ag_2O + 4NH_4OH \rightarrow 2[Ag(NH_3)_2]OH + 3H_2O$$

然后用10%中性缓冲福尔马林液将与网状纤维结合的氨银化合物还原成棕黑色的金属银。

$$2[Ag(NH_3)_2]OH + HCHO \rightarrow 2Ag \downarrow + HCOOH + 4NH_3 + H_2O$$

再用0.2%氯化金调色使棕黑色金属银变为紫黑色的金属金沉淀，金属金比金属银更稳定，切片更清晰，但氯化金也可使胶原纤维由黄棕色变为灰紫色，与网状纤维对比不理想，因此，此步可以省略。洗去切片上未起反应银离子，并用5%硫代硫酸钠将附着于网状纤维内的已还原的金属银固定下来。

（三）试剂配制

1．酸性高锰酸钾溶液 0.5%高锰酸钾水溶液95ml，3%硫酸溶液5ml。

2．氨银溶液 逐滴加氨水至10%硝酸银5ml中，至沉淀不能完全溶解为止。再加3%氢氧化钠5ml，溶液立刻呈黑色，然后逐滴加氨水直到溶液中仅有少许微量棕黑色颗粒为止，加蒸馏水至50ml，过滤，放入棕黑色瓶中，置4℃冰箱保存。

（四）染色步骤

1．常规脱蜡至水。

2．0.25%酸性高锰酸钾溶液氧化切片5min。

3．流水冲洗。

4．1%草酸漂白切片至无色。

5. 流水冲洗。

6. 蒸馏水洗。

7. 2%硫酸铁铵（铁明矾）媒染8min。

8. 蒸馏水洗2～3次。

9. 氨银溶液滴染15s至1min。

10. 蒸馏水洗2～3次。

11. 10%中性缓冲福尔马林液还原1～2min。

12. 水洗。

13. 0.2%氯化金光镜下调色，可以根据医师观察需求来调色深浅。

14. 自来水洗。

15. 5%硫代硫酸钠固定2min。

16. 蒸馏水洗。

17. 乙醇脱水、二甲苯透明、树胶封固。

（五）染色结果

网状纤维：黑色；胶原纤维：棕色（图16-5-3、图16-5-4）。

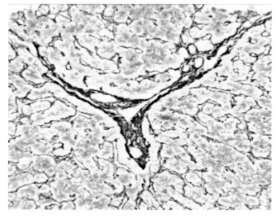

图16-5-3　Gomori网状纤维染色法（×100）

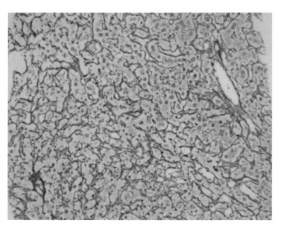

图16-5-4　Gomori网状纤维染色法（×100）

（六）注意事项

1. 必须在洁净玻璃容器中配制。

2. 氨银溶液滴染时间可根据配制的时间长短适当调整（原则上现用现配，实际放4℃冰箱可维持2～3周）。

3. 氨银溶液配制过程，如氨水过量，可滴加10%$AgNO_3$补救。

4. 甲醛还原后，镜下观察，浸银不足用蒸馏水冲洗后再次滴加氨银；浸银过度，可用高锰酸钾溶液稍分化，再流水冲洗以补救。

四、Perl普鲁士蓝法

（一）染色应用

鉴别组织、细胞中含铁血黄素存在。血色病、酒精性肝病、陈旧出血灶、铁颗粒沉积在肝细胞质内，或被库弗细胞巨噬细胞吞噬。此时铁颗粒呈蓝色。

（二）染色原理

染色剂和组织、细胞之间的化学性结合。高价铁与亚铁氰化钾作用生成亚铁氰化铁（普鲁士蓝反应）。

$$HCl4Fe3 + 3K4Fe（CN）6—→Fe4［（CN）］3 + 12K$$

（三）试剂配制

Perl液：2%亚铁氰化钾25ml，2%盐酸25ml。

（四）染色步骤

1. 脱蜡至水。

2. 蒸馏水洗。

3. 切片入Perl溶液15～30min。

4. 1%伊红复染。

5. 梯度乙醇脱水。

6. 透明、中性树胶封固。

（五）染色结果

含铁血黄素呈蓝色颗粒（图16-5-5）。

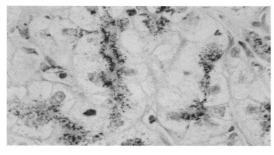

图16-5-5 肝脏组织，Perl普鲁士蓝法（×200）

（六）注意事项

1. 2%亚铁氰化钾和2%盐酸染前1:1混合，37℃烘箱内染色25～30min。

2. 如果用核固红衬染，用前须过滤，以免所产生的透明结晶影响光镜下图像观察。

3. 每次染色设阳性对照。

4. 染色时间据组织含铁量增减。

5. 使用分析纯试剂。

五、铜和铜结合蛋白染色

（一）染色应用

铜在人体内含量100～150mg，血清铜正常值15.7～18.8μmol/L，是人体中含量位居第二的必需微量元素。肝细胞中的铜沉积较为复杂，在肝豆状核变性的ATP酶外，铜转运蛋白、亲金属蛋白、金属结合蛋白异常亦可导致铜过量从而引发肝组织损害。铜和铜结合蛋白的特殊染色可进行铜代谢异常的特征性检测。需注意的是并非疾病所有阶段铜染色都呈阳性，染色阴性并不能排除诊断，可选用多种方法提高染色的阳性率。

（二）红氨酸染色法

1. 染色原理 红氨酸（二硫乙二胺）$H_2N—C—C—NH$与铜盐反应生成红氨酸–二亚胺（二硫乙二胺红氨酸）型铜盐沉淀，呈黑绿色。

$$H_2N—C—C—NH_2 \longrightarrow HN=C—C=NH$$
$$\qquad\qquad\qquad\qquad \| \quad \| \quad \backslash/$$
$$\qquad\qquad\qquad\qquad S \quad S \quad Cu$$

2. 试剂配制 红氨酸染液：0.1%红氨酸无水乙醇液2.5ml，10%醋酸钠50ml。

3. 染色步骤

（1）切片脱蜡入水。

（2）入红氨酸染液，37℃过夜（12～24h）。

（3）70%乙醇15～30min。

（4）无水乙醇6h。

（5）新鲜无水乙醇脱水。

（6）二甲苯透明，中性树胶封固。

4. 染色结果 铜颗粒：呈墨绿色颗粒（图16-5-6）。

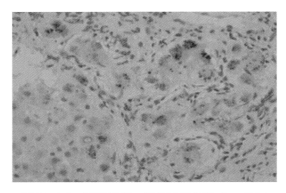

图16-5-6　肝脏组织：红氨酸染色法（×200）

2. 染色步骤

（1）切片脱蜡入水。

（2）入罗丹宁工作液，56℃水浴（3h）。

（3）流水洗2～3min。

（4）Mayer苏木精衬染1min。

（5）流水洗5min，0.5%硼砂液，速洗。

（6）梯度乙醇脱水，二甲苯透明，中性树胶封固。

3. 染色结果　铜颗粒呈墨绿色颗粒（图16-5-7）。

4. 注意事项

（1）罗丹宁工作液临用时用罗丹宁原液配置。

（2）含铬、汞重金属成分固定液不适用。

5. 注意事项

1. 红氨酸无水乙醇液、醋酸钠溶液临用时混合。

2. 若需复染，第4步后进行（可用醇溶伊红或核固红复染）。

3. 含铬、汞重金属成分固定液不适用。

（三）罗丹宁染色法

1. 试剂配制　罗丹宁原液：对二甲氨基亚苄基罗丹宁0.2g，无水乙醇100ml。工作液：罗丹宁原液3ml，蒸馏水47ml。0.5%硼砂液：四硼酸二钠0.5g，蒸馏水100ml。

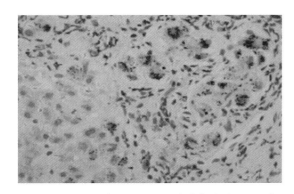

图16-5-7　肝脏组织：罗丹宁染色法（×200）

六、PAS染色

（一）染色应用

鉴别肝糖原、肌糖原；观察某些代谢性疾病以及由先天遗传性疾病引起的糖原贮积症，在肝、肾、心肌、骨骼肌等均有大量的糖原沉积。真菌感染的孢子及菌丝呈阳性反应。

（二）染色结果

糖原及中性黏液物质、某些酸性黏液物质、黏液物质、基底膜、色素、脂质、真菌、垂体呈紫红色，细胞核蓝色。

（三）注意事项

一般连续阶梯切片同时进行D-PAS染色，以确定肝糖原的存在，通过观察肝糖原的含量和分布以及变化，可评估肝细胞的功能状态。

（四）试剂配制、染色步骤

详见"第九章第十二节黏液物质染色"。

七、淀粉酶消化-PAS染色（D-PAS染色）

（一）染色应用

用淀粉酶消化法可鉴定糖原；用淀粉酶消化去除糖原后染PAS更适用于肝活检。库普弗细胞、巨噬细胞吞噬脂褐素及细胞残骸后呈红色（α-抗胰蛋白酶小球呈强阳性），故在α-抗胰蛋白酶缺乏症的肝炎坏死灶（小胆管周围基底膜损伤）的诊断中具有针对性。

（二）染色步骤

1．脱蜡至水。

2．1%淀粉糖化酶37℃消化1h或室温下唾液消化30min。

3．蒸馏水洗片。

4．1%过碘酸水溶液10min。

5．蒸馏水洗片3遍。

6．希夫液染色10～15min。

7．流水冲洗5min。

8．苏木精复染1～2min。

9．自来水冲洗返蓝。

10．常规脱水、透明、封固。

（三）染色结果

D-PAS非糖原糖蛋白呈品红色（图16-5-8）。

（四）注意事项

1．希夫液应放4℃保存。如果液体发红，可加入少量偏重亚硫酸钠使液体颜色变清后继续使用。

2．糖原容易水解，新鲜标本应及时用中性甲醛固定，避免流水冲洗。

3．过碘酸氧化不易超过10min。

4．染色前希夫液应恢复室温。

5．避免乙醇固定，使组织严重收缩，糖原边聚，产生"流水样"人工假象。

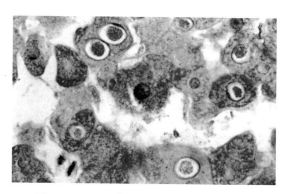

图16-5-8　肝脏组织：淀粉酶消化-PAS染色（×400）

八、苦味酸天狼猩红染色

（一）染色应用

肝纤维化及肝硬化改变，区分Ⅰ型、Ⅲ型胶原。普通光镜下胶原纤维呈红色，细胞核呈蓝色。偏振光显微镜下，Ⅰ型纤维紧密排列，显示很强的双折光性，纤维呈黄色或红色；Ⅱ型纤维显示弱的双折光，呈多种色彩的疏松网状分布；Ⅲ型纤维显示弱的双折光，呈绿色的细纤维；Ⅳ型纤维显示弱的双折光的基膜，呈淡黄色。

（二）染色原理

组成胶原纤维的胶原蛋白具有双折光性，与酸性染料的天狼猩红染色反应后在偏光显微镜下，各型胶原蛋白排列紧密、疏松，折光强、弱，呈现不同的颜色和双折光现象。

（三）试剂配制

1．天狼猩红饱和苦味酸液配制　0.5%天狼猩红10ml，苦味酸饱和液90ml。

2．天青石蓝液配制　天青石蓝B 1.25g，硫酸铁胺1.25g，蒸馏水250ml煮沸溶解，冷却过滤后，加入甘油30ml，浓盐酸0.5ml。

（四）染色步骤

1．切片脱蜡至水。

2．天青石蓝液染5～10min。

3．蒸馏水洗3遍。

4．天狼猩红饱和苦味酸液染色15～30min。

5．无水乙醇分化脱水，二甲苯透明，中性树胶封固。

（五）染色结果

胶原纤维呈红色，细胞核呈绿色，其他呈黄色（图16-5-9、图16-5-10）。

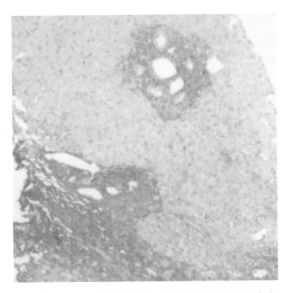

图16-5-9　肝脏组织：苦味酸天狼猩红染色
（×20）

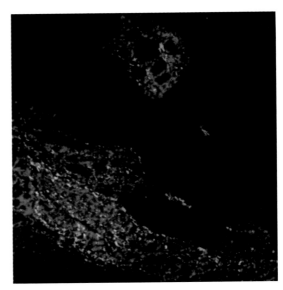

图16-5-10　肝脏组织：苦味酸天狼猩红染色
（×20）

（六）注意事项

1. 封固后的切片及时在偏光显微镜下观察、照相以保持鲜艳的色彩。

2. 可省略核复染，也可用Harris苏木精代替。

九、苏丹Ⅲ染色

（一）染色应用

单糖和双糖易溶于水，组织固定时全部溶解消失。石蜡包埋的切片在镜下所见到的空泡，是糖原水样变性，还是被溶解的脂肪不易鉴别。一般冷冻切片苏丹Ⅲ染色，用于重症肝炎肝细胞小泡性质变、酒精性肝病、妊娠、Reye综合征的鉴别。

（二）试剂配制、染色步骤、注意事项、染色结果

详见"第九章第十节脂类物质染色"。

十、刚果红染色

（一）染色应用

确定蛋白质聚集体淀粉样蛋白的性质。

（二）试剂配制、染色步骤、注意事项

详见"第九章第十五节淀粉样物质染色"。

补充：针对肝脏组织，切取6～8μm厚度，采用多种刚果红染色法，同时需要在偏振光显微镜观察，若阳性，需要采用质谱、免疫电镜方法进一步进行沉积蛋白分型以及深入检测验证（图16-5-11、图16-5-12）。

十一、油红染色

（一）染色应用

鉴别微泡脂肪变性，急性妊娠期脂肪肝确认。

（二）试剂配制、染色步骤、注意事项、染色结果

详见"第九章第十节脂类物质染色"。

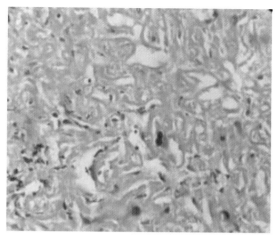

图16-5-11　甲醇刚果红染色为光镜下观察
（×40）

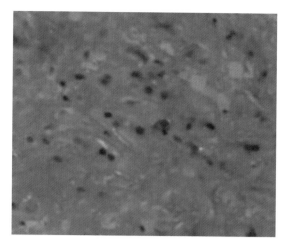

图16-5-12　甲醇刚果红染色为偏振光下观察
（×40）

第六节　免疫组化染色技术

（一）染色应用

免疫组化染色在肝脏病理检查中常用于辨识组织内的感染因子、结构成分、代谢产物及肿瘤的诊断。

（二）常用抗体

1. 感染因子　HBsA、HBcAg、CMV、EBV、HIVp24. HIVgp120、CAR、HSV1. HSV2. 结核（Ag85B），证明相应病毒感染及病毒复制状态，阳性颗粒见于肝窦内皮及库普弗细胞。

2. 结构成分

（1）AE1/AE3：上皮性成分及其肿瘤。

（2）CK7和CK19：胆管、小胆管、增生的细胆管，CK7和CK19是人体肝脏中卵圆细胞或肝脏干细胞的高表达标志物，被广泛应用于胆管细胞标记。研究发现，CK7主要表达于胆管上皮细胞和淤胆的肝细胞，CK19主要表达于胆管上皮细胞。CK7和CK19免疫组化染色对肝脏病变的病理学诊断具有辅助价值。

（3）CD57窦内相关淋巴细胞。

（4）CD68肝窦库普弗细胞。

（5）α-SMA活化增生的肝星状细胞。

（6）CEA肝毛细胆管。

（7）CD34正常窦内皮细胞CD34（－），窦毛细血管化后转阳，肝癌窦样血管内皮（＋），血管源性肿瘤（＋）。

（8）各种ECM抗体如LN、FN、Ⅰ型胶原、Ⅱ型胶原、Ⅳ型胶原、PG等。

3. 代谢产物

（1）α_1-抗胰蛋白酶：α_1-抗胰蛋白酶缺乏症肝细胞质内的球形小体（＋）。

（2）胎甲球蛋白（AFP）：肝细胞癌阳性。

（3）泛素（Ubiquitin）-：肝细胞内Mallory小体阳性。

（4）纤维蛋白原：肝细胞质内苍白小体（纤维蛋白原小体）阳性。

4. 肿瘤

（1）原发肝细胞癌：GPC3-、CK8/CK18/CAM5.2/AFP/Hepat。

（2）转移癌：详见"第十章免疫组织化学染色技术"。

肝脏病理之所以有价值，在于其复杂性。而病理学技术之所以有价值，是因为我们在复杂中检测出特征性，使其简单化或条理化，可以进行病理学诊断以及临床治疗，从而使患者受益。

好的肝活检组织的病理学评估包括肝组织内血管结构的存在、间距（终末肝静脉和门静脉束）及区带结构（萎缩、肥大、畸形），浸润细胞的存在、位置和类型（灶性、集聚、汇管区为主，优势细胞类型），肝细胞损伤模式（单细胞凋亡、斑点状坏死、融合性坏死、带状或区域性坏死、桥接坏死、再生性肝细胞改变和/或胆管反应），小叶间胆管评估（存在炎症、胆汁淤积的特征）等。一般不明原因的肝活检组织可通过筛查型的常规HE染色、特殊染色、免疫组化、原位杂交进行肝细胞性损伤、胆汁淤积性肝损伤和肝血管疾病的特征性损伤模式检测；而对于定向病灶的肝活检组织可开展针对性组织学检测，经过独特的病理学细节检测寻找诊断方向，并且可在上述技术制片基础上开展PCR、测序以及质谱、整体切片成像、深度学习、人工智能等方法，进行定性、定量的精准性诊断与科研探索。

第十七章 皮肤组织活检制作技术

第一节 皮肤组织活检的意义

皮肤组织活检是病理学实验室技术在皮肤科的具体应用，是皮肤组织病理学的基础。由于皮肤面积大、微结构的复杂程度高，皮肤组织活检较为复杂。此外，由于皮肤病的临床表现并不唯一，皮损往往是病理现象所致的皮肤微结构变化，进而导致特殊的皮肤外在表现。所以皮肤病理诊断往往需要与临床相结合。皮肤组织活检可分为以下几个步骤：

1. 选择活检部位，可以是一个部位，也可以是多个部位。
2. 选择合适的方法并取得标本。
3. 固定、脱水、包埋等制片过程。
4. 正确的组织学诊断。

有时为了达到正确的诊断，还需要通过组织化学、免疫荧光、甚至电镜等其他手段。

第二节 皮肤组织取材部位的选择

在取材前，临床医师应先对皮肤病病变的病程、分布、范围及深度做出初步判断，决定组织活检的取材位置以及取材的方法及深度，以利于病理医师的诊断。

1. 最好选择处于充分发育阶段的皮损，有些炎症性皮肤病，早期损害没有特异性，而后期的疱疹样皮炎、湿疹以及疥疮等皮肤病，由于患者的干预（如用药或搔抓）所导致的糜烂、溃疡、结痂、渗出以及炎症恢复期的色素沉着，都可对病理医师的诊断造成干扰。

2. 对于大疱性水疱性皮肤病，则应尽量选择新起的24 ～ 48h内的清亮小疱（图17-2-1、图17-2-2），避免选择陈旧性的疱、结痂的疱、脓疱、血疱。因疱的基底很可能再生表皮及疱内继发感染，都可干扰病理诊断。

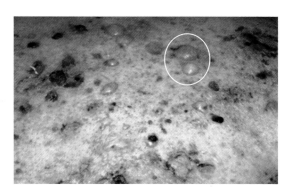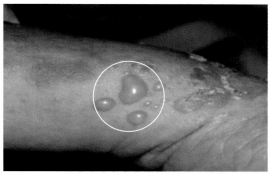

图 17-2-1 大疱病的皮损：选取清亮适合钻孔的小疱

对以环形损害的病变如环状肉芽肿、远心性环形红斑等，应自环状边缘取材。对片状损害如硬斑病、类脂质渐进性坏死等则应从其活动性的边缘部位取材（图17-2-3～图17-2-5）。

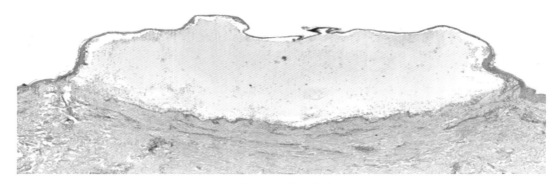

图17-2-2　大疱病显微图像（HE×2.5）

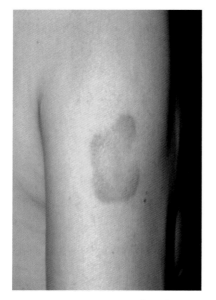 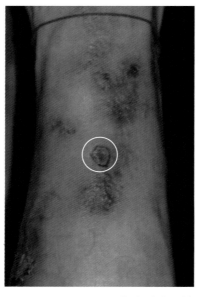 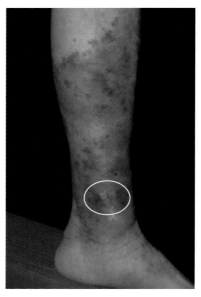

图17-2-3　环形损害病变　　　　图17-2-4　白细胞碎裂性血管　　　图17-2-5　血管炎往往同时存
　　　　　　　　　　　　　　　炎应钻取有坏死的新鲜皮损　　　在许多不同发展阶段皮损

3. 对于皮肤肿瘤，取材做活体组织检查时，一定要包括周围的正常皮肤。有些肿瘤（如角化棘皮瘤和良性幼年性黑色素瘤）的诊断，结构形式判断是极为重要的，此时应尽可能将肿瘤全部切除。若肿瘤较大不能全部切除，最好自肿瘤中心至边缘取一楔形标本供组织学检查（图17-2-6、图17-2-7）。

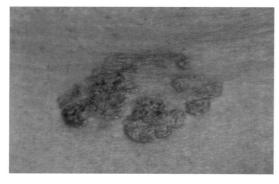 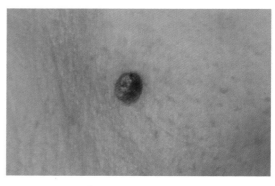

图17-2-6　Bowen病适合局部取材　　　　图17-2-7　痣样皮损适合切除后行病理诊断

第三节　皮肤组织的取材方法

皮肤取材方法包括：削法、环钻法和手术切除法。此外，少数情况下可用剪刀剪除，这尤其适于某些带蒂的皮肤肿物如皮赘。

一、削法

是指用手术刀或消毒刀片与皮肤表面在大致平行的方向上削去病变组织。此法简单，不需缝合，但仅适于个别病变。主要是良性、向外生长的皮肤肿物或错构瘤，如疣、皮赘、脂溢性角化病等。削法并不能应用于恶性肿瘤及向内生长的皮肤肿物，也不适于炎症性皮肤病。

二、钻孔法

是指用环钻钻入皮肤而取材，环钻的大小2～8mm，所用环钻的大小及钻入皮肤的深度需视病变大小和病变的性质而定。在皮肤活组织检查时，钻孔法是最常用的方法。但是钻孔法不太适于脂膜炎或真皮下层病变的取材。因为发生真皮下层及脂肪层的炎症反应时，由于皮下脂肪层及周边组织的结构因炎症而改变，导致脂肪容易与真皮分离，用钻孔法取材时皮下脂肪常常不太容易随真皮取出（特别是采用6mm以下的环钻时，大于6mm的环钻取材情况要好得多），因而常导致无法做出脂膜炎诊断。此外，在鉴别结节红斑与硬红斑时，一个重要的方面是皮下脂肪大血管的情况，用钻孔法时常因不易取到大血管而使诊断困难（特别是小钻头取材时），因此对脂膜炎应尽量采用手术切除法取材。为诊断头皮秃发，取材亦应达到皮下脂肪，因为头皮毛囊球部位置较深，位于皮下脂肪层，因此最好亦用手术切除法。如果用4～6mm环钻，钻的方向应大致与毛囊走行方向一致。除面部外，不需缝合，靠近创口边缘贴以蝶形胶布，再用胶布固定即可。如需缝合，以缝两针较妥，因一针容易松脱。

三、手术切除法

是指用手术刀作梭形切除病变组织。除了上述的脂膜炎及秃发等炎症性病变应用此法外，手术切除更常用于皮肤肿瘤的检查。例如，角化棘皮瘤、幼年性良性黑色素瘤，其组织学结构形式的全貌是比细胞学特点更为重要的诊断依据。此时用手术切除法切除局部肿物以供组织病理学检查是十分必要的。如果用环钻法取材，由于无法判断病变的结构形式，而仅从细胞学上寻找依据，则常会导致错误的诊断，可能将角化棘皮瘤误诊为鳞状细胞癌、幼年性良性黑色素瘤误诊为恶性黑色素瘤。手术切除法一则标本可以较大、较完整，二则容易达到所要求的深度。后者对肿瘤，特别是恶性肿瘤的诊断也具有重要意义，因为瘤细胞所达到的深度是判断预后的一个指标。有人认为对恶性肿瘤，特别是恶性黑色素瘤损害做活组织检查会促使瘤细胞转移，这是不正确的，活组织检查并不会促使肿瘤的转移，相反由于对肿瘤的性质、恶性度及深度有了更好的了解，将有助于决定切除的范围及深度。对于取材的活体组织标本，不论哪种取材方法，都应注意尽量避免用镊子夹，特别是钻孔法取材的标本，将标本自环钻中取出时切勿使用镊子，可用局麻注射针头挑起，然后用剪刀在标本皮下脂肪处剪断，否则将破坏整个病变的结构形式，使细胞形态无法辨认，而难以做出病理学的诊断。其次活体标本最好包括一部分正常皮肤，特别是判断色素沉着或色素减退，需要与正常皮肤进行比较后才能做出判断。此外，包括正常皮肤也有助于判断病变的范围及界线，但一定要注意标本和切片的制作，能标记出来最好，否则，会导致在后期包埋或取材时出现问题，结果可能在切片中仅见到正常皮肤。假使所取标本含有肿瘤组织，但切片中未见到，而发出无肿瘤组织的报告之前，应深切组织块，再做切片检查。最后还要注意，术前局麻药的注射应该在病变组织的下方或周围，而不应注射于病损中。总之，在取材前，临床医师必须先对病变的分布、范围及深度做出初步判断，以决定活组织检查所应采用的方法及深度，有条件的单位可以拍下临床照片，以供病理医师参考。

第四节　皮肤组织制片技术

皮肤组织制片与普通病理制片操作程序基本相同，但皮肤组织表皮细胞层次多，纤维组织和脂肪组织丰富，而且真皮还有许多复杂结构，容易因固定时间不够、脱水不彻底而导致浸蜡不均匀、切片质量不佳。此外，因为快速出片的要求，不能延长固定时间。应根据其特点，做相应调整。建议处理标本时，使标本厚度保持2mm左右，这样可以很好地保证固定和浸蜡的效果，容易制出高质量的切片。

一、固定

固定的目的是防止组织自溶、腐败；防止细胞和组织内的一些成分弥散、脱失；使组织"硬化"以便包埋、切片；并使组织切片能被不同的染料"着色"。

取出的组织标本应立即放入10%中性福尔马林液中固定。如果取下的组织标本不立即放入固定液中或未能充分浸入其中，将会使标本出现人为的改变。如果环境温度过低，为了避免标本冻结，则应在固定液中加入95%乙醇（9∶1）。如果取下的标本同时需做其他检查，则应放入相应溶液中。

1. 若需做直接免疫荧光检查，则取下标本后将其分为两半，一半放入10%中性福尔马林中供HE染色用，一半放入Michel保存液。硫酸铵55g溶于100ml缓冲液。缓冲液含2.5ml 0.1mol/L N-乙基顺丁烯二酰亚胺，87.5ml蒸馏水，最后以1mol/L氢氧化钾调到pH 7.0；或用改良缓冲液：硫酸铵55g，叠氮钠0.05g，蔗糖7g，甘油3ml，酚红0.001g，0.05mol/L PBS（pH 7.0）100ml，最后以1mol/L氢氧化钾调到pH 7.0。标本可在上述保存液中室温下放置1周。如在取材当日即做直接免疫荧光检查，则可放入生理盐水或0.01mol/L pH 7.0的PBS液中，或−20℃保存。

2. 若需做真菌培养，则需将组织切分成细碎颗粒放入相应真菌培养基中。

3. 若需做酶检查，则应将取下标本放入湿纱布中即送实验室做冷冻切片。若需做电镜检查，则应将标本根据要求放入相应的固定液中。标本固定的时间应足够长，4mm厚的标本至少需要8h；6mm厚的标本至少需要12h；大的肿瘤标本，应将其切开后固定。

二、脱钙

可疑为骨化或钙化的皮肤组织标本可在固定后进行脱钙处理，否则不能切出高质量的切片还会损伤刀刃。脱钙的方法有多种：酸液脱钙；离子交换树脂脱钙；螯合剂脱钙；电泳脱钙等。但最常用的方法为酸液脱钙，如盐酸、硝酸、蚁酸和三氯醋酸等脱钙方法。

三、脱水与透明

皮肤组织中纤维组织丰富，脂肪含量多，因此，脱水时间及方法要适宜，以达到脱水彻底，透明均匀，这样才能保证理想的染色效果。常用的组织脱水剂是乙醇，一般均在室温下进行。

1. 脱水　可按下表顺序进行。脱水时间一般与标本的大小成正比，冬天脱水时间应延长，或置温箱内进行（表17-4-1）。

透明时间一般为2～4h，二甲苯液要定期更换。由于皮肤组织有组织学及皮损的固有特点，因此在浸蜡及包埋用的石蜡中均应加入10%～15%的蜂蜡，以保证切出连续切片及完整切片。浸蜡时间也与标本大小成正比。一般0.5cm×0.5cm×0.5cm的标本浸蜡3～4h即可，较大的标本应相应延长浸蜡时间，温度60℃左右。

表17-4-1　标本大小与脱水时间的关系

	标本 I	标本 II	标本 III
	（0.5cm×0.5cm×0.5cm）	（1cm×1cm×1cm）	（＞1cm³以上）
80%乙醇	4h	4h	12～24h
95%乙醇 I	4h	4h	12～24h
95%乙醇 II	过夜	过夜	12～24h
无水乙醇 I	1～2h	2～4h	4～6h
无水乙醇 II	1～2h	2～4h	4～6h

表17-4-2　自动组织脱水机脱水程序

脱水程序	项　目	处理时间（min）
1	85%乙醇	60～120
2	95%乙醇	60～120
3	95%乙醇	60～120
4	95%乙醇	60～120
5	无水乙醇	60～120
6	无水乙醇	60～120
7	无水乙醇	60～120
8	二甲苯	60～120
9	二甲苯	60～120
10	二甲苯	60～120
11	石蜡56～60℃	60～120
12	石蜡56～60℃	120～240

注：皮肤组织标本厚度推荐2mm，否则脱水、透明不彻底而影响浸蜡。根据使用频率，定期更换部分溶剂。

2. 新型环保试剂脱水　避免了有毒有害试剂，制备的组织蜡块软硬适中，脱脂效果极佳。现推荐脱水程序如下（表17-4-3）。

表17-4-3　新型环保脱水程序

脱水程序	项　目	处理时间（h）
1	固定液	4
2	脱水液	1
3	脱水液	1
4	脱水液	1
5	脱水液	1
6	脱水液	1
7	脱水液	1
8	透明液	1
9	透明液	1
10	石蜡60℃	1
11	石蜡60℃	1
12	石蜡60℃	1

四、包埋

包埋时所用的温度应高于浸蜡温度，一般为65～70℃，以避免切片或展片时组织分离。皮肤组织有方向性，要求表皮、真皮及皮下组织分明，因此，包埋时表皮的方向应与切面相垂直。

五、切片

通常均采用轮转式切片机，一般石蜡切片厚度为4～7μm。提高切片的质量，锐利的切片刀及精密的切片机非常重要（图17-4-1）。但技术不熟练或经验不足也常导致切片失误，常见的如下。

1. 切片出现皱褶、横裂、蜡带弯曲或切片过厚　主要原因是组织脱水不够完全导致标本密度不均匀，蜡块切面不够方正，切片时角度太大或过小所致。

2. 切片不能形成蜡带　主要是切片温度掌握不好，皮肤蜡块最佳的切片温度是0～3℃，当室温高时可用冰块制冷后再切；或由于石蜡黏度不够，保留的蜡边过少等引起，可在石蜡中加10%～15%的蜂蜡，以增加其黏度。

3. 切片不全、破碎、组织松散或切片厚薄不匀　主要是组织脱水透明、浸蜡过程处理不当，或由于刀太钝以及蜡块和切片刀固定不紧所致。此外，大疱病切片时，蜡带展片的水温要略低，时间适宜，以免使疱顶与下面组织分离。贴片时，水盒中的温度只能与石蜡的熔点相近，不能过热，以避免蜡带熔化造成组织分离或形成裂隙等假象。每张切片应连续切4～6个切面（图17-4-2），以便于观察病变的连续变化。

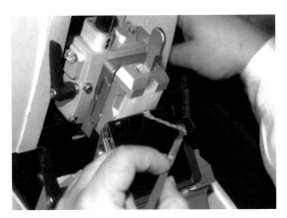

图17-4-1　石蜡组织连续切片

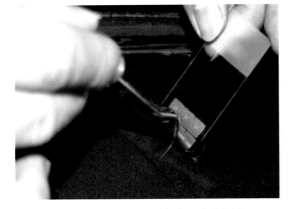

图17-4-2　捞片（要多个组织切面）

冷冻切片（frozen section）和恒冷切片（cryostat section）主要用于组织化学研究和手术中的快速诊断。

切出的组织片一般只需在温水面上展平，再贴附到载玻片上即可，但也常需按不同要求在载玻片上先涂上一薄层不同的黏附剂，以免以后染色或处理时组织片脱落。组织切片黏附剂种类很多，如蛋清甘油、明胶、淀粉、甲基纤维素、多聚-L-赖氨酸及3'-氨丙基三乙氧硅烷（3'-aminopropyl triethoxysilane）、APES、电光片等。

六、染色

1. 常规染色——苏木精-伊红（hematoxylin-eosin，HE）染色　多年来，在组织学、细胞学和病理学上都以HE染色为常规染色。皮肤组织病理学用HE染色可以诊断绝大多数的皮肤病。这种染色方法，细胞核染成蓝色，而胶原、肌肉和神经染成红色（图17-4-3）。苏木精-伊红两种染液各有不同的配方可供选择。

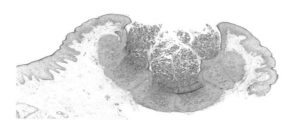

图17-4-3　传染性软疣（HE×5）

2．常用组织化学染色（特染）　有时为了特殊目的，需要显示特殊病原体或鉴别特殊结构，单用HE染色不能满足诊断。此时需做特殊染色（表17-4-4）。

表17-4-4　几种常用的特殊染色方法

染色	目的	结果
Masson 三色	胶原	胶原：蓝色；核：黑色；胞质、肌肉、神经：暗红色
Verhoeff-Van Gieson，Van Gieson	弹力纤维	弹力纤维：蓝黑或黑色；胶原：红色 细胞质及肌肉：黄色
维多利亚蓝	弹力纤维	弹力纤维：蓝色；胶原纤维：红色
硝酸银浸染	网状纤维	网状纤维、黑色素、神经：黑色 胶原纤维：紫色 核及胞质：灰色
PAS	真菌、中性黏多糖	真菌、基底膜、含中性黏多糖的黏蛋白、糖原、纤维素及网状纤维：玫瑰红至紫红色
阿利新蓝	酸性黏多糖	蓝色
甲苯胺蓝	酸性黏多糖	酸性黏多糖：异染性紫红色；肥大细胞颗粒：红至紫红色
Giemsa	肥大细胞颗粒、酸性黏多糖、嗜酸性粒细胞、利什曼原虫	肥大细胞颗粒、酸性黏多糖：异染性，紫红色 嗜酸性粒细胞颗粒、利什曼原虫：红色
Wade-Fite	抗酸杆菌	红色
Perl 亚铁氰化钾	含铁血黄素	蓝色/绿色
碱性刚果红	淀粉样蛋白	偏振光镜下绿色双折光
结晶紫	淀粉样蛋白	有异染性，紫红色
Ziehl-Neelsen	抗酸杆菌	鲜红色
胶样铁	酸性黏多糖	酸性黏多糖：深蓝色；胶原：红色；胞质及肌肉：黄色
Von Kossa	钙	黑色
苏丹Ⅲ或Ⅳ	脂质	棕红色
猩红	脂质	红色
Bodain	神经纤维	神经纤维、核：黑色；髓鞘、肌肉及红细胞：红色
Warthin-Starry	螺旋体 Donovan 小体	黑色
Gram-Weigert	细菌	阳性菌：蓝色；阴性菌：红色
间苯二酚-品红	弹力纤维	紫色

以上特殊染色大部分用常规石蜡切片即可，但在Buschke硬肿病和淀粉样变性时，未固定的冷冻切片比常规的石蜡切片做特殊染色效果更好。此外，苏丹Ⅲ或苏丹Ⅳ及天狼猩红染色则需冷冻切片（图17-4-4～图17-4-6）。

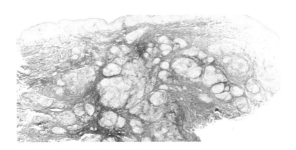

图17-4-4　　结节病网状纤微染色（×5）

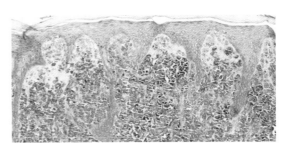

图17-4-5　　肥大细胞增生症甲苯胺蓝染色（×10）

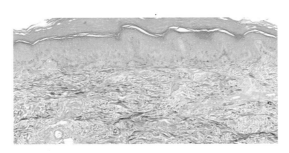

图17-4-6　　维多利亚蓝弹力纤维染色（×10）

第五节　组织化学在皮肤病诊断中的应用

组织化学（histochemistry）是在组织形态结构的原位上研究其化学组成和代谢状态的学科，是形态、功能和生物化学的交界学科，着重研究和观察化学物质的类别和数量在组织结构上的定位。组织化学应用范围很广，在皮肤科的应用相对简单，主要是对皮肤组织中糖类物质的检测以及应用免疫荧光方法检测自身抗体。

糖类分为中性多糖、糖原、黏多糖（又分为中性黏多糖和酸性黏多糖）糖蛋白及糖脂几类，组织化学可依其不同的性质予以显示。其中过碘酸希夫（pedodic acid-Schiff，PAS）反应和阿利新蓝（alcian blue）反应在皮肤组织病理学中相当重要。

一、PAS染色

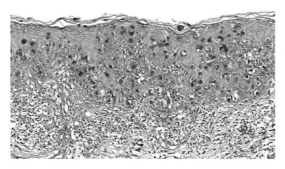

图17-5-1　乳房外佩吉特病（PAS染色×20）

PAS染色可显示糖原和含有中性黏多糖的黏蛋白，将其染成红色（图17-5-1）。PAS染色多用于以下情况。

1. 研究纤维蛋白样变性　因为纤维蛋白沉积在纤维蛋白样变性区域，呈阳性PAS反应。

2. 鉴别真菌　因为真菌的细胞壁是由纤维素和透明壳质混合形成，其中含有多糖，因而所有的真菌经PAS染色均能染成红色。为了将中性黏多糖及真菌与糖原沉积区别开，必须连续切两张切片进行对比。

一张切片先用淀粉酶消化，另一张不消化，因为糖原可被淀粉酶消化，因此含糖原的切片经消化后就不再被PAS着色，从而与耐淀粉酶的中性黏多糖及真菌相区别。

3．某些附属器肿瘤的诊断　由于糖原存在于外根鞘细胞及小汗腺细胞中，而中性黏多糖则见于小汗腺及顶泌汗腺细胞中，故证明糖原的存在，对毛鞘肿瘤（如毛鞘瘤）透明细胞汗腺瘤和小汗腺汗孔瘤有诊断价值。而证明中性黏多糖的存在，对乳房佩吉特病、乳房外佩吉特病、透明细胞汗腺瘤、小汗腺螺旋腺瘤及小汗腺汗孔瘤有诊断价值。

二、阿利新蓝染色

阿利新蓝反应可将酸性黏多糖染成蓝色，从而证明其存在。酸性黏多糖存在于真皮基质内，因在正常皮肤中含量很少，不能证实。然而在真皮黏蛋白病中，可发现非硫酸盐酸性黏多糖（主要为透明质酸）大量增加，因此，黏多糖可用阿利新蓝染色（图17-5-2，图17-5-3）。在肛门的佩吉特病伴发直肠癌，以及含有杯状细胞的胃肠道癌的皮肤转移中，皮肤中的癌细胞（像其母体细胞一样）可分泌纤连蛋白。纤连蛋白含有阿利新蓝着色的非硫酸盐酸性黏多糖以及PAS阳性的中性黏多糖。非硫酸盐酸性黏多糖在pH 2.5时对阿利新蓝着色，而在pH 0.5时则不着色。而强酸性的硫酸盐酸性黏多糖（如肥大细胞颗粒中的肝素和软骨中的软骨素硫酸盐），在pH 2.5及pH 0.5时均可对阿利新蓝着色。

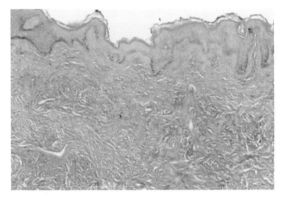

图17-5-2　黏蛋白沉积症阿利新蓝染色伊红复染（×10）

图17-5-3　黏蛋白沉积症阿利新蓝染色中性红复染（×10）

第六节　免疫荧光技术检测自身抗体

皮肤病应用免疫荧光试验常用的有两种方法：一种是直接免疫荧光试验（direct immunofluoresence test，DIF），用患者自身的皮肤或黏膜；另一种是间接免疫荧光试验（indirect immunofluoresence test，IIF），用患者的血清。直接免疫荧光试验在3类疾病中有诊断价值：慢性自身免疫性水疱性疾病、各型红斑狼疮和白细胞碎裂性血管炎。间接免疫荧光试验可用于慢性水疱性疾病，如各型天疱疮及类天疱疮。间接试验不如直接试验灵敏，但可作为补充试验。免疫荧光技术在皮肤病的诊断中应用如下（表17-6-1）。

活体组织检查时，在慢性自身免疫性水疱疾病中，不应取皮损做试验，因为在各型天疱疮及类天疱疮中，活检标本中的疱顶时常发生分离，以致产生假阴性结果。在疱疹样皮炎中，明显的炎细胞浸润可以吞噬皮损内的免疫复合物，因此，活检标本应在皮损周围一定距离处取材，于臀部取材更好。在各型天疱疮中，活检可取自外观正常未受累的皮肤，如活检标本距活动性皮损太远，特别是仅有少数皮损的患者，可能会得到阴性结果，所以，应取皮损周围的皮肤做活检。各型天疱疮、大疱性类天疱疮及疱疹样皮炎几乎可得到百分之百的直接免疫荧光阳性结果，瘢痕性类天疱疮及妊娠疱疹也有高阳性率（图17-6-1）。

表17-6-1 免疫荧光技术在皮肤病诊断中的应用

皮肤病	免疫荧光表现
红斑狼疮	皮损真表皮结合部颗粒状IgM、IgG及C3沉积：如正常皮肤呈阳性反应，提示系统性红斑狼疮
天疱疮	皮损周围皮肤角质形成细胞间，IgG、C3沉积
类天疱疮/获得性大疱性表皮松解	皮损周围皮肤真表皮结合部线状IgG、C3沉积
妊娠疱疹	皮损周围皮肤真表皮结合部线状C3、＋/-IgG沉积
儿童慢性大疱性皮病/线状IgA大疱性皮病	皮损周围皮肤真表皮结合部线状沉织IgA、＋/-C3沉积
疱疹样皮炎	水疱周围皮肤或正常皮肤的真表皮结合部颗粒状IgA、＋/-C3沉积
白细胞碎裂性血管炎	皮损血管内及血管周围IgM、IgG、C3及纤维素沉积

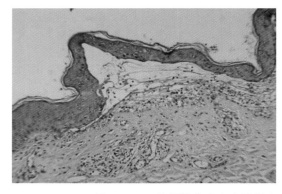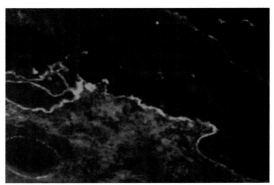

图17-6-1　获得性大疱表皮松解症＋经盐裂皮肤直接免疫荧光IgG沉积

在红斑狼疮中，直接免疫荧光活检部位取决于试验目的：如果是为了证实诊断，活检应从皮损处取材；如果是为了鉴别系统性红斑狼疮还是盘状红斑狼疮，则活检应从未受累或避光处皮肤取材。血管炎的活检标本要取发育早期的部位，最好是不超过24h的皮损。活检标本的保存，最初认为必须快速冷冻标本，并使其保持在冷冻状态直到试验。以后明确标本可在专门的保存液中保持两周或更长时间，并不失去其反应性，或者放在磷酸缓冲液生理盐水中运送，这样可使直接免疫荧光方法更加适用。

第七节　免疫组化在皮肤病中的应用

免疫组织化学在病理诊断上主要用于肿瘤的诊断，另外也用于某些感染性疾病和免疫性疾病的诊断，在病理学研究中应用更为广泛。其检测的抗原涉及细胞结构蛋白（中间丝）激素受体、凝集素受体、血型物质、细胞外基质、增殖细胞核抗原、肿瘤相关抗原、病毒性肿瘤标志物、癌基因与抑癌基因的蛋白产物、凋亡相关蛋白及肿瘤标志物等多个方面。

皮肤组织结构的各种细胞具有一定的免疫表型特征，且在增生性疾病和肿瘤中大多仍保持其特征。因此免疫组化定位有助于确定肿瘤组织的起源，根据皮肤的不同组织成分可分为以下几种。

一、上皮组织标志物

1. 角蛋白（KER）　是一组分子量为40 000～68 000的中间丝抗原，见于表皮角质形成细胞及其附属器上皮细胞的胞质内，用于鉴别上皮组织和非上皮组织。通常鳞状上皮细胞中KER的分子量较高，腺上皮细胞中KER的分子量较低。除基底细胞外，表皮角质形成细胞、毛囊内、外毛根鞘细胞和毛发细胞及其相应肿瘤表达高分子量KER；基底细胞、毛母质细胞、皮脂腺、大汗腺、小汗腺及其相应肿瘤表达低分子量KER。但皮脂腺癌有时只表达高分子量的KER，而低分化鳞癌可表达低分子量KER。

2. 上皮膜抗原（EMA）　是人乳脂肪球膜上提纯的一种糖蛋白。大、小汗腺和皮脂腺及其相应肿瘤均表达EMA。基底细胞不表达EMA。乳房外佩吉特病和低分化鳞癌可表达EMA，皮肤淋巴瘤、恶性黑色素瘤等也可阳性。

3. 癌胚抗原（CEA）　是胎儿腺管上皮合成的一种糖蛋白，存在于正常皮肤的表皮角层。大、小汗腺及其相应肿瘤可表达CEA，小汗腺螺旋腺瘤和圆柱瘤不表达CEA。乳房和乳房外佩吉特病、角化棘皮瘤及鳞癌可表达CEA。

4. 内披蛋白（involucrin）　只存在于角层细胞。高分化角化性鳞癌和有角化的毛囊肿瘤可表达内披蛋白。

二、黑素细胞标志物

1. HMB45　是一种特异性较强的黑色素瘤的标记，阳性反应定位于胞质和胞膜表面。原发性和转移性黑色素瘤的瘤细胞对其呈阳性反应，但梭形细胞性恶性黑色素瘤和促结缔组织增生性恶性黑色素瘤的瘤细胞对其呈阴性反应，而对S100蛋白则呈阳性反应。HMB45也对某些痣细胞痣（如交界痣及混合痣的交界部分）中的黑素细胞呈阳性反应。因此，它不能被用以鉴别恶性黑色素瘤和良性痣细胞痣。

2. S-100蛋白　广泛存于人体内多种细胞的胞质及胞核中，如黑素细胞、朗格汉斯细胞、小汗腺分泌部细胞、软组织细胞以及上述细胞来源的良、恶性肿瘤，最常用于黑色素瘤的诊断及鉴别诊断，尤其是梭形细胞恶性黑色素瘤的诊断及晕痣中黑素细胞的鉴别诊断。但其敏感性强而特异性较差，故常和HMB45同时选用。

三、神经元和神经内分泌细胞标志物

1. 神经元特异性烯醇化酶（NSE）　神经元、神经内分泌细胞及其相应肿瘤均可表达NSE。梅克尔细胞癌对NSE也呈阳性反应。黑素细胞及其相应肿瘤虽可表达NSE，但特异性较差。

2. 髓磷脂碱性蛋白（MBP）　存在于构成神经鞘瘤、神经纤维瘤及颗粒细胞瘤的瘤细胞胞质中。因神经痣中黑素细胞对该蛋白不表达，故可用于帮助鉴别神经纤维瘤与神经痣。

3. 嗜铬粒蛋白（CHG）　是一组分子量为68 000～120 000的可溶性酸性蛋白，梅克尔细胞癌对CHG呈阳性反应。

4. 突触素（SYN）　是一种分子量为38 000的糖蛋白，神经母细胞瘤和梅克尔细胞癌均可表达SYN。

四、间叶组织标志物

1. 波形蛋白（VIM）　是一种分子量为58 000的多肽，存在于所有间叶组织中，用以初步筛选肿瘤。

2. 结蛋白（DES）　存在于平滑肌和骨骼肌及其相应的肿瘤内。

3．肌动蛋白（Actin） 是一种直径为5nm的胞质内细丝，具有收缩功能，存在于肌成纤维细胞和肌上皮细胞及其相应的肿瘤内。其中α-平滑肌肌动蛋白及α-骨骼肌肌动蛋白分别对平滑肌及骨骼肌有特异性。肌肉特异性肌动蛋白（MSA）主要用于诊断横纹肌肉瘤。

4．单核吞噬细胞系统标志物 溶菌酶、α₁-抗胰蛋白酶（α₁-AT）和α₁抗糜蛋白酶（α₁ACT）常作为组织细胞的标志物，但特异性及敏感性都不如MAC387，KP1（CD68）等标记抗体强。

5．内皮细胞标志物 Ⅷ因子相关抗原（F8RA）为血管内皮细胞合成的抗血友病因子中3种功能成分之一，被用作内皮细胞及其肿瘤的标志物，但只适用于冷冻切片。荆豆凝集素（UEA-1）对内皮细胞及其相应肿瘤呈强阳性反应，敏感性比Fs高，但特异性较低，故在证实肿瘤的内皮细胞性质时，最好同时应用F8RA和UEA标记。

6．真皮树突状细胞标志物 常用标志物为第13α因子相关抗原（F13RA）及CD34，用以检测皮肤纤维瘤及隆突性皮肤纤维肉瘤。

五、淋巴造血组织标志物

主要用于鉴别淋巴造血组织和非淋巴造血组织，确定细胞类型及其为单克隆性或多克隆性，区别不同成熟阶段的T、B淋巴细胞。在淋巴瘤诊断中用于石蜡包埋的标记抗体见表17-7-1。用于冷冻切片的部分单克隆抗体（表17-7-2）。

表17-7-1 用于石蜡切片免疫标记淋巴瘤的抗体

抗体	CD系统	主要特异性
LCA	CD45	S细胞共同抗原（T、B、M）
UCHL-1	CD45Ro	全T细胞
MT-1	CD43	全T细胞、单核细胞
L26	CD20	全B细胞
LN2	CD74	B细胞（套区和生发中心）
Ki-1，BerH	CD30	粒细胞、Ki-1淋巴瘤、淋巴瘤样丘疹病
Kp-1	CD68	单核-吞噬细胞、肥大细胞
LeuM1	CD15	粒细胞、单核-吞噬细胞、R-S细胞
MY-10	CD34	成髓细胞、血管内皮细胞
MAC387		单核细胞、巨噬细胞、粒细胞
Ly2		粒细胞、单核细胞、巨噬细胞
PCNA（Ki-67）		增殖细胞核抗原
BCL-2		B细胞
λ/κ chain		浆细胞
S100（多克隆）		巨噬细胞、黑素细胞、胶质细胞

表17-7-2 用于冷冻切片的部分单克隆抗体

CD	常用名称	主要特异性
CD1	T6，OKT6，Leu6	胸腺细胞、朗格汉斯细胞
CT2	T11，OKT11，Leu5	全T细胞（E花结受体）
CD3	T3，OKT3，Leu4	全T细胞
CD4	J4，OKT4，Leu3a	辅助/诱导T细胞、单核细胞
CD5	T1，OKT1，Leu1	全T细胞，偶有B细胞

续 表

CD	常用名称	主要特异性
CD6	T12，OKT17.TU33	全T细胞
CT7	T2，Leu9	全T细胞、髓细胞、单核－吞噬细胞
CD8	T8，OKT8，Leu2a	细胞毒/抑制T细胞
CD9	J2，BA2	T、B细胞，髓细胞
CD10	J5，BA3，CALLA	前B细胞
CD11	MO1，Leu15	单核－吞噬细胞、粒细胞
CD14	MO2，LeuM3	单核－吞噬细胞、朗格汉斯细胞
CD16	Leu11，OKNK	NK细胞、单核细胞、嗜酸性粒细胞
CD19	Leu12，B4	B细胞
CD20	Leu16，B1	B细胞
CD21	OKB1，B2	B细胞
CD22	Leu14，B3	全B细胞
CD23	Leu20	全B细胞
CD25	IL-2R	活化T、B细胞，单核细胞
CD56	Leul9，NKH1	NK细胞、细胞毒/抑制T细胞

注：部分抗体也可用于石蜡切片。

表17-7-3 皮肤及相关肿瘤的免疫组织化学染色

角蛋白（KER）	在上皮性肿瘤、附属器肿瘤、鳞状细胞癌、梅克尔细胞癌及腺癌阳性；在间质肿瘤和多数其他肿瘤阴性。不同分子量的角蛋白具有不同的组织细胞特性
波形蛋白（VIM）	在间叶来源的细胞及肿瘤（成纤维细胞、内皮细胞、淋巴细胞、组织细胞、黑素细胞及施万细胞）阳性；上皮肿瘤阴性。肉瘤和淋巴瘤阳性，癌阴性
结蛋白（DES）	见于所有肌细胞，如骨髓肌细胞、平滑肌细胞、心肌细胞阳性，是肌源性肿瘤的标志物。血管球瘤阳性。在鉴定平滑肌肉瘤中很有价值
S-100蛋白	在黑素细胞、施万细胞、朗格汉斯细胞、汗腺及软骨细胞阳性；多用于鉴定无色素黑色素瘤、神经肿瘤和朗格汉斯细胞组织细胞增生症
上皮膜抗原（EMA）	在汗腺、皮脂腺上皮阳性。用于鉴定佩吉特病、附属器肿瘤和转移性腺癌
癌胚抗原（CEA）	在腺癌、汗腺肿瘤、佩吉特病和基底鳞癌阳性
HMB-45	是黑色素瘤的标志物，比S100蛋白特异，但敏感性较低：在某些痣（发育不良痣、Spiltz痣）也阳性，但在梭形细胞黑色素瘤却阴性
髓磷脂碱性蛋白（MBP）	施万细胞阳性；黑素细胞和神经痣阴性。用于神经肿瘤和颗粒细胞肿瘤的鉴定
嗜铬粒蛋白（CHG）	小汗腺和神经内分泌肿瘤阳性，包括梅克尔细胞癌
突触素（SYN）	神经内分泌肿瘤，包括梅克尔细胞癌阳性
白细胞共同抗原（leukocyte common antigen，LCA）	多数良、恶性白细胞阳性。帮助诊断未分化性浸润，如淋巴瘤、白血病、朗格汉斯细胞组织细胞增生症及血管内皮瘤病
神经元特异性烯醇化酶（NSE）	神经组织及一些黑素细胞阳性。用于鉴定梅克尔细胞癌
α-抗胰蛋白酶/α-抗糜蛋白酶/溶菌酶（α-antitrypsin/α-antichymotrypsin/ lysozyme）	巨噬细胞阳性。帮助诊断纤维组织细胞肿瘤和肉芽肿，但结果非常可靠
Ⅷ因子相关抗原/荆豆凝集素（F8RA/UEA）	是内皮细胞标志物，常用于鉴定血管源性肿瘤和血管肉瘤。例如，卡波西肉瘤和血管肉瘤，荆豆凝集素往往更敏感，但有时某些癌也可阳性

第八节　皮肤神经组织活检及染色技术

皮肤具有丰富的神经支配，包括传导皮肤痛温觉的Aδ有髓纤维和支配汗腺、血管、立毛肌的交感神经节后C类无髓纤维。通过皮肤活检技术，用抗PGP 9.5抗体（Protein Gene Product 9.5，神经肽蛋白基因产物9.5）作为标志物对皮肤组织进行免疫组化染色，可以清楚地显示皮肤中丰富的神经纤维，包括表皮神经纤维、真皮神经丛以及汗腺、立毛肌的神经支配。通过计算表皮神经纤维密度、半定量观察真皮神经丛和汗腺、立毛肌的神经支配，以及观察神经纤维的形态改变，可早期诊断小纤维神经病。

一、皮肤标本的采集

通常取一侧下肢大腿及小腿皮肤进行活检。大腿皮肤取自髌骨上缘上15cm外侧，小腿皮肤取自外踝上10cm。需避开局部外伤部位。2%利多卡因局部麻醉，用直径4.5mm皮肤活检钻垂直于皮肤钻入2～3mm（避开局麻药注射针孔部位），分离皮肤及皮下组织，完成标本取材。

二、标本固定及切片制备

（一）溶液配制

1．固定液的配制

（1）赖氨酸溶液：①赖氨酸3.654g加蒸馏水100ml。②$Na_2HPO_4 \cdot 12H_2O$ 3.58g加98ml蒸馏水。③$NaH_2PO_4 \cdot 2H_2O$ 1.56g加100ml蒸馏水。④将Na_2HPO_4加入赖氨酸中，调pH 7.4。⑤将NaH_2PO_4加入Na_2HPO_4中，调pH 7.4。⑥将4加入1至总量200ml。

使用时新鲜配制或贮存于4℃冰箱保存3周。

（2）8%多聚甲醛：250ml蒸馏水加热至60～65℃，加入24g多聚甲醛；放置10min；若溶液混浊，可再加入数滴NaOH；加蒸馏水定量至300ml，放凉，过滤，4℃存放，备用。

（3）2%PLP（多聚甲醛－赖氨酸－高碘酸钠）：8%多聚甲醛2ml，赖氨酸6ml，高碘酸钠17mg，用前临时配制。

（4）20%蔗糖/PBS溶液：0.05M PBS：$Na_2HPO_4 \cdot 12H_2O$ 8.94g，NaCl 4g，蒸馏水450ml，加入1%HCL调整pH值至7.4，最后加蒸馏水定量至500ml；20g蔗糖加入100ml 0.05M PBS中，4℃存放，备用。

2．组织切片抗冻液

（1）配制2×PB：NaH_2PO_4 33.6g，NaOH颗粒7.7g，DW 1000ml。

（2）配制组织切片抗冻液：甘油300ml，乙二醇300ml，DW 300ml，2×PB 100ml。

（二）标本固定

皮肤活检取下的标本立即置入2%PLP固定液中。固定时间12～24h；PBS冲洗、浸泡5min，共两次；之后置于20%蔗糖/PBS保存液中，于一周内进行冷冻切片或置入液氮内保存。

（三）切片制备

冷冻切片机切片。切片时取与表皮垂直的方向连续切片，切片厚50μm，按顺序置于已放入组织切片防冻液的96孔板中，−20℃冰箱保存。需在96孔板及实验记录上详细标明切片顺序号。同时每个标本切取10μm切片行HE染色。

三、免疫组化染色

染色时，按固定间隔取4张切片用做PGP9.5免疫组化染色。通常第一块皮肤切片取自9#～12#任一个，然后间隔4个，如10、14、18、22各取皮肤标本，共4张切片用做PGP 9.5免疫组化染色。免疫组化染色步骤如下：

1．从存放于加有组织切片抗冻液的96孔板中按如上顺序选取切片，置入已放入PBS的96孔板中。PBS冲洗浸泡两遍，每遍10min。

2．去除黑色素0.25%KMnO₄ 15min；5%乙二酸，5min。

3．加入100μl封闭血清，室温4h。

4．加入100μl稀释好的一抗（PGP9.5），室温摇床，孵育过夜。

5．加入PV-9000试剂1二滴，37℃孵育1h。

6．加入PV-9000试剂2二滴，37℃孵育1h。

7．加入过氧化氢100μl，室温30min。

8．加入SG显色剂100μl，显色3～5min，根据显色情况终止显色；每个步骤之间PBS冲洗两遍，每遍15min。

9．解剖显微镜下捞片，切片平铺于防脱片玻片上，晾干。

10．伊红复染5～8s。

11．水洗，梯度乙醇脱水，二甲苯透明。

12．中性树胶封固。

四、组织标本的观察

1．HE染色的读片　观察表皮、真皮及皮肤附属器如汗腺、立毛肌、毛囊的结构；观察小血管的组织结构。

2．免疫组化染色的读片　PGP9.5免疫组化染色下计算表皮神经纤维密度（IENFD）：取3张染色满意的PGP9.5免疫组化染色切片，在显微镜×400倍数下分别计数出每张切片中表皮内PGP9.5阳性神经纤维的数目（图17-8-1）。

计算IENFD：用3张切片中神经纤维数目的总和除以3，再除以4.5（mm），则为IENFD（根神经纤维/mm）。

3．观察真皮神经丛及皮肤附属器的神经支配（图17-8-2、图17-8-3）　用PGP 9.5行免疫组化染色时，由于真皮层神经纤维呈束出现，汗腺的神经纤维呈环形分布，毛囊及立毛肌的神经纤维分布不规则，难以绝对计数，故采取半定量评价；可根据神经纤维的多少分别用＋、＋＋和＋＋＋表示。

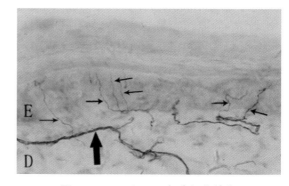

图17-8-1　PGP9.5免疫组化染色

注：显示真皮层皮下神经丛（黑箭头）和丰富的表皮神经纤维（箭头）。E：表皮（epidermis）；D：真皮（dermis）。

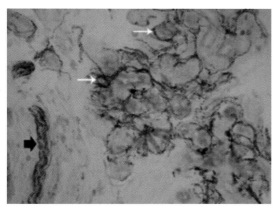

图17-8-2　汗腺的丰富神经纤维支配（白箭头），皮下神经丛（黑箭头）

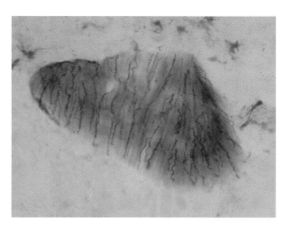

图17-8-3　立毛肌的神经纤维支配

在对神经纤维进行计数的同时，观察表皮神经及真皮神经丛的神经纤维形态，有无局灶性肿胀、串珠样改变及神经纤维中断等。

第九节　皮肤病理中的常见问题

1. 取材不当　如前所述，应该手术取材的皮损而用环钻取材。或取材位置不理想导致没有取到足以诊断的证据。这需要取材医师详细了解病情，与患者沟通，选择更合适的方式或位置。

2. 由于组织结构的影响，导致切片不理想　常见于甲病理或有钙化的结构，甲板由于密度过大，容易与甲床、甲小皮分离。尽管通过4%盐酸浸泡，可以软化甲板，但毕竟时间过长。建议调整蜡块方向，纵向切片，避免跳刀导致组织分离。并且可以适当薄切，3.5μm。钙化结节导致的切片问题，可以分两种方法：①取材时选择初期小结节，既有利于手术，而且由于结节没有完全钙化，十分有利于后期组织处理。②完全钙化的结节，没有经过脱钙处理，建议在切片过程中进行4%盐酸浸泡后表面脱钙再行切片。

3. 静电导致切片不易拉带，捞片容易破碎　由于皮肤组织相对密度大，与切片刀接触容易摩擦导致产生静电，容易卷片，容易在捞片时破碎。建议切片时，用毛笔蘸冰水除去静电，但操作频繁。或推荐购置病理室专用雾化器，在工作时向标本切面喷出0℃水雾，可以很好地解决静电问题，明显提高切片质量。

第十八章　特殊组织及大组织病理切片制作技术

第一节　心内膜心肌活检病理切片制作技术

一、心内膜心肌活检的应用和意义

1962年，Konno和Sakakibara发明了心脏活检导管，并应用心导管进行心内膜心肌活检（endomyocardial biopsy，EMB），随后几经改进，目前EMB已成为心脏较为安全简便的检查技术。其特点是能直接通过活检取得心肌组织做病理检查，对心肌疾病的诊断能提供无创伤性检查所不能提供的有诊断价值的资料，而且还可以对病程经过作动态观察，有利于指导治疗和判断预后。国内自1981年以来已广泛开展此项工作。EMB通过静脉和动脉分别进入右心或左心，钳取心肌组织进行活检。一种方法是用导管经静脉进入右心室，通过室间隔右侧的不同部位取得心肌组织。另一种是将导管经动脉进入左心室，取左心室心肌进行活检。目前由于右心活检技术操作比较容易，此方法较为多用，在临床上亦大多采用右心活检。由于心肌活检可以造成一定的心肌损伤，属于创伤性检查，故应严格掌握适应证。虽然右心活检的并发症和危险性较少，但也可发生右心室压力或容量负荷的增加，累及心肌。如病变心肌主要累及左心室时，则应采用左心活检。左心活检的指征，常为病变累及左心室的某些心内膜心肌发生纤维化如硬皮病的心肌损害、左心放射性损伤、婴幼儿的心内膜弹力纤维增生症、左房室瓣和主动脉瓣病变所致的左心室功能障碍和各种形式的心肌肥厚等。此时一般不采取心房壁或右心室游离壁，因为这部分的心室壁较薄，取材时有引起穿孔的危险性。

二、EMB的适应证

1. 监测和确定心脏移植后的排斥反应。对排斥反应的病变程度进行分级，并可随访其病程演变及其预后情况。
2. 监测某些药物对心肌的损伤（如抗肿瘤药物蒽环类或阿霉素性心肌病变等），进行确诊和分级，通过一系列心肌活检指导临床用药。
3. 确诊某些有特殊形态学改变的心内膜心肌病变，如心内膜心肌纤维化、心内膜弹力纤维增生症、心肌淀粉样变和心肌结节病等。
4. 协助临床诊断或进一步了解原发性心肌病和缩窄性心包炎等。
5. 帮助或随访心肌病的诊断。
6. 诊断或随诊继发性心肌病，如贮积性疾病等。
7. 诊断心肌原发或继发性肿瘤。
8. 有助于特发性心肌病、胸痛和/或心律失常的诊断。
9. 某些研究方面的应用，包括对活检组织进行生化、组织化学、形态分析、药理学、免疫学和病原学等研究。

三、EMB诊断的疾病

目前经EMB诊断的疾病有：心脏移植排斥反应及排斥反应程度的分级、心肌炎、蒽环类抗肿瘤药物的心肌损伤及分级、心脏淀粉样变、心脏结节病、Fabry病、心内膜心肌纤维化、心内膜弹力纤维增生症、放射损伤、贮积病、心脏肿瘤、感染、血管炎、心肌缺血、嗜酸性粒细胞综合征、Lyme心肌炎。

四、EMB的并发症和局限性

心肌活检组织在组织采取过程中也可发生一过性胸痛或心律失常（多为房性或室性期前收缩），偶尔可出现一过性短阵性心动过速。个别病例也可发生栓塞、心脏破裂或穿孔、心包积血或心肌梗死等严重并发症。右心室室间隔心肌活检较左心室活检安全、迅速、容易，较少有发生栓塞的危险。

同时EMB也有一定的局限性，如各种类型心肌病的病理形态变化缺乏特异性，因此，在鉴别诊断时必须结合临床进行综合分析。有时由于EMB所取心肌活检量较少，活检阴性并不能完全排除其他疾病。有些EMB标本尚应排除人为误差。

五、EMB的标本制作

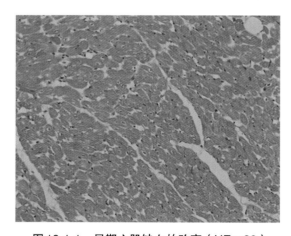

图18-1-1 早期心肌缺血的改变（HE×20）

1. 活检组织病理标本经10%中性缓冲福尔马林甲醛固定，用滤纸包好，编号。
2. 80%乙醇脱水10min。
3. 95%乙醇脱水Ⅰ～Ⅲ，各10min。
4. 无水乙醇脱水Ⅰ～Ⅲ，各10min。
5. 二甲苯透明Ⅰ～Ⅱ，各10min。
6. 56～58℃石蜡浸蜡10min。
7. 58～60℃石蜡浸蜡15min。
8. 石蜡包埋。
9. 连续石蜡切片4～5μm：每个组织块要切6张切片（每个切片至少需3个组织面），分别将第1、3、5号切片做HE染色（图18-1-1）。
10. 将第2、4、6号切片分别做Masson三色染色、PTAH染色、弹力纤维＋Van Gieson染色（图18-1-2～图18-1-7）。

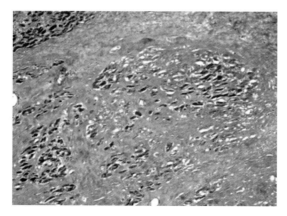

图18-1-2 心脏移植后慢性排斥反应－心肌纤维化（Masson染色×5）

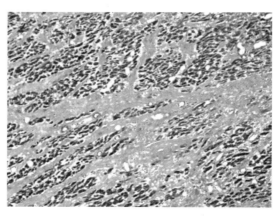

图18-1-3 心脏移植后慢性排斥反应－心肌纤维化（Masson染色×10）

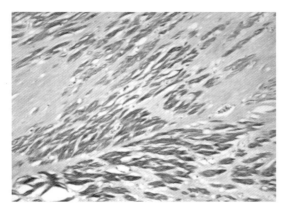

图18-1-4 心脏移植后慢性排斥反应−心肌纤维化（PTAH染色×10）

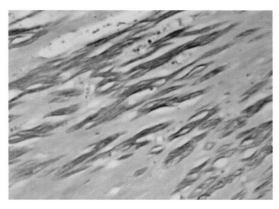

图18-1-5 心脏移植后慢性排斥反应−心肌纤维化（PTAH染色×40）

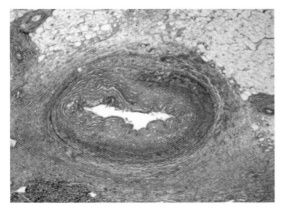

图18-1-6 慢性排斥反应−移植心冠状动脉血管病的血管（弹力纤维＋Van Gieson染色×5）

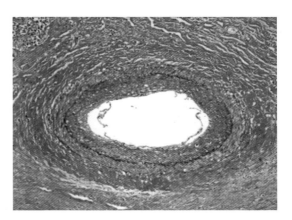

图18-1-7 慢性排斥反应−移植心冠状动脉血管病的血管（弹力纤维＋Van Gieson染色×10）

六、注意事项

1. 由于EMB取材较少，在取材和标本制作中必须谨慎小心，避免人为损伤。一般除按常规作光镜检查外，必要时还须做特殊染色、免疫组化和电镜观察。

2. 为减少EMB中的人工假象，避免组织长时间置于滤纸、纱布或其他等渗溶液中，立即放入10%中性缓冲福尔马林液内，且固定液应于室温下保存；为最大限度地减轻心肌组织挤压变形，不用镊子夹取标本而用针来挑取。

3. 每块组织要在3个层次连续切片，以便更充分观察。可选常规HE染色及Masson三色染色、PTAH染色和弹力纤维＋Van Gieson染色。

4. 如事先考虑需做电镜观察时，宜固定在2.5%～3.0%戊二醛和4%甲醛磷酸缓冲混合液中（pH 7.4）（McDoWell固定液）固定，如需做免疫组化可提前切好和保存染色切片。

5. 如需做进一步研究工作，组织可快速冷冻用于免疫荧光或其他研究（如核酸原位杂交、原位PCR反应、基因表达谱）。组织取出后迅速擦去水分置于OCT包埋剂，组织迅速冷冻后移入液氮中，或−80℃保存。冷冻保存组织可用于免疫荧光或分子生物学检测。

第二节　淋巴结活检病理切片制作技术

淋巴组织疾病的诊断是外科病理学实践中的难点之一，而制作精良的淋巴组织切片对于正确诊断至关重要。在日常会诊工作中，有时所谓的"疑难"病例往往是因为制片不良而造成的。由于淋巴组织富于细胞而间质较少，因此在制片过程中与其他组织相比有自己的特点。

一、固定

送检新鲜的淋巴结组织应由初检医师剔除周围脂肪组织、切开病理并固定于新鲜的10%中性缓冲福尔马林液中，固定时间取决于取材的大小、厚度和室内的温度，常温下一般以8～24h为宜。固定时间短，造成脱水不佳，切片困难，染色效果不理想。固定时间过久，影响免疫组化显色。淋巴结无论大小都要切开固定，因为淋巴结的包膜是较为致密的结缔组织，会阻碍固定液的渗透。

二、脱水、透明

固定好的淋巴结组织，应从低浓度（75%～80%）乙醇开始进行脱水，在95%乙醇脱水时间要长一些，约4h，以便将淋巴组织内的水分及少许脂肪尽量脱净，进入无水乙醇3h；在进入二甲苯之前，要加一步无水乙醇与二甲苯等量混合液处理30min，再进入二甲苯透明2h，效果更佳。

三、浸蜡、包埋

浸蜡最好选用56～58℃熔点的石蜡，蜡温设置在58℃，此时容器里的石蜡是固体蜡与液体蜡的混合液，这样的浸蜡条件为最佳。蜡的熔点过高会导致淋巴组织出现裂隙或导致淋巴结周围组织变硬，而中心组织浸蜡不佳。浸蜡最好分为三个步骤，每步骤1h即可，然后将浸好蜡的淋巴结组织立即包埋于58～60℃的石蜡中。包埋时组织不要在空气中暴露过久。

四、切片、染色

切片时要注意以下几点：

1. 石蜡组织块不要冻得太冷，否则切片时易出现碎末。

2. 粗削组织块时，不能削得太厚，否则易使淋巴组织结构碎裂。

3. 切片刀要锋利，切片厚度3μm为宜，切片过厚，细胞重叠，染色易脱片，给诊断造成困难。

4. 漂片水温一般设置在45℃为宜（石蜡熔点减去15℃），水温过热，组织易散开，结构不完整。

5. 烤片温度一般设置在68～70℃，HE切片烤片时间为10min（图18-2-1、图18-2-2），免疫组化切片烤片时间为45min。烤片温度过高影响免疫组化的染色效果。

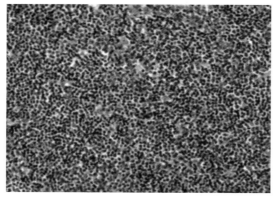
图18-2-1　淋巴结（HE染色×100）

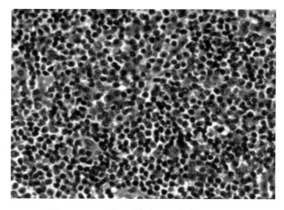
图18-2-2　淋巴结（HE染色×200）

6. 淋巴结组织需做冷冻切片时，操作时温度设置为–20℃。染色详见"第七章苏木精–伊红染色"。

第三节　脑组织（癫痫）标本病理切片制作技术

癫痫患者经过正规抗癫痫药物治疗，仍有20%～30%为药物难治性癫痫，癫痫的外科手术治疗为这部分患者提供了一种新的治疗手段。如颞叶癫痫伴海马硬化，若定位准确手术的有效率可达60%～90%。婴幼儿或儿童的灾难性癫痫如拉斯马森综合征可严重影响大脑的发育，应积极手术，越早越好。如皮质发育畸形、良性低级别肿瘤、海绵状血管瘤、动静脉畸形、半身惊厥–偏瘫–癫痫综合征等均是手术治疗的适应证。估计约有50%的药物难治性癫痫患者可通过手术使发作得到控制或治愈，一定程度上改善难治性癫痫的预后，而病理分型则能更好地指导临床治疗，进一步改善患者的生活质量，因此规范的病理取材、脱水、制片极为重要。

一、脑组织取材

1. 手术标本离体后不经任何处理，立即由专人负责将标本放入4℃冰盒送往病理科。病理技师核对送检标本与送检单准确无误后接收标本、分配病理号，取材医师立即取材。

2. 取材医师做好送检脑组织大体描述，记录员做好记录，并进行大体标本拍照，着重对脑组织外观的特殊部位（如热灼、缺损等）进行拍照，将拍摄好的图片放在电脑专用癫痫文件夹内，做好编号及备份（图18-3-1）。

3. 取材医师按一定顺序垂直于脑表面切开标本，标本厚度以5mm为宜，组织不宜太薄，否则在脱水过程中容易发生收缩卷曲，造成包埋困难，导致切片不完整或者出现碎裂现象；也不可取材太厚，否则会造成组织固定、脱水、透明、浸蜡不彻底，后期切片困难，染色时组织也非常容易发生脱片。取材医师做好每个切面描述，记录员记录并对剖开切面进行拍照，记录每个切面真实状况（图18-3-2）。

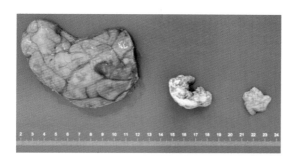

图18-3-1　脑组织大体照片

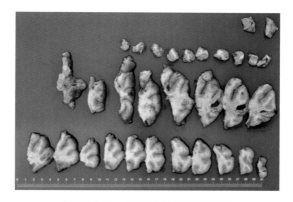

图18-3-2　脑组织每个切面图像

4. 选取小部分典型病变组织放入液氮中速冻10min，然后将其放入冻存管内，并置于–80℃低温冰箱冻存，以备今后研究。

二、脑组织标本固定

1. 脑组织癫痫标本常规检查常选用10%中性缓冲福尔马林作为固定液，固定液的量为组织体积5～10倍。大部分癫痫标本基本与正常脑组织趋于相似，含水分及脂类较多，固定液不易渗透，短时间难以固定充分，所以常规标本的固定时间不能满足癫痫标本的固定，取材5mm厚的癫痫标本至少需要48h才能充分固定，3mm厚的脑组织癫痫标本固定24h即可。

2. 脑组织含水分及脂类较多，在固定后和脱水前需要进行前期脱水及脱脂处理。首先将样本浸入70%乙醇24h进行前期脱水，之后将样本浸入甲醇与氯仿以1:1比例配制的混合液中放置24h进行脱脂处理，前期处理完成后再将组织标本放入脱水机中脱水。

三、脑组织脱水

1. 程序　脑组织含水分及脂类较多，常规的脱水时间不适用于脑组织，尤其是组织固定不充分常容易导致脱水失败，所以标准的脑组织脱水程序尤为重要。以下为标准的癫痫标本脱水的时间程序：

70%乙醇3h（如进行了前期脱水及脱脂处理，脱水程序可以删除此步骤）；80%乙醇3h；95%乙醇（Ⅰ）3h；95%乙醇（Ⅱ）3h；95%乙醇（Ⅲ）3h；无水乙醇（Ⅰ）2h；无水乙醇（Ⅱ）2h；二甲苯（Ⅰ）2h；二甲苯（Ⅱ）2h；石蜡（Ⅰ）2h；石蜡（Ⅱ）2h；石蜡（Ⅲ）2h；石蜡（Ⅳ）2h。

如果遇到特殊情况需要癫痫标本尽快脱水，可以用如下方法：脑组织取材厚度保持在3mm左右，脑组织固定时间保证足够24h。前期脱水及脱脂处理可以省略，脱水机程序可以如下设置：70%乙醇1h；80%乙醇1h；95%乙醇（Ⅰ）1h；95%乙醇（Ⅱ）1.5h；95%乙醇（Ⅲ）1.5h；无水乙醇（Ⅰ）1.5h；无水乙醇（Ⅱ）1.5h；二甲苯（Ⅰ）1h；二甲苯（Ⅱ）1h；石蜡（Ⅰ）40min；石蜡（Ⅱ）40min；石蜡（Ⅲ）40min；石蜡（Ⅳ）40min。此脱水程序必须打开加温（乙醇温度勿设置超过37℃）加压和液体混合选项，液体在脱水槽内与组织交换更为充分，更好地保证组织的脱水效果。

2. 注意事项

（1）由于标本在进入脱水机前已在10%中性缓冲福尔马林固定液中固定充分，所以组织进入脱水机前流水冲洗20min后即可进入全自动脱水机脱水。脱水程序从70%乙醇直接开始脱水，不必再设置固定及水洗步骤。

（2）组织块应间隔一个或多个组织块位置插入脱水框内，这样液体在组织间流动增强，会大大改善脱水效果。如果组织块紧挨在一起放入脱水框，乙醇、二甲苯等液体在脱水槽与组织作用会相对减慢，极易造成组织脱水不佳。

（3）全自动脱水机编辑程序多为延迟开始，如果组织没有进行脱脂处理，在程序开始前的延迟时间内组织可以一直停留在70%乙醇中进行脱水、固定；如果进行了脱脂处理，则可以将脱水程序设置以80%乙醇作为起始液体进行组织脱水。

四、脑组织包埋、切片及染色

1. 包埋　脑组织经脱水处理后质地较脆，包埋不宜过度挤压以免组织碎裂，造成人为裂隙或缺损。包埋时首先选取合适大小的包埋盒，按医师取材面将组织平移到包埋盒内，水平放置组织进行包埋，包埋时切不可随意翻转组织方向。

2. 组织切片

（1）脑组织经脱水处理后质地较脆，切片时冷台温度设定不宜过低，否则蜡块因温度过低，切片易发生碎裂及不完整。

（2）脑组织蜡块粗修时左手进刀距离要小、下刀速度要慢，细修时摇轮要慢，动作平稳，摇轮次数要充足，防止切片出现人为的脑组织假空洞样改变。

（3）脑组织切片厚度以5μm为宜，因脑组织细胞较少，神经元体积较大，在切片较薄时，如气球样细胞等特殊性的诊断标志不能被很好的观察到，只有在切片较厚时才能更准确地反映相关病变。

（4）脑组织切片时蜡带中组织周边容易形成一些细小皱褶，如果不注意，制成病理切片镜下会看到许多皱褶。所以切片时将切好的蜡带先放入30%乙醇中初展，再缓慢将蜡带移入展片仪中，以免切片放入水中过快而使切片产生气泡；展片仪的温度可以设定为48℃，比常规组织展片高的水温可以把脑组织周边细微褶皱充分展开，捞片时要观察组织切片完全平展后再捞片，防止因为有气泡或未展平而造成折叠或气泡印迹；捞好的切片充分晾干水分后再放入70℃恒温烤箱或烤片台上烤片，烤片时间设定20min。

3. HE染色　染色方法与常规病理组织切片染色相同（图18-3-3、图18-3-4）。手工染色时动作要轻柔，流水冲洗时切勿流水直接冲洗组织，以免组织发生脱片。

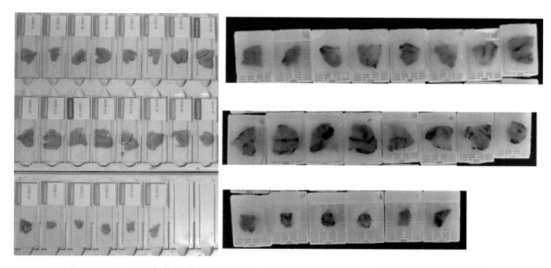

图18-3-3　HE染色切片和蜡块对比，可见组织脱水充分，制作切片无脱片现象

五、脑组织制片常见问题与对策

1. 脑组织含水分及磷脂较多，不规范的操作导致脱水不充分的情况常容易发生，如包埋后组织中央呈软黏状态，制片时只有组织周边可以切出来，切片中央呈空洞状。对于这种情要考虑以下几点因素：

（1）固定不充分是组织脱水不好的一个重要因素，首先要查看组织取材厚度是否在5mm范围内，5mm厚的组织固定时间需要保证48h，

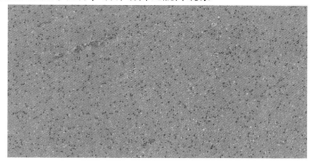

图18-3-4　癫痫手术切除的脑组织切片（HE染色×100）

如果组织取材太厚则不能充分固定和脱水，下次取材时则需要调整取材厚度。如果组织块厚度超过5mm，则组织固定时间还需要相应延长，相应的脱水程序时间再适当增加，保证组织充分固定和充分脱水。

（2）脱水机设置的脱水程序中乙醇、二甲苯、石蜡浸泡时间不足，脱水时间不够，容易导致组织内水分不能充分被乙醇脱出，脱水时间及程序参照《癫痫标本脱水程序》执行。

对于已经产生的脱水不足的蜡块无法制片时，可以进行补救处理，首先将蜡块加热除去组织上多余的石蜡，两缸二甲苯依次浸泡30min除去组织内部的石蜡，梯度乙醇各10min，流水充分冲洗，放入10%中性缓冲福尔马林固定液中充分固定，等待下批脑组织标本一同脱水。此处理方法仅为补救处理，再次制成蜡块切片时，组织极易碎裂，但经过适当的盐酸及冰水处理，仍可以制成完整的切片满足诊断。

2. 脑组织脱水后质地较脆，在脑组织切片时，蜡带常有肉眼可见的平行分布的横状裂隙，有时

蜡带肉眼观察平整，镜下却出现分布不规则的腔隙，类似"哈密瓜样"改变，或裂隙平行状分布呈"百叶窗"样改变。发生这些现象时，首先要考虑以下几点：

（1）组织固定不充分，参考上述组织固定。

（2）检查脱水程序中各乙醇浓度设置的时间及温度，组织应从低浓度乙醇开始脱水，不能从高浓度乙醇直接脱水；如果程序设置了乙醇加温，设置的温度不应超过37℃。

（3）脑组织蜡块的冷冻温度不宜过低，蜡块过于冷冻则质地变硬变脆，切片时会出现易碎现象。

对于出现腔隙样现象，可以将这些蜡块细修后放在冰水中或5%盐酸水溶液中浸泡5～15min，之后取出蜡块用流水将盐酸冲洗干净，蜡块无须冷冻，把切片机厚度调整为6μm，室温条件下直接切片，切片上的腔隙样结构大部分会消失（图18-3-5、图18-3-6）。

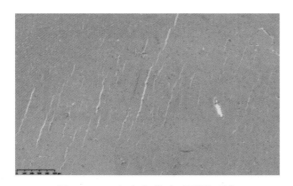

图18-3-5　组织切片出现腔隙现象

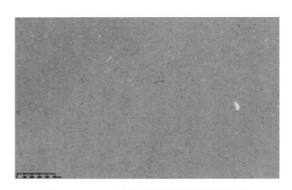

图18-3-6　冰水及盐酸处理后腔隙消失

六、脑肿瘤组织标本制作

脑组织肿瘤标本的组织固定、脱水、包埋、切片可参考常规肿瘤制作技术。需要注意的是，脑肿瘤中如垂体腺瘤、生殖细胞瘤、淋巴瘤等细胞丰富密集的肿瘤制片时需要薄切，切片厚度以2.5μm为宜；对于脑膜瘤、颅咽管瘤、动脉粥样硬化等含钙多的组织可以参考组织表面脱钙法制片（图18-3-7、图18-3-8）。

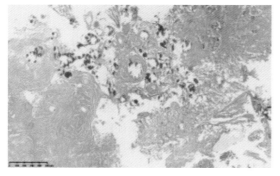

图18-3-7　含砂粒体及钙化组织表面脱钙处理前

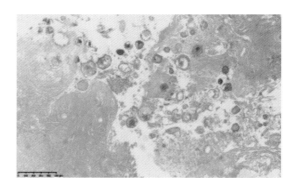

图18-3-8　含砂粒体及钙化组织表面脱钙处理后

癫痫标本、脑肿瘤标本按照此处理流程对脑组织固定、脱水、透明、浸蜡、切片、染色均能达到满意的效果。镜下组织染色结构清晰，红蓝对比鲜明，为诊断提供很大的帮助。拍摄的癫痫标本大体图像为后续科研提供非常大的帮助，−80℃冻存的脑组织也为科研提供了大量的实验材料。

第四节　脑神经组织病理大切片制作技术

一、神经系统的简介以及大组织切片的意义

神经系统是由神经元、胶质细胞（常包括星形胶质细胞、少突胶质细胞、室管膜细胞）、小胶质细胞、脑膜的组成细胞以及血管所组成的结构精巧而复杂的系统。

1. 神经元　是神经系统的形态和功能单位，具有感受体内外刺激、整合信息和传导神经冲动的能力。大脑皮质为大脑表面的灰质，主要分为分子层、外颗粒层、外锥体细胞层、内颗粒层、内锥体细胞层和多形细胞层6层，神经元主要分布于内锥体细胞层与外锥体细胞层中。神经元由胞体和突起两部分组成，突起分为树突和轴突，一个神经元可有一个或多个树突，但只有一个轴突。

2. 星形胶质细胞　是胶质细胞中体积最大、数量最多的一种，其胞体呈星形、核卵圆形或圆形，体积较大，染色较浅。从胞体发出的突起伸展充填在神经元胞体及其突起之间，起到支持和绝缘的作用。中枢神经系统损伤时，星形胶质细胞增生肥大，充填缺损的空隙，形成胶质瘢痕。此外，还能合成和分泌多种神经营养因子，有维持神经元的存活和促进神经突起生长的作用。

3. 少突胶质细胞　分布在神经元胞体附近和神经纤维周围，它的胞体较星形胶质细胞小，核卵圆形，染色质致密。在银染色标本中，少突胶质细胞的突起较少，常呈串珠状，末端扩展成扁平薄膜，包卷神经元的轴突，并形成髓鞘，是中枢神经系统的髓鞘形成细胞。

4. 室管膜细胞　呈立方形或柱状，分布在脑室及脊髓中央管的腔面，形成单层上皮，称室管膜。室管膜细胞表面有许多微绒毛，有些细胞表面有纤毛。

5. 小胶质细胞　是胶质细胞中最小的一种，胞体细长或椭圆，其突起细长有分支，表面有许多小棘突。小胶质细胞数量少，占全部胶质细胞的5%～20%。中枢神经系统损伤时，小胶质细胞可以被激活为具有吞噬功能的细胞，吞噬细胞碎屑及溃变的髓鞘。由于具有吞噬功能，一般认为它来源于血液中的单核细胞。

6. 脑膜　是包裹在脑表面的结缔组织膜，由外向内分为硬膜、蛛网膜和软膜3层，具有保护和支持的作用。它含有脑膜上皮细胞、成纤维细胞、肥大细胞、吞噬细胞等多种细胞成分。

中枢神经系统的毛细血管与其他器官的毛细血管不同，能限制多种物质进入神经组织。血液和神经组织之间存在着血脑屏障。血脑屏障由毛细血管内皮细胞、基膜和神经胶质细胞构成。内皮细胞是血脑屏障的主要结构，可阻止血液中某些物质进入神经组织，但能选择性让营养物质和代谢产物顺利通过，以维持内环境的相对稳定。

神经系统的结构和功能与机体各器官关系十分密切。神经系统病变可导致相应支配部位的功能障碍和病变，其他系统的疾病也可能影响神经的功能。随着人们对疾病的诊疗要求不断提高，需要进一步将影像学改变、大体和组织形态学观察结合，以完整地观察软脑膜、大脑皮质和白质结构层次的变化，并完整地观察病变区域及病变与周围组织间的移行与过渡关系，从而为精准诊断、明确预后以及对预后的干预提供基础支撑。

由于脑组织结构及病理变化的特殊性，普通常规切片往往会出现组织结构不完整、病变不连续等问题，从而影响观察与诊断。脑组织病理大切片可以解决上述问题，因此在实际工作中制作脑神经组织的大组织切片制作技术很有必要。

二、脑神经组织的大组织切片制作

1. 取材　将新鲜脑组织或10%中性缓冲福尔马林固定后的脑组织，放置于取材台，依据标本的大小，沿冠状平面或垂直于皮质表面方向，每间隔0.7～2.0cm，连续切片将切开的脑组织大体切片

按顺序排列整齐，进行大体观察，并拍照保存档案（图18-4-1）。每一片脑组织切片需在观察面的背面进行编号记录工作，并装在相应的大组织脱水盒中（图18-4-2）。

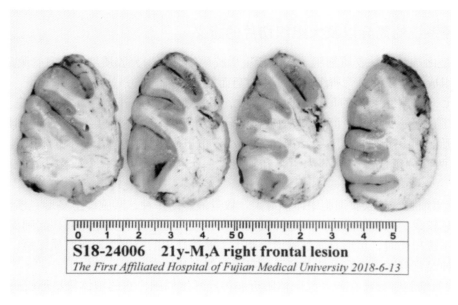

图18-4-1　脑神经组织的大组织取材

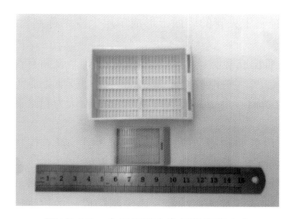

图18-4-2　大组织脱水盒与常规脱水盒

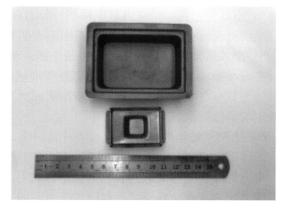

图18-4-3　大组织包埋模具和常规包埋模具

2. 固定　固定对于大组织切片尤为重要，标本在离体后必须及时固定在10%中性缓冲福尔马林固定液中，固定液的量应为被固定标本的5～10倍，时间必须大于24h。如果固定不及时、不充分，会导致标本干涸、腐败，无法制片。依据脑组织厚度选择不同的固定时间：如脑组织3cm×5cm，厚0.7～1.0cm，则固定2天左右；如脑组织大小10cm×15cm，厚1.5～2.0cm，则固定4天左右。

3. 脱水预处理　脑实质标本富含脂质，主要成分是卵磷脂，所以必须脱脂。可将脑组织整片放入70%乙醇脱水24h，然后将脑组织切片整片放入脱脂液（甲醇：三氯甲烷以1:1配制）脱脂24h左右。

4. 组织脱水　脱水整个过程在全封闭自动组织脱水机中进行，具体操作步骤如下（表18-4-1）。脱水是制作病理大切片最关键的步骤之一，如果脱水时间不足，会导致切片发白、浸蜡不彻底、蜡块松软，镜下观察切片组织挤压、破碎、核染色不清，影响病理医师观察，由于脑组织比较柔软，组织脱水时不建议加压和真空循环，为保证脱水效果需严格更换试剂。

表18-4-1　大组织脱水处理时间参考程序

脱水试剂	组织大小		
	3cm×5cm 厚0.7cm	5cm×10cm 厚1.0～1.2cm	10cm×15cm 厚1.5～2.0cm
70%乙醇	3h	5h	8h
75%乙醇	3h	5h	8h
80%乙醇	3h	5h	8h
85%乙醇	3h	5h	8h
90%乙醇	3h	5h	8h
95%乙醇	3h	5h	8h
100%乙醇	3h	5h	8h
二甲苯Ⅰ	40min	50min	60min
二甲苯Ⅱ	30min	40min	50min
二甲苯Ⅲ	30min	40min	50min
石蜡Ⅰ	2h	2.5h	3.5h
石蜡Ⅱ	1.5h	2h	3h
石蜡Ⅲ	1.5h	2h	3h

5. 包埋　包埋应考虑切片时组织的方向，轻按蜡嘴控制器，使石蜡流入模具容积的一半，用包埋镊将组织盒内的组织轻轻夹起放入模具内（图18-4-3）。将脑组织病变面朝下放于包埋模具上，轻柔压实，避免凹凸不平或断裂。稍凝固后，缓慢注入足够的石蜡，避免有气泡，如有应将气泡去掉，否则蜡块会有空洞。包埋后的冷却速度要掌握好，不宜冷凝过慢，特别是室温较高时，石蜡凝固后应立即投入冷水中加速冷却可增加石蜡密度，韧性和硬度；但冷凝过速也会因为内外温差过大造成蜡块裂损。也可以自然冷却后，再冷冻撬开。为保证切片的完整性蜡的熔点需要为58～60℃。

6. 切片　根据包埋组织的蜡块大小选用平推式石蜡切片机（图18-4-4）进行切片，厚6μm（图18-4-5），然后用大玻片进行捞片。要求组织均匀、完整、无卷曲。脑实质标本没有胶原纤维等结缔组织成分，组织背景主要为神经元和胶质细胞突起相互交织而成，故组织易断裂破碎。如切片后直接烤片，组织与载玻片之间易形成气泡，造成贴片不牢固，容易掉片。通过充分自然晾干后再烤片可以

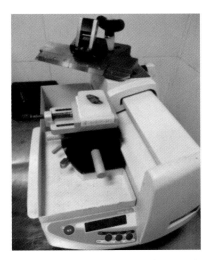

图18-4-4　大和REM-710平推式切片机

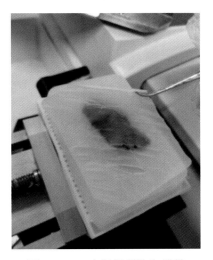

图18-4-5　大组织蜡块和蜡带

有效地防止脱片。组织切片厚度6μm，摊片水温45℃，摊片后待组织上蜡褶展平。贴片时玻片倾斜入水，垂直捞起，速度宜慢，有助于沥下水分并减少气泡贴附。将贴附好的切片倾斜放于切片板，放于室温、37℃恒温箱或空调暖风下方，务必等待水分沥干，需要1～2h。将切片放在60℃烤片机上烤片，烤片5min后石蜡溶解有利于贴附，然后转移到60℃恒温箱烤片1h以上。

7. HE染色　常规染色程序如下。二甲苯Ⅰ 10min，二甲苯Ⅱ、Ⅲ各5min，无水乙醇Ⅰ、Ⅱ各5min，95%乙醇3min，90%乙醇3min，70%乙醇3min，流水冲洗2min，苏木精染色5～10min，流水冲洗1min，1%盐酸乙醇15～20s，流水冲洗5min，95%乙醇20s，醇溶性伊红30～50s，95%乙醇1min，95%乙醇2min，无水乙醇Ⅰ、Ⅱ各3min，二甲苯Ⅰ、Ⅱ各3min，封固。HE染色结果（图18-4-6），脑血管性病变脑出血的大体标本及脑切片HE染色（图18-4-7、图18-4-8）。

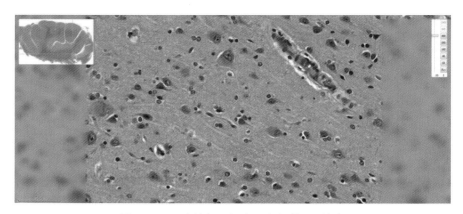

图18-4-6　脑神经组织大组织切片HE染色

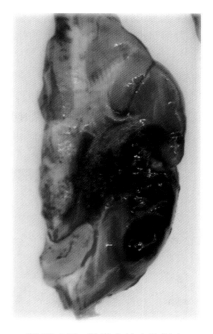

图18-4-7　脑出血的大体标本

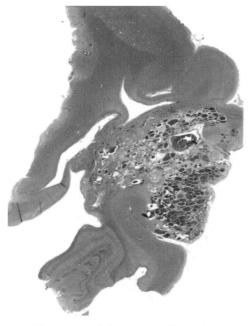

图18-4-8　脑出血组织切片HE染色

三、脑神经组织的大组织切片特殊染色

在某些病变中需要进一步明确诊断时，特殊染色是必不可少的辅助方法。如遇有脑血管性病变脑

出血的大体标本，常需进一步进行胶原纤维染色，其染色结果如下：胶原纤维呈蓝色（用亮绿复染呈绿色）。胞质、肌纤维和红细胞红色。胞核蓝褐色（图18-4-9）。弹力纤维染色结果：弹力纤维呈深蓝黑色，胶原纤维红色，肌纤维和红细胞黄色（图18-4-10）。特殊染色试剂的配置详见"第九章常用特殊染色技术"。应注意以下情况：

1. 组织用Bouin液或Zenker液固定为佳。如已用10%中性缓冲福尔马林固定液固定，切片可在脱蜡至水后，放入Bouin液再固定一晚或置56℃温箱内1～2h，然后流水冲洗切片至黄色消失再进行染色。

2. 用1%磷钼酸处理时可在镜下控制，见肌纤维呈红色，胶原纤维呈淡红色即可。

3. 两种阴离子的比例很重要，如果比例不当，显色不佳。

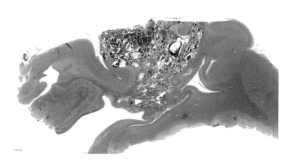

图18-4-9　脑神经组织大组织切片Masson三色染色

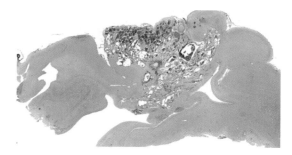

图18-4-10　脑神经大组织切片弹力纤维染色

4. 间苯二酚液用95%乙醇配制，最好采用浸染，切片放入间苯二酚液前先过95%乙醇，防止水分稀释染液。

5. 间苯二酚品红液用小口砂塞瓶盛装，于4℃冰箱保存，临用时取出恢复到室温使用，染色时要加盖密封。

四、脑神经组织的大组织切片免疫组化染色

1. 防脱玻片制作　由于现有市场没有大组织的防脱玻片销售，须自制防脱玻片。可将清洗干净的大组织载玻片浸入1∶50丙酮稀释的APES中浸泡30s，再放入纯丙酮液反复清洗3次，烤干或自然晾干后待用。

2. 试剂　NeuN（Clone：A60稀释度1∶200）和NF（Clone：2F11稀释度：1∶200）两个抗体均购自北京中杉金桥生物技术有限公司；Elivision试剂盒购自福州迈新生物技术有限公司，Tris-EDTA（pH 9.0）抗原修复液为本实验室自行配制。

3. 染色步骤

（1）修复　将脱蜡至水化后的大组织切片（NeuN、NF）置于高温塑料切片架上，放入已煮沸的Tris-EDTA（pH 9.0）抗原修复液，电磁炉调节到保温状态，盖好锅盖，热孵育20min，自然冷却。

（2）经上述步骤处理后的切片，TBS浸泡min×3次。

（3）3%过氧化氢阻断10min，TBS浸泡2min×3次。

（4）一抗孵育60min，TBS浸泡2min×3次。

（5）增强剂20min，TBS浸泡2min×3次。

（6）滴加二抗孵育30min，TBS浸泡min×3次。

（7）DAB显色5min，自来水充分洗涤，苏木精复染，梯度乙醇脱水，二甲苯透明中性树胶封固。

4. 染色结果　NF定位细胞质，NeuN定位细胞核（图18-4-11～图18-4-14）。

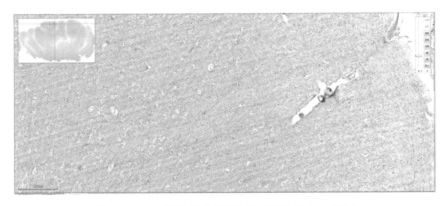

图18-4-11　脑神经大组织切片NF染色（×100）

图18-4-12　脑神经大组织切片NF染色（×100）

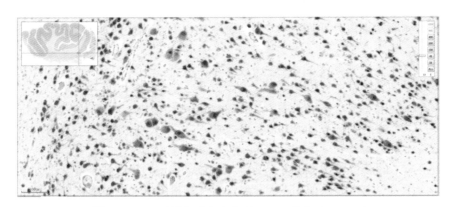

图18-4-13　脑神经大组织切片NeuN染色（×200）

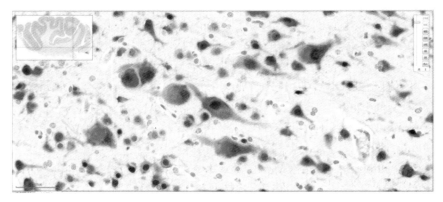

图18-4-14　脑神经大组织切片NeuN染色（×400）

五、易出现的问题

1. 切片　在切片裱片时水未排尽，在局部形成气泡使组织突起，染色时，试剂渗入后不易洗净，导致显色过深，且易致脱片组织不完整。故在贴片时玻片倾斜入水，垂直捞起，速度宜慢，有助于沥下水分并减少气泡贴附，充分晾片，再行烤片。

2. 玻片的选择　脑组织结构中含脂质成分较多，富含水分，组织与玻片的黏附性差，所以必须制作黏附性好的防脱玻片。

3. 抗原修复　脑神经大组织切片抗原修复时极易造成脱片、破片。如果采用热诱导修复可以将切片架外围包裹一层纱布，防止因修复液加热沸腾直接冲击组织而导致脱片、破片，也可以采用热孵育法。

4. 内源性生物素　生物素是一种辅酶，是在脱羧基酶、羧基转换酶等催化的代谢环节中所产生的羧基的中间载体。脑组织中含有内源性生物素，可使用30%蛋清水溶液阻断15min或用商品化的生物素阻断剂，或在滴加一抗之前用10%正常的羊血清，或免疫动物血清，或产生二抗（桥抗）的动物种属的非免疫血清阻断。

第五节　眼球组织病理切片制作技术

眼科病理标本制作包括标本固定方法、取材、脱水、包埋及常规HE、免疫组化染色技术。

一、标本固定

标本固定的目的是通过固定液迅速、完全的穿透组织，以保存细胞的形态和结构，并保存组织的抗原性和核酸物质。临床医师在手术前应确定是否需要做病理检查和准备好固定标本的容器和固定液。临床上通常使用10%中性缓冲福尔马林固定液，手术标本切下后应立即放入固定液中固定。一般标本固定24h；较大的标本（如眶内容或眶内肿物）应先取材后固定，否则固定液不易渗透到深部组织。摘除的眼球应放入较大的容器内，固定液的量至少应是眼球体积的10倍以上，以促使固定液向眼球内充分渗透。切忌向眼球内注入固定液或将眼球壁开窗，以避免破坏原有的眼内组织结构。眼球一般应固定48h，然后用流动水洗，再经逐级乙醇脱水。

在固定液的选取上，通常使用10%中性缓冲福尔马林作为常规固定液，其优点是易于购买，使用方便，利于组织渗透；缺点是由于眼球解剖结构的复杂性，容易使组织过度收缩，造成人为的球内结构变形。因此也可选取其他固定液，如95%乙醇85ml、浓甲醛10ml、冰醋酸5ml混合液固定（AFA液）。

有些需要做特殊检查的标本可根据要求选择不同的固定液。电镜检查的标本通常用40g/L的戊二醛固定液。电镜检查是为了观察细胞和组织的细微结构，因此标本取下后应及时放入40g/L的戊二醛中固定，并立即送到电镜室取材。由于戊二醛固定液穿透组织的能力较差，故取材后的标本体积不应超过1mm³，且应放置于4℃冰箱内固定24h。

二、眼球标本取材前的处理

眼球解剖结构复杂，组织成分独特。眼球标本的制作不同于常规组织病理标本的制片过程，具有很多特殊性。

1. 眼球经过10%中性福尔马林缓冲液固定后，应充分用流动自来水冲洗，为6～8h，同时注意调节流动水柱和流速，使其以缓流细线状流水冲洗即可。水洗的目的在于洗去标本上的福尔马林色素结晶，并可除去眼球表面遗留的异味，这对于其后的制片是有帮助的。

2. 充分水洗后，将眼球放置于不同浓度的乙醇溶液中进行梯度乙醇脱水，顺序为：70%乙醇→80%乙醇→95%乙醇，各历时12～24h。其优点为可使眼球的硬度逐渐加强，减少组织过度收缩所造成的眼球壁变形和组织结构的改变，利于顺利切开取材。

3. 经95%乙醇第一次脱水后，开始进行眼球取材。取材前应先确定眼别，并且观察眼球表面有无异常情况，如角膜或巩膜是否有伤口、瘢痕、葡萄肿，球内肿瘤有否穿出巩膜导管等改变；测量伤口长度和葡萄肿大小，并在病理申请单上记录。

三、辨认眼别的方法

1. 将眼球的后面（视神经面）朝向检查者。

2. 寻找视神经两侧水平走行的睫状后长静脉（鼻侧、颞侧各1支），该静脉位于视神经两侧，呈水平方向走行。视神经稍偏鼻侧。

3. 观察上、下斜肌在球壁的附着点，以确定眼球的上下方位及鼻、颞侧。下斜肌的附着点位于视神经颞侧附近的水平面，上斜肌附着点位于眼球颞上象限。

四、取材

取材前必须了解病变或肿瘤在眼内的部位，不可盲目随意切开眼球，只有确定正确的象限，才能准确切取病变或肿瘤。眼球取材时，应根据病变的位置确定切开部位，将视神经朝向上方，用拇指和示指轻夹住眼球，自视神经从后向前角膜方向垂直切开。切取的眼球应包括角膜、巩膜、前房、虹膜、睫状体、脉络膜、视网膜、晶体、玻璃体和视神经。操作时应果断垂直下刀切开眼球，不要采用拉锯法，从而避免将眼球切面切成凹陷形，影响眼球切片的制作。

对于有肿瘤的眼球更应仔细观察，根据病理申请单描述的位置予以准确定位，对肿瘤部位描述不清的眼球可以采用透照法或用手直接接触巩膜以确定肿瘤的位置。确定位置准确与否对于取材及标本制作十分重要，切忌在未能确定肿瘤具体部位的情况下随意切开眼球，更不应将眼球分解成若干个部位进行制作。准确的定位，可获得肿瘤最大基底径和最大高度。

对于先天性青光眼、继发性青光眼、角巩膜葡萄肿、高度近视眼和圆锥角膜等眼球径线明显增大、角巩膜变薄的眼球，切开时易造成眼球组织的变形，可根据具体情况，分别采取由前向后或由后向前切开眼球的方法。切开眼球后，应仔细观察球内情况，有无病理申请单内没有提示的情况，如异物、玻璃体积脓、小的脉络膜色素痣及其他异常情况。对于常年外伤造成的眼球萎缩应注意有无球内组织的钙化、骨化，若遇此情况，采用脱钙液进行脱钙，脱钙时间可自行掌握。脱钙后的眼球应充分水洗，再进行脱水、取材。

五、眼球病理标本的脱水、透明、浸蜡

眼科切片常规采用石蜡包埋法，方法如下。脱水：取材后的眼球置于无水乙醇Ⅰ中过夜，无水乙醇Ⅱ 1h；透明：二甲苯Ⅰ、二甲苯Ⅱ各30～50min；浸蜡：蜡Ⅰ 30min、蜡Ⅱ 30min、蜡Ⅲ 60min。

六、切片、染色

切片、染色方法及步骤与常规组织病理切片、染色相同。

七、眼球组织病理标本制作过程中的注意事项

1. 眼球取材时的厚度应在4mm左右，不应过薄或过厚，过薄则在二甲苯透明中易变形，尤其是巩膜壁较薄的眼球；过厚不利于后期的组织浸蜡。

2. 眼球在取材时应开窗，即按照切开的水平面相反方向再次水平切开，切取成4mm厚、两面均暴露球内组织的眼环组织，这样同样便于眼内组织的充分浸蜡。

3. 在二甲苯中透明时间不宜过长，时间过长容易使组织变脆、变硬，不利于切片。

4. 组织浸蜡要彻底，可选择三步浸蜡的方法。包埋蜡的熔点要高，使眼球变硬，利于切片。

5. 切片过程中，对于含有肿瘤的眼球应注意肿瘤所在位置，了解其转移的途径，切取到正确的部位。例如，视网膜母细胞瘤常穿过筛板经视神经转移，所以切片中应注意视神经乳头、筛板的位置，并且一定要在切片上显示视乳头和筛板结构。脉络膜黑色素瘤常通过巩膜导管转移，故在切片中应见到肿瘤组织即开始留片，并应做连续切片。

要想切好一张眼球病理切片不仅要有很好的操作技术、一定的眼科解剖知识，还应具有耐心细致的工作态度。对于实验动物眼球标本的制作，包括固定液的选取、梯度脱水的时间、透明试剂的选取及时间、浸蜡的时间都各有特殊的要求（图18-5-1～图18-5-6）。

八、其他眼部组织标本的取材和制作

除眼球之外的眼科组织病理标本的取材和制作应结合该部位的解剖特点和临床要求，其要求基本同常规病理标本制作。注意事项如下：

1. 石蜡包埋的组织应包括有病变部位和完整的解剖层次。例如，角膜组织在包埋时应包括上皮细胞层、前弹力层、实质层、后弹力层、内皮细胞层5层结构，同时还要选取其病变明显的部位；因其内皮层为单层较薄，容易丢失受损，取材切开时应特别注意，应将角膜内皮面朝上，不要使内皮面

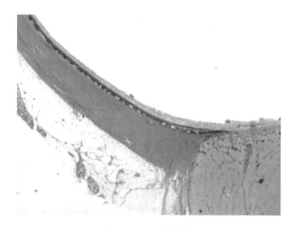

图18-5-1 视网膜

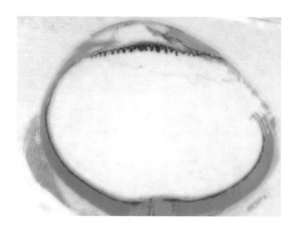

图18-5-2 眼球

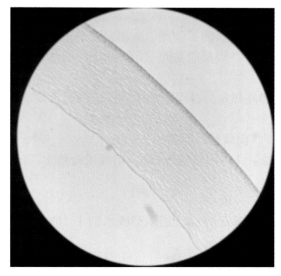

图18-5-3 角膜（HE染色×10）

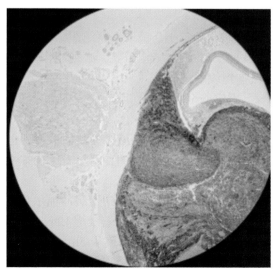

图18-5-4 眼球脉络膜恶性黑色素瘤（HE染色×2）

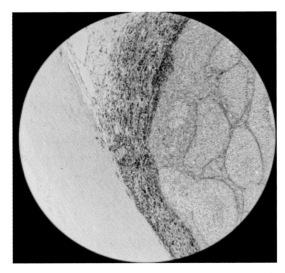

图18-5-5　眼球脉络膜恶性黑色素瘤（HE染色 ×10）

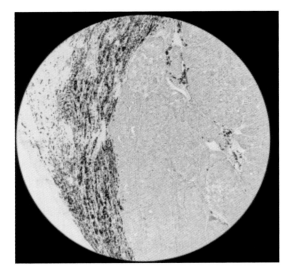

图18-5-6　脉络膜恶性黑色素瘤［免疫组化染色melan A（＋）×10］

受到过多的摩擦。对于皮肤、结膜面肿物，取材包埋时，应注意正确的组织解剖学切面。眼睑由5层组织构成，由表及里为皮肤、皮下组织层、肌层、睑板和结膜。因此眼睑病变的取材应垂直于睑缘切开，才能观察到眼睑各层组织的改变。正确选取病变部位有助于对病变做出明确的组织病理学诊断，如一些眼眶内肿瘤标本，应选取组织较实的部位，尽量少选取坏死部位。对于怀疑为恶性肿瘤的病变，应注意切取手术边缘组织活检，便于了解病变范围并确定是否再次手术。

2. 若遇到切除恶性肿物时，有时还需要控切病理标本。例如，眼睑、结膜恶性或怀疑为恶性的病变，除了做解剖层次的切片外，还应对肿物的边缘进行控切，观察其边缘受侵的情况。包埋切片时，应选取手术切除面，而并非人工取材面进行包埋。

3. 对于眼睑、结膜较小的肿物和玻璃体增殖膜，为防止丢失，可点上伊红等染料作为标志进行石蜡包埋切片。

第六节　全喉大组织切片制作技术

因石蜡切片较小，镜下观察组织结构时存在一定的局限性。为了病理诊断和研究工作，以及观察整个大块组织的细微结构需要，必须制作完整的大组织切片，以便能在同一张切片中详细地观察病变及其毗连组织的情况。

1. 固定　全喉手术切除后应立即固定于10%中性缓冲福尔马林固定液中，固定两天后流动水洗1h。

2. 取材　喉标本水平面沿矢状面取材，也可以沿额状面取材，厚度约1.5cm。

3. 脱钙　标本脱钙处理1周左右（10%中性缓冲福尔马林固定液配成5%硝酸或盐酸），每天更换一次新液。流水冲洗24h。

4. 重新固定　采用10%中性缓冲福尔马林固定液固定1周。

5. 脱水及透明　60%乙醇浸泡12h，80%乙醇12h，95%乙醇8h，用新型脱水剂Ⅰ 10h。脱水剂Ⅱ 10h，脱水剂Ⅲ 10h，透明液Ⅰ 5h，透明液Ⅱ 5h。

6. 浸蜡及包埋　采用熔点62℃的石蜡，在65℃下分4缸，每缸浸蜡时间3h，结束后进行石蜡包埋，制成蜡块。

7. 切片 用樱花410型平推式石蜡切片机切片，厚度4～6μm。

8. 烤片 放入70℃烤箱30min。

9. 脱蜡及HE染色 按顺序浸入脱蜡液Ⅰ～Ⅲ各5min，无水乙醇Ⅰ～Ⅲ各5min，95%乙醇Ⅰ～Ⅲ各5min，80%乙醇5min，水洗5min，根据苏木精新旧程度染5～10min，充分水洗，1%盐酸乙醇分化数秒，充分水洗，0.5%氨水返蓝数秒，充分水洗，根据伊红新旧程度染色数秒至数分钟不等，水洗，按常规方法脱水透明封固（图18-6-1～图18-6-3）。

特别提示：大标本用专用的大脱水盒，捞片用专用大载玻片，大载玻片亦是盖玻片。

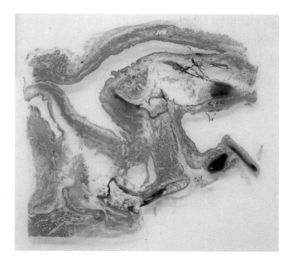

图 18-6-1 全喉组织标本大切片（HE染色 ×1）

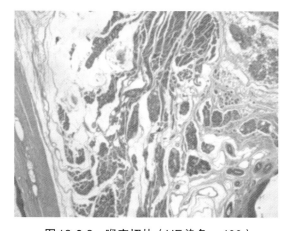

图 18-6-2 喉室切片（HE染色 ×400）

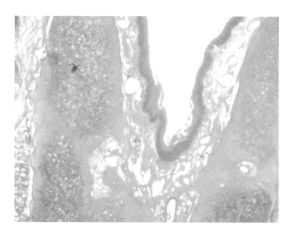

图 18-6-3 会厌切片（HE染色 ×100）

第七节 肺大组织切片制作技术

为了能在单独的一张切片中，可以完全详细地观察整个瘤组织病变及其毗邻组织的关系和细微结构，必须制作完整的石蜡切片。肺大组织切片可用于观察肺部肿瘤的生长环境、肿瘤与气管支气管之间的关系、肿瘤与胸膜及背膜的关系以及肿瘤转移路径。制作大块组织石蜡切片往往很困难，特别是在固定、脱水、透明、浸蜡、包埋、切片和染色的整个过程中稍有不慎，就可能得不到完整、高质量的石蜡切片。采用火棉胶包埋、火棉胶切片机能得到完整的切片，其缺点切片太厚，高倍镜下不能观察。若以石蜡包埋，组织受到切片机的限制，达不到目的。现多采用推拉式石蜡切片机切片，则可得到满意的效果。如果切取整叶肺组织制作石蜡切片，就必须采用大型推拉式切片机切片，才能达到满意效果。

一、固定

首先将配置好的10%中性缓冲福尔马林固定液装入具有加压装置的玻璃瓶中，如果没有加压装置，可将固定液放在较高的位置上，接好固定液管，将手术取下新鲜整叶肺标本的支气管与固定液管紧密连接，达到不明显漏液为宜，开始向肺支气管内注入固定液。如有可调速之水泵，可达到

25～30cm H₂O10%中性缓冲福尔马林固定液柱的稳定压力。如果没有可调水泵，亦可以专人监视，不断向加液瓶内加入固定液，人为调至所要求之压力。开始灌注固定液时，需要严密注意观察压力，当肺被固定到一定程度时，向外漏液就会减少，完全可以人工调节，固定48h后即可取下肺标本放入10%中性缓冲福尔马林固定液中（图18-7-1）。

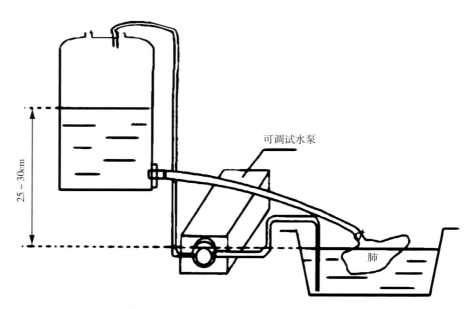

可调试水泵

25～30cm

肺

图18-7-1　自制可调式加压灌注固定示意

二、脱水

将固定好的整叶肺标本放置在切标本板上，用一块厚玻璃板压在肺标本上，使之不易移动。用锋利的取标本大刀，与取材板平行切取厚度在1.0～1.2cm的整叶肺组织，选择肿块直径最大的肺整叶组织进入脱水程序。

将整叶肺组织放在适当的容器内（有盖），依次进行脱水、透明、浸蜡程序。75%乙醇脱水24h；85%乙醇脱水24h；95%乙醇（Ⅰ）脱水24h；95%乙醇（Ⅱ）脱水24h；无水乙醇（Ⅰ）脱水24h；无水乙醇（Ⅱ）脱水24h；二甲苯（Ⅰ）透明12h；二甲苯（Ⅱ）透明12h；浸蜡3次，每次8h，蜡温在60℃左右。

三、包埋、切片、染色

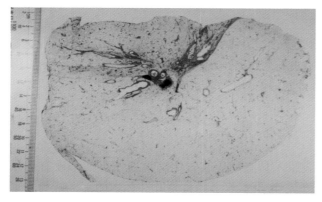

图18-7-2　整叶肺组织大切片（HE染色×1）

包埋时应先将石蜡放在包埋槽内，再放入整叶肺组织，轻轻压住四角，当石蜡凝固后再放入足够的石蜡。蜡块修整后贴于蜡托上，用推拉式大切片机（Reichert Jung，Tetrander型大型切片机，可切取厚1～60μm切片）制石蜡切片，厚度在10～15μm。蜡片置于涂好蛋清甘油的大玻片上，烤片后即可用二甲苯脱蜡至水，染色一般采取滴染的方法，苏木精染色时间为20min，分化、返蓝一定要在显微镜下控制，伊红染色为10min。脱水、透明一定要慢，然后封固，镜下观察（图18-7-2）。

第八节　肝大组织切片制作技术

肝大组织切片用于观察肝内肿瘤生长环境，肿瘤与肝小叶、血管、肝窦之间的联系，肿瘤转移的路径。

一、固定

1. 术后固定：在完成灌注固定后应用14cm超薄取材刀将标本以长轴位CT角度，以10mm为间距分割为数个厚层组织块，10%中性缓冲福尔马林固定液中浸泡24h完成术后固定。

2. 肝组织二次固定：完成肝门处胆管的纵向取材后，应用相同取材刀将准备行大切片的标本处理为薄层片状组织（3～4mm厚度），随后再次浸泡至10倍于组织标本的10%福尔马林中24h进行二次固定。

二、脱水

将固定好的肝组织标本放置在切标本板上，用自制的标本固定框架将标本框住，一块厚玻璃板压在标本上，使之不易移动。用锋利的取标本大刀，紧贴取材框架平行切取厚度3mm左右的肝组织，选择肿块直径最大的肝组织进入脱水程序。

将肝组织放在适当的容器内（有盖），依次进行脱水、透明、浸蜡程序。75%乙醇脱水24h；85%乙醇脱水24h；95%乙醇（Ⅰ）脱水24h；95%乙醇（Ⅱ）脱水24h；无水乙醇（Ⅰ）脱水24h；无水乙醇（Ⅱ）脱水24h；二甲苯（Ⅰ）透明12h；二甲苯（Ⅱ）透明12h；浸蜡3次，每次8h，蜡温在60℃左右。或将肝组织放入脱水机中进行上述脱水程序，时间可根据肿瘤大小、致密程度进行调节（图18-8-1）。

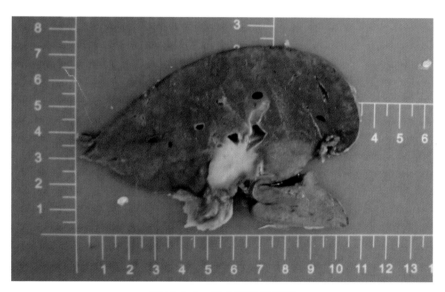

图18-8-1　脱水后的肝组织

三、包埋、切片、染色

由于组织块过大，没有合适的包埋盒，必须自制或用代用品。包埋时应先将石蜡放在包埋槽内，再放入肝组织，轻轻压住四角及中心部位，当石蜡凝固后再放入足够的石蜡。蜡块修整后贴于蜡托上，用推拉式切片机切石蜡切片，厚度在4～6μm。蜡片置于涂好蛋清甘油的大玻片或定制的专用胶片上，烤片后即可用二甲苯脱蜡至水，染色一般采取滴染的方法，苏木精染色时间为20min，分色、返蓝一定要在显微镜下控制，伊红染色为10min。脱水、透明一定要慢，然后封固，镜下观察（图18-8-2）。

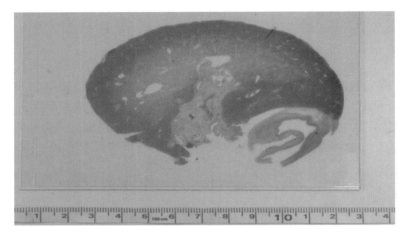

图18-8-2　肝组织大切片（HE染色×1）

第九节　肾大组织切片制作技术

肾大组织切片可用于观察肾肿瘤生长环境、肿瘤与肾盂和肾盏的关系、肿瘤与肾髓质和白质的关系、肿瘤与输尿管的关系以及肿瘤转移路径。

一、固定

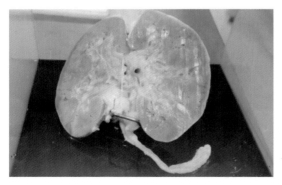

图18-9-1　肾组织标本的固定

1. 术后固定　从输尿管往肾内注射10%中性福尔马林，然后将整个肾器官完全浸泡于10%中性福尔马林固定液中24h，完成术后固定。

2. 肾组织二次固定　将肾以上下极为轴，按最大切面切成两半，随后再次浸泡至10倍于组织标本的10%福尔马林中24h进行二次固定。

3. 取材后固定　将一半肾最大面朝下放在取材板上，用框架固定住，沿着框架平行取材板切取组织，厚度3～4mm，固定于10%中性福尔马林缓冲液中24h（图18-9-1）。

二、脱水

将固定好的肾组织放在适当的容器内（有盖），依次进行脱水、透明、浸蜡程序。75%乙醇脱水24h；85%乙醇脱水24h；95%乙醇（Ⅰ）脱水24h；95%乙醇（Ⅱ）脱水24h；无水乙醇（Ⅰ）脱水24h；无水乙醇（Ⅱ）脱水24h；二甲苯（Ⅰ）透明12h；二甲苯（Ⅱ）透明12h；浸蜡3次，每次8h，蜡温在60℃左右。或将肾组织放入脱水机中进行上述脱水程序，时间可根据肿瘤大小、致密程度进行调节。

三、包埋、切片、染色

由于组织块过大，没有合适的包埋盒，必须自制或用其他代用品。包埋时应先将石蜡放在包埋槽内，再放入肾组织，轻轻压住四角及中心部位，当石蜡凝固后再放入足够的石蜡。蜡块修整后贴于蜡托上，用推拉式切片机切石蜡切片，厚度为4～6μm。蜡片置于涂好蛋清甘油的大玻片或定制的专用胶片上，烤片后即可用二甲苯脱蜡至水，染色一般采取滴染的方法，苏木精染色时间为20min，分化、返蓝一定要在显微镜下控制，伊红染色为10min。脱水、透明一定要慢，然后封固，镜下观察（图18-9-2）。

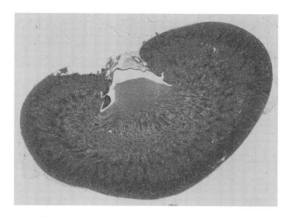

图18-9-2　肾组织大切片（HE染色×1）

第十节　肠大组织切片制作技术

做肠大组织切片的目的是为了能在一张切片中，完全详细地观察整个瘤组织病变及其周围淋巴结组织的关系和细微结构，也可以观察到淋巴结有无转移情况，就必须制作出完整的切片。制作大块肠肿瘤组织石蜡切片往往很困难，特别是肠肿瘤周围有很多脂肪组织，为了观察肠周毗邻关系，固定一定要彻底。脱水、透明、浸蜡、包埋、切片和染色的整个过程中稍有不慎，则可能得不到完整的、高质量的大切片。

肠标本离体后立即放入10%中性缓冲福尔马林液固定24～48h，取出冲水，用锋利切片刀平行切为4mm的厚度，再进行补充固定6h。然后70%乙醇、80%乙醇、90%乙醇、新型组织脱水试剂Ⅰ、Ⅱ、Ⅲ、Ⅳ各2h，环保透明剂Ⅰ、Ⅱ透明各2h；浸蜡4次，每次1h，蜡温设在60℃左右。

在组织脱水过程中，组织上面要放透析比较好的海绵垫，上面轻轻给予固定，在整个脱水过程中保持组织平整，用新型脱水试剂组织基本不收缩，软硬适宜。有利于包埋和切片。利用平推式切片机切片，常规染色（图18-10-1～图18-10-3）。

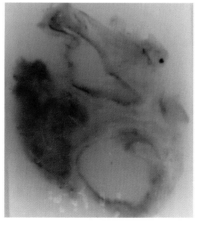

图18-10-1　肠大组织包埋蜡块

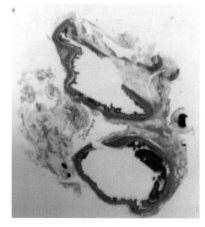

图18-10-2　肠大组织切片（HE染色×1）

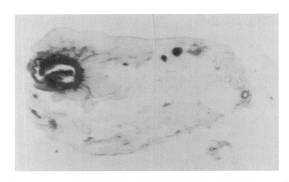

图 18-10-3　肠癌见肠周有淋巴结转移（HE 染色 ×1）

第十一节　宫颈大组织切片制作技术

大块组织切片可以帮助病理医师尽量完整地在一张切片上观察整个病变及其毗邻组织的结构关系。制作大块组织石蜡切片相对于普通石蜡切片有更高的要求，在固定、脱水、透明、浸蜡、包埋、切片和染色的整个过程中任何一环处理不佳，都可能得不到高质量的石蜡切片。本节以宫颈大组织为例，介绍采用推拉式石蜡切片机制作大块组织石蜡切片技术。

一、固定与取材

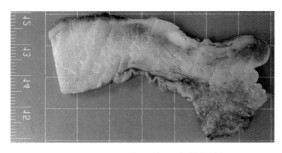

图 18-11-1　宫颈大组织的取材

子宫标本离体后，30min 内规范切开固定。沿子宫前壁呈"Y"形切开，充分暴露宫腔，使用 10% 中性缓冲福尔马林液进行固定，使病变充分浸泡于固定液中，固定过夜，第 2 天进行取材（图 18-11-1）。

定位子宫前后壁，观察内膜及子宫颈情况，确定病变部位，测量大小，观察子宫浆膜面有无受累，多切面切开子宫，观察肌壁有无结节或肿块累及。自阴道壁切缘（若标本无阴道壁切缘则从子宫颈开始）至宫体带病变及相应侧宫旁纵取一条，包括阴道壁切缘→阴道穹隆→子宫颈→宫颈管→子宫峡部→子宫体的连续解剖学结构，阴道壁切缘及宫旁切缘涂墨。要求材块厚度 0.3 ～ 0.4cm，不宜过薄，避免脱水后组织出现收缩，凹凸不平，而难以切出完整组织面，也不宜过厚，易导致脱水不佳。

二、脱水

将取材好的宫颈大组织放入定制脱水盒（内部大小 6.5cm×5.0cm×1.4cm）内，加盖后放入全自动脱水机进行脱水处理；在组织上扣上一层通透塑料板（可使用脱水盒盖裁剪而成），可减少脱水过程引起的组织弯曲变形。

脱水程序为：10% 中性缓冲福尔马林液补充固定 3h；70%、80%、90%、95% 乙醇脱水各 1h，无水乙醇 Ⅰ、Ⅱ 脱水各 1h；环保透明剂 Ⅰ、Ⅱ、Ⅲ 透明各 1h；浸蜡 3 次，每次 1h，蜡温在 60℃ 左右。

全自动脱水机具有加压、真空和自动搅拌功能，脱水盒孔口较大，有利于试剂对组织的浸透，因此大组织标本能够与常规标本采取相同的脱水程序进行处理，组织摆放时应注意留有充足的空隙，不宜拥挤。如果大组织取材较厚或使用手工脱水，则应延长各步骤的处理时间。

三、包埋、切片、染色

宫颈大组织的包埋方法与常规组织相同，但更应注意包埋平整。先向包埋模具中注入一层熔化石蜡，再立即放入宫颈大组织，使用砝码或其他按压面较大的工具轻力按压边缘和中间区域，待底层石蜡固定住组织后，再盖上脱水盒并灌加石蜡。不宜使用镊子按压，容易戳穿甚至戳裂组织。包埋好后将模具置于冷台上冷却，待蜡块凝固，背面触之稍凉即可取出进行切片。

蜡块凝固成型后，清除脱水盒两侧和推拉式切片机（日本大和REM710）蜡块夹具内侧的石蜡，以避免蜡块打滑移动。粗修至组织面完全暴露后，使用浸透冰水的纱布块或大小合适的冰块覆盖于组织表面进行冷却，再用新刀口适当细修，然后切出蜡片，厚度为3～5μm。

蜡片需经凉水和温水两次展片，有利于减少组织褶皱，捞片后沥水晾干，烤片后即可进行染色。大组织切片的厚度与常规切片一致，可以采用相同的染色程序。手工染色时，宜采用滴染的方式，滴加试剂时应迅速、均匀，镜下控制分化和返蓝。使用全自动染色机时，将大组织切片斜向插入染色架中，前后使用常规载玻片进行固定，即可放入染色机中进行染色（图18-11-2）。

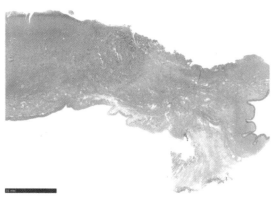

图18-11-2　宫颈大组织石蜡切片（HE染色×1）

第十二节　前列腺穿刺活检及大组织切片制作技术

前列腺疾病的诊断，传统上主要依据患者的临床症状进行肛肠指诊检查、尿液前列腺液化验、镜检以及血清中前列腺特异性抗原（PSA）含量检测；物理学检查包括X线平片、CT、磁共振、细针吸取细胞学（FNA）；疾病的最终确诊依赖于组织病理学诊断。超声引导下前列腺穿刺术对患者损伤小，可获取前列腺不同部位组织样本进行病理诊断，较传统方法对癌症的检出率明显提高，手术切除样本病理检查可提供更全面的组织病变和分子检测信息，为个体化治疗提供客观依据。

前列腺疾病一般分为：炎症、良性增生、瘤样病变和肿瘤等。1989年，霍奇（Hodge）提出经直肠超声引导前列腺穿刺活检术，现已被广泛认同，成为标准术式，可用于前列腺疾病的诊断。

一、前列腺活检标本制作技术

1. 前列腺穿刺活检的意义　前列腺穿刺活检主要用于前列腺肿瘤的诊断与鉴别诊断，特别是前列腺癌的早期诊断。前列腺穿刺对患者损伤小且准确度高。近年来，国内外随着这项工作的逐渐开展，对前列腺疾病的认识有了显著的提高，前列腺疾病的研究也有了迅速发展，对该病的诊断分类分级也随之更加明确。

前列腺穿刺活检获取的组织新鲜，在常规病理检查基础上，可进行免疫组化染色，如高分子量角蛋白（34βE12）、α-甲酰基辅酶A消旋酶（P504S）、P63蛋白等，既保证了对各类前列腺疾病的准确病理诊断，同时对其病因和发病机制的研究都有极大的价值。

2. 前列腺穿刺活检标本处理

（1）对直肠指诊或超声检查中发现的病变进行直接穿刺活检应与标准化方案的系统性穿刺活检相结合。六点方案穿刺法分别在前列腺两侧叶的尖部、中部及基底部进行穿刺取样，其穿刺点位于前列腺每一叶的中间区域，与中线及前列腺两侧缘距离相等，而前列腺癌大多位于前列腺外侧区。近来临床实践表明，10～13点系统穿刺活检法的前列腺癌检出率比传统的六点穿刺法高35%，这与前列腺外周区靠外侧部位取样机会增多有关。

（2）如何处理穿刺活检：前列腺穿刺活检应分别标明其穿刺部位，一般一条组织包埋一个蜡块，如果在同一部位穿两针，可包埋在一个蜡块里。

前列腺穿刺标本要尽快（30min内）放入10%中性缓冲福尔马林液固定，送到病理科进行后续处理。

3. 前列腺穿刺活检标本组织处理与蜡块制备　前列腺穿刺标本较细长，在组织处理过程中易发生收缩和卷曲等，可导致包埋时不平展、切片时不完整等现象。所以从固定、脱水、透明、浸蜡、包埋和切片等各个环节都要严格要求和细致操作。穿刺样本要放置在底部平坦的透明容器内，尽快添加足量新鲜的固定液，样本瓶上标注信息要完整、准确。组织不要放在试管或EP管。

（1）组织的固定：及时、规范的组织固定是组织处理最重要的环节，是后续制片和各类检测质量保证的前提，一旦组织固定不及时或错误操作，造成的损害是不可逆的。常用的固定液为10%中性缓冲福尔马林固定液，自配试剂一定要保证浓度、pH值等准确。常规室温固定6～12h。

（2）脱水、透明、浸蜡和包埋：充分固定后组织，进入梯度乙醇脱水，一般按照70%乙醇，85%乙醇，95%乙醇Ⅰ、Ⅱ，无水乙醇Ⅰ、Ⅱ、Ⅲ的梯度，设置6缸或7缸乙醇液，每缸试剂40min至1h；二甲苯透明总时间控制在2h；浸蜡缸2～3个，采用低熔点优质石蜡（56～58℃），每缸1h。规范脱水机换液，保证组织处理质量优良和稳定。

（3）包埋：包埋时标本要平展放置包埋盒底部，长轴要与包埋盒底面保持平行。包埋时用包埋镊子将组织轻轻夹出，平铺包埋盒底面后面轻轻将组织压平压实、浇蜡、冷却，动作轻柔，以免组织断裂和夹伤。蜡块彻底冷却后将其起出。

（4）切片：切片前冷冻蜡块数分钟，4μm、6～8片连续切片，捞在洁净的载玻片上。由于前列腺穿刺活检的标本很细，切片时要格外细心，修面适当，动作轻柔，防止组织切完后续无法在制片做检测，对此类样本可在常规切片时同时备好白片和蜡卷，做好标记，以备后续检测之用。切片在60～70℃烤20min左右，即可用于HE染色。

4. 常规HE染色
（1）切片常规脱蜡入水。
（2）苏木精液5～8min（根据苏木精新旧程度略微调整）。
（3）自来水充分水洗。
（4）1%盐酸乙醇分化数秒。
（5）自来水洗。
（6）0.2%氨水返蓝数秒。
（7）自来水洗至蒸馏水。
（8）0.5%～1.0%伊红染色10～20s（醇溶性伊红可直接如80%乙醇脱水）。
（9）水洗数秒钟。
（10）梯度乙醇脱水、二甲苯透明、中性树胶封固。

5. 染色结果　细胞核、细胞质内颗粒（细胞器）呈紫蓝色，细胞质、基底膜、平滑肌及纤维组织呈粉红色（图18-12-1、图18-12-2）。

二、前列腺组织大切片制作技术

1. 前列腺组织大切片制作的意义　前列腺大组织切片相较于穿刺或常规取材样本可以提供更全面的病理诊断与病变信息，可以展示病变的时空变化过程，为个体化精准治疗提供更加全面客观的肿瘤与微环境分子异常等信息。通过全切片镜下或数字扫描后观察，可以对病变有一个量化的全面评估，有以下几点。①肿瘤的生长方式：膨胀性生长、浸润性生长。②肿瘤出芽情况：有无出芽、出芽

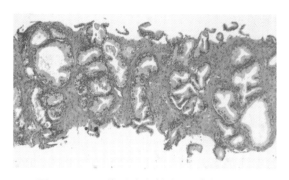

图18-12-1　前列腺穿刺（HE染色×50）

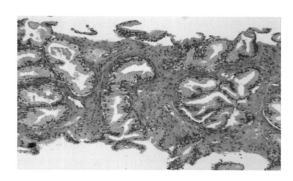

图18-12-2　前列腺穿刺（HE染色×100）

的类型。③肿瘤浸润深度：器官浸润深度、周围组织浸润。④血管、神经、淋巴管浸润情况。⑤肿瘤切缘情况。⑥肿瘤形态异质性。⑦肿瘤微环境：淋巴细胞浸润、坏死、间质纤维化等。以上信息对肿瘤的分级和分期至关重要，也只有全器官大切片才能同时提供丰富的病变信息，对临床治疗和科研积累来说是其他技术无法替代的。有条件的病理科都应该开展这个项目，大切片对各类肿瘤的诊断和研究都是有重大的现实意义的。

2. 前列腺组织大切片制备的要求和条件　日常工作中需要制作的大样本切面一般在5.5cm×4.5cm及以上，需要特殊的大组织处理脱水盒、滑动式切片机切片、专用的大玻片捞片。滑动式切片机的操作技术要求较高，技术人员要勤于练习，掌握切片刀角度调整、雾化器及切片时展片板的使用，制作出优质大切片同时防止意外受伤。

3. 前列腺组织大切片处理程序要点　大组织样本与常规组织取材相比，最主要特征是组织面积大，比常规取材略厚1～2mm，一般厚度在3～5mm，这个厚度对组织常规脱水、透明、浸蜡影响不大，主要的技术要点在组织固定，固定时间一定要足够，一般36～48h。固定不充分，取材困难，且后续组织收缩变形，严重影响切片等。固定充分的组织在脱水机里可常规脱水处理，条件允许可单独配备大组织处理脱水机，优化脱水时间，可以比常规组织处理每道程序延长30min。

优质大切片的标准和常规组织切片一样，切片4μm厚薄均匀、切片完整、染色对比鲜明、封固美观。HE染色时可将大切片斜插在染色架上在自动染色机染色，手工封固（图18-12-3、图18-12-4）。

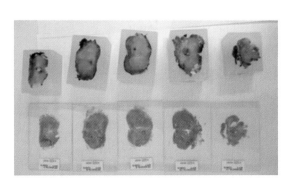

图18-12-3　前列腺组织大标本不同切面的大切片

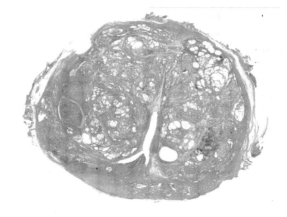

图18-12-4　前列腺大切片（HE）计算机扫描大体图像

三、免疫组织化学染色

1. 前列腺病变免疫组化的重要意义　免疫组化是诊断前列腺癌的五大要素之一，尤其是对于HE

染色切片难以判断良恶性的可疑病例，免疫组化常有决定意义。

正常前列腺腺泡周围有完整的基底细胞层，基底细胞消失是诊断癌的重要依据，它的重要性甚至超过肌上皮细胞消失对诊断乳腺癌的重要性。前列腺癌腺泡或导管周围如果存在基底细胞层，即使上皮细胞核仁增大已经达到癌的标准也只诊断高级别的PIN，不诊断癌。在HE切片中基底细胞是否存在常难以判断，前列腺分泌细胞和基底细胞有不同的免疫表型，分泌细胞阳性的标志物主要是低分子量的CK（包括CK8和CK18），基底细胞阳性的标志物主要是高分子量CK（包括34βE12、CK5/6）和P63。前列腺癌的免疫表型类似分泌细胞，而几乎所有良性前列腺腺泡和导管周围都有基底细胞围绕，因此前列腺组织内形态结构和生长方式可疑的腺泡或上皮细胞巢，如果低分子量CK及PSA、PAP阳性，而基底细胞标志物34βE12、CK5/6和P63阴性，也就是说前列腺来源的腺泡周围基底细胞层消失是诊断前列腺癌的有力证据。几乎所有前列腺癌，不论其分化程度高低，腺泡周围的基底细胞均消失。

2. 免疫组织化学常用抗体及方法　高分子量CK（34βE12）的免疫组化染色可使不能确诊的前列腺癌病例从6%降至2%。P63是一种核蛋白，与P53有同源性的基因编码，P63与高分子量CK在诊断前列腺癌时具有相似的应用意义，P63的优点是：①可标记34βE12阴性的基底细胞。②不易产生类似于34βE12染色的不稳定性。③由于其染色结果可使细胞核呈阳性且背景低，因此阳性结果易于鉴别。P504S（α-甲酰基辅酶A消旋酶）是前列腺特异性高表达标志物，呈现强的胞质颗粒状着色，良性病变以为为阴性或微弱的点状、不连续的腔面着色。

此类染色一般用于前列腺增生与肿瘤的诊断与鉴别诊断，常用的种类有34βE12、P63蛋白、P504S（α-甲酰基辅酶A消旋酶）。

免疫组织技术已经很成熟，大多数单位都已经采用全自动免疫组化染色机，工作中主要做好设备保养和试剂质控，确保染色准确。大组织切片无法进行机染免疫组化，则必须手工染色。下面简述一下手工染色基本流程，供基层单位参考。

3. 手工免疫组化染色流程

（1）组织切片4μm置65℃烤箱内烤片1h。

（2）二甲基脱蜡2缸，每缸10～15min，脱蜡要彻底。

（3）梯度乙醇脱至水。乙醇液要勤换，务必脱苯彻底。

（4）抗原修复：①切片于柠檬酸/EDTA修复液内微沸煮20min、自然放凉。②切片置于EDTA修复液高压修复，冒气2min，从切片入缓冲液到修复完成总加热时间控制在6～8min，修复完成后流水冲洗锅体降温至压力阀落下，打开盖子，放凉至室温。

（5）切片水洗3次，PBS洗1次。

（6）切片入3%双氧水内15min消除内源性过氧化物酶。

（7）蒸馏水洗1次，PBS洗3次。

（8）将切片组织周围水擦干，滴上一抗置于湿盒内室温1h或4℃过夜。

（9）将切片上的一抗甩掉后入PBS洗3次，每次3min。

（10）将切片周围组织水擦干滴上二抗湿盒内室温15～30min。

（11）甩去二抗入PBS水洗3次，每次3min。

（12）DAB显色3min左右，镜下观察。

（13）水洗后复染苏木精。

（14）常规脱水、透明、封固。

结果：良性病变基底细胞及肌上皮标志物存在，恶性病变基底细胞消失，P504S强胞质颗粒状棕黄色着色（图18-12-5～图18-12-8）。

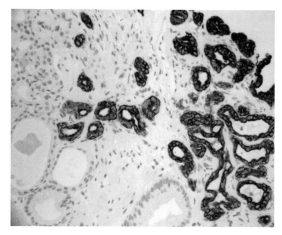

图18-12-5　34βE12在癌组织表达消失（×40）

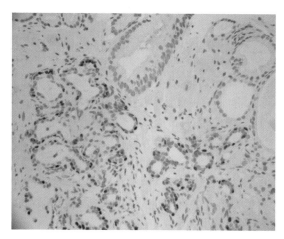

图18-12-6　P63在癌组织表达消失（×40）

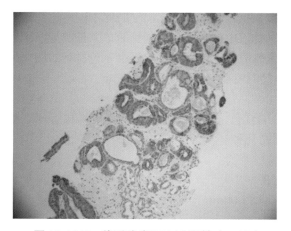

图18-12-7　前列腺癌P504S阳性（×20）

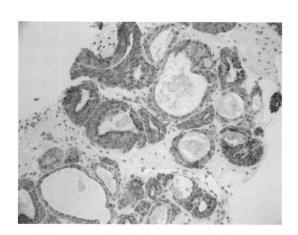

图18-12-8　前列腺癌P504S阳性（×40）

第十三节　大体标本制作技术

　　病变组织脏器的大体标本，是病理解剖学教学、研究中最宝贵的材料之一。积累丰富的大体标本，除了供教学实习、科研资料之外，对病理工作者的学习提高和用于临床病理讨论会提高医疗水平等，都是不可缺少的重要材料。

　　病理标本主要来源于临床手术和尸体解剖取下的脏器及病变组织，从中选择病变典型或有研究价值者制成大体标本。

　　制作病理大体标本时，应保持病变的本来面貌，以如何能把每一种病变的主要特点充分显示出来为主要目的。不能只单纯为了美观而随意修剪，以致失去病变的原来特点。当然，在不影响病变原有特点的情况下，也应将标本不需要的部分修掉，尽量将标本制作的美观、大方，使病变暴露得更加清楚。

　　为制作质量好的大体标本，制作者除了要熟悉各种脏器、组织的正常结构和各种病变的基本特点之外，制作标本过程中每一步都要细心处理，精心制作。

一、制作大体标本的注意事项

　　病变组织、脏器的正确取材和固定是制作大体标本最重要的前提。有关取材、固定的一般方法及注意事项，与常规病理标本取材、固定相同，此处不再重复。如需将较大的整个实质脏器如肝、脾、肺等制成标本，应先从血管注入固定液，然后再放入盛有足够固定液的容器内固定。

1. 保存标本用的固定液一般为10%中性缓冲福尔马林固定液，要用蒸馏水配制。

2. 大体标本的号码，可用小白布条书写或用打号机打印（用黑色油墨），再将白布条浸蘸熔化的石蜡，冷却后将标签剪整齐，系在标本不显著部位。

3. 标本要有登记，病理诊断、尸检、活检号码必须准确。否则可能造成混乱，无法查对，甚至失去其应用价值。

4. 盛装永久保存大体标本的容器，应无色透明、平坦、无气泡和水纹，以免影响观察和改变标本的本来颜色。

5. 盛装标本的容器必须处理得非常清洁，以免盛装标本之后发生混浊影响观察。

6. 制作好的标本应放在阴暗干燥处保存，避免日光直射，以防标本褪色。

二、大体标本的浸存方法

（一）福尔马林液浸存法

新鲜的标本应及时用10%中性缓冲福尔马林液固定，根据组织脏器不同固定时间不同，达到最好的固定效果后，标本经流水冲洗，移至10%中性缓冲福尔马林液中保存。此法制作简单，是广为采用的一般大体标本固定保存法。优点是经济、简便易行。缺点是制成的大体标本不能保存原色，有的病变标本久置后不仅失去原有的自然颜色，而且色调越来越灰白，使其特点变得不明显。

（二）原色标本浸存法

制作原色标本，是用各种方法恢复并保持血红蛋白的红色，使标本色彩与新鲜标本相近似。原色标本浸存方法很多，这里根据实际工作的体会介绍常用的几种。

1. Kaiserling液改良法

（1）标本取出后切勿水洗，直接放入第一液中固定3～7天。

第一液配制：浓甲醛溶液100ml，醋酸钠50g，蒸馏水1000ml。混合后即可应用。

（2）标本固定至适宜程度后，经自来水冲洗12～24h，以除去残留的福尔马林液，然后放入第二液即80%～90%乙醇进行反色。反色时间根据标本的大小、薄厚不等，需要1～3h，以标本颜色接近自然色泽为宜。乙醇能使福尔马林固定后形成的酸性血红质变为碱性血红质。后者为红色，易保存，且不褪色。

（3）经乙醇反色后，用干纱布吸取乙醇，切勿水洗，直接保存在第三液中。

第三液配制：氯化钠30g，醋酸钠10g，蒸馏水100ml。溶解后，加适量活性炭，过滤后使用。

（4）注意事项：在第一液中固定时间不能过长，否则色泽不新鲜。但仍须将标本固定透。对于较大的整个脏器，固定时间延长至10天左右。判断是否固定好，可用手指轻轻挤压标本，以无血性渗出物为宜。如果固定不彻底，液体会出现混浊，标本也易腐败变质。

标本固定后，流水冲洗要充分，一般12～24h。如果标本中残留甲醛，可影响反色，并能使第三液变得混浊。

掌握反色适宜，是制作原色标本重要的技术关键，故在乙醇中的反色时间必须控制好。反色时间过长或不足均不适宜。反色时间不足，原有的颜色不能完全显示出来；反色时间过长，则使组织过度还原，颜色将会发暗而不鲜艳。因而，在反色时一定要随时注意观察，待其颜色还原至色泽鲜艳为宜。为使反色充分，可将时间稍延长一点，以免褪色。

标本经反色后，忌用水洗，直接入第三液浸存。以上4点如有一步处理不当，都会影响标本制作的质量。

2. 保险粉、吡啶、甲醛和蒸馏水混合液浸存法

（1）取新鲜标本用10%中性缓冲福尔马林固定4～6天。

（2）用流水彻底冲洗1～2天，再以多次更换的蒸馏水浸泡1天左右，移至下列显色兼浸存液中浸存。

（3）显色兼浸存液配制：保险粉（$Na_2S_2O_2$）2g，吡啶1mg，甲醛（中性）12ml，蒸馏水100ml。依次混合后即可使用。

说明：标本密封在瓶中一天内显示出自然颜色。但标本在10%的甲醛溶液中固定超过30天者显色不鲜艳。100天者显色暗淡，一年以上者不显色。从蒸馏水取出到装瓶为止，均用干净的长镊子取放，切勿用手接触。封口必须严密，如封口不严，则标本逐渐被氧化变黑。

（三）Kaiserling 液浸存法

第一液配制：浓甲醛200ml，硝酸钾15～30g，醋酸钾（钠）30g，蒸馏水1000ml。

第二液：95%乙醇（用量以浸过标本为度）。

第三液配制：甘油200ml，醋酸钾100g，蒸馏水1000ml，麝香草酚2.5g。

说明：上述第一及第三液，均可按配方依次配制。标本在第一液中1～7天。时间不宜过长，时间过长时，色泽不鲜艳。标本固定后，流水冲洗12～24h，可因标本大小酌情增减。标本经水冲洗后，置入第二液中反色。标本经反色后，及时放入第三液浸存。

（四）麦兆皇氏硫酸镁混合液浸存法

第一液配制：浓甲醛100ml，醋酸钠50g，蒸馏水或冷开水1000ml。

第二液：85%～95%乙醇。

第三液配制：硫酸镁100g，醋酸钠50～80g，蒸馏水1000ml，麝香草酚2.5g。

说明：以上可依次配成溶液，过滤使用；标本制作方法和注意事项，可参照前面之（一）和（三）法。此法优点：①标本既不收缩也不硬脆，又不能因膨胀或水解而变形。能长期保存色泽鲜艳。②保存2年以上的组织标本，石蜡切片，苏木精-伊红染色，组织着色仍正常，胞核清晰与新鲜组织切片无明显差异。对嗜银染色也能显出网状结缔组织；对于细胞特殊颗粒及细菌染色等，效果良好。

（五）醋酸钾、甘油、蒸馏水混合液浸存法

第一液：10%中性缓冲福尔马林固定液。

第二液：95%乙醇。

第三液配制：甘油500ml，醋酸钾300g，蒸馏水1000ml，麝香草酚0.5g。

此法注意事项与Kaiserling液浸存法相同。

（六）一氧化碳法

1. 标本经下面固定液固定3～7天：浓甲醛100ml，氯化钠108g，碳酸氢钠10g，蒸馏水1900ml。

2. 标本固定至适宜程度后，将标本及足量固定液，置于密闭玻璃器皿中，通入一氧化碳，可将酸性血红质变为鲜红色的一氧化碳血红素。每日一次，每次15min，至色泽适宜为止。操作时应小心一氧化碳中毒。

3. 不经水洗，直接入下液保存：白糖40g，水合氯醛2g，蒸馏水100ml。加少许的防腐剂。

说明：在炎热潮湿的气候下，标本易发霉变质，故有待改进。

三、大体标本的装封方法

1. 装置大体标本的容器　目前常用的有各种规格的方形玻璃标本缸及各种样式的有机玻璃标本。有机玻璃制成的标本有很多优点。有机玻璃的标本可视大标本的形状、大小不同自行设计与制作。由于有机玻璃可按所需尺寸与形状随意裁剪与造型，所制成的标本与组织大小相适应，常可直接装置无需另用支架。因此用这种方法制成的大体标本小巧轻便，搬运和随身携带均较方便，还能节约药液，表面光洁度和透明程度都比普通玻璃标本缸为佳。此外，还可在形状及外表装饰方面，进行艺术性加工，使外表美观大方。

加工工具：电炉子、酒精喷灯、角尺、长尺、砂轮打磨机、抛光机，薄厚不同的有机玻璃、氯仿等。

2. 大体标本的装置方法

（1）直接装置法：将标本直接装置于合适的标本缸或盒内。用此法制作标本很简单，但必须选择

与标本大小相称的标本缸或盒。例如，某些整个保存的肿瘤、手、足、全脑、半脑和头颅骨等标本，均可采取直接装置法。

（2）附贴装置法：对于组织疏松的标本，不宜用尼龙线固定到玻璃架或玻璃板上时，可用白色透明的明胶，黏附在标本容器壁上。此法必须将标本容器与标本用纱布擦干，用熔化后的明胶，将标本固定在合适的位置上。当明胶凝结后放进保存液封存。保存液如果是福尔马林，可使附贴较为牢固。此法不适合制作教学标本，因经常搬动，可因振动而脱落。体积较大而又重的标本也不宜采取此法。

（3）支架固定装置法：将玻璃棒烧成与标本和标本容器相适合的支架，将标本固定于支架上，使其不致上下、左右、前后摇动。也可将有机玻璃板或玻璃板钻成孔，或者将板的边缘锯成凹，用尼龙线将标本固定在上面。此法对胃、肠、肾等标本的装置尤为适宜。

（4）几个标本拼装法：将需要对照比较的或病变间有密切联系的几个标本同装在一个容器内。例如，将正常阑尾、慢性阑尾炎和急性阑尾炎等几种类型的标本，拼装在同一个容器内。这样既便于比较对照，使用方便又节省材料。

3. 标本缸封盖法　封固大体标本缸的方法很多，玻璃缸可以用白瓷胶漆封盖法。有机玻璃标本盒可以用氯仿（三氯甲烷）溶焊法或粘贴法。其目的就是将标本容器密闭，防止保存液挥发及溢出，这里就不再做详细介绍。

四、塑化大体标本制作技术

1. 塑化大体标本制作技术　塑化标本制作是将组织或器官利用渗透塑化技术，经过固定、脱水脱脂、真空浸渍塑化和定型处理等工序后，制作成方便用于教学或其他科研用途的一种标本制作方法。长期以来，解剖标本的制作均以福尔马林等有害药物进行浸泡、固定和保存。福尔马林作为保存液会慢慢挥发而致使浓度降低，并且福尔马林液在保存中往往形成多聚甲醛，使浸液变浊，影响观察。福尔马林浸泡式标本强烈的刺激性气味和毒性，会对广大师生身体健康造成伤害。生物塑化标本相对于传统标本来说，更具安全性、更有利于教学和研究。目前塑化标本的制作工艺复杂，设备多，成本也因此较高。本文旨在介绍在低成本的情况下，普通生物实验室就能制作小型塑化标本的方法。

2. 塑化大体标本制作流程

（1）标本固定：取新鲜的组织或器官，及时放置于10%中性缓冲福尔马林液中固定，时间8～48h。内脏标本按常规解剖进行处理。经福尔马林固定后的肺，带气管或支气管，肺门结构尽量保留完整。心脏应清除心腔内的凝血污块，必须保留主动脉，肺动脉，上、下腔静脉和肺静脉，并进行开窗处理，以便于观察心脏结构。肠道类空腔器官应尽量清除其内容物。固定时间视不同组织及器官相应延长或缩短，必须达到固定的理想状态。

（2）漂白：经丙酮脱水脱脂后的标本与空气接触时间略长，颜色会加深，应进行漂白处理。将内脏标本直接放入1%～2%的过氧化氢溶液中浸泡1周。

（3）脱水：脱水前将内脏标本放在流动水源处长时间连续清洗，动作要缓和轻柔，48h后开始脱水。把内脏标本放入80%、95%、100%Ⅰ、100%Ⅱ的乙醇溶液进行梯度脱水，每种乙醇溶液各浸泡1周，乙醇量应淹没标本。

（4）脱脂：标本脱水后，还应进行脱脂。乙醇只有脱水作用，丙酮有脱水和脱脂的作用。在内脏标本经95%乙醇溶液脱水后，可用100%丙酮进行脱水脱脂，在室温下进行10天脱脂。

（5）真空塑化：塑化剂采用聚乙二醇，是一种温和低毒无刺激性的高分子化合物，能完全溶于水，具有较好的稳定性。根据聚乙二醇分子量大小不同，其物理形态可由白色黏稠液（分子量200～700）到蜡质半固体（分子量1000～2000）直到坚硬的蜡质固体（分子量3 000～20 000）。经脱水脱脂后的内脏标本，即刻放入分子量为600的聚乙二醇溶液中完全浸没，可用铁块下压标本于塑化剂内，温度保持在25～30℃，塑化全过程均在真空干燥器和间歇负压下完成。浸渍开始时，将标本放入装有塑化剂的塑化容器内，这时即可见塑化剂液面有许多气泡冒出。由于气泡的数量较多，此时不宜抽真空，可放置12～24h后再抽真空。第一天压力控制从70kPa逐渐调至50kPa，第二天的压力从50kPa逐渐调至40kPa，第三天的压力从40kPa调至30kPa，至第五天逐渐调至10kPa，后面保持10kPa压力不变。此时标本内部基本上已被塑化剂填充。每次调节进气阀，均须仔细观察塑化剂液面气泡的产生量。在整个塑化过程中，每半分钟气泡数控制10～20个，后期每半分钟气泡数须在5个以内，直到无气泡产生，即完成了整个真空塑化过程。

（6）标本定型整形：将分子量为6 000的聚乙二醇放入59℃的恒温干燥箱内，待其完全熔化后，将标本转入并将其完全浸没。10～12h后，取出标本，电吹风加热，同时用塑料泡沫吸取表面多余的聚乙二醇，待其未冷却时，即时定型。经过塑化处理后的标本，内脏部分遇到收缩时，可用石蜡填充。具体操作是：将塑化后的标本放入60℃的保温箱，注射器抽取熔化的石蜡（要求60℃以上熔化的石蜡），注入标本收缩的部位以填充饱满即可。

3. 注意事项

（1）固定的效果：取材后的内脏标本在10%中性缓冲福尔马林溶液中固定时间不能太长，常采用短期固定（10～48h），并保存于福尔马林溶液中。短期固定可以很好地保存标本的原有色泽，最好是采用新鲜的标本固定能防止标本色泽发黑、发暗，组织发硬变脆。低温比室温更有利于保存标本的色泽。此外，固定效果还取决于甲醛的浓度。

（2）重视塑化各环节操作：在塑化过程的任何环节，如标本在取材后长期暴露在空气中或没有浸泡在乙醇或丙酮的液面以下或者标本脱水不彻底等都可造成组织皱缩。如果脱水时间过长，则可造成组织器官脆弱，容易改变器官的形状和颜色。

（3）塑化掌控：真空渗透塑化是塑化技术的中心环节。在此环节的操作过程中，要做好压力的正确控制与塑化剂液面气泡的观察。利用塑化技术可以除去标本水分并且使组织器官保持其生存前的状态。标本不仅干燥、无味，还可以用手触摸及抓放。塑化标本从外观、色泽、弹性、标本质地和气味以及对人体的危害性看，能满足解剖实验室教学和科研要求。

（4）塑化大体标本的优点：塑化的实质是组织内的液体通过真空渗透过程被活性塑料置换出来，使细胞及组织器官、整体形态仍旧保持其生前的状态。用本方法塑化所得到的内脏标本成型好，较柔韧，具有一定弹性。外观光亮，色泽、质地都较好地达到了教学的要求。没有福尔马林的刺激气味，对人体无危害，能够取代传统福尔马林浸泡保存标本的方法。由于标本经脱水脱脂处理，所以可以长期保存。

制作的部分大体标本展示（图18-13-1～图18-13-6）。

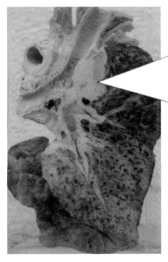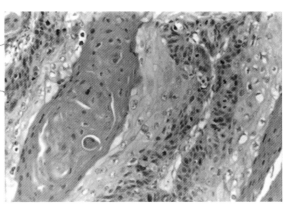

图18-13-1　左肺中央型肺癌大体及切片HE染色

注：肺鳞状细胞癌，癌细胞呈巢排列，中央可见角化珠形成。

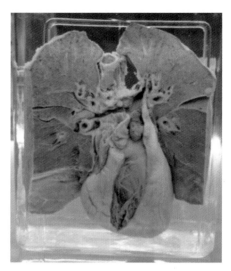

图18-13-2 肺动脉主干血栓栓塞

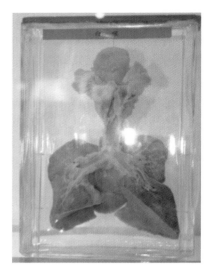

图18-13-3 喉及气管纤维素性
炎症（白喉）

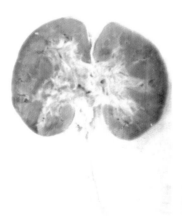

图18-13-4 塑化肾衰竭

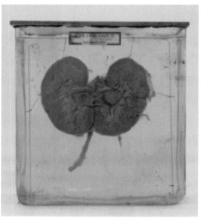

图18-13-5 肾尿路上皮癌

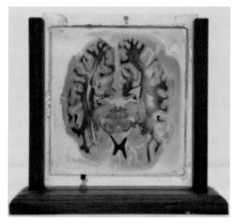

图18-13-6 脑萎缩伴脑室扩张

第十九章　骨组织病理标本制片技术

骨组织是人体内最坚硬的一种特殊组织。它致密、坚硬，并含有骨胶等成分，故其固定、脱水、透明、浸蜡和包埋都很困难。即使经过脱钙后，骨组织变得相对柔软和疏松，但比软组织仍显得过于硬韧。对它的一些技术性操作仍有一定难度，要经过一些特殊的处理才能达到效果。特别是病理外检标本，骨与肿瘤组织混在一起，脱钙很困难。如果脱钙不完全，则更极易造成切片的碎裂并损坏刀具。所以，对骨组织的制片需要一定的技巧和经验，要把握好每个技术细节，才能真正达到骨组织制片的最佳效果。

第一节　骨组织的固定

一、骨组织的固定

最好的固定剂是甲醛，其次为乙醇。固定剂对骨组织有收缩及减少膨胀作用，它可以抵消酸性脱钙液所引起的骨组织膨胀，从而使制片、染色更容易，以保证质量。选用的固定剂要能最好地保存所要显示的组织成分。

二、骨组织的常用固定剂

1. 10%甲醛水溶液　甲醛10ml（40%甲醛原液），溶入90ml水（弱碱性自来水）。
2. 10%中性缓冲福尔马林液　甲醛10ml（40%甲醛原液），溶入90ml PBS液（pH 7.2）缓冲液。
3. Muller液　重铬酸钾2.5g＋硫酸钠1g，溶入100ml蒸馏水。此液是骨组织的特殊固定剂，其他组织很少应用。在骨组织的一些染色中，不能应用含汞的固定剂，用此液中的重铬酸钾可以替代。
4. Zenker-甲醛固定液　Zenker原液45ml＋甲醛固定液5ml＋甲醛盐液（10%甲醛溶于0.9%氯化钠液）50ml。此液对骨髓组织是非常好的固定剂，但要注意固定时间不能超过30min，否则易引起收缩，对染色不利。
5. Helly固定液　重铬酸钾2.5g＋升汞5g＋蒸馏水100ml＋甲醛5ml。此液主要用于胎儿指骨的固定。

三、注意事项

骨组织的固定一般采用两种方法，即固定后脱钙或固定脱钙同时进行，尽量不要采用先脱钙后固定的方法。此外，如非特殊需要，切忌使用酸性固定剂，如乙酸、苦味酸、三氯乙酸等，因这些固定剂会使骨组织加速膨胀，破坏骨组织结构，使制片难以进行，染色不良。

第二节　骨组织的脱钙技术

从骨中去除钙质的方法称为脱钙。脱钙是骨组织制片当中不可或缺的重要步骤，脱钙效果的好坏直接影响骨的制片质量。所以，掌握骨组织脱钙方法是做好骨组织切片的基础。

一、骨组织脱钙方法

骨的脱钙方法总体上可分为三大类，即酸类脱钙法、螯合剂脱钙法和离子交换树脂脱钙法。

酸类脱钙法又可分为有机酸脱钙、无机酸脱钙、混合脱钙、电解脱钙和脱钙机脱钙等形式。

另一种分类方法是将脱钙分成酸类单纯脱钙法、酸类混合脱钙法、电离脱钙法、脱钙机法、有机螯合剂法和离子交换树脂法。

二、骨组织脱钙技术的应用

1. 在骨组织科研上的应用　骨的组织学、病理学等形态学研究都离不开骨组织的脱钙方法。良好的骨脱钙方法可以保证科研的科学性及客观性，但其所应用的方法与在常规病理外检中所使用方法不同。

2. 在常规骨科病理的应用　在常规病理制片中，骨的脱钙技术是病理医师及技师们都必须面对的课题，它是骨科病理诊断的重要保证，所使用的方法与科研使用的方法有着很大的区别。

三、骨组织脱钙技术程序

1. 组织选择　脱钙前选择适当骨组织，锯成薄片，厚度2～5mm。

2. 固定　常温下固定4～6h，固定液体积应为标本体积的20～30倍。固定液最好选用可保存欲显示的组织成分的相应固定剂（图19-2-1）。

3. 脱钙　将已固定的骨块置于已选好的脱钙液内进行脱钙，严格控制时间，及时更换新液（图19-2-2）。

4. 酸的中和　保护骨组织不过度膨胀，不影响染色质量。

5. 充分水洗　去酸，为以后脱水、透明和包埋打下基础。

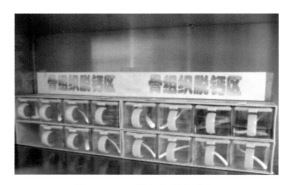

图19-2-1　骨组织脱钙专区

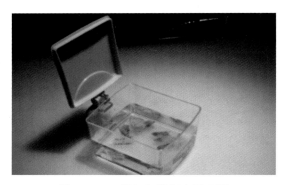

图19-2-2　骨组织脱钙专用容器

四、骨组织科研标本脱钙法

骨组织科研制片对所使用的脱钙方法要求较高，这是因为科研对片子的质量要求更高，要能保证研究的精确性和可重复性，同时科学研究中还需能够很好地保存骨组织中的一些重要成分，如抗原抗体、酶类及其他生物化学成分等。要达到这些目的，选择一种最好的脱钙方法就显得十分重要和必要。

1. 螯合剂法　乙二胺四乙酸（EDTA）是一种良好的脱钙螯合剂，有很强的结合钙离子的能力。它对组织破坏极小，不产生气泡，不影响染色，一般在2周至3个月可完成脱钙。如需快速脱钙，可加温至37℃使用。

配方：EDTA 10g溶入100ml PBS（pH 7.2）液，加入NaOH（当量溶液）促溶，再用1mol/L的HCL调至pH 7.2。

2. 缓冲脱钙液法　因钙离子在pH 4.5的缓冲液中可缓慢溶解，可起脱钙作用，且对组织无明显损害。若无时间限制，可采用此法。

配方：7%柠檬酸5ml，7.54%柠檬酸铵95ml，1%硫酸锌0.2ml，三氯甲烷数滴。

3. 甲酸-螯合剂脱钙法　甲酸的脱钙速度比盐酸和硝酸的速度慢，破坏组织的程度也较轻，而在20%浓度以下时，脱钙时间较长，螯合剂的加入可促进脱钙的进行，又可较好地保护组织，减少损害。

配方：甲液：甲酸25ml，蒸馏水25ml；乙液：柠檬酸钠10g，蒸馏水50ml。临用时甲、乙两液等量混合，日换一次，因柠檬酸钠可与钙离子螯合，故可促进脱钙。

五、常规骨科病理标本的脱钙法

常规病理标本的脱钙是日常工作中应用最多的技术，也是每个病理技师必须掌握的方法。由于日常病理要求出片及时快速，还要保证制片质量。所以，其使用的方法与科研所使用的方法有很大不同。首先在时间上有一定的限制，不可能用很长时间进行脱钙，科研所使用的脱钙剂无法达到要求。在常规病理中可使用的脱钙剂很有限，只能尽量使用既能迅速脱钙又能最大限度减少对组织破坏的脱钙剂。但这样的脱钙剂恐不易得到，这也就成了病理标本脱钙的一大难题，目前还没有最理想的方法。要想达到脱钙迅速的目的，在一般实验室中基本上都采取单纯强无机酸脱钙剂，如盐酸、硝酸、三氯乙酸等，但这些强酸对组织的破坏程度相当大，对染色的影响也很严重。而有机酸脱钙虽然对组织破坏小，但脱钙时间又很长，要想将两者的优点取之，缺点弃之，不太可能。这样人们就想了不少的补救方法，如配制混合脱钙液，就是方法之一。混合脱钙液的优点是通过其他化学试剂的加入，来抵消强无机酸对组织的破坏作用，同时缩短脱钙时间来减少组织在强酸中的浸泡时间，从而达到减少损害的作用。

1. JYBL-Ⅰ脱钙液　HCl 8ml，浓甲醛5ml，甲酸12ml，蒸馏水75ml。此液原为电解脱钙液，在其中加入甲醛后用于日常脱钙，取得了较好的效果，其优点在于作用迅速，脱钙完全，特别适用于日常病理外检工作，一般24～36h完成脱钙。

2. JYBL-Ⅱ脱钙液　HCl 20ml，甲酸30ml，甲醛20ml，蒸馏水30ml。

3. JYBL-Ⅲ 50%甲酸脱钙液　甲酸50ml，甲醛10ml，蒸馏水40ml。

六、脱钙终点的测定

如果脱钙已经完成而骨组织仍置于脱钙液中，必将给组织造成破坏。如果骨组织脱钙不彻底，骨中仍有钙质，但由于脱钙液中产生大量的游离钙，使骨内钙质不易再溶于脱钙液内，使脱钙受到阻碍，这时就需要及时更换新液。掌握脱钙情况，确定脱钙是否完成（已达终点）十分重要，要达到这一要求，通常采用的方法有3种。

1. 物理检测法　即通过针戳、手掐、扭曲（图19-2-3、图19-2-4）等方法来测定骨组织的柔软程度，从而测定脱钙终点，这种方法简便易行，完全凭经验来判断，现仍为大多数病理实验室所采用。

2. X线检测法　此法为确定脱钙终点最理想的方法，但需有一套较昂贵的设备，一般病理实验室难以做到，而经汞固定的组织在X线上更可见到放射性斑块。

3. 化学检测法　是利用化学反应原理对脱钙液进行测定，此法简便易行，安全可靠，是实验室

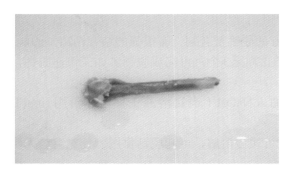

图19-2-3　脱钙前骨组织块无法扭曲

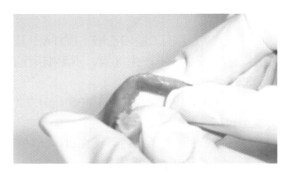

图19-2-4　脱钙后骨组织块扭曲检测法

中最常用的方法。但骨组织的一些特殊情况也会对化学检测的效果造成影响，如骨含脂质较多，会使脱钙很难顺利进行，这样化学检测就很不准确。

方法：取需要检测的脱钙液5ml，用0.5mol/L NaOH调至中性（可用试纸），再加5%草酸盐（铵、钠均可）1ml，如液体混浊，说明液体中仍含有钙质，如放置5min后仍无沉淀，表示脱钙已达终点。

注意：此法不适用于螯合剂或离子交换树脂脱钙法。

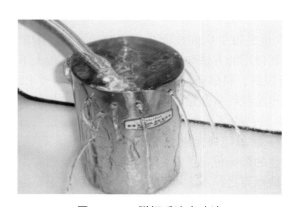

图19-2-5　脱钙后流水冲洗

七、脱钙后处理

骨组织经脱钙后，要将组织中的酸中和掉，这样才能保证染色和制片的效果不受影响。采用的方法如下：将脱钙后骨组织先放入70%乙醇中2～3h，后经流水冲洗过夜即可（图19-2-5）。

八、注意事项

1. 脱钙方法的选择标准　不同的脱钙方法，效果不同。理想的脱钙方法应满足如下条件：①脱钙完全，速度快。②对组织损害小，不影响染色效果。③技术性能稳定、可靠、容易控制。④操作、配置简便易行。

2. 脱钙方法的选择原则

（1）如果不是特别需要，尽量不采用无机酸脱钙剂（特别是单纯无机酸脱钙剂）。

（2）若无时间限制，尽量采用对组织损害小、对染色影响小的有机酸脱钙剂。

（3）如采用电解、树脂、螯合剂、脱钙机等方法时，要选择性能稳定、保险系数大、容易控制效果的方法。

3. EDTA脱钙剂　是骨组织科研中最为理想的脱钙剂。EDTA不但对组织损害小，最大的优点是可以保存骨组织中的酶类，可应用于骨的酶组织化学、免疫组织化学及PCR原位杂交等实验中。

4. 缓冲脱钙技术　是一项较为新型的脱钙技术，对组织的损害、染色的影响都很小。

5. JYBL-Ⅱ脱钙技术　采用混合脱钙液，将盐酸、甲酸、甲醛放在一起。实验证明对组织的损害程度小，可能是大量甲醛的加入，缓冲了酸对组织的破坏作用，同时又固定了组织。此液优点脱钙时间短，效果较佳。

6. JYBL-Ⅲ 50%甲酸脱钙技术　甲酸是最接近无机酸和有机酸临界线的一种有机酸，它在适当浓度时是很好的有机酸脱钙剂，具备了对组织损害小的特点，而酸性强度在较高浓度时是有机酸中酸性作用最强的酸，所以其脱钙的作用强度并不比无机酸差。加入一定量的甲醛后，效果更好。如果在脱钙前对组织进行固定，效果更佳。

7. 骨脱钙应注意的问题

（1）骨组织脱钙时，取材骨块不宜过厚，一般在5mm以内，以免脱钙时间过长影响染色效果。

（2）脱钙液量要充足，一般为标本体积的20～30倍，并经常更换新液。

（3）脱钙温度在20℃左右为佳。

（4）脱钙时间应尽量缩短，一般不超过3天。

（5）整个脱钙过程中切忌使用金属容器和器械，尽量采用玻璃器皿。

（6）脱钙最好先固定后脱钙或脱钙固定同时进行，因为未经固定的骨组织脱钙后产生的破坏程度比固定后的骨组织要大得多。

（7）骨在脱钙前最好经脱脂处理，以减少对脱钙进度的影响，脱脂可用95%乙醇或三氯甲烷浸泡。

第三节　骨组织的脱水技术

一、骨组织的脱水

骨组织经固定、脱钙后，下一步处理就是脱水。脱水是关键性步骤，它对骨的透明、浸蜡、制片、染色都有很大影响，如果这一步处理不好，就会使整个制片工作难以完成。骨组织本身致密、坚韧，而脱水剂，特别是收缩性较强的脱水剂能增加骨组织的硬度，使以后的步骤难以进行。所以对骨组织使用脱水剂要特别注意，像丙酮、无水乙醇等强脱水剂最好不用，因为这些脱水剂使用后，经二甲苯透明时，使骨组织的硬度进一步加大，不利制片。建议采用收缩性稍弱的脱水剂，特别是可兼顾脱水透明双重作用的试剂更好，如正丁醇、叔丁醇、环已酮和二氧六烷等。

二、脱水方法

1. 一般脱水程序　骨组织经脱钙处理后，依次入70%乙醇→80%乙醇→90%乙醇各1h（大块标本可相应延长时间）。入无水乙醇或无水乙醇–正丁醇等量混合液内脱水2h，再入正丁醇3h。

2. 固定后脱钙的骨组织脱水程序

方法一：逐级乙醇处理后，不经无水乙醇，直接入正丁醇4～6h。正丁醇脱水力较弱，组织收缩小，并可不经透明剂直接浸蜡。

方法二：逐级乙醇处理后，不经无水乙醇直接入叔丁醇3～5h。叔丁醇较正丁醇脱水性好，且不使组织收缩和变硬，不必经透明剂可直接浸蜡。

方法三：逐级乙醇处理后，不经无水乙醇，直接入环已酮3～5h。环已酮脱水力较强，但不使组织收缩变硬，也可替代透明剂而直接浸蜡。

方法四：二氧六烷，特点很突出，可免去各级乙醇处理，直接入二氧六烷中脱水，骨组织在其中可放置很长时间而不会引起收缩和硬化。一般6～8h后即可直接浸蜡。

三、注意事项

1. 固定后脱钙或固定脱钙同时进行的骨组织，不应采用强收缩性脱水剂，而应采用正丁醇、叔丁醇、环乙酮、二氧六烷等弱收缩性脱水剂。

2. 对于因某种原因采用先脱钙，后固定的骨组织，建议采用无水乙醇或无水乙醇和正丁醇等量混合脱水剂。

3. 采用无机强酸先脱钙后固定的骨组织脱水，骨组织膨胀较严重，所以，要采用收缩力较强的脱水剂，如无水乙醇。以2～3h为佳（一般大小标本），或采用无水乙醇–丙酮2～3h。尽量不采用纯丙酮脱水，因丙酮的脱水力很强，对组织的收缩较大，易使骨组织变硬，各种情况下脱钙的骨组织标本（图19-3-1～图19-3-10）。

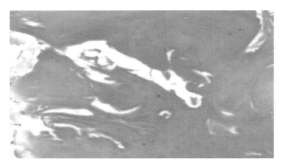

图19-3-1 脱钙过度

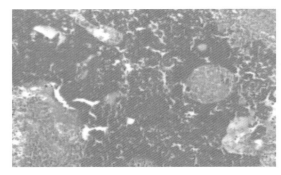

图19-3-2 脱钙不足，冲水时间不够

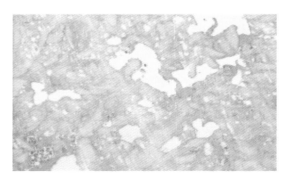

图19-3-3 脱钙不足，冲水时间过长

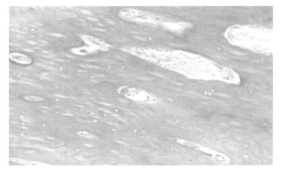

图19-3-4 JYBL-Ⅰ脱钙骨肿瘤标本

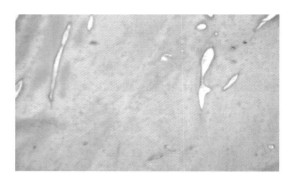

图19-3-5 EDTA脱钙实验动物

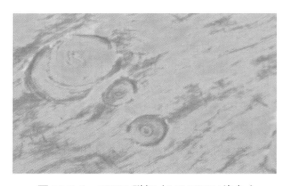

图19-3-6 EDTA脱钙（MASSON染色）

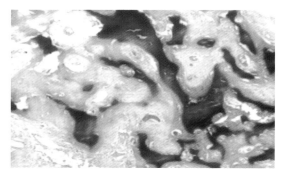

图19-3-7 甲酸半脱钙（茜素红S染色）

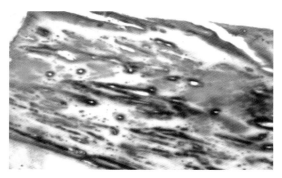

图18-3-8 脱钙（碱性磷酸酶染色）

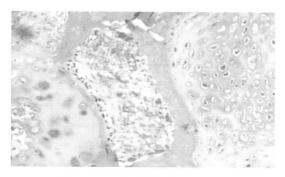

图19-3-9　甲酸脱钙骨肿瘤标本

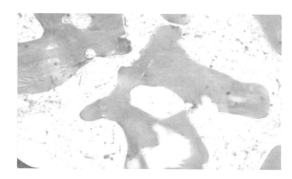

图19-3-10　甲酸脱钙骨肿瘤标本

第四节　骨组织的透明技术

一、骨组织常用的透明剂

常用的透明剂有苯、甲苯、二甲苯、氯仿、香柏油、苯甲酸甲酯、冬青油、苯胺油和Waxout（环保型二甲苯替代品）等。

二、使用方法

1. 二甲苯　逐级乙醇脱水后，入二甲苯1～1.5h。
2. 甲苯　逐级乙醇脱水后，入甲苯1.5～2h。
3. 香柏油　逐级乙醇脱水后，入香柏油12～4h。
4. 氯仿　逐级乙醇脱水后，入氯仿12h。
5. 苯甲酸甲酯　逐级乙醇脱水后，入苯甲酸甲酯12～24h。
6. 冬青油－苯甲酸甲酯　逐级乙醇脱水后，入冬青油－苯甲酸甲酯混合液（5∶3）24h。
7. Waxout　逐级乙醇脱水后，入Waxout 2h。

三、注意事项

1. 二甲苯　特点是透明力强、时间短，易造成骨组织的收缩变脆、变硬。因此，作为骨组织的透明剂是不适合的。
2. 甲苯　与二甲苯性质基本相似，可替代二甲苯，对组织的影响比二甲苯小。
3. 香柏油　硬化作用小，经它处理的组织易于切片，但缺点是透明速度慢，小块组织也要12h以上，但作为骨组织的透明剂还是较好的。

使用香柏油透明时，将香柏油倒入一个小容器内，上面叠注一层等量无水乙醇，两层溶液的结合部避免混合，将骨组织轻轻放入乙醇内，此时它全漂于二液间的界面上，当透明作用产生后，组织会慢慢浸入香柏油内，然后用吸管吸出乙醇，骨组织再移入新鲜香柏油内数小时即可。

4. 氯仿　透明力较苯要差，透明时间亦长，优点是不易使组织变硬、变脆。可作为骨组织的透明剂，特别是大块骨组织标本经过氯仿透明后效果较好。

方法：骨组织经逐级乙醇脱水后转入3∶1的氯仿－无水乙醇混合液内1h（大块组织可6～12h）；在经氯仿Ⅰ 12h（大块组织可24～48h）；再入氯仿Ⅱ 2h（大块组织可24～72h）；当组织块下沉至容器底部时，表示透明完成。

5. 苯甲酸甲酯　特点是对组织的收缩和硬化作用很小，因其可以溶解火棉胶，是石蜡和火棉胶双重透明剂，也是骨组织较理想的透明剂，值得推荐使用。

6. 冬青油-苯甲酸甲酯　混合液是骨组织的良好透明剂，但透明时间较长，比较适合骨组织的科研制片。

7. Waxout　为微淡黄色透明液体，作用强度略低于二甲苯，使用时应稍延长一定时间。但其对组织的破坏作用要远低于二甲苯，即便处理时间过长也不会对组织产生较大影响，这一点较二甲苯有较大优势。Waxout对某些组织（如骨脱钙标本、骨肿瘤穿刺标本）确有较好的处理效果。由于Waxout对组织的作用不像二甲苯那样剧烈，所以经它处理过的组织不会发生收缩和硬化现象。同时，它对免疫组化及特染的影响也很小。故本试剂值得推荐。

第五节　骨组织的浸蜡及包埋技术

一、浸蜡包埋技术

石蜡是组织学制片技术中最常用的支持剂，为弥补石蜡冷凝后脆性较大的缺点，一般要加入少量蜂蜡以加强石蜡的韧性，骨组织非常致密，直接用石蜡浸蜡效果不佳，要用与组织透明剂相应的预浸液先进行处理，然后再入石蜡中浸蜡。

1. 浸蜡方法

方法一：用正丁醇作为脱水透明剂的骨组织，预浸液为正丁醇50ml＋石蜡100ml 3h，入纯石蜡中3h。

方法二：用二氧六烷作为脱水透明剂时，预浸液为二氧六烷50ml＋石蜡100ml 3h，入纯石蜡中3h。

方法三：在以苯作为透明剂时，预浸液为苯50ml＋石蜡50ml 2h，入纯石蜡3h。

方法四：如采用叔丁醇、环乙酮、氯仿和Waxout作为透明剂时，可直接浸蜡，但透明时间要相应延长。

2. 包埋方法　骨组织的石蜡包埋方法与软组织基本相同。

二、注意事项

1. 叔丁醇、环乙酮、氯仿等溶剂穿透组织的能力较弱，而且对石蜡的溶解也较慢，但都对组织损伤小，并可减少组织变硬、变脆的程度，所以这几种溶剂很适用于骨组织（较适用于骨组织科研制片）。

2. 香柏油作为透明剂时，有人认为它不易被石蜡所代替，经它透明的组织还需经二甲苯处理后才易于浸蜡。但如果采用前述香柏油-无水乙醇法则无须再经二甲苯处理完全可以达到要求。

3. Waxout为新型透明剂，最大优势在于无毒无味，对人体损害小，是理想的环保型透明剂，且对骨组织的收缩很小，透明时间的宽容较大，易于掌握，特别适用于外检标本的制作。一般透明时间150～180min。

4. 包埋骨组织的石蜡应尽量采用较硬的石蜡，以适应骨组织的硬度，但以不失蜡的韧性为佳（可加适量的蜂蜡，石蜡-蜂蜡比约为8∶1）。

第六节　骨组织标本的切片技术

一、切片刀

能否制作出好的骨组织切片，优良的切片刀是关键的因素。目前多数医院已经使用一次性切片刀片，传统切片刀仍具有一定的优势，切片刀论述详见"第六章第四节传统切片刀和第五节一次性切片刀片类型与选择"。

二、切片机

用于骨组织的切片机可分为4种，即石蜡切片机、火棉胶切片机、不脱钙骨切片机和冷冻切片机。

1. 骨组织经脱钙后，小块的石蜡包埋切片可采用普通的石蜡切片机。

2. 骨组织经脱钙后，经火棉胶包埋的切片可采用滑动式（推拉式）切片机。

3. 不脱钙骨组织直接制片，是骨组织切片技术中最难掌握的技术，需用特殊的包埋法（塑料包埋）和切片机（常用Leica SM2500E和Leica RM2255）。

4. 软骨组织的冷冻切片，可采用多种品牌的冷冻切片机。

5. 对脱钙不彻底的组织，可以采取表面脱钙法。切片过程中遇到钙化的组织或者脱钙不彻底的组织，将蜡块粗削暴露出组织表面后用10% ～ 20%盐酸水溶液（用纱布或脱脂棉沾少许盐酸水溶液）附贴石蜡切面30s后，钙化点即起到快速软化作用，较硬的组织蜡块组织面向下浸泡5 ～ 10min后冲水，即可切出一张完整的切面（详见"第六章第九节石蜡切片骨组织表面脱钙法"）。

第七节　骨组织标本的染色技术

骨组织标本的染色技术包括骨的组织学染色技术和骨的病理学染色技术，前者主要用于骨组织的科研制片，而后者主要用于日常病理诊断工作。骨组织病理学染色的方法大部分与软组织病理学染色的方法相同。

一、软骨基质的显示

新鲜软骨基质呈均匀质凝状态，这是因为埋于其中的胶原纤维比较细，排列规则，折光指数几乎与基质相同的原因，位于深部的软骨基质对碱性染料有亲和力，如其对甲苯胺蓝显异染性。软骨基质的主要成分包括软骨黏蛋白（多糖物质和蛋白质结合而成）多糖物质（硫酸软骨素、硫酸角质素）酸性硫酸根是软骨基质嗜碱性染料和异染性的主要原因。

（一）甲苯胺蓝法

1. 染色步骤

（1）切片脱蜡至水。

（2）蒸馏水洗。

（3）2%甲苯胺蓝染色1 ～ 1.5min。

（4）水洗。

（5）丙酮脱水，二甲苯透明。

（6）中性树胶封固。

2. 染色结果　软骨基质呈红色，其他组织染成不同色调的蓝色。

3. 注意事项　甲苯胺蓝枸橼酸缓冲液配制，浓度在1% ～ 2%。

（二）俾士麦褐－甲基绿法

1. 染色步骤

（1）切片脱蜡至水。

（2）1%俾士麦褐－乙醇（50%）染色5 ～ 10min。

（3）95%乙醇分色。

（4）1%甲基绿溶液3 ～ 5min。

（5）95%乙醇分色。

（6）脱水、透明、封固。

2. 染色结果　软骨基质呈棕褐色，核绿色。

3. 注意事项　甲基绿是由氯代甲烷或碘代甲烷作用于结晶紫而生成的化合物，市售的甲基绿往往纯度不够，常含有甲基紫或结晶紫在内，所以在配制染液时需做如下处理：将甲基绿溶于蒸馏水内，再放入分液漏斗中，加入适量的氯仿，用力振荡，使甲基紫溶于氯仿中。放置片刻，分成两层，弃去下层紫色氯仿溶液。反复更换氯仿，直至氯仿不现紫色为止。提纯后的甲基绿用真空抽气法抽干液体，干燥后的甲基绿备用。

（三）不同电解质浓度的阿利新蓝法

1. 染液配制　阿利新蓝50mg，0.2mol醋酸盐缓冲液100ml（pH 5.8）。在上述染液内，按下量加入氯化镁过夜染色：

（1）加入氯化镁1.2g，配成0.06mol染液，可显示硫酸软骨素A、硫酸软骨素C 硫酸角质素呈蓝色。

（2）加入氯化镁6.1g，配成0.3mol染液，可显示硫酸软骨素A，硫酸软骨素C，含乙糖醛酸的软骨基质呈蓝色。

（3）加入氯化镁10.15g，配成0.5mol染液，结果与（1）相同。

2. 注意事项　阿利新蓝染色剂一定要符合以下要求：

（1）应为8GX（不应为8GS）。

（2）药品要求新鲜，保质期应不超过3年。

（3）溶解宽容度要大，一般水溶液至少不能低于5%。

（4）1%浓度时，在2M氯化镁以0.025M醋酸缓冲液混合后在24h内不应产生沉淀。

（5）组织切片至少染色4～24h，效果会很好。

（6）氯化镁低浓度时，背景可稍着色。

（四）不同pH值的阿利新蓝法

1. pH 0.5阿利新蓝：可显示硫酸软骨素A、硫酸角质素呈蓝色，阳性中等。

2. pH 2.5阿利新蓝：可显示硫酸软骨素A、硫酸角质素浅蓝色，阳性弱。

3. 阿利新蓝是一种水溶性氰化亚铊铜盐，其着色性可能是盐与酸基键结合，必须在酸性条件下使用。已证明当在pH 1.0以下使用时，其对硫酸基有较大的亲和力；而在pH 2.0以上使用时，其对羧基有较大的亲和力。所以，准确地标定pH值是染色成败的关键。染色时间上，pH 0.5时不要低于30min，pH 2.5时不要超过30min。

（五）天青A异染法

1. 染液配制　天青A 1g，0.1mol磷酸盐−柠檬酸盐缓冲液5000ml（pH 2.0）。

2. 染色步骤

（1）切片脱蜡至水。

（2）入天青A染液30min。

（3）丙酮分色。

（4）透明、封固。

3. 染色结果　硫酸软骨素A、硫酸角质素呈异染，紫红或红色，背景蓝色。

4. 注意事项　天青A是细胞核燃料，常与伊红及焰红搭配使用，又是一种很好的异染剂，在pH 1.5～3.0时可使强酸性硫酸根呈异染性；而在pH 3.0时却仅使弱酸性黏液物质呈异染性，在配置染色液时pH值的精确性非常重要，制备从pH 0.5～5.0的染色液可使用Walpole缓冲液（表19-7-1）。

表 19-7-1 Walpole 醋酸钠－盐酸缓冲液配制表（pH 0.65 ～ 5.20）

pH	M/L醋酸钠（ml）	M/L盐酸（ml）	pH	M/L醋酸钠（ml）	M/L盐酸（ml）
0.65	100	200	3.29	100	95
0.91	100	160	3.50	100	92.5
1.09	100	140	3.79	100	85
1.24	100	130	3.95	100	80
1.42	100	120	4.19	100	70
1.71	100	110	4.85	100	50
1.99	100	105	4.76	100	40
2.32	100	102	4.92	100	30
2.72	100	99.5	5.20	100	20
3.09	100	97			

5．溶液配置

（1）1mol/L 醋酸钠：将 82.04g 无水醋酸钠（或 136.09g 结晶醋酸钠）溶于 1000ml 称量瓶内，至刻度。

（2）1mol/L 盐酸：先配制 10mol/L 盐酸，并用标准碱滴定，再用此稀释配制。相应地按表中每种溶液量加入，再用蒸馏水加至 500ml 配制。

（六）酚蓝法显示黏蛋白

1．染色步骤

（1）标本固定于 Carnoy 固定液内。

（2）石蜡切片脱蜡至蒸馏水。

（3）1% 汞溴酚蓝乙醇溶液（氯化汞饱和液）2h。

（4）0.5% 醋酸液 5min。

（5）叔丁醇脱水。

（6）二甲苯透明、封固。

2．染色结果 黏蛋白呈鲜蓝色。

3．注意事项

（1）标本不能用铈酸固定。

（2）染色液如用下液效果更好：氯化汞 1g、溴酚蓝 0.05g，溶于 2% 醋酸水溶液 100ml 中。

（3）如果用乙醇脱水处理，则必须在脱水前用中性缓冲液将切片恢复 pH 值中性，才能使染色出现蓝色型，采用叔丁醇脱水可免去此步骤。

二、弹性软骨的显示

弹性软骨见于耳郭、外耳道、咽鼓管、会厌及喉的小舟状软骨、楔状软骨等处，弹性软骨与透明软骨的区别在于其细胞间有许多分支的弹力纤维，并互连成网，而其细胞的形态基本上与透明软骨相似。

（一）碱性蓝 B 法

1．固定方法 标本固定于 Zenker 液内。

2．染色步骤

（1）切片脱蜡至水，进行脱汞处理后，放入 70% 乙醇内。

（2）碱性蓝 B 0.6g，70% 乙醇 100ml 配制的染色液内 5 ～ 10min。

（3）蒸馏水速洗。

（4）4%铁明矾水溶液2～3min。

（5）蒸馏水洗1min。

（6）50%乙醇1～2min。

（7）0.05%氢氧化钾乙醇（70%）分色3～5min，使背景清晰。

（8）蒸馏水速洗两遍。

（9）0.5%荧光桃红水溶液3～5min。

（10）蒸馏水洗。

（11）95%乙醇分色1min，无水乙醇脱水1min。

（12）透明、封固。

3. 染色结果　弹性软骨呈蓝色，胶原纤维呈红色。

4. 注意事项　氢氧化钾乙醇液分色是最重要的步骤，分色时镜下控制，直至背景清晰、弹性软骨染色清晰为止。

（二）三联染色法

1. 固定方法　10%中性福尔马林液。

2. 染色步骤

（1）脱蜡至水，自来水冲洗5min。

（2）50%乙醇速洗。

（3）0.05%氢氧化钾水溶液内5min。

（4）自来水冲洗5min。

（5）蒸馏水洗3次，各30s。

（6）5%硝酸银水溶液15min。

（7）新鲜配制的5%硝酸银水溶液于阳光下15min。

（8）0.5%氯化金5min。

（9）0.25%硫代硫酸钠1min。

（10）自来水洗5min。

（11）蒸馏水洗3次，各30s。

（12）入地衣红1g，70%乙醇100ml，浓盐酸0.6ml的染液30min。

（13）95%乙醇洗30s，镜下进行观察。

（14）无水乙醇50ml，浓盐酸5滴的酸乙醇30min。

（15）蒸馏水洗3次，各30s。

（16）入新鲜配制的Perl染液（5%亚铁氰化钾25ml，5%盐酸25ml）45min。

（17）蒸馏水洗3次，各30s。

（18）脱水、透明、封固。

3. 染色结果　弹力纤维深棕色，钙盐黑色，含铁血黄素蓝色。

4. 注意事项

（1）硝酸银如果没有条件在阳光下照射，可采用紫外线灯照射30min代替。

（2）95%乙醇分色中要用显微镜观察弹力纤维是否已呈深棕色，如果没有，重新放入地衣红中。当弹力纤维正常呈色时，再进入下一步。

三、纤维软骨的显示

纤维软骨多见于椎间盘、关节盘、半月板、股骨头韧带和耻骨联合处等，主要特点是细胞间质内含有大量平行或交叉排列的胶原纤维。

（一）MCT法

1．染色步骤

（1）切片常规脱蜡至水。

（2）0.5%酸性品红水溶液1～5min。

（3）蒸馏水或酸性水速洗1～2次。

（4）苯胺蓝桔黄G液（水溶性苯胺蓝0.5g，桔黄G2g，磷钨酸1g，蒸馏水100ml）内20～60min。

（5）80%乙醇速洗。

（6）逐级乙醇脱水。

（7）透明、封固。

2．染色结果　纤维软骨呈深蓝色。

3．注意事项　标本以Zenker液固定效果最好，如采用常规甲醛固定就必须再经二次固定，即在切片染色前可用重铬酸钾－醋酸液（重铬酸钾2.5g、醋酸5ml、蒸馏水95ml）媒染60min，但Zenker液固定的组织需用0.5%碘酒溶液脱汞5～10min，经水洗后，用95%乙醇脱碘5min，水洗后，用0.5%硫代硫酸钠水溶液漂白后水洗。

（二）Luxol坚牢蓝G法

1．染色步骤

（1）切片脱蜡至水。

（2）甲基化处理　切片置于盐酸1ml，甲醇100ml液内，25℃处理4～6h。

（3）甲醇2次，各1min。

（4）Luxol坚牢蓝G染液（坚牢蓝G甲醇饱和液：0.9%～1.0%）内染色3min。

（5）甲醇速洗2次。

（6）0.1%坚牢红染液（坚牢红0.1g，5%硫酸铝水溶液100ml）内作胞核复染。

（7）水洗、脱水、透明、封固。

2．染色结果　弹性蛋白深蓝色，胶原纤维蓝色。

3．注意事项　Luxol坚牢蓝G是脂蛋白的染色剂，而弹性蛋白的羧基（COOH）是未被消除嗜碱性的，所以无法被坚牢蓝G着色。只有将其羧基（COOH）变成可被坚牢蓝G着色的甲基酯（COOMe），即用甲基取代羧基，才能达到显示弹性蛋白的目的。这种将羧基酯化的过程就称为甲基化。所以甲基化的成败就成为染色的关键。一般采用的是温和甲基化方法，即在常温（25℃）或37℃下处理4h；还有一种积极甲基化法，即60℃下4h，这种方法被甲基取代的羧基可被皂化作用而恢复，但这种坚牢蓝的染色不需这样的处理。

四、骨组织结构的显示

（一）Lillie氏硝酸银沉淀法

1．固定方法　标本固定于10%中性福尔马林液。

2．染色步骤

（1）蒸馏水洗。

（2）2.0%～2.5%硝酸银水溶液4～5天（37℃）。

（3）蒸馏水洗。

（4）标本脱钙、脱水、浸蜡、包埋。切片脱蜡至水。

（5）氯化钠半饱和水溶液2～3次。

（6）Weigert苏木精染核。

（7）Van Gieson复染。

（8）脱水、透明、封固。

3. 染色结果　骨小管及骨小梁呈黑色；骨内膜及骨外膜之间的骨小板呈红色；软骨中的钙化部分以及硫酸钙沉淀处均呈黑色，还可鉴别未钙化、新钙化和旧钙化的骨小板。

4. 注意事项　标本的脱钙可以采用V.Ebner法，但因其采用盐酸，所以对组织损坏较大，建议采用JYBL-Ⅲ法效果会更好。

（二）Schmorl硫紫-磷钨酸法

1. 固定方法　固定于Müller液，脱钙，脱水，制片。

2. 染色步骤

（1）切片脱蜡至蒸馏水洗约10min。

（2）碱性硫紫液（0.25g硫紫溶于200ml蒸馏水中，加入浓氨水2滴）染色10～30min。

（3）流水速洗。

（4）入磷钨酸饱和水溶液10s。

（5）水洗至切片呈天蓝色。

（6）10%氨水处理3～5min。

（7）脱水、透明、封固。

3. 染色结果　骨基质淡绿至蓝色，骨腔隙、骨小管和骨胶原纤维蓝至蓝黑色。

4. 注意事项

（1）此法是对儿童骨骼最好的染色方法。

（2）Müller固定液是骨组织的特殊固定液，很少用在其他组织，特别是一些骨的精细制片。在此固定液中，固定的时间越长效果越佳，长的可3个月。此液固定缓慢，但固定均匀，收缩少。固定过程中需时常更换新液，固定后流水冲洗。

（3）此法的碱性硫紫染液是半饱和硫紫水溶液，是目前比较稳定的方法。氨水加入的多少，直接关系到染液的pH值，可直接影响染色效果。

（4）氨水处理过程中要镜下观察。如染色太深，可用1%盐酸乙醇处理后充分水洗。

（三）Schmorl氏苦味酸-硫紫法

1. 固定方法　标本固定于Müller液内。

2. 染色步骤

（1）切片用蒸馏水洗10min。

（2）碱性硫紫染液内10～15min。

（3）水洗。

（4）苦味酸饱和水溶液处理0.5～1h。

（5）水洗。

（6）70%乙醇分色，5～10min。

（7）迅速脱水。

（8）透明、封固。

3. 染色结果　骨基质黄或褐色，骨腔隙和骨小管呈暗褐至黑色，软骨基质紫红色。

4. 注意事项

（1）苦味酸处理后，要充分流水冲洗。

（2）70%乙醇分色是关键步骤，要分化到切片上不再出现染色剂云雾为止。

（四）Von Kossa法：含钙质标本固定脱水至石蜡切片

1. 染色步骤

（1）脱蜡至水，蒸馏水洗。

（2）浸于0.5%～2.0%硝酸银溶液中。

（3）蒸馏水洗。

（4）浸入5%硫代硫酸钠水溶液2min。

（5）充分水洗，蒸馏水充分水洗。

（6）1%中性红复染1min。

（7）脱水、透明、封固。

2. 染色结果　钙质（磷酸盐及碳酸盐）呈棕黑色，核红色。

3. 注意事项　Von Kossa法不直接显示钙质。它是利用银、磷酸根、碳酸根形成银盐，通过日光紫外线照射或其他还原剂的作用还原为金属银而将钙质沉淀成棕黑色。此法为钙质的特殊显示法，一般在软骨发生蜕变时，最突出的特点就是钙化，大量钙离子沉积于软骨细胞肥大区，形成临时钙化灶。

（五）钙红染色法（McGee-Russell法）：含钙质标本固定脱水至石蜡切片

1. 染色步骤

（1）切片脱蜡至水。

（2）钙红染液（钙红2g，蒸馏水100ml洗2次，在将残留物0.25g溶于100ml蒸馏水中）1～10min。

（3）蒸馏水洗

（4）脱水、透明、封固

2. 染色结果　钙质呈红色。

3. 注意事项　在病理性钙化及骨化的病理诊断及科研中常使用此法，如骨折的修复、骨化性肌炎、陈旧性瘢痕组织骨化等都可应用。

（六）茜素红S染色法

1. 染色步骤

（1）含钙质标本固定脱水至石蜡切片。

（2）切片脱蜡至水。

（3）入茜素红染液（茜素红S 1g，蒸馏水90ml，1%氢氧化铵10ml）5～10min。

（4）蒸馏水洗。

（5）1%亮绿溶液内30s。

（6）0.2%～1.0%醋酸水中速洗。

（7）滤纸吸干。

（8）95%乙醇中脱色。

（9）透明封固。

2. 染色结果　钙质呈桔红色，核呈暗绿色。

3. 注意事项　茜素红可与钙形成有色的螯合物，把钙染成双折光性桔红色。茜素红染色当中要镜下控制，直到着色反应强而不弥散为止。染色时最好设阳性对照片。

（七）茜素红-多色亚甲蓝染色法

1. 染色步骤

（1）含钙质标本，固定脱水至石蜡切片。

（2）切片脱蜡至水。

（3）1%茜素红水溶液染色20～60min。

（4）95%乙醇3～5min，58℃。

（5）多色亚甲蓝液染色（亚甲蓝1g＋碳酸钾1g＋95%乙醇20ml＋蒸馏水100ml。临用时取染液5份，蒸馏水1份稀释）3～5min。

（6）95%乙醇分色。

（7）脱水、透明、封固。

2. 染色结果　骨质红色、软骨紫色、细胞质黄色，胞核蓝色。

3. 注意事项　此法为6～8个月胎儿指骨最佳染色法，Helly固定，不脱钙石蜡切片。

五、骨及软骨的酶组织化学技术

在骨及软骨的细胞以及一些骨性肿瘤细胞中含有大量的酶类，这些酶在骨及软骨形成过程中起着非常重要的作用，也是骨细胞活性检查及骨肿瘤病理诊断的重要指标。骨组织中酶的显示较困难，因骨组织坚硬不易制片，要经过复杂的技术处理。而酶类的显示最重要的一条原则就是组织新鲜，要在酶失活之前进行显示，其最好的方法为冷冻切片，软骨冷冻切片较为容易，但骨组织却很难制作冷冻切片，必须经脱钙后才能制片，而经脱钙后骨中酶早已丧失殆尽，无法显示。目前最为理想的方法是利用EDTA脱钙。

（一）显示AKP的Gomori法

1．染色步骤

（1）取新鲜骨片2mm，EDTA脱钙。

（2）取新鲜对照组织（肝、肾或肾上腺）。

（3）组织入丙酮固定脱水处理。

（4）二甲苯两步处理45min，浸蜡1h（分两步）。

（5）石蜡包埋、切片。

（6）切片常规至水。

（7）于基质中孵育1～3h 37℃。孵育液：2%甘油磷酸钠25ml，2%巴比妥钠25ml，蒸馏水50ml，2%氯化钙5ml，2%硫酸镁2ml，氯仿数滴。

（8）蒸馏水速洗。

（9）2%硝酸钴处理2min。

（10）水洗1min。

（11）1%硫化铵处理1min。

（12）水洗3min。

（13）中性红复染。

（14）水洗。

（15）脱水、透明、封固。

2．染色结果　AKP棕黑色；其他红色。

3．注意事项

（1）新鲜组织要入冷丙酮24h，一般置于-20℃冰箱中，再入丙酮2h（室温下），换液两次。

（2）孵育液不能储存，须现配现用。

（二）显示ACP的Gomori法

1．染色步骤

（1）取新鲜骨组织2mm，EDTA脱钙。

（2）对照组织应取前列腺。

（3）与AKP-Gomori相同制成切片。

（4）入孵育液中1～24h（37℃）。孵育液：M/L醋酸盐缓冲液pH 5 15ml，5%硝酸铅5ml，蒸馏水30ml，2%甘油磷酸钠15ml。

（5）蒸馏水速洗。

（6）2%醋酸处理1min。

（7）蒸馏水洗。

（8）1%硫化铵处理1min。

（9）水洗2～3min。

（10）中性红复染。

（11）水洗。

（12）脱水、透明、封固。

2．染色结果　ACP棕黑色，其他红色。

3．注意事项

（1）此法适用于骨组织EDTA脱钙后的石蜡切片，ACP在骨组织中是较为丰富的一种酶，在骨组织酶学应用也较广，特别是在一些骨肿瘤中它是一个敏感的指标。

（2）对照组织非常重要，如果对照组织未选好，则染色的准确性必遭质疑。

（3）孵育液配制时要充分摇荡，静置数小时后再过滤，用前以蒸馏水1∶3稀释使用。

（三）显示SDH的Pearson二甲亚砜法

1．染色步骤

（1）取关节软骨一块，对照肝组织一块，冷冻切片。

（2）入孵育液10～40min（37℃）。孵育液：0.1mol琥珀酸钠5ml，0.1mol磷酸缓冲液（pH 7.6）5ml，硝基蓝四唑（NBT）10mg，二甲亚砜（DMSO）5mg。

（3）生理盐水洗涤。

（4）10%甲醛盐液固定10min。

（5）15%乙醇内浸洗5～10min。

（6）蒸馏水洗。

（7）甘油明胶封固。

2．染色结果　SDH呈蓝色。

3．注意事项

（1）SDH可提供一个可靠的组织活性指标，主要用于冷冻切片。

（2）组织要新鲜，不可固定。

（3）孵育液配制时，注意配制顺序，先将NBT溶于DMSO中，然后加入琥珀酸钠及磷酸缓冲液中。

（4）甲醛盐液固定很重要（甲醛10ml＋生理盐水90ml），它属于二次固定，对细胞核有保护作用，可将pH调制7.0。

六、骨髓标本的染色法

骨髓组织标本可分成两种，一种是抽取骨髓后的涂片标本，一种是骨髓组织的石蜡制片技术。

（一）骨髓穿刺液标本的石蜡制片染色技术

1．固定方法

将穿刺抽取的骨髓液0.2～0.5ml，放入试管内，加入抗凝剂，于振荡器上振荡数分钟，再入离心机中处理2～3min。离心后将标本取出，倾去表面液，将沉淀物放入固定液中固定、甲酸脱钙、石蜡制片。

2．染色步骤

（1）入Delafield苏木精稀释液中5～10min。

（2）流水冲洗，盐酸乙醇分化。

（3）流水冲洗返蓝，蒸馏水洗。

（4）美兰－天青－伊红复合液中染色30～120min。溶液配制：1%美兰水溶液5ml，1%天青Ⅱ水溶液5ml，1%伊红水溶液5ml，蒸馏水85ml。

（5）蒸馏水速洗，吸水纸吸干。

（6）95%乙醇分色2min，在镜下控制分色程度，至各类细胞着色分明。

3．染色结果

各类成血细胞呈紫蓝色，胞质灰蓝至红色。红细胞呈红色。嗜酸性各期髓细胞核蓝色，颗粒呈红色。中性各期髓细胞核呈紫蓝色，颗粒呈浅红色。嗜碱性各期髓细胞核呈蓝色至蓝紫色，颗粒呈紫蓝色。单核细胞和淋巴细胞核蓝色，胞质呈浅蓝至灰蓝色。多核巨细胞核呈深蓝色，胞质呈浅蓝色。

4．注意事项

（1）沉淀物（主要为骨髓颗粒）中如有较多血液掺杂，可再用抗凝剂清洗数次，再度离心。

（2）固定剂以选用Susa液为佳，它对组织作用快，收缩小渗透力强，特别是对硬组织效果很好，它可以使颗粒聚集或凝结，所以特别适用于骨髓组织。

（3）脱钙液以JYBL-Ⅲ为佳。

（二）大体标本骨髓取材制片染色技术（骨肿瘤断端骨髓取材标本）

1．固定方法

这种骨髓标本主要是骨肿瘤的断端髓腔的取材，所取骨髓往往含有骨松质及肿瘤成分，故须脱钙处理和完好固定。

（1）标本固定于Zenker固定液中20～30min。Zenker固定液：Zenker原液45ml，甲醛5ml，甲醛盐液50ml。

（2）充分水洗，去除重铬酸钾。

（3）氯仿脱脂2h。

（4）甲酸脱钙6～12h。

（5）充分流水冲洗过夜。

（6）石蜡制片。

（7）pH 6.8缓冲液在56℃，孵育30min。

（8）Leishman染色液30～60min。

Leishman原液：Leishman染色剂0.15g，无水甲醇100ml。

Leishman染液：Leishman原液10ml，pH 6.8缓冲液30ml。

（9）pH 6.8缓冲液冲洗。

（10）1∶10 000醋酸液内分色除去多余的蓝色。

（11）透明、封固。

2．染色结果

胞核蓝红色。嗜酸性颗粒粉红至红色。嗜碱性颗粒蓝色。红细胞橙红或粉红色。

3．注意事项

（1）Zenker固定液－甲醛－盐固定液固定时不得超过30min，如时间过长可引起组织收缩，有损随后的染色。

（2）流水冲洗充分，可将重铬酸钾去除，一般不少于3h。

（3）骨髓标本中含有较多脂质，如不能去除则影响脱钙的进行。

（4）pH 6.8缓冲液是一个预染过程，它直接为染色剂创造一个稳定的环境，如果pH不准确，则染色受影响。如果时间允许，可用37℃ 60min效果更好。

（5）Leishman原液的配制比较复杂，不易掌握，所以需特别重视：将染料置于乳钵内，加少量甲醇磨至糊状，然后用甲醇将染色液冲洗至玻璃瓶内，向乳钵内加少量甲醇，再次研磨和冲洗直至所有染料溶解，37℃温箱内过夜，临用时配置。

第八节　骨穿刺标本的脱钙制片技术

骨组织穿刺技术是骨疾病，特别是骨肿瘤性疾病的重要诊断工具。穿刺标本多为肿瘤组织，在日常病理制片过程中只需经过常规方法制片就可以得到较为满意的效果，但在一些骨性疾病及个别骨肿瘤的穿刺标本中，也经常可以遇到穿到碎骨成分的情况，这样穿刺标本在病理制片过程中就会遇到较大的困难，甚至导致制片失败而无法诊断。

一、骨穿刺标本制片技术存在的问题

骨标本必须经脱钙后方能制成石蜡切片，而在日常工作中骨穿刺标本大都采用直接制片的方法效果不理想，原因有3个方面。

1. 穿刺标本中的碎骨成分与坏死物、软组织、肿瘤组织、凝血块等混杂在一起，由于碎骨未经脱钙，所以使整个穿刺标本无法制成完好的切片。

2. 由于碎骨包裹在其他组织内，即使使用脱钙液，也不能很好的对碎骨进行脱钙，即碎骨未能充分暴露。

3. 传统脱钙剂（盐酸、硝酸等）对其他的穿刺组织有较强的损害作用，对有碎骨成分的穿刺标本进行传统式的脱钙，亦难以制成较佳的切片。

以上情况充分说明，对带有碎骨成分的穿刺标本不能使用常规制片技术，而应建立起一种适合它的新方法。

二、骨穿刺标本的制片方法

1. 标本固定于甲醛中。

2. 将标本放入一试管内，注入生理盐水，于振荡器上摇动1min，静置数分钟后倾去上面大部分液体，在反复进行上述处理直至认为标本中的血性液、坏死物及其他影响组织处理技术的物质已基本冲洗干净为止。

以上处理可起到两种作用：①去除影响组织处理的物质。②使碎骨成分与其他穿刺组织脱离。

3. 将振荡后的标本试管内放入一定量的生理盐水，放入离心机中数分钟，然后弃去试管中的生理盐水，将离心后的穿刺标本放入浸透性较好的拷贝纸包中。

4. 将标本包放入氯仿中脱脂处理30min。以上处理是保证脱钙液能以最快的速度对碎骨进行脱钙，降低脱钙液对其他组织的损害程度。

5. 入脱钙液中脱钙。JYBL-Ⅳ液，最好在37℃恒温下（水浴）进行2h，可根据情况适当延长。JYBL-Ⅳ液：甲酸50ml，甲醛5ml，生理盐水45ml。

6. 自来水冲洗过夜。

7. 标本逐级乙醇脱水（至95%乙醇）。

8. 正丁醇Ⅰ 60min。

9. 正丁醇Ⅱ 60min。

10. 正丁醇Ⅲ 60min。

11. 直接浸蜡120min。

12. 石蜡包埋、切片、染色。

第九节　骨组织病理制片染色常见问题及处理方法

骨组织病理制片染色常见问题及处理方法（表19-9-1、表19-9-2）。

表 19-9-1　骨组织制片中易出现的问题及处理方法

错误现象	造成原因	处理方法
焦缩现象	● 浸蜡温度过高（超过60℃） ● 对组织及蜡的性质不熟悉 ● 浸蜡机器温控装置失控	● 严格控制浸蜡温度（不超过60℃为佳） ● 掌握各种组织的特点及其与浸蜡之间的关系

续　表

错误现象	造成原因	处理方法
龟裂现象	● 切片后未及时进行烤片和附贴处理 ● 切片在空气中长时间暴露干燥	切片后立即进行烤片、附贴处理，未经处理的切片要放入湿润、低温条件下（低温冰箱中）保存
膨胀现象	● 脱钙过度 ● 流水冲洗过度	● 严格控制脱钙时间、温度、严禁长时间冲水 ● 先固定后脱钙，脱钙后及时进行去酸处理在行脱水
疏散现象	● 切片刀不快 ● 捞片水温太高 ● 脱水、透明时间过长组织变脆	● 提高磨刀质量（老式刀） ● 严格控制捞片水温，有条件采用自控 ● 掌握好脱水、透明时间
划痕现象	● 切片刀有缺口、卷刃、刀锋有异物 ● 组织标本蜡块内有毛发、骨质、钙化、缝线、纸等异物	● 制片前检查切片刀，不合格的刀片不得使用 ● 如发现组织中含有异物，应想方法去除
脱片现象	● 载片不清洁 ● 切片过厚 ● 组织焦缩 ● 烤片时间短 ● 附贴剂应用不当	● 玻片需经酸液浸泡 ● 避免切片过厚、焦缩 ● 做好组织处理，防止焦缩 ● 掌握好烤片时间 ● 合理使用附贴剂
皱褶现象	捞片水温过低或过高，切片未能展平	可利用 30% 乙醇的液面张力作为展平剂，严格控制水温
污染现象	捞片时水中其他切片的残留物被捞取混入切片中。埋蜡时也易出现这种现象	及时清洁捞片水槽，埋蜡时要注意镊子清洁干净认真检查以免混入
模糊现象	● 染色前脱蜡不净 ● 染色后脱水透明不够 ● 附贴剂过多 ● 玻片、盖片不净 ● 显微镜头污染	● 保证脱蜡时间 ● 脱水透明要彻底 ● 附贴剂不可涂抹过多 ● 用免清洗的玻片盖片或进行酸处理 ● 注意清洁镜头
切片困难	● 取材过厚、过大 ● 固定不彻底，脱水透明不够 ● 蜡温过高或过低 ● 切片刀不快 ● 脱钙不彻底	● 取材厚度不得超过 2mm ● 固定、脱水、透明要严格按要求进行 ● 浸蜡温度要恒定在 60℃ ● 注意磨好刀（一次性刀片注意质量） ● 脱钙要彻底

表 19-9-2　骨组织切片染色中易出现的问题及处理方法

错误现象	造成原因	处理方法
胞核不着色	● 苏木精配置不当，成熟不够，冰醋酸调节作用减弱 ● 盐酸分化过度，自来水中次氯酸含量过高 ● 脱蜡不净 ● 脱钙过度	采用标准化苏木精，注意掌握分化程度和脱钙时间
核着色过深	● 苏木精染液中钾明矾含量过高 ● 染色时间过长，分化时间短 ● 分化液失效	采用标准化的苏木精，掌握好染色时间及分化时间，及时更换新液
核质界线不清	● 着色不良 ● 分化过度 ● 伊红过染 ● 伊红染后未分化	染色前的一切技术处理都要严格按要求进行，以免影响染色质量，要掌握好分化程度
地图样结构	切片脱蜡不净	切片后要充分烤片，使蜡完全熔化，有条件最好能对脱蜡剂进行一定的加温，以促进脱蜡完全，切忌操之过急
全部红染	● 脱钙过度，酸液冲洗不净 ● 组织未固定、坏死、自溶	● 严格控制脱钙程序，流水充分洗涤 ● 组织及时固定，以免自溶

第二十章　电子显微镜技术

电子显微镜（简称电镜）的出现为认识组织细胞的微细结构开辟了极其广阔的前景。在生物医学领域中，使用电镜研究生物组织的超微结构，使人们对于机体的生理功能和疾病发生发展规律的认识达到了一个新的水平。电镜技术已成为科学研究和临床疾病诊断的重要工具，在肿瘤病理诊断上发挥着特殊的功能。通过观察肿瘤细胞的超微结构，有助于识别肿瘤的组织类型及细胞质中的细胞器与分泌颗粒的结构、数量及分布等情况，对于肿瘤的鉴别诊断有重要意义。

生物医学领域使用的电子显微镜，发展最早和应用最广泛的是透射电镜，其成像需要有一定强度的电子束透过样品。由于电子射线的穿透能力很低，普通光学显微镜观察用的样品厚度为2.5μm，电子射线不能穿透，即使能穿透，细胞的微细结构势必互相重叠而无法观察其真相。因此必须设法将生物标本制成超薄切片，其厚度不超过100nm，一般要求切片的厚度在70nm左右称为超薄切片。制作超薄切片的方法称为超薄切片法（ultrathin sectioning）。1939年，阿登（Ardenne）建立了超薄切片技术，此后经过富勒姆（Fullam）、皮斯（Pease）、博科（Bkor）（1948）、纽曼（Newman）、布里斯科（Brysko）和斯维尔德洛（Swerdlow）（1949）等的多次研究和实验，逐渐建立起现代超薄切片技术的基础。直至1953年瑞典人斯约思特朗（Sjostrand）制成了较完善的超薄切片机后，此项技术才获得了令人鼓舞的成就。此后的几十年中发展迅速，无论是超薄切片机的研制，或是在超薄切片的制备技术方面，都有了比较系统的发展且日趋完善。近年来更有较大的进展。超薄切片技术是为透射电镜的观察提供极薄切片的专门技术，是生物医学电镜技术中的关键，大部分生物标本都是以超薄切片的形式在透射电镜下进行观察。超薄切片的制作原理及制作程序，大体上与光学显微镜的石蜡切片技术相仿，也分为固定、脱水、浸透、包埋、切片及染色等几个步骤。为了尽可能完整地保存细胞的超微结构和获得优良的超薄切片，电镜样品的制作从取材开始就有许多特殊的要求。

第一节　组织取材

一、取材的基本要求

组织从生物活体取下之后，如不立即进行适当处理，细胞内部各种酶会发生作用，出现细胞自溶、污染、微生物在组织内繁殖，使细胞的微细结构遭受破坏。为了使细胞结构尽可能保持生活状态，取材操作应注意以下几点：

1. 动作迅速　组织从活体取下后应在最短时间内（争取在1min内）投入固定液。

2. 体积要小　一般不超过1mm×1mm×1mm。组织块如果太大，影响固定剂的渗透，组织内部将不能得到良好的固定。

3. 选择部位要准确　由于电镜观察范围有限，要求在取材时注意选择适当部位，最好先用光镜进行检查定位。特别是膜管腔样组织或上皮性组织，应注意它的方向性。如消化系统、气管、皮肤及黏膜等组织，可先将组织片伸展开，用大头针将其两端固定，再用刀片切成1mm×1mm×2mm大小的组织小条或1mm³的小块。

4. 低温下操作　固定液要预先冷却在4℃冰箱中。

二、取材方法

1. 将取出的新鲜组织放在洁净的硬纸片上或石蜡板上，滴一滴冷却的固定液，用新的、锋利的双面刀片初步修成长2～3mm，宽1mm的组织块。

2. 用牙签或镊子将组织块移至预冷固定液内，如组织带有较多的血液或组织液，应先用固定液冲洗几遍，然后再固定。

第二节　组 织 固 定

组织固定的目的是尽可能使细胞中的各种细胞器以及大分子结构保持生活状态，并且牢固地固定在它们原来所在的位置上。

固定的方法分为物理和化学两大类：物理的方法采用冰冻、干燥等手段保持细胞的结构；而化学的方法是用特殊的化学试剂固定细胞的结构。现在通常使用化学方法对组织或细胞进行固定。

一、固定剂种类

1. 戊二醛（醛基和氨基反应）　2.5%～4.0%。分子量较小，渗透较快。

（1）适合保存：蛋白质，核酸，多糖。

（2）不适合保存：脂类。

固定效果：戊二醛优于甲醛。

2. 四氧化锇（锇与双键反应）　分子量较大，渗透能力弱，均匀快速地固定局限于0.25mm（块>0.5mm³），长时间固定组织易脆。

（1）适合保存：脂类（蛋白质也可以）。

（2）不适合保存：核酸，多糖。

二、固定液浓度

1. 戊二醛（GA）　2.5%～4.0%（0.1M PB）。

2. 四氧化锇（锇酸）　1%（0.1M PB）。

3. 多聚甲醛（FA）　4%（0.1M PB）。

4. 2.5%戊二醛＋2%多聚甲醛（0.1M PB）。

三、固定液配制

1. 3%戊二醛固定液的配制（表20-2-1）。

表20-2-1　3%戊二醛固定液的配制

需配量（ml）	20	40	60	80	100
0.2MPB（ml）	10	20	30	40	50
25%GA（ml）（市售）	2.4	4.8	7.2	9.6	12
双蒸水（ml）	7.6	15.2	22.8	30.4	38

2. 四氧化锇固定液的配制　市售的四氧化锇一般用安瓿包装，规格0.1g、0.5g、1.0g。遇光遇热会使其氧化，需避光和冷藏保存。

配制时先将安瓿上的标签撕掉洗净，用小砂轮在安瓿一侧轻划几道，注意不要划破。用棕色玻璃细口瓶泡入洗液24h。流水冲洗4h，双蒸水洗涤数遍，滤纸吸干。用清洁玻璃棒在棕色瓶中将安瓿敲碎，按照比例将其配制成2%四氧化锇溶液（如1.0g加双蒸水50ml）后封口膜封闭置冰箱冷藏。1周后完全溶解再配制成1%浓度使用。

四、固定时间与温度

1. 组织在戊二醛固定液置4℃冰箱中2 ～ 4h（中间0.5 ～ 1.0h可取出修块）。
2. 组织在锇酸固定液置4℃冰箱1 ～ 1.5h。

第三节　组织冲洗

一、冲洗目的

生物样品经固定后，在细胞和组织内都会残留少量的固定剂。冲洗的目的就是要把残留在组织和细胞内的固定剂去除，以保证脱水环节中不产生化学反应和沉淀。特别是戊二醛固定后更要冲洗充分，以免影响锇酸的固定效果。

二、冲洗液及程序

组织经戊二醛固定后用0.1mol/L磷酸缓冲液洗涤3次，每30min换洗1次，定时晃动、在4℃冰箱内进行。

三、常用缓冲液的配制

1. 磷酸盐缓冲液0.2mol/L原液的配制（表20-3-1）。

表20-3-1　磷酸盐缓冲液0.2mol/L原液

A液	KH_2PO_4	分子量	（136.09）			
体积	（ml）	25	50	100	200	250
用量	（g）	0.680	1.361	2.722	5.444	6.805
B液	Na_2HPO_4	分子量	$12H_2O$（358.17）			
体积	（ml）	100	200	250	500	1000
用量	（g）	7.163	14.372	17.909	35.817	71.634

注：A：B = 1：5，pH 7.2 ～ 7.4。

2. 0.1mol/L磷酸缓冲液的配制　0.2mol/L磷酸缓冲液100ml：去离子水100ml混合 = 0.1mol/L磷酸缓冲液。

第四节　组织脱水

一、脱水的目的及脱水剂

组织脱水是指用一种脱水剂置换取代生物样品中的游离水。脱水剂不仅能与样品中的水混合，还能与组织包埋剂混合，这样才能将组织中的水分脱干净并保证包埋剂充分渗透到组织中。

最常用的脱水剂有乙醇和丙酮。这两种脱水剂都具有很好的脱水能力。

二、脱水过程

生物样品经固定，漂洗后进入到脱水环节。为了充分保证组织尽可能地把水分脱净，脱水时要不断地震荡，加快组织与脱水剂作用。脱水的过程是由低浓度到高浓度进行，为了避免脱水不充分，在每一级脱水剂中停留 10～15min，在湿度大时，同一梯度的脱水剂需更换2～3次，时间也要适度延长。具体操作如下：

1. 50%乙醇15min。
2. 70%乙醇15min。
3. 90%乙醇15min。
4. 无水乙醇10min（第一遍）。
5. 无水乙醇＋无水丙酮1∶1 10min（第二遍）。
6. 无水丙酮10min（第三遍）（均在室温进行）。

丙酮液打开盖子后遇有潮湿空气容易进去水分，故加进一些干燥剂，所以称无水丙酮液（图20-4-1）。

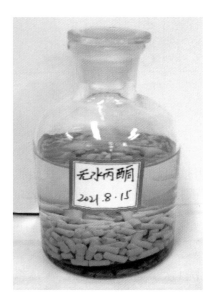

图20-4-1　无水丙酮

第五节　浸透与包埋

一、浸透目的

组织脱水后到浸透环节，其目的是为了把包埋剂充分填充到组织和细胞内的各个部分，使包埋剂浸透样品后，固化成硬块。

二、浸透方法

组织块经梯度乙醇或丙酮脱水后按下列方法进行浸透。

1. 组织块经丙酮脱水，浸入无水丙酮与混合包埋液1∶1比例的浸透液中。
2. 组织块用乙醇脱水，浸入无水乙醇与混合包埋液1∶1的比例浸透液。

三、浸透时间与温度

1. 组织在浸透液中浸透1～2h，37～40℃孵育箱内。如置室温2～3h。
2. 再将组织块置入纯包埋液中浸透2～3h，37～40℃，中间更换一次包埋液。如室温浸透时间延长或过夜。

四、浸透效果

浸透的效果与浸透时间的长短、浸透的温度高低、浸透液的黏稠度、组织块的种类及大小有密切关系。

1. 浸透液的黏稠度高则浸透时间要适当延长，黏稠度低则浸透时间可缩短。

2. 如果组织块较大、或组织密度大，浸透时间就要延长。

3. 浸透温度对浸透剂黏稠度也有一定影响，温度高黏稠度降低，浸透速度加快，则可缩短浸透时间。冬季温度较低，浸透剂黏稠度增大，浸透速度减慢，则时间延长。

五、包埋

（一）目的

主要目的是用硬度一致的包埋介质取代组织内的水分，使包埋剂填充到组织间隙，经加热聚合后形成一个能支持整个组织结构的聚合体，具有特定的硬度和韧性，有利于超薄切片。只有制作出硬度适宜的包埋块，才能获得高质量、连续的超薄切片。

（二）包埋剂的基本要求

1. 易渗透。

2. 可在适宜条件下固化。

3. 固化收缩率小、均匀，硬度适合。

4. 包埋剂本身无结构，耐电子轰击。

（三）常用包埋剂配方

1. 环氧树脂（epoxy resin）812配方

EPON 812 16 ml，DDSA（十二烯基琥珀酸酐）18ml，MNA（甲基内次甲基四氢苯二甲酸酐）2.6ml，DMP30（二甲氨基甲基苯酚）0.6ml。

2. 环氧树脂（epoxy resin）815配方

EPON 815 5ml，EPON 812 5ml，DDSA（十二烯基琥珀酸酐）18ml，DMP30（二甲氨基甲基苯酚）0.3ml。以上4种单体混合在一起匀速搅拌，不低于30min。

（四）包埋与聚合时间

1. 将一滴包埋液注入特定包埋胶囊底部，将浸透充分的组织块移入胶囊底部中心，然后注满包埋液。

2. 将包埋好的胶囊放入45℃温箱中聚合4h后，温度升至70℃ 12h聚合。

第六节　修块与切片染色

一、修块

将聚合好的包埋块夹在特制的夹持器上，在解剖显微镜下用双面刀片先修去表面的包埋剂，露出组织，然后按图所示，将组织四周修成45°倒角，使之呈锥形。

二、半薄切片

将修好的组织块在超薄切片机上进行半薄切片，厚度0.5～2.0μm，捞至普通载玻片上烤干。甲苯胺蓝或甲基蓝＋碱性品红染色。光镜下定位，确保所需观察部位（如肾小球）留在半薄切片上。

三、制刀

半薄切片、超薄切片都需玻璃刀或钻石刀。前者需专用制刀机制作。后者市场购买。

四、铜网与支持膜

两者都是用于载乘超薄切片所需。由于超薄切片太薄，要经住电子束的穿击，又要适合电镜观察，所以必须有特制的支持物和支持膜，支持物有铜网、镍网及不锈钢网。最常用的是200目的铜网。支持膜即是覆盖在铜网上的一层薄膜，厚度在10nm左右，常用的是聚乙烯醇缩甲醛膜。它透明度好且耐受电子束的轰击。

五、超薄切片

在半薄切片定位的基础上，将包埋块上机修去多余部分，保留所需观察部位（如肾小球），用超薄切片机切片。先要调整刀与组织切面的平行距离，手动进刀切出一片后，加水至刀的水槽中调整液面高度、加热电流及切片速度进行超薄切片，控制切片厚度在50～70nm，然后将切片捞至覆有支持膜的铜网上。

六、染色

不经染色的超薄切片反差弱，不易电镜观察。为增强反差强度，要用重金属盐与组织和细胞中的成分结合和吸附，重金属的原子对电子束形成散射，从而形成反差，便于观察。常用的染色剂是醋酸铀-枸橼酸铅。

（一）染液的配制

1. 4%醋酸双氧铀双蒸水饱和液。

2. 枸橼酸铅染液　枸橼酸钠1.76g，硝酸铅1.33g，去离子水30ml。

将上述试剂倒入去离子水中，充分摇动30min，使之呈乳白色枸橼酸铅液后，加入8ml 1mol/L的氢氧化钠，液体顿时清亮透明，再加去离子水至50ml。染液配好后吸入注射器中，排出气泡4℃冰箱备用。因染液易于空气中的二氧化碳结合形成碳酸铅颗粒而污染切片，所以保存和使用时，要减少与空气的接触。

（二）染色时间

1. 醋酸铀染色10min，去离子水冲洗潮干。

2. 枸橼酸铅染色5min，去离子水冲洗晾干。

（三）染色结果

醋酸铀能与细胞内多种成分结合，形成黑白反差，尤其对核酸、核蛋白结合能力更强。但对膜结构染色较差。铅盐可以浸染膜结构和免疫复合物，两者相互弥补，从而明显提高切片的反差便于电镜观察。

第七节　石蜡包埋组织透射电镜标本的制作

一、光镜下定位

某些石蜡包埋的病例需要电镜观察进行鉴别诊断。以肾穿为例，在光镜切片定位下，将蜡块含有肾小球的部分，以薄而快的双面刀片将其切下放入小瓶中。

二、脱蜡及制作程序

所取小的蜡块，用二甲苯脱蜡至水，之后按上述的超薄切片制作方法进行固定、脱水、浸透、包埋、切片及染色。

第八节　免疫电镜标本包埋后的染色

步骤如下。

1. 固定液的选择及固定时间：4%多聚甲醛2～4h，保存抗原。

2. 按上述方法用环氧树脂812包埋的标本切成70nm的超薄切片捞至200目镍网上。将镍网放置蜡板上滴入所用液体。

3. TBS（pH 7.4）缓冲液室温孵育5min。

4. 10%H_2O_2处理10min

5. TBS（pH 7.4）缓冲液洗涤3次，每次5min。

6. 含0.05%TritonX-100（含2%BSA）的TBS缓冲液室温孵育10min。

7. 加用1%BSA稀释的一抗，4℃过夜。

8. TBS（pH 7.4）缓冲液洗涤5次，每次5min（室温）。

9. 用含2% BSA的TBS（pH 8.2）缓冲液封闭5min。

10. 加胶体金偶联的二抗，室温1～2h。

11. TBS（pH 7.4）缓冲液洗涤5次，每次2min。

12. 蒸馏水洗涤5次，每次2min。

13. 干燥后，醋酸铀复染5min。电镜观察。

第九节　培养细胞电镜标本的制作

细胞是生物体形态结构的基本单位，观察细胞的超微结构是细胞生物学、病理学的重要部分。因此，用细胞培养的样品制作超薄切片，是非常普遍而实用的技术方法。

1. 一般要求细胞数量为（10^5）。细胞的数量是制作标本的基本保障，如果不够，经过十几次换液程序最后很难取得预期的结果。

2. 细胞从培养基上消化下来后，缓冲液反复冲洗两遍后移至离心管中离心，4000转/8～10分钟，倒掉培养液，沿管壁轻轻加入固定液，固定2～4h。其间用细针把细胞团块轻轻挑起，移动脱离管壁，使固定液更好地浸入。注意不要把团块打散。

3. 将细胞团块用包埋纸包好，制作细胞蜡块同组织处理程序。

第十节　注 意 事 项

1. 电镜标本制作中要注意室内温度和湿度，特别是湿度不能超过40%。湿度大了，直接影响标本的质量。

2. 在配制环氧树脂包埋液时，MNA根据季节的变化从2.6ml增至3.6ml。（MNA：调节包埋块的软硬度。夏季量大；冬季量小）。

3. 电镜标本制作所用液体，需4℃冷藏。

4. 在进行超薄切片时，要保持周边安静、防止震动，以免影响切片质量。

5. 要注意生物安全。电镜所用固定液、染液均含有毒物质。操作时，佩戴手套等。

6. 四氧化锇固定剂需专人负责保管、登记。

几种疾病电镜图像（图20-10-1～图20-10-12）。

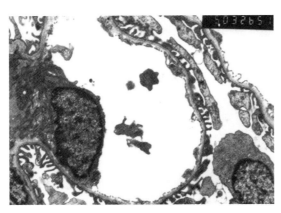

图20-10-1　薄基底膜肾病，肾小球基底膜弥漫菲薄（电镜×8000）

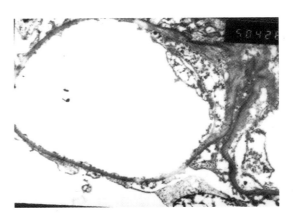

图20-10-2　薄基底膜肾病，肾小球基底膜弥漫菲薄（石蜡电镜×8000）

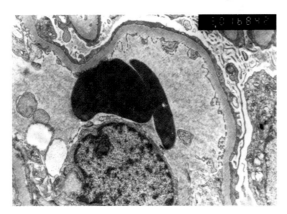

图20-10-3　微小病变性肾小球病，肾小球上皮细胞足突弥漫融合、微绒毛变性（电镜×5000）

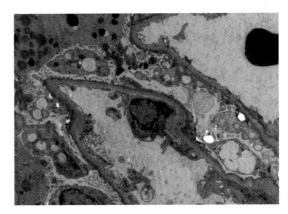

图20-10-4　微小病变性肾小球病，肾小球上皮细胞足突弥漫融合、微绒毛变性（石蜡电镜×5000）

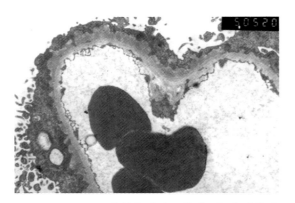

图20-10-5　膜性肾病（Ⅱ期），肾小球基底膜弥漫增厚，上皮下多数电子致密物沉积，上皮细胞足突融合（电镜×8000）

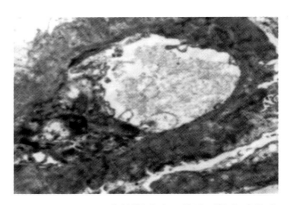

图20-10-6　膜性肾病（Ⅱ期），肾小球基底膜弥漫增厚，上皮下多数电子致密物沉积，上皮细胞足突融合（石蜡电镜×8000）

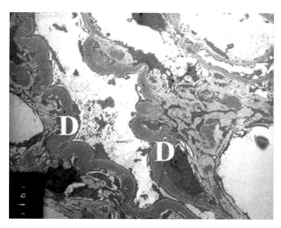

图20-10-7　电子致密物沉积病，肾小球基底膜条带状电子致密物沉积（电镜 ×5000）

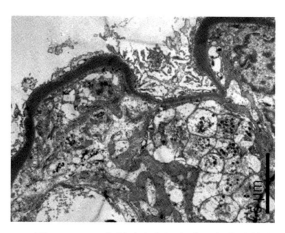

图20-10-8　电子致密物沉积病，肾小球基底膜条带状电子致密物沉积（石蜡电镜 ×5000）

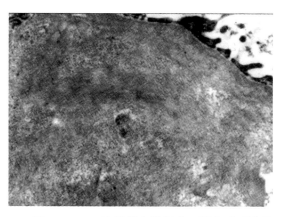

图20-10-9　淀粉样变性肾病，肾小球系膜区淀粉样纤维沉积（电镜 ×10 000）

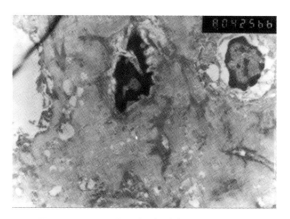

图20-10-10　淀粉样变性肾病，肾小球系膜区淀粉样纤维沉积（石蜡电镜 ×10 000）

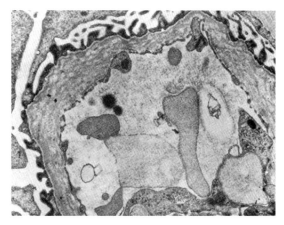

图20-10-11　奥尔波特（Alport）综合征，肾小球基底膜撕裂（电镜 ×14 000）

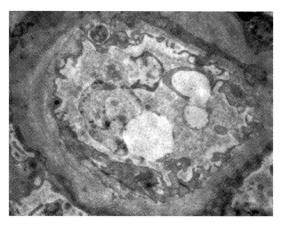

图20-10-12　奥尔波特（Alport）综合征，肾小球基底膜撕裂（石蜡电镜 ×14 000）

第十一节　快速透射电镜标本的制作方法

在上述透射电镜标本的制作基础上，为争取临床活检与其免疫荧光及光镜标本结果检查的同步，经多方改良，可在24h内制作完成并电镜下观察拍照。

1. 四氧化锇固定1.5h。
2. 双氧铀染色1h。
3. 至于真空仪内浸透2h。
4. 包埋：聚合器中40℃ 2h，60℃ 4h，100℃过夜。
5. 第二天即可修块、进行半薄切片和超薄切片并上机观察拍照。

与上述比较可见，利用夜间包埋聚合时间缩短过程，组织结构对比没有改变。是一个可行的快速方法。

第二十一章　核酸原位杂交

第一节　概　　况

一、杂交原理

核酸分子原位杂交（in situ hybridization，ISH）是应用特定标记的已知核酸探针与组织或细胞中待测的核酸按碱基互补配对的原则进行特异性结合，形成杂交体，杂交后的信号可以在光镜或荧光镜显微下进行观察。核酸原位杂交的生物化学基础是核酸的变性、复性和碱基互补配对结合。

根据所选用的探针和待检测靶序列的不同，核酸原位杂交有DNA-DNA杂交、DNA-RNA杂交和RNA-RNA杂交等。由于核酸分子杂交的特异性强、敏感性高、定位精确并可半定量，因此该技术已广泛应用于生物学、医学等领域的研究之中。原位杂交是在分子生物学领域应用极为广泛的实验技术之一。原位杂交技术按照探针标志物类型，可分为亮视野原位杂交（简称原位杂交）和荧光原位杂交（fluorescence in situ hybridization，FISH）。

（一）探针的概念

使用放射性同位素、生物素或荧光染料等进行标记的已知序列的核酸片段，即为探针（probe）。探针可用于分子杂交，杂交后通过放射自显影、荧光检测或显色技术，使杂交区带显现出来。目前较常用的是荧光检测或显色技术。

（二）探针的种类

核酸探针根据标志物不同可粗分为放射性探针和非放射性探针两大类，放射性探针因污染等原因目前已经很少应用；根据探针的来源及核酸性质不同又可分为DNA探针、RNA探针、cDNA探针和寡核苷酸探针等几类。

1. DNA探针　DNA探针是最常用的核酸探针，指长度在几百碱基对以上的双链DNA或单链DNA。现已获得DNA探针数量很多，有细菌、病毒、原虫、真菌、动物和人类细胞DNA探针。这类探针多为某一基因的全部或部分序列，或某一非编码序列。

DNA探针的获得有赖于分子克隆技术的发展和应用。微生物全基因组DNA中鸟嘌呤（G）和胞嘧啶（C）与全部碱基的摩尔百分比，是一项重要指征。以细菌为例，分子杂交技术用于细菌的分类和菌种鉴定比G和C百分比值要准确得多，是细菌分类学的一个发展方向。此外，由于分子杂交技术具有高敏感性，分子杂交在临床微生物诊断上具有广阔的前景。被引入临床诊断最常见的是人乳头瘤病毒（HPV）的检测。显色原位杂交、快速导流杂交基因芯片技术均属此列。

2. cDNA探针　cDNA（complementary DNA）探针是指互补于mRNA的经标记的DNA分子，是由反转录酶催化而产生的。该酶以RNA为模板，根据碱基配对原则，按照RNA的核苷酸顺序合成DNA（其中U与A配对）。此类探针在临床诊断中较少应用。

3. RNA探针　由于RNA是单链分子，所以它与靶序列的杂交反应效率极高。早期采用的RNA

探针是细胞mRNA探针和病毒RNA探针，这些RNA是在细胞基因转录或病毒复制过程中得到标记的，标记效率往往不高，且受多种因素的制约。近几年体外转录技术不断完善，已相继建立了单向和双向体外转录系统。这种体外转录反应效率很高，在1h内可合成近10μg的RNA，只要在底物中加入适量的放射性或生物素标记的NTP，则所合成的RNA可得到高效标记。该方法能有效地控制探针的长度并可提高标志物的利用率。此类探针的优点是结合效率很高，检测灵敏度高，但由于容易被RNA酶降解，对临床实验操作及实验室要求较高。这类探针临床经常用于EBER的检测。

（三）探针的标记

为了确定探针是否与相应的基因组DNA杂交，有必要对探针加以标记，以便在结合部位获得可识别的信号，过去通常采用放射性同位素^{32}P标记探针的某种核苷酸α磷酸基。最常用的探针标记法是缺口平移法（nick translation）。同位素虽然敏感，但保存时间较短，而且会造成污染。近年来一些用非同位素如生物素、地高辛、荧光素等非同位素标记应用更为普遍。目前已形成两大类非放射标记核酸技术，即酶促反应标记法和化学修饰标记法。

（四）杂交信号检测

1. 放射自显影　利用放射线在X线片上成影作用来检测杂交信号，称为放射自显影。

2. 非放射性核素探针的检测

（1）偶联反应：①半抗原——通过抗原－抗体反应与显色体系偶联。②配体——亲和法与显色体系偶联：生物素－抗生物素蛋白－酶（avidin-biotin-enzyme complex，ABC）。

（2）显色反应：通过连接在抗体或生物素蛋白的显色物质如酶、荧光素等进行杂交信号的检测，显色反应因方法成熟、操作简便被临床广泛应用。

1）酶学检测：是最常用的检测方法，通过酶促反应使底物形成有色产物。最常用的酶是辣根过氧化物酶（HRP）和碱性磷酸酶，也有使用酸性磷酸酶和β-半乳糖苷酶。显色原位杂交、快速导流杂交基因芯片技术即通过酶促反应使底物形成有色产物。

2）荧光检测：常用的有异硫氰酸荧光素（FITC）和罗丹明，可被紫外线激发出荧光而被检测到。主要应用于荧光原位杂交。

3）化学发光法：是指在化学反应过程中伴随的发光反应。目前常用的是HRP催化鲁米诺（luminol）伴随的发光反应。适合于Southern、Northern及斑点杂交。HCII即加入了化学发光底物。

4）电子密度标记：利用重金属的高电子密度、在电子显微镜下进行检测，适合于细胞原位杂交。

原位杂交技术通过和组织学和细胞学的结合，被成功地引入病理诊断的工作中来，不仅可以进行基因和染色体的检测，也可以进行一些病原体的检测，对病理诊断提供了基因水平的诊断依据。

二、原位杂交应用

1. 细胞特异性mRNA转录定位可用基因图谱、基因表达和基因组进化的研究，如在人类基因组工程中进行基因功能的研究等。

2. 感染组织中病毒DNA/RNA的定位，如EB病毒mRNA检测、巨细胞病毒DNA的检测等。

3. 癌基因、抑癌基因及各种功能基因在转录水平的表达及其变化的检测。例如，在肿瘤发病的分子机制研究方面，已发现在多种肿瘤中有抑癌基因p53和Rb的突变或缺失。

4. 基因在染色体上的定位。

5. 检测染色体的变化，如染色体数量异常和染色体易位等。

6. 间期细胞遗传学的研究，如遗传病的产前诊断和某些遗传病基因携带者的确定、某些肿瘤的诊断和生物学剂量测定等。

第二节 原位杂交技术要点

一、组织、细胞固定及处理

1. 新鲜组织或细胞的处理 新鲜的组织在清除多余的组织后尽可能于低温储存，液氮（-196℃）低温冷冻（-70℃）或冷冻（-20℃）。为了良好地保存细胞组织形态，应用OCT包埋后储存。胸、腹水及脱落细胞则应离心沉淀制成切片干燥后，4℃或-20℃保存，也可经丙酮4℃ 10min或4%多聚甲醛固定后保存。

2. 新鲜组织的固定、包埋 一般将取下的新鲜组织用10%中性福尔马林液或4%多聚甲醛液固定6～48h，然后梯度乙醇脱水、二甲苯透明、浸蜡和包埋（具体操作流程详见"第四章组织脱水、透明、浸蜡技术"）。

二、切片前处理

1. 陈旧性石蜡块 在回顾性研究中不可避免要用陈旧的石蜡切片，一般检出的敏感性较新鲜组织差，尤以RNA明显。2年内的石蜡块可以达到新鲜组织检出水平。

2. 冷冻切片 冷冻切片尽管组织新鲜，对核酸的保存性好，但组织及细胞结构有时保存性差。操作同一般冷冻切片。切片风干后4%多聚甲醛液10min室温下固定或丙酮4℃ 10～20min固定后使用，由于未经有机物处理，所以在增加组织渗透性主要依靠蛋白酶的消化，因此，应加大浓度或延长处理时间。

3. 载玻片的选择 将普通载玻片洗净、烤干，2%APES（丙酮稀释）中浸泡10s，用丙酮轻洗后，DEPC水洗，风干，可以在半年内使用。也可选择商品化的具有离子涂层的黏附载玻片。

4. 切片 一般切片厚度3～6μm，部分检测RNA的方法学则需戴手套和所有耗材均需使用DEPC处理，切片后37℃中4h以上干燥，然后于4℃保存。

5. 器具、试剂等RNA灭活处理

（1）DEPC处理水制作：以0.1%浓度将DEPC加入蒸馏水、混匀，2～3h放置，然后120℃20min高压消毒后即可。

（2）将DEPC以10%浓度溶于乙醇后，以1∶100的比例加入蒸馏水，室温下放置2～3h，即可灭活RNase。用此溶液将玻璃器具、金属用具等处理后于60～80℃ 2～3h干燥，将DEPC失活。

三、预处理

杂交前的预处理包括石蜡切片脱蜡至水、暴露靶核苷酸、DNA酶或RNA酶消化处理和预杂交等。

1. 石蜡切片脱蜡处理 石蜡切片原位杂交前的脱蜡过程与常规组织切片没有不同，只是涉及RNA杂交时，需用DEPC水对乙醇进行梯度稀释，脱蜡后的切片需浸入DEPC水。

2. 暴露靶核苷酸 这是预处理中很重要的一步，目的是增加细胞的通透性、解除交联、消化与靶序列结合的蛋白质，进而暴露靶核苷酸。适度的蛋白酶消化是常用的方法，有蛋白酶K（proteinase K）和胃蛋白酶（pepsin），前者尤其适用于消化与病毒DNA结合的蛋白；后者更适用于内源性基因组DNA和某些mRNA。用于冷冻切片的消化所需蛋白酶K的浓度远远低于石蜡切片，前者为1～2μg/ml，而后者可达500μg/ml。在进行原位杂交时，决定使用蛋白酶的最高浓度的基准是在充分暴露靶序列的同时，也能较好地保存组织细胞的结构，并使组织切片不因蛋白酶的过度消化而脱落。用乙醇和酸固定的细胞样本不需蛋白酶消化处理，常用低浓度的去垢剂（如Triton-X-100）进行预处理，以增加细胞的通透性。

3. DNA酶或RNA酶消化处理 在进行杂交前用核酸酶处理切片的目的有二，一是去除靶核苷酸序列，提供阴性对照；二是在进行DNA-DNA杂交前用RNA酶处理切片以保证核酸的特异性，特别是在病毒基因表达的研究中，当病毒DNA的拷贝量很高时尤其重要。

4. 预杂交：所谓预杂交（prehybridization）是指在杂交前用不含探针的杂交混合液预先孵育组织/细胞样本片的步骤。对于使用同位素标记探针的原位杂交需要预杂交处理，而对于非同位素标记探针的原位杂交，一般不需进行预杂交。一些商品化探针可以不需要这一步骤。

四、杂交

用经过标记已知顺序的单链核酸为检测用探针，按照碱基互补的原则，使探针与靶核酸结合形成可被检测的杂交双链核酸。

1. 杂交液组成　50mM DTT，50%甲酰胺，200μg/ml tRNA（无RNA酶）或200μg/ml ssDNA，1×Denhardt液，10% Dextran sulfate，1×SSC。

2. 杂交条件　将探针用杂交液10倍稀释，混匀，于85℃ 10min加热变性，将含探针的杂交液20μl滴加前处理后的切片，用封口膜覆盖，含50%甲酰胺与2×SSC湿盒中37℃，42℃或50℃，16～20h以上保温。

将制备的探针滴加在经前处理的切片上，使探针与对应的待检测核酸通过碱基互补配对原则结合形成复合体，称为杂交。目前可使用即用型的商品化探针进行检测工作，具体的实验条件及配置方法参考探针的使用说明。

五、杂交后洗涤

将杂交切片上的多余探针除去，并除去非特异结合探针。

（一）操作程序

1. 将切片浸泡于50℃预热的5×SSC中，并揭下封口膜。

2. 将切片置于2×SSC与50%甲酰胺溶液，50℃孵育30min。

3. 于2×SSC，50℃ 20min，0.2×SSC，50℃ 20min×2次洗净。

具体操作程序详见以下各章节介绍。

（二）注意事项

1. 碱性磷酸酶催化所形成沉淀溶于有机物，因此不能用乙醇二甲苯脱水、透明，用水性封固剂封固，并尽快照相留档。

2. 荧光易淬灭，尽快观察。

六、杂交后显色及观察

1. 杂交显色　目前均为非同位素标志物，如生物素、地高辛、荧光素、化学发光、胶体金等。显色剂常用为过氧化物酶和碱性磷酸酶。以过氧化物酶为例。

（1）PBS 1次，1min。

（2）血清（1∶100）或3%BSA，室温30～60min。

（3）ABC复合物或strepavidin（HRP标记），37℃ 60min。

（4）PBS 3次，每次2min。

（5）1mg/ml DAB，0.06%H_2O_2显色液，显微镜下观察。

（6）自来水终止。

（7）复染，常规脱水封固。

2. 染色结果　过氧化酶显色为黄褐色，碱性磷酸酶显色为蓝紫色。

3. 原位杂交对照设置　主要为阴性对照设置，对检测RNA杂交可用与待测序列相同探针或用RNA酶处理切片。

根据检测基因的不同，目前病理科常用的原位杂交技术包括EBER原位杂交技术、荧光原位杂交技术、快速FISH技术、RNAscope原位杂交技术等，以下详述前三者。

第三节　EBER原位杂交技术

一、检测原理及意义

EB病毒（Epstein-Barr virus，EBV）属于疱疹病毒科γ疱疹病毒亚科淋巴隐病毒属，是人疱疹病毒Ⅳ型的简称。EBER是EB病毒编码的小RNA，是EB病毒的表达产物，其主要功能是抑制干扰素介导的抗病毒效应和凋亡，在EB病毒感染的细胞核中以高拷贝数存在。根据EBER的特有序列设计的EBER单链DNA探针能特异地与EBER靶序列碱基互补、杂交，从而检测EB病毒是否存在。此方法检测石蜡组织切片中的EB病毒具有极高的特异性和灵敏性。EBER原位杂交已成为组织和细胞中EB病毒的标准检测方法，在国际上广为使用。该项目的开展分为手工和自动化。

二、染色流程（手工）

1. 石蜡切片制备　组织经标准化固定、脱水处理，石蜡包埋后进行切片，切片厚度（4±1）μm，防脱片捞片，60℃烤片1～2h。

2. 脱蜡　切片经新鲜二甲苯脱蜡（10min×3）。脱蜡后的切片在新鲜100%乙醇中每缸放置3min，3缸。经空气干燥5～10min即可进行酶处理。

3. 酶处理

（1）干燥后的切片根据组织大小，滴加80～100μl胃酶工作液，37℃孵育，根据不同组织类型调整孵育时间5～30min。

（2）弃去胃酶工作液后，逐级乙醇脱水（75%、95%和100%），每个梯度放置2min。空气干燥后杂交。

4. 探针杂交

（1）根据组织大小，每张切片滴加5～10μl地高辛标记EBER探针，加盖盖玻片，注意避免产生气泡，橡胶水泥封边。湿盒中37℃孵育2～4h，杂交过夜效果更好；

（2）杂交结束后，将切片浸入PBS缓冲液中10min，直到盖玻片自然脱落。用PBS缓冲液冲洗切片2min×3次，取出切片，去除多余的缓冲液。

5. 检测和显色程序

（1）切片上加入适量HRP标记的抗地高辛抗体30～50μl，37℃孵育30min，去除多余液体，PBS缓冲液冲洗玻片3次，每次2min。

（2）擦净切片边缘的水分，加入适量新鲜配制好的DAB工作液。显色2～10min，注意镜下观察显色情况。用蒸馏水或去离子水冲洗切片后，即可进行复染及封固。

6. 复染程序　苏木精复染1～2min，盐酸乙醇分化，氨水返蓝，常规脱水、透明、封固。

7. 荧光显色

（1）HRP标记的抗地高辛抗体孵育结束后，去除多余液体，PBS缓冲液冲洗玻片3次，每次2min。

（2）去除多余的缓冲液，在切片上加适量荧光素标记二抗，37℃孵育30min，去除多余液体，PBS缓冲液冲洗玻片3次，每次2min。

（3）去除多余液体，逐级乙醇脱水（75%、95%和100%），每个梯度放置1min，空气干燥。

（4）含DAPI的封固剂封固，10min后荧光显微镜观察。

三、结果判读

阳性结果的判断标准：细胞核为深褐色着色。胞质和包膜着色不能视为阳性，只有当核分裂时可以出现胞质阳性着色（图21-3-1～图21-3-3）。

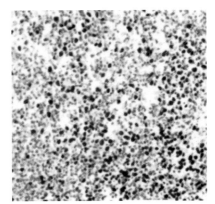

图21-3-1　淋巴瘤EBER阳性

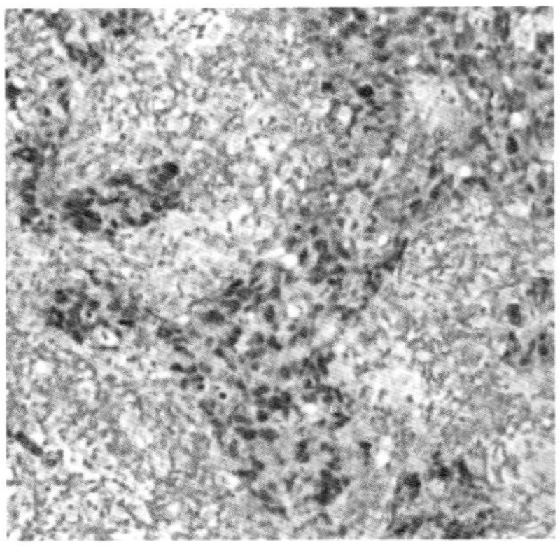

图21-3-2　淋巴瘤EBER阳性

图21-3-3　EBER荧光显色示例

注：若为荧光显色，应注意避免中性粒细胞着色。

四、注意事项

1. 务必选择质量好的防脱载玻片，否则容易脱片。
2. 烤片温度不能高于70℃，否则影响杂交。
3. 脱蜡和复染后脱水应与其他种类染色分开，以免影响实验。
4. 整个实验中应避免干片。
5. 杂交过程可选择原位杂交仪和烤箱，使用中一定要控制好温度以及防止干片。

第四节　荧光原位杂交

荧光原位杂交（fluorescence in situ hybridization，FISH）是近些年较为常用的分子细胞遗传学技术，该技术通过已知的核苷酸片段与靶DNA形成靶DNA与核酸探针的杂交体，可直接在组织切片（冷冻切片或石蜡切片）细胞涂片、染色体制备标本或培养细胞爬片上杂交。该技术操作简单、快速、直观、灵敏度高，目前广泛应用于医学研究及某些遗传疾病和肿瘤的临床诊断。

一、FISH技术的基本原理及优势

FISH是以荧光素标记已知序列的核苷酸片段（探针）与荧光素标记的特异亲和素之间的免疫化学反应，经荧光检测体系在显微镜下对待测DNA进行定性、定量或相对定位分析。它具有敏感、快速、能同时显示多种颜色等优点，不但能显示中期核分裂象的染色体，还能检测间期细胞核的DNA。

自20世纪80年代末，平克尔（Pinkel）和海勒斯（Heiles）将FISH技术引入染色体检测领域后，FISH技术就在临床诊断及科研工作中得到了广泛应用。与传统的免疫组织化学法（IHC）相比，FISH技术具有良好的稳定性和可重复性。此外，结果的判定借助于对荧光的颜色判断和信号计数，客观地量化了检测结果。FISH的另一个特点是可以联合应用多种标记系统，在一次杂交中可检测多种探针在染色体上的位置及探针间的相互关系，即多色FISH或多靶FISH。与其他分子生物学检测手段相比，FISH可以在组织和细胞结构相对完整的前提下，在癌细胞原位分析单细胞核内基因的变化，同时又排除了其他非癌细胞的干扰，已广泛应用于肿瘤研究中的基因扩增、易位重排及缺失等的检测，在肿瘤诊断和鉴别诊断、预后和治疗监控等方面都有重要意义。

二、荧光原位杂交的实验操作

（一）探针标记

FISH探针一般采用随机引物法或切口翻译法，如将PCR技术引入FISH探针标记，可使其灵敏度提高到0.25kb。应用TSA系统（tyramide signal amplification）能将杂交信号再放大1000倍，可用于单拷贝基因的定位。FISH分辨率为1～3Mb，如果应用强变性剂处理染色体，让DNA分子从蛋白质中分离出来，使双DNA完全伸展并黏附在玻片上，经预处理后，分辨率可达1～2kb。还可采用对分裂中期染色体进行显微解剖（microdissect）法以提高分辨率。

探针的荧光素标记可以采用直接和间接标记的方法。间接标记是采用生物素标记DNA探针，杂交之后用偶联有荧光素亲和素或链霉亲和素进行检测，同时利用亲和素－生物素－荧光素复合物，将荧光信号放大，从而可以检测500bp的片段。直接标记法是将荧光素直接与探针核苷酸或磷酸戊糖骨架共价结合，或在缺口平移法标记探针时将荧光素核苷三磷酸掺入。

由于间接法的操作步骤较为烦琐，所以目前直接法的使用更为广泛。

（二）实验相关试剂耗材及设备

1. 二甲苯　建议使用病理科常规纯度即可，也可用其他脱蜡液替代。

2. 无水乙醇　建议使用病理科常规纯度即可，使用时加入一定比例的蒸馏水配制成试验所需的相应浓度。

3. 封固胶　建议使用即用即干，好去除的。

4. 蒸馏水　建议使用质控合格的蒸馏水。

5. 温度计　建议量程范围0～100℃。

6. 玻璃缸　玻璃缸或塑料缸，耐高温。

7. 盖玻片　建议使用洁净透明的盖玻片，大小22mm×22mm，18mm×18mm；如盖玻片模糊，使用100%乙醇浸泡24h后，空气中自然晾干后待用。

8. 镊子　建议准备小平头镊。

9. 加样器　建议量程0～10μl、10～100μl、100～1000μl。

10. 量筒　建议量程50ml、100ml、200ml、500ml。

11. 探针试剂盒　建议使用被认可的试剂盒，若检测为伴随诊断，请使用CFDA批准试剂盒。

12. 预处理试剂盒　建议使用被认可的试剂盒。

13. 4～8℃冰箱、-20℃冰箱　建议配置温度监控设备。

14. 振荡器　用于充分混匀探针。

15. 离心机　建议台式mini离心机即可。

16. 水浴锅　建议配置2～3台温度稳定的循环水浴锅。

17. 通风橱　适用于一般化学实验室即可。

18. 荧光原位杂交成像系统（图12-4-1）。

19. 杂交仪　建议选用质量合格的杂交仪（图21-4-2）。

（三）实验操作

荧光原位杂交技术总体上分为预处理、变性杂交、杂交后洗脱、复染及镜下观察结果这几个阶段。检测试剂盒应该使用国家药品监督管理局（NMPA）认可的产品。

不同公司生产的探针试验方法略有不同，由于采用不同的探针试剂及组织的不同，实验的操作方法也会有所不同，因此需严格遵守试剂说明书进行操作。随着技术的发展，越来越多的机器操作被应

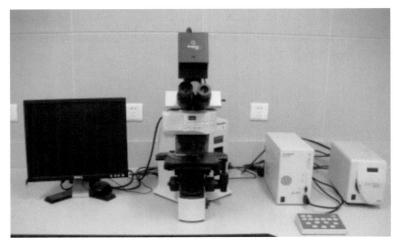

图21-4-1　荧光原位杂交成像系统

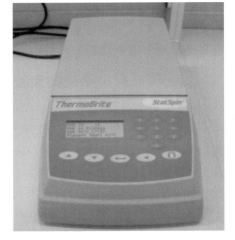

图21-4-2　杂交仪

用到临床，本文以Her-2探针为例，讲解其手工操作实验步骤，供读者参考。

手工操作实验流程以Abbott公司的PathvysionHer-2 DNA Probe Kit为例，列举实验步骤：

1. 组织杂交前处理

（1）组织经10%中性福尔马林固定，石蜡包埋，制成蜡块，切片4～5μm，置于防脱载玻片上烤片60℃ 2h或过夜。

（2）切片脱蜡至蒸馏水。

（3）预处理液（pretreatment solusion）80℃处理切片10～12min后蒸馏水洗3min，室温空气中干燥2～5min。

（4）放入37℃水浴预热的消化液（protease buffer＋pepsion）中孵育10～60min后蒸馏水洗3min，室温空气中干燥2～5min。

（5）将切片梯度脱水，空气中干燥。

2. 变性杂交

（1）加适量探针于待检测组织上，盖上盖玻片，用橡胶水泥封固后放入杂交仪中变性杂交过夜。

（2）设置杂交仪器共变性条件：75℃ 5min，杂交条件：37℃，16～18h。

3. 杂交后洗涤

（1）第二天从杂交仪中取出玻片，去掉封固胶。

（2）准备两缸洗脱液（wash buffer）备用，将玻片浸泡在第一缸洗脱液中去掉盖玻片。

（3）将玻片放入74℃水浴预热的第二缸洗脱液中漂洗2min。

（4）取出玻片，空气中干燥。

4. 复染

加适量DAPI复染剂于杂交区域，盖上盖玻片，置于荧光显微镜下观察。

（四）镜检结果

荧光显微镜观察，通过专用软件合成彩色图像，摄影保存FISH结果，进行结果判定。随机计数20个细胞，统计Ratio值（Ratio值＝20个细胞核中红信号总数/20个细胞核中绿色信号总数），结果分为以下几种情况：

1. 若Ratio≥2，且HER-2平均拷贝数≥4，结果为阳性。

2. 若Ratio≥2，且HER-2平均拷贝数≤4，结果为阴性。

3. 若Ratio＜2，但HER-2平均拷贝数≥6，结果为阳性。

4. 若Ratio＜2，且HER-2平均拷贝数在4～6，需备注，再计数20个细胞，计数40个细胞后，若总Ratio＜2，且HER-2平均拷贝数在4～6，需结合免疫组化结果进行判断，HER-2（3＋）则标本结果为阳性，HER-2（0）、HER-2（1＋）、HER-2（2＋）则标本结果为阴性。

5. 若Ratio＜2，且HER-2平均拷贝数＜4，结果为阴性。

结果判读请见下图（图21-4-3）：

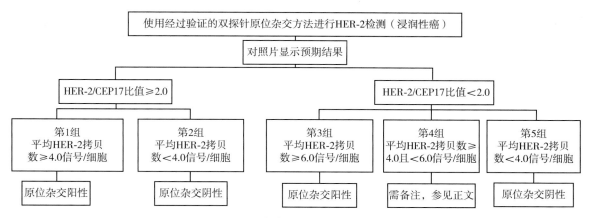

图21-4-3　乳腺癌HER-2指南（2019版）

若出现以下情况应视为FISH检测失败：

（1）对照样本未出现预期结果。

（2）肿瘤细胞太少，若需计数浸润癌区域，难以观察到两个浸润癌区域并计数。

（3）可计数信号的细胞＜75%。

（4）＞10%的荧光信号位于细胞核外。

（5）细胞核结构难以分辨。

（6）有强的自发荧光。

FISH检测示例（图21-4-4～图21-4-7）。

（五）FISH检测操作注意事项

1. 组织处理须标准化，应尽可能缩短取材到固定的时间。在观察大体标本特征后，将组织每隔5～10mm呈书页状切开充分固定，组织固定液为10%中性福尔马林缓冲液，最佳固定时间6～48h。

2. 实验程序必须标准化。任何检测结果的偏差均需报告，并重新进行确认调整。

3. 实验室在每一轮检测中均应使用标准化对照材料（阳性、阴性）。

4. 切片在后洗液中应严格掌握温度和时间，可降低背景。

5. 杂交后的玻片应注意避光，尽量不要暴露于日光灯和阳光下，存放于避光玻片盒内。根据荧

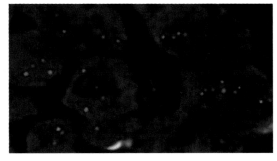

图21-4-4　FISH技术检测HER-2基因未见扩增

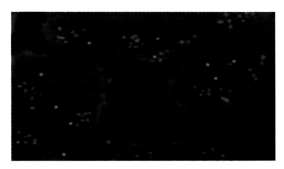

图21-4-5　FISH技术检测HER-2基因扩增

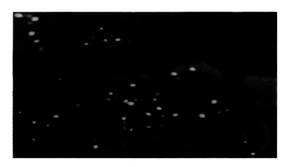

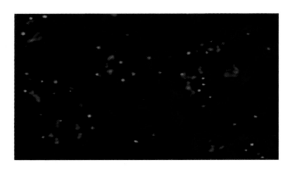

图21-4-6　FISH技术检测17号染色体呈多体性，HER-2基因未见扩增

图21-4-7　FISH技术检测17号染色体呈多体性，HER-2基因扩增

光染料的不同，选择相应的荧光显微镜滤色片。

6. 荧光信号容易淬灭，染色后应及时在荧光显微镜下观察结果，同时摄影保存图像。如果当时不便观察，可将切片放入 -20℃避光的盒内保存，2个月或更长时间仍可保持良好。

7. 试剂不宜反复冻融。

8. 结果判读：参阅最新版的相关检测指南。

三、FISH技术的发展和应用

FISH技术与多种学科和技术相互结合，方法上逐步形成了从单色向多色、从中期染色体FISH向粗线期染色体FISH 再向fiber—FISH的发展趋势，灵敏度和分辨率也有了大幅度的提高。目前，FISH技术的衍生技术有在多彩色FISH（M–FISH："M"分别代表"Multicolor""Multiplex"和"Multitarget" 3种类型）基础上发展起来的，应用于检测特异性α卫星序列在染色体和间期核内的定位染色体描绘（chromosome painting）技术，检测染色体异常的比较基因组杂交技术，应用于染色体核型排序的光谱染色体自动核型分析（spectral karyotyping，SKY）和用于人类染色体的核型分析交叉核素色带分析（cross-species color banding，Rx -FISH）技术；在染色体图谱绘制，基因重组研究以及临床染色体基因序列检测工作中应用的DNA纤维荧光原位杂交技术（DNA fiber - FISH）；组织微阵排列技术（tissue microarray）；荧光免疫核型分析和间期细胞遗传学技术（fluorescence immunophenotyping and interphase cytogenetics，FICTION）等，方法上的进展加快了FISH技术的广泛应用。

FISH技术及其衍生技术应用于临床和科研中，取得了极大的进展。现就主要应用方面简要介绍如下：

FISH作为一种新型荧光技术，也逐渐广泛应用于实体瘤诊断中。例如，诊断肺癌的LAVysion是一种用于肺癌的多色检测DNA的FISH试剂盒，共包含4种探针，分别结合于5p15、7p12（EGFR）、8q24（C2MYC）和6号染色体，这些探针检测到的异常细胞通常表现为四倍体或多倍体等杂交信号，有利于肺癌的及早发现。状态方面有良好的一致性。

HER-2/neu位于17 q21上，编码具有细胞内跨膜酪氨酸激酶活性的跨膜蛋白P185，在人类乳腺癌中过表达率为10%～34%，其过表达与肿瘤细胞的耐药、复发、转移以及不良预后有关。P185的单克隆抗体曲妥珠单抗［赫赛汀（Herceptin）］是以HER-2受体为乳腺癌特异性治疗靶向而研制出的一种人源化单克隆抗体，已通过美国FDA认证并用于临床。但是由于该药物价格昂贵，并且针对HER-2阳性患者的治疗效果相对较好，因此准确检测HER-2基因至关重要。目前，HER-2/neu扩增是决定使用药物治疗乳腺癌的关键指标，而检测HER-2/neu的金标准即为FISH。乳腺癌的PathVysion诊断试剂盒应运而生，已经通过美国FDA认证和中国药检局认证，广泛应用于临床检测。

膀胱癌是泌尿系统最常见肿瘤，治疗后复发率较高。FISH由于快速、无创、敏感性和特异性高以及在间期和中期细胞可检测DNA序列变化等优点被应用于膀胱癌诊断。UroVysion探针盒于2001年经美国FDA认可用于检测膀胱癌的复发情况，2005年又被授权用于诊断血尿（镜下，肉眼）的膀胱癌分期。FISH（UroVysion）可用于各种尿标本，如尿、导管尿、膀胱或尿道冲洗液等。使用这种FISH的关键是UroVysion探针的嵌入，目前该技术被进一步改进，正趋于完善，由实验室逐渐走向临床应用。

淋巴瘤的诊断和鉴别诊断是病理医师面临的最大挑战之一，虽然有免疫组织化学技术的不断进步和各种淋巴细胞分化抗体的面世，但一些交界性病变或一些特殊类型淋巴瘤仍然难以区分，而FISH技术却在一定程度上弥补了这一不足。CCND1/IGH融合基因检测试剂盒可以检测CCND1基因中t（11；14）（q13；q23）易位和/或高表达，有效地诊断套细胞淋巴瘤（Mantle cell）。FISH技术具有极高的灵敏性和特异性，检测的样本种类多样（外周血、骨髓、体液及各种肿瘤组织），因此被广泛地用于白血病和淋巴瘤方面的检测。

宫颈癌是妇女常见的恶性肿瘤之一，发病率在女性生殖道恶性肿瘤中居首位。目前宫颈癌筛查主要依靠细胞学检查，但存在一定的误诊率、漏诊率。宫颈细胞由非典型发育异常向宫颈癌转变的过程中几乎都伴有人类染色体末端酶（TERC）基因扩增。因此，检测TERC基因在组织中表达尤为重要。TERC探针试剂盒是应用GLP TERC/CSP3探针的FISH试剂盒，可以敏感、特异地检测TERC基因扩增，为宫颈细胞高度癌前病变与低度癌前病变的鉴别诊断提供参考。

此外，应用FISH技术的其他恶性肿瘤（如食管癌等）的诊断试剂盒还在进一步的研究实验中，有望在不久的将来应用于临床诊断检测，更准确地检测相关基因的表达，服务于广大的患者。

四、FISH技术在临床病理诊断中的意义

FISH是一种检测速度快、灵敏度高、特异度强的分子细胞遗传学技术。这项技术很好地将荧光信号的高灵敏度和安全性与原位杂交的高准确性有机地结合起来，在分子细胞遗传学领域占有重要地位。FISH探针可对组织、细胞或染色体中的DNA进行染色体及基因水平的分析，样本既可以是中期染色体，也可以是间期核。它弥补了传统显带技术仅能用于分析中期分裂象的不足，在检测肿瘤染色体畸变或确定畸变染色体断裂点等方面具有重要价值。因此，FISH技术的临床应用前景非常广阔。

目前临床应用的FISH探针主要类型分为染色体计数探针（chromosome enumeration probe，CEP）和位点特异性探针（locus-specific indicator probe，LSI）。CEP用来检测异倍体，LSI通常检测缺失、重复或被特定基因的扩增、易位。该技术敏感性高，它的临床应用填补了经典核型分析与分子技术之间的空白；其相对于传统遗传学诊断的优势在于，FISH是通过对间期细胞的分析检测染色体数目改变与结构畸变，避免了经典遗传学分析要求提供形态较好的中期分裂象的技术难点，具有更大的临床应用前景。

雅培Vysis是目前全球公认的最权威的FISH探针供应商。其产品种类丰富（多达200多种），配套试剂齐全，涉及领域包括遗传学、血液学、病理学等多方面。目前，通过美国FDA认证的雅培Vysis探针产品包括24个种类，主要有乳腺癌HER-2诊断产品PathVysion、膀胱癌早期诊断复发监测产品UroVysion、遗传学诊断产品AneuVysion等，其中PathVysion、AneuVysion产品也已通过我国国家药品监督管理局（NMPA）认证。除了以上探针产品外，雅培公司还提供全自动（Xmatrx原位杂交系统）、半自动FISH解决方法（VP2000/原位杂交仪），为FISH技术应用于临床提供了全面可靠的技术保障。

为肿瘤患者提供准确的诊断及预后信息具有重要的临床意义。随着分子生物学技术的进步，分子探针及其标志物在其中发挥的作用越来越明显。

（一）疑难肿瘤的诊断

鉴定恶性肿瘤所具有的特异性染色体畸变能够有效提高疑难肿瘤诊断的准确性。以畸胎型神经外胚层肿瘤（AT/RT）为例，这是一种对治疗不敏感且病死率极高的颅内肿瘤，在形态学方面它与中

枢型外胚层肿瘤（MB/PNET）很难区分，尤其是发生在婴儿的AT/RT很容易被误诊为MB/PNET。但在分子遗传学方面，其具有典型的染色体变异，有近90%的AT/RT具有染色体22q11.2的丢失。利用22q11.2的FISH探针有助于鉴别AT/RT，降低误诊率。

（二）复发肿瘤的监测

通过检测残留肿瘤细胞而监测肿瘤复发是当前临床迫切需要解决的课题。FISH技术的临床推广有可能解决这一难题。利用肿瘤细胞具有染色体数目或结构异常的特点，可通过使用FISH技术检测膀胱癌患者尿脱落细胞中的肿瘤细胞，实现了对膀胱癌复发的监测。

（三）手术切缘的判断

目前，研究者们正在探讨FISH技术在判断手术切口边缘的应用可能性。研究发现，镜下诊断为癌旁正常组织的细胞中，有可能已经具备的染色体失衡性改变。某些肿瘤患者中，病理诊断为阴性的手术切缘依旧存在异倍体现象；在随访过程中这部分患者在3年内复发或死亡。

（四）淋巴瘤的诊断

众所周知，近80%的淋巴瘤有某种染色体结构和数目的异常，50%左右有某种染色体易位，因此染色体是很好的诊断标志。世界卫生组织2000年发布的白血病和淋巴瘤诊断标准已经将染色体易位作为最重要的指标之一。核型分析虽然被认为是检测染色体异常的标准，但其检测需要新鲜标本，且受到细胞的低分裂指数和/或肿瘤细胞核比例影响。核型分析存在技术复杂、工作流程漫长等缺点，故不宜于成为常规检测技术。FISH使染色体核型的分辨和鉴别能力有了很大进步，因此也提高了异常染色体核型的鉴别能力。

用FISH技术发现B细胞主要基因改变为：13q14、14q32、2q11和22q13，并发现有诊断意义的染色体异型，如滤泡型NHL中t（14；18）（q32；q21），边缘带型NHL t（11；14）（q13；q32）；若有t（8；14）（q24；q32），则是伯基特淋巴瘤的特异性诊断。T细胞的主要异型为14q11、7p或7q。

（五）预后的判断

染色体不稳定性与临床参数的相关性已经被大量研究所证实。乳腺癌HER-2扩增与生存期缩短相关，就是一个很好的例证。儿童转移性视网膜母细胞瘤中N-myc基因异常也可以提示预后的不良。大范围基因组水平的分析还确定了其他的预后相关因子，更具有意义的是这项工作将有助于细化肿瘤治疗的策略。

第五节 快速FISH技术

FISH技术是检测基因扩增和融合的金标准，但目前应用不够广泛，主要原因是现在采用的FISH技术步骤烦琐复杂且检测耗时长。检测采用手术切除组织或纤维支气管镜取样的福尔马林固定、石蜡包埋（FFPE）标本时，样本的脱蜡、酶消化和通透等过程复杂且全程需要手工完成，不利于FISH检测的开展、推广及质量控制。现阶段采用的FISH探针杂交时间较长。病理科常用的杂交时间是16h，最短不能少于8h。以上两个原因造成FISH检测报告周期过长。目前一般医院FISH报告周期在5日以上，有的报告周期长者甚至多至10日，严重阻碍了FISH技术的临床应用。随着分子遗传学技术的发展，快速FISH技术应运而生。

一、快速FISH技术及原理简介

快速FISH技术由康录生物自主研发，采用专利技术和优化的杂交流程，并结合非重复序列探针制备方法，实现快速FISH检测。非重复序列探针消除了染色体中大量重复序列造成的非特异性信号，结果具有非特异信号少、定位准确、低背景杂讯等特性。

真核生物的基因组DNA由单一DNA序列（即非重复序列）和具有多数反复存在的DNA序列

（即重复序列）组成。传统的FISH探针设计方法是将包含有目的基因序列在内的一大段DNA片段（包含非重复序列和重复序列）进行荧光标记，使用Human Cot-1 DNA封闭重复序列，从而检测目的基因。康录生物的快速探针设计是将基因组DNA序列中的重复序列去掉，然后荧光标记非重复序列得到探针，这种方法即为非重复序列探针制备方法。同时，快速探针设计去掉了重复序列，但荧光标记区域并没有减少，大部分区域和传统探针一致，少数探针根据基因特异性区域进行设计，探针标记上的荧光染料比传统探针没有减少，再加上其标记效率的保证，所以快速FISH探针检测的准确性和信号亮度能够保证。

应用最新的快速FISH技术，可与传统的FISH技术取得同样甚至更佳的检验结果，并可完全代替进口试剂及设备，由于其创新的自动化前处理设备、全自动FISH处理设备和快速探针技术，结合优化的操作流程，可实现病理科FISH检测的"一日快检"。

二、快速FISH实验操作步骤

（一）组织样本前处理

处理前提前40min预热脱蜡剂（68℃）、通透剂（90℃）、去离子水（37℃）。开始脱蜡时预热对应体积的蛋白酶工作缓冲液（37℃），开始通透时加入对应体积10×蛋白酶溶液，搅拌均匀；以温度计检测染色缸内试剂温度为准，且水浴锅内液面等于或高于染色缸内试剂液面。

1. 烤片 打开烤片机，提前预热至80℃，80℃烤片30min，亦可以按照传统方法65℃烤片2h或者过夜。快速FISH烤片程序更简单、快速和兼容。

2. 脱蜡 将烤好的组织切片浸入预热好的脱蜡剂中，68℃脱蜡15min，亦可以按照传统方法使用二甲苯溶液脱蜡。快速FISH脱蜡剂为无毒环保试剂，脱蜡程序更简单、快速和兼容。

3. 洗蜡 室温无水乙醇洗涤5min，亦可以按照传统方法洗涤再复水。

4. 通透 洗蜡后组织切片浸入预热好的通透剂中，90℃通透20min。快速FISH通透剂使细胞通透性更好，杂交率更高，增加FISH一次成功检出率。若按照传统方法水煮处理，仅能做过夜杂交，快速杂交不能保证效果。

5. 水洗 通透后组织切片浸入预热好的去离子水中，37℃洗涤3min。

6. 消化 水洗后组织切片浸入预热好的蛋白酶工作液中，37℃消化10～30min，根据组织类型和切片厚度确定消化时间，一般组织消化20～25min，不同组织适当延长或缩短消化时间。快速FISH消化程序使组织消化程度合适，细胞轮廓清晰、不重叠和防止出现空洞，有利于FISH检测结果的准确判读，增加FISH一次成功检出率。若按照传统方法消化处理，仅能做过夜杂交，快速杂交不能保证效果。

7. 洗涤 消化好的组织切片室温洗涤液（2×SSC）漂洗2次，每次5min。

8. 脱水 洗涤后的组织切片依次浸入70%、85%和100%乙醇中各洗涤2min。

9. 干燥 室温晾干。

（二）组织样本变性杂交

1. 试剂准备 将探针从−20±5℃冰箱中拿出后室温平衡5～10min，上下颠倒混匀，禁止旋涡仪震荡，瞬时离心3～5s后使用。

2. 杂交 盖片后无气泡，封固良好，保持杂交仪湿条湿度，湿润挤不出水为宜。

3. 杂交条件 85℃变性5min，42℃杂交2h。

快速FISH探针均为即用型探针，无需配制，使用方便和快速。

快速FISH变性和杂交程序保证快速FISH探针的快速杂交效果，亦可以过夜杂交，效果一致；快速FISH探针也兼容其他厂家变性和杂交程序，仅能做过夜杂交，快速杂交不能保证效果。

（三）杂交后洗涤

洗涤前提前40min预热杂交后洗液（68℃）和去离子水（37℃），以温度计检测染色缸内试剂温度为准，且水浴锅内液面等于或高于染色缸内试剂液面。组织样本和细胞样本杂交后洗涤程序一致。

1. 杂交后切片去掉橡皮胶，放入室温洗涤液中5s，揭去盖玻片，室温洗涤液（2×SSC）洗涤1min。

2. 组织切片浸入预热好的杂交后洗液中，68℃杂交后洗液（0.4×SSC/0.3%NP-40）2min。

3. 组织切片浸入预热好的去离子水中，37℃去离子水1min。

4. 室温晾干后加10μl DAPI，盖片后即可镜检，若不能立即镜检放入-20℃冰箱保存。

为保证杂交效果，快速FISH探针仅能使用康录生物杂交后程序和试剂，切勿使用其他厂家洗涤程序和试剂。

三、快速FISH自动化设备

随着病理科自动化的发展，FISH染色的自动化设备也逐渐进入到日常工作中，从样本切片后的烤片、脱蜡到整个FISH的全环节都可在设备内自动或半自动的完成。减少了人为因素的干扰，使检测环节标准、规范。目前设备大致分为样本前处理设备、全流程自动化设备、自动化扫描判读设备等。

（一）玻片处理系统

1. 设备功能　3h全自动完成烤片、脱蜡、通透（水煮）酶消化、脱水等FISH前处理步骤，集所有前处理相关设备和耗材于一体（图21-5-1）。

2. 设备特点　①智能化。全自动FISH前处理（可暂停、中途添加试剂，全自动配制反应液）。②高通量。通量最高可达20个标本，可预设多个处理程序。③应用广。适用于组织样本、细胞样本。④灵活。酶消化时间可调，可根据不同样本类型选择酶消化时间。⑤美观。一体化机身，试剂管路不暴露，集成电脑、软件和触控屏，无须连接其他外缘设备，单机运行。⑥运行时间。单次全程运行时间≤3h。⑦全自动运行。无须人工职守，全自动配制反应液和前处理FISH样本。

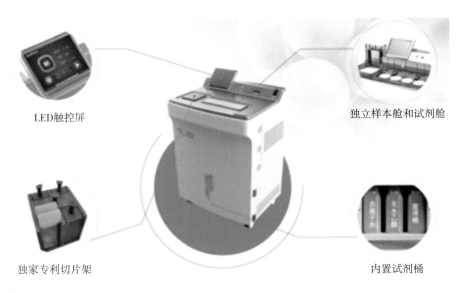

LED触控屏　　　　独立样本舱和试剂舱

独家专利切片架　　　　内置试剂桶

图21-5-1　全自动玻片处理系统

（二）全自动特殊（FISH）染色机

1. 设备功能　从组织白片到FISH染色完成，全程不需要人工干预，实现杂交前处理、微量添加探针（10微升/人份）盖片封固和揭片、杂交后洗涤、添加DAPI等全流程自动化（图21-5-2）。

2. 设备特点　①一体化。集烤片机、水浴锅、杂交仪、移液器于一体，所有试剂管道均置于设备内部。②快速化。仅需30min烤片、1.5h前处理、快速探针2h杂交，6h可出报告。③智能化。全自动滴加探针、揭盖玻片等，全程无需手工操作，无需人员值守。④简单化。仅需此设备和荧光显微镜即可开展FISH项目。⑤标准化。精准温控、质控简便，独立反应仓，防止污染。⑥多样化。同批次可检测7种探针，可同时处理不同组织和细胞样本。

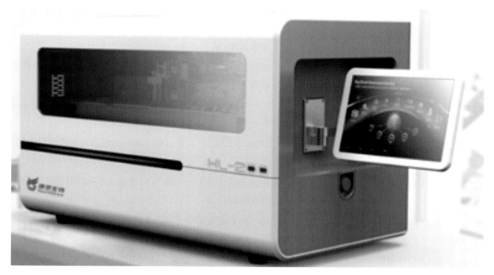

图21-5-2　全自动特殊（FISH）染色机

（三）快速FISH自动化扫描和智能化AI结果判读设备

目前市场上已有全自动扫描荧光显微镜和智能结果判读软件。通过荧光显微镜自动上片扫描系统将我们预选好的区域进行逐层自动扫描，层数和间距可自行设定，扫描后通过软件进行叠加。扫描完成的图像通过判读系统进行自动分析并给出结果建议。AI结果判读对染色结果具有一定的参考意义，其准确性可信性还需要通过多方的认证及国家相关部门认可来确定其实用性（表21-5-1）。

表21-5-1　实体肿瘤常见探针列表

适应证	探针名称	临床意义
乳腺癌	HER-2基因扩增探针	指导曲妥珠单抗、帕托珠单抗、拉帕替尼、T-DM1靶向用药
	TOP2A基因扩增探针	TOP2A基因扩增只能和使用CEF方案治疗可降低复发和死亡风险，是蒽环类药物的作用靶标；TOP2A基因缺失的患者预后更差，且不宜使用蒽环类药物治疗
胃癌	HER-2基因扩增探针	指导曲妥珠单抗、帕托珠单抗、拉帕替尼、T-DM1靶向用药
肺癌	ALK基因重排探针	指导克唑替尼、色瑞替尼、艾乐替尼、布加替尼、劳拉替尼靶向用药
	6q探针（ROS1重排）	指导克唑替尼、色瑞替尼、卡博替尼靶向用药
	RET基因重排探针	指导凡德替尼、卡博替尼靶向用药
	MET基因扩增探针	指导克唑替尼靶向用药
	NTRK1/2/3基因重排探针	指导拉罗替尼靶向用药
膀胱癌	膀胱癌探针试剂盒	用于膀胱癌早期筛查，辅助或鉴别诊断，复发或术后监测

续 表

适应证	探针名称	临床意义
淋巴瘤	BCL2基因重排探针	辅助诊断、预后评估
	BCL6基因重排探针	BCL6重排预后好于BCL2重排的DLBCL患者
	MYC基因重排探针	MYC重排是伯基特淋巴瘤的一个标志，指导高分级B细胞淋巴瘤的治疗，预后较差
	MYC/IGH融合探针	IGH/C-MYC融合在80%的伯基特淋巴瘤发生，用于伯基特淋巴瘤的辅助诊断
	BCL2/IGH融合探针	滤泡性淋巴瘤的标志（低级别更易出现），用于滤泡性淋巴瘤的辅助诊断
	IGH基因重排探针	IGH基因可用于诊断化不能定性的B细胞和T细胞非霍奇金淋巴瘤、非经典性霍奇金淋巴瘤和反应性增生
	CCND1/IGH融合探针	CCND1（BCL1）/IGH基因融合可用于套细胞淋巴瘤的辅助诊断，预后差
宫颈癌	TERC基因扩增探针	HPV阳性患者辅助诊断和TCT意义不明患者的辅助分级，及宫颈癌近期风险预测
脑肿瘤	1p/19q基因缺失探针	1p/19q单缺失或没有缺失是低级别胶质瘤低危特征，可选择单纯化疗，1p/19q共缺失的间变少突星形细胞瘤不能单独化疗
	KIAA1549/BRAF融合探针	KIAA1549/BRAF融合用于毛细胞星形细胞瘤或纤维性星形细胞瘤
	C11orf95/RELA融合探针	C11orf95/RELA基因融合检测可用于室管膜瘤的鉴别诊断和预后判断
	MYCN扩增探针	辅助诊断神经母细胞瘤
软组织肿瘤	EWSR1基因重排探针	辅助诊断尤因肉瘤
	SS18基因重排探针	辅助诊断滑膜肉瘤
	DDIT3基因重排探针	辅助诊断黏液样脂肪肉瘤
	MDM2基因扩增探针	辅助诊断非典型性脂肪瘤性肿瘤/高分化脂肪肉瘤
	FUS基因重排探针	辅助诊断低度恶性纤维黏液样肉瘤
	FKHR基因重排探针	辅助诊断腺泡状横纹肌肉瘤
	USP6基因重排探针	诊断结节性筋膜炎
肾癌	TFE3基因重排探针	辅助诊断Xp11.2易位/TFE3基因融合相关性肾细胞癌
	TFEB基因重排探针	辅助诊断t（6；11）肾细胞癌
其他实体肿瘤	NTRK1/2/3基因重排探针	指导拉罗替尼靶向用药

第六节 核酸原位杂交的影响因素

核酸原位杂交的基本过程即是带标记的核苷酸探针与相互补的核苷酸序列复性而形成杂交体的过程（图21-6-1～图21-6-8）。复性的效率和杂交体的稳定性受到以下因素的影响。调节下列因素可以对杂交的严格度进行控制，促进复性过程或反之以清除非特异信号。

1. 温度 在不考虑其他条件下，最适的温度一般为杂交体双链的解链温度（Tm）以下25℃左右。愈高于Tm值，则杂交体愈不易形成或不稳定。温度在控制杂交的严格度方面最易调整，且效果良好。因此，调整杂交或洗净温度为控制杂交的有效手段。

2. 盐浓度（或离子强度）　其浓度与复性和稳定性成正比，一般标准为0.18mol/L Na$^+$。

3. 变性剂　常用的有甲酰胺（formamide）、甲醛、尿素、SDS和Triton X-100等，复性效率及稳定性与其浓度成反比。其作用：①可以降低杂交的温度，尤其在原位杂交入50%甲酰胺，可以降低杂交温度至37～42℃，以保存细胞组织结构。②降低非特异杂交，减少背景。

4. 碱基组成　GC较多的序列其Tm值，复性及稳定性高。

5. 硫酸葡聚糖钠（dextran sulfate）化学性惰性的硫酸葡聚糖钠可增加杂交的有效反应空间，提高杂交效率。但易使杂交液变稠而增加非特异信号。

6. 其他　如反应长度、序列的不同（错配）等。

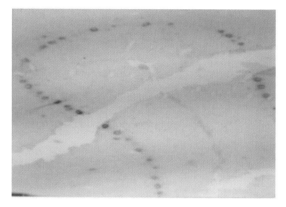

图21-6-1　脑海马c-fos癌基因表达

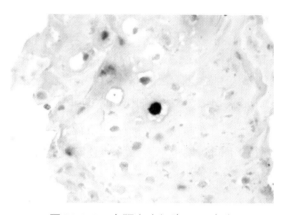

图21-6-2　宫颈上皮细胞HPV杂交

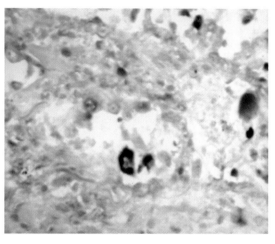

图21-6-3　肺SARS病毒杂交

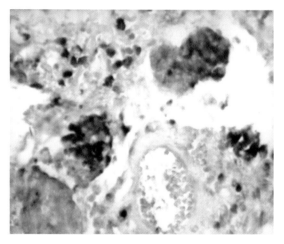

图21-6-4　肺SARS病毒杂交

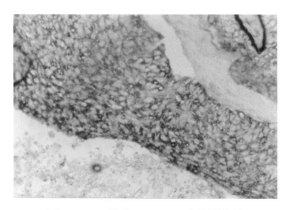

图21-6-5　鳞癌cyclin D1癌基因表达

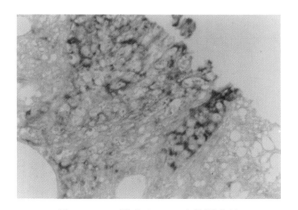

图21-6-6　鳞癌C-myc癌基因表达

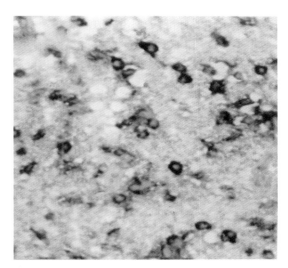

图21-6-7　神经细胞c-jun基因表达

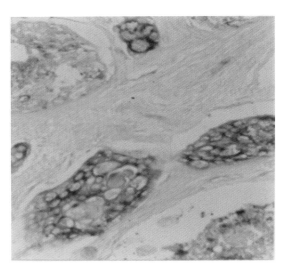

图21-6-8　鳞癌cyclin D1癌基因表达

需注意，在原位杂交时上述条件对杂交的影响远不如在液相杂交，固相杂交时敏感。因细胞、组织或处理不同效果也不一致，但趋向性是存在的。

第七节　常见问题及解决方法

一、EBER检测常见问题及解决方法

1. 脱片

可能原因	解决方法
标本制作	选择10%中性福尔马林缓冲液，切片是否确实干片
组织切片过薄	切片合适的厚度为（4±1）μm
玻片使用不当	必须使用防脱片
胃酶浓度过高	确定是否按照组织类型使用合适的酶浓度
消化时间过长	减少消化时间或消化温度改为室温

2. 预想的阳性切片，实验结果为弱阳性或阴性

可能原因	解决方法
组织固定	选择10%中性福尔马林缓冲液
脱蜡	选用新鲜的脱蜡液
消化	确定胃酶使用的浓度是否正确 确定酶消化的温度是否为37℃
杂交程序	确定探针在使用前是否混匀
检测程序	确定温度是否为37℃
靶DNA含量过低	可以选用过夜杂交

3．阴性对照切片阳性染色

可能原因	解决方法
干片	应在湿盒中进行杂交
阳性对照/特异性探针污染	确定为新使用探针

4．非特异性背景染色

可能原因	解决方法
干片	在潮湿的环境中进行杂交
内源性过氧化物酶	酶消化前用3%H_2O_2溶液室温孵育15min以灭火内源性过氧化物酶

二、FISH检测常见问题及解决方法

1．脱片

可能原因	解决方法
标本制作	选择10%中性福尔马林缓冲液，切片是否确实干片
组织切片过薄	切片合适的厚度为（4±1）μm
玻片使用不当	必须使用防脱片
胃酶浓度过高	确定是否按照组织类型使用合适的酶浓度
消化时间过长	减少消化时间或消化温度改为室温

2．预想的阳性切片，实验结果为弱阳性或阴性

可能原因	解决方法
组织固定	选择10%中性福尔马林缓冲液
脱蜡	选用新鲜的脱蜡液
消化	确定胃酶使用的浓度是否正确 确定酶消化的温度是否为37℃
杂交程序	确定探针在使用前是否混匀
检测程序	确定温度是否为37℃
靶DNA含量过低	可以选用过夜杂交

3．阴性对照切片阳性染色

可能原因	解决方法
干片	应在湿盒中进行杂交
阳性对照/特异性探针污染	确定为新使用探针

4. 非特异性背景染色、背景过强

可能原因	解决方法
干片	在潮湿的环境中进行杂交
内源性过氧化物酶	酶消化前用3%H_2O_2溶液室温孵育15min以灭火内源性过氧化物酶
标本制作前玻片清洗不干净	无水乙醇洗涤玻片
杂交后洗涤不充分	确保洗涤液按说明书配制；确保洗涤液pH值和温度正确；移去盖玻片，重复洗涤
滤片组使用不当	更换适当的滤片组观察以减弱背景
杂交条件不当	确保杂交仪温度为使用探针所要求温度
洗涤温度过低	确保洗涤玻片时溶液温度达到所要求的温度
洗液洗涤强度过低	确保洗液按照说明书配制（SSC浓度较低、NP-40浓度较高有利于提高洗液洗涤强度）

5. DAPI复染过弱

复染过弱	移去盖玻片，室温下将玻片置于2×SSC/0.1% NP-40洗液中浸泡5min。将玻片依次置于70%、85%和100%乙醇溶液中各1min进行梯度脱水后再复染
复染剂陈旧或过度光照	确保复染剂−20℃避光保存；确保复染剂未失效

6. 染色无信号或信号微弱

可能原因	解决方法
标本变性不充分	确保杂交仪温度在使用探针所要求温度；需至少提前10min预热
探针、杂交缓冲液使用前没有充分混匀	吹打探针混合液，使探针充分混匀，短暂离心
标本玻片上探针混合物干燥太快	探针混合物滴加后应立即将盖玻片覆盖目标区域；进行洗涤时，一次只能移除一张玻片上的盖玻片，并且在移除下一张之前立即将玻片浸入洗涤液中
杂交时盖玻片下有气泡形成	放盖玻片时要覆盖探针混合物表面，轻轻挤压以便挤出气泡
杂交条件不合适	确保遵守杂交所规定的时间和温度；橡胶封固时勿留缝隙；根据情况，调整杂交时间
洗涤液或洗涤条件不正确	确保按照产品说明书要求配制洗涤液；确保洗涤液的温度达到洗涤步骤所规定温度；确保温度计和pH计校正准确；玻片浸入洗涤液前移去盖玻片
探针或标本玻片储存不正确	确保探针−20℃避光保存；将未杂交玻片干燥后置于−20℃长期保存或者室温短期保存；将杂交后玻片置于−20℃避光保存，保存期不要超过6个月
复染剂使用错误，复染剂亮度太高	移去盖玻片，将玻片在2×SSC/0.1% NP-40溶液中室温浸泡5min。将玻片依次置于70%、85%和100%乙醇溶液中各1min进行梯脱水。自然干燥玻片后重新滴加复染剂
观察时所选用的滤片组不合适	更换适当的滤片组观察以减弱背景光

第二十二章　PCR技术

　　1985年，穆利斯（K.B. Mullis）等建立了现代意义上的PCR技术即聚合酶链反应（polymerase chain reaction，PCR），快速在体外特异性扩增已知DNA片段的方法，可在短时间内将目的DNA片段扩增至数百万倍。

　　PCR技术原理简述。①变性：高温下（93～95℃）将双链模板DNA解链成为单链。②退火：在较低温下（55～63℃）使人工合成的两个特异寡聚核苷酸引物分别与目的片段按碱基互补的原则结合。③延伸：在一定温度下（72℃），耐热DNA聚合酶将单核苷酸从引物3′端掺入，沿5′—3′方向延伸，合成DNA新片段。以上3个步骤为一个周期，由于每个周期所产生的DNA均能成为下次循环的模板，所以PCR产物以指数方式增加，经过35～40个周期之后，理论上可增加10^9。但受到各种因素的影响，每个周期的扩增效率不可能达到100%，实际上可扩增10^5～10^7倍。

　　在PCR扩增过程中，将荧光标志物掺入反应产物，每次循环产生PCR产物的量与荧光信号强度成正比，这种技术称为实时荧光定量PCR（real-time PCR）。与常规PCR相比，实时荧光定量PCR的优点是在扩增过程中同时测量反应产物的量，无须扩增后再分析，缩短检测时间的同时减少实验污染的风险。

　　PCR技术具有敏感性强和特异性高的优点，为分子病理学中常用的技术之一。PCR能以DNA或RNA作为模板进行检测，包括福尔马林固定、石蜡包埋（formalin-fixed and paraffin-embedded，FFPE）样本、新鲜组织、胸腔积液、腹水、血浆、脑脊液和尿液等提取的核酸均可用来检测。PCR的技术缺点是只能检测已知序列的突变位点。

　　PCR技术基本实现了自动化，目前已进入数字PCR时代，也已广泛应用于分子病理学领域，在病理诊断与分子分型、指导靶向药物治疗、疗效预测及预后评价中发挥关键作用。

第一节　样本来源

　　病理科日常工作中，可应用PCR技术检测的样本包括石蜡包埋组织、新鲜组织、胸腹水、血浆、脑脊液和尿液等。其中胸腹水等细胞学样本可通过沉渣包埋技术做成蜡块后进行检测，脑脊液及尿液样本参照血浆样本进行处理。

　　样本首选肿瘤石蜡包埋组织进行检测，包括手术、纤维支气管镜下活检、CT引导下肺穿刺、胸腔镜及淋巴结穿刺等方法获取的FFPE样本。检测前需对肿瘤细胞比例及出血、坏死、钙化灶等进行评估，满足检测要求后方可检测。对于客观上不能获得组织或细胞学样本的肿瘤患者，可用血液、脑脊液、尿液等样本进行检测。例如，晚期非小细胞肺癌患者的血液中存在循环游离核酸（ctDNA），其血浆中的游离核酸有更高的检出率。对于部分晚期发生脑转移的非小细胞肺癌患者，脑脊液对颅内肿瘤的游离核酸具有富集作用，可通过腰椎穿刺获取脑脊液进行检测。与组织检测相比，血液和脑脊液中游离核酸含量较低，其基因检测具有较高的特异性，但敏感性相对较低。

第二节 基因突变检测技术

实时荧光定量PCR是目前临床最常用的基因突变检测技术，是在PCR反应体系中引入特定荧光基团，通过荧光信号积累实时监测整个PCR进程，最后通过Ct值（cycle threshold value，Ct值）和反应曲线对待测样本进行分析。Ct值是指样品的荧光信号到达设定的荧光阈值时所经历的循环数。当进行PCR反应时，模板量越大，Ct值越小。

PCR常用的标志物为探针，探针是在常规PCR的一对引物之外，加入一条两端带有荧光标记的寡核苷酸序列。目前，常用的探针包括TaqMan探针、MGB探针、分子信标（molecular beacons）探针和双杂交探针等。随着技术进步，已经由相对定量PCR发展到了绝对定量PCR即数字PCR技术，可以准确定量出PCR终点的DNA拷贝数。此外，溶解曲线法也常应用在基因突变检测中。

目前肿瘤突变检测应用最广泛的是扩增阻滞突变系统（amplification refractory mutation system，ARMS）荧光定量PCR法，其基本原理是PCR扩增时引物能否延伸主要取决于引物3′末端的1～2个碱基是否与模板配对，如果不配对则引物不能延伸，只要能设计适当的引物，就可以区别正常和突变的DNA序列，ARMS法可理解为等位基因特异性实时荧光定量PCR。如图所示（图22-2-1、图22-2-2）：

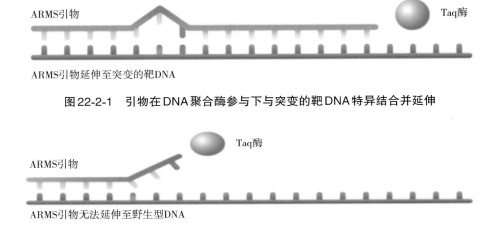

图22-2-1 引物在DNA聚合酶参与下与突变的靶DNA特异结合并延伸

图22-2-2 引物与野生型DNA无法特异结合并延伸

ARMS法的技术优点：①灵敏度高达1%。②提高了突变的检测成功率。③闭管检测且无须产物后处理，避免PCR污染。④易于开展临床检测。缺点是仅能检测已知突变。

基因突变检测技术包括3个步骤：核酸提取及质控，PCR扩增，结果分析。

一、核酸提取及质控

（一）核酸提取

1. FFPE样本　切取5μm厚石蜡片，手术样本3～5张，穿刺及活检样本8～10张。其中最后一张做HE染色，剩余白片常规脱蜡至水。为避免交叉污染，将每例样本的白片分别放置于存有自来水的立缸中。HE切片由病理医师阅片后划出肿瘤组织的部位，用1ml注射器针头刮取白片对应肿瘤处，将刮取的组织放入有细胞裂解液的EP管中。柱提法DNA提取大致操作步骤如下（不同实验室可根据实际情况调整）。

（1）EP管内加入裂解液，加蛋白酶消化，震荡混匀。

（2）56℃孵育。

（3）90℃孵育解交联。

（4）瞬时离心将液体收集至管底。

（5）加入高盐溶液使核酸析出，彻底震荡混匀至白色絮状沉淀消失，离心后取上清。

（6）转移上清到吸附柱中，离心，丢弃收集管，重新套上新的收集管。

（7）吸附柱中加入洗液（去除有机物和盐），离心，丢弃收集管，重新套上新的收集管。

（8）使硅胶膜稍干燥，重新套上新的EP管。

（9）将洗脱液加至吸附柱的膜中间，孵育（室温或37℃金属浴），离心收集核酸。

（10）提取的核酸应尽快使用，如短期不用，请于低温保存。长期保存建议放置于-20℃条件下。

2. 血浆样本

（1）取蛋白酶加入到离心管中。

（2）取血浆加入到离心管中（血浆量若不够，加缓冲溶液补充）。

（3）取裂解液和Carrier RNA加入到离心管中，振荡混匀。

（4）60℃孵育。

（5）加入高盐溶液到离心管中，振荡混匀。

（6）将离心管冰浴。

（7）使冰浴后的液体通过吸附柱。

（8）用洗液洗去蛋白及盐离子等。

（9）用乙醇洗去硅胶膜上多余的水分。

（10）使硅胶膜干燥，重新套上新的EP管。

（11）将洗脱液加到吸附柱的膜中间，孵育（室温或37℃金属浴），离心收集核酸。

注：采血管用EDTA抗凝管或者加有细胞保护剂的一次性抗溶血采血管，不可用肝素抗凝管。

（二）核酸质控（紫外分光光度计）

1. 用洗脱液设定空白。

2. 吸取适量样本检测（具体操作可参照仪器说明书）。

3. 核酸质量要求260/280＝1.8～2.0，260/230＞2.0最佳。

二、PCR扩增

将测定浓度后的核酸稀释至目标浓度，一般石蜡切片样品的核酸检测浓度为1～3ng/μl，按相应试剂盒说明书步骤加样上机。根据石蜡样品保存的年限不同，保存不超过3个月的石蜡样品每单个反应管添加的核酸浓度为1.5ng/μl；保存年限3个月至1年的石蜡样品每单个反应管添加的核酸浓度为2ng/μl；保存1～3年的石蜡样品每单个反应管添加的核酸浓度为2.5～3.0ng/μl；不推荐使用保存超过3年的石蜡样品。石蜡包埋样本核酸质量取决于样本离体固定是否及时、规范，固定液必须使用10%中性缓冲福尔马林液。核酸质量直接影响着后续结果的判读。血浆样品的核酸提取完后，可原浓度直接上机。

根据检测试剂盒说明书进行反应体系的配制。目前大多数单位所用的实时荧光定量PCR仪有Stratagene Mx3000P™、ABI系列、LightCycler 480、SLAN、Bio-Rad等。各实验室根据自身情况选择适合的机型。

以ABI7500为例：打开仪器窗口，按照下图中说明的扩增程序图进行设置（图22-2-3）。第一阶段：95℃ 5min，1个循环；第二阶段：95℃ 25s，64℃ 20s，72℃ 20s，15个循环；第三阶段：93℃ 25s，60℃ 35s，72℃ 20s，31个循环；信号收集：第三阶段60℃时收集荧光信号，保存文件。

三、PCR结果判读

不同厂家试剂盒之间判读标准不尽相同。但基本判读标准应先确定阴性质控品无扩增曲线，证明实验操作过程无外源性核酸污染；阳性质控品应有扩增曲线，证明所用试剂为有效试剂。

确定实验是否成功可信：阴性对照应无反应信号，阳性对照应符合试剂盒的阳性判读标准。待测样本看家基因（house-keeping genes）检测信号曲线应该升起。如能满足试剂盒要求，则继续分析。

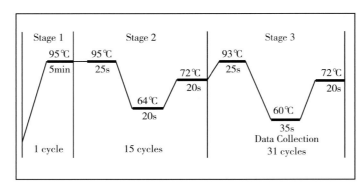

图22-2-3 扩增程序

如果其Ct值小于试剂盒规定的范围，说明加入的核酸过量，应减少核酸的加入量再进行实验。若看家基因信号曲线对照分析为阴性或Ct值大于试剂盒规定的范围，说明核酸的加入量过少或含有PCR抑制剂，需要重新提取核酸再进行实验。

待测样品的内控信号应升起，若内控对照曲线分析为阴性，说明核酸的加入量过少或含有PCR抑制剂，需要增加核酸的用量或重新提取核酸后再进行实验。如果仍然有样本的阳性突变信号，可能是由于突变序列的扩增抑制了内控序列的扩增，结果仍然可信。

选择单一样本分析，需要同时选择阳性质控品反应孔、阴性对照孔和样品反应孔，然后可根据实际情况确定阈值线，得到Ct值。首先确定样品各个反应管各自的Ct值，然后确定该样品看家基因的Ct值。若样品突变Ct值大于或等于阴性临界值，则样品为阴性或低于本试剂盒的检测下限。当样品突变Ct值小于阴性临界值时，且反应管的ΔCt值小于相对应的ΔCt Cut-off值，则该样品为该反应管对应突变位点阳性。

四、结果曲线分析

下面分别举例EGFR、K-Ras、BRAF基因的阳性突变曲线（图22-2-4～图22-2-7）。

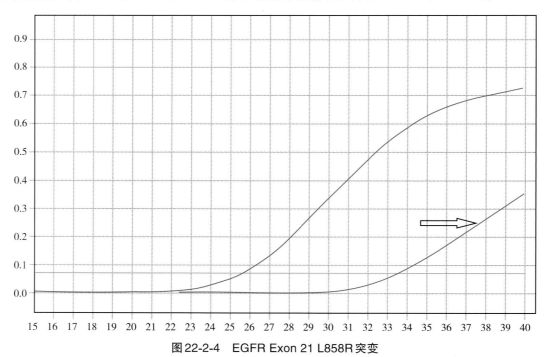

图22-2-4 EGFR Exon 21 L858R突变

注：第一条曲线为样本看家基因扩增曲线，第二条曲线（箭头所指）为样本EGFR Exon 21 L858R点突变扩增曲线。突变曲线Ct值减去看家基因Ct值小于ΔCt Cut-Off值为突变阳性。

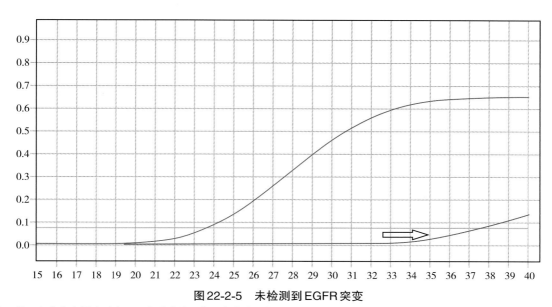

图22-2-5 未检测到EGFR突变

注：第一条曲线为样本看家基因扩增曲线，第二条曲线（箭头所指）为样本EGFR Exon 21 L858R点突变扩增曲线。突变曲线Ct值减去看家基因Ct值大于ΔCt Cut-Off值为野生型。

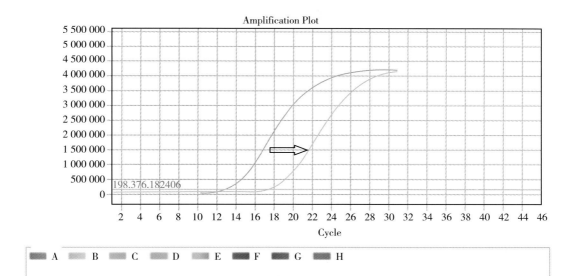

图22-2-6 BRAF^{V600E}阳性突变曲线

注：第一条红色曲线为阳性质控扩增曲线，第二条绿色曲线（箭头所指）为BRAF^{V600E}阳性突变扩增曲线。

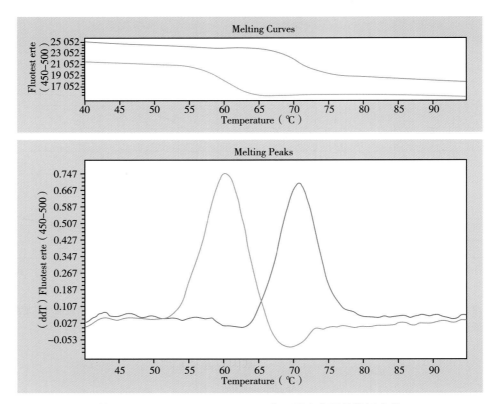

图 22-2-7　K-RAS Codon12/13密码子突变型的熔解曲线

注：此图为样本扩增原始荧光信号熔解曲线，紫色代表野生型熔解曲线，蓝色代表突变型熔解曲线。信号峰值对应温度为突变型Tm值（熔解温度）。

第三节　基因重排检测技术

基因重排检测即是通过特殊手段来检测基因是否发生了重排，或确定发生了基因重排的细胞是否来源于同一始祖细胞。我们可以通过检测来确定特殊的肿瘤类型或疾病，判定细胞的单克隆性，从而帮助理解疾病的发生和诊断疾病。如果T细胞或B细胞在重排的某一阶段产生单克隆性增生，即可能成为淋巴瘤。也就是说，淋巴瘤细胞克隆性增生会使其特殊的基因重排形式占一定的数量优势，从而成为细胞克隆性的检测指标。这就是淋巴瘤基因诊断的理论基础（图22-3-1）。

目前，用于淋巴瘤基因重排检测的方法主要有两种：聚合酶链反应（PCR）方法和Southern印迹杂交法。Southern杂交在一段时期内是检测淋巴细胞克隆性的金标准，但操作复杂耗时费力，而且需

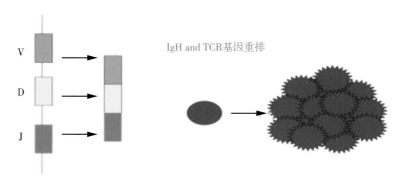

图 22-3-1　淋巴细胞基因重排模式

要大量高品质的DNA，小样本和福尔马林固定的石蜡包埋组织很难有理想结果。20世纪80年代已有人提出用PCR方法检测淋巴细胞基因重排的设想；与Southern杂交比较，PCR方法简单、快捷，可广泛适用于各种类型的样本，可为我们提供更准确的单克隆或寡克隆细胞群基因重排信息。

一、核酸提取

方法详见本章第二节核酸提取方法。

二、PCR扩增

样本核酸质量验证合格后，进行克隆性检测的体系配制。以20μl反应体系为例，添加DNA模板2μl和GodTaq 0.1μl。

PCR扩增：

94℃预变性	3min	
94℃变性	1min	
55～65℃退火	1min	34个循环
72℃延伸	1min	
72℃末次延伸	10min	

PCR（按符合BIOMED-2标准的IdentiClone™基因克隆性检测试剂盒说明操作）

PCR反应程序

95℃	7min	
95℃	45s	
60℃	45s	34个循环
72℃	90s	
72℃	10min	
15℃	无限	

在PCR扩增之后，有许多方法进行产物分析，其中应用较广泛的包括聚丙烯酰胺凝胶电泳、毛细管电泳（片段长度分析）二代测序等。

三、结果分析

以凝胶电泳为例，8%的聚丙烯酰胺凝胶电泳，取PCR产物8μl，加2μl 6×上样缓冲液（含荧光染料），上样。电压80V 1h，凝胶成像仪下观察结果（图22-3-2）。溶液配制如下。

1. 10×Tris EDTA（TE）的配制：pH 8.0 100mmol/L Tris-Cl（pH 8.0），10mmol/L EDTA（pH 8.0）可高压灭菌，室温保存。

2. Tris（1mol/L）的配制：用800ml 3 dH$_2$O溶解121.1g Tist碱，加浓盐酸调pH至所需pH 8.0 HCl 42ml冷却至室温后调pH，加水定容至1L。

3. Loading buffer的配制：40%的溴酚蓝蔗糖溶液，4g蔗糖（sucrose）定容到10ml 3 dH$_2$O中，再加入微量溴酚蓝，充分摇匀，4℃保存，每1ml加3μl荧光染料，避光保存。

4. TBE的配制：10×TBE 500ml，Tris 54g；硼酸27.5g；0.5mol/L EDTA（pH 0.8）20ml。

5. 10%过硫酸胺（ammonium persulfate）的配制：1g过硫酸胺定容于10ml 3 dH$_2$O。

6. 8%聚丙烯酰胺凝胶的配制（表22-3-1）。

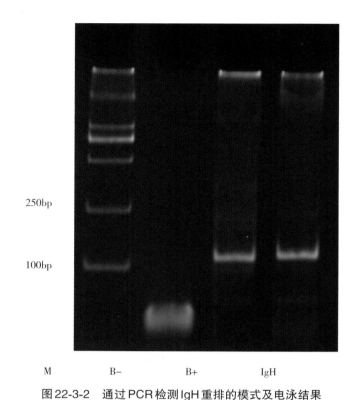

图22-3-2　通过PCR检测IgH重排的模式及电泳结果

注：M，分子量；B-，为IgH重排阴性对照；B＋，为IgH重排阳性对照；IgH为待测的单克隆检测结果。

表22-3-1　聚丙烯酰胺凝胶配制方法

溶液	一块胶	两块胶	三块胶
3 dH$_2$O	5.27ml	7.905ml	12
5×TBE	2.0ml	3.0ml	4.5ml
10% 过硫酸铵	70μl	105μl	158μl
30% 丙稀酰胺	2.66ml	3.99ml	6ml
TEMED	10μl	20μl	30μl

第四节　突变检测的质量控制

一、样本的质量控制

首先应对突变检测的肿瘤组织进行评估。对于活检样本，肿瘤细胞的总数量应大于100个。选择肿瘤比较大的组织，并且去除正常组织和坏死组织，避免正常组织核酸量过高造成检测结果不准确。送检样本如果为血液，需用专用抗溶血采血管进行采血，血液采集后立即离心进行血浆和血清分离，避免白细胞破裂造成的体细胞核酸污染。应在患者放化疗前进行空腹采血，如患者处于放化疗周期内，建议放化疗结束2周后取样。有严重炎症的患者，建议白细胞恢复正常水平后采血。

二、核酸提取过程中的质量控制

1. 石蜡切片过程中，刀片不可混用，保证每个样本一个刀片。

2. 展片时要注意清洁水浴锅。

3. 刮取组织时，保证每个样本一个注射器针头。

4. 移液时注意更换枪头。

5. 设计好移液路线，避免样本间污染。

三、PCR过程中的质量控制

1. 实验过程需要全程保持无核酸污染，不同区域实验操作时应穿不同的隔离衣。不同的实验区域应有专用的清洁用具以防止交叉污染。

2. 在不同区域间传递物品，需使用传递窗。

3. 加样核酸时，设计好移液路线，避免样本间污染。

4. 实验时注意防止外源核酸、试剂、样本间的污染。

5. 推荐在制备反应试剂和添加核酸样本时，使用专用的移液器和带滤芯吸头。

6. 实验区域专区专用，实验完毕进行清洁消毒。

四、结果的质量控制

实验室应建立完整质量控制管理文件体系，进入实验室人员严格按照SOP文件操作。用标准的分析方法判读实验结果。当实验结果出现异常，分析实验异常原因并且建立实验失控记录。保存临床样本和试剂的设施应设置目标温度和允许范围，并有相应记录。实验检测所用试剂应进行试剂性能验证。每次实验应设置阴性质控及阳性质控。

五、实验室环境及设备的质量控制

实验室应有温度失控时的处理措施并记录。依据所用分析设备和实验过程的要求，制定环境温湿度控制要求并记录。定期校准分析设备的加样系统、检测系统和温控系统。定期对基因扩增仪、移液器、温度计、恒温设备、离心机和生物安全柜等进行检定和校准。

第五节　PCR实验室的设计

临床PCR检测必须按规范要求进行，并有严格的实验室质量管理体系进行管理。因其检测灵敏度高，实验室如有以前扩增产物的残留或在样本核酸提取过程中样本间的交叉污染，均可导致假阳性结果的出现。

对于临床PCR实验室的分区及其设备配置，卫生部颁发的《临床基因扩增检验实验室管理暂行办法》（卫医发〔2002〕10号）中作了明确规定，并且卫生临床检验中心发出的配套文件《临床基因扩增检验实验室工作规范》（卫检字〔2002〕8号）又对各区的功能及注意事项做了阐述（图22-5-1）。

涉及基因扩增检验的实验室原则上分4个独立的工作区域：试剂贮存和准备区；样品制备区；扩增区；扩增产物分析区。如使用自动分析仪（扩增产物闭管检测），扩增区和扩增产物分析区可合并。具体实验室分区应依据其所使用的技术平台及检验项目和工作量而定。上述每个区域应有充足空间以保证：①样品处置符合分析前、后样品分区放置。②仪器放置符合维修和操作要求。③样品制备区放置生物安全柜、离心机和冰箱等仪器设备。分子病理实验室均应设置独立的样本前处理区，包括切片区和脱蜡区，用于组织切片、脱蜡、水化和染色等。脱蜡、水化和染色应在通风设施中进行。各工作区域应有明确的标记。进入基因扩增实验室各工作区应按照单一方向进行，即试剂贮存和准备区→样品制备区→扩增区→扩增产物分析区。不同的工作区域使用不同的工作服（可用不同颜色区分）。工作人员离开各工作区域时，不应将工作服带出。

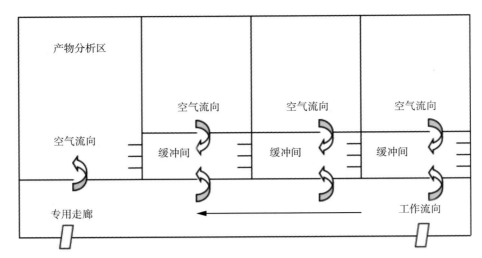

图 22-5-1　规范化 PCR 实验室示意

第六节　突变检测的意义

恶性肿瘤的诊疗已经迈入精准医学时代。以肺癌为例，表皮生长因子受体（epidermal growth factor receptor，EGFR）是非小细胞肺癌（non-small cell lung carcinoma，NSCLC）最常见的驱动基因。EGFR 基因中的许多特定突变与患者对酪氨酸激酶抑制剂（tyrosine kinase inhibitors，TKIs）的反应密切相关。EGFR 基因突变主要集中在 18～21 外显子上，其中 19 外显子缺失（19Del）和 21 外显子的点突变（L858R）是最常见的敏感突变。美国国立综合癌症网络（National Comprehensive Cancer Network，NCCN）临床实践指南、欧洲肿瘤内科学会（European Society for Medical Oncology，ESMO）肺癌共识以及中国晚期非小细胞肺癌分子靶向治疗专家共识均已明确建议：NSCLC 患者在接受靶向治疗之前应检测 EGFR 基因，根据基因状态制定相应的治疗策略。另外，在结直肠癌的诊疗指南中也建议常规检测 Kirsten 大鼠肉瘤病毒癌基因同源物（Kirsten RAS，K-RAS）和神经母细胞肉瘤病毒癌基因同源物（Neuroblastoma RAS，N-RAS）基因突变。K-RAS 和 N-RAS 编码的大鼠肉瘤病毒癌基因同源物（rat sarcoma viral oncogene homolog，RAS）蛋白是一种膜结合型 GTP/GDP 结合蛋白，可以作为分子开关参与细胞外生长、增殖、分化等信号向胞内传递的过程。临床研究发现，存在 K-RAS 及 N-RAS 突变的结直肠癌患者不能从抗 EGFR 抗体类药物治疗中获益，可能还会产生不良反应并增加治疗费用。因此，NCCN 建议，对于考虑应用 EGFR 单抗治疗的结直肠癌患者，应先检测 K-RAS 和 N-RAS 基因突变，再决定后续治疗方案。目前对恶性肿瘤靶基因突变的检测，临床上应用广泛的是扩增阻滞突变系统（amplification refractory mutation system，ARMS）荧光定量 PCR 法。

第七节　突变检测的常见问题及解决方法

一、活检组织核酸提取量、组织大小与核酸提取关系

分子病理检测前，组织学样本需要先进行病理的质控。由于获取材料受限制原因，一些穿刺活检小样本的组织，组织较小且能切取的白片少导致提取的肿瘤核酸较少，紫外分光光度计测 DNA 浓度较低，低于 2ng/μl 的上机浓度，而无法达到检测要求。

解决方法：首先，可以把全部组织放入细胞裂解液中，不必单独富集肿瘤部分组织；另外，在洗

脱核酸时，可减少洗脱液的加入量，能覆盖住硅胶膜即可；最后，孵育阶段可以把离心管放在37℃条件下，增加洗脱液的溶解效果。以上3种方法可一定程度上增加小样本组织的核酸提取总量。

二、核酸质量对检测及判断等影响

有的样本在核酸提取后进行紫外风光光度计下测得浓度较高，但结果分析时内参未达到质控的低限，导致结果无法判读或造成判读的假阴性。

解决方法：可按指数比例加大上机浓度进行检测。提取好的核酸如不能及时进行检测，建议冻存，且减少核酸反复冻融次数。新鲜取得的组织样本应立即放入足量的10%中性缓冲福尔马林液中，做到及时固定减少样本暴露造成的核酸损伤。

三、突变曲线处于临界范围

有些组织样本前期病理质控合格，在下机分析时发现有待检位点曲线的翘尾或者 ΔCt 值超出判读范围，造成判读困难。

解决方法：①可按指数增加或减少上机的样本浓度进行重复实验。②采用单点检测试剂盒，避免应用多基因联合检测试剂盒，多基因联合检测试剂盒在检测灵敏度上可能低于单点检测试剂盒，因为多基因检测试剂盒通常存在多对设计引物，引物之间扩增过程中存在竞争。③更换方法学，采用灵敏度更高的检测方法验证，如数字PCR法。

如条件允许，采用显微切割技术进行肿瘤细胞的富集，减少正常组织细胞的干扰。

四、二代测序方法与PCR方法检测结果不一致

可能有以下几方面因素：

1. 二代测序可以对未知突变和已知突变同时进行检测，而PCR法只能检出已知位点的突变。

2. 二代测序的敏感度与测序深度呈正相关，可能有测序深度不够而导致突变位点未检出。可增加测序的深度，提高检测灵敏度。

3. 少数情况下，PCR引物在设计时会存在模板链待扩增区域相邻碱基位置的干扰，可能会导致PCR过程的假阴性。

五、血液样本检测中常见问题

如果血液样本离心后发生溶血，应进行溶血程度评估，通过评估的样本可继续进行后续实验，未通过评估的样本应重新进行采血。

血液样本分子检测结束后，内参Ct值靠后超出判读范围的上限，说明投入的cfDNA量较少，或者背景核酸量太多造成干扰。可以加大原始cfDNA上机量。另外，采集血液样本需用抗溶血的采血管，转运过程避免震动；收到血液样本后应立即低速离心进行血浆分离，分离好的血浆再进行高速离心处理，确保分离的血浆无体细胞和体细胞碎片残留，避免体细胞核酸的污染。

第二十三章 二代测序

第一节 二代测序技术概述

高通量测序技术（high-throughput sequencing）是一次并行对几十万到几百万条DNA分子进行序列测定，又称下一代测序技术（next-generation sequencing，NGS）可对一个物种的基因组和转录组进行深入、细致、全貌的分析，所以又被称为深度测序（deep sequencing）。

相比传统基因检测方法，NGS有明显的技术优势，例如，可以一次性、特定时间（约10个工作日）产生覆盖基因组特定区域（从数个基因到数百个基因以至全外显子组或全基因组）的高通量测序数据。其应用范围包括：①可同时检出多个基因的点突变、插入/缺失、拷贝数变异、基因重排4种变异形式，提供全面的基因突变数据，为患者提供精准用药指导，包括正确选择靶向治疗方案、协助判断是否可使用免疫治疗、指导临床试验入组及提供疗效预测信息等。②避免由于单个基因重复检测带来的样本耗竭和检测时间延长。③有助于发现潜在的耐药机制，并且全面的基因变异检测信息可以为下一步治疗方案的选择提供依据。

目前，根据NGS文库构建方法不同，可分为扩增子法和捕获法两大类。扩增法是在目标区域的两端设计特异性的引物，通过PCR的方法将目标区域富集出来，后续通过接头连接或PCR的方法在扩增子的两端加上含有文库标签的通用序列完成文库构建。捕获法是通过基因组DNA打断、末端补齐、加A和连接及DNA片段筛选等一系列操作构建全基因组文库，而后通过杂交探针捕获的方法将含有目标区域片段的文库从构建好的全基因组文库中抓取出来。目前的测序平台主要有华大基因、Life、Illumina和Roche 454等品牌。

高通量测序仪器虽然各具特点，在原理上具有很多的共同之处：

1. 将目标DNA剪切为小片段。
2. 构建基因（DNA）文库。
3. 单个小片段DNA分子结合到固相表面。
4. 单分子独立扩增。
5. 每次只复制一个碱基（ACTG）并检测信号。
6. 高分辨率的成像系统。

第二节 Ion Torrent PGM仪操作流程

一、Life文库构建简易流程图（图23-2-1）

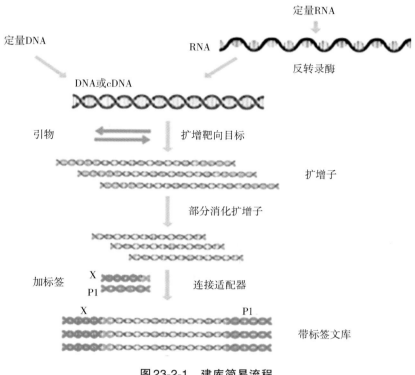

图23-2-1 建库简易流程

二、Life PGM平台高通量测序的基本原理

Ion Torrent高通量测序基于半导体芯片技术，使用一种布满小孔的高密度半导体芯片，一个小孔就是一个测序反应池，孔底部带有感应器。将两端含有Ion Torrent通用接头的文库加载到ISP微珠上，ISP微珠表面含有大量能与Ion Torrent通用接头序列互补的Oligo序列，经过乳液PCR，每条文库片段在独立的反应体系中经过扩增，扩增产物被固定在微珠的表面。这些表面长满文库片段的微珠加载到半导体芯片的小孔中，测序时依次加入4种dNTP和DNA聚合酶。每把一分子核苷酸聚合到延伸的DNA链上时，会释放出一个氢离子，反应池中的pH发生改变，位于小孔反应池底部的离子感应器就会感受到信号，完成化学信号到电信号再到数字信号的转变，从而读出DNA序列。

三、Life建库流程具体步骤

使用Qubit 3.0荧光定量仪检测FFPE DNA浓度，一般样品的投入量为10ng。

（一）扩增目标片段

注意：引物和5×AmpliSeqHiFi Master Mix非常黏，吸取时要缓慢，混匀时要充分。建议配制PCR反应体系都在冰盒上进行（表23-2-1～表23-2-7）。

1. 试剂准备 见表23-2-1。

表23-2-1　扩增目标片段试剂准备

试剂名称	储存条件（℃）	备注
5×AmpliSeqHiFi Master Mix	−30 ～ −10	冰上放置，瞬离
5×AmpliSeq Primer Pool	−30 ～ −10	室温解冻，涡旋瞬离

2. 在200μl PCR管中配制反应体系，将枪调至10μl，反复吹吸5次混匀，瞬离（表23-2-2）。

表23-2-2　反应体系配制

组分	体积（μl）/每个样本
5×AmpliSeqHiFi Master Mix	4
5×AmpliSeq Primer Pool	4
gDNA	Y
无核酸酶水	（12-Y）
总计	20

3. PCR反应，以扩增基因组DNA上的目标区域（表23-2-3）。

表23-2-3　PCR反应

Stage	Step	温度（℃）	时间（min）
hold	活化酶	99	2
20个循环	变性	99	0.25
	退火延伸	60	4
hold		10	hold

注：PCR产物可10℃过夜，或−20℃长期保存。

（二）部分消化引物序列

1. 试剂准备　见表23-2-4。

表23-2-4　部分消化引物序列试剂准备

试剂名称	储存条件（℃）	备注
FuPa Reagent	−30 ～ −10	冰上放置，瞬离

2. 将PCR管从PCR仪上取出，瞬离。在每管PCR管中加入2μl FuPa Reagent。至此，每个PCR管中总体积应为22μl。将枪调至15μl，反复吹吸5次混匀。瞬离。

3. PCR反应条件　50℃ 10min，55℃ 10min，60℃ 20min，10℃维持（最长60min）。

（三）在扩增子上连接接头并纯化

1. 试剂准备　见表23-2-5。

表23-2-5 在PCR扩增子上连接接头并纯化试剂准备

试剂名称	储存条件（℃）	备注
P1 Adapter	−30 ～ −10	室温解冻，涡旋瞬离
Barcode	−30 ～ −10	室温解冻，涡旋瞬离
Switch Solution	−30 ～ −10	室温解冻，涡旋瞬离
DNA Ligase	−30 ～ −10	冰上放置，瞬离
AMPure XP Reagent	4	室温平衡

注：若在同一张芯片上跑多个样本，可在样本上加上不同的Barcode以区分。

2. 稀释P1 Adapter和Barcode，如一张芯片跑两个样本，则需要配制两种Adapter-Barcode混合物，每种混合物中所含的Barcode不同（表23-2-6）。

表23-2-6 Adapter-Barcode混合物配制

组分	体积（μl）/每个样本
Ion P1 Adapter	1
Ion Xpress Barcode	1
无核酸酶水	2
总计	4

注：每个样本只需2μl稀释后的Adapter和Barcode混合物，可将多余的稀释后的Adapter-Barcode混合物保存在−20℃。

3. 建立连接反应 ①如果Switch Solution有明显沉淀，用枪反复吹吸重悬。②将PCR管从PCR仪上取出，瞬离，按下表在每个PCR管中加入以下组分。例如，一张芯片跑两个样本，此步中则需要在PCR仪中取出的两个PCR管中加入不同的上述混合液（表23-2-7）。

表23-2-7 建立连接反应液体配制

组分	体积（μl）
Switch Solution	4
Ion AmpliSeq Adapters（一张芯片只跑一个样本）或者稀释后的Adapter-Barcode混合物（一张芯片跑多个样本）	2
总计	28（包括PCR管中原有的22μl）

4. 在每个PCR管中加入2μl DNA Ligase，将枪调至20μl，反复吹吸5次混匀，瞬离。

5. PCR反应条件 22℃ 30min，72℃ 10min，10℃维持，可将产物置于−20℃长期保存。

6. 纯化未扩增的文库 使用未扩增文库体积（30μl）、1.5倍的AMPure XP Reagent（45μl）。

注意：AMPure XP Reagent需室温平衡30min以上，用前充分涡旋混匀，使用后放在常温即可（后面还有纯化步骤）。配制70%乙醇，每次使用前新鲜配制，每个样本需要230μl无水乙醇＋100μl无核酸酶水。

操作流程：①从PCR仪中取出PCR管，瞬离。在每个PCR管中加入45μl AMPure XP Reagent，吹吸几次以充分混匀，将液体全部移入1.5ml低吸附离心管中。②室温放置5min，期间用枪吹吸1～2次，以便磁珠可以更好地吸附文库（若粘在管壁上，可以瞬离一下）。③将1.5ml低吸附离心管放入磁力架中，静置2min或者直到液体澄清为止。小心移去上清，注意不要碰到磁珠（离心管始终置于磁力架上）。④在每个1.5ml低吸附离心管中加入150μl新鲜配制的70%乙醇。将离心管在磁力架上缓慢转动2圈（缓慢转动，每次转动一下都要确保磁珠从离心管壁滑落后再吸附到管壁上时再进行下一步转动），然后小心移去上清，注意不要碰到磁珠（离心管始终置于磁力架上）。⑤重复步骤④（离心管始终置于磁力架上）。⑥确保尽可能地将乙醇全部移除。敞开管盖，使磁珠干燥（离心管始终置于磁力架上），以磁珠表面不反光、磁珠块没有裂纹为准。

（四）扩增文库并纯化，Qubit定量

1. 洗脱扩增文库　①试剂准备（表23-2-8）。②将离心管从磁力架上取下，在每个管中加入50μl Platinum PCR SuperMixHiFi，2μl Library Amolification Primer Mix，反复吹吸5次以充分混匀，在室温短暂放置3～5min。③将离心管放回磁力架上至少2min，待溶液澄清，小心吸取约50μl上清液到新的PCR管中，注意不要碰到磁珠（此时文库已在上清液中）。④PCR反应条件：98℃ 2 min，连续98℃ 15s，60℃ 1min，5个循环，10℃维持，可将产物置于-20℃长期保存（表23-2-8）。

表23-2-8　洗脱文库试剂准备

试剂名称	储存条件（℃）	备注
Platinum PCR SuperMixHiFi	-30～-10	冰上放置，瞬离
Library Amolification Primer Mix	-30～-10	室温解冻，涡旋瞬离

2. 纯化扩增后的文库，试剂准备（表23-2-9）。

表23-2-9　纯化扩增后文库试剂准备

试剂名称	储存条件（℃）	备注
AMPure XP Reagent	4	室温平衡
Low TE	-30～-20	室温解冻，涡旋瞬离

注：AMPure XP Reagent需室温平衡30min以上，用前充分涡旋混匀。配制70%乙醇，每次使用前新鲜配制，每个样本需要230μl无水乙醇＋100μl无核酸酶水。

3. 第一轮纯化（要上清）　①从PCR仪中取出PCR管，瞬离。取一个新的低吸附1.5ml离心管，在每个管中加入25μl AMPure XP Reagent（0.5倍体积），反复吹吸5次以充分混匀文库和AMPure XP Reagent。②室温放置5min，期间用枪吹吸1～2次，以便磁珠可以更好地吸附文库（若粘在管壁上，可以瞬离一下）。③将管子放入磁力架上至少5min或直至溶液澄清。④小心将上清移到新的低吸附1.5ml离心管中，注意不要碰到磁珠。

4. 第二轮纯化（要磁珠）　①加入60μl AMPure XP Reagent（1.2倍体积）在上述④的管子中。反复吹吸5次以充分混匀。②室温放置5min，期间用枪吹吸1～2次，以便磁珠可以更好地吸附文库（若粘在管壁上，可以瞬离一下）。③将管子放入磁力架上至少3min或直至溶液澄清小心移除上清注意不要碰到磁珠。④在每个1.5ml低吸附离心管中加入150μl新鲜配制的70%乙醇。将离心管在磁力架上缓慢转动2周（缓慢转动，每次转动一下都要确保磁珠从离心管壁滑落后再吸附到管壁上时再进行下一步转动），然后小心移去上清，注意不要碰到磁珠（离心管始终置于磁力架上）。⑤重复步骤④（离心管始终置于磁力架上）。⑥确保尽可能地将乙醇全部移除。敞开管盖，使磁珠干燥（离心管始终置于磁力架上），以磁珠表面不反光，磁珠块没有裂纹为准。⑦将管子从磁力架上取下，在每管中加入50μl Low TE，重悬磁珠，反复吹吸5次以充分混匀。⑧将管子放置磁力架上2min后，将上清吸到200μl PCR 管中保存。⑨用Qubit定量，根据所测浓度，计算文库的稀释倍数。One Touch 只需3ng/ml（20pm）。

5. 文库保存 未稀释的文库可在4℃保存48h，−20℃长期保存。稀释后的文库可在4℃保存48h。

（五）OT2 PCR反应

1. 稀释文库 取100pM文库（15ng/ml）2μl加入23μl水，将文库定容为25μl（将4个文库分别测量浓度后稀释到15ng/ml，取等量混合后吸取2μl，再加23μl水即可）。

2. 试剂准备 见表23-2-10。

表23-2-10 OT2 PCR反应试剂准备

试剂名称	储存条件（℃）	备注
Ion PGM Hi-Q Reagent Mix	−30 ～ −10	融化后放2 ～ 8℃
Ion PGM Hi-Q Enzyme Mix	−30 ～ −10	冰上放置，瞬离
Ion PGM Hi-Q ISPs	−30 ～ −10	冰上放置，瞬离
Ion One Touch Oil	15 ～ 30	
Ion One Touch Reaction Oil		
Ion One Touch Breaking Solution		
无核酸酶水		
Ion PGM OT2 Recovery Solution		
Neutralization Solution		
Ion OneTouch Wash Solution		
MyOneBeadsWash Solution		
Tween Solution		

3. 取一个Ion PGM Hi-Q Reagent Mix（每次用一管），按下表顺序加入如下试剂（表23-2-11）。

表23-2-11 试剂填加顺序

组分	体积（μl）/每个样本
无核酸酶水	25
Ion PGM Hi-Q Enzyme Mix	50
稀释好的DNA	25
Ion PGM Hi-Q ISPs	100
总计	1000

4. 将上述2ml管最大速度涡旋5s，离心2s。

5. 装载Ion One Touch 反应过滤器（Reaction Filter）：①取一个过滤组件（Reaction Filter），加入上述1000μl反应液。②加入2次，每次850μl Ion One Touch反应油（reaction oil）。③上机进行下面的程序"PGM：Ion PGM Hi-Q OT2 Kit-200"。④确保在每个Recovery Tube里加入150μl Ion One Touch Breaking Solution。⑤程序开始后16h内收产物。

6. 收集ISPs（Template-positive Ion Sphere™ Particles；ISPs） ①程序结束后，点击屏幕上的Next，进行一个后续的离心过程。②离心结束后移除Recovery Router。③小心将两个Recovery Router取出，置于管架上。④移除Recovery Router内多余的Ion PGMOT2 Recovery Solution，每管剩余约100μl。⑤用同一个新的枪头重悬每个管中的液体，直至液体均一，移至一个新的1.5ml EP管中。⑥在每个Recovery Tube中加入500μl Ion One Touch Wash solution，再转移至上述1.5ml离心管中（此管可以在4℃保存3天）。⑦15 500g离心2.5min。⑧保留100μl液体。

7. ES（Enrich the template-positive；ISPs）

用前测试：①第一次使用或很久没用过，需要进行一个简单的测试。②按照要求装好枪头（试剂盒中提供）。③将枪头插入套管中，用力向下压以确保枪头插紧，而后将枪头置于要求位置。④取出一个八联管（试剂盒中提供）。⑤将八联管装入ES：在八联管的第二个孔（方头一边为起始位置）中加入80μl水或者OneTouch Wash solution；将八联管放入ES中的槽内，方头一边向左，将八联管放置在槽的最右侧。

开始测试：①打开ES，等待仪器初始化，屏幕显示"rdy"。枪头臂移动几次，而后回到初始位置（大约5s）。②点击"Start/Stop"。③等到枪头将孔2中的液体完全吸出且枪头从孔2位置移走后，人为的将八联管推到槽的最左边，这样孔4就在枪头的正下方位置。④待到枪头将液体完全注入孔4后，点击Start/Stop结束测试。然后再点击Start/Stop枪头臂回到初始位置。⑤用10μl的枪吸取八联管中孔2位置内的液体，估算体积。

测试结束：①逆时针向下转动移除用过的枪头。②移除用过的八联管。③若孔2中剩余的液体体积小于5μl，则可进行OneTouch后ES的富集。

Fill the 8-well strip：①在ES上装入新的枪头以及一个200μl PCR管。②按照下表配制（表23-2-12），新鲜的Melt-off试剂（配制后1天内可用）。③洗涤重悬MyOne Beads：充分涡旋MyOne Beads 30s；在一个新的1.5ml离心管中加入13μl MyOne Beads；将离心管放入磁力架上约2min，移除上清液；在上述离心管中加入130μl MyOne Beads Wash Solution；将离心管从磁力架上取下，涡旋30s充分混匀，瞬离2s。④取一个八联管（试剂盒内提供），方头一边向左。⑤按照下表顺序在八联管中加入试剂。⑥将八联管放入ES中，槽的最右边，方头向左（表23-2-13）。

表23-2-12　Melt-off试剂配制

顺序	试剂	体积（μl）
1	Tween Solution（试剂盒内提供）	280
2	1mol/L NaOH	40
总计		320

表23-2-13　八联管填加试剂顺序

顺序	位置	试剂
1	孔3	300μl OneTouch Wash Solution
2	孔4	300μl OneTouch Wash Solution
3	孔5	300μl OneTouch Wash Solution
4	孔7	300μl 新鲜配制的Melt-off（用前混匀）
5	孔1	全部100μl含有文库的ISPs（用前混匀）

顺序	位置	试剂
6	孔2	130μl MyOne Beads Wash Solution（用前混匀）
	孔6	
	孔8	

注：若文库ISP为加入wash solution储存过的ISP，则15 500g离心3min，移除液体至100μl使用。运行run：①确认装入新的枪头以及200μl PCR管，200μl离心管中加入10μl Neutralization Solution，八联管方手向左放入槽的最右端。②确认完毕后，打开ES，待初始化完毕，屏幕显示"rdy"。枪头臂移动几次后回到初始位置（大约5s）。③点击Start/Stop。屏幕显示"run"。程序大约进行35min。（注：如需停止程序，则可点击Start/Stop，屏幕显示"End"。再点击Start/Stop使枪头臂复位）。④程序结束后，屏幕显示"End"，1min一次蜂鸣以提醒程序完成。点击Start/Stop关闭报警蜂鸣。关闭仪器即可。⑤程序结束后，小心将PCR管取出，盖上盖子，轻轻的翻转5次以混匀。⑥确认PCR管中约含有多余200μl液体，大约为230μl。⑦移除用过的枪头及八联管。

测序或是储存ISPs：富集后的ISPs可在4℃保存3天。

维护保养IonTouch2过程如下。

（1）检查Oil Tube里Oil含量≥20ml，如不够，则添加Oil直至达到管子体积的一半。

（2）移除Ion OneTouch Plus Reaction Filter Assembly。

（3）不要移除加热块中的扩增板。

（4）取一个50ml离心管（盛废液用），放在管架上置于OneTouch侧。

（5）将注射器拔出，一只手扶住离心机盖，一只手抓住注射器最上端塑料部分，将注射器缓慢拔出。

（6）将拔出的注射器放入上述50ml离心管中。

（7）准备一个Ion OneTouch 200v2DL Cleaning Adapter，插入仪器中。

（8）在OneTouch的主页点击Clean选项，检查后，点击Next。将可以在屏幕上看到进度条，清洁步骤开始。

（9）程序结束后，屏幕上显示"移除cleaning adapter，反应板，注射器，50ml废液管"。移除50ml废液管，反应板（推动把手打开加热块，取出反应板，使加热盖处于打开状态），注射器。若不紧接着进行下一个OneTouch，则cleaning adapter保留在仪器上，下次进行OneTouch前再移除。

（10）将Ion OneTouch Lid盖在加热块上。

（11）用无尘纸擦拭OneTouch离心机盖子后，合上盖子。

（12）点击Next回到OneTouch主界面。

四、上机测序

1. 先开气，打开总闸，调整进气量为30MPa，然后将电脑开启。

2. 清洗PGM

（1）清洗PGM需要的材料：水洗材料（18mol/LΩ 水、清洗瓶、废液盒、用过的sipper和喷壶）。

（2）清洗PGM需要的材料：氯洗材料（氯片、1mol/L NaOH、1L的烧杯或瓶子、0.45μm真空滤膜）。

3. 按照厂家提供的说明书清洗、初始化PGM、准备dNTPs、安装核酸试剂瓶、创建一个新的反应和上机测序。

4. 314芯片测序

（1）准备测序的ISPs添加Control ISPs和测序引物：①ISPs非常难以看见，为了避免在以下的步骤损失ISPs，确保每次离心时装有ISPs的离心管始终朝一个方向，这样就可以确定ISPs在管壁的哪一侧。②314芯片只需用一半的ISPs即可，可将富集的ISPs分装一半在200μl的PCR管中，4℃保存1周，以备用。③将剩余的ISPs涡旋离心。④在上述200μlPCR管中加入5μl Control ISPs。⑤15 500g离心上述200μl PCR 2min。⑥小心将上清液移除，保留大约3μl液体。⑦加入3μl的测序引物（白色管盖），确认PCR管中液体体积为6μl，如不足则用Annealing Buffer补足。⑧将枪调到5μl反复吸吹以充分混匀PCR管中的液体，大约100次。注意不要引入气泡。⑨将上述PCR管放入PCR仪中，进行下述程序95℃ 2min，37℃ 2min（引物退火）。⑩程序结束后，当进行芯片检查时，PCR管可以继续放在PCR仪里。

（2）检测芯片：①为避免毁坏芯片，将芯片放在离心机吊篮中，接触芯片时不要戴手套。②取出一个新的芯片，做好标记，以避免离心时和旧的混淆。芯片的包装袋不要丢掉，扫描条码时需要。③将芯片置于PGM的接地板上或者离心机的吊篮里。④在主菜单上点击RUN，按照屏幕提示进行芯片的测试。⑤按照屏幕的提示，裸手触摸下接地板释放静电，将旧的芯片移走，放入新的芯片，合上芯片夹钳。保持盖子处于打开状态。⑥按照屏幕提示，扫描芯片包装袋的条码，或点击Change进入到条码目录。⑦点击屏幕上的Chip Check。⑧在芯片检测的初始化过程中，目测芯片是否有泄露，如果泄漏点击Abort立即结束。⑨当芯片检测结束后：如果通过，则点击Next；如果失败，打开芯片夹钳，重新放好芯片，合上芯片夹钳，点击Calibrate重新开始；如果通过则点击Next。如果失败，点击Main Menu，放入一张新的芯片重新开始芯片检测。⑩芯片检测结束后，将这个新的芯片移到接地板上。将一个旧的芯片放入PGM并合上芯片夹钳。按照屏幕提示，清空废液瓶。立即进行下面的步骤。

5. 洗芯片按照厂家提供的说明书清洗。

6. 在ISPs中加入聚合酶

（1）将PCR管从PCR仪中取出，加入1μl PGM 200 Sequencing Polymerase（黄色盖子，-20℃保存），此时PCR管中总体积为7μl。注意：酶不要涡旋，只需瞬离即可。

（2）将枪调到5μl反复吸吹100次以混匀液体。不要引入气泡。

（3）将PCR管置于室温5min。

7. 加载芯片

移除芯片中剩余的液体将：①芯片45°角拿起，使加样孔处于位置较低的一端。②将枪插入加样孔，尽可能地将液体全部移除。③将芯片标签向里倒置于吊篮上。配平的旧芯片也需倒置。④将吊篮放入离心机，离心5s以甩出液体。擦干吊篮上的液体。

8. 将样本加入芯片

（1）将芯片置于离心机吊篮上，将吊篮置于桌面上。

（2）待5min室温孵育后，用量程为10μl的Rainin枪，将PCR管中的全部7μl液体全部通过加样孔加到芯片中。

（3）将枪尖插入加样孔，缓慢匀速加样，枪内剩余约0.5μl液体时，停止加样。不要引入气泡。

（4）将从另一个孔流出的液体全部移除。

（5）将芯片tag向里正置于离心机内。

（6）离心30s，将芯片从吊篮中取出。

9. 混合芯片中的样本

（1）将枪调到5μl，芯片45°角拿起，使加样孔处于位置较低的一端，将枪插入加样孔。

（2）不要换枪头，反复吸吹3次以使样品尽量铺满芯片，不要引入气泡。

（3）将芯片标签朝外正置于吊篮上，离心30s，重复步骤（1）和（2），而后将芯片tag朝里正置于吊篮上，离心30s。

（4）将芯片从吊篮里取出，45°角拿起芯片，使加样孔处于位置较低的一端，尽量将液体全部移除，如果芯片中还有液体，可将芯片标签朝外离心5s，移除可见的液体。

10. 立即进行测序程序　①点击Browse，选择要进行程序的名字，点击Next。②进入Planned Run，点击next确认程序设置，点击OK确认。③按照屏幕提示，放入芯片，并合上芯片夹钳，点击next。④在程序开始时，使盖子处于打开状态，确认芯片是否有泄露。松动的ISP会从芯片中溢出，

PGM进行芯片校验程序。⑤校验程序结束（大约1min），屏幕会提示程序是否通过：如果通过，点击 next进行测序程序；如果没通过，点击Abort，重新放好芯片，点击Calibrate，进行再次校验；如果还 是没通过，则继续进行测序程序，待测序结束后联系工程师。⑥屏幕提示校验程序通过后，如果点击 next，则测序程序在90s后自动开始（在测序过程中，禁止触碰PGM以及各种连接的瓶子）。⑦当测 序程序结束后，屏幕会返回到主菜单。可以进行下一个测序程序，或进行清洗程序。

第三节　Illumina测序及原理

MiSeq系统是Illumina公司推出的测序平台，测序原理和HiSeq基本相同，即基于DNA单分子簇 的边合成边测序技术和可逆终止化学反应原理。其拥有不同测序读长模式，测序质量可与HiSeq相媲 美。Illumina高通量测序采用可逆性末端边合成边测序反应，将两端含有Illumina通用接头的文库加 载到测序芯片Flowcell（流动槽）上，文库两端的通用接头序列与流动槽基底上的寡核苷酸序列互补。 每条文库片段都经过桥式PCR扩增形成一个簇，测序时采用边合成边测序反应，即在碱基延伸过程 中，每个循环反应只能延伸一个正确互补的碱基，根据4种不同的荧光信号确认碱基种类，保证最终 的核酸序列质量，经过多个循环后，完整读取核酸序列，对核酸片段实现高通量并行深度测序。

一、簇生成过程

流动槽是一种含有通道的厚玻璃片，为MiSeq Flow Cell。每条通道中都随机植入了能与文库接头 互补结合的大量短DNA片段。变性后的单链DNA文库分子与流动槽上的引物杂交；随后以该DNA 文库分子为模板，在DNA合成酶的作用下进行延伸，形成双链；然后双链DNA分子被变性，原始模 板链被洗去，新合成的DNA链以共价连接的方式结合在流动槽表面（图23-3-1）。

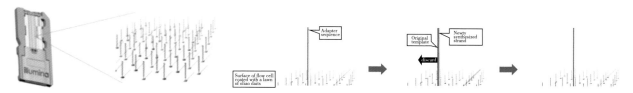

图23-3-1　引物杂交示意

共价结合在流动槽表面的单链DNA分子与其他附近的互补引物杂交，整条DNA分子折叠后形成 一种类似桥的结构；以该单链DNA分子为模板，在DNA合成酶的作用下进行延伸，形成双链DNA 桥式结构；变性解链后，形成两条与流动槽表面共价结合的DNA模板（图23-3-2）。

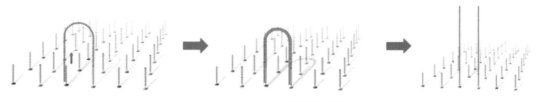

图23-3-2　　DNA模板形成示意

单链DNA分子再一次折叠后与附近的引物杂交结合，并进行延伸；桥式扩增不断重复发生，直 至形成数量足够的与流动槽表面共价结合的模板。至此，由单个DNA单链变成了成百上千个拷贝的 簇（图23-3-3）。

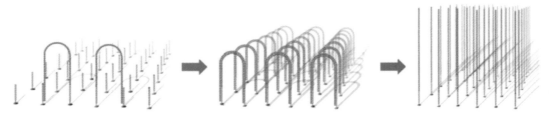

图23-3-3　桥式扩增原理示意

二、测序过程

1. 双链DNA变性后，解开桥式结构，变成线性化的单链DNA；与流动槽表面结合的DNA反链被切除并洗去，只留下正链，形成包含均一单链的DNA簇；为了防止后续测序过程中不必要的DNA延伸，对流动槽上结合的所有DNA分子的3′端进行封闭（图23-3-4）。

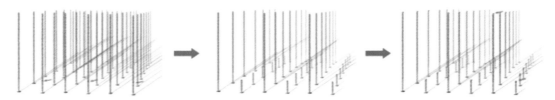

图23-3-4　解开桥式结构原理示意

2. 双末端测序（双标签）—MiSeq平台（图23-3-5）。

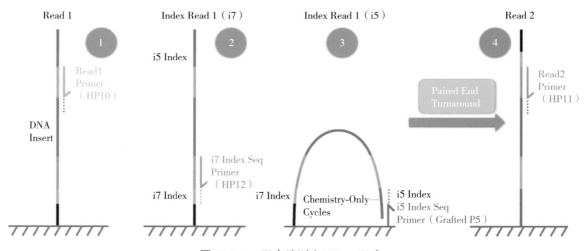

图23-3-5　双末端测序MiSeq示意

3. 双末端测序（双标签）—NextSeq平台（图23-3-6）。

三、测序技术

1. 边合成边测序（sequencing by synthesis，SBS）　加入4种不同荧光标记的dNTP和DNA合成酶，以DNA分子为模板进行延伸，每个循环只能结合一个dNTP；对结合上的dNTP进行荧光信号采集；切除结合在DNA链上的dNTP中的荧光标记和阻断基团，继续下一个循环的反应；通过分析每个循环中采集到的荧光信号，转换成相应的DNA序列（图23-3-7）。

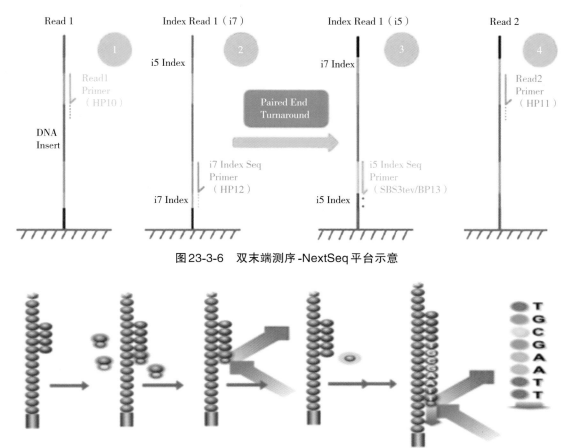

图23-3-6 双末端测序-NextSeq平台示意

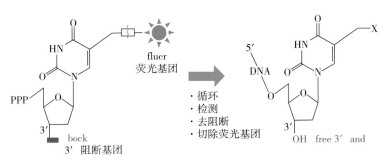

图23-3-7 边合成边测序原理示意

2. 可逆阻断（reversible terminator chemistry） 测序过程中使用的4种dNTP，分别带有不同颜色的荧光标记，而且在3′端带有一个阻断基团（叠氮基），使得每个循环只能延长一个碱基。完成一个循环后，加入化学试剂，将阻断基团和荧光基团切除，使得3′端羟基暴露出来，即可进行下一轮反应（图23-3-8）。

图23-3-8 可逆阻断原理示意

四、MiSeq测序仪测序参数

在测序过程中，随着测序的进行，测序仪软件界面会出现相应的参数：

1. 状态栏 显示目前软件界面所处的步骤（图23-3-9），目前处于"Sequence"中。

2．进度条　显示当前 Run 运行的cycle数的情况（图23-3-9），目前处于第298个cycle中。①簇密度：表示流动槽中每平方毫米上生成的簇的数量。MiSeq v2试剂盒会在第7个cycle完成后显示，MiSeq v3试剂盒会在第20个cycle完成后显示。②簇通过率：表示流动槽中生成的簇通过仪器筛选过滤的占比。一般在第25个cycle完成后显示。③预估产出数据量：表示此轮测序预计能够产生的总数据量。一般在第26个cycle完成后显示。④有效数据量：表示数据质量满足Q30标准的数据占比。一般在第26个cycle完成后显示。

注意事项：①在仪器运行过程中不要触碰屏幕。②每次运行前清空废液缸。③将flow cell、试剂盒等留在机器上，直到下一次清洗或使用。④RFID识别将花费一段时间，请耐心等待。⑤保证清洗槽干净无尘，不用时倒置保存。⑥推荐保持仪器开机状态。

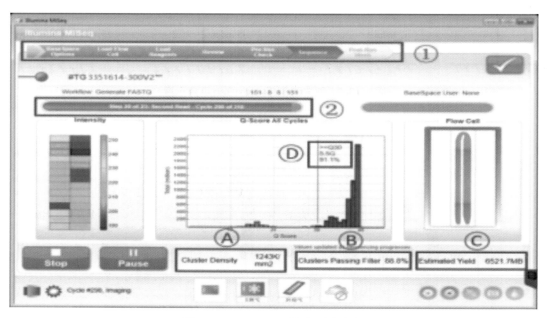

图23-3-9　MiSeq测序仪测序参数

第四节　肿瘤多基因突变检测试剂盒标准操作流程（捕获法）

一、文库制备标准操作流程

1．用Qubit 3.0荧光定量仪①检测样本浓度（建议样本投入量为30～200ng），按照厂家提供的说明书操作（图23-4-1）。

（1）Qubit buffer 室温平衡30min以上，使其恢复至常温。

（2）制作标准曲线，按照厂家提供的说明书操作。

（3）样本检测：用198μl buffer ＋2μl样本，检测待测样本浓度。

2．用Nanodrop②检测样本的纯度，按照厂家提供的说明书操作。

3．DNA质量评估（Agarose凝胶电泳法），按照厂家提供的说明书操作。

建库流程见图23-4-2。

4．打断　将DNA样本超声打断到200～250bp，为建库做准备。

（1）将FFPE DNA 加入到500μl的离心管，使用1×IDTE 缓冲液稀释至总体积为50μl，使用预设程序进行基因组打断（表23-4-1）。

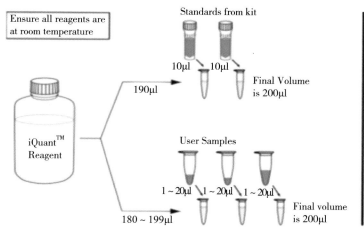
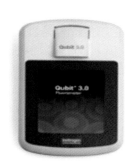

图 23-4-1　Qubit 检测标准操作流程

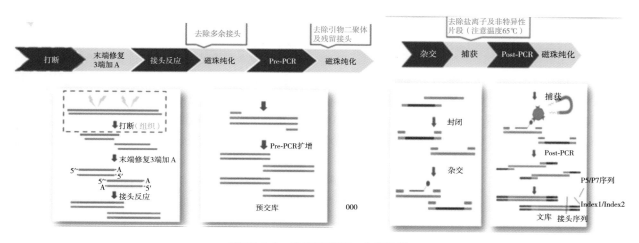

图 23-4-2　建库流程图 - 文库构建

表 23-4-1　预设程序

参数设定	Micro TUBE-50
Peak Incident Power（W）	50
负载比	20%
Cycle per Burst	200
处理时间（S）	60 或 30
温度（℃）	6～8
取样容积（μl）	50

（2）打断后，瞬时离心，转移到 PCR 管中。

5．末端修复，3′端加 A。目的是将 FFPE DNA 的损伤末端用酶进行修复，形成平末端，保证 3′-OH 和 5′-p；将补平后的双链 3′末端加碱基 A，以便下一步连接接头（TA 连接）。

（1）试剂准备（表 23-4-2）。

表23-4-2　末端修复3′端加A试剂准备

试剂名称	储存条件（℃）	备注
末端修复缓冲液	−25 ～ −15	冰上解冻
末端修复反应液	−25 ～ −15	冰上放置

（2）程序设置：设置PCR仪，定义程序名为"ERA"，设置85℃热盖，60μl反应体积（表23-4-3）。

表23-4-3　程序设置

温度设置（℃）	时间
20	30min（注意：加热盖）
65	30min（注意：加热盖）
4	Hold

（3）操作流程：①冰上配制末端修复和加A反应体系混匀液（表23-4-4），手指轻弹3 ～ 5次，上下颠倒混匀2 ～ 3次，瞬时离心1 ～ 3s。②用移液器P20吸取10μl混匀液加入50μlDNA样本中，上下轻柔吹打8 ～ 10次混匀，瞬时离心1 ～ 3s。③放入PCR仪中，使用程序"ERA"（85℃热盖，20℃30min，65℃30min，4℃Hold）。2h内进入下一步。

表23-4-4　A反应体系混匀液

试剂名称	每个反应单位量（μl）
末端修复缓冲液	7
末端修复反应液	3
总计	10

6. 接头连接及纯化。目的是将加完"A"的DNA双链片段两端与预制接头（含有"T"黏性末端）连接；去除接头二聚体和未连接接头等其他成分。

（1）试剂准备（表23-4-5）。

表23-4-5　接头连接及纯化试剂准备

试剂名称	储存条件（℃）	备注
连接缓冲液	−25 ～ −15	冰上解冻
ADM接头	−25 ～ −15	冰上解冻
DNA连接酶	−25 ～ −15	冰上放置
EB洗脱液	−25 ～ −15	室温平衡
SPB纯化磁珠	2 ～ 8	室温平衡

（2）程序设置：设置PCR仪，定义程序名为"LIG"，设置85℃热盖，100μl反应体积（表23-4-6）。

表23-4-6 接头连接及纯化程序设置

温度设置（℃）	时间
20	15min（注意：不加盖）
70	10min（注意：加盖）
4	Hold

注意：设置了热盖，但是暂不盖PCR仪盖，温度到70℃再盖PCR仪盖。

（3）将SPB纯化磁珠置于室温至少30min。

（4）按照每个文库600μl配制新鲜的75%乙醇（现配现用）。

（5）操作流程：①冰上配制接头连接反应体系混匀液（表23-4-7），手指轻弹3～5次，上下颠倒混匀2～3次，瞬时离心1～3s。②用移液器P100吸取50μl混匀液加入上述0.2ml管中，移液器量程调至80μl轻柔上下吹打8～10次混匀，瞬时离心1～3s。③在PCR仪上运行程序"LIG"［20℃15min（不加热盖），70℃10min（加盖），4℃Hold］。

注意：运行20℃15min时PCR仪盖是打开的，等温度上升到70℃再盖上。

表23-4-7 接头连接反应体系

试剂名称	每个反应单位量（μl）
连接缓冲液	30
ADM接头	10
DNA连接酶	10
总计	50

（6）接头连接产物纯化：①上下颠倒2～3次，涡旋混匀5～10s，已经恢复室温的SPB纯化磁珠，使其均一化。取1.5ml低吸附离心管，按连接反应体积和磁珠体积按1∶0.8比例，先后加入88μl均一化的磁珠和110μl接头连接产物。涡旋混匀，旋转孵育5min。②将孵育好的样本瞬时离心1～3s，将离心管置于磁力架，等待溶液澄清。③将离心管置于磁力架不动，打开管盖，用移液器P200小心吸走澄清上清（约200μl），避免碰到磁珠。④将离心管仍置于磁力架上，用移液器P1000在每管加入300μl新鲜配制的75%乙醇。⑤等待1min使磁珠充分沉淀，期间沿水平方向缓慢旋转离心管一圈，吸走乙醇。⑥重复步骤④⑤一次，共两次。⑦瞬时离心1～3s，将离心管重新放回磁力架静置30s，使用移液器P10除净残留乙醇，保持管盖开启。⑧室温2min使磁珠干燥，以磁珠表面不反光，磁珠块没有裂纹为准。⑨加入28μl已恢复室温的EB洗脱液，涡旋混匀，瞬时离心1～3s，室温孵育3min。⑩将离心管置于磁力架2min，直至溶液澄清。⑪移取上清27.5μl至新的0.2ml PCR管，冰上备用。

7. 预文库扩增及纯化。目的是PCR扩增已经连接完接头的产物，以达到探针杂交的起始量；利用磁珠纯化扩增文库，去除引物二聚体。

（1）试剂准备（表23-4-8）。

表23-4-8 预文库扩增及纯化试剂准备

试剂名称	储存条件（℃）	备注
HiFi扩增缓冲液	−25～−15	冰上解冻
PPO引物	−25～−15	冰上解冻

续　表

试剂名称	储存条件（℃）	备注
dNTP混合液	−25 ～ −15	冰上解冻
HiFi扩增反应液	−25 ～ −15	冰上放置
无核酸酶水	−25 ～ −15	室温平衡
SPB纯化磁珠	2 ～ 8	室温平衡

（2）程序设置：设置PCR仪，定义程序名为"PRE"，设置105℃热盖，50μl反应体积（表23-4-9）。

表23-4-9　预文库扩增及纯化程序设置

步骤	循环	温度（℃）	时间（s）
1	1	98	45
2	10或12	98	15
		60	30
		72	30
3	1	72	120
4	1	4	Hold

（3）循环数选择样本投入量：30 ～ 90ng（不包含），PCR循环数12次；90 ～ 200ng，PCR循环数10次。

（4）将SPB纯化磁珠置于室温至少30min。

（5）按照每个文库600μl配制新鲜的75%乙醇（现配现用）。

（6）PCR扩增：①按下表准备反应体系混匀液（冰上配制），手指轻弹3 ～ 5次，上下颠倒混匀2 ～ 3次，瞬时离心1 ～ 3s。②在"接头连接产物纯化"这一步中的PCR管中（含27.5μl接头纯化产物），每管用移液器P100加入22.5μl反应混匀液，上下轻柔吹打8 ～ 10次混匀，瞬时离心1 ～ 3s。③置于PCR仪上运行"PRE"程序（表23-4-10）。

表23-4-10　PCR扩增体系

试剂名称	每个反应体积（μl）
HiFi扩增缓冲液	10
PPO引物	10
dNTP混合液	1.5
HiFi扩增反应液	1
总体积	22.5

（7）磁珠纯化：①上下颠倒2 ～ 3次，涡旋混匀5 ～ 10s，已经恢复室温的SPB纯化磁珠，使其均一化。取1.5ml低吸附离心管，按PCR体积和磁珠体积1∶1.2比例，先后加入60μl均一化的磁珠

和50μlPCR预文库。涡旋混匀，旋转孵育5min。②将孵育好的样本瞬时离心1～3s，将离心管置于磁力架，等待溶液澄清（3～5min）。③离心管仍置于磁力架不动，打开管盖，小心吸走上清（约110μl），避免碰到磁珠。④离心管仍置于磁力架上，用移液器P1000在每管加入300μl新鲜配制的75%乙醇。⑤等待1min使磁珠充分沉淀，期间沿水平方向缓慢旋转离心管一圈，吸走乙醇。⑥重复步骤④⑤一次，共两次。⑦瞬时离心1～3s，将离心管重新放回磁力架静置30s，使用移液器P10除净残留乙醇，保持管盖开启。⑧室温2min使磁珠干燥，以磁珠表面不反光，磁珠块没有裂纹为准。⑨加入18μl已恢复室温的无核酸酶水（注意：不要用EB洗脱液），涡旋混匀，瞬时离心1～3s，室温孵育3min。⑩将离心管置于磁力架2min，直至溶液澄清。⑪移取上清17μl至新的1.5ml低吸附离心管，冰上备用。

8．纯化的预文库浓度检测

（1）实验准备：预文库稀释取1μl纯化后的预文库到一个新的PCR管中，加入9μl的无核酸酶水，上下吹打混匀10次。

（2）操作步骤：用Qubit 3.0荧光计测量预文库浓度（ng/μl）及总产量（ng）。

9．杂交反应 用设计的探针去捕获预文库的目标区域。

（1）实验准备：①试剂准备（表23-4-11）。②程序设置：设置PCR仪，定义程序名为"HYB"，设置105℃热盖，30μl反应体积。

表23-4-11 杂交反应试剂准备

试剂名称	储存条件（℃）	备注
BLM阻断剂	-25～-15	冰上解冻
HYB缓冲液	-25～-15	室温解冻
RIB阻断剂	-25～-15	冰上解冻
探针	人多基因突变检测捕获探针-85～-70	冰上解冻

（2）操作流程：①将HYB缓冲液置于室温融化，混匀后置于65℃预热2min，完全溶解后，置于室温待用。②取15μl预文库，按照标记置于48孔板中，每个孔中加入4μl BLM阻断剂（标记为A），盖上8连管盖。③按下表配制组分B：10μl HYB缓冲液＋0.5μl RIB阻断剂＋1μl探针，均一分装到新的8连管中，盖上盖。④将组分A置于PCR仪上，运行程序"HYB"，盖上PCR仪热盖。⑤PCR仪温度降至65℃时，将组分B置于PCR仪上孵育，盖上PCR仪热盖，2min后，打开PCR仪热盖及相应8连管盖，使用移液器迅速将B组分（11.0～11.5μl）转移到A组中。每次需更换枪头，吹打5次混匀（保持48孔板在PCR仪上），盖紧8连管盖，贴膜以防止蒸干。盖上PCR仪热盖，65℃孵育16～24h（105℃热盖）（表23-4-12）。

表23-4-12 杂交反应体系

组分B	每个反应体积（μl）
HYB缓冲液	10
RIB阻断剂	0.5
探针	1
总体积	11.5

10．捕获洗脱

（1）实验准备：①试剂准备（表23-4-13）。②设置恒温混匀仪、MiniT-H2C三联多用途金属浴温度为65℃和SCB磁珠室温平衡30min以上。

表23-4-13　捕获洗脱试剂准备

试剂名称	储存条件（℃）	备注
BWS结合缓冲液	室温	室温备用
WB清洗液1	室温	室温备用
WB清洗液2	室温	室温备用
EB洗脱液	−25～−15	室温平衡
链霉亲和素磁珠	2～8	室温平衡

（2）操作流程：①按600μl/样本的用量将WB清洗液2置于15ml锥形管金属加热器65℃孵育。②取出SCB磁珠，上下颠倒混匀5次，涡旋混匀10s，室温平衡半小时。涡旋混匀10s，按样本数分装入1.5ml低吸附离心管，每个样本需25μl，静置磁力架上3min，弃上清。③每25μl SCB磁珠加200μl BWS结合缓冲液，涡旋混匀3s，瞬时离心1～3s，静置磁力架上3min，弃上清。④重复步骤③两次，共3次。⑤向SCB磁珠中加入200μl BWS结合缓冲液，涡旋混匀3s，重悬备用。⑥保持样本在PCR仪上，用移液器P200将杂交样本约30μl转移至重悬的SCB磁珠中，涡旋混匀，置于旋转混匀仪上，室温旋转孵育30min，瞬时离心1～3s。⑦将磁珠样本混合液管置于磁力架上静置3min，用移液器P1000吸去约230μl上清。加入500μl WB清洗液1，涡旋混匀5s，置于旋转混匀仪上，室温旋转孵育15min，瞬时离心1～3s。⑧将磁珠样本混合液管置于磁力架上静置3min，用移液器P1000吸去约500μl上清。用移液器P20吸尽残留液体。⑨加入150μl预热至65℃的WB清洗液2，涡旋混匀10s，置于恒温混匀仪上，65℃震荡孵育10min，转速为600rpm。瞬时离心1～3s，磁力架上静置3min，用移液器P200吸去约150μl上清。⑩重复步骤⑨3次，共4次。瞬时离心1～3s，用移液器除净样本管中残留液体，加入20μl已恢复室温的EB洗脱液，上下吹打8～10次混匀，放置冰上备用。

11．终文库制备及纯化

（1）试剂准备（表23-4-14）。

表23-4-14　终文库制备及纯化试剂准备

试剂名称	储存条件（℃）	备注
Hot Start扩增反应液	−25～−15	冰上解冻
引物ID7	−25～−15	冰上解冻
引物ID5	−25～−15	冰上解冻
SPB纯化磁珠	2～8	室温平衡
乙醇	—	室温备用

（2）设置PCR仪，程序"POST"（表23-4-15），热盖105℃，50μl反应体积。

表23-4-15　终文库纯化反应程序

步骤	循环数	温度（℃）	时间
1	1	98	45s
2	14	98	15s
		60	30s
		72	30s
3	1	72	10min
4		4	Hold

（3）将SPB纯化磁珠置于室温至少30min。

（4）按照每个文库600μl配制新鲜的75%乙醇（现配现用）。

（5）终文库制备：①取新的0.2ml PCR管，按照下表顺序加入试剂（表23-4-16），移液器P200设置量程30μl轻柔吹打8～10次，瞬时离心1～3s。注意：小心操作，避免Index引物的交叉污染。②在PCR仪上运行表"POST"程序。

表23-4-16　终文库制备试剂填加顺序

试剂名称	每个反应体积（μl）
Hot Start扩增反应液	25
引物ID7	2.5
引物ID5	2.5
带磁珠文库	20
总体积	50

（6）终文库纯化：①将PCR产物（含SCB磁珠）瞬时快速离心1～3s，静置在磁力架上1min，吸取50μl上清加入到新的1.5ml低吸附离心管中。②加入50μl SPB纯化磁珠，混匀，旋转混匀仪上室温孵育5min。③将孵育好的样本瞬时离心1～3s，将离心管置于磁力架，等待溶液澄清（约2min）。④离心管仍置于磁力架不动，打开管盖，小心吸走上清（约100μl），避免碰到磁珠。⑤离心管仍置于磁力架上，用移液器P1000在每管加入300μl新鲜配制的75%乙醇。⑥等待1min使磁珠充分沉淀，期间沿水平方向缓慢旋转离心管一圈，吸走乙醇。⑦重复步骤⑤⑥一次，共两次。⑧瞬时离心1～3s，将离心管重新放回磁力架静置30s，使用移液器P10除净残留乙醇，保持管盖开启。⑨室温2min使磁珠干燥，以磁珠表面不反光，磁珠块没有裂纹为准。⑩加入20μl已恢复室温的EB洗脱液，涡旋混匀，瞬时离心1～3s，室温孵育3min。⑪将离心管置于磁力架2min，直至溶液澄清。⑫移取上清19.5μl至新的1.5ml低吸附离心管，弃去磁珠。

12. 纯化后的文库浓度检测

（1）实验准备取3μl纯化后的文库到一个新的PCR管中，2μl用作Qubit定量，其余用作下一步的2100片段大小检测。

（2）操作步骤：使用Qubit 3.0荧光计测量文库浓度（ng/μl）。

建库最佳操作总结（图23-4-3）：①严格遵守实验流程和SOP文件。②对投入核酸进行准确定量。③使用推荐的辅助仪器，并定期校准。④试剂的正确保存和使用。⑤使用正确的PCR设置。⑥遵循磁

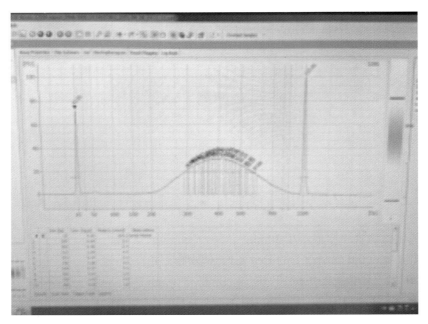

图23-4-3　成功建库后的2100图

珠的最佳操作守则。⑦对文库进行片段大小和浓度的评估。

13．纯化后文库片段大小检测

（1）实验准备：2100生物分析仪试剂及芯片室温静置30min以上。

（2）实验步骤：检测试剂Agilent DNA 1000 kit.

（3）检测方法：根据厂家提供说明书SOP文件指令进行机器准备、试剂准备和芯片上样、芯片检测、结果分析和注意事项等。结果分析包括：①打开Data操作界面，点击"all samples"，可以查看所有样本峰形图（Peaks），峰形图的下面含有样本的浓度，大小和摩尔量等信息。②切换gel界面，可以查看凝胶模式图。③选择任一样本，可以查看，分析和评估该样本芯片检测结果。④此建库方法加接头文库FFPE DNA的片段主要分布在300～500bp。

注意事项：①试剂盒中试剂使用之前，放置于室温30min，保证平衡充分，否则会严重影响实验结果。High Sensitivity DNA dye concentrate和gel-dye mix避光保存。②注胶器档位和芯片槽位置设定正确，使用前注意检查。③每次加样务必加在管底，不能加在管壁上。加样时将移液器打到第一档即可，避免产生气泡。④放置芯片时，注意芯片平角的位置，仅有一个方向可以放置。⑤操作过程中避免碰到电极针，否则会损坏电极并影响到高压电流。⑥仪器运行过程中，请勿操作界面，更不能震动台面。⑦芯片检测完毕，立刻取出芯片，不要长时间在放置在仪器中。

（4）仪器维护和保养：①每次使用或维护后做好使用登记表或维护保养登记表。②维护保养具体操作见《Agilent 2100生物分析仪维护保养标准操作流程》。

五、上机测序

1．MiSeq平台

（1）上机试剂准备：①试剂盒和HT1，MiSeq Reagent Kit 300 Cycles PE Box 1 of 2放置水中解冻，HT1取出后放在4℃冰箱，使用时放在冰上。②PR2缓冲液和Flow cell，MiSeq Reagent Kit Box 2 of 2中的PR2缓冲液使用时从4℃冰箱取出。

（2）上机文库准备：①根据要求混合上机样本文库至4nM备用根据以下公式进行样本混样。

$$\text{Volume of Index} = \frac{V(f) \times C(f)}{\# \times C(i)}$$，其中V（f）是混合后的样本终体积，C（f）是混合后的所有样本的

终浓度，#是index 样本的数目，C（i）是每一个index样本的初始浓度，最后以HT1补足至终体积。②NaOH 稀释：将2N的NaOH稀释为0.2N，如：10μl 2N 的NaOH加90μl无核酸酶水，涡旋震荡混匀，离心备用。③配制2nmol/L的变性文库，配制体系（表23-4-17）。每次加样时加至管底，加完后移液器吹打2～3次，开始计时5min，期间涡旋震荡2次，短暂离心，放置室温静置，变性5min后立即放置冰上。④配制20pM的文库：上述变性样本补加990μl HT1（冰上操作），涡旋混匀。⑤稀释文库至上机浓度（表23-4-18）。⑥装入样本文库：当试剂盒完全解冻，上下颠倒10次，在桌面上磕2～3次，去掉试剂中的气泡；使用干净的1ml枪头扎穿17号孔的封锡箔纸的口；将600μl的已制备文库加入17号孔。

注：装入样本时，避免碰到封锡箔纸的口。

表23-4-17 变性文库配置体系

类别	体积（μl）
样本文库（4nmol/L）	5
NaOH（0.2mol/L）	5
总体积	10

表23-4-18 稀释文库至上机浓度

样本稀释浓度	稀释至600μl
8pmol/L	240μl样本（20pmol/L）＋360μl HT1
12pmol/L	360μl样本（20pmol/L）＋240μl HT1
16pmol/L	480μl样本（20pmol/L）＋120μl HT1

注：上机浓度可根据自己平台的上机情况调整。

（3）仪器准备：根据仪器厂家提供说明书SOP文件指令进行重启MiSeq仪器（可选择）仪器自检、试剂准备和清洗等步骤。

（4）设置上机程序：①在桌面点击"Illumina Experiment Manage（IEM）"。②选择"Create Sample Sheet"。③选择仪器"MiSeq"。④编辑SampleSheet根据仪器厂家提供说明书SOP文件指令进行编辑SampleSheet。

（5）装入样本文库：①当试剂盒完全解冻，上下颠倒10次，在桌面磕2～3次，防止试剂孔中有气泡。②使用干净的1 ml枪头插入带有Load Sample标签的封锡箔纸的口，将600μl的已制备文库注入Load Sample槽。装入样品时，避免碰到封锡箔纸的口。

（6）上机测序（图23-4-4）：①在MiSeq控制软件的Welcome界面，点击"Sequence"。②在BaseSpace界面点击"Next"。③用镊子将Flow cell取出，蒸馏水冲洗，无尘纸擦干Flow cell，放在流动槽中，关好流动槽仓门。点击"Next"。④放入试剂盒、PR2洗液和废液瓶。关好试剂仓门。点击"Next"。⑤查看运行参数：查看实验名称、分析工作流程和片段长度（这些参数在样品表中指定）；在左下角查看文件夹位置。若需要做出任何更改，选择"Chang Folder"。完成后，点击"Save"，然后点击"Next"。

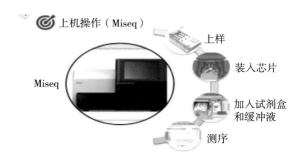

图23-4-4 上机测序操作流程

屏幕进行"Pre-Run Check"。⑥查看运行前检查：启动运行前系统会检查所有运行组件、磁盘空间等；如果有任何项目未通过运行前检测，屏幕上将会显示一条信息，说明如何更正错误。具体操作参见Miseq实验手册"解决运行设置错误"；所有项目成功通过运行前检查时，点击右下角"Start Run"；运行完后，进行"Perform Post-Run Wash"。操作同上机前准备中的清洗步骤。

（7）注意事项：①确保上机前自检通过再解冻试剂。若有没有显示"Pass"，参照Miseq实验手册检测。②清洗完后测量清洗废液的体积量，体积正常，可进行下一步操作。正常体积量为17.25＋5%，若过少，可能液路不通，再重复清洗一次。③试剂盒除17号孔加入变性文库，不要在其他试剂位置插入。其他试剂位置会在测序运行期间自动插入。④清洗完后，将使用过的Flow cell、洗涤塔盘和装有清洗液的洗瓶留在仪器上并且使吸管留在底位处。防止吸管变干，让空气进入系统。⑤MiSeq Control Software软件处于打开状态。

（8）仪器维护和保养：每次使用或维护后做好使用登记表或维护保养登记表。每周进行一次维护清洗。维护保养具体操作根据厂家提供说明书SOP文件指令进行。

2. NextSeq平台

（1）操作流程：根据厂家提供说明书SOP文件指令进行。上机试剂准备、上机文库准备、仪器准备、试剂盒准备、装入文库、上机测序和机器清洗等步骤。测序完成后，对机器进行一次清洗，具体步骤参考上机前机器清洗。

（2）注意事项：①NextSeq500所在环境温度设定为20℃，湿度不能高于60%。②请保持NextSeq Control软件处于打开状态。③试剂盒6号孔中试剂中的成分包含甲酰胺，吸入、摄取、外观接触和眼睛接触都会对身体造成伤害。取出使用过的试剂盒，用拇指和示指将6号孔左侧的保护盖推至6号孔将其封闭，再按照相关规定丢弃处理。

（3）仪器维护和保养：每次使用或维护后做好使用登记表或维护保养登记表。

第五节　NGS质量控制体系的建立

NGS相比传统的检测技术而言，步骤更多，流程更复杂，影响结果的不确定因素显著增多。为了得到满意的测序结果，质量控制是关键。下面以组织样本为例加以概述。流程如下：样本接收→病理质控→核酸质控→预文库质控→文库质控→测序前→测序中→测序后数据质控→结果报告

一、样本接收

合格标准：①为保证石蜡标本DNA提取的成功率，尽可能送检1年以内的蜡块，或6周以内的石蜡切片。②切片厚度5μm（不同样本更换新刀片，防止交叉污染）。③切片数量：手术标本（大标本）5～8张、穿刺样本10张及以上。④组织样本切片样本同一个编号切片的形态是否一致、组织是否有掉片现象等。

检测前，首先对各种类型的样本要有明确的纳入排除标准，在收取样本的时候，低质量的样本存在潜在检测失败风险，需要在签订《知情同意书》时说明。

二、病理质控标准

1. 合格标准　恶性肿瘤细胞占比≥10%；坏死细胞占比≤50%。
2. 警戒标准　恶性肿瘤细胞占比1%～9%；坏死细胞占比＞50%。

三、核酸质控标准

1. 合格标准　降解程度级别为A级/B级且DNA总量≥50ng。

2. 警戒标准　①降解程度级别为 A 级/B 级且 DNA 总量为 30 ～ 50ng。②降解程度级别为 C 级且 DNA 总量＞200ng。

四、预文库质控标准

1. 合格标准　预文库总量≥500ng。
2. 警戒标准　预文库总量在 200 ～ 500ng。

检测中需要对样本进行各阶段的质控，对于质控不合格的样本，需要电话及时告知和沟通，并采取终止实验或者继续实验（已经将风险告知）等多种措施。

五、文库质控标准

1. 合格标准　文库总量≥4.5ng 且文库片段在 280 ～ 500bp。
2. 警戒标准　文库总量在 3 ～ 6ng 或文库片段在 260～ 280bp。

检测中需要对样本进行各阶段的质控，对于质控不合格的样本，需要电话及时告知和沟通，并采取终止实验或者继续实验（已经将风险告知）等多种措施。

六、测序前标准

测序前：设备状态 QC、测序环境。合格标准：①清洗机器、自检。②室内温度为 18 ～ 23℃。③室内湿度为 50% ～ 70%。

七、测序中标准

测序中：数据 QC、簇密度、簇通过率。

八、测序后数据标准

合格标准　①covered lib complexity≥20%。②insert Size≥170bp。③median depth≥500（表23-5-1）。

表 23-5-1　测序后数据标准

unique depth（有效测序深度）	insert size（插入片段）	median depth（中位测序深度）
Pass：≥100	Pass：≥170bp	Pass：≥500
Warning:（50，100）	Warning:（135，170bp）	Warning:（100，500）
Fail：＜50	Fail：＜135bp	Fail：＜100

检测后若出现数据不合格，需要立即与医师及患者沟通，采取换方法检测、退费、重复实验等多种方式处理并需要对沟通做记录。不同的测序平台得到的原始数据不太一样。Illumina 公司的测序仪得到的大多是 Fastq 文件，基本上可以理解为碱基的序列（FASTA）和所测碱基的质量参数（Quality），这就是 Fastq 的由来，就是碱基的序列和质量。当然 Fastq 文件里面还包含有其他的信息但与序列的关系不是很大。Illumina 有些机型是 BCL 文件，如 NextSeq500。Life 公司的测序仪得到的比较直接可用的是 Bam 文件，也就是跟选定的基因组比对之后的文件。

九、生物信息学分析的主要流程

1. 下机数据质控　对原始的测序数据进行质量控制与过滤，主要包含质量评估、去接头序列、去低质量序列等。

2. 比对　将通过质控后每一条序列（Read）比对到参考基因组上，得到每条序列比对的最佳位置。

3. 变异鉴定　识别变异位点。在肿瘤panel测序中，主要检测SNV和Indel两种突变类型，参数调整后可分析CNV，部分panel的设计还可以鉴定基因融合。对于肿瘤panel基因测序数据，须报告的变异位点要进行该位点可视化查看和确认，如The integrative Genomics Viewer（IGV）。

4. 变异注释　基于各类数据库，对突变基因位点进行功能注释和临床意义注释。

十、结果报告解读

合格标准应包括：①检测名称。②患者基本信息：姓名，年龄，性别，住院号，送检医院，病案号，送检者。③样本信息：病理号，取材部位，取材方式（手术/穿刺活检），样本类型（FFPE组织、血液等），送检日期，报告日期等（结果要标注，超过3年的石蜡标本，由于完整性的原因，其结果仅供参考）。④病理信息：肿瘤组织类型、位置、TNM分期、细胞含量、特殊说明（出血、坏死、脱钙处理等）。⑤检测技术：包含所用基因panel、检测平台名称、分析软件版本号等。⑥结果列表应包含：基因名称、变异在染色体位置、变异频率、cDNA的GenBank号（NM开头）及符合人类基因组变异协会（Human Genome VariatioSociety，HGVS）书写规范的突变类型、编码蛋白GenBank号（NP开头）及突变类型、杂合/纯合状态等。⑦临床意义解读和批注：体细胞突变，报告各个肿瘤检测到的变异位点及临床意义。胚系突变，对于检测到的变异位点的致病性予以相应的临床解释。临床意义解读要客观平实的描述，对于疾病相关性只描述既往研究中的疗效或预测，不能出现使用何种治疗手段或策略的语言。⑧若检测失败，应阐述失败原因。⑨最终报告应由检测者、分析者、复核者联合签发。

十一、组织样本提取失败或浓度偏低的原因分析

1. 样本质量差　可能原因：①FFPE样本保存条件差。②FFPE样本保存时间过长。③未按照标准的制备流程制备蜡块（组织固定的时间和固定液体积），样本固定过度，交联严重。④组织脱钙处理。⑤包埋时温度选择。解决方法：①在合适的条件下进行样本存储或运输。②尽量选取一年以内的FFPE样本进行DNA提取。③规范取样，规范FFPE制备流程。④尽可能选择熔点低的石蜡，包埋温度高于石蜡熔点2℃。

2. 组织消化不充分　可能原因：①脱蜡不完全，影响蛋白酶K的消化效率。②刮片时没有湿刮，组织过干刮片会导致组织损失并会造成污染。③蛋白酶K活性不足。④消化时间不够。解决方法：①DNA提取试剂盒拆封后需将蛋白酶K放置到2～8℃环境下保存。②消化过夜效果更好。

3. DNA洗脱不充分　可能原因：①洗脱DNA之前，空转后没有挥发乙醇步骤，无水乙醇的残余，影响DNA纯度，对后续PCR的扩增效率也有抑制作用。②洗脱之前未把洗脱液平衡至室温。解决方法：①离心2min充分挥发。②加入吸附柱后室温孵育5min。

4. 文库构建失败　可能原因：①DNA降解严重或者提取DNA存在抑制剂残留。②磁珠纯化残留，磁珠抑制扩增反应。③反应效率低。④磁珠纯化洗脱时磁珠过干（DNA洗脱效率低）或乙醇残留（会抑制文库扩增反应的进行）。⑤文库构建DNA起始量低。解决方法：①确保DNA提取流程严格按照产品操作流程操作。②磁珠纯化洗脱时，尽量避免吸入磁珠到PCR反应管中。③反应体系配制过程中，确保反应体系已经混匀；避免试剂反复冻融。④磁珠晾干过程注意适时关注磁珠状态，避免磁珠过干或者乙醇残留。⑤用Qubit定量以确保合适的建库起始量，应不低于检测方法要求的最低建库起始量。

5. 测序失败或测序数据量产出较低　可能原因：①上机浓度过高或过低。②测序运行环境不合适。③引物二聚体残留严重。解决方法：①在产品应用到新的实验室测序平台或者仪器不断的使用过程中，需要对仪器的状态进行持续的关注，根据每次文库上机浓度及其对应的数据量产出情况，及时

地调整文库上机浓度。②测序仪运行对环境有严格的要求,确保环境温度和湿度控制在测序仪运行要求的范围内,环境干净整洁,避免空气中有太多粉尘。③确保文库构建过程扩增或连接反应步骤,加入合适量的引物或者接头。

6. 数据分析质控不通过 可能原因:①测序文件上传到错误数据存储位置。②组织样本插入片段偏小:样本DNA降解?③有效测序深度偏低:组织样本DNA降解或cfDNA偏少?④目标区域测序深度偏低:上机样本量没算对或者捕获效率偏低?解决方法:①每个产品有各自固定的测序文件上传存储位置,确保测序文件上传到正确的服务器存储位置,否则会导致错误的数据分析结果,数据分析质控无法通过。②从源头解决样本的制备流程制备蜡块。③提高数据量,把测序深度加大。④捕获时严格控制时间和温度。

十二、生物样本的选择

1. 根据检测目的

(1)检测体细胞突变应选择:①FFPE肿瘤组织样本/细胞样本。②血浆游离DNA。③循环肿瘤细胞。④胸腹水沉渣包埋。⑤脑脊液的游离DNA等。

(2)检测胚系突变应选择:①全血有核细胞样本。②唾液中口腔上皮细胞等。

2. 根据样本获取难易程度 初次检测肿瘤体细胞突变使用肿瘤组织样本或穿刺组织样本,随访检测或药效监测时,多无法多次获得组织/细胞样本,可采集血样,检测血浆游离DNA。

3. 根据检测准确性 进行肿瘤细胞/肿瘤组织突变检测时,如果新鲜肿瘤组织样本和FFPE样本同样方便获取,建议使用FFPE样本进行检测,检测时可对其肿瘤细胞比例和坏死细胞比例进行质控,并刮取其中肿瘤细胞富集区域进行核酸提取,以提高检测的准确性。在无病理学或细胞学诊断支持的情况下,直接使用新鲜组织进行NGS检测可造成相当比例的假阴性结果,而这本来是可以避免的。需注意,超过3年的石蜡标本,由于DNA降解可能会导致检测准确性的下降。

4. 根据检测稳定性 进行胚系突变检测时,如果唾液样本和血液样本同样方便获取,建议使用全血样本进行检测,唾液取样的不规范操作,可能导致检测失败。

十三、测序panel的选择

1. 根据检测目的 基于临床用药靶点筛选或遗传易感性预测,还是基于科研探索目的,但无论哪种选择都必须确保大部分目标突变都被覆盖,很明显,大panel能够增加发现新突变的可能性,小panel会比较有针对性,尤其在用药指导上。

2. 根据建库成本 在测序成本变化不大时应尽可能包含更多疾病相关的基因。

值得注意的是,对于肿瘤突变负荷(tumor mutation burden,TMB)这一指标的报告,应尽可能使用300个基因以上的panel,以便应用于药物指导。

第六节 NGS仪器常见问题及解决方法

一、Qubit荧光定量仪(图23-6-1)

1. 常见问题

(1)测定样本数值有偏差:①样本未混匀。②试剂盒未平衡至室温。③样本未孵育。

(2)屏幕中显示"Out of Range"字样:①样本浓度过高。②样本浓度过低。

2. 解决方法

(1)测定样本数值有偏差:①测定前用振荡器混匀样本,瞬离。②使用前需室温平衡30min。

③应避光孵育2min。

（2）屏幕中显示"Out of Range"字样：①将样本稀释10倍再进行检测。②混匀样本，重新测定浓度，若仍不在测定范围，则样本浓度过低。

二、Nanodrop 分光光度计（图23-6-2）

1．常见问题

（1）测定效果不准确：测定样品不均匀。

（2）加样后有杂质污染或样本量减少：掉落杂质。

（3）样品无法形成水滴或者溢出：样品量不适合。

2．解决方法

（1）测定效果不准确：测定前混匀样品，可采用涡旋振荡器，瞬离。

（2）加样后有杂质污染或样本量减少：加样后尽快测量，仪器不用时将上臂放下。

（3）样品无法形成水滴或者溢出：核酸样本建议1.5μl。

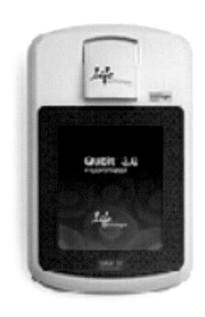

图23-6-1　荧光定量仪

三、电泳仪（图23-6-3）

1．常见问题

跑胶效果不理想：①跑胶中有气泡。②染料未混匀。③电极插错。④跑胶电压不准确。⑤跑胶时间过长或过短。⑥胶有分层现象。

2．解决方法

（1）跑胶效果不理想：①倒胶时，胶槽要按紧实，如有少量气泡可及时用枪头刺破。②胶液冷却至60℃左右时加入染料，并轻轻转动混匀，快速倒入槽中，避免停留过长造成胶分层现象。③按照"红正黑负"正确扣好电泳槽盖。

（2）电压不准确：①调节电压。②调节时间，可先设定一个大致时间，中途观察几次，避免跑过。

（3）胶有分层现象：①缓冲液是否用了很久。②磨具脏了。③Loading buffer是否过期。

注：对于电泳仪防污染措施详见"常用仪器污染及预防措施"。

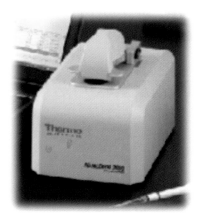

图23-6-2　分光光度计

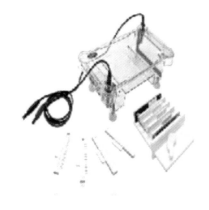

图23-6-3　电泳仪

四、打断仪（图23-6-4）

1. 常见问题

（1）安全门的状态和水位状态不是绿色：①安全门没关好。②水位太低。③操作管支架放偏，导致水位过低。

（2）水加满仍显示水位过低：①水位感应器受阻。②感应器未能及时感应到水位。

（3）电脑反应慢：打断后的数据仪器会自动存储。

2. 解决方法

（1）安全门的状态和水位状态不是绿色：①重新关闭安全门。②将水加至满刻度线。③确认操作管支架放好。

（2）水加满仍显示水位过低：①清理水位检测通道。②加水后稍作等待或打开安全门重新关闭。

（3）电脑反应慢：自动存储的数据要定期删除。

五、PCR仪（图23-6-5）

1. 常见问题

（1）反应后反应管壁出现液滴：①运行程序前没有开启热盖加热功能。②反应结束后低温保存时间过久。

（2）反应后部分PCR管内反应液有明显蒸发：PCR管盖密封不严。

（3）PCR管破裂：①未放置支架，PCR管被压破裂。②PCR仪槽中有杂质颗粒。③PCR管质量问题。

2. 解决方法

（1）反应后反应管壁出现液滴：①将反应管置于离心机上瞬时离心使液滴回到管子底部。②若反应过程中液体大量蒸发至管壁，可能影响使用效率，应在反应结束后尽快进行下一步操作。

（2）反应后部分PCR管内反应液有明显蒸发：①确保使用高质量的PCR管。②在样品台的四角放置4个同样的空PCR管，以保证热盖压在各PCR管上的压力均匀。③及时清洁PCR仪样品池防止污染。

（3）PCR管破裂：①PCR仪未放满时需要用支架或4个角落放置空的PCR管以防止样本PCR管被压爆。②使用前检查孔位内有无杂质以及管壁是否存在裂痕。

注：污染的处理详见"PCR管破裂、样本溢洒的处理"。

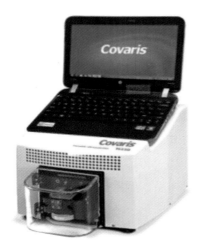

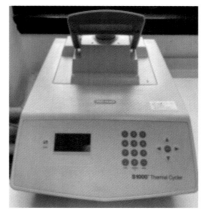

图23-6-4　打断仪　　　　　　图23-6-5　PCR仪

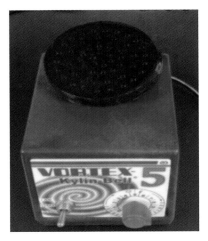

图23-6-6 混匀仪

六、混匀仪（图23-6-6）

1．常见问题 开关开启后不振动或振动速度过小，垫片下有异物卡入。

2．解决方法 ①取下垫片检查是否有异物。②平时操作要在垫片上包一个无粉橡胶手套，在测Qubit震荡时不至于污染管子，影响透光。

七、移液器

1．常见问题

（1）移液按钮卡住，移动不畅：①活塞弄脏。②密封圈弄脏。③移液器堵塞。

（2）量程调节旋钮无法转动：操作不当，量程调节旋钮损坏。

（3）枪头漏液或移液体积不准确：①枪头装载过松或者没有安装好。②高压蒸汽液体或高密度液体。③移液过快。④枪头过快从液体中取出。⑤弄脏或损坏活塞。⑥吸嘴磨损或损坏。

（4）安装枪头时无弹性吸嘴功能：锁定环消除了弹性吸嘴功能。

2．解决方法

（1）移液按钮卡住，移动不畅：①清洁移液器吸嘴部分。②若未解决，联系工程师进行维修。

（2）量程调节旋钮无法转动：一定要看着体积显示窗，在到达最大或最小量程之前速度要放缓。

（3）枪头漏液或移液体积不准确：①上紧枪头。②多次浸润枪头，反向吸液。③缓慢按下控制按钮。④吸液后在液面下停顿约1s，再缓慢取出。⑤清洁维修。⑥加装锁定环或更换吸嘴。

（4）安装枪头时无弹性吸嘴功能：取下锁定环，如安装枪头和移液没有问题，可正常使用。

3．量程选择 移液器的规范化操作。移液范围选择在满量程的35%～100%，以保证最佳的准确性和重复性（图23-6-7）。

4．量程设定 量程由大调至小时，顺时针调节即可；量程由小调至大时，逆时针调至所需量程后继续旋转活塞按钮约1/3圈，然后回调至所需量程（图23-6-8）。

5．枪头安装（图23-6-9） 移液器套柄垂直下压。

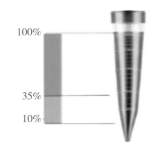

图23-6-7 移液器的量程示意

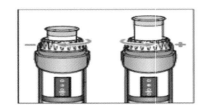

图23-6-8 量程设定示意

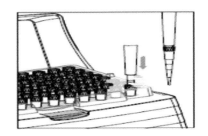

图23-6-9 枪头安装示意

6．枪头润洗 用同一样品对吸头进行润洗：先吸取样品，然后排回样品池或废液槽；设定量程后充分吸液排液2～3次（图23-6-10）。

7．润洗的作用

（1）在吸头内形成同质膜，降低吸头对样品的吸附（图23-6-11）。

（2）有助于提高吸头多次相同移液操作的一致性。

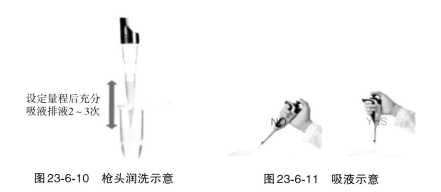

图23-6-10　枪头润洗示意　　　　　　图23-6-11　吸液示意

先将移液器排放按钮按至第一停点，再将枪头垂直浸入液面图（图23-6-12）。

8．排液（图23-6-13）　①沿内壁排液。②在液面上方排液。③直接排入液面下。④绕过实验样本，通过接触目标容器壁、平缓地向下按压活塞按钮至第一停点，排出大部分液体，再按至第二停点即可。⑤观察枪头，确认是否排干净。

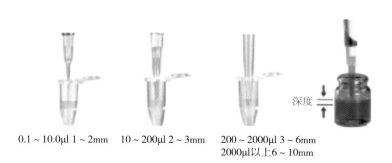

0.1～10.0μl 1～2mm　　10～200μl 2～3mm　　200～2000μl 3～6mm
　　　　　　　　　　　　　　　　　　　　　2000μl以上6～10mm

图23-6-12　枪头垂直浸入液面示意

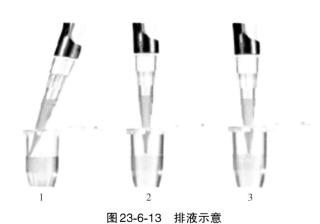

图23-6-13　排液示意

注意：直接排入液面下时要保持活塞下压再离开液面，否则容易导致倒吸。

9．退枪头

（1）轻微按下枪头脱卸按钮将枪头打掉。

（2）调回最大量程，将移液器挂回移液器支架上。

第七节　NGS实验污染的防治

以临床应用为目的的NGS检测，测序仪器和试剂都需要通过NMPA认证。实验室建设和项目建立还需要遵循《分子病理诊断实验室建设指南（试行）》《医疗机构临床基因扩增检验实验室工作导则》《个体化医学检测质量保证指南》《肿瘤个体化治疗检测技术指南》《个体化医学检测实验室管理办法》《测序技术的个体化医学检测应用技术指南（试行）》等。

一、实验室设计

（一）功能区设计的原则

1. 独立分区　每间实验室必须完全相互独立，各区域无论在空闲还是使用中，应始终处于完全的分隔状态；不能有空气的直接相通。

2. 注意风向　各工作区空气及人员流向需要严格按照《医疗机构临床基因扩增检验实验室工作导则》配置。实验室周围的空气→实验室内流动，在实验室内部，清洁区的空气→操作区流动，不能逆向。

3. 因地制宜、方便工作　在避免污染的前提下，根据每个房间的分布及实际可用空间，将目前所开展项目与二代测序检测整合，以最大化利用现有空间。保证工作有序、互不干扰。分区可根据实际情况合并比如：打断仪可以放在样本制备室里，但不能开盖；电泳仪和成像设备可放在QC室里，但需注意的是在前处理和建库时，血液样本与组织样本要分开。

（二）样本检测的流转方向

样本前处理区→试剂储存和准备区→样本制备区→文库制备区→杂交捕获区→QC室→测序室。

（三）各房间布局的要求（图23-7-1）

根据房间内的气流走向，使用过程产生气溶胶少的仪器尽量摆放在进风口附近相对洁净的区域，高拷贝扩增或使用过程中产生大量气溶胶的仪器（如打断仪、PCR仪）尽量摆放在其流动下游位置。

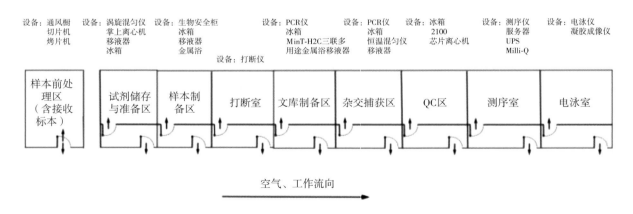

图23-7-1　NGS检测实验室功能分区设计

二、实验室防污染管理措施

（一）设备

1. 各室之间的设备仪器专用，贴上专用标签。

2. 处理具有潜在感染性的标本、有毒挥发性的试剂时，建议使用生物安全柜进行操作。

生物安全柜是为了保护操作者、实验室环境以及实验材料，使其避免暴露于上述操作过程中可能产生的感染性气溶胶和溅出物而设计的。根据生物安全防护水平的差异，生物安全柜可分为一级、二级和三级。NGS实验室使用的安全柜类别为二级生物安全柜。

通风橱是为了保护操作者而设计，在实验过程中能够清除腐蚀性化学气体和有毒烟雾，目的是排出实验中产生的有害气体，保护实验人员的健康。

超净工作台是为了保护实验材料而设计的，通过风机将空气吸入预过滤器，经由静压箱进入高效过滤器过滤，将过滤后的空气以垂直或水平气流的状态送出，使操作区域达到百级洁净度，保证生产对环境洁净度的要求。只能保护样品，不保护操作人员。

（二）生物安全柜的标准操作程序

1. 新安装或长期未使用的生物安全柜，使用前必须用超净真空吸尘器或不产生纤维的物品认真进行清洁工作。

2. 接通电源，使用前应提前15～30min开启紫外灯。

3. 打开风机5～10min，待柜内空气净化并气流稳定后再进行实验操作。当需要调节风机风速时，用操作面板上的风速调节钮进行调节。风机、照明均由指示灯指示其工作状态。

4. 使用结束后，用消毒液清理工作台面后打开紫外灯，15～30min后关闭，关闭生物安全柜电源。每次使用生物安全柜后，均需对其进行清洁。

5. 每年请相应厂家对生物安全柜进行校准，并出具检测校准报告。

（三）清洁

1. 各实验室应配备专用的消毒剂、消毒工具。

2. 实验室的清洁维护

（1）台面：①实验前用75%乙醇清洁消毒。②实验结束后用84消毒液对台面进行清洁，并经紫外灯进行消毒。

（2）地面：①各室清洁用具要专用，不得混用。②用84消毒液定期拖地。

（3）通风：①对于有窗户的实验室可以定期开窗通风一次，各室通风时间不可交叉。②通风时打开外窗，关闭纱窗。

（4）紫外线：①每天定时紫外灯照射2h，每周1～2次过夜消毒。②根据实验室情况，在实验结束后可以使用移动消毒车对实验台面进行照射，照射距离60～90cm。

（四）废物的处理

1. 一次性EP管、PCR管、吸头的处理：先放入84消毒液的废物缸中，每天工作结束后，置黄色垃圾袋中交医院统一处理，并记录。

2. 废弃的扩增产物：置于一次性塑料袋中，系紧，再置黄色垃圾袋中交医院统一处理，并记录。

3. 使用过的一次性口罩、手套、帽子、脚套等，置黄色垃圾袋中交医院统一处理，并记录。

三、防气溶胶污染

避免污染的方式如下：

1. 围场操作　利用生物安全柜将气溶胶限制在一个空间内。

2. 屏障隔离　规范的实验室设计，防止气溶胶进一步扩散。

3. 定向气流　清洁区→半污染区→污染区。

4. 规范操作　严格按照SOP规范进行实验操作，比如扩增后的PCR管须瞬离后再开盖。

5. 清洁空气　①使用紫外线对空气进行消毒。②定期对房间通风。

6. 有效拦截　对外排空气净化，用符合要求的HEPA处理。

四、常用仪器污染及预防措施

（一）移液器污染

1. 常见污染问题　①随意拿取别的屋的移液器使用。②不使用带滤芯的枪头导致。

2. 预防措施　①使用房间内专用的移液器。②使用带滤芯的枪头。③使用时忌多次空打产生气溶胶。④尽量吸液缓慢，一次性完成。

（二）离心机污染

1. 常见污染问题　①离心管内液体装太满而引起洒出。②离心管离心未配平或程序选择错误，使得离心管破裂。③冷冻离心机长期不清洁容易长菌。

2. 预防措施　①离心管内液体装七分满。②单个或单数个离心管离心前要注意配平。③对于易混淆的程序，离心前应再次核对。④离心达到预设转速且一切正常后再离开。⑤每次使用完离心机要用75%乙醇擦拭离心机转子及内壁，冷冻离心机开盖晾干后及时盖上盖子。

（三）PCR仪污染

1. 常见污染问题　①PCR管管盖未盖紧，运行过程中逸散出大量气溶胶。②PCR仪盖盖子时旋太紧，PCR管破裂。③槽内未放入支架，PCR管受力不均匀变性、破裂。④PCR程序运行完毕后，样本管未瞬离直接开盖。

2. 预防措施　①样本管放入PCR仪之前检查管盖是否盖紧。②PCR仪盖子旋至第一声"咔嗒"声即可。③PCR仪槽内放入支架。④样本管放入或移出PCR仪前先瞬离。

（四）其他仪器污染

1. 打断仪　剧烈震动产生大量气溶胶，如果没有单独的打断室，打断仪可以放在样本制备室，但要划分单独一块区域作为打断区，不能开盖。

2. 恒温加热仪　加热过程会产生大量气溶胶，或在管盖管壁凝聚水雾，加热完毕取下样本管应颠倒混匀数次，瞬离，再打开。

3. 电泳仪　DNA样本在电泳过程中会产生大量气溶胶，如果没有单独的电泳室，电泳仪可以放在QC室，但要划分单独一块区域作为电泳区。

五、样本溢洒、管破裂的处理

（一）离心机内有感染性物质破裂的处理

1. 停止实验，关闭电源，密闭30min使气溶胶沉淀。

2. 放上"污染"标识卡，喷洒DNA消除剂处理10～15min。

3. 使用镊子或镊子夹棉花清理玻璃或塑料碎片。

4. 碎片清理完毕后，用75%乙醇喷洒擦拭。

5. 使用84消毒液喷洒或擦拭离心机仓室和其他可能污染的区域，空气晾干。

6. 将离心筒、转子等配件用84消毒液浸泡消毒60min以上，清水冲洗干净，晾干后装回。

7. 紫外消毒车照射60min以上。

8. 脱去个体防护装备，暴露部位外折，置于医疗废物袋子中封好。

9. 污染的非一次性工作衣应先消毒后再洗涤。

10. 及时报告科室负责人。

（二）离心机的标准操作程序

1. 转头盖在拧紧后一定要用手指触摸转头与转盖之间有无缝隙，如有缝隙要拧开重新拧紧，直至确认无缝隙方可启动离心机。

2. 在离心过程中，操作人员不得离开离心机室，一旦发生异常情况操作人员不能关电源，要按STOP。

3. 不得使用伪劣的离心管，不得使用老化、变形、有裂纹的离心管。

4. 在节假日和晚间最后一个使用离心机例行安全检查后方能离去。

5. 在仪器使用过程中发生机器故障，部件损坏情况时要及时与该离心机销售厂家或售后部门联系。

6. 电动离心机如有噪声或机身振动时，应立即切断电源，及时排除故障。

7. 离心管必须对称放入套管中，防止机身振动，若只有一支样品管另外一支要用等质量的水代替。

8. 启动离心机时，应盖上离心机顶盖后，方可慢慢启动。

9. 离心结束后，先关闭离心机，在离心机停止转动后，方可打开离心机盖，取出样品，不可用外力强制其停止运动。

10. 每年请相应厂家对离心机进行校准，并出具检测校准报告。

（三）PCR 管破裂、样本溢洒的处理

1. 停止实验，关闭电源，密闭30min使气溶胶沉淀，喷洒DNA消除剂处理10～15min，再用75%乙醇擦拭干净。

2. 放上"污染"标识卡，使用84消毒液喷洒或擦拭处理消毒PCR仪孔和其他可能污染的区域，空气晾干。

3. 紫外消毒车照射60min以上。

4. 脱去个体防护装备，暴露部位外折，置于医疗废物袋子中封好。

5. 污染的非一次性工作衣应先消毒后再洗涤。

6. 及时报告科室负责人。

六、职业暴露的处理及报告流程

（一）发生职业暴露后的紧急处理

1. 从近心端向远心端挤压，切忌只挤压伤口局部，尽可能挤出损伤处的血液。

2. 用肥皂水和流动水清洗污染的皮肤，暴露的黏膜、眼、鼻、口腔反复用清水或生理盐水冲洗。

3. 受伤部位的伤口冲洗后，应当用消毒液消毒。例如，75%乙醇或0.5%碘伏并包扎伤口；被暴露的黏膜，应当反复用生理盐水冲洗干净。

（二）职业暴露的登记和报告

医务人员发生职业暴露，应在紧急处理后完成上报，按提示进行处理，必要时在会诊医师的指导下给予药物预防干预。

第二十四章　HPV检测技术

人乳头瘤病毒（HPV）的检测已被证实是宫颈癌筛查的有效方法。HPV检测技术具备人为因素影响较小、结果客观、便于质控等优点。HPV检测对宫颈上皮内瘤变Ⅱ级（CIN Ⅱ）以上检测的敏感度甚至高于细胞学检查。因此，HPV检测在宫颈癌的早期筛查，风险分层以及治疗过程中的随访都扮演着重要的角色。其他HPV感染相关性疾病的诊断和治疗也离不开HPV检测技术。本文简要介绍HPV检测技术及方法。

第一节　HPV与临床病理

HPV的概述：HPV与宫颈癌关系密切，子宫颈癌发病率居女性生殖系统恶性肿瘤第一位，临床证明95.0%～99.7%的宫颈癌病例和高危型HPV病毒感染有关。1974年，哈拉尔德·楚尔·豪森（Harald zur Hausen）提出HPV与宫颈癌发病有关的假设。1977年，拉维蒂（Laverty）在电镜下观察到宫颈癌活检组织中存在HPV颗粒，1989年，基尔蒂·沙哈（Keerti Shah）发现99.7%的宫颈癌与HPV感染有关，证实二者有直接关系。最终在1995年的IARC专题讨论会上通过高危型HPV的持续感染是宫颈癌发生的主要原因，同年，世界卫生组织（WHO）指出，高危型HPV的持续性感染是宫颈癌的主要病因，即HPV感染是宫颈癌发生的先决必要引发条件。

HPV是一种属于乳多空病毒科的乳头瘤空泡病毒A属、球形的双链小DNA病毒，能引起人体皮肤黏膜的鳞状上皮增殖，目前已经发现的HPV包括200多种亚型。依据HPV的致癌性，HPV分为高危型和低危型。高危型HPV主要包括HPV16、18、31、33、35、39、45、51、52、56、58、59、66、68亚型，几乎所有宫颈癌病例都是由于这些高危型HPV持续感染所致。在组织发生高度上皮内瘤变（CIN Ⅱ、CIN Ⅲ）时发现，HPV16是致癌性最强的类型，近半数的宫颈癌病例与其感染相关。HPV18多与宫颈腺癌相关，是致癌性第二位的HPV亚型，导致全部宫颈癌的约15%。低危型HPV主要包括HPV 6、11、42、43、44、53、61等亚型，该类病毒的感染主要伴随尖锐湿疣等临床感染，或经活检诊断的低度上皮内瘤变（CIN Ⅰ），但极少引起浸润癌（图24-1-1、图24-1-2）。

HPV的致病机制：HPV进入人体内，先是游离在宿主细胞内，没有整合到宿主DNA中，随着病毒的复制，HPV需要整合到宿主DNA中，进行繁殖，并转录表达大量的E6、E7 mRNA，并最终翻译成E6、E7蛋白完成病毒复制。在这个过程中，E2断裂丢失，造成E6、E7失衡，高表达，造成细胞的生长周期异常，从而产生病变（图24-1-3、图24-1-4）。

几种不同的扩增目标片段如下。

1. 全基因型　起初对于HPV各基因片段并没有更多的了解，此时使用HPV的全基因型进行检测。检测过程中，由于基因片段过长，容易造成错配、交叉反应等问题。

2. L1区段DNA　在不断的研究中，开始应用相对保守不容易变异的L1段DNA作为扩增片段进行检测。随着研究的深入，发现L1段在整合到人体DNA时，经常发生断裂丢失；当L1段丢失时，

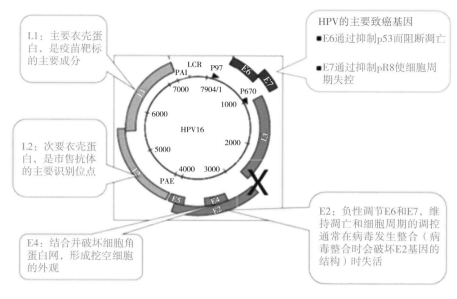

图24-1-1　HPV结构示意

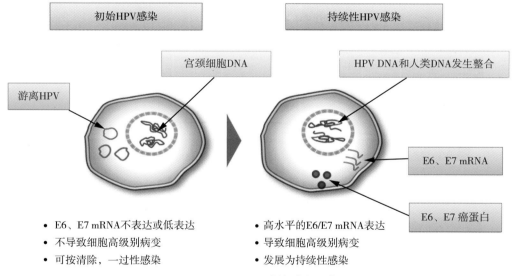

图24-1-2　HPV感染过程示意

注：引自 Doorbar, J.Molecular Biology of Human Papillomavirus Infection and Cervical Cancer. Clinical Science, 2006, 110, 525-541.

E6/E7致癌基因仍在，容易造成假阴性而漏诊。

3.　L1/E6/E7段DNA　为了避免L1段的丢失，开始尝试使用L1、E6、E7 DNA来进行多靶标检测HPV，以防止L1段丢失造成的假阴性。但HPV检测是用于宫颈癌的筛查，在这个过程中，女性感染HPV的概率很高，而且HPV是一种自愈性病毒，在游离状态下并不致病。HPV DNA检测可导致过多的游离HPV被检出，会给临床带来不必要的过度诊断和患者的恐慌。

4.　E6/E7 mRNA　为了避免过度的病毒检测造成过度诊断，开始以HPV mRNA作为目标片段。HPV只有整合人体DNA后，才会开始大量地表达mRNA。mRNA检测与病变相关性更强，可以减少HPV一过性感染的检出。这样既可防止由于L1丢失造成的假阴性，也可以减少HPV病毒的过度检出。

高危型HPV 16、18的E6、E7基因编码的原癌蛋白是主要致癌因子。

- E6蛋白通过E6-AP能特异性结合P53蛋白形成复合物。促使P53蛋白快速降解，导致细胞周期失控，其效应等同于P53突变。
- E7蛋白和PRb有高亲和性，使E2和PRb复合物解离，使细胞周期失控而发生永生化。

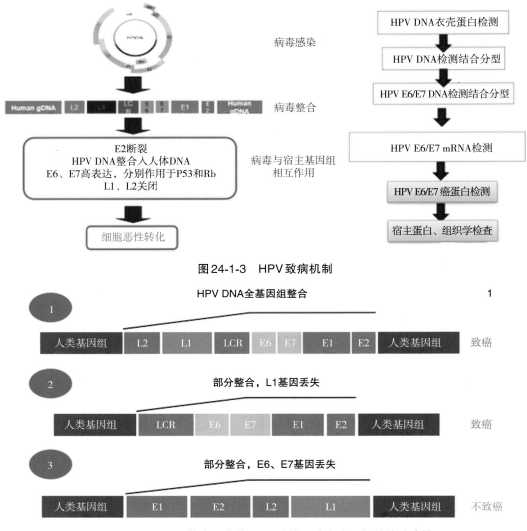

图24-1-3 HPV致病机制

图24-1-4 HPV 整合到人体DNA种的几种方式和相关的致癌性

第二节 HPV检测在临床中的应用

随着HPV在宫颈癌发生中核心作用得到共识，HPV检测广泛应用于临床。无论是细胞学、HPV联合应用还是单独HPV-DNA或RNA分子检测都已成为宫颈癌二级预防（筛查）的趋势。

该方法对CINⅡ、CINⅢ类患者的筛查敏感性较高，筛查年龄起点为21岁以上、有性生活的女性。由于宫颈细胞易于无创取得，在体检筛查中更显出其优势。

除了宫颈癌，其他HPV感染相关性疾病也可以通过HPV检测得以诊断。

HPV由于无法在体外培养，相应的研究难以开展，在体内也不能诱导出免疫反应。对于其他病原体的检测方法无法用于HPV检测。HPV的诊断依据HPV细胞学或病理学特征性改变，做出判断；对于部分肉眼可见的尖锐湿疣，其病变组织可通过观察诊断，还可经活检病理诊断上皮内瘤变做出判断。然而，实际工作中常规活检有时镜下诊断依据不是很充分，这就需要病毒学检查来辅助诊断。

HPV检测目前方法较多，临床检测方法包括肉眼检查、醋酸法和细胞学及组织病理学检查。HPV的病理学检查包括免疫组织化学检查、原位杂交，目前应用最广泛的是分子生物学技术检测病毒基因组。

第三节　HPV检测方法分类概述

　　HPV检测依照实验方法的不同大致可分为原位杂交法、荧光定量PCR法、基因芯片法（PCR＋杂交）、酶切信号放大法、杂交捕获法和转录介导的等温扩增法。原位杂交法可以应用于各种组织的石蜡样本，可以依据着色部位镜下形态判断病理的发展，帮助病理医师做出诊断。原位杂交探针分为低危型和高危型检测，在技术操作上同其他原位杂交方法。荧光定量PCR法和基因芯片法可以应用于宫颈细胞样本和其他便于提取DNA的组织。酶切信号放大法、杂交捕获法、转录介导的等温扩增法主要用于宫颈细胞样本，已成为筛查HPV感染相关宫颈病变的主要手段。

　　下节将详细介绍应用比较广泛的几种HPV检测方法。

第四节　杂交捕获2代技术（HC-Ⅱ）

一、简介

Hybrid Capture 2（HC2）
公司：QIAGEN
美国上市时间：1999年
技术：杂交捕获法
检测基因片段：HPV DNA全长序列
涵盖亚型：13种高危型HPV
分型：不分型
操作：手工

二、方法原理（图24-4-1）

　　HC-Ⅱ本质上是基因杂交信号放大技术，采用分子杂交和化学发光信号放大的原理，无须基因扩增，属于线性级数放大。

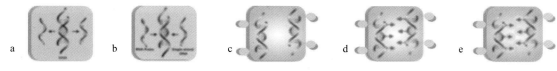

图24-4-1　HC-Ⅱ方法原理
　　注：图a为样本DNA双链被释放并分解为核苷酸单链。图b为DNA单链与RNA探针结合为DNA/RNA杂交体。图c为第一抗体将DNA/RNA杂交体固定在试管壁或微孔壁上。图d为结合有碱性磷酸酶的多个二抗与DNA/RNA杂交体结合，使信号放大。图e为碱性磷酸酶使底物发光，判读光的强弱可确定碱性磷酸酶的含量，从而确定DNA/RNA的含量。

三、操作

　　手工操作为主，需要多步骤加样冲洗换液，相对于自动设备有些烦琐，有批次限制24人份或96人份（图24-4-2）。

　　1. 手工提取DNA样本。

2．手工进行样本的杂交捕获。

3．上机进行信号的检测。

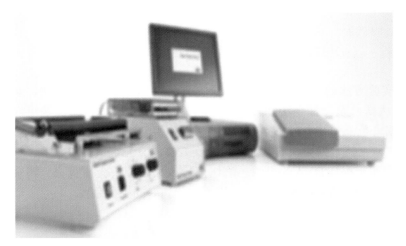

图24-4-2　QIAGEN，Hybrid Copture 2检测系统

第五节　酶切信号放大法（Cervista HPV）

一、简介

Cervista HPV

公司：Hologic

技术：酶切信号放大法

检测目标片段：HPV DNA的L1、E6和E7区

涵盖亚型：14种高危型HPV

分型：HPV A5/A6、A7与A9型组，16与18分型

操作：手工

Cervister HR HPV DNA检测采用的是Invader专利技术，由Cleavase酶特异性识别并切割目标DNA分子结构，通过识别目标DNA与信号放大两个步骤，直接检测特定核苷酸序列，无须进行基因扩增（图24-5-1）。

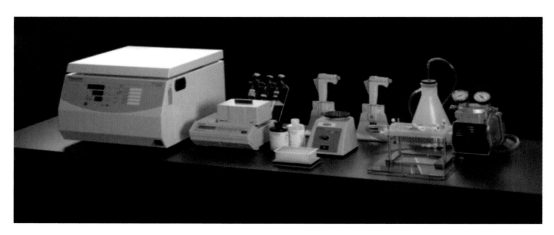

图24-5-1　Hologic，Cervista HPV检测系统

二、方法原理

酶切信号放大原理，在等温反应下，由Cleavase®酶特异性识别并切割分子结构，通过分子杂交和荧光信号放大，从而直接检测特定的HPV DNA核苷酸序列（图24-5-2）。

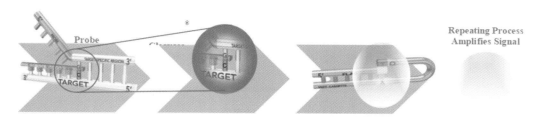

图24-5-2　酶切信号放大原理示意

三、手工操作

设备由3部分组成，包括提取设备、扩增仪或恒温仪（信号放大设备）和信号检测设备。

1. 将标本通过手工操作进行HPV DNA的提取。
2. 将样本和试剂放入扩增仪进行酶切信号放大。
3. 将标本放入信号检测荧光仪进行检测。

第六节　基因芯片法

基因芯片法是指在固相支持物上原位合成寡核苷酸或者直接将大量DNA探针以显微打印的方式有序地固化于支持物表面，然后与标记的样本杂交，通过对杂交信号的检测分析，得出样本的遗传信息（基因序列和表达信息）。

一、方法原理

PCR＋杂交。传统PCR进行样本的扩增，然后通过固相的支持物进行杂交（图24-6-1、图24-6-2）。

二、检测目标片段

体外定性检测：23种HPV亚型，其中18个高危型，5个低危型，检测目标片段：DNA　L1区段。

三、操作

手工操作：设备由3部分组成，包括提取设备、扩增仪和杂交设备。肉眼观察。

1. 将标本通过手工操作进行HPV DNA的提取。
2. 将提取的HPV DNA，手工构建扩增体系，进行PCR扩增。

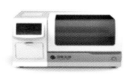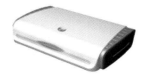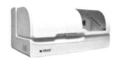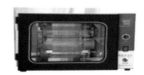

全自动核酸分子杂交仪　　　基因芯片阅读仪　　　全自动核酸分子杂交仪　　　恒温杂交仪

图24-6-1　基因芯片法所需仪器

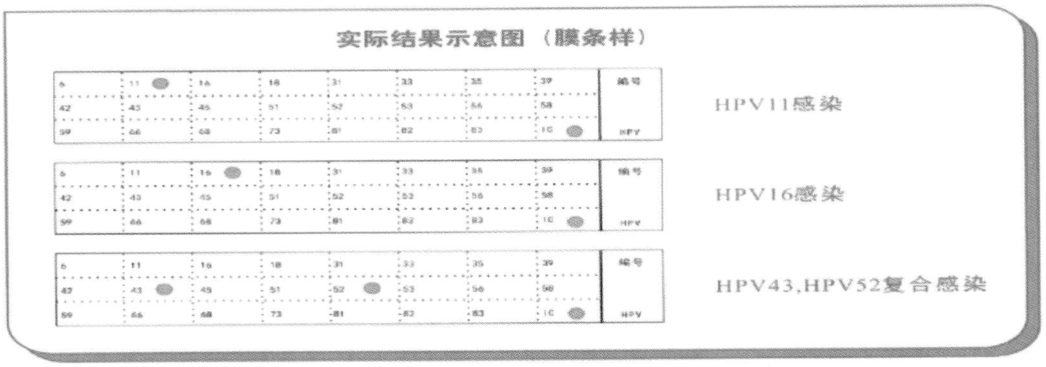

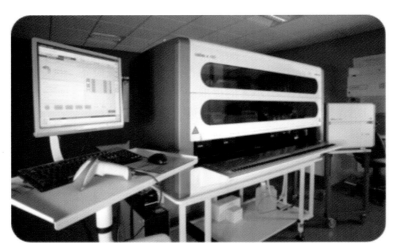

图24-6-2 芯片结果显示

3．扩增后的标本和固相模条放入杂交管手工进行杂交。

4．杂交后，通过肉眼观察模条显色情况进行结果的判读。

第七节　实时荧光定量PCR技术（Cobas 4800）

一、简介

公司：Roche

技术：荧光定量PCR技术

检测目标片段：HPV DNA L1区

涵盖亚型：14种高危型HPV

分型：16、18分型

操作：自动化提纯＋PCR核酸扩增

二、方法原理

实时荧光定量PCR技术在常规PCR基础上加入荧光标记探针，从PCR扩增到得出结果是在完全封闭的系统中运行（图24-7-1）。

图24-7-1 Roche Cobas HPV检测系统

该技术在DNA扩增时结合了特异探针的杂交，进一步提高了实验的敏感性和特异性。它可以实时利用荧光监测DNA扩增过程，使结果准确可靠，非常适合用于临床的大面积筛查（图24-7-2）。

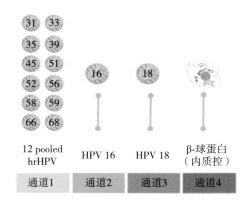

图24-7-2　荧光定量通道示意

三、操作

半自动化设备。设备分为两部分做Z4800和X4800。X4800主要作用是HPV DNA的提取。Z4800为检测用实时荧光PCR仪。

1. 将标本放入X4800，由设备自动提取DNA。
2. 提取完毕后，需要将DNA手动移出X4800。
3. 将构建好的反应体系放入Z4800，进行实时荧光PCR检测。

第八节　转录介导的等温介导扩增技术

一、简介

Aptima HPV

公司：豪洛捷

技术：转录介导的等温扩增技术

检测目标片段：HPV E6、E7mRNA

涵盖亚型：14种高危型HPV

分型：16、18/45分型

操作：全自动Panther

Aptima HPV是基于E6、E7 mRNA的新一代HPV检测技术，能直接检测出基于HPV的2个致癌基因E6、E7mRNA，降低了传统HPV DNA检测对于一过性HPV感染的检出率，识别出真正有癌变风险的HPV感染。Aptima HPV技术是获得美国FDA批准的第1种HPV mRNA检测技术，该技术于2012年正式获批并开始投入使用。该技术有两种检测试剂盒，分别是Aptima HPV（AHPV）和Aptima HPV16/18/45 Genotype（AHPV GT），后者能对前者阳性结果进行分型检测。

二、方法原理

TMA（等温介导扩增）＋DKA（双向动力学）。

转录介导性扩增（TMA）：靶标核酸恒温扩增并产生扩增产物，酶和特异性引物组合共同作用，实现扩增。扩增后，吖啶酯（AE）化学探针与扩增产物杂交，降解未结合的AE，与扩增子结合的AE在单次2s的读取时间内检测已结合的探针信号（图24-8-1）。

三、操作

全自动分子检测平台，标本进结果出（图24-8-2）。

1. 将试剂、耗材（吸头、反应管）和标本放入Panther自动化平台。
2. 3.5h出结果，期间无须任何人工操作。

科蒂亚HPV检测系统也基于E6、E7 mRNA的HPV检测技术，同样采取检测HPV的2个致癌基因E6、E7 mRNA（图24-8-3）。

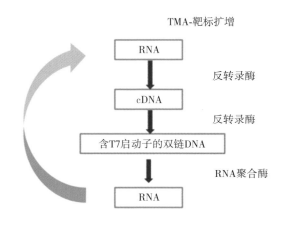

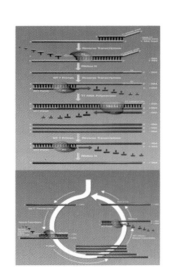

图24-8-1 TMA 示意

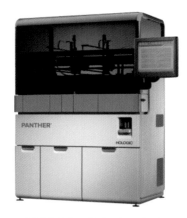

图24-8-2 Hologic，Aptima HPV检测系统

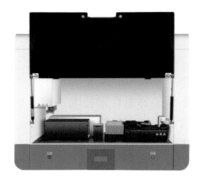

图24-8-3 科蒂亚HPV检测系统

四、方法原理

支链DNA信号扩增法，支链DNA信号放大系统的信号扩增是依据许多带有碱性磷酸酶标记的探针杂交结合到树枝状的DNA枝状体上实现的。bDNA技术首先采用带有特定寡核苷酸片段的固体平台，待测分子与这些寡核苷酸片段结合然后再加入与待测片段杂交的探针。最后碱性磷酸酶标记的探针杂交结合到这些树枝状核酸枝状体上，在碱性磷酸酶的发光底物1，2-二噁二酮的诱导下使其化学发光，通过对发光强度的检测对待测分子进行定量检测。

五、检测目标片段

体外定性检测：14种高危型HPV E6、E7 mRNA。检测目标片段：HPV E6、E7 mRNA区段。

六、操作

手工操作。设备由提取设备、扩增仪和检测设备3部分组成。

1. 将标本通过手工操作进行HPV E6、E7mRNA的提取。

2. 将提取的HPV E6、E7mRNA，手工加入反应体系，进行支链PCR信号扩增。

3. 扩增后的标本放入检测荧光仪进行检测。

第九节　小　　结

随着对HPV感染性相关疾病认识的深入，HPV检测技术应用越来越广泛。分子检测技术的飞快发展也使HPV检测技术得以更准确、更便捷、更高效。掌握HPV检测的相关原理和方法也成为病理工作者的必修课。

第二十五章　流式细胞制作技术

20世纪30年代，人类开始关注细胞计数，逐渐形成了以细胞计数为基础的流式细胞仪的雏形。1934年，莫尔多万（Moldovan）试图用光电仪记录红细胞和红色酵母，由此为流式细胞仪引入了细胞染色的概念。1954年，光电粒子记录数器诞生；1969年，世界上第一台荧光检测细胞计出现，它不仅启用鞘液流动态聚焦原理，同时还使用了氩离子激光器作为光源。1972年，细胞分选器的改进型研制成功，能够检测出经过荧光标记抗体染色的细胞信号，实现了多参数的检测，同时也可以实现细胞分选。1975年，单细胞克隆抗体技术提出，为流式细胞研究中免疫试剂的应用奠定了基础。

流式细胞术（flow cytometry，FCM）是一种可以快速、准确、客观地检测快速直线流动状态下单个细胞的多项物理及生物学特性并对其分析定量，同时可以对特定群体加以分选的技术。流式细胞术的定量分析主要通过识别细胞特异性标志物的数量（包括表面受体、抗原及DNA等）以及细胞固有的性质（如光散射等）甄选出目标细胞亚群。随后，可以根据研究需要对目标细胞亚群进行分选，以得到高纯度的细胞，用于细胞培养及其他功能研究分析。

简单地说流式细胞术具有三个特点：①极短时间内可分析大量细胞。②可同时分析单个细胞的多种特征。③定性或定量分析细胞。

第一节　流式细胞仪的构成及工作原理

一、流式细胞仪的主要构成

流式细胞仪主要由3部分构成（图25-1-1）：液流系统、光信号收集系统和电子系统。

1. 液流系统　利用鞘液和气体压力将样本细胞依次输送到测量区，使细胞逐个通过激光光斑中央，接受检测（图25-1-2）。

由于细胞具有聚集的倾向，理论上单一细胞悬液中会含有细胞团，导致多个细胞同时到达测量区。因此，流式细胞仪的液流系统必须使细胞逐个快速通过测量区，同时还要避免液流管道被堵塞。将细胞或者微粒流喷射入一个直径较宽的快速流动的鞘液流中央，鞘液管入口方向与待测细胞或者微粒流成一定角度，根据流体力学的原理，细胞或微粒在较宽的水流中心自然被限制在一个狭窄的核心。这样流式细胞仪就能把细胞限制在精确的位置，又不会发生阻塞。换句话说，就是在一条较宽的鞘液流核心中流动的一条细胞的狭窄液流。这个过程的发生地点为流动室。

流动室是石英玻璃制成的透明小室。细胞悬液的速度增加或减少与鞘液流的速度相等，其结果是当维持相同的样品液流体积与流速比值时，核心所包含细胞液流的直径的增加或减少会改变液流速度。因此，细胞悬液被注入的比率将会直接影响限制在激光束中央的细胞核心液流的宽度和强度。喷嘴的出口孔径非常小，并且工艺精细，根据待分析的细胞的大小不同，具有不同的规格，一般有70μm、100μm、200μm。最为常用的是70μm的喷嘴，适用于体积较小的血细胞以及脾脏和淋巴结的

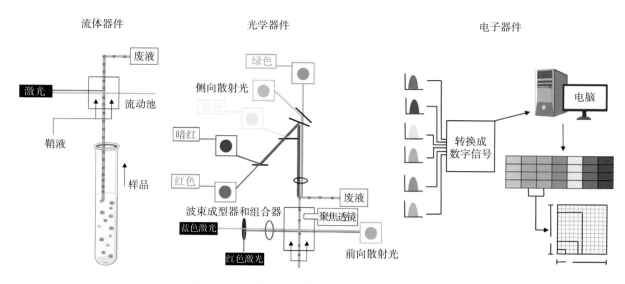

图25-1-1 流式细胞仪的主要构成及工作原理

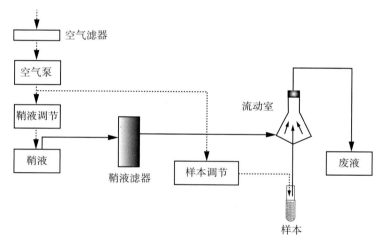

图25-1-2 流式细胞仪流动室

免疫细胞等；而体积较大的细胞如肿瘤细胞、脏器实质细胞等需选用孔径较大的喷嘴。

2. 光路系统 包括一系列光学元件如透镜、滤光片和小孔等，主要功能是在细胞受激光激发后产生散射光和荧光等信号，由于流式细胞仪对于细胞的分析是以激光照射细胞后接收的光信号为基础，所以是流式细胞仪的灵魂。

光路系统始于激光器，激光是一种能够提供单波长、高强度和高稳定性的光照。它能沿直线传播，发散角小，因此，是流式细胞仪光源的首选。不同的激光器发出的激光照射到细胞后产生的光信号会经过不同的光路系统被不同的通道接收。目前，几乎所有型号的流式细胞仪中均配置一根波长为488nm的氩离子激光器，多种染料如FITC、PE、PerCP等都可以被488nm激光激发。新型的流式细胞仪可以同时使用3根或3根以上的激光器，进行10色以上的多色分析。

光路系统的滤光片根据功能可以分为长通滤片、短通滤片和带通滤片。流式细胞仪就是利用滤光片的不同组合达到分离光信号的目的，其光路系统具有很大的灵活性，因此，大幅度增加了流式细胞仪的应用范围。

3. 电子系统 光信号转换为电子信号，分析电子信号、量化电子信号并传递给计算机。将光信号转变为电子信号的关键元件是光电倍增管（photomultiplier tuber，PMT）。顾名思义，PMT除了能将光信号转变为电子信号外，还能按照一定比例将信号放大，是连接光路系统和计算机的桥梁。流式细胞术中"通道"的概念就是和PMT紧密联系在一起的，一个PMT就是一个通道。

另外，一些流式细胞仪还配有细胞分选系统，即从样品细胞中分离出目标细胞，回收后可以再培养。

二、工作原理

流式细胞仪通过给鞘液和样品施加高压，给废液桶施加负压，从而实现可见液流的高速流动。加入荧光染料待测单细胞悬液，在一定的气体压力下被压入流动室，待测细胞在鞘液的包裹下单行排列，逐个通过检测区，细胞自身发出的散射光以及激发出的荧光信号被前向光电二极管和90°方向的光电倍增管检测到。光信号通过波长选择通透性滤片后，经光电倍增管接收，转换为电信号，再经过数/模转换器转换为数字信号，送入计算机进行处理。

流式细胞仪还可以对分析中的目标细胞进行分选提取，这个功能是通过分离含有单细胞的液滴而实现的。在流动室的喷嘴上安装有高速振荡器，进行分选时，鞘液和样品液相互混合，振幅越大，断点位置越高。即液流上段是连续的液滴，下段是独立的液滴，激光照射点位于上段的连续液滴，仪器收集照射后的信号，判断是否需要被分选，在断点处对判断做出处理。如为目的细胞，则系统给上段液流施加正相或者负相电流，当其进入下方偏转板电场时，细胞便会在电场的作用下发生偏转，从而进入分选管，实现细胞分选就是电荷式分选的基本原理。

第二节　流式细胞仪的检测信号

流式细胞仪主要关注散射光信号和荧光信号。前者是细胞在未做任何处理时仪器收集到的固有特性，而激光激发出的荧光信号强弱则代表目标细胞的表面受体、抗原及DNA等的浓度。

一、散射光信号

1. 前向散射光（forward scatter，FSC）　前向散射光又称小角度散射光或者0°角散射光，是激光检测区由硅光二极管探测、正向收集的小角度散射光。一般来说，FSC的强弱与细胞的大小有关。但是如果细胞（如双凹圆盘状红细胞）不是球形，由于细胞在液流中的空间取向不同，也可以导致对同型细胞检测得到的FSC信号完全不同。

2. 侧向散射光（side scatter，SSC）　侧向散射光又称90°角散射光，收集的是细胞通过检测区时由光电倍增管探测90°方向的散射光，其波长与激光波长一致。SSC对细胞膜、细胞质以及核膜的折射率更为敏感，其强弱与细胞内部的精细结构和颗粒性性质有关。

由于流式细胞仪检测灵敏度高，只要溶液中稍有杂质就容易产生微小的电压信号，因此必须用FSC做阈值以排除杂质，所有细胞颗粒产生的信号必须高于该阈值才能被接收为信号（图25-2-1）。

二、荧光信号

荧光染料是一种吸收某种特定颜色的光后激发，并立即退激发，恢复到原有的状态，同时多余的能量就以不同颜色的光辐射出来的化学物质。当然，一些细胞有自发荧光，也可以被流式细胞仪检测到，但是在大多数情况下，没有实质性有意义的自发荧光的细胞将会在样品准备的时候被荧光染料染色。荧光染料可以与抗体偶联结合，这样通过对荧光的检测可以确定抗原的相对数量，进而对细胞亚群的功能进行分析。以DNA敏感的荧光染料对细胞进行染色，就可以区分出多倍体的恶性细胞，结合数学算法可以研究在细胞周期的不同阶段中的细胞比例。有些荧光染料能在子代细胞中均匀分布，可以用来对分裂中的细胞进行染色分析，进而得到细胞发生分裂的相对数量。

流式荧光通道之间需要进行补偿调节，这是因为荧光素在相应的激光激发后期波长并不是完全集

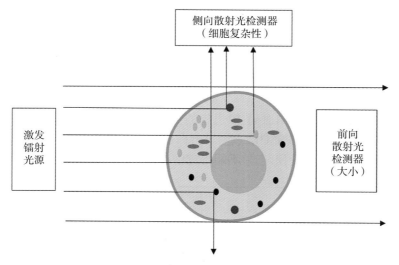

图25-2-1　前向散射光和侧向散射光

中在一个很小的范围。由于发射谱范围的重叠，就会有少量不需要检测的另一种荧光信号也被此通道接收到，所以每一个PMT实际检测到的都是两种荧光的和，但是以某一种荧光为主。

第三节　流式数据的显示

流式数据的显示通常有直方图、散点图和等高线图等几种。

一、直方图

细胞的每一个单参数的测量数据可以整理成直方图来显示。在直方图中，一般横坐标表示荧光信号或者散射光信号相对强度的值，其单位是道数，横坐标可以是线性的，也可以是对数的，纵坐标一般是细胞数。直方图一般采用间距门来确定目标细胞。流式直方图本质上就是统计直方图。

二、散点图

散点图能够同时显示两个通道的信息，也是采取坐标轴的方式，通常横坐标和纵坐标表示两个不同通道的值，而图中的每一点代表一个细胞。

一般流式分析中，先利用FSC-SSC物理图根据细胞的大小和颗粒度将细胞进行分群，然后根据目标细胞处于哪个群体，再将该群体细胞设门（set gate），进一步分析该群体中的目标细胞。门（gate）是流式分析中的一个较为重要的概念，通过设门，流式图只显示所设门内的细胞，其他无关细胞不会被显示。

三、等高线图

流式等高线图与散点图类似，也可以同时显示两个通道的信息，不同的是，它借助地理等高线的形式。与散点图相比，等高线图能够直观地体现细胞群的集中点，其中央区域代表一个细胞群。

第四节　流式细胞技术的应用

一、流式细胞技术在医学上的应用

1. 在血液学中的应用　近年来白血病/淋巴瘤的免疫分型已经成为诊断血液恶性肿瘤的重要标准之一。目前国内外均主张采用CD45/SSC散点图进行白血病的免疫分型（图25-4-1）。采用流式细胞术有助于白血病亚型的诊断，特别对用形态学不能肯定细胞来源的白血病及杂合性白血病。

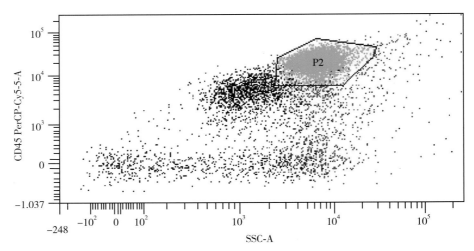

图25-4-1　用CD45和SSC联合设门分析淋巴结

　　这里需要应用流式细胞技术的细胞亚群测定和表型测定。细胞亚群测定是流式细胞技术最基本的应用。完成细胞亚群的测定首先要明确总体是什么，其次要明确待测细胞亚群的特征性表型是什么，这样就可以利用该抗原的相应荧光素偶联抗体进行测定。可将总体设门，再根据细胞群的特殊表型圈出该群细胞。常见细胞群体的特征性表型见表25-4-1。

表25-4-1　常见细胞群体的特征性表型

细胞群体	表型
免疫细胞	CD45
T淋巴细胞	CD3，CD4（CD4$^+$T细胞），CD8（CD8$^+$T细胞）
B淋巴细胞	CD19或CD20
NK细胞	CD56
单核细胞	CD14
巨噬细胞	CD11b

　　表型就是根据抗原分子的表达情况判读待测细胞群体的某些特征，从而判断其功能状态。表型测定也需要明确两个问题：一是要明确待测定细胞群体的表型，明确该细胞的特征表型，并标记该特征表型的荧光素偶联抗体；二是要明确测定哪个或哪些表型，同时标记待测表型的荧光偶联抗体。测定表型时，先根据特征细胞的特征表型设门，将其显示于一个流式图上，流式图的一个轴代表其中一个待测表型的荧光信息。圈出阳性表型的细胞，就可以得出这群细胞或细胞亚群表达该抗原分子的

情况。

2．在肿瘤中的应用　流式细胞术利用实体瘤标本、体液标本或活检标本等测定肿瘤细胞DNA含量，解析细胞周期，并通过肿瘤细胞非整倍体的测定，鉴别肿瘤与正常细胞。

3．在免疫学中的应用　利用流式细胞术检测荧光标记的血清人类白细胞抗原B27（HLA-B27）和淋巴细胞表面的B27抗原结合，根据通道值的高低判断B27抗原阳性或者阴性，进而诊断强直性脊柱炎。可采用流式细胞术检测外周血中红细胞和中性粒细胞表达的膜糖基磷脂酰连接的补体调节蛋白CD55和CD59，这是目前诊断阵发性睡眠性血红蛋白尿症（PNH）最可靠、最敏感的方法。

4．其他　流式细胞技术还可用于检测病毒抗原抗体、细菌耐药、精子功能等方面。

总之，凡是能被荧光分子标记的细胞或者微粒均可以采用流式细胞仪进行检测。

第二十六章　人工智能技术在病理诊断中的应用

第一节　总　　论

人工智能（artificial intelligence，AI）技术病理诊断是通过深度卷积神经网络等深度学习算法，模拟病理医师读片过程，对数字化的病理切片进行图像分析，得到与人类医师相同的诊断结果。深度学习是机器学习领域中的一个分支，最早在1943年，由神经学科学家麦卡洛克和数学家皮兹在《数学生物物理学公告》上发表论文"A logical calculus of the ideas immanent in nervous activity"，建立了神经网络和数学模型，称为MCP模型。所谓MCP模型，其实就是按照生物神经元的结构和工作原理构造出来的一个抽象和简化了的数学模型，也就诞生了所谓的"模拟大脑"，人工神经网络的大门由此开启。MCP当时是希望能够用计算机来模拟人的神经元反应的过程，该模型将神经元简化为三个过程：输入信号线性加权、求和、非线性激活（图26-1-1）。

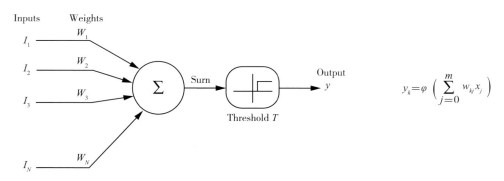

图26-1-1　MCP模拟人神经元反应的数学模型

1958年，计算机科学家弗兰克·罗森布拉特（Frank Rosenblatt）提出了两层神经元组成的神经网络，称为"感知器"（perceptrons）。第一次将MCP用于机器学习分类任务。感知器算法使用MCP模型对输入的多维数据进行分类，且能够使用梯度下降法从训练样本中自动学习更新权值。1962年，该方法被证明能够收敛，理论与实践效果引起第一次神经网络浪潮。1969年，美国数学家及人工智能先驱马文·明斯基（Marvin Minsky）在其著作中证明了感知器本质上是一个线性模型，只能处理线性分类问题，就连最简单的"亦或问题"都无法正确分类，这等于直接宣判了感知器的死刑，神经网络的研究也陷入了将近20年的停滞。

1986年，神经网络之父杰弗里·辛顿（Geoffrey Hinton）发明了适用于多层感知器（MLP）的BP算法，并采用Sigmoid函数进行了非线性映射，有效解决了非线性分类和学习的问题，该方法引起了神经网络的第二次浪潮。而在1991年BP算法被指出存在梯度消失问题，也就是说在误差梯度后向传递的过程中，后层梯度以乘性方式叠加到前层，由于Sigmoid函数的饱和特性，后层梯度本来就很小，误差梯度传到前层时几乎为零，因此，无法对前层进行有效学习，该问题直接阻碍了深度学习的进一步发展。此外，90年代中期，支持向量机算法（SVM）等各种浅层机器学习模型被提出，SVM也是一种有监督的机器学习模型，应用于模式识别、分类以及回归分析等领域。支持向量机以统计学为基础，与神经网络有明显差异，支持向量机等算法的提出再次阻碍了深度学习的发展。直到2006年，杰弗里·辛顿和他的学生罗斯兰·萨拉赫迪诺夫（Ruslan Salakhutdinov）在《科学》杂志上发表了一篇文章，提出了深层网络训练中梯度消失问题的解决方法：无监督预训练对权值进行初始化＋有监督训练微调。斯坦福大学、纽约大学、加拿大蒙特利尔大学等称为研究深度学习的重镇，开启了深度学习在学术界和工业界的第三次浪潮。2011年，ReLU激活函数被提出，该激活函数能够有效地抑制梯度消失问题。之后，微软首次将深度学习应用在语音识别上，并取得了重大突破。微软研究院和谷歌的语音识别研究人员先后采用深度神经网络技术降低语音识别错误率20%～30%，是语音识别领域十多年来最大的突破性进展。2012年深度神经网络技术在图像识别领域取得惊人的效果，在ImageNet评测上将错误率从26%降低到15%。在这一年，深度神经网络还被应用于制药公司DrugeAtivity预测问题，并获得世界最好成绩。2012年，杰弗里·辛顿课题组为了证明深度学习的潜力，首次参加ImageNet图像识别比赛，其通过构建的卷积神经网络AlexNet一举夺得冠军，并碾压第二名SVM方法的分类性能。也正是由于该比赛，卷积神经网络吸引了众多研究者的注意。2013年、2014年、2015年、2016年，通过ImageNet图像识别比赛，深度学习的网络结构、训练方法、GPU硬件不断取得进步，促使深度学习技术在其他领域也不断取得骄人成绩。2016年3月，由谷歌旗下DeepMind公司开发的阿尔法围棋（AlphaGo）与围棋世界冠军、职业九段棋手李世石进行围棋人机大战，以4∶1的总比分获胜；2016年末2017年初，该程序在中国棋类网站上以"大师"为注册账号与中日韩数十位围棋高手进行快棋对决，连续60局无一败绩；2017年5月，在中国乌镇围棋峰会上，它与排名世界第一的世界围棋冠军柯洁对战，以3∶0的总比分获胜。围棋界公认阿尔法围棋的棋力已经超过人类职业围棋顶尖水平。

AI技术在医学领域也进行了深入和广泛的探索。在医学影像技术领域，AI的应用包括两个方面：图像识别和深度学习，其中最核心部分是深度学习。皮肤癌分类的辅助诊断深度学习模型"Dermatologist-level classification of skin-cancer with deep neural networks"是一篇关于皮肤癌分类的学术研究论文，核心仍然是Inception分类器，虽然在方法上仅有微小创新，但论文的工作内容却意义重大，具体体现在该模型所使用的数据：从互联网上收集12万张皮肤癌图像，其中大多数为普通图像，例如手机拍摄的图像，通过皮肤科医师对图像标注类别标签，利用在ImageNet上预训练的Inception模型对皮肤癌图像进行微调训练，并取得了良好效果。在该论文出现之前，皮肤癌分类系统通常使用小于1000张图像的小数据集，取得的效果非常有限。由于数字病理技术问世，使得病理组织切片和细胞学涂片可以通过扫描进行数字病理切片存储，这给AI在病理诊断方面的应用打下了基础，使AI技术应用于病理诊断成为可能。目前，已有很多方面的研究及应用如乳腺癌淋巴结转移病灶的检测、肾透明细胞癌的分级、大肠癌肿瘤性腺体结构的分割、检测特殊染色中的结核分枝杆菌、胃肠道活检标本辅助诊断技术等。我国AI在病理诊断方面的应用起步比较晚，但发展势头迅猛，2019年8月29日，世界人工智能大会在上海开幕，AI应用于CT图像、眼底镜图像、病理图像等，医学成像作为常用的医疗辅助检查手段，在疾病诊疗中起着重要的作用。病理诊断常被视为诊断的"金标准"或"最终诊断"，在临床诊断中尤为关键。然而，长时间的人工阅片常导致诊断准确率下降，且病理医师的诊断具有一定主观性，这些都会提高误诊率，从而导致误治。

全切片数字化扫描技术（whole-slide imaging，WSI）的出现，掀起了一股利用计算机进行切片图像自动阅片的浪潮。然而，染色密度、切片平整度和组织固定等问题均会对病理切片的质量产生影响。此外，在图像采集过程中，图像压缩时变形、噪声的出现以及切片扫描仪自身的特性，都将影响图像的质量。这些因素为AI算法的应用带来了挑战和契机，也是目前重点关注的问题和研究方向。AI技术作为一种辅助性工具在病理诊断多场景中已经有一些尝试，例如Koss等于1994年首次采用

PAPNET系统对宫颈细胞进行计算机辅助分析。AI技术在细胞学诊断方面的应用早于在组织病理学诊断中的应用。我国宫颈癌筛查基本上都已经采用液基细胞学制片方法，制片质量能够得到保障。我国在这个领域已经投入了大量人力、物力，并取得了初步成果，有部分宫颈癌AI技术筛查方法已经在部分地区得以应用。宫颈癌是威胁女性健康最常见的恶性肿瘤，全球每年新发宫颈癌患者约50万例，死亡超过26万例，约80%的患者集中于经济欠发达的发展中国家。宫颈癌病因明确，由人类乳头瘤病毒（human papillomavirus，HPV）感染所致。筛查、早期诊断和早期治疗能够有效地降低宫颈癌的发病率和死亡率。目前有效的筛查方案包括高危型HPV检测、宫颈细胞学筛查和两者联合筛查等模式。我国宫颈细胞筛查人员严重缺乏，这成为控制宫颈癌发病率和死亡率的瓶颈。数字病理和AI技术的兴起将为宫颈癌细胞筛查提供解决方法。

我国非常重视人工智能发展战略，2017年7月发布了《新一代人工智能发展规划》，加速AI与医疗领域的深度融合。目前将AI用于宫颈细胞筛查研究成为热点。本章将介绍国内外较为成熟的AI技术在宫颈癌筛查及病理诊断中的应用。

第二节　豪洛捷TIS人工智能分析影像系统

宫颈癌是全球女性中发病率仅次于乳腺癌的恶性肿瘤，是最常见的女性生殖系统恶性肿瘤之一，该病在发展中国家女性中为发病率第二位的癌症，是第三位的癌症死因。虽然有HPV疫苗的面市，但由于我国地域辽阔，经济发展不均，短期内疫苗难以覆盖全部人群，在我国，宫颈癌发病率仍在增长，2018年全国肿瘤登记中心发布数据，宫颈癌仍占我国女性妇科肿瘤第二位。宫颈癌及其癌前病变的早期诊断及早期治疗至关重要，新柏液基薄层细胞学检测（ThinPrep cytologic test，TCT）作为宫颈癌的筛查手段被广泛应用于宫颈癌及癌前病变的早期诊断。但TCT在临床实际应用中极大受制于人工阅片的效率、准确性，计算机辅助TCT的应用是细胞学领域的一项重要革新和成果，通过人工智能算法，自动阅片、初筛并将可疑异常的细胞视野呈现予细胞学医师，可减少人工阅片的疲惫感及漏诊率，辅助提高阅片效率和准确性。新柏氏玻片扫描分析影像系统（ThinPrep Imaging System，TIS）自2009年引入我国并通过CFDA认证，应用逐渐广泛，并因其能提高阅片效率、阅片质量和阅片准确性逐渐受到国内外临床医师、细胞学技术人员的认可。

一、计算机辅助的细胞学人工阅片原理功能特点

计算机辅助的细胞学人工阅片于1955年开展，新柏氏玻片扫描分析影像系统（ThinPrep Imaging System，TIS）是该领域内相对成熟者（图26-2-1）。

TIS由影像工作站、影像处理计算机、阅片设备三部分构成，通过对TCT玻片进行批量、快速的系统扫描，为细胞学技术人员提供预筛选的22个细胞视野。TIS检测异常细胞主要在于寻找细胞核较大、且含有异倍体DNA的异常细胞。它使用ThinPrep巴氏染色剂，这种染色剂与Feulgen染色剂相似，其染色深浅与DNA含量成比例，染色的质量可提供分析细胞核的积分光密度，为后续步骤提供亮度信息。数据处理步骤将每张玻片划分成数千张图像，并将每张图像的亮度信息转化为TIS可以分析的数字信号。经转化的数字信号进一步进行二进制信息转换，将灰度图像转化成二进制图像，通过细胞核的大小与染色程度对细胞进行分类，将所有细胞的数值与中间值对比，选择更可能异常的细胞。算法筛选定位可疑视野。

二、TIS的优势

TIS主要优势在于大幅度减少细胞学技术人员在茫茫视野中定位异常视野的工作，使得细胞学技术人员可以集中精力专注于精确诊断病变细胞级别，并且减少漏诊的可能。在临床应用上，TIS可提

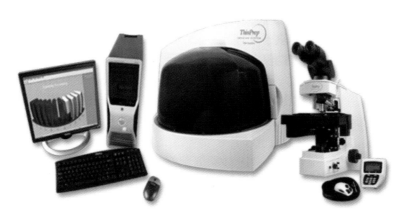

图26-2-1　豪洛捷TIS人工智能分析影像系统

高各级别宫颈病变，尤其是高度鳞状上皮内病变（high-grade squamous intraepithelial lesion，HSIL）的检出率。HSIL患者往往伴有高危型HPV感染，发展为癌症倾向性更高，提高HSIL检出率是细胞学筛查的难点及未来攻坚方向。奇武库拉（Chivukula）等通过对美国匹兹堡大学医疗中心玛吉妇女医院的95 889例人工阅片与104 457例TIS阅片结果进行对比（所有阅片结果都后续经过活检证实），TIS在实验期间没有漏过任何可以检出的高级别病变，HSIL检出率较人工阅片提高了13%（0.68% vs 0.60%）。Yeong等对新西兰奥克兰实验室9232例涂片人工阅片、TIS阅片结果对比，提示TIS对HSIL更高的检出率是因为TIS能准确挑选单独散在的HSIL细胞，而这些细胞在人工阅片时可能会被漏掉。

　　TIS在提高检出率同时显著提高阅片效率，TIS的应用确实能帮助提高TCT的效能，新西兰奥克兰实验室9232例涂片人工阅片、TIS阅片结果对比，使用TIS工作效率提高140%，大幅缓解细胞技术人员工作负担同时提高检出率与准确性，有效地释放医师工作压力，降低工作强度，提高工作效率。

三、TIS的具体操作步骤（图26-2-2）

　　1. 接收标本　在临床上取宫颈脱落细胞学标本放入保存液瓶中，送往实验室。实验室核对患者信息后接收标本，并记录。

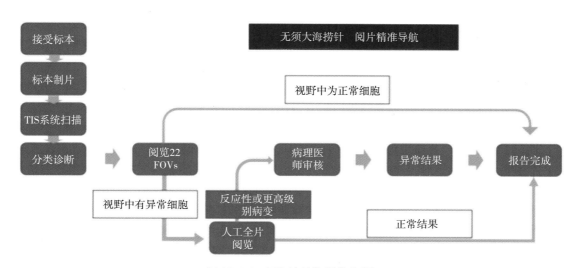

图26-2-2　TIS的具体操作步骤

2. 标本制备　使用TCT制片系统进行玻片的制备，使用ThinPrep专用巴氏染色剂对玻片进行染色、封固等技术操作，并将片子进行烘干处理。

3. TIS扫描　将玻片放入TIS扫描仪中进行扫描，经过系统软件分析出22个可疑视野，并记录电子位点。

4. 分类诊断　阅片医师在TIS专用显微镜上浏览22个视野，进行诊断。如22个视野全部为阴性，阅片医师将直接诊断为阴性。如22个视野中，有可疑病变细胞，阅片医师全片阅览整张玻片，并对可疑细胞进行诊断。

5. 电脑辅助阅片系统的注意事项　TIS对于细胞学玻片的质量要求高，要求进行规范化操作，如果不能很好地进行染色、封固等操作，或由于技术人员的操作不当可能会出现设备的报错无法扫描；对于细胞学技术人员要求高，在初期使用时仍可能存在由于严格规范操作要求带来的不适应，可能需要一定时间的磨合期。

第三节　武汉兰丁人工智能云诊断技术应用

一、兰丁AI云诊断技术

武汉兰丁智能医学股份有限公司（简称兰丁）将人工智能肿瘤细胞诊断技术与云计算服务相结合，建立了肿瘤筛查诊断的人工智能云诊断平台。该平台由细胞大数据存储管理模块、细胞大数据分析质控模块、人工智能细胞识别与自学习模块、诊断和服务综合接口模块等四个模块组成。通过该平台，医师及诊断专家能够在人工智能算法辅助下做出高效率、高质量的细胞病理诊断，减少工作量。取样、制片和扫描在终端，人工智能细胞诊断在云端，筛查诊断流程可追溯，形成全信息化管理的闭环体系。整个闭环体系实现并掌控了全部业务流程中的数据标准化（包括标准化采集、标准化处理和数据加密），为人工智能诊断的准确性奠定了基础；同时，诊断形成的样本细胞大数据为人工智能诊断技术的升级迭代提供了条件，进一步强化了人工智能算法的准确度。

二、兰丁智能辅助诊断设备

公司经过近二十年专业研究和自主创新，将计算机视觉、人工智能、大数据、显微成像、机器人控制、物联网和5G等技术相融合，逐渐形成了针对不同类型样本和诊断领域的人工智能诊断系列技术。针对我国肿瘤筛查需求和医疗资源分布实际情况，公司将云计算技术、移动互联网技术与人工智能肿瘤细胞诊断技术相结合，逐渐形成了大规模筛查云诊断及服务系列技术，在提升诊断效率和质量控制水平、促进诊断资源共享利用、提升基层信息化智能化水平、便利细胞病理大数据收集和积累等方面发挥了明显作用。

兰丁作为国内较早开展应用人工智能技术进行细胞病理诊断的产业化开发企业之一，已经成功开发了"全自动数字远程病理细胞分析仪"（图26-3-1），该产品集自动化控制、光学显微、智能图像分析和辅助诊断等多种功能于一体，具备细胞病理玻片的自动扫描、自动分类、辅助诊断功能，能够通过测定细胞的DNA含量、形态恶性度等指标，为病理医师提供辅助诊断。同时，产品嵌入了网络通信功能，能够通过互联网与人工智能云诊断平台连接，实现远程诊断、云质控等功能。该分析仪是国内首台通过人工智能和网络云诊断进行宫颈癌早期筛查的产品。

为实现物联网细胞扫描终端助力医疗下沉的目标，兰丁自主研发了基于物联网和5G的细胞扫描终端——便携式显微图像扫描仪（Landing Smart）（图26-3-2）。该设备是一个全自动、高分辨率细胞显微图像采集系统，它将显微成像、机器人控制、高清摄像等技术相融合，能够实现宫颈细胞显微图像的自动化采集工作，改变了传统细胞病理玻片需要镜下读片的境况，大大节省了人力，提升了效

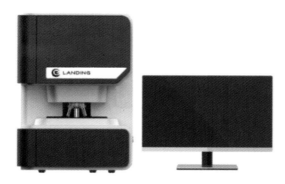

图26-3-1　全自动数字远程病理细胞分析仪

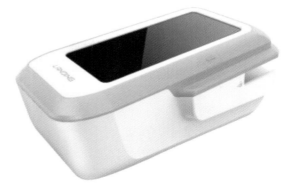

图26-3-2　便携式显微图像扫描仪

率。同时，该设备还利用了最新的物联网技术和5G技术，能够实现扫描图像的快速上传。通过高速无线互联网，该终端能够与兰丁的CytoCloud云平台配合，实现基层样本云端诊断，真正实现样本扫描和诊断的分离，大大提升人工智能诊断的适用范围。

　　针对我国癌症筛查具体特点，兰丁公司研发了具有自主知识产权的细胞人工智能诊断引擎（CytoBrain）。该模型以细胞病理专家的诊断为标准，通过深度学习技术，累计学习了兰丁公司多年积累的超过500万例的宫颈样本数据、数百亿个显微细胞图像。该诊断引擎能够精准识别正常宫颈细胞与癌变细胞，辅助细胞病理医师快速、准确地完成大规模人群的宫颈癌防治筛查工作。与此同时，兰丁与武汉大学合作，共同研究了CytoBrain在大规模宫颈癌筛查中的应用前景：兰丁与武汉大学构建了来自于2312例妇女样本的198 952张宫颈细胞图像的数据集，用于模型构建及其准确性的验证。通过对比试验，评估了视觉神经网络模型（VGG）分别在兰丁与武汉大学构建的数据集和两个公共数据集中训练的时间及分类性能。研究结果表明，基于视觉神经网络模型的细胞人工智能诊断引擎（CytoBrain）系统是便捷有效的，有望应用于大规模宫颈癌筛查中（图26-3-3）。

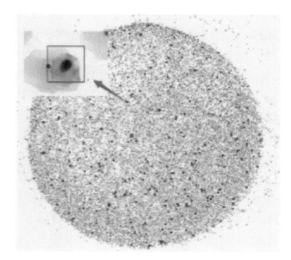

图26-3-3　模型识别后的样本示意

三、兰丁AI云诊断技术应用研究

　　兰丁在2013年3月至2016年12月，对3组妇女宫颈癌体检人群中开展了宫颈细胞学检测方法的对照研究，研究对象妇女年龄均在35～64岁。第一组21 503名农村妇女采用直接涂片法用Feulgen＋EA50染色，自动智能阅片，对照组同期8621名农村妇女采用液基制片经巴氏染色，人工阅片；第二组3253名农村妇女采用液基取样每例制成二张玻片，一张用Feulgen＋EA50染色，自动智能阅片，另一张作为对照组经巴氏染色，人工阅片；第三组4665名为城市文教卫生职业妇女采用液基制片Feulgen＋EA50染色，自动智能阅片，对照组2136名同类妇女液基制片巴氏染色，人工阅片。智能及人工阅片方法的阳性率和CIN 2及以上病变的检出率统计见表26-3-1。

　　北京大学公共卫生学院、中国疾病预防控制中心慢病中心等单位的专家为了评估兰丁AI云诊断技术在检测组织宫颈病变内（CIN）或癌的性能，在2017年3月13日至2018年10月20日，组织2145名转诊妇女参与了基于临床的调查研究，该研究结果论文发表在*Gynecologic Oncology*。论文研究表明：与经验丰富的细胞学专家阅片相比，兰丁AI云诊断技术有相同的灵敏度和更高的特异性；与基层医院的细胞学专家阅片相比，兰丁AI云诊断技术有更高的灵敏度和特异性。因此，兰丁AI云诊断技术有助于细胞学初筛。

表26-3-1　智能与人工阅片方法的阳性率和CIN 2及以上病变的检出率统计

组别	方法	例数	细胞学检查		CIN 2＋CIN 3＋癌	
			阳性例数	阳性率（%）	例数	检出率/10⁵
第一组	智能	21503	1065	4.95	236	1097.5
	人工	8621	197	2.29	52	603.1
第二组	智能	3253	152	4.83	45	1383.1
	人工	3253	109	3.68	9	276.1
第三组	智能	4665	86	1.84	17	364.4
	人工	2136	25	1.08	3	140.5

注：比较3组数据，智能阅片细胞学检查阳性率和CIN 2及以上＋宫颈癌检出率为均较人工阅片组高。

北京大学公共卫生学院及兰丁、中国疾病预防控制中心慢病中心等单位的专家对兰丁2017～2018年70万例人工智能宫颈癌筛查资料（其中包括10万例人工智能与病理医师人工诊断比较）进行了总结和研究，其研究论文发表在 *Cancer Medicine*。该研究作为国家自然科学研究基金项目，是迄今为止全球中低收入国家中最大规模的人工智能宫颈癌筛查研究。该研究结果表明：99%被兰丁公司人工智能判定为正常的病例，亦被病理医师判定为正常，兰丁人工智能辅助诊断系统可以有效识别并排除绝大部分的阴性病例；在识别CIN2＋方面，与病理医师人工诊断相比，兰丁人工智能辅助诊断系统可以在确保相近特异性的基础上提高灵敏度；兰丁人工智能辅助诊断系统在大规模宫颈癌筛查中可以被作为首要筛查手段，以提高筛查效率和准确性；兰丁人工智能辅助诊断系统及模式不仅被证明在中国是切实可行的，而且可以推广到其他发展中国家。随着信息技术的飞速发展和日益普及，信息化浪潮也推动了细胞学诊断的创新发展。"互联网＋"技术、云计算技术与医疗诊断技术的深度结合，将传统的医疗诊断孤岛通过互联网进行连通，优化了资源配置与服务范围。细胞学智能设备、细胞学医师和受检者、细胞样本，通过云平台的帮助，能够实现有效的快速连接和流转。信息化技术在细胞学诊断领域的大规模应用，从根本上解决了基层诊断的痛点，提高了准确率及诊断速度。

第四节　锟元方青病理人工智能在细胞学中的应用

广州锟元方青宫颈液基细胞学TBS分类人工智能辅助诊断系统（F.Q. CytoSense40P）病理人工智能在细胞学中的应用。

病理人工智能是利用人工智能算法对数字病理切片进行诊断分析的一种技术。实际研发中，相比较组织病理学人工智能技术发展的样本数据量少、样本切片背景繁杂、诊断依据数据模态多等局限，短时间内难以实现技术上的突破；而细胞病理学样本具有数据量丰富、样本涂片背景相对简单等特点，AI技术在细胞病理学中的应用具备很高的可行性。

20世纪90年代开始，国外进行了大量的研发工作，产业中陆续出现了Koss等研究人员研发的PAPNET质控系统、1996年Cytyc公司发明ThinPrep液基涂片检测技术、BD公司研发的FocalPoint和Hologic Imager两种全自动筛查系统、Cytyc公司的ThinPrep成像系统（TIS）等，从一定程度上进行了诊断工具的改革。但这些系统仅针对上皮内病变视野进行自动提示，操作繁复，仍需人工花费大量精力在镜下进行复核诊断，难以应对大量复杂的临床实践。

自数字远程病理发展以来，神经网络图像算法逐步应用于病理学，国内纷纷开展细胞学病理人工智能的研发，涌现了以锟元方青为代表的细胞学病理人工智能研发企业。相对于上一代技术，新推出的宫颈液基细胞学人工智能系统实现了病理诊断流程的自动化、数字化、智能化，操作简单，极大减轻了病理医师的工作量，使病理学科建设跨越数字病理进入智慧病理时代。

宫颈细胞学人工智能系统在临床实践验证中认证了其具备较高的可行性和可靠性。以锟元方青宫颈液基细胞学人工智能系统为例，临床实践显示病理医师使用人工智能系统一天可完成1000余张样本涂片的诊断工作，基本实现全数字阅片，人工复核时间仅需10～30秒/例，额定报告签发时间在24h内，系统经全国近100家医疗单位超81万例样本验证显示具备高灵敏度、高特异性和泛化性。在《中华病理学杂志》2021年04期"人工智能辅助诊断在宫颈液基薄层细胞学中的应用"一文中，收集了来自南方医院等多家医疗单位16 317例宫颈液基细胞学样本涂片进行研究得出以下结论：细胞病理医师运用锟元方青人工智能辅助诊断系统在不同制片方式、不同胞质染色及不同仪器扫描下预测宫颈上皮内病变的灵敏度为99.34%，其他病变（包括＞45岁妇女子宫内膜细胞及感染性病变）灵敏度为97.79%，阴性样本特异度为99.10%，且比人工镜下阅片节省约6倍的阅片时间。在 *Nature Communications* 中 "Hybrid AI assistive diagnostic model permits rapid TBS classification of cervical liquid-based thin-layer cell smears" 一文中，发表了针对多个大型医疗机构的＞81 000个宫颈液基细胞学涂片样本进行研究的结果，得出以下结论：系统在保持快速（小于180秒/张涂片）和高特异度的同时，又表现出优于高年资细胞病理医师的灵敏度，并能够适应不同制片、染色及扫描的涂片样本。宫颈人工智能筛查系统的诞生解决了我国因细胞病理医师缺乏而不能高质量完成宫颈癌筛查的缺憾。锟元方青AI系统操作流程见图26-4-1。

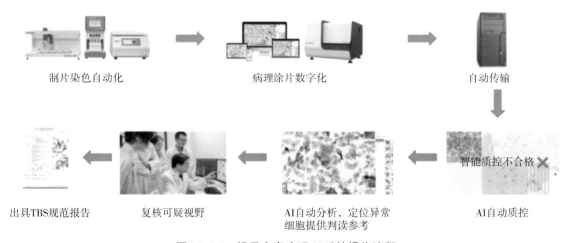

制片染色自动化　　　病理涂片数字化　　　自动传输

智能质控不合格 ✘

出具TBS规范报告　　　复核可疑视野　　　AI自动分析，定位异常细胞提供判读参考　　　AI自动质控

图26-4-1　锟元方青病理AI系统操作流程

细胞病理学人工智能的使用流程（以锟元方青为例）主要分为玻片自动扫描阶段、样本自动分析阶段和人工复核阶段。利用病理扫描仪扫描宫颈液基薄层细胞学涂片并自动上传到人工智能系统，人工智能系统识别可疑病变区域并标记，做出辅助诊断供病理医师参考，病理医师只需复核签发报告即可。整个过程实现扫描分析全流程自动化，医师只需根据系统分析判读结果进行复核签发报告，减少病理医师在显微镜下寻找可疑病变视野的时间，大大提高了病理诊断的效率（图26-4-2～图26-4-7）。

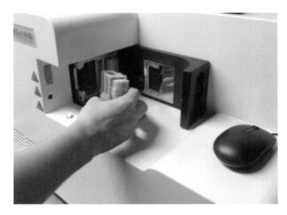

图 26-4-2　扫描仪操作流程之放置玻片

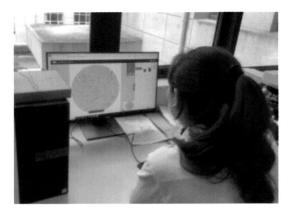

图 26-4-3　医师复核病理 AI 诊断结果

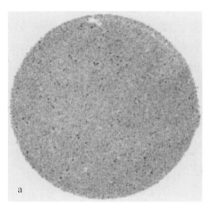

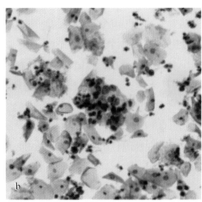

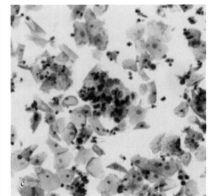

图 26-4-4　膜式制片法宫颈液基细胞学数字图像

注：a. 样本图；b.20 倍扫描成像效果图；c.40 倍扫描成像效果图。

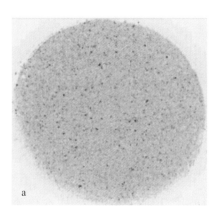

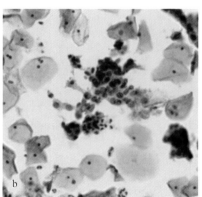

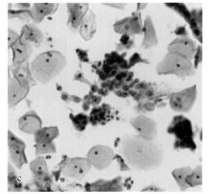

图 26-4-5　沉降式制片法宫颈液基细胞学数字图像

注：a. 样本图；b.20 倍扫描成像效果图；c.40 倍扫描成像效果图。

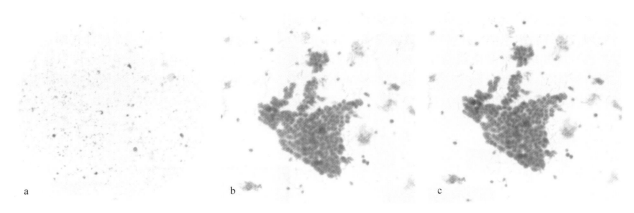

图26-4-6　甲状腺穿刺细胞学数字图像

注：a.样本图；b.20倍扫描成像效果图；c.40倍扫描成像效果图。

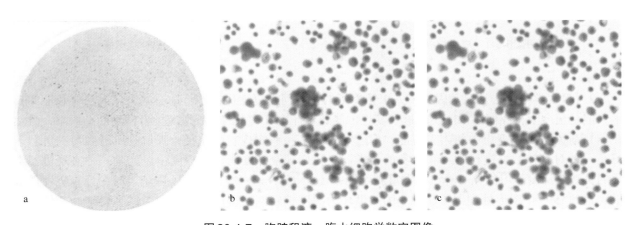

图26-4-7　胸腔积液、腹水细胞学数字图像

注：a.样本图；b.20倍扫描成像效果图；c.40倍扫描成像效果图。

第五节　安必平人工智能（AI）技术在宫颈癌筛查中的应用

一、背景

宫颈癌是发生于女性常见的恶性肿瘤，严重危害女性健康。2020年11月17日，WHO正式发布《加速消除宫颈癌全球策略》，其中3个重要措施为：疫苗接种、筛查和治疗。有效的宫颈癌筛查对于宫颈癌的防治，减少宫颈癌的发生率至关重要。宫颈癌筛查方法众多，然而宫颈细胞学至今仍是宫颈癌前病变筛查的主要手段。我国每年有数千万宫颈细胞学筛查样本，随着宫颈癌筛查的日渐普及，这一数字还会继续上升，而我国细胞病理医师从业人员相对较少，细胞学阅片水平不均衡，远远不能满足筛查的要求。

近年来，AI技术的飞速发展，使得计算机辅助智能阅片成为可能。国内众多厂家积极参与人工智能技术在宫颈癌筛查这一领域的应用落地，尽管存在诸多问题，但也涌现出不少优秀的产品。

二、AI技术应用的几个关键因素

1. 全载玻片成像扫描（WSI）是前提条件　WSI是一种现代数字系统和传统光学放大有机结合

的技术，通过全自动显微镜和光学放大系统扫描采集获得高分辨图像，应用计算机对所获得的图像进行处理，最终将组织学切片转换为数字图像。整个过程涉及几个步骤：图像采集、存储和管理、注释以及查看或共享。液基薄层制片经过数字切片扫描仪成像，是AI技术应用的前提条件，没有数字化就没有智能化。大通量数字切片扫描仪的性能不断提升，也是规模化、自动化宫颈癌AI辅助筛查的基础（图26-5-1、图26-5-2）。

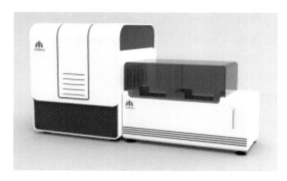

图26-5-1　成像扫描仪

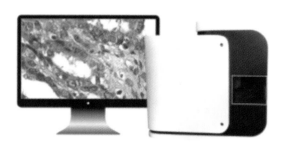

图26-5-2　高分辨图像

2. 深度学习算法是启动因素　人工智能指的是一门可以让机器的行为看起来像人一样智能的技术，但是至今为止我们还没能实现这个梦想。伴随着计算机技术的发展以及学者们不断的探索，虽然我们目前无法实现理想中的人工智能，但已经找到了一些实现它的途径，那就是机器学习。机器学习是一种对已知数据进行学习和分类的分类器，我们现在耳熟能详的深度学习就是一种实现机器学习的算法。深度学习的核心算法是深度神经网络（DNN），这一技术早期受限于当时的计算机硬件水平，直到1999年图形处理器（GPU）的问世才为深度神经网络重回历史舞台提供了良好的条件。随着AlphaGo战胜了围棋冠军李世石这一标志性事件的发生，深度学习算法被无限期待并迅速应用于各行各业，医学领域更是其中的翘楚，而宫颈癌人工智能就像一颗璀璨的明珠，吸引着国内众多优秀企业为之去努力奋斗。

3. 数据与标注是决定因素　真正决定AI技术应用的因素恰恰是看起来不起眼的一个个细胞以及给这些细胞安上不同标签的细胞病理医师。前面已经提到，目前的AI并不是一名具有独立思考和认知能力的"人"，只有不断给它"喂"数据，而且是准确的数据，它才能对未知的细胞进行更好的分类。这就好比读书时候的题海战术，不断地刷题，达到学生只要看到类似的题目，就会准确作答。数据量理论是越大越好，但不可忽视的是数据种类要尽可能地齐全，而更为关键的是给这些数据贴上准确的标签。见多识广，对号入座，才能形成一个好的AI产品。

4. 液基制片不标准是搅局因素　国内目前已经有很多数据非常好的AI技术产品，但距离真正的临床应用其实还有较长的距离，除外国家器械监管部门的法规要求，还有一个很重要的因素就是不同医院的液基制片效果没有一个良好的质量控制体系。一张清晰薄层的液基制片，取材、保存、前处理、制片染色、封固等各个环节，都影响着最终的镜下效果，也自然影响数字切片扫描成像效果。一张效果不好的制片，会出现很多AI没有见过或者无法准确分类的图像。没有宫颈液基片的标准化，宫颈癌筛查的智能化只能是遥遥无期。

三、AI临床应用的场景

（一）实视宫颈细胞学AI分析系统

每一个细胞病理医师在显微镜下看到难以判读的细胞，都希望旁边能有个高水平的医师一起讨论，AI目前可以充当这样的角色。通过在显微镜上安装一个小型的图像收集与分析设备（实视），将医师固定的镜下视野成像在手机或者平板电脑，同时经过网络传输到云端进行分析，在2～3秒之后反馈回来AI分析结果（图26-5-3、图26-5-4）。基层医院的医师尤其希望拥有这样的AI产品，但因为价格昂贵的关系，目前很难在基层医院普及，而且也有些大材小用。实视AI虽然小巧，但是阅片的数量已经超过百万级，判读的准确性相当高。

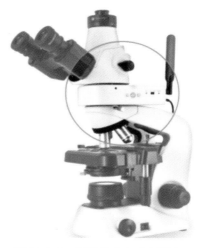

1. 实视宫颈细胞学AI模块的特点　基于软件进行更新，快速迭代算法模型；覆盖TBS报告系统13类病变类型；实时反馈，不增加细胞学病理医师工作负担，最快2秒AI分析结果；同步学习，人工智能带教小助手，帮助初级细胞病理医师提高。

2. 应用模块　①镜下视野实视系统自带5G WiFi热点。只要手机连接上实视WiFi，最多可支持6台设备，即可实时共享镜下视野，科室带教阅片更灵活。②科内教学。③疑难讨论。④远程通话：实视系统支持镜下图像实时共享、语音同步交流，交流双方只需要携带手机/平板电脑，即可实现病例异地交流，实时讨论，灵活便捷的交互体验。⑤科室内互联。⑥病理科托管、利用实视系统进行远程会诊。⑦地区内上下级互联。⑧实时冰冻会诊。⑨多人共览。⑩实视系统整合前沿直播技术，针对实时的超清镜下视野，进行语音同步讲解。听众使用手机即可跟随主讲人同步阅片，不受地域的限制。直播同步支持标记、听众上麦互动。⑪多院区病理交流。⑫地区区域内教学。

图26-5-3　图像收集与分析设备

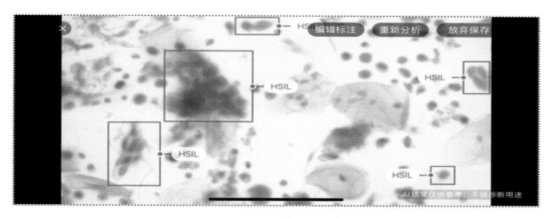

图26-5-4　图像分析系统

（二）爱病理宫颈细胞学人工智能辅助诊断系统（图26-5-5）

1. 阳性提示　液基制片经过数字切片扫描，图像在本地或者云端经过AI分析，可疑病变细胞被识别出来，结果可以在WSI或者单张图片上得以呈现，称之为细胞级别的阳性提示；结果也可以汇总整张玻片的数据，并根据一定的逻辑关系判读，对于整个病例进行阴性或者阳性的提示，称之为玻片级别的阳性提示。这是AI现阶段的一个主要应用场景：阳性提示可以给到医师很好的辅助诊断，可以帮助医师节约满视野寻找可疑细胞的时间，可以给出TBS报告术语的判读意见，供医师综合分析。

2. 阴性筛片　大通量的数字切片扫描仪可以在医师阅片诊断之前将大量的液基制片进行扫描并同步AI分析，筛查出一定比例（国内数据大多超过50%）的阴性片，医师只需要花费很少的时间进行复核即可签发报告。未来，如果AI筛查产品经过国家食品药品监督管理局批准获得国家医疗器械三类证以后，医师则可以直接签发这些阴性报告，极大地提高工作效率。然而，对于AI与细胞病理医师的交互工作模式，如何分担错误的风险与责任，AI辅助报告签发责任主体的限定等诸多问题，都有待进一步探讨和解决。

3．产品特点　①高通量，快速度的数字化配套扫描硬件，适用于医院和检验机构。②云端判读与实时判读（实视宫颈细胞学AI）相结合，创新型的双模式。③超大规模数据库基础上的多种类样本适应性。④高标准数据库基础上的算法。⑤在保证高风险病变超高敏感性的前提下提升筛阴。

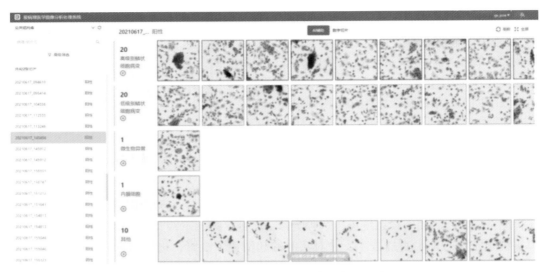

图26-5-5　爱病理人工智能辅助诊断系统

第六节　迪英加智能产品在AI病理诊断中的应用

现今，随着医疗水平的发展与生物医学对人体内奥秘的破解，人类的平均寿命在不断延长，人类对于生命的时长与质量都有了更高的要求，这就需要更高品质的医疗和健康服务。但是现有医疗资源不足，有丰富临床经验的医护人员更是供不应求，人工智能与医疗的结合将有望逐步解决这些问题，减少医师的工作量，提高效率，改进现有的医疗方式。

一直以来"AI＋医疗"被人们寄予了厚望，它可以在减轻医疗负担的同时，减少误诊、漏诊的发生。诚然，与人类专家相比，AI最大的优势在于接收、整合、存储海量信息，并从中筛选出有价值的数据。同时面对日新月异的医学和疾病研究进展，AI还能通过深度学习技术，不断汲取医学书籍、论文、电子病历等信息完善自身的数据库。并通过认知分析技术，凭借庞大的数据库做出诊断，指导治疗方案的决策。

医学图像的自动辅助分析诊断目前可以说是医疗人工智能中应用最成功的领域。许多医学专业，包括放射学、眼科、皮肤病和病理学，都依赖于基于图像的诊断。其中病理学的评估是许多癌症诊断和用药的金标准。该过程包括将活检或手术标本加工成组织切片，并用色素染色，然后由病理学专家根据视觉评估在显微镜下解释切片。但现有的病理科诊疗方式存在的困难在于病理医师短缺，工作量大，人工读片效率低，医师之间对于同一张切片存在着主观差异，不同医院之间诊断结果可能出现差异，且病理切片中的信息不能够充分地利用，比如用于预测癌症患者预后的一些肉眼难以察觉的定量组织病理学图像特征等（图26-6-1）。

随着深度卷积神经网络的出现，人工智能可以用于从活检标本检测前列腺癌、乳腺癌淋巴结转移和乳腺癌有丝分裂。据估计，到2030年将有超过5700名全职病理医师的工作量与收益不平等，AI对病理切片的辅助分析将可以减轻这一亏损，它能提供快速和客观的病理切片评估，并提高癌症患者的生存质量，利用大量的数据标记、计算能力和深度学习方法来实现专家级诊断的准确性。病理学与病

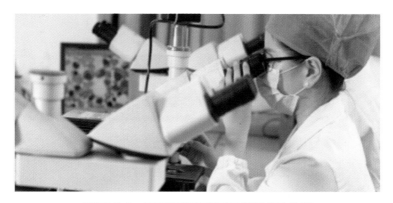

图26-6-1　病理医师日常看显微镜阅片诊断

理科数字化的全方位实现，尽管仍有些技术上的难题需要突破、伦理和法律问题需要考量，但数字病理学和人工智能的结合将会带来优化的工作流程和先进的判读诊断，使研究人员和临床团队能够即时分享和查看图像，使用算法评估出有价值的判读，走向更加详细精准的癌症诊断，有助于推进精准肿瘤学的未来落地，为每位患者制定个性化的治疗和护理计划。

迪英加病理科全线产品包括了智睫、智能病理、免疫组化智能试剂以及智能细胞学人工智能辅助诊断平台，并以此为基础提供病理云存储、病理信息管理、病理远程会诊等云平台服务，致力于为业内人士提供智慧病理科的整套信息化解决方法。迪英加数字病理/人工智能模块，覆盖细胞病理、组织病理、免疫组化、分子病理，拥有40多个智能分析模块，适用病种包括甲状腺癌、胃癌、肺癌、乳腺癌、前列腺癌、宫颈癌等。

一、D-CleverEye 智睫产品介绍

迪英加D-CleverEye智睫（图26-6-2）是一款集病理远程问诊、AI辅助诊断、远程教学直播于一体的AI镜下辅助诊断平台。面对病理医师镜下读片诊断有疑惑、术中冰冻紧急问诊难、传统多头镜教学有局限等痛点，智睫将传统显微目镜，嫁接摄像头后转化为数字化阅片，让AI更有效地辅助病理医师阅片判读，提升病理医师工作效率。迪英加智睫具有四大功能。

1. 一键远程问诊，镜下视野音画同步　一般病理科疑难病例会诊，需通过扫描仪将切片数字化后，上传至会诊平台进行会诊，或者患者自己拿着切片去找专家会诊，对病理科医师和患者来说，时间和经济成本较高。通过使用迪英加智睫，病理医师可一键发送问诊链接，高清图像无损传输，支持电脑、手机等多终端加入问诊，镜下视野实时共享，专家实时诊断，同步标记疑难区域，便携报告触达。在术中冰冻快速诊断中，可通过智睫便捷一键问诊，提高疑难病例诊断准确性（图26-6-3）。

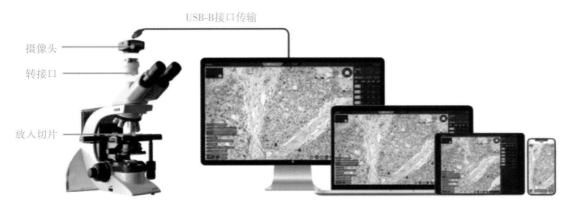

图26-6-2　D-CleverEye 智睫 AI镜下辅助诊断平台

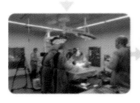
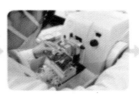
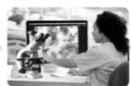
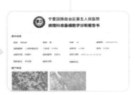

术中组织获取　　　　冰冻制片染色　　　　受邀方快速问诊　　　　专家签名报告即时发送
　　　　　　　　　　发送问诊邀请　　　　AI辅助高效诊断　　　　平台完成问诊收费

图26-6-3　术中冰冻智睫一键问诊

2. 镜下AI分析，实时辅助诊断　我国病理医师资源稀缺，病理医师工作量大，容易因疲劳导致漏判误判，AI辅助诊断可以有效填补医师缺口，提升病理医师工作效率。镜下影像的实时智能辅助分析，细胞精准分类定位，肿瘤细胞分色显示，可精准给出定量结果。人工智能辅助分析诊断，1秒内可分析上万细胞，可节约病理诊断约70%的时间，多模块平均准确率高达95%，助力医师提高工作效率，较少漏诊误判。AI辅助分析展示图示例见图26-6-4。

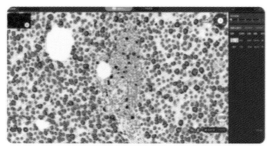
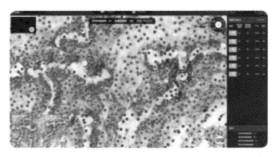

Ki-67被用作肿瘤标本中的增殖标志物，其免疫组化表达在肿瘤中具有预后和预测价值。智睫提供镜下Ki-67的实时智能分析，分类定位更精准，肿瘤细胞分色显示

PD-1/PD-L1抑制剂治疗的疗效预测性信息需要PD-L1检测的伴随及辅助诊断。智睫提供镜下PD-L1的实时智能分析，采用TPS肿瘤比例评分，可精准给出定量结果

图26-6-4　智睫AI辅助分析界面示例

3. 一键直播教学，多人远程读片　目前病理教研主要是通过多头显微镜多人共览开展，或者病理医师将切片数字化扫描后，配合多媒体开展数字读片教学，比较麻烦。使用智睫可一键开启直播，多媒体适配，无需切片数字化，即可实现镜下视野与教学课件轻松自由切换，镜下视野标记实时展示，科室内教学研讨更便捷；也可一键开启远程直播教学、会议及科研交流，多终端观看、弹幕讨论不受人数限制。

4. 知识图谱，辅助诊断好帮手　病理医师在阅片诊断时，遇到不确定的病例，需要查阅诊断标准指南等资料来辅助病理诊断，智睫4.0的知识图谱包含了最新《肿瘤WHO分类》《肿瘤TNM分期》视频课程等内容，支持全局搜索、快速查找，知识图谱将持续更新丰富，方便病理医师诊断查询。

二、D-CleverEye智睫操作流程

智睫操作流程主要包括账号登录系统和核心功能服务操作流程，包括：①AI辅助诊断操作流程。②一键远程问诊操作流程。③一键直播教学操作流程。智睫总操作流程示例见图26-6-5～图26-6-9。

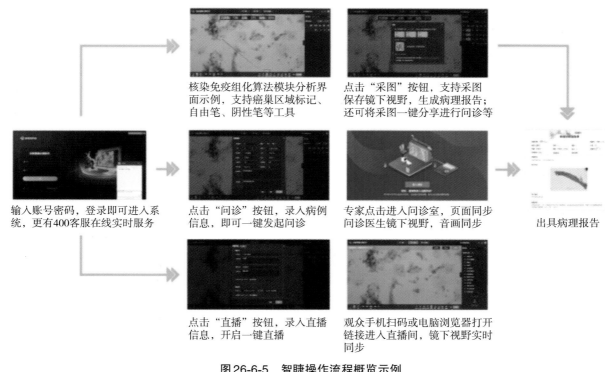

图 26-6-5　智睫操作流程概览示例

1. AI 辅助诊断、采图发报告操作流程示例

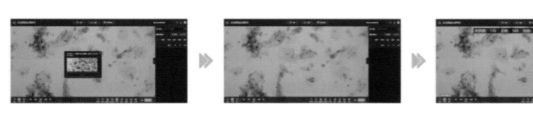

算法为免疫组化模块时，点击"校准"　在镜下视野中选中一个最弱阳性细胞，　算法实时标记出视野中的阳性和阴性
按钮，出现最弱阳性细胞"手动标注"　AI 会基于该标准，进行校准计算　　　细胞，并给出分析结果
弹窗

图 26-6-6　智睫核染免疫组化算法智能分析操作流程示例

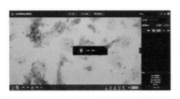
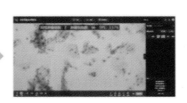

算法如 PD-L1 时，对当前视野使用　　算法实时给出阳性肿瘤细胞、肿
AI 辅助诊断功能，开启实时计算　　　瘤细胞数、TPS 值分析结果

图 26-6-7　智睫 PD-L1 智能分析操作流程示例

2．一键远程问诊操作流程示例

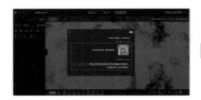 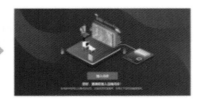 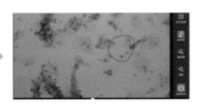

一键发起问诊，将分享二维码或链接发给问诊接收方

接收方通过电脑浏览器打开问诊链接或手机扫码，进入问诊室

发起问诊方镜下视野双方实时共享，可疑区域标记同步，音画同步

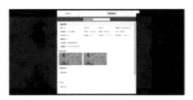 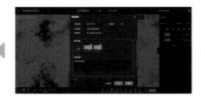 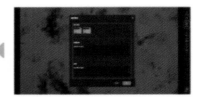

病理报告签发完成，可预览及下载病理报告

在签发病理报告窗口，给出诊断结果，支持将问诊意见加入报告中

接诊专家在"问诊意见窗口"中录入信息后，出具问诊意见

图26-6-8　智睫一键远程问诊操作流程示例

3．一键直播教学操作流程示例

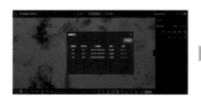 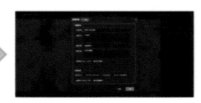 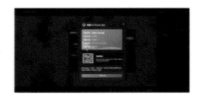

点击"直播"按钮，进入直播列表，一键新建直播

录入直播信息即可发起直播，观众通过手机扫码或浏览器打开链接，即可进直播间

还可选择开播时间预约直播，并生成预约海报，可分享给他人，开播后观众可手机扫码或浏览器打开链接进入直播间

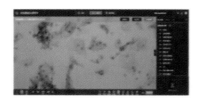 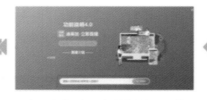 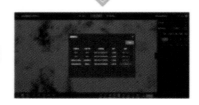

直播间镜下视野多人实时共享，音画同步，支持弹幕互动讨论

观众通过手机扫码或浏览器打开链接，点击"进入直播间"加入直播

直播列表里，待开播状态下的预约直播，点击"立即直播"，讲者即可开启直播

图26-6-9　智睫一键直播教学操作流程示例

三、D-PathAI智能病理产品介绍

迪英加D-PathAI智能病理是人工智能辅助诊断平台，由服务器及病理图像人工智能辅助分析软件构成。诊扫一体，可实现批量切片数字化、全片自动智能分析，具备全球最全的智能分析模块，40＋模块覆盖组织、细胞、分子病理，涵盖宫颈癌、肺癌等多种癌种。病理诊断数字化及智能化，助力医师提高工作效率，精准判读病理切片（图26-6-10）。

D-PathAI智能病理具有三大优势如下：

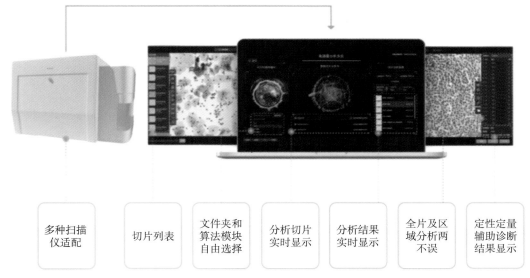

图26-6-10　D-PathAI智能病理人工智能辅助诊断平台

1. 诊扫全流程自动化，无人值守全片分析　病理科全面数字化是必然趋势，迪英加智能病理软件设置操作简单，适配多型号扫描仪，无须人员值守，即可自动完成批量切片数字化及判读，提供全切片数字图像智能分析、可疑区域框选、自动定量计数及实时分析等功能；支持对接病理科信息管理系统，实现制片流程全追踪与质控。数字化智能判读新平台，助力构建数字化智慧病理科。

2. 多种工具服务，科研教学好帮手　智能病理提供专业细胞标注工具，提供多癌种标注组模板，支持医师轻松标注数据，另添加细胞基本处理及自训练模块，助力医师科研开展（图26-6-11）。

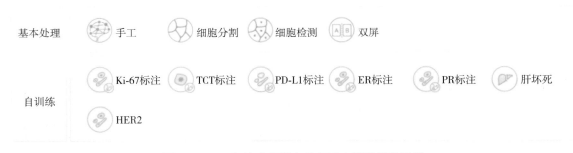

图26-6-11　智能病理基本处理及自训练模块示例

迪英加智能病理＋云存储形成的全新智能平台也可用于医院或药企做肿瘤回顾性队列研究、新药临床试验患者招募，更好地服务临床科研和诊断。比如，迪英加与阿斯利康联合全国多家知名三甲医院共研的非小细胞肺癌PD-L1智能分析判读平台，已在全国各大医院应用，辅助病理医师精准判读。

3. 丰富的AI分析模块，判读快速准确　智能病理可提供40＋智能分析模块，全球最全的智能分析模块，覆盖组织、细胞、分子病理，现有辅助分析软件模块：宫颈液基细胞辅助筛查、免疫组化核阳性定量计数、PD-L1智能判读、甲状腺冰冻智能判读、核分裂象智能判读、肌肉病智能判读等。AI可快速完成区域或全片判读，支持切片的智能质控等功能，多模块平均准确率高达95%。AI算法鲁棒性强，稳定性佳；精准获取细胞定位，可克服细胞多层叠加；对于低对比度的病理图像，可自动进行降噪、信号增强、锐化等处理（图26-6-12）。

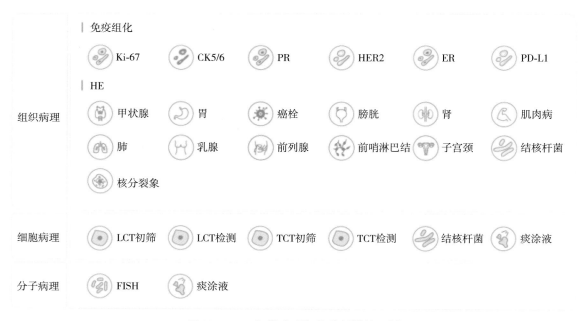

图26-6-12 智能病理智能分析模块示例

PD-L1智能分析示例。

PD-L/PD-L1抑制剂治疗的疗效预测需要PD-L1检测的伴随及辅助诊断，迪英加TPS肿瘤比例评分，可精准定量计算阳性评分，结合扫描仪实现诊扫同步，无人值守即可获得PD-L1全片分析所需各项数值。在低倍镜下，全场视野可划分为四象限，并在界面上显示每个象限的阳性肿瘤细胞计数和TPS结果。如果切片被移动或缩放，那么四象限对应的结果会实时更新，显示当前视野的数值，同时，软件会在全场图上用红点标出阳性肿瘤细胞，细胞分布情况一目了然，帮助医师快速定位可疑区域，高倍镜详细查看诊断，提升医师工作效率。同时，AI可以快速完成区域分析：医师框选可疑区域，细胞计数及TPS评分即可实时展示（图26-6-13）。

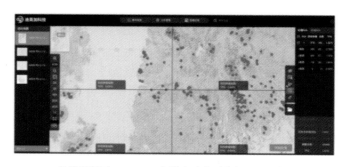
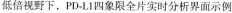
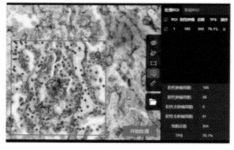

低倍视野下，PD-L1四象限全片实时分析界面示例　　　　非小细胞肺癌PD-L1 AI区域分析示例

图26-6-13 智能病理 PD-L1智能分析界面示例

宫颈液基细胞智能分析示例。宫颈癌筛查样本量大，智能病理的TCT智能分析模块可辅助病理医师筛掉大量阴性样本，医师可以将有限的精力更专注的分析少量阳性样本，提高医师工作效率和减少重复性筛阴工作。智能病理TCT智能分析逻辑符合TBS诊断标准，可识别多种病变细胞和微生物感染种类，以及标本质控评估和报告智能采图。敏感性达99.5%，特异性70%。全片细胞逐一分析，可疑细胞精准定位。阅片过程可及时标记教学病例，科研教学更便捷（图26-6-14）。

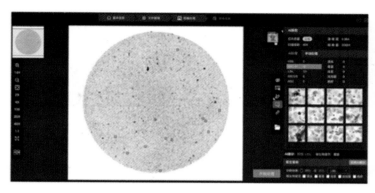
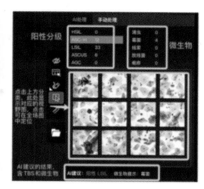

宫颈液基细胞AI全片分析界面示例　　　　　　　宫颈液基细胞AI分析结果示例

图26-6-14　智能病理宫颈液基细胞智能分析界面示例

D-PathAI智能病理操作流程主要包括切片批量扫描，自动数字化上传，无人值守自动智能分析，病理医师复核、采图发报告阶段（图26-6-15）。

智能病理提供单一模块智能数字化辅助化、智慧化建设整体方案，其中，智能病理PD-L1全片智能分析操作流程示例如下（图26-6-16）。

	质控	对接病理信息系统；制片流程全追踪与质控
	扫描	适配多种扫描仪；兼容性高；诊扫同步
	上传	批量本地/云端上传；全自动化无人值守
	智能分析判读	批量智能分析；全片、区域定性定量分析；分析结果实时显示
	存储	低成本压缩数据存储；图像质量高；切片快速检索
	报告	智能采图；模板编辑

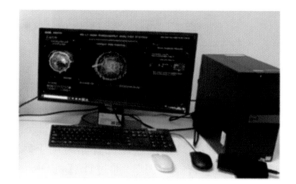

智能病理切片批量数字化上传及分析界面

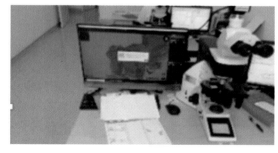

图26-6-15　智能病理操作流程概览示例

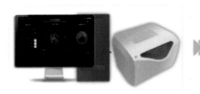

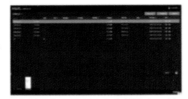

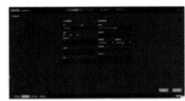

扫描仪扫描切片实时传入智能病理系统，AI同步进行结果分析

病例列表，管理整个病例信息，双击进入病例可查看分析结果

基本信息窗口，录入患者信息和样本信息

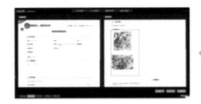

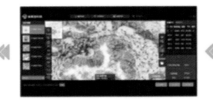

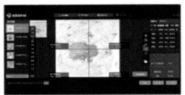

加入代表性图片和诊断意见，出具病理报告

高倍视野下，全场视野变为一象限，界面上显示所有识别细胞的AI结果

低倍视野下，全场视野分为四象限，界面上用红点显示每个象限的阳性肿瘤细胞计数和TPS结果

图26-6-16　智能病理PD-L1全片智能分析操作流程示例

第七节　爱可及胃镜病理人工智能辅助诊断系统

　　我国病理诊断行业长期面临服务资源匮乏、服务能力不足等问题，极大地制约了医疗健康产业的整体发展和国民健康水平的整体提升。传统病理切片人工分析方法深度依赖病理医师的专业知识与诊断经验，业务流程智能化水平低，导致病理医师长期高负荷工作。

　　随着全视野数字切片（whole-slide image，WSI）技术的成熟以及人工智能技术在图像识别等领域的突破，智能病理诊断模型已开始应用于病理临床实践，将已有专家临床经验和客观临床知识变为可方便复用的"智能知识"。通过计算机自动检测分析识别数字病理切片中的病变区域并定量评估各项指标，可帮助病理医师做出快速、精准、重复性高的诊断，减轻病理医师工作强度，提高临床病理诊断效率与准确率，提升各级病理诊断机构的能力，赋能病理诊断这一"金标准"对临床的指导能力（图26-7-1）。

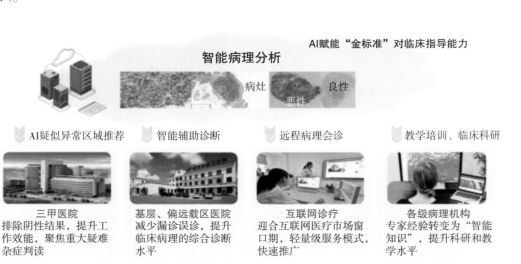

图26-7-1　人工智能在病理诊断中的广阔应用空间

我国是胃癌高发地区，2020年全球癌症数据（Global Cancer Statistics 2020）显示，中国胃癌新发病例约48万，死亡人数约37万，位居中国前三大癌症。胃镜活检是胃癌目前最可靠的诊断手段，可提高早期肿瘤的检出率，并且对胃炎可以明确分型和病变部位。临床上胃癌的组织病理学分型繁多，病理标本切片形态复杂，经验不足的病理医师很容易漏诊、误诊早期胃癌。胃镜活检每天诊断量多、工作强度大、时间成本高且存在诊断不一致等困难。

上海爱可及医疗科技有限公司联合多家知名三甲医院，在超过3万张真实临床切片数据的基础上，应用人工智能技术训练和验证形成胃镜病理人工智能辅助诊断系统，快速、准确地对胃部组织切片进行阴阳性判断，阳性切片给出病变区域提示，阴性切片自动生成萎缩性、肠化等指标值。系统支持自动生成诊断报告后由医师快速核发（图26-7-2）。

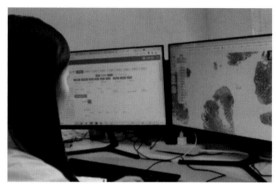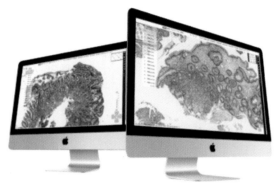

图26-7-2　爱可及胃镜病理人工智能辅助诊断系统界面

爱可及胃镜病理人工智能辅助诊断系统可与用户现有常规病理信息系统（PIS）无缝集成，为病理医师提供数字化智能诊断支持。系统支持以下两种应用模式：

模式1　在原有PIS中嵌入本系统自带AI分析功能的切片浏览器。医师在原有PIS中进行胃镜病理诊断时调阅数字切片，使用AI分析进行诊断辅助。本模式的优点是在不影响原系统业务流程的基础上快速部署，实现AI辅诊，但未完全实现数字化诊断流程。

模式2　在原有PIS中完成制片等技术环节的操作，胃镜病理诊断环节在本系统中进行，支持诊断任务分配、数字化诊断视图、AI分析提示、报告快速书写等功能，报告和标注等信息可同步回写到原有PIS系统。本模式的优点是通过本系统实现了胃镜病理的数字化智能诊断，既得到了胃镜病理AI的辅诊便利，又实现了数字化诊断流程。本模式的工作流程如下（图26-7-3）。

1．切片制作完成后，扫描员使用数字切片扫描仪进行扫描。

2．系统自动检测扫描完成的切片并上传，根据条码识别病理号，自动关联患者信息，完成AI预分析后入库。

3．系统根据预设任务分配规则自动分配或手动将待诊断病例分配给病理医师。病理医师登录系统进行数字诊断，在任务列表中打开待诊病例，查看切片图像以及其他诊断所需相关信息。

4．病理医师使用AI提示快速完成诊断，可根据需要使用标注功能，并书写报告。

5．系统自动同步报告、标注等信息到PIS。

系统AI分析结果及报告书写界面如下（图26-7-4）。系统AI提示内容包括：切片阴阳性、阳性切片可疑区域、阴性切片关键指标。本系统核心算法获评2021全球算法实践典范大赛（BPAA）top10大奖，使用上海、浙江、江苏等地11家三级甲等医院提供的1149例胃镜病理切片，由20名病理专家现场评价，媒体共同监督，测评结果系统达到临床应用标准。

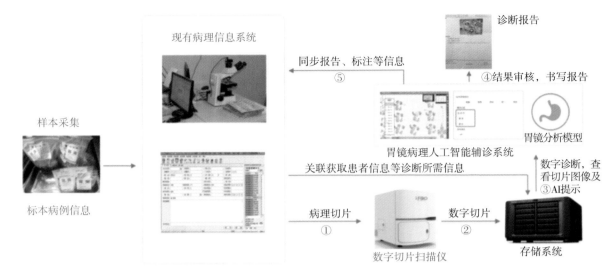

图26-7-3 系统工作流程

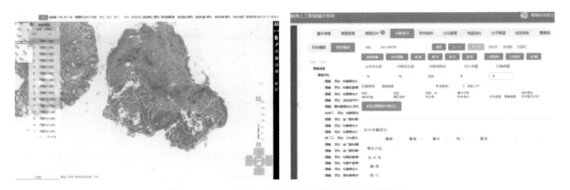

图26-7-4 系统AI分析结果及报告书写界面

本系统的特点如下：①快速应用部署，不影响现有病理系统的同时实现胃镜病理数字智能诊断。②经多中心验证，模型具备较强的鲁棒性和泛化能力。③贴近病理医师诊断思维，减少不同病理医师之间的诊断差异性，减少漏诊和误诊。④胃镜报告自动生成后病理医师快速核发，降低工作强度。

人工智能在恶性肿瘤的精准诊断和治疗上具有广阔的应用前景，随着临床需求以及市场对病理重视度的提高，未来病理AI必将迎来蓬勃发展，在辅助、优化病理诊断中扮演更加出色。

第八节 透彻影像—医用图像处理软件（Thorough ESD 010）

消化道癌是世界范围内常见的癌症之一。近年来，在日本，早期消化道癌约占癌症治疗患者的57%。而在中国，该比例却不足10%。

ESD（endoscopic submucosal dissection）在医学上主要指内镜下黏膜剥离术，是近年来新出现的一项治疗手段。该方法用于治疗间质瘤、息肉等胃肠道良性或者低度恶性肿瘤非常有效，可以代替传统外科手术。现在临床对于早期癌变，也可采用ESD治疗，如早期食管癌、胃早期间质瘤等。一般手术之后还要观察病理情况，如发现有局部浸润表现，还需进一步进行外科手术扩大切除面积，并在术后配合进一步的抗肿瘤治疗。

　　ESD 对于早期消化道癌患者而言属于治愈性治疗，患者会从中获得较好的预后。而对于正确判断病理样本情况，规范化诊治流程尤为重要。ESD病理诊断标本处理流程是指病理科从收到标本到完成该病例常规HE染色切片制作的全过程，包括：标本查验核对、大体照片拍摄、病变描述（肉眼分型）精细取材、逐条包埋、高质量切片等。

　　HE（hematoxylin-eosin staining）即苏木精－伊红染色法，石蜡切片技术里常用的染色法之一。苏木精染液为碱性，主要使细胞核内的染色质与胞质内的核酸着紫蓝色；伊红为酸性染料，主要使细胞质和细胞外基质中的成分着红色。HE染色法是组织学、胚胎学、病理学教学与科研中最基本、使用最广泛的技术方法。

　　目前，传统的诊断方式存在其弊端：耗时耗力、重复劳动；显微镜难以做到精确描述（病变面积、浸润深度、切缘距离等）；各家医院提供的诊断结果不够全面，难以满足临床需求；病变区域难以跟大体组织精确对应；传统方式难以给出图文并茂的报告。

　　为了提供病理医师更好的阅片体验，提升病理诊断的效率、精准性和病理科的数字化管理能力，透彻影像自主研发的医用图像处理软件系统（Thorough ESD 010）可应用于ESD病理诊断时扫描后的图片与原切片图位置定位的复原，自创核心算法辅助医师通过影像进行诊断，自动生成精准、客观的大体复原图。

　　Thorough ESD 的临床功能如下。

　　1. 病理大体图拍摄，并添加刀痕及分组

　　（1）取材：录入原始图、完整图、刀痕图、分组图、病理号。

　　拍摄：使用iPad后置摄像头对样本进行拍照，拍照后可实现双指缩放、旋转及单指移动图像、确认、返回重拍等功能，图片可上传至专用服务器。

　　（2）添加刀痕：可允许病理医师在病例样本图片上添加刀痕，刀痕绘制界面具有点选、移动、删除刀痕（单条、全部）等功能。

　　（3）刀痕分组：对添加的刀痕进行分组。

　　2. 病理图像中病变区域诊断

　　（1）查阅病例：查看现有病例的刀痕分组。

　　（2）图像阅览：标注界面可显示扫描仪扫描后的病理全景图像，通过触摸屏幕可对病理图像大小进行缩放，观察细微视野。

　　（3）分型标注：提供分型标注功能，疾病标签包括复原和扣掉两类：复原包含低分化、分化癌、高级别异型增生、低级别异型增生。扣掉类为非肿瘤。

　　（4）缩略图：查看当前视图所在整体的范围，点击缩略图可以快速定位到想看的区域。

　　（5）图像校正：通过查找墨水的位置，找到组织该调整的方向，使用图像调节中的水平、垂直镜像，对图像翻转；通过使用水平分割线来重新将组织进行分割，使用双指对切片方向进行调整。

　　3. 复原功能

　　病理图像病变区域在大体图上的复原，将病变还原至刀痕上，通过算法的刀痕自动识别，可瞬间识别出相应区域，减轻病理医师的工作量。产品优势：省时省力（图26-8-1～图26-8-4），辅助诊断平均用时约20min。分组时，病理医师可使用软件中Pencil功能，直接在图像上圈画任意曲线来标注出自己判断的病变区域，并可在操作完成后实现与刀痕相交合并为一组，简单快捷，提供自主、直观的图像处理结果。

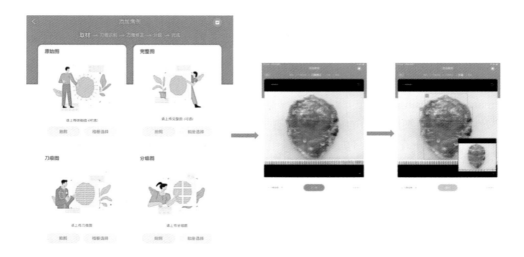

图26-8-1　通过算法的刀痕自动识别，可瞬间识别出相应区域，减轻病理医师的工作量

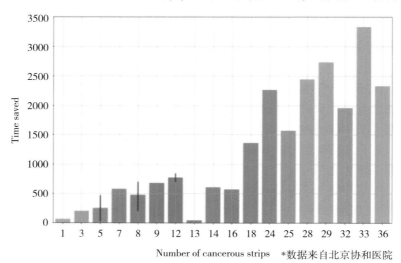

图26-8-2　精确复原病变在大体标本的位置。结构化诊断结果，为临床医师评估提供全面信息

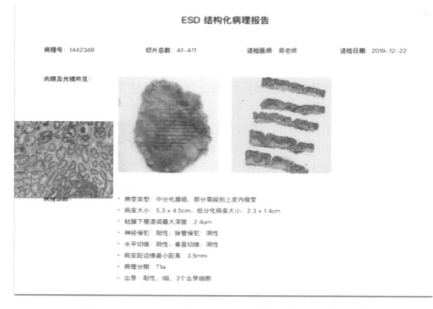

图26-8-3　iPad＋Pencil组合，界面友好，操作便捷

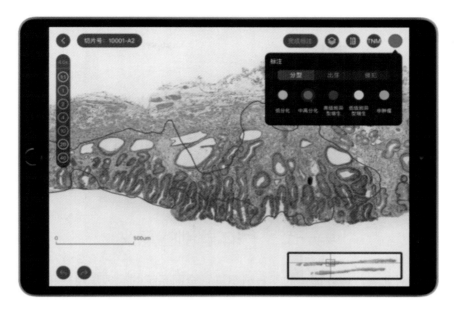

图26-8-4　诊断中图像可以任意标注病变区域

第二十七章　病理尸检常规技术

第一节　尸体解剖的意义

病理尸体解剖是对死者尸体各部位的器官组织进行全面系统的病理学观察和剖验，并在显微镜下观察细胞和组织的病理学变化，同时可借助免疫组织化学、分子病理学等检测方法，最后结合临床、影像、检验等资料，综合判定死亡原因的一种病理学研究方法。通过尸体解剖可以确定疾病诊断，查明死因，发现和确诊新的疾病，协助临床提高诊治和防控水平，积累病理资料，深入研究疾病，提高病理学教学水平，促进医学的进步与发展。对涉及医疗纠纷或医疗事故的病理尸体解剖是查明死因最准确、最有效的手段。实事求是、公平公正的病理尸体解剖可确保准确评价医疗过错、合理解决纠纷。病理尸体解剖为医疗行政部门解决纠纷、医学会医疗责任认定、司法机关裁决提供重要依据，从而维护正常医疗秩序，保障社会和谐稳定，同时也提高了病理诊断和临床治疗水平。

第二节　病理解剖室的设置和器械准备

一、病理解剖室的设计要求

病理解剖室是医疗、教学、科研重要的基地。由于尸体及固定液可挥发有害气味，影响工作效率及医务人员健康，因此，需要有良好的送排风设施与尸体解剖台配套使用，总的要求为空气流通、无异味、无害化排放。

1. 病理解剖室应建在与医院太平间或殡仪馆存尸间相邻的地方，一般应为独立建筑或建筑物的底层，以利于尸体的提取和存放。

2. 病理解剖室应宽敞明亮，空气流通，具备送风、排风设备。排风设备为微负压（-15Pa）以防污染物产生的气溶胶及化学溶液（甲醛）挥发的气味向实验室外扩散。通过送风变频控制新风量维持室内恒定负压。

3. 解剖实验室分污染区、半污染区、缓冲区和清洁区，实现区域隔离。污染区为解剖台工作区，实验室内气流按照梯度负压由清洁区向污染区定向流动，最终由污染区室内四周底部设置的排风口，经过净化处理后确保无害化再向室外排放，排风口末端应设计在解剖室的建筑物楼顶，实现无害化高空释放。

4. 解剖台工作区应设计为上送下排的通风方式。解剖台正上方为送风口，正下方解剖台为下排风负压解剖台，上送下排形成气流风幕，以保护解剖人员的呼吸区安全。送、排风应设计为自动化联锁控制，风量及风速、风压、温度、湿度均可根据尸体解剖感染程度不同及工作人员要求随意调节。

5. 病理解剖室应安装无影手术灯。

6．病理解剖室应安装摄像系统与电视、计算机相连接，有利于观摩及教学。

7．病理解剖台（图27-2-1）台面设计要大一些，除了能容纳尸体外，还要留出放置解剖器械和检查脏器的地方。

8．病理解剖室应设有取材台设备（图27-2-2）及消毒设备。

9．病理解剖台宜设计为升降式，避免操作时不方便。

10．病理解剖台要选择不锈钢台面，台面应为一次模压成型，不应有隐蔽的焊缝及接缝，减少病毒和细菌滋生藏身的空间，并有利于清洗和消毒。

11．解剖台应具备自动冲洗和自动消毒功能。

12．病理解剖台水池下面应配有粉碎机，避免硬组织阻塞下水道。

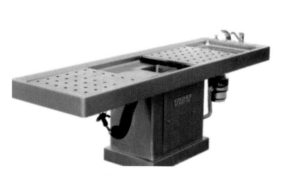

图27-2-1　华逸飞（TDT）病理解剖台

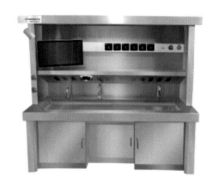

图27-2-2　衡道苍牛病理取材台

13．病理解剖台下面应设有消毒池，根据污水多少，加入一定比例的漂白粉消毒后再进入排污处理，对排放气体进行无害化处理。

14．在标本（废物）处理器（池）上方设置局部排风罩，排风罩设有电动阀门，可随时启停。当不用时，可关闭排风，减少新风负荷，达到节能目的。

15．应配有喷淋系统。

16．设有男女更衣室、淋浴室、储存室、办公室等辅助功能区。

17．解剖人员通道和尸体通道分开。

二、病理解剖常用的器械及物品

1．刀类　解剖刀、截肢刀、肋骨刀、切皮刀、心脏刀、取脑刀和切脑刀。

2．剪类　钝头、尖头解剖剪、弯头剪、静脉剪、肠剪和肋骨剪。

3．镊　有齿镊和无齿镊。

4．钳　弯血管钳、直血管钳和有齿血管钳。

5．取脑器械　电动开颅锯、头颅固定器、铁锤和丁字凿。

6．金属药膏刀　无菌取材用。

7．大小探针　检查胆道、输尿管、尿道用。

8．刻度量杯　称量胃肠道内容物和体腔积液用。

9．注射器和针头　抽取液体培养用。

10．真空采血管　抽取血液用。

11．细菌培养管　培养细菌用。

12．量尺和标尺　测量尸体身长和测量脏器大小用。

13．缝合针和线。

14．电子天平。

15. 尸检头枕。
16. 标本缸、标本池。

第三节　病理尸体解剖的受理

一、按国家相关规定受理病理尸体解剖

必须遵照国家有关规定受理尸检。

二、解剖时间

应当在患者死亡后48h内进行解剖；具备尸体冻存条件的，可以延长至7天。

三、受理病理尸体解剖范围

1. 涉及医患纠纷或医疗事故的病理尸体解剖。
2. 普通病理尸体解剖。

四、受理病理尸体解剖部门应有独立的解剖能力

1. 医院病理科。
2. 医学院校病理解剖教研室。
3. 经医政部门注册的尸检病理诊断中心。

五、解剖人员

至少由2名病理医师（教师）和1名病理技师参加。主检病理医师（教师）应具备副高级以上职称，从事病理解剖工作5年以上，由相关医院或医学院校授权。

六、申请或委托解剖方

1. 卫生行政部门。
2. 司法机关。
3. 死者的亲属或代理人。
4. 被受理解剖方认可的其他申请或委托方。

七、申请或委托方须向受理解剖部门提供的材料

1. 盖有委托单位公章的解剖委托书（附件27-1）。
2. 申请人签名的解剖申请。
3. 死者的死亡证明复印件。
4. 死者的病历复印件。

八、死者的亲属或代理人逐项确认并签署《病理尸体解剖知情同意书》（附件27-2）

1. 按相关回避制度，同意解剖机构和解剖人员进行病理尸体解剖。
2. 同意受理解剖人员根据需求确定解剖的术式、范围、脏器的取留和处理方式。
3. 解剖人员负责切口的体表缝合，不参与解剖后的其他安置事项。
4. 病理尸体解剖诊断报告提供患者的主要疾病和死因，少部分难以明确死因的仅提供病理描述

报告；不界定医患双方的责任。

5. 新生儿或胎儿病理解剖具有特殊性，要求同时送检脐带和胎盘。

6. 根据尸检情况可选派1～2名男性或女性亲属见证解剖过程，但全程禁止录音、照相、摄像。

7. 病理尸体解剖诊断报告一般30个工作日发出，疑难病例45个工作日发出。

8. 提取的脏器保留至诊断报告发出后1年，亲属可凭身份证等有效证件工作日到病理科提取，超过时间交火葬场统一焚烧处理。

9. HE切片、蜡块、原始记录、照相、摄像等资料按病理档案资料要求进行保存。

九、委托方须知

1. 准备好解剖委托书。

2. 死亡证明复印件。

3. 病历复印件。

4. 了解有无传染病，若有须提前告知。

5. 向家属交待解剖相关注意事项（脏器提取、报告时间等）。

6. 冷冻尸体提前解冻。

十、下列情况可不受理

1. 死亡超过48h，未冷冻或冷冻超过7天的尸体。

2. 向受理解剖部门提供的材料不全。

3. 拒签《病理尸体解剖知情同意书》。

4. 确诊或怀疑传染病死亡的病例，解剖方不具备相应解剖条件。

5. 涉及医患纠纷的个人申请。

6. 因其他情况不能受理者。

第四节 尸检前的准备及注意事项

1. 病理科应在各级领导的重视及临床各科室的支持下，积极开展尸检工作。尸检应遵照有关尸体解剖的法规并经组织批准。病理科在收到手续完备的尸体解剖通知书后，才能进行尸体解剖。

2. 病理医师在尸检前必须研究死者的病史，包括临床诊断、治疗情况及死亡情况，并请临床医师在尸检时介绍病情，提出注意事项及要求，以便有目的、有重点地进行检查，尤其应注意与疾病有关部位，以免遗漏。

3. 涉及医疗纠纷或医疗事故的问题，应按照当地卫生行政部门的规定处理。

4. 尸检时除解剖人员外，其他未经病理科、医院领导及相关部门同意，不得进入尸检场所。

第五节 尸体解剖常规检查

1. 尸检医师应根据申请单，核对死者的姓名、性别及其他情况是否相符。如有疑问应查明后再进行尸检。

2. 参加尸检的医务人员，都应态度严肃。尸体要保持清洁，头部及外阴部须用纱布遮盖。参观者必须严守尸检室规则，未经许可，不得随意取用尸检标本。在未得出正式结论前，对尸检所见不得随意外传。

3．尸检医师及工作人员应戴手套、口罩、帽子，身着隔离衣及橡皮围裙，锯骨时应加戴线手套。尸检过程中应注意个人防护，手套如被刺破要及时更换；皮肤破损应及时行创口清洗消毒处理。操作过程中应注意保持清洁，手套、刀剪、器械及尸体表面有血迹时，应随时洗净。切勿将污水溅起或洒于地面。

4．尸检所见由病理科技师或指定的工作人员，按剖检者口述填写尸检记录单，必要时摄影、照像，作为书写尸检记录基础（附件27-3）。

5．尸检一般程序　按体表、体腔（腹腔、胸腔、心包腔）各内脏器官（胸腔器官、腹腔器官、盆腔器官）及神经系统顺序进行检查。

6．必要时采取血液、其他体液、分泌物或器官组织做细菌培养。病毒性脑炎或疑有病毒性脑炎的病例应采取脑组织做病毒分离，但须在死后3h内进行剖检，剖检时应从脑部首先剖检。采取细菌培养或病毒分离的标本部位，应先消毒以免污染。须采取电镜标本，按照有关操作进行。

7．中毒或疑有中毒的病例，或猝死不能明确诊断的病例，必要时应保留足量的胃内容物、粪、尿、心血、胃、肝、肾、心或脑组织做毒物分析化学检查。

8．新生儿剖检，应注意肺脏曾有否呼吸，发现心、血管畸形时，应将心与肺一并取出，仔细检查心与肺循环的关系。有颅内出血时，检查大脑镰和小脑幕有无撕裂出血。注意检查脐带，必要时做细菌培养。

9．与手术有关死亡病例的尸检，须有外科医师在场，其中至少要有一名参加该手术的医师，以便报告病史、手术经过、术后情况、可能存在的问题及提出尸检的要求。

10．尸检操作程序根据该病例的具体情况而定。尸检切口最好不经手术切口。对创口内外、手术缝合及周围情况应仔细观察，必要时摄影记录。若当时在原位不能弄清需解决的问题，则连同周围组织一并切下，以便仔细剖检。

11．各脏器检查，先应观察切面情况，勿立即用水冲洗。剖开原则：显露器官最大切面，一般沿长轴剖开；将器官内导管一齐切开显露其分布和关系。

12．若发现脏器有严重结核分枝杆菌感染（如肺、肾、肠等）应将整个脏器小心取出，立即放入10%中性缓冲福尔马林固定液中，同时用固定液注入脏器的血管或导管内，待整个脏器完全固定后，才可切开检查。

13．尸检时应尽量少破坏尸体的外形，检查完毕后，应吸取体腔内的血水，凡不需保留的脏器，均应放回体腔内，并以木屑或其他吸水物质填塞，缝合切口。缝合时要尽量注意整复尸体外形。将体表洗净擦干，包裹或穿着妥善后放回尸体箱内。

14．尸检时发现法定传染病，应在确诊后及时报告上级卫生行政管理部门。尸检时应按传染病隔离消毒常规执行。

15．尸检时需细菌培养及其他各种检查标本，均附有检查申请单一并送相关科室检查。检查后结果交回病理科，由尸检主检医师粘贴或抄录于该尸检报告中。

16．尸检完毕后，清洗各种器械及尸检台。器械和隔离衣及时清洗消毒。

17．尸检完毕后，主检医师根据解剖所见，结合临床病史做出尸检的简短小结。

18．烈性传染病尸检应在指定机构进行。

第六节　尸体解剖的一般性检查

一、死亡征象检查

1．确认死者呼吸、心跳停止，神经系统对刺激无反应。

2．确认存在尸冷、尸僵和尸斑。尸僵的部位和程度；尸斑的部位、色泽、面积，按压是否褪色。

3. 确认角膜混浊及其程度。

4. 确认尸体是否腐败。

二、体表检查

1. 一般检查　性别、年龄（估计），身高、体重（可不测），发育，营养状况等。

2. 体表检查　伤痕，畸形，缺陷，出血，分泌物，呕吐物等。

3. 皮肤　颜色，水肿，溃疡形成，出血点，瘀斑，皮疹，色素痣，肿物，体毛分布状况，纹身等。

4. 皮下脂肪　脂肪厚度，水肿，出血，静脉曲张等。

三、头颈部检查

1. 头皮的外伤，血肿，出血，肿物，头发等。

2. 眼睑（水肿），角膜（混浊），结膜（苍白、充血、出血等），巩膜（黄染等），瞳孔（形状、大小、双侧是否等大），晶体（白内障等），虹膜等。

3. 鼻腔、外耳道分泌物、流出物的性质等。

4. 口腔，口唇（色泽、畸形），流出物（性质等），牙齿（数目、排列、义齿等）。

5. 腮腺、甲状腺。

6. 颅骨外伤等。

7. 其他异常。

四、胸腹部检查

1. 胸廓　形状（桶状胸、畸形等），是否对称等。

2. 乳房（重点女性）大小、乳头（有无内陷），乳晕，有无出血、脓肿、囊肿、肿物等，乳头周围皮肤有无橘皮样变，有无切除和手术痕迹等。

3. 腹壁　形状（膨隆等），疝，静脉曲张，手术痕迹等。

4. 背、骶部　尸斑、压疮等。

5. 外生殖器　畸形，分泌物，瘢痕，男性隐睾等。

6. 肛门　粪便（性状等），痔，瘘管等。

7. 肢体　创伤，瘢痕，畸形，静脉曲张，水肿，坏疽等。

8. 全身浅表淋巴结　有无肿大等。

9. 其他异常。

第七节　体腔检查

一、胸、腹壁皮肤切口

根据情况，选择T形切口、Y形切口或I形切口切开皮肤。

1. T形切口　先做连接两侧肩峰的横行弧线形切口，再自弧形切口中至耻骨联合做纵行切口（经脐凹时，由其左缘弯过）。

2. Y形切口　自两叶前缘起始，沿两侧乳房下缘走行汇合于胸骨-剑突连接处，再由该处至耻骨联合做纵行直线切口（经脐凹时，由其左缘弯过）。适用于女性。

3. I形切口　切口始于下颌骨内缘中点，止于耻骨联合（经脐凹时，由其左缘弯过）。体腔脏器暴露较充分。

二、腹腔剖检程序及检查要点

（一）剖检程序

1. 切开腹部皮肤、皮下组织和腹壁肌肉，暴露腹膜。

2. 先在上腹部腹膜做一切口，观察有无液体或气体由腹腔内逸出（气腹检查）。

3. 将左手示指和中指自腹膜小切口伸入腹腔并向上方轻提腹膜，右手持剪沿左手示指、中指间纵向剪开腹膜，暴露腹腔。

（二）检查要点

1. 腹腔内有无气体或液体（腹腔积液）；气量和气味；腹腔积液的量和性状（颜色、清亮、混浊、血性或脓性，是否有絮状物等），必要时取腹腔积液涂片或细菌培养。发现腹腔积血、积脓（腹膜炎）或气腹，应查寻其来源。

2. 腹膜厚度，是否光滑，有无出血点，与脏器有无粘连及部位和范围。

3. 腹膜表面有无肿物及其数量、大小、颜色、形状等。

4. 大网膜是否游离或向某处移位集中，脂肪含量和形状等。

5. 测量两侧膈肌高度。

6. 脏器位置是否异常，脏器之间有无粘连，有无腹内疝或腹股沟疝等。

7. 肝、脾位置，是否肿大及程度，有无破裂；有无副脾。

8. 肝外胆管和门静脉、门动脉。

9. 胃肠道有无胀气、穿孔，回盲部及阑尾情况等。

10. 肠系膜和腹膜后淋巴结是否增大。

11. 大血管有无堵塞（血栓）破裂等。

12. 其他异常。

三、胸腔剖检程序及检查要点

（一）剖检程序

1. 经过胸壁中线切开皮肤、皮下组织和胸大肌，达胸骨表面。

2. 术者左手上提和外翻其同侧的皮肤、皮下组织和肌肉，手背面向皮肤，再以其右手执刀尽量贴近胸骨和肋骨将肌肉与胸骨和肋骨分离，分离时解剖刀的刃缘与骨面略垂直。术者对面的助手以同样的方法分离同侧胸壁肌肉等软组织。

3. 进行气胸试验。

4. 自第2肋骨起，于左右肋软骨距与肋骨交界0.5～1.0cm处，用软骨刀向下离断各条肋软骨。

5. 离断两侧胸锁关节。

6. 将胸骨和与其相连的离断肋软骨提起，离断与其内面相连的软组织。

7. 移去胸骨和与其相连的离断肋软骨，暴露胸腔。

（二）检查要点

1. 气胸试验　分离胸壁软组织后，形成一个凹形袋，并向其中注满清水，于凹形袋底面下的肋间隙处刺破肋间肌和胸膜，若有气泡冒出，提示存在气胸。

2. 胸腔内有无气体或液体（胸腔积液），胸腔积液的量和性状（颜色、清亮、混浊、血性或脓性，是否有絮状物等），必要时取胸腔积液涂片或细菌培养。发现胸腔积血、积脓（胸膜炎）或气胸，应查寻其来源。

3. 胸膜厚度，是否光滑，有无出血点，与脏器有无粘连及部位和范围。

4. 胸膜表面有无肿物及其数量、大小、颜色、形状等。

5. 胸腺、肺、心脏和大血管等一般外观和位置的关系。

四、心包腔剖检程序及检查要点

（一）剖检程序

在心脏前面自基底部向下"人"字形剪开壁层心包，暴露心脏位置。

（二）检查要点

1. 空气栓塞检查　将剪开的壁层心包提起形成袋状，并向其中注入清水；然后，在水平面以下刺破左心前壁或在左心房前壁剪一小口，观察有无气泡逸出。

2. 心包腔内有无气体或液体及其量和性状（颜色、清亮、混浊、血性或脓性，是否有絮状物等），必要时取材涂片或细菌培养。

3. 心包厚度，是否光滑，有无出血点，与脏器有无粘连及部位和范围。

4. 心包表面有无肿物及其数量、大小、颜色、形状等。

5. 心脏、血管是否破裂。

6. 肺动脉栓塞检查　在离断心脏之前，原位剪开肺动脉主干及其左、右分支（直达肺门），检查其腔内有无血栓栓塞。

7. 其他异常。

五、盆腔剖检程序及检查要点

（一）剖检程序（男）

1. 划开膀胱周围的腹膜，将膀胱、前列腺和尿道后部整体游离。

2. 剥离直肠后方的软组织使直肠游离。

3. 于肛门-直肠联合线之上2cm处，用线绳间隔适当距离牢固地进行两道结扎，在该两道结扎线之间将直肠离断，遂将盆腔脏器一并取出待检。

（二）剖检程序（女）

1. 按上述男性尸体操作方法游离膀胱和直肠。

2. 切断子宫的固定韧带，分离圆韧带、阔韧带下缘和输卵管、卵巢周围疏松结缔组织。

3. 于子宫颈以下切断阴道，遂将女性生殖器官一并取出待检。

（三）检查要点

盆腔腹膜与脏器之间有无粘连（纤维素性粘连或纤维素粘连）。

六、颈部剖检程序及检查要点

（一）剖检程序

1. 颈部结构的游离。

2. 垫高颈部，使其充分前突。

（二）检查要点

1. T型切口时

（1）将解剖刀自横切线中部（胸锁关节区域）朝头部方向伸入皮下，分别向左、右两侧剥离颈前皮肤和皮下组织（形成皮瓣）。

（2）将皮瓣上翻，原位检查甲状腺外观。

（3）用较细长的尖刀伸至下颌骨联合处，朝向舌尖直行刺入，割断舌下系带，再紧贴下颌骨左、右内缘分离软组织，达于咽腔最后部分。

（4）左手持镊子固定舌部，并向下拉动，将刀尖伸至硬腭后缘，割断软腭，至此，舌、腭扁桃体和软腭完全游离。

（5）整体游离喉、气管和食管。

（6）左手握住喉部，将舌、腭扁桃体、软腭、喉气管、食管和附着于喉下的甲状腺、甲状旁腺等一并拉出，也可连同胸腔器官一并拉出。

2. Y形切口时

从颈部正中切线，向两侧和上方将颈前皮肤和皮下组织剥离；其余步骤与T形切口者相同。

七、体腔脏器的取出

（一）各脏器分别取出法

按解剖学系统将各脏器逐一取出，详见下文"八、体腔脏器剖检程序和检查要点"。

（二）全部脏器一次取出法

1. 在完成腹腔、胸腔、盆腔和颈部剖检后，沿脊柱两侧用刀由头端至骶端划割软组织。

2. 离断膈肌，相继钝性分离后腹膜、膀胱、子宫和直肠等周围软组织。

3. 自舌至直肠肛端前将口腔、颈部、胸部、腹腔和盆腔内的全部器官一次性取出。离断直肠肛端前，应先用线结扎直肠。

4. 按解剖学系统将各脏器逐一解离。

5. 腹腔器官较多，其常规解离、取出的程序依次是：①脾。②肠和肠系膜。③胆囊。④胃和十二指肠。⑤胰。⑥肾上腺。⑦肾。⑧盆腔内器官。

八、体腔脏器剖检程序和检查要点

（一）胸腺

1. 剖检程序　剖开胸腔后便在上纵隔前部发现胸腺，随即于原位剥离取出。

2. 检查要点　胸腺的脂肪化程度、体腔和质量，有无结节、囊肿和肿瘤等。

（二）心脏

1. 剖检程序　①左手托起心脏，右手持剪相继切断。②上、下腔静脉进入右心房处。③肺动、静脉（距肺动脉瓣约2cm处）。④主动脉（距主动脉瓣约5cm处），遂将心脏取出（若有心血管畸形，则应将心脏连肺一并取出）。

（1）右心剖检程序：①沿上下腔静脉断口连线剪（切）开，暴露右心房（如欲避免破坏窦房结，从下腔静脉向上，剖至房室间沟上1cm处，朝向右心耳剪开，保持上腔静脉口完整，上腔静脉至少要保留1cm）。②自上、下腔静脉断口连线中点起，沿右心室外缘（心锐缘）朝向心尖剪（切）开右心室，暴露三尖瓣（用手指检查肺动脉有无血栓或狭窄）。③自心尖沿心室中隔朝向（与室中膈平行距离1cm）剪（切）开右心室前壁，暴露和检查肺动脉瓣。剖开有瓣膜病变的心脏时，应注意避免破坏有病变的瓣膜。

（2）左心剖检程序：①将左心房的4个肺静脉断口呈"工"字形或"H"形剪（切）开，暴露左心房（以手指检查左房室瓣是否狭窄）。②沿左心室外缘（心钝缘）朝向心尖剪开左心室，暴露左房室瓣。③自心尖朝向主动脉口（与室中膈平行距离1cm）剪（切）开左心室前壁，暴露和检查主动脉瓣。④继续向上剪开主动脉（避开肺动脉）。剖开有瓣膜病变的心脏时，应注意避免破坏有病变的瓣膜。

2. 检查要点

（1）心外膜：是否光滑、有无渗出物附着或粘连；脂肪层厚度、浸润心肌厚度；心脏的大小（正常时如死者右拳大），质量（正常成人：男人250～270g，女性240～260g），形状（是否成靴形、梨形、球形等）；心尖形状（圆钝、扩张等）。

（2）心腔：有无扩张或相对缩小（向心性肥大），心内膜的厚度、色泽、是否光滑、有无破溃和血栓形成等，梳状肌、肉柱情况，有无心室壁瘤形成。

（3）各组瓣膜：瓣叶数目、厚度、色泽，有无缺损、纤维化、粘连、缩短、钙化和赘生物，有无畸形、瓣膜联合处融合、瓣膜口狭窄或瓣膜关闭不全，瓣膜口周径（正常人：三尖瓣口11～12cm、肺动脉瓣口8.5cm、左房室瓣口10.4cm、主动脉瓣7.7cm），腱索是否增粗、缩短、消失、伸长、融合等，乳头肌数目，有无瘢痕、肥大、伸长等。

（4）心壁：房、室间隔畸形；左、右心房壁和心室壁的厚度（正常成人：左、右心房壁0.1～0.2cm，右心房壁0.3～0.4cm、左心室壁0.9～1.0cm，心室壁厚度不包括乳头肌）；肺动脉瓣游离以下2.0～2.5cm（动脉圆锥前壁）处右心室肌壁厚度（慢性肺源性心脏病时测量，正常成人参考值：厚3～4mm）；心肌的色泽、纹理、质地（硬度），有无出血、坏死、瘢痕、断裂等。

（5）动脉导管：是否闭塞。

（6）冠状动脉：有无迂曲，管腔有无狭窄、闭塞、粥样硬化斑块、出血、血栓。

（7）其他异常。

（三）冠状动脉

剖检程序：①一般于心脏固定后进行。②沿左右冠状动脉各主支走行，间隔为2～3cm，多个横切面（与动脉垂直）。

（四）主动脉

1. 剖检程序　在胸、腹腔脏器取出后，主动脉、主动脉腔留于原位进行剖检。自主动脉根部的离断端沿前壁下行剪开主动脉及其主要分支达髂动脉处。

2. 检查要点

（1）管径：有无狭窄或扩张（正常成人：心脏上部7.4cm，胸腔部4.5～4.6cm，腹腔部分3.5～4.5cm），有无动脉瘤或夹层动脉瘤形成等。

（2）内膜：有无粥样硬化病变（脂纹、斑块、斑块破溃、血栓形成等）。

（3）管壁厚度（增厚或变薄）。

（五）腔静脉

1. 剖检程序　胸、腹腔脏器取出后，腔静脉遗留于原位进行剖检。上腔静脉自其下断端沿前壁上行剪开，下腔静脉自髂静脉沿前壁上行剪开。

2. 检查要点　观察管腔是否扩张，内膜是否光滑，管腔内有无血栓形成等。

（六）胸导管

1. 剖检程序　胸、腹腔脏器取出后，胸导管遗留于原位进行剖检。自下而上剪开前壁。

2. 检查要点　观察其内容物性状和管壁情况。

九、喉和气管剖检程序及检查要点

（一）剖检程序

1. 先将食管和气管剥离，暴露气管后壁的软骨环膜部。

2. 剪断喉部底后面软组织，暴露喉腔。

3. 继续沿气管后壁软骨环膜部自下而上地剪开气管、主气管及其较大分支（达于第三级支气管）。

（二）检查要点

会厌、声带、喉室和气管、支气管黏膜有无充血、水肿、出血、糜烂、溃疡、分泌物和肿物等，支气管腔有无狭窄和异物等。

十、甲状腺和甲状旁腺剖检程序及检查要点

（一）剖检程序

1. 将甲状腺由喉下部和气管上部剥离。

2. 必要时，在甲状腺周围的脂肪组织中仔细寻找甲状旁腺。

3. 以与甲状腺长径垂直的方向，间隔2～5mm平行切开甲状腺，勿将底面切断（保留腺体完整性）。

（二）检查要点

1. 甲状腺体积［正常成人：(1.5～2.5) cm×（3～4) cm×（5～7) cm］，质量30～70g，形状，色泽，质地，切面上胶质含量，有无结节、囊肿、出血、坏死、瘢痕和肿物等。

2. 甲状腺（必要时检查）数目，各自的大小（正常成人：每个30～50mg）色泽和质地，有无结节和肿物。

十一、肺剖检程序及检查要点

（一）剖检程序

1. 使气管与食管等周围组织分离，确认左、右肺处于游离状态（肺与壁层胸膜粘连时，须用手进行钝性剥离）。

2. 将气管和肺一并拉出胸腔（连同或不连同舌，喉和心脏），在膈肌上方割断食管和胸主动脉等，遂将气管和两侧肺整体取出。

3. 也可将肺拉出胸腔后，割断其左、右主支气管和肺动脉分支，从而将两侧肺分别取出。

4. 用脏器刀从肺叶的外侧凸缘沿其长轴并对准肺方向，由刀根部开始用力下拉刀刃，做出一个肺叶的最大切面，遂将肺内各支气管剪开。

（二）检查要点

1. 肺表面胸膜是否光滑，厚度，渗出物，粘连等。

2. 肺的体积、质量（正常成人：左肺325～480g，右肺360～570g）、颜色、弹性、质地等，有无肺气泡、肺萎缩、肺水肿、实变区和肿物等。

3. 肺切面情况，轻压肺组织有无含气泡的血性液体流出及其程度，有无实性病灶、钙化灶、纤维等，以刀刃轻刮肺切面有无颗粒状物留置在刀刃上。

4. 肺门、气管和支气管旁有无肿大淋巴结。

5. 肺动脉及其各级分支有无血栓形成、栓塞等，肺动脉周径（正常成人为8cm）。

6. 支气管管腔内有无分泌物、异物、阻塞、扩张等；管壁厚度、有无肿物等。

十二、舌

黏膜有无糜烂、溃疡和出血，舌体是否增大、有无肿物等。

十三、食管剖检程序及检查要点

（一）剖检程序

1. 在食管尚与气管相连状态下，沿食管后壁自下而上剪开。

2. 将食管前壁与气管后壁剥离。

（二）检查要点

1. 长度（环状软骨至贲门，正常成人：26cm）。

2. 黏膜有无糜烂、溃疡、出血等。

3. 食管下段静脉丛　有无曲张及其程度。

4. 管腔有无狭窄、扩张。

5. 管壁有无肿物。

十四、胃、十二指肠剖检程序及检查要点

（一）剖检程序

1. 先进行排胆试验。在保持肝、胆、胰、胃和十二指肠等固有比邻关系情况下，在解离胃和十二指肠以前进行。先由十二指肠下部前壁正中处剪开，向上相继割开十二指肠降部和上部暴露十二指肠乳头，手压胆囊即有胆汁流出时，是为排胆试验阳性，直接证明肝外胆道通畅。也可根据十二指肠内容物是否呈现胆汁着色推断胆道通畅情况。

2. 完成排胆试验后，将与胃相连的大网膜和小网膜割断，以示指伸入幽门环探查（有无狭窄、溃疡、肿物等），进而继续由幽门沿胃大弯上行将胃剪开达于贲门。

3. 分别于贲门部和Treitz韧带处割断胃与食管和十二指肠与空肠的联系，从而将胃和十二指肠一并解离。

4. 对于胃与食管连接处的病变，应将胃和食管一并取出。

（二）检查要点

1. 形状有无扩张、皮革样胃或畸形等。

2. 胃底至大弯下端的长度（正常成人25～30cm）。大、小弯长度；十二指肠的长度（正常成人30cm）。

3. 胃浆膜面。

4. 内容物含量和性状，必要时取样进行毒物检测。

5. 胃黏膜皱襞走行、萎缩（分布、程度）、肥大等，厚度、弹性，有无充血、水肿、出血，有无糜烂、溃疡和瘢痕及其与比邻结构的关系、穿孔、肿物（大小、形状、颜色、质地，与周围组织的关系等）；十二指肠溃疡和瘢痕及其比邻结构（肝、胆、胰、网膜等）的关系；胆道是否通畅。

6. 胃大、小弯处有无肿大淋巴结。

7. 其他异常。

十五、肠和肠系膜剖检程序及检查要点

（一）剖检程序

1. 将横结肠和大网膜提起，用两把肠钳（或用两段线绳）夹紧（或紧扎）十二指肠悬韧带处（即十二指肠与空肠交接处）的肠管，再由该两把肠钳（或用两段线绳）之间剪断肠管。

2. 术者以其左手从空肠断端提起（或由助手提起）肠管，用右手持长刃刀（如操小提琴弓样）拉锯式地沿近肠系膜附着处游离小肠。

3. 由回盲部起，分离大肠与腹膜后软组织的联系，达于乙状结肠与直肠交接处以上4～5cm处，用双线将该处紧扎并在双扎线之间割断肠管，遂将空肠至结肠整段解离。

4. 直肠仍留于原位，待与盆腔脏器一并取出。

5. 将游离肠管置于水槽中，用肠剪沿肠系膜附着线剪开小肠，沿游离结肠带或肠系膜对侧线剪开结肠，检查肠内容物的性状（必要时采取肠内容物进行生物病原学检查或毒物检查），然后以流水轻轻冲去肠内容物。

6. 阑尾行多面平行横断，近盲端处应予纵切，也可全长纵行剖开。

7. 于肠系膜根部切断其与后腹壁的连接。

（二）检查要点

1. 长度（正常成人：小肠550～650cm，大肠150～170cm）。

2. 浆膜面情况。

3. 肠腔有无扩张、收缩、狭窄、阻塞、寄生虫、结石、其他异物、肿物等，内容物的量和性状。

4. 黏膜有无充血、水肿、出血、糜烂、溃疡、淋巴小结增大、息肉、肿物等，皱襞情况，痔核

（直肠下部）。

　　5. 肠壁厚度硬度（弹性）。有无扭转、套叠、坏疽、穿孔、瘘管等。

　　6. 阑尾长度、直径。有无炎症、结石（粪石）穿孔、肿物（注意盲端）等。

　　7. 肠系膜淋巴结是否增大（质地、粘连、融合等），血管情况等。

　　8. 其他异常。

十六、脾剖检程序及检查要点

（一）剖检程序

　　1. 剪开大网膜，暴露小网膜囊，检查位于胰体、尾上缘向脾门走行的脾动脉和脾静脉。

　　2. 左手提脾，右手割断脾门处的血管，将脾摘下。

　　3. 将脾的膈面（凸面）向上，用脏器刀（长刃刀）沿膈面长轴、自膈面对准脾门方向，做出一个最大切面，然后再做3～4个平行切面。

　　4. 在局部探查有无副脾。

（二）检查要点

　　1. 体积［正常成人:（3～4）cm×（8～9）cm×（12～14）cm］、质量（正常成人:140～180g）、色泽、质地（正常时较柔软，是否硬、脆、柔韧感）等。

　　2. 包膜是否光滑、褶皱、破裂，附着物，厚度等。

　　3. 切面色泽，是否可见脾小结（密度、大小等），有无淤血、出血、烟叶样小结、梗死、瘢痕、结节和肿物，用刀轻刮是否有脾髓剥落（正常时不剥落）。

　　4. 副脾数目、体积、位置等。

　　5. 其他异常。

十七、肝和胆囊剖检程序及检查要点

（一）剖检程序

　　1. 在原位完成排胆试验、胆总管和门静脉等检查后割断肝蒂（即肝十二指肠韧带和位于其中的胆总管、门静脉和肝静脉）。

　　2. 割断肝镰状韧带、三角韧带和肝静脉与下腔静脉的接合处，遂将肝摘下。

　　3. 将肝的膈面向上，用脏器刀（长阔刀）沿肝的左右长径、自膈面对准肝门方向，做出第一切面，然后再做若干平行切面（间隔1.5cm）。

　　4. 胆囊　先用镊子夹起胆囊。将其与肝膈面剥离。

（二）检查要点

　　1. 体积（正常成人:左右径25～30 cm、前后径19～21 cm、厚6～9cm）、质量（正常成人1300～1500g）、形状、色泽（淤胆等）质地、边缘（钝圆、锐利）等。

　　2. 表面包膜是否光滑、增厚、皱缩、紧张、破裂，有无渗出物、粘连、隆起、结节（数目、大小、色泽等）。

　　3. 切面（沿与肝检材长径一致的方向间隔1～2cm做数个平行切面）有无慢性淤血（槟榔肝）、脂肪肝、纤维化、假小叶、囊肿、脓肿、结节（数目、大小、密度、分布、颜色等）、肿物及其卫星结节、出血、坏死或梗死、囊肿，血管和胆管情况等。

　　4. 肝门处胆总管、肝总管、门静脉、肝动脉、淋巴结等。

　　5. 肝静脉（肝外）管腔内有无瘤栓或血栓形成。

　　6. 其他异常。

　　7. 胆囊表面情况；体积，形状，囊壁厚度、硬度（弹性）；胆汁量和性状；有无结石、寄生虫；黏膜是否光滑、有无渗出物和肿物等；胆囊情况等。

十八、胰腺剖检程序及检查要点

（一）剖检程序

1. 先将胰腺与十二指肠分离，再分离其周围组织，取出胰的胰腺做若干横切面，或是由胰头至胰尾做一纵切面；在切面上，向胰管内插入探针，并沿探针切开胰管。

2. 必要时，可在胰腺原位情况下，于胰头处做一横切面，找到胰管断面并将其剪开（可先向其中插入探针，再行剖开），直至十二指肠乳头处，检查胰管与胆囊管汇合处（肝胰壶腹）。

（二）检查要点

1. 胰腺体积（正常成人：3.8cm×4.5cm×18.0cm）、质量（正常成人：140～180g）、色泽、质地、硬度等。

2. 胰腺有无出血、大网膜脂肪坏死（钙皂沉着）等。

3. 胰管内容物，管壁情况，有无扩张、结石、肿物等。

4. 切面小叶情况，有无肿物、出血、结缔组织增生等，脾静脉（走行于胰体、尾状缘）内有无血栓形成。

5. 其他异常。

十九、肾上腺剖检程序及检查要点

（一）剖检程序

1. 应在腹腔内原位情况下，未行肝、肾检查之前取出肾上腺。

2. 剪开左侧腰部腹膜，分开左肾上极周围的脂肪组织，细心解离左肾上腺。

3. 将肝向左上方推起，在右肾上极与肝之间细心暴露和解离右肾上腺。

4. 与肾上腺长轴垂直做数个横切面。

（二）检查要点

1. 肾上腺体积、质量（正常成人：两侧共重7.6～8.4g）、形状（正常：左呈半月形，右呈三角形或椭圆形）等。

2. 切面皮质、髓质的厚度、颜色（正常时，皮质呈黄褐色、髓质呈灰红色），皮质、髓质分界是否清楚，有无出血、结节、肿瘤等。

3. 其他异常。

二十、肾和输尿管剖检程序及检查要点

（一）剖检程序

1. 钝性分离双侧肾周脂肪囊，然后即可分别将左、右肾提起。

2. 左手握肾（肾门朝下），将肾门的血管和输尿管夹于示指与中指之间，右手持刀从肾外缘朝向肾门等份地切开肾脏，暴露皮质、髓质、肾盂和输尿管上端开口。

3. 剥离肾包膜。

4. 保持两侧肾和输尿管与膀胱的解剖学联系；或是剪断输尿管上端，使肾游离。

（二）检查要点

1. 体积［正常成人：每个（3～4）cm×（5～6）cm×（11～12）cm］，质量（正常成人：每个120～140g），色泽，质地等。

2. 表面是否光滑，包膜厚度、是否容易剥离。

3. 切面皮质、髓质的分界是否清楚，皮质、髓质的厚度、色泽、纹理，有无瘢痕、干酪样坏死、梗死、空洞、囊肿、肿物等。

4. 肾盂有无结石、扩张、积水、炎症渗出物（积脓）肿物等，黏膜情况（充血、出血等）。

5. 肾动脉有无狭窄、粥样硬化、血栓形成、栓塞等。

6. 肾静脉有无血栓、瘤栓形成等。

7. 其他异常。

8. 输尿管有无狭窄、扩张、积脓、积水、结石、肿物等。

二十一、膀胱和尿道剖检程序及检查要点

（一）剖检程序

1. 分离方法详见上文"五、盆腔剖验程序及检查要点"。

2. 由膀胱顶部朝尿道方向剪开膀胱前壁。

（二）检查要点

1. 膀胱腔尿液的量和性状，有无扩张、结石等。

2. 膀胱壁厚度。

3. 膀胱黏膜有无充血、出血、渗出物、溃疡、肿物等，皱襞情况（有无梁状膀胱）。

4. 尿道有无狭窄、肿物等。

5. 其他异常。

二十二、睾丸、附睾和输精管剖检程序及检查要点

（一）剖检程序

1. 先用示指扩大两侧腹股沟管内口。

2. 一只手经阴囊皮肤向上推挤睾丸和附睾，另一只手在盆腔内用适当力度向上牵引输精管，将睾丸和附睾自阴囊拉出。

3. 割断睾丸与阴囊间的引带，将睾丸和附睾游离。

4. 剪开鞘膜腔。

5. 纵行剖开睾丸和附睾。

（二）检查要点（用镊子上提细精管）

1. 鞘膜腔是否积液。

2. 睾丸体积［正常发育期1.6cm×2.0cm×3.0cm，成人（2.0～2.7）cm×（2.5～3.5）cm×（4～5）cm］、质量［正常成人（含附睾）20～27g］、形状、硬度，双侧是否对称，有无萎缩、梗死、肿物等，曲细精管是否可用镊子提起。

3. 附睾有无小囊、坏死（干酪样坏死）、增大、肿物等。

4. 输精管管壁和内容物情况，管周蔓状静脉丛内有无血栓和寄生虫等。

5. 其他异常。

二十三、前列腺剖检程序及检查要点

（一）剖检程序

1. 分离方法详见上文"五、盆腔剖验程序及检查要点"。

2. 于原位做多个矢状切面（间隔约5mm）。

（二）检查要点

1. 体积正常成人:（1.4～2.3）cm×（2.3～3.4）cm×（3.2～4.7）cm，是否增大。

2. 质量正常成人: 51～60岁20g，70～80岁30～40g。

3. 有无结节、肿物，是否压迫尿道等。

4. 其他异常。

二十四、子宫、输卵管和卵巢剖检程序及检查要点

（一）剖检程序

1. 分离方法详见上文"五、盆腔剖验程序及检查要点"。

2. 将子宫与直肠和膀胱分离。从子宫颈朝向子宫底剪开子宫前壁，再分别朝向左、右子宫角成Y形剪开子宫底部；必要时在子宫后壁做数个平行的纵切面。

3. 输卵管自伞端至子宫角做数个横断面（勿完全离断）。

4. 卵巢从凸面朝向门部做一纵行切面。

（二）检查要点

1. 子宫位置、形状、大小［正常：少女（1.8～2.7）cm×（3.4～4.5）cm×（7.8～8.1）cm，妊娠后（3.2～3.6）cm×（5.4～6.1）cm×（8.7～9.4）cm］、质量（正常：少女33～40g，妊娠后102～117g）、硬度。

2. 子宫内膜厚度，妊娠现象，有无出血、坏死、息肉、肿物等。

3. 子宫肌壁厚度（均匀性、局灶性），有无出血、肿物等。

4. 子宫颈大小［正常少女：（1.6～2.0）cm×2.5cm×（2.9～3.4）cm］，外口形状，前、后唇黏膜情况（糜烂、溃疡、渗出或分泌物、囊肿、息肉、肿物等），子宫颈管。

5. 输卵管长度、直径。

6. 输卵管伞端情况。

7. 输卵管浆膜和黏膜面有无炎症渗出物、粘连、出血、肿物等。

8. 输卵管腔有无扩张、积水、积脓、出血、妊娠现象等。

9. 卵巢大小、形状，有无出血、囊肿、肿瘤。

第八节　头颅、脑、脊髓、脊柱、椎体和骨髓检查

一、剖检程序

1. 头颅、脑和脊髓的剖检可在体腔脏器一般性检查和取出后进行。

2. 尸体仰面，头部置于木枕上。

3. 切开头皮。切线：由一侧耳后近于耳上极（乳突）起始，横跨头顶达于对侧耳后近于耳上极（乳突）处切开头皮（深至骨膜）。将切开的头皮分别向前、后翻转，向前翻至眉上约1cm处，向后翻，至枕外隆凸处。

4. 锯开颅骨（先划锯线）。前锯线：由前额中心（距眉弓1～2cm）开始，分别向左、右侧延至乳突处。后锯线：分别由左、右乳突处起始，斜上延至枕外隆凸。

5. 锯开颅骨后，剪开硬脑膜、大脑镰和小脑天幕离断颅神经根，将截断刀从枕骨大孔前侧插入孔内，尽量深入椎管，斜行离断脊髓（获取尽量多的颈部脊髓），游离、取出脑。继而由蝶鞍中取出垂体。

二、脑的固定

1. 于大脑胼胝体内侧切开两个侧脑室。

2. 在基底动脉环下方，穿入线绳。

3. 将脑底向上置于盛有4%中性缓冲甲醛液（约10倍于脑体积）的固定容器内，将脑悬吊于容器内，固定7～10天。

三、脑的切开

1. 经四叠体上缘和两侧大脑脚上方斜向切断中脑，将脑干和小脑与大脑分离，再将小脑与脑干分离。

2. 大脑的常规切开　将额叶朝上置于垫板（或台面）上，自额叶至枕叶每间隔约1cm平行切成数个额状断面，并将每片大脑断面按顺序平放于板（台）面上进行检查。

3. 大脑的非常规切开（举例）

（1）对于脑底血管或炎性病变的病例，可在大脑做一个或多个水平切面。

（2）对于脑中线发生肿瘤的病例，应经大脑中线处做矢状切面，将大脑等分为左、右半球，再分别做额状和水平切面。

（3）对于脑膜炎、脑室扩张的病例，可经大脑额极和枕极的连线稍高处，做水平切面检查。

4. 经小脑蚓部做水平切面或矢状切面，检查小脑实质和第四脑室。

5. 分别沿中脑（平上丘脑或下丘脑）、脑桥（平面神经丘）、延髓（平橄榄核中部）做横切面；疑有脑干出血者，应间隔0.5cm做连续切面。

四、脊髓剖检（非常规项目，必要时进行）

1. 尸体卧姿，自枕骨隆突起沿棘突至骶骨切开背部皮肤。

2. 剥离脊椎周围的软组织后，锯开并移去脊柱双侧的椎弓（第一颈椎应保持完整），暴露硬脊膜。

3. 剪断硬脊膜外的脊神经，切断马尾。

4. 将颈脊髓从椎沟内分离，全段脊髓及外被的硬脊膜一并取出。脊髓经4%中性缓冲甲醛液固定7天后，做若干横切面。

五、脊柱、椎体和骨髓剖检

1. 根据尸检病例的特殊需要进行非常规检查项目剖检。

2. 脊柱检查由上而下进行。注意有无畸形、骨折、炎症、肿物；椎间盘有无脱出。

3. 骨髓检查常规取腰椎椎体一片，也可取髂骨、胸骨作为检材。

六、检查要点

1. 头皮和皮下有无糜烂、出血、外伤等。

2. 颅骨完整性（有无骨折、缺损），有无畸形等。

3. 硬脑膜的紧张度，静脉腔内有无血栓形成、炎症等，硬脑膜下有无渗出物、血肿。

4. 剪开下矢状窦、侧窦（有无血栓等）；化脓性中耳炎时，凿开颞骨岩部（检查中耳内有无脓液）。

5. 蛛网膜下隙有无出血、渗出物（色泽、性状、分布特点）；脑脊液含量、性状（清亮、混浊、脓性、血性等）。

6. 软脑膜的厚度，光泽，有无充血，血管中有无气泡（空气栓塞）。

7. 脑底动脉环的管径（有无动脉瘤形成），内膜有无粥样硬化、血栓形成，管壁完整性（有无破裂）厚度（增厚或变薄），有无畸形。

8. 脑的体积，质量［正常成人（含蛛网膜和软脑膜）：男性1300～1500g，女性1100～1300g］，脑回宽度，脑沟宽度和深度，实质的硬度，有无软化区域。

9. 脑的双侧是否对称，有无脑疝（扣带回、海马沟回和小脑扁桃体处有无压迹）。

10. 各对脑神经的情况。

11. 脑实质切面的检查。

（1）一般应在固定5～7天后进行。

（2）皮质和髓质的厚度、色泽，两者的界限是否清楚。

（3）有无梗死（软化）灶、出血灶、脓肿、干酪样坏死灶（结核球）、瘢痕、囊肿、肿物（部位、大小、色泽、形状等）。

（4）各脑室是否扩张，脉络丛是否正常。

12. 垂体的体积、色泽、质地，有无出血、瘢痕、结节、囊肿、肿物等。

13. 小脑和第四脑室有无小脑扁桃体疝；小脑切面有无出血、肿物有无扩张。

14. 脑干有无梗死（软化）灶、出血灶、瘢痕、囊肿、肿物（部位、大小、色泽、形状）等。

15. 其他异常。

第九节　死胎和新生儿尸检注意要点

死胎和新生儿的尸检基本上与成人尸检相同，但应注意以下诸点。

一、估计胎龄

1. 1～5个月胎儿的月龄＝胎儿身长。

2. 6～10个月胎儿的月龄＝胎儿身长。

3. 胎儿发育期的参考标准见表27-9-1。

表27-9-1　胎儿发育期的参考标准

	流产	早产		足月产	过期产
		存活前期	存活期		
胎龄（周）	＜22	22～29	29～38	39～42	＞42
身长（cm）	＜28	28～34	35～46	47～54	＞54
体重（g）	＜400	400～999	1000～2499	2500～4500	＞4500

二、估计死亡时间

胎儿浸软（皮肤表皮与真皮分离）时提示胎死已久。

三、发育畸形

唇腭裂，闭肛，脊柱裂，脑积水，心血管畸形（先天性心脏病），胆总管闭锁，指（趾）畸形等。

四、检查脐带和胎盘

1. 脐带长度是否过长、绕颈等；正常50cm左右。

2. 脐带断端炎症（化脓，须做细菌培养），色泽（出生后2～3天后色黑、干枯）。其他异常。

3. 胎盘早期剥离，发育异常。

五、黄疸

常见原因为胆总管闭锁、新生儿溶血病等。

六、产伤

胎头（皮下）水肿、头颅（颅骨与骨膜间）血肿、颅内出血（尤其注意大脑镰、小脑幕撕裂）。

七、瘀点性出血

多见于胸膜、心包、胸腺、脑膜、脑组织等，提示窒息、缺氧。

八、肺充气试验

切取小块肺组织（或结扎了气管的全肺）置于水中，若下沉为阳性，说明肺未曾呼吸过。

九、相关疾病

维生素D缺乏症（佝偻病）、先天性梅毒、新生儿破伤风、新生儿败血症等发生于胎儿期、新生儿期的疾病。

十、开颅法

1. 首先检查颅骨骨缝和囟门的大小。
2. 自距冠状缝中线的中点左、右侧各约1cm处。
（1）向前剪开额骨3～4cm。
（2）向后剪开顶后端并延续剪开顶、枕骨之间的人字缝（依此法以免破坏硬脑膜内的矢状窦）。
3. 将已经剪开的额骨、顶骨和枕骨外翻，检查大脑镰、小脑幕和大脑血管等。
4. 剪开小脑幕，使小脑、脑桥和延髓游离，将脑取出。

第十节　其他特殊检查

一、毒物检测

1. 根据推测的可能性毒物，采集足够量的多种有关样本（分泌物、排出物、组织等，包括胃内容物、心血、尿液、粪便、肝组织、脑组织等）。
2. 须用清洁的玻璃、陶瓷性容器置放样本（不可用金属容器），妥善封装，贴牢标签并如实注明尸检号、死者姓名、样本名称、采集时间、检测要求等。
3. 填写有关检测的申请表格，连同样本移送毒物检测部门。
4. 检测结果报告应贴附于有关尸检档案资料中。

二、微生物学检测

1. 死后尽早采集样本，一般在6h内（夏季应在3h内）。
2. 根据推测的可能性病原体，进行细菌培养或病毒分离。用于分离病毒的样本，应多处切取组织（肺、肝、肾等）。样本不小于2cm×1cm×1cm，无菌冷藏，立即送检。
3. 样本包括脓液、脑脊液、胸腔积液、腹腔积液、心包积液、心血、骨髓、肠内容物和肺、肝、肾等有关组织。
4. 须用经严格消毒的无菌试管放置样本，妥善封装，贴牢标签并如实注明尸检号、死者姓名、样本名称、采集时间、检测要求等。
5. 检测结果报告应贴附于有关尸检档案资料中。

三、寄生虫学检测

1. 根据推测的可能性病原体，采集检测样本，通常包括心血、骨髓、肝、脾、肠内容物、肠壁组织等。

2. 将检测样本妥善封装，贴牢标签并如实注明尸检号、死者姓名、样品名称、采集时间、检测要求等。

3. 检测结果报告应贴附于有关尸检档案资料中。

四、免疫球蛋白E（IgE）检测

1. 根据推测的过敏反应，用干净的采血管采集死者血清。

2. 将检测样本妥善封装，贴牢标签并如实注明尸检号、死者姓名、样品名称、采集时间、检测要求等。

3. 检测结果报告应贴附于有关尸检档案资料中。

第十一节　尸检的修复

尸体解剖完成后，应立即对死者外观进行修复，以保持体貌完整清洁。

1. 用药棉或吸水纸填塞颅腔，将锯下的颅骨放置原位，然后将头皮复原，再用细线缝合切开的头皮。

2. 先用纸吸干胸腔和腹腔内的液体，放回没必要提取的脏器，用药棉或吸水纸填塞胸腹腔，避免血性液体渗出，将切下的胸骨和肋骨复位，然后将切开的皮肤复原，再用细线缝合好皮肤。

3. 用水将尸体擦洗干净，穿好衣服，整理好面容，放回太平间或停尸间。

第十二节　尸检和病理剖检的肉眼观察印象

一、尸检的肉眼观察印象

主持尸检的专业人员结束尸检操作、对肉眼检查所见进行综合分析后，提出的关于死者死因的初步印象，不是死因分析的依据。关于死者死因的分析，以最终提交的正式尸检报告为准。根据各例尸检的实际情况，有可能无法提出或是延迟提出尸检的肉眼观察印象。

二、病理剖检的肉眼观察印象

一般包括关于死者生前所患的主要疾病、并发症和伴随疾病，以及各种疾病的相互关系、死亡原因等。

第十三节　尸检标本的常规取材

1. 心脏　左、右心各1块，每块各应包括心房、心瓣膜（左房室瓣或右房室瓣）和心室；必要时，左心室近心尖处1块，左冠状动脉前降支、窦房结和房室结各1块；心脏病变处酌情适量取材。

2. 主动脉　升主动脉（距主动脉瓣约5cm处）1块。

3. 气管　1块。

4. 肺　右肺上、中、下叶各1块，左肺上、下叶各1块，左右主支气管各1块；肺门（含肺门淋巴结）1块。

5. 消化道　食管、胃体、胃窦、十二指肠壶腹部、空肠、阑尾、回盲部、乙状结肠、直肠等，各1块。

6. 肝　左、右叶各取1块。

7. 胰腺　1块，或头、体、尾各1块。

8. 脾　1块（包括包膜、白髓、红髓）。

9. 肾　左、右各1块（每块包括皮质、髓质的锥体和肾柱）。

10. 肾上腺　左、右侧各1块（包括包摸、皮质、髓质）。

11. 脑　非脑病变的病例：取顶叶（包括前后中央回）、基底核（包括豆状核、尾状核丘脑，内囊）、小脑叶各1块；明显局限性病变的病例：在病变处、病变与毗邻脑组织交界处取材；弥漫性病变病例：取额叶、顶叶、枕叶、基底核、海马旁回、中脑、脑桥、延髓、小脑、颈髓各1块。

12. 其他　垂体、甲状腺、胸腺、胆囊、膀胱、输尿管、前列腺、睾丸、子宫（包括子宫颈、子宫内膜、子宫肌壁）、输卵管、卵巢、骨髓、椎骨等，视需要各取1块。

根据临床病史和解剖肉眼所见，对病变部位或可疑部位重点观察，必要时可请心外科、脑外科、胸外科等临床相关科室医师一起观察取材，这些部位可适当多取，以满足诊断需要（附件27-4）。

第十四节　尸体解剖的发展

尸体断层影像学（PMCSI）也称虚拟解剖或解剖画像，是利用尸体计算机断层扫描、磁共振成像、血管显影、组织微提取、通气等技术，在不破坏或少破坏尸体完整性的前提下获取尸体内外阳性信息，以明确死亡原因的一种虚拟解剖技术。由于该技术具有无创（或微创）、速度快、易被家属接受、重复性强、容易发现潜在病变、资料易保存等优点，近年来发展较为迅速，但目前缺乏相应的技术规范和标准，虚拟解剖设备昂贵，缺少解剖过程中通过触觉、嗅觉和视觉获取的解剖信息，没有完整的大体标本和组织切片观察，暂时还不能完全替代传统病理尸体解剖。

附件27-1　病理尸体解剖委托书

_____病理科（教研室）：

死者（姓名）_____性别_____年龄_____身份证号_____

死亡时间____年____月____日____时_____分。

病史摘要：_____

_____

_____

_____

_____

____年____月____日死者亲属_____（与死者关系_____）向我单位提出病理尸体解剖申请，我们向死者亲属告知了尸体保存时间、解剖中脏器的提取、解剖病理报告时间等解剖注意事项，经医患双方协商，同意委托贵单位对该死者作病理解剖，以明确死亡原因，请予以支持为谢。

委托单位：_____

联系人：_____

联系电话：_____

委托单位（盖章）

_____年_____月_____日

附件27-2　病理尸体解剖知情同意书

1. 死者（姓名）_____性别____年龄____职业____家庭地址_____

死亡时间____年____月____日____时____分。

2. 同意将_____遗体交由_____（单位）进行病理解剖。

3. 授权解剖机构根据实际需要安排授权人员进行病理解剖，授权主检人员确定解剖的术式、范围、脏器或组织的取留及其处理方式（必然无法保持尸体的完整性，同时会损坏检材及无法完整退还检材）。

4. 解剖人员有权对解剖过程进行必要的照相、摄像。

5. 可选派1～2名男性或女性亲属见证解剖过程，但全程禁止录音、照相、摄像。

6. 解剖人员负责遗体解剖后的体表切口缝合，不参与解剖后遗体的其他安置事项。

7. 解剖病理学诊断报告书常规30个工作日，疑难病例45个工作日发给解剖委托方。

8. 解剖病理诊断报告书出具后，由直系亲属携带本人身份证前来解剖部门取回剩余脏器及组织，标本保留至病理诊断报告发出后1年，逾期由解剖部门交火葬场统一焚烧处理。

9. 解剖病理学诊断报告书可提供死者的死亡原因或所患主要疾病；由于各种原因（如组织自溶明显、提供资料不详细或其他客观原因等）难以做出明确死因或主要疾病结论时，仅可提交病变描述性解剖报告，并建议根据本鉴定报告提请有关机构进一步进行鉴定。

10. 鉴定意见属于专家专业性意见，其是否被采信取决于委托机关的审查和判断，鉴定人和鉴定机构无权干涉。

11. 若对鉴定结论不服，可通过法院、卫生健康局等相关机构出具证明，直系亲属携带本人身份证来解剖部门提取剩余脏器及组织，复制HE切片、文字、照相、摄像等资料，去其他鉴定机构重新鉴定。

死者亲属或代理人签字：

死者亲属或代理人与死者关系：

联系方式：

_____年_____月_____日

附件27-3　病理尸体解剖检查记录单

解剖编号：_____　死者姓名：_____　性别：_____　年龄：_____

主检医师：_____　助理医师：_____　技师：_____

解剖时间：_____年_____月_____日_____时_____分至_____时_____分

解剖地点：_____

一、尸表检查：

1. 尸长：_____cm，头发长_____cm、颜色：_____，发育：_____，营养：_____，体型：_____。皮肤：（□黄疸、□水肿、□褥疮、□出血）颜色_____，针眼_____。

2. 尸体（□有　□无）腐败，尸僵（□僵硬　□缓解），尸斑：颜色_____、位于（□颈、□背、□腰、□臀、□四肢背侧）未压处，指压（□不褪色□褪色）。

3. 头（面部）：（1）头部外观（□无　□有）异常_____。

（2）眼：结膜：（□苍白　□小出血点　□黄疸），角膜：（□透明　□混浊），瞳孔：（□圆形，□不整），直径：左_____cm、右_____cm。

（3）鼻腔：（　　　　　）分泌物，性质_____。

（4）口腔：（□无　□有）分泌物，性质_____，牙齿_____。

（5）左外耳道：（□无　□有）分泌物，性质_____。

右外耳道：（□无　□有）分泌物，性质_____。

4. 颈部：_____。

5. 胸部：_____。

6. 腹部：_____。

7. 躯干和四肢：_____。

8. 肛门及外生殖器：_____。

9. 其他：_____。

二、胸腹腔检查：

1. 腹腔：皮下脂肪厚_____cm；各脏器之位置及关系：（□正常、□不正常）。腹膜：（□光滑、□粗糙）；腹腔积液：_____ml，性质：_____。粘连：（□无、□有）_____；肠系膜淋巴结（□无、□有）_____

肝前缘位于右锁骨中线肋缘下_____cm，剑突下_____cm。脾下缘：位于左锁骨中线肋缘下_____cm。膈肌高度：左第_____肋骨或_____肋间，右第_____肋骨或_____肋间。

2. 肋骨（□无、□有）骨折，胸腔：（□无、□有）积液，左侧_____ml，性质_____，右侧_____ml，性质_____；胸膜粘连（□无、□有）_____。

3. 心包积液：（□无、□有）_____ml，性质_____。

4. 胸腺：（□萎缩、□肥大）其他：_____。

三、胸腹腔各脏器检查：

1. 心脏（含大血管）：心外膜光滑，（□未见□见）出血点；卵圆孔（□闭锁□未闭锁），直径_____cm；心室中隔缺损（□无、□有），_____cm×_____cm；心内膜（□平滑□粗糙）；心脏内（□无、□有）附壁血栓。

各心室心房及瓣膜_____

2. 上呼吸道和消化道：_____

3. 肺：左肺_____

右肺_____

4. 肝脏和胆囊_____

5. 胰腺：_____

6. 脾脏：_____

7. 肾脏和肾上腺：_____

8. 胃：_____

9. 阑尾和肠：_____

10. 其他（膀胱、子宫及双附件、脐带和胎盘等）：_____

_____

_____

四、颅腔检查：

1. 头皮下（□无、□有）血肿；颅骨（□无、□有）骨折；前囟：（□已闭，□未闭）_____cm×_____cm，后囟：（□已闭，□未闭）_____cm×_____cm。

2. 硬脑膜外，硬脑膜下、蛛网膜下腔（□未见、□见）明显出血，蛛网膜下腔（□未见、□见）明显炎性渗出物，脑回_____脑沟_____，各脑室及脑实质（□未见、□见）明显出血肿块，（□未见、□见）脑疝形成。_____

_____

_____

附件27-4　病理尸体解剖取材记录表

尸检编号：　　　　　　　取材人：　　　　　　　　　记录人：　　　　　　　　取材时间：

1. 脑：垂体重_____g，大小_____cm×_____cm×_____cm。
大脑_____cm×_____cm×_____cm，重_____g，小脑及脑干_____cm×_____cm×_____cm，重_____g，脑回_____脑沟_____，蛛网膜下腔_____出血及明显炎性渗出物附着，_____脑疝形成，各脑室及脑实质_____出血及肿块。
特殊改变：_____。
组织包埋盒编号：_____

2. 心脏：大小_____cm×_____cm×_____cm，重_____g，表面_____光滑，_____明显出血点及炎性渗出物附着。左心室壁厚_____cm，右心室壁厚_____cm，左心房厚_____cm，右心房厚_____cm，左房室瓣口周径_____cm，三尖瓣口周径_____cm，主动脉瓣口周径_____cm，肺动脉瓣口周径_____cm，各瓣膜表面_____光滑，_____破损及赘生物附着，_____血管畸形，左、右房室内壁_____光滑，_____明确梗死灶及附壁血栓形成。左、右冠状动脉开口位置_____正常，开口及各分支管腔_____通畅。
特殊改变：_____。
组织包埋盒编号：_____

3. 肺：左肺_____cm×_____cm×_____cm，右肺_____cm×_____cm×_____cm，双肺共重_____g，双肺表面_____光滑，表面及切面呈_____色，质地_____，_____出血及坏死。左、右主支气管管腔_____通畅，_____明显异物。
特殊改变：_____。
组织包埋盒编号：_____。

4. 胰腺：大小_____cm×_____cm×_____cm，重_____g，表面及切面呈色，_____出血及钙化灶。特殊改变：_____
_____。
组织包埋盒编号：_____

5. 脾脏：大小_____cm×_____cm×_____cm，重_____g，表面_____光滑，表面及切面呈_____色，_____破裂出血。特殊改变：_____
_____。
组织包埋盒编号：_____。

6. 肝脏：大小_____cm×_____cm×_____cm，重_____g，表面_____光滑，表面及切面呈_____色，_____肿块及硬化性改变。
胆囊：长约_____cm，壁厚_____cm，黏膜_____光滑，内见_____，_____炎性渗出物。
特殊改变：_____。
组织包埋盒编号：_____

7. 肾脏及肾上腺：左肾大小_____cm×_____cm×_____cm，重_____g，右肾大小_____cm×_____cm×_____cm，重_____g，双肾表面_____光滑，切面皮髓质分界_____清楚，皮质厚约_____cm，_____出血及梗死灶形成。左肾上腺大小_____cm×_____cm×_____cm，右肾上腺大小_____cm×_____cm×_____cm，双侧肾上腺_____出血。
特殊改变：_____。
组织包埋盒编号：_____

8. 胃：大弯长_____cm，小弯长_____cm，内容物_____。
胃黏膜：_____
组织包埋盒编号：_____

9. 阑尾长约_____cm，壁厚_____cm，黏膜_____，腔内_____。
十二指肠：_____
小肠：_____
大肠：_____
特殊改变：_____。
组织包埋盒编号：_____

10. 其他（膀胱、子宫及双附件、脐带和胎盘等）：_____。
组织包埋盒编号：_____

第二十八章　生物芯片及组织芯片制作技术

第一节　生物芯片技术简史

　　美国西海岸的硅谷不仅是计算机芯片的摇篮，也是生物芯片的诞生地。狭义的芯片技术是指大规模晶体管整合技术，在半导体高精硅的晶圆上蚀刻出逻辑电路，而广义上的芯片技术则包括生物芯片（biochips）。生物芯片技术也是在同期研发的大通量（high throughout）生物信息检测技术。称之为"芯片"，不仅是因为它们都诞生在硅谷的心脏——斯坦福大学，也是因为其基本的设计思路和计算机芯片是一样的——整合更多的生物信息，实现高通量大规模的筛选。

　　生物芯片是指点附在硅玻璃、尼龙膜等固相支持物上的核酸、蛋白质、组织、细胞、糖类等生物组分的高密度微点阵。芯片与标记的样品进行杂交，通过检测杂交信号即可实现对生物样品的分析。生物芯片类型可以归纳为核酸芯片、蛋白芯片和细胞/组织芯片，其中Oligo核酸芯片是最为常见的生物芯片。最早发明的生物芯片是cDNA芯片（cDNA micro-array），在20世纪90年代初由斯坦福大学薛纳（Schena）等首先研制成功（图28-1-1）。当时他们在研究植物基因表达时，需要一种能分析更多生物基因信息的方法，经过四年的努力，终于实现了其"玻璃芯片（glass chips）"的构想：将已知序列的cDNA涂敷在硅片、尼龙膜等固相支持物上，按照既定的逻辑顺序排列成点阵。将所研究的mRNA荧光标记，与固相上的已知序列的探针杂交，获取不同的杂交信号来分析正常和突变的表达差异，寻找热点基因。正是有了这一天才的设想和创造，才有了日后的RNA芯片、基因组DNA芯片、蛋白质芯片等。

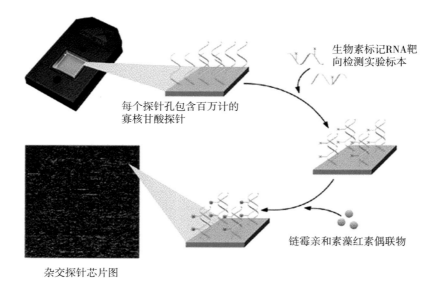

生物素标记RNA靶向检测实验标本

每个探针孔包含百万计的寡核苷酸探针

链霉亲和素藻红素偶联物

杂交探针芯片图

图28-1-1　早期cDNA芯片构想示意

生物芯片常用的检测方法是采用荧光扫描分析，三个方面技术的进展奠定了生物芯片技术的基础：影印石版术（photolithography）墨点喷涂技术和接触印刷技术。经典的核酸芯片的信号强度检测方法是荧光扫描分析，在设定条件下杂交、洗脱后，进行芯片扫描以获取相应位点的荧光信息，通过设计的软件进行比较、分析和统计，比较靶序列与已知探针的差异。基因芯片发明的意义在于从一种生物学方法发展成为一门技术方法，为基因和基因表达、调控的研究提供了更多的信息，成为二十世纪末最为重要的技术发明之一，为疾病的基因异常诊断、筛查和治疗提供了生物信息基础。

核酸芯片根据整合在固相上的核酸探针的不同，又可以分为：cDNA芯片、RNA芯片、基因组DNA芯片等。cDNA芯片应用得最早也最为广泛，在许多疾病的研究中得到广泛的应用。最近兴起的肿瘤基因特征研究（gene signature），被认为可以在将来提供肿瘤诊断和鉴别诊断的依据。RNA芯片受到RNA获取困难的限制，近些年随着RNA扩增技术的进步，才获得广泛的应用。随着非编码RNA的研究，许多公司也提供了相关的"小RNA"芯片，以研究不同的非编码RNA在细胞分化和发展中的作用。这些研究也促使我们重新认识"基因"的概念，也许某一天这类RNA会被定义为基因的一部分。基因组DNA芯片的探针是来自人基因组文库，随着人类基因组计划的完成而发展迅速。其在遗传学上的应用是对原位荧光杂交（FISH）技术的有力补充，提供了更加精细的遗传学片断分析手段。由于基因组DNA更接近真实的生物核内DNA的状态，因而在研究肿瘤基因异常中更有优势。

蛋白芯片是最近才得到充分发展的生物芯片技术，德国科学家Joo等在此方面做出了突出的贡献。蛋白芯片是将已知的蛋白/抗体排列成微阵列（microarray），依据蛋白质分子、蛋白质与核酸相互作用的原理进行杂交和检测，用于分析蛋白－蛋白、抗体－抗原、蛋白－药物等蛋白相互作用的研究，被认为有希望替代传统的一些蛋白检查手段。随着蛋白质组学研究的深入和蛋白分离纯化工艺的提高，蛋白质芯片技术将得到更充分的发展和应用。

细胞芯片的构建和适用性还存在一定的技术困难，使用相对有限，但其在研究细胞蛋白表型、功能状态和分子作用机制上具有广阔的应用前景。组织芯片在基因和蛋白的研究中，尤其是功能表达的研究中有很高的价值，还可以利用目前病理科丰富的标本资源，近年来得到了广泛的发展，本章将着重介绍组织芯片技术的具体设计和应用。

第二节　组织芯片技术

组织芯片公认的发明时间是1998年，科诺恩（Kononen）等采用特制的组织芯片机（tissue microarrayer），将不同蜡块上穿取的645个直径0.6mm的组织芯，整合"种植"到一个新的蜡块中，切片上不同标本按照一定顺序排列成微阵列，称作组织芯片（tissue micro-array）。但早在1986年，巴蒂弗拉（Battifora）就制作了被称为"多组织块和多组织片"的蜡块，将100多个不同的细小组织像"肉卷"样包埋在一个蜡块里，常规切片后用以测试抗体，这可以看作是组织芯片最早的雏形。20世纪90年代初在西欧国家（如丹麦等）也用手工方法制作出多组织切片，用于测试病理医师的诊断水平和进行免疫组化的质量检查和监控。随着组织芯片技术的成型、应用，利用病理科存档的丰富资源和组织芯片的高通量的优势，在基因表达和蛋白作用的研究中，组织芯片成为了从基因到蛋白功能研究的高速公路。

一、组织芯片技术的应用范围

Kononen等最初设计制作组织芯片的初衷，是利用芯片技术高通量的优势筛选肿瘤相关基因的表达情况，从而建立肿瘤的分子文库。随着组织芯片应用的迅速增多，其应用范围和检测技术也大为拓展。最常用的是采用荧光原位杂交技术（fluorescence in situ hybridization，FISH）检测组织芯片中肿瘤的特定基因片段，或采用免疫组化技术检测蛋白在病例中的实际表达，也被用于形态学教材、实验室评估等，同时原位PCR、显微切割等新技术手段的引入也扩展了其应用范围。

组织芯片具有常规病理切片的多数功能，因此，可以应用于各种研究方法。

1．HE染色　其目的是展现组织和细胞的形态，据此可做成正常组织芯片、肿瘤组织芯片、炎性病变组织芯片、神经疾病等各系统性疾病的组织教学切片、疑难疾病组织芯片、少见疾病组织芯片、寄生虫组织芯片、基本病理改变组织芯片等。这些组织芯片可包含疾病的基本形态要点，提供更多的病例信息资料，可用于教学、水平测试，亦可作为缩微的"组织和病理学图谱"。

2．组织化学染色和免疫组织化学染色　目的是了解组织细胞和病原中的组化成分或抗原表达。可以根据研究需要选择病例做成组织芯片，研究各种组织细胞以及病原的表型和表达。另一方面也可以通过已知的组织和细胞成分来测试各种试剂/抗体的特异性、灵敏度和表达特点。根据实际需要做成的各种组织芯片可方便地用于测试新试剂和抗体，也被用于染色的质量监控，还用作日常免疫组织化学染色的阴性和阳性对照。与HE染色结合亦可用于教学、水平测试的缩微图谱。

免疫组织化学染色的应用中，根据研究的不同可设计出：胃癌、淋巴瘤等多种肿瘤的组织芯片；用于检测抗体的多种组织类型、多个系统或器官的组织/肿瘤组织芯片；用于作对照的阳性或质控芯片则包括上皮、间叶等常用抗体标记成分。最为常用的还是根据测试组合设计的免疫组化质量控制或标准化的对照芯片。此时，往往将多种组织或肿瘤，根据抗体的表达情况组合成某一抗体的对照，将需做工作的组织捞在同一载玻片上，提供阳性、阴性和不同阳性程度的标准，以资分析染色的成败和提高质量。例如，当实验室买到一种新的抗体，其实际的使用浓度、灵敏度、特异性以及本实验室修复条件等参数的验证，就需要多种组织多次染色，而采用组织芯片后即能大大简化测试过程，而且实验条件均衡，结果也更加可信。

西欧等国组织的多国/多中心的免疫组织化学质量控制活动，大大提高了各个实验室的免疫组化染色水平，尤其是对于一些染色困难或特殊的抗体往往可定期进行质控。同时分析获得的数据也为抗体在临床病理诊断中使用和实验条件的优化提供了翔实的参数（参见北欧质控组织官方网站：http：//www.nordiqc.org/organization.htm）。

3．原位杂交和荧光原位杂交　目的是了解组织中细胞的染色体片段或基因表达的情况。可根据需要做成各种组织芯片，如乳腺癌组织芯片、膀胱癌组织芯片、肺癌组织芯片等，被用于研究某些基因如*Her2/new*、*EGFR*等的异常。特别是肿瘤基因改变与临床诊疗相关性的研究，其潜力非常大，在这方面已有大量的研究报道。

4．PCR　PCR是二十世纪分子生物学最重要的技术之一。虽然常规的PCR很难与具体组织形态学相结合，也不能看到具体的病变细胞和部位，但随着原位PCR技术的发明，这一技术也可在组织切片上敏感地显示低拷贝的基因，并能显示具体的细胞定位。两者的结合不仅提高了检测的敏感性，也提供了目的基因筛选的新方法。

5．其他　理论上任何应用在组织切片上的方法都可用到组织芯片上。例如，激光微切、免疫荧光、激光共聚焦扫描技术等，通过合理的设计可扬长避短地发挥其高通量的优势。根据设计者的应用目的可延伸出更多具体的应用形式。

二、组织芯片设计及构建

（一）组织芯片的设计原则

组织芯片设计的理想状况是：①将更多的标本整合到同一蜡块上。②理论上所取的组织芯其切面在同一平面上。③组织芯表层和深层最好是均质的。

由于受到组织芯的直径和受体蜡块（recipient paraffin block）大小等因素的影响，整合到同一蜡块上的组织芯数量受限。例如，加大的蜡块面积大小约35mm×25mm，常用的组织芯的直径为2mm、1.5mm、1mm和0.6mm。那么，直径为2mm的组织芯一般可排列成（6～8）×（9～11）的阵列。考虑切面太大造成的切片困难，常规做成6×9的排列。而对于0.6mm的组织芯则考虑排列成6个区域性阵列，每个阵列含有（5～10）×（10～15）的阵列。

为了尽可能地保证所取组织芯的切面在同一平面上，则需要以下两方面的操作技巧：①组织芯"种植"到受体蜡块时，针孔中组织芯切面层（表层的标定面）尽量平衡一致，尽量使所有组织芯的切面层处于同一平面。具体操作时，穿出的供体蜡块长短不一，因此，需要将穿出的组织芯削得比受体蜡块芯稍短，将受体蜡块剩余的蜡芯削成"蓑衣黄瓜"状的一侧相连的衬垫蜡片，先垫衬在受体蜡孔底下，再塞入组织芯。随后，用载玻片将略微高出受体蜡块平面的供体组织芯逐一压平。②在芯片完工后先将其置于蜡模中于58℃中加热10～15min，再用叠加的载玻片稍做找平。由于挤压力过大会使蜡块走形，而且预加热时间也不容易控制，如果对制作技术掌握好的话，这一步可以省略。

对于组织芯均质性的要求，除大块的软组织、淋巴造血组织和单纯癌等肿瘤外，供体组织很难达到均质状态。通过良好的切片观察和判断经验，则可以如"病理学取材"过程一样避免出现明显的问题。好的标本还应考虑组织块厚度、硬度，除外坏死和钙化，并考虑穿取和切片的容易程度。如果可能，对照组织也考虑在取材范围内。设计和制作成功的标准是：组织芯片切片上95%以上的组织点达到清晰、取材准确充分，就可以看作是制作的良好芯片。

（二）组织芯片的构建

组织芯片构建可通过手工操作完成，也可使用组织芯片制作仪完成。传统的手工操作通常借用自制套针或骨髓穿刺针和微阵列包埋模具等工具辅助制作芯片蜡块。首先将供体蜡块放入60℃烤箱中预热3～5min，目的为软化供体蜡块。将骨髓穿刺针的针芯取出，针管垂直插入供体蜡块的目标取样位点，拔出穿刺针管，用针芯轻轻将样本柱推出，使用刀片将样本柱两端修平。使用镊子依次将取出的样本柱垂直放入微阵列包埋模具中进行包埋。

近年来，随着组织芯片仪的出现及更新换代，更多的医院和研究单位选择借助组织芯片仪来完成芯片蜡块的制备。相比手工制备方法，芯片仪可以更高效便捷地完成芯片蜡块制备，且取样直径小、取样量大，阵列位点排列更加整齐。目前市面上的组织芯片仪主要分为3种：手动式芯片仪、半自动式芯片仪和全自动式芯片仪。

1. 手动式组织芯片仪　以美国Beecher Instruments的手工仪器为例（图28-2-1）。其基本的设计是穿孔器固定于可以左右和前后移动的滑动平台上，而左右与前后移动相互垂直，具体的移动距离通过微量标尺控制。通过穿孔器针头的旋转互换实现不同直径的穿孔动作，而"蜡块载桥"（图28-2-2）标示，提供受体蜡块和供体蜡块（donor tissue block）互换的承力平台。

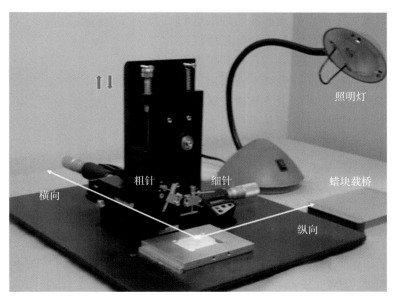

图28-2-1　美国Beecher Instruments手动式组织芯片仪

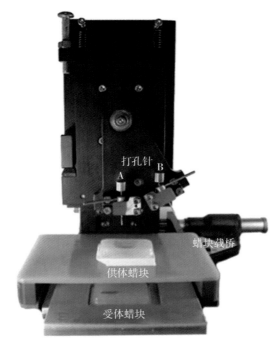

图28-2-2 以"蜡块载桥"为承力平台转移样本柱至受体蜡块

手动式芯片仪的操作方法：首先，将受体蜡块固定于蜡块固定器中，调整位置使得其面积全部在穿孔器活动范围内。调整穿孔器机头行程，选择合适的行列排列。例如，直径1mm的针径在4cm×6cm的面积上，可排列成6～7行×8～11列的组合。以左上或左下为起点，排列组织阵列。一般以起点为标记点，选用特殊的标记组织，并考虑免疫组化检测作对照的情况。接下来，使用细针（石蜡针）在受体蜡块上穿出石蜡孔，推动针上端的针栓挤出石蜡芯备用。继而转动针头转换器，换用粗针（组织针）。将蜡块载桥覆盖于蜡块固定器上，将标记好的供体蜡块置于粗针（组织针）下，穿孔获取组织芯。然后推动针上的针栓挤出组织芯。与先前取出的石蜡芯比较长短，使用眼科镊子和尖头手术刀修整组织芯长度。小心将组织芯安放到受体蜡块中，用载玻片压实并与蜡块表面找平。按照设计依次完成各位点的制作，注意挤压的力度和控制制作室的温度，以免影响受体蜡块的塑型；最后，卸下做好的受体蜡块，放入制备时使用的蜡模，至于60℃烤箱中熔化。3～5min后待蜡块变软后，放入冰箱-20℃冷冻室内速冻10～15min，取出蜡块以备切片。

2. 半自动式组织芯片仪 以英国Migoten Mincore公司生产的半自动式芯片仪为例（图28-2-3）。半自动式芯片仪可在软件系统中设计组织微阵列的布局，通过摄像头识别打孔、取样和放样位置，并通过电脑软件来操控蜡块托盘上受体蜡块和供体蜡块之间的转换。但打孔、取样、放样及批量更换供体蜡块等步骤还需要手动操作完成。软件可自动生成记录微阵列位点信息的Excel表格（表28-2-1）。

半自动式芯片仪的操作方法：首先，建立供体蜡块样本的信息表。进入组织芯片设计程序，设定受体蜡块规格、芯片阵列的排列方式、打孔直径、孔间距、打孔顺序、取样类型（如肿瘤组织和正常组织）等参数。将供体蜡块样本的信息表与设计好的芯片阵列整合，系统会自动生成构建组织芯片的操作文件及显示每个位点的坐标和病理信息的Excel表格（表28-2-1）。接下来，打开组织芯片仪操控软件，打开组织芯片仪电源。安装打孔针，可根据设计的打孔直径选择相应规格的打孔针。在露出的针头下方放置取样深度校准块，手柄下方相应位置放置打孔深度校准块，通过操控软件界面和手柄下方立柱进行打孔深度的调节。在操控软件界面点击加载之前建立的组织芯片操作文件，点击next按键。在软件界面上设定蜡块托盘上受体蜡块和供体蜡块的位置与数量。点击next按键，按照界面提示在蜡块托盘上放入受体蜡块，点击next按键，通过摄像头标记受体蜡块的边缘位置，点击OK按键。此时，通过蜡块托盘旋转和针头在水平方向上的移动，针头会自动对准要打孔的位置。同时，软件界面提示recipient操作，将旋转手柄调至打孔（recipient）档（图28-2-4上），下压

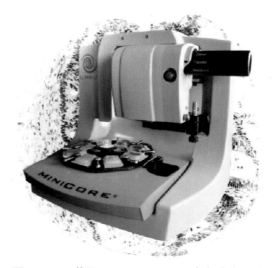

图28-2-3 英国Migoten Mincore半自动式芯片仪

表28-2-1 位点信息表及芯片阵列图

	A	B	C	D	E	F	G	H	I	J	K	L	M
1													
2				1 0001 HI8979879 pathological changes (6000;2000)	1 0002 HI8979879 pathological changes (8000;2000)	1 0003 HI8979879 normal tissue (10000;2000)				2 0001 HI3124980 pathological changes (18000;2000)	2 0002 HI3124980 pathological changes (20000;2000)	2 0003 HI3124980 normal tissue (22000;2000)	
3		1 0004 HI8979879 normal tissue (2000;4000)	1 0005 HI78243 pathological changes (4000;4000)	1 0006 HI78243 pathological changes (6000;4000)	1 0007 HI78243 normal tissue (8000;4000)	1 0008 HI78243 normal tissue (10000;4000)		2 0004 HI3124980 normal tissue (14000;4000)	2 0005 HI3900274 pathological changes (16000;4000)	2 0006 HI3900274 pathological changes (18000;4000)	2 0007 HI3900274 normal tissue (20000;4000)	2 0008 HI3900274 normal tissue (22000;4000)	
4		1 0009 HI6234 pathological changes (2000;6000)	1 0010 HI6234 pathological changes (4000;6000)	1 0011 HI6234 normal tissue (6000;6000)	1 0012 HI6234 normal tissue (8000;6000)	1 0013 HI23804 pathological changes (10000;6000)		2 0009 HI4675568 pathological changes (14000;6000)	2 0010 HI4675568 pathological changes (16000;6000)	2 0011 HI4675568 normal tissue (18000;6000)	2 0012 HI4675568 normal tissue (20000;6000)	2 0013 HI5450862 pathological changes (22000;6000)	
5		1 0014 HI23804 pathological changes (2000;8000)	1 0015 HI23804 normal tissue (4000;8000)	1 0016 HI23804 normal tissue (6000;8000)	1 0017 HI799098 pathological changes (8000;8000)	1 0018 HI799098 pathological changes (10000;8000)		2 0014 HI5450862 pathological changes (14000;8000)	2 0015 HI5450862 normal tissue (16000;8000)	2 0016 HI5450862 normal tissue (18000;8000)			
6		1 0019 HI799098 normal tissue (2000;10000)	1 0020 HI799098 normal tissue (4000;10000)	1 0021 HI1574392 pathological changes (6000;10000)	1 0022 HI1574392 pathological changes (8000;10000)	1 0023 HI1574392 normal tissue (10000;10000)							
7		1 0024 HI1574392 normal tissue (2000;12000)	1 0025 HI2349686 pathological changes (4000;12000)	1 0026 HI2349686 pathological changes (6000;12000)	1 0027 HI2349686 normal tissue (8000;12000)	1 0028 HI2349686 normal tissue (10000;12000)							

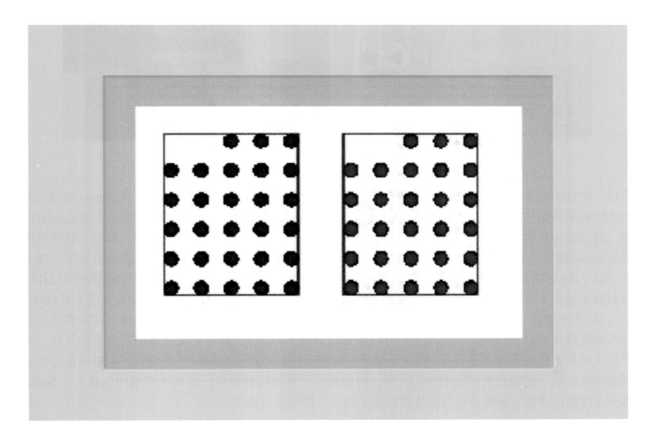

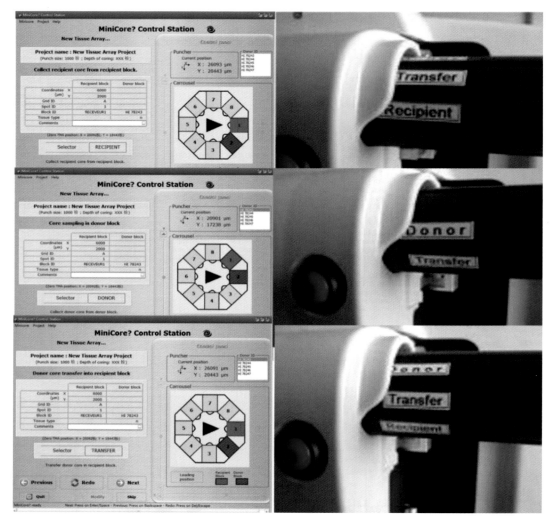

图 28-2-4　按软件界面提示旋转手柄档位

手柄，使针头插入蜡块中，按一下手柄上的圆形按钮，抬起手柄，完成打孔操作。点击 next 按键，按照系统提示在蜡块托盘上依次放入供体蜡块，通过摄像头标记每个供体蜡块的取样位点。点击 next 按键，通过蜡块托盘旋转和针头在水平方向上的移动，针头会自动对准要取样的位置，同时，软件界面提示 donor 操作。旋转手柄至取样（donor）档（图 28-2-4 中），下压手柄，使针头插入组织中，按一下手柄上的圆形按钮，抬起手柄，完成取样。再次点击 next 按键，蜡块托盘自动将受体蜡块的打孔位点对准至针头下方，软件界面提示 transfer 操作。下压手柄并旋转手柄至放样（transfer）档（图 28-2-4 下），样本柱被推入蜡孔中，芯片的一个位点制作完成。接下来，每次点击 next 按键，针头都会自动对准即将操作的蜡块位置，只需重复打孔、取样、放样 3 个步骤，即可完成其他芯片位点的制作。需要指出的是，蜡块托盘上最多可放置 8 个蜡块，托盘上的供体蜡块全部取样完成后，需根据提示手动更换供体蜡块。组织芯片蜡块制作完成后，将组织芯片蜡块表面封蜡，在 60℃ 烤箱中熔化 3 ～ 5min，再放入冰箱中冷冻，使样本柱与受体蜡块重新融合，即可进行切片。

3. 全自动式组织芯片仪　全自动式组织芯片仪除了实现组织阵列设计的优化，仪器可一次性容纳更多供体蜡块，同时装置多种规格的打孔针并实现打孔针的智能切换，还具备打孔、取样、放样等操作的全自动控制系统。具备打点速度更快、操作更便捷、操控界面更优化等优点。市面上的此类产品有美国的 Beecher，韩国 UNITMA 的 UATM-272，意大利公司的 Galileo（Italy）。但由于价格较高，目前，国内使用全自动式组织芯片仪的医院罕见。

第三节　组织芯片的切片技术

组织芯片的石蜡切片不同于常规的石蜡切片，首先需要了解制作芯片蜡块的艰辛和组织筛选的来之不易，必须耐心、细致、认真地操作（图28-3-1、图28-3-2）。

一、切片

将制作好的组织芯片蜡块放入样品夹中，将刀与蜡块角度调整好，轻轻向前移动蜡块夹，先粗削组织块，在削切组织块时千万不能操之过急，边切削边看组织是否已完全暴露出来，可以先取一张蜡膜放于水中捞在玻片上观察，各个组织点是否完全显示在切面上，达到所需要的效果后，用冰块在蜡块的切面上轻轻冷冻片刻，利于切出所需要的标准蜡片。

二、捞片

将切好的蜡片先放入30%乙醇中展开后再用载玻片捞起放入42～45℃的温水中，促使蜡片更加平坦而无褶皱，再附着于防脱膜载玻片上。

三、烤片

在烤片之前必须将切片及周围的水珠擦干才能放入65℃的烤片箱中进行烘烤，1h左右即可。如果载玻片或蜡片带有水分直接烘烤，突然见热会造成蜡片中的各个小组织的排列顺序移位，给后续的染色及判读造成困难，影响实验和科研的质量。

四、注意事项

1. 组织芯片的切片不要连续切片，每一张都需用冰块将组织冷冻一次。

2. 如组织芯片有的组织过干过脆，要用雾化器或温湿毛巾擦拭即可切片。

3. 捞片的水温要根据做芯片的包埋石蜡的熔点来调整，按石蜡的熔点减去15℃左右，一般水温控制在42～45℃即可。如果水温太热会造成组织散开；水温太低，蜡片会产生皱褶。

4. 使用平推式切片机切组织芯片效果更佳，平推式切片机切片组织均匀，平坦无褶，切出蜡片可直接放入水中即可达到满意的效果。

5. 最好使用一次性刀片，切片效果更佳。

6. 切片一般为4μm为佳。

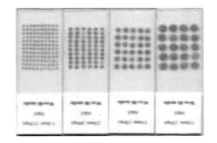

图28-3-1　组织芯片的切片

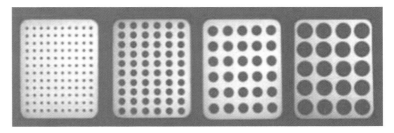

图28-3-2　制作组织芯片的模具

第四节　组织芯片有效性研究

　　组织芯片的发明为大规模研究标本病例提供了很好的方法，但是其使用是有前提的：组织芯片具体的点是否能够反映原来标本的特征。换而言之，就是组织芯片上的每个点能否代表整个切片组织的特征，也就是其各种检测结果与原有组织的是否能达到基本一致。事实上，组织芯片的点相当于我们对蜡块组织的"再取材"，因此，必然意味着对原组织的取舍。与病理取材一样，合理的取舍并不影响最后的诊断。组织芯片的选点是根据研究的需要，选取不同的组织芯直径的针芯，其目的是有效地研究标本的特征。组织芯片每个点的细胞数目是一个重要的参照指标，理论上淋巴细胞的直径5～7μm，在直径0.6mm的组织芯面积上可获得接近1万个细胞［计算方法是（$\pi \times 300^2$）÷（$\pi \times 3.5^2$）］；而采用直径2mm的针芯时则可获得超过10万个细胞。实际数字约能达到理论值的一半，但相对其他芯片类型所包含的样本量还是很丰富的。对于肿瘤细胞较大或者间叶组织丰富的，或更侧重形态学的芯片的制作，可采用直径较大的针芯，如2mm和3mm的针芯。

　　由于组织芯片有效性的研究是其应用的前提，多篇文献研究、讨论了组织芯片的有效性，对比了肿瘤组织块和组织芯片染色的结果分析，从实际问题角度分析其组织学、免疫组织化学和分子杂交等检测的代表性。耶鲁大学的加普（Camp）等就此问题做了比较细致的研究。文章分析的首要问题是，0.6mm直径的乳腺癌组织，需要取样多少个点才能反映原组织块的免疫组化特征。作者选取了5种常用的乳腺癌标志物：雌激素（ER），孕激素（PR）、Ki-67、Her2/neu癌基因和细胞角蛋白（CK），分别检测其取样从2～10个点时，与原来组织块传统方法检测同样指标时的吻合率。结果显示，用直径0.6mm的针芯构建的组织芯片，取样两个点时其与整块组织的免疫组化指标吻合率超过95%。同时文章也分析了提高其有效性的条件：①操作者的技术，熟练的操作可使整体芯片的可用组织靶点达到95%以上。②取材前对取材点的选择，应尽量避开纤维增生的间质、正常组织或原位癌。③原有蜡块的厚度和保存情况。同时作者还提出了一个新的理念：组织芯片是对原有组织蜡块资源的再次扩增，随着技术的发展更多分子生物学技术可用于存档的蜡块，因而大量丰富的存档组织又有更宝贵的研究利用价值。

　　对于核酸杂交的有效性研究，甘贝格（Gancberg）等利用FISH技术检测乳腺癌HER2基因，比较组织芯片技术和常规切片检测结果的差异。29例病例中仅一例两者结果不符合，符合率达到96.6%。由于研究中采用的是直径1.5mm的针芯，所以其检测符合率更高。作者对于组织芯片构建时怎样克服肿瘤的异质性的问题，也提出了自己的解决方法：对于肿瘤异质性大的组织采用小针芯多点取材要比单纯提高针芯直径好，因为后者会缩小每个蜡块上的标本数量，降低了组织芯片的筛选效率。

　　对于每1cm³取一个切面的肿瘤取材，每5μm厚的切面仅能观察肿瘤组织的0.05%，肿瘤的异质性对常规组织学也客观存在。如何克服异质性的影响，病理医师应像取材时一样，在靶位点选择时就要虑及，仔细分析HE染色和免疫组化等结果，尽量选择典型区域。对于差异明显的组织可增加取样点数。提高在组织上标定技术和构建时的穿刺技术，能大大提高组织芯片点的成功率，也能一定程度地降低肿瘤异质性的影响。

第五节　组织芯片应用举例

　　利用组织芯片的高通量的筛选能力，Xu等将基因芯片联合cDNA文库差异显示法，来分析正常前列腺组织和前列腺癌的基因表达的差异，筛选发现其中500多个有p503s和p504s的异常。利用芯片技术发现其mRNA水平和蛋白水平在肿瘤中明显升高，而p504s更是在约50%的前列腺癌中高表达，在正常组织和前列腺中低或不表达，提示p504s是前列腺癌的特异基因，因而发现了这一前列腺癌鉴别诊断的常用抗体。

由于传统的生物素－卵白素显色系统容易受到内源性生物素的影响，对ABC等显色方法的阳性结果的真伪判断造成干扰。

第六节 小 结

随着基因研究从基因水平进展到蛋白水平，越来越多的阳性基因需要得到蛋白表达和构相的研究。更多的研究也将从培养的细胞模型和动物模型，转换到大量的组织标本，尤其是肿瘤组织的研究。而组织芯片技术正是提供了一种适合大通量筛选的技术手段，是从基因水平到蛋白具体表达情况验证的最佳手段之一。随着技术的进步，越来越多的新技术也必将应用到组织芯片的检测上来。由于存档的组织不可再生，组织芯片技术也可大大提高目前组织标本的利用率。自动图像分析系统和数据库系统也是组织芯片技术的发展方向，利用计算机辅助分析系统，能提高结果分析检测的效率和可靠性，数据库系统也大大提高了资料管理和统计的效率。

第二十九章 实验动物组织标本制片技术

第一节 实验病理学概述

实验病理学是以疾病的实验动物模型及体外培养细胞模型为研究对象，动态研究人类疾病的发生、发展规律，从而阐明疾病本质的基础学科。近年来，随着生物学及医学技术突飞猛进的发展，除传统的组织病理学技术外，多学科交叉技术已融入实验病理技术研究中，拓宽了实验病理学技术的研究范围。

实验病理动物模型的病理组织学改变与人体病理组织学改变既有相似性，也有一些不同之处。因为病理组织学改变本身是动态的、异质性的，因此，首先需要建立规范实验流程（standard operating procedure，SOP）准确显示病变及病变部位，才能客观评判实验结果，进而加深对疾病本质的理解认识。

实验病理技术除需要具备人体病理技术的基础，严格遵循人体病理学的三基（基础理论、基本知识、基本技能）三严（严肃的态度、严谨的要求、严密的方法）的要求之外，还有其特殊性，即需复制或建立疾病动物模型和疾病细胞模型。目前动物实验模型大致分为：自发型动物模型、诱发型动物模型和转基因型动物模型。实验病理学是一门对探索性、操作性和经验性均要求比较高的技术学科，各个环节相互关联，其中任何环节处理不当都会对后续环节造成不良影响。

实验病理学技术有以下特点：①实验动物种属多。啮齿类的有小鼠、大鼠、仓鼠、豚鼠和兔，非啮齿类的有犬、猫、猪和猴等。②实验动物疾病模型种类多，如心血管系统动物疾病模型、呼吸系统动物疾病模型、消化系统疾病动物模型等各系统疾病动物模型，以及毒性病理动物模型、辐射病理动物模型等。③实验动物脏器组织取材多。如毒性病理实验要在同一只动物上取多个脏器组织，包括心脏、肺、食管、胃、十二指肠、空肠、回肠、结肠、肝、脾、肾、睾丸、附睾、精囊、前列腺、眼球、大脑、小脑、脊髓、皮肤、脂肪、泪腺、垂体、甲状腺、甲状旁腺、肾上腺、末梢神经、神经节、颈动脉、胆管、胸腺、淋巴结等。④实验流程类型多。由于实验动物种属多、组织器官多、器官大小差异大等原因，组织脱水处理、染色等需要采用不同的实验流程，很多要经过反复实践摸索，不断积累总结经验，才可建立一系列稳定可靠、可重复的规范实验流程。

第二节 实验动物生活状态及生理指标检测

实验动物模型建好之后，在饲养期间应定期进行生活状态观察和生理指标检测记录。心血管系统物模型应定期检测血压、体重、心电图及超声心动图等。糖尿病动物模型定期检测血糖、血压、体重及尿量等，如采用STZ诱发1型糖尿病大鼠模型，详细记录动物模型生活状态、活动情况、毛发色泽、尿量和体重，眼有无白内障形成，晶状体开始混浊的时间，形成白内障的时间等，解剖取材时对胰腺、心脏、肝脏的大小、色泽、质地，胃肠有无胀气，睾丸大小等进行观察描述记录；肥胖型2型糖尿病大鼠或小鼠模型，解剖取材开腹后测量腹壁脂肪厚度、腹内脂肪分布，分离脂肪称重量，描述记录胰腺、心脏、肝脏的大小、色泽、质地等。呼吸系统模型，如哮喘病、慢性阻塞性肺病、肺纤维化等模型需观察记录动物的活动、体重和呼吸等状态，肺部的影像学检查，临取材前进行肺功能检测，肺泡灌洗液的细胞学检测等。大鼠急性肝坏死模型需描述记录肝脏的大小、色泽及质地。诱发性肿瘤模型需记录肿瘤生长部位、肿瘤大小、有无粘连、包膜是否完整及表面有无破溃。如肺有转移，应计数肺内肿瘤结节。类风湿关节炎模型，记录造模后第几天开始出现足趾关节红肿变形，达到高峰时间等。总之，细致系统地记录疾病动物模型的大体状态和目标器官组织的情况，可为疾病实验动物病理学结果分析提供客观全面的"临床病例资料"。

第三节　实验动物解剖取材

一、实验前准备

（一）取材器械及用具

手术隔离衣、帽子、口罩、手套、动物固定板、解剖刀柄、刀片、大、小解剖镊子（含无齿镊）、手术剪、眼科剪、止血钳、咬骨钳、滤纸、纱布、棉签、注射器、切取组织用的小蜡板、称量脏器组织的天平、尺子、铅笔、标签、组织固定容器和实验记录本等。电镜取材专用器械及冰盒如图29-3-1、图29-3-2所示。

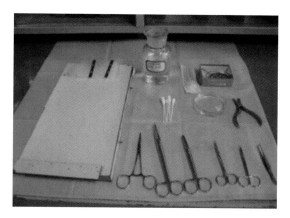

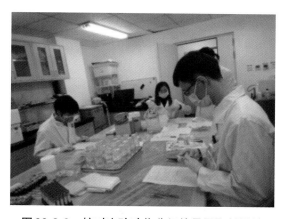

图29-3-1　实验动物解剖取材前器械准备　　　　图29-3-2　核对实验动物分组编号及取材器械

（二）取材试剂

1. 麻醉剂　吸入麻醉剂，如三氯甲烷（或乙醚）；气体麻醉剂，异氟烷；注射用麻醉剂，如戊巴比妥钠、水合氯醛等。

2. 生理盐水　灌注器官或冲洗组织标本用。

3. 常规固定液　10%中性缓冲福尔马林、4%多聚甲醛。

4. 特殊固定液　Bouin液（用于胰腺、睾丸组织的固定）；Carnoy液（用于肝脏、肌肉组织显示糖原的固定）等。

5. 电镜固定液　2.5%戊二醛（4℃）。

（三）医用废弃物存放袋

1. 黄色拉圾袋　存放动物废弃脏器及动物尸体。

2. 锐器盒 存放取材废弃的注射器针头、刀片等。

二、实验动解剖取材方法

动物处死或麻醉过程要迅速，避免动物较长时间处于应激或濒于死亡的状态，导致机体内组织细胞自溶，发生结构改变而引起人为假象或病理假象，影响对实验结果正确的分析。

以大鼠、小鼠为例：动物麻醉后固定四肢，将动物仰卧于解剖板上并用湿纱布浸湿大鼠胸腹部皮毛，依次打开大鼠胸壁、腹壁，暴露胸、腹部器官，采血备检，根据实验目的取出所需的脏器组织。

实验病理动物组织取材比较多，根据实验目的不同，取材的组织器官有：气管、食管、胸腺、颌下腺、甲状腺、甲旁腺、心、肺、胸主动脉、腹主动脉、肝、胆囊（大鼠无）、脾、胰腺、肾、肾上腺、胃、十二指肠、空肠、回肠、结肠、盲肠、直肠、肠系膜淋巴结、胸骨骨髓、膀胱、卵巢、输卵管、子宫、阴道黏膜、乳腺、睾丸、附睾、输精管、前列腺、精囊、阴茎、脑、脑垂体、脊髓、眼球、视神经、鼻腔黏膜、鼻腔筛板、舌、口腔黏膜、坐骨神经、骨骼肌、骨、骨关节以及皮肤等。

制片质量与实验动物解剖取材固定密切相关，脏器大体病理学检查应与动物解剖过程同时进行。大体解剖过程中要求观察脏器位置、形状、大小、重量、色泽、硬度、外覆被膜、有无分泌物、出血、肿物、破溃、脏器切面有无异常改变等，并将所观察和测量的结果进行详细记录。

三、解剖取材注意事项

1. 核对实验动物与固定容器标签的分组编号，由于所取的脏器较多，在取材时应准备取材记录表，取一个组织记录一个。

2. 取材动作应轻柔，不可用力牵拉脏器，取材镊子不要直接夹着脏器组织，尽量夹住脏器周围结缔组织，注意用无齿镊夹取以避免造成组织损伤（图29-3-3、图29-3-4）。

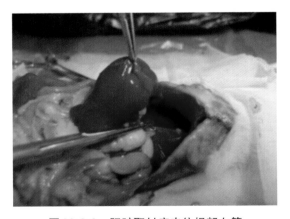 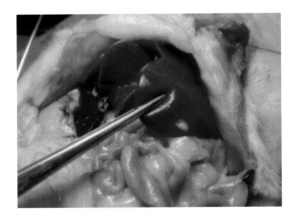

图29-3-3 肝脏取材应夹住根部血管 　　　　图29-3-4 镊子不要直接夹着肝脏组织，避免造成人为损伤

3. 快速取出脏器组织，立即放入固定液中固定。

4. 肝、肾等较大的脏器取材后应切成薄片状固定，也可稍固定后再切成片状继续固定。

5. 取小组织时要防止丢失，如垂体应平贴于滤纸上再放入固定液中，甲状腺与气管一并取出，肾上腺可连同周围脂肪一并取出，卵巢连带子宫一并取出固定后再摘出。

6. 脏器上如附有血液、黏液等污物，可用生理盐水冲洗后再固定。

7. 取材时，切取的部位、位置、组织块的排列要规范统一。

8. 消化系统空腔脏器按胃、十二指肠、空肠、回肠、结肠及直肠的顺序排列标记清楚，平贴于滤纸上再固定。

9. 取材所用剪刀及刀片要锋利。

10. 取材时，应标记清楚脏器病变部位的形状、色泽、位置及大小等，并详细做好实验记录，可以画简图标记清楚。

第四节　组织固定

一、固定的意义

固定（fixation）的目的是使蛋白质等成分凝固。取出组织及时固定可使细胞组织保持原有状态，同时可使细胞内的一些蛋白质、抗原等沉淀或凝固，固定在细胞内原有位置，终止或减少外源性和内源性分解酶的反应，防止组织因离体时间过长而发生细胞自溶，减少细胞可溶性蛋白质、脂肪和糖类等物质的弥散、破坏与丢失。同时，固定可使组织硬化成形，便于后续的包埋、切片以及对染料的着色。组织固定不充分或固定液选择不当将直接影响制片及染色质量，也影响抗原抗体的准确定位。因此，固定是制片技术中至关重要的环节。

二、固定液种类

固定所使用的化学试剂称为固定剂（fixative），用固定剂配制的溶液称固定液（fixation solution）。常用的固定剂主要有甲醛、甲醇、乙醇、冰乙酸、苦味酸、铬酸、重铬酸钾、氧化汞、戊二醛、四氧化锇等。固定剂对组织的固定作用各有优缺点。其中可以单独作为固定液使用的有甲醛、甲醇和乙醇。由两种或两种以上的固定剂配制成的固定液称为混合固定液，应用范围最广的是10%中性福尔马林液和4%多聚甲醛，对多种组织均具有良好的固定效果；其他有95%乙醇、Carnoy液、Bouin液、戊二醛-甲醛液等。需要根据研究目的和病变组织的特点来选择固定液，例如，Bouin液用于胰腺、睾丸组织的固定；Carnoy液用于肝脏、肌肉组织糖原染色的固定；戊二醛-甲醛液用于眼球固定等。

三、固定方法

组织固定方法一般分为浸泡固定法和灌注固定法。

（一）浸泡固定法

浸泡固定，是将解剖取出的组织立即放入固定液中浸泡固定。组织放入固定瓶中要立即摇晃固定瓶，避免组织与瓶壁粘连影响固定液对组织的渗透。固定的组织块不可太大，大组织不可用小容器固定。对肝、肾、脾应切成片状固定，固定液量是组织块总体积的30～50倍，固定时间一般为48～72h。取材完毕后将固定容器放置于低频率的振荡器上进行振荡，可加速固定液向组织内渗透的速度，使组织固定渗透更加均匀。

（二）灌注固定法

灌注固定是将固定液注入血管内，通过体内血液循环对实验动物进行全身各脏器的固定，包括心脏插管灌注和动脉插管灌注两种方法。心脏插管灌注用于较小的动物如大鼠和小鼠。动物麻醉后，固定于解剖板上，开胸暴露出心脏，从左心室向主动脉方向穿刺，缓慢注入生理盐水，在右心耳剪口放血（图29-4-1），直到冲洗的生理盐水无色时，再缓缓灌注固定液，使固定液分布到全身各脏器（动物全身脏器变白，变硬）。按常规灌注速度以20～30ml/15～20min固定为宜。动脉插管灌注用于较

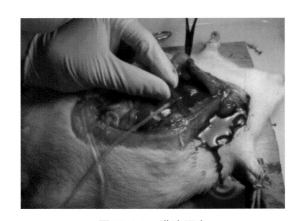

图29-4-1 灌注固定
注：从大鼠左心室向主动脉方向穿刺，缓慢注入生理盐水，在右心耳剪口放血。

大的动物如犬和猴，动物麻醉后可在颈动脉或股动脉做切口插管灌注，并将另一侧相应静脉切开，使固定液输入与机体内血液的排出同时进行，从而达到固定目的。固定液采用4%多聚甲醛液或10%中性缓冲福尔马林液。注意全身灌注的固定液应缓慢注入，如压力过大可导致血管扩张，组织细胞水肿，出现人为假象。注意有些疾病的动物模型不适合做灌注固定，如动脉粥样硬化模型。

四、电镜取材固定方法

动物麻醉处死后1min内用锋利刀片切取出0.5～1.0mm³或截面1mm²的长条组织，迅速投入4℃的2.5%戊二醛固定液中固定。也可先切取比标准要求稍大的组织块，稍固定后，再按要求切成小块或小条继续固定。

五、常用固定液（详见"第二章组织固定与固定液"）

1. 10%中性缓冲福尔马林液。
2. Bouin液。
3. Carnoy液。
4. 戊二醛–甲醛液。

六、固定注意事项

1. 快速取材立即固定，固定液的量是组织体积的10～30倍。
2. 固定组织需用广口瓶，不可用小口瓶，避免取出时挤压损伤组织。
3. 组织放入固定液后立即摇晃固定瓶，避免组织粘连瓶壁，影响固定液渗透。
4. 肝、肾等大脏器应切成片状固定，也可将组织先放入固定液中，待组织表面略硬后取出切成片状继续固定。
5. 取材刀要锋利，在切割组织时避免取材刀来回拖拉而挤压组织，忌用剪刀剪取组织。
6. 对含有空气的肺组织，放入固定液体中容易漂浮于固定液表面，可平展肺组织用纱布打包别上曲别针，使之充分浸泡于固定液中。
7. 固定液如被组织器官附着的血液、污染物等污染，应更换新的固定液。
8. 固定后再取材的组织要用流水充分水洗，避免福尔马林引起的色素沉积。
9. 仔细核对取材用的固定瓶标签与实验动物分组编号。
10. 一般用于石蜡制片的组织在室温下进行固定即可，但室温下固定时间过长会对染色有影响，可取出移入70%乙醇里放置于4℃冰箱。

七、骨组织标本的处理

骨组织及有钙化灶的组织在标本制片过程中，需经过脱钙处理，除去钙盐使骨组织变软之后才可制成切片，这一过程称之为"脱钙"。因脱钙时大多需使用酸性试剂，过度脱钙会影响染色效果。常用的脱钙剂有：①强酸类，盐酸、硝酸与中性试剂尿素甲醛混合而成。②弱酸类，甲酸、醋酸。③螯合剂，如乙二胺四乙酸（EDTA）和乙二胺四乙酸二钠。

根据实验目的选择不同的脱钙液，脱钙前组织必须充分固定，组织块尽量小，大的骨组织先锯成薄片（如犬、山羊、兔股长骨先锯成片状，厚度不宜超过3mm，大鼠、小鼠长骨锯成节段状脱钙），脱钙完成后流水冲洗标本，充分洗去剩余酸盐再进行组织脱水程序，以免影响染色效果。

（一）常用脱钙液的配制

1. 10%中性缓冲福尔马林EDTA饱和液配制（可用于免疫组化）EDTA（乙二胺四乙酸）50g，10%中性福尔马林液500ml。第1个月每周更换一次新液并振动，第2个月之后2周更换一次新液。

2. 甲酸－盐酸混合脱钙液配制（不能用于免疫组化）甲醛15ml，甲酸12ml，盐酸10.5ml，三氯化铝9g，冰醋酸3.75ml，生理盐水150ml。此液可多次反复使用，如出现多的白色沉淀物时需重新配制。

3. 盐酸－乙醇混合脱钙液配制（不能用于免疫组化）盐酸50ml，甲酸50ml，70%乙醇900ml。

4. 5%甲酸脱钙液（可用于免疫组化）甲酸50ml，10%中性福尔马林液950ml。

（二）骨组织脱钙方法

骨组织用4%多聚甲醛或10%中性缓冲福尔马林固定1周后，再将骨组织移入脱钙液中。脱钙时间视骨组织大小、厚薄及脱钙液的种类等具体情况而定。酸类脱钙法特点是脱钙时间较短，可用于常规染色和特殊染色，不适用于免疫组织化学染色。螯合剂脱钙法特点是脱钙时间较长，对组织结构无损伤，适用于免疫组织化学染色。一般小鼠长骨组织需要用螯合剂脱钙4周以上，大鼠长骨需脱钙8周以上，犬与山羊长骨用EDTA脱钙需8～12周。骨组织脱钙终点的评判方法：用一次性刀片或针刺检查脱钙效果，刀片可切割或针头容易刺穿组织后终止脱钙。此外，根据实验目的、建模方法、病变结构及组织成分等不同，脱钙时间可适当调整。脱钙结束的骨组织必须用流水冲洗12～24h方可进入脱水流程。

（三）脱钙注意事项

1. 组织脱钙前要充分固定。

2. 骨组织脱钙方法的选择要考虑对染色有无明显影响（酸脱钙对染色效果影响较大）。

3. 脱钙与取材大小、固定等环节密切相关。

4. 如脱钙后的脱水制片流程不适当也难以制出满意的骨切片。

第五节 固定后取材

固定过的动物组织需要再次修切，选取欲观察的组织切面，此过程称为固定后的取材。而且经过固定的组织变硬，容易修切成片状，有利于包埋制片。一般将组织切成长方形或正方形，大小一般为1.5cm×1.5cm×0.3cm。

根据实验目的选择欲观察的组织切面，各实验分组的动物模型应在同一脏器的同一部位取材来评估病变。以大、小鼠心脏取材为例，如观察心室肌，一般在心耳下取0.3cm厚的冠状切面，包括左、右心室及室间隔；观察主动脉及主动脉瓣等切面时，应切取以主动脉为中心在心耳下的冠状切面；观察大鼠海马应从视交叉处切取0.3cm厚的冠状切面；观察胰岛则取紧邻脾脏的胰尾部；观察眼视网膜应剥去晶状体后取包含视神经的眼壁；皮肤取材要包含表皮、真皮及皮下组织在内的完整皮肤层组织。对局灶病变如肿瘤、胃、肠溃疡等的取材，要包含病变部位、病变与正常组织邻接部位及远端的正常部位。总之，固定后的取材要统一规范，实验记录应用简图标注取材部位及周围组织关系，使切片可完全显示出实验目标部位或病灶。此外，对小动物的肾上腺、甲状腺、脑垂体之类小脏器，为防止标本从包埋盒内漏出，可用一次性纸口罩或帽子剪成方形包好后放入包埋盒内再进入脱水程序。对心脏主动脉根部及主动脉瓣等四个截面进行定位切片，也需在同一切面统一规范取材制片，从而客观评价动脉粥样硬化斑块稳定性与不稳定性及其他心血管疾病的性质、程度和范围等。

第六节　组织脱水、透明及浸蜡

一、组织脱水

（一）组织脱水方法

组织脱水是石蜡制片中的关键环节。不同种属的动物或不同器官组织所含的水分不一致，如脑组织和骨骼肌组织所含水分比较多，而胃壁、肠壁、脾和淋巴结等所含水分相对较少。用脱水剂（dehydrants）逐步地将组织内水分置换出来，有利于媒介剂及石蜡充分渗入组织内，这一过程称为脱水（dehydration）。最常用的组织脱水剂是乙醇，乙醇可与水混合，脱水作用强，并且可硬化组织。乙醇穿透组织速度很快，对组织有明显收缩作用。为避免脱水过程中组织过度固缩，采用梯度乙醇脱水，从低浓度乙醇向高浓度乙醇过渡。脱水时间受动物种属、组织块大小及组织质地影响，比照常规流程，大块组织、含脂肪和结缔组织（皮肤、坐骨神经、乳腺、膀胱、前列腺、肌肉等）脱水时间应适当延长，致密组织（肝、心脏、淋巴结等）和小组织（脾、肾上腺、垂体等）在高浓度乙醇中应严格控制脱水时间。脱水时间过短会影响组织透明和浸蜡效果，时间过长会致组织变硬、变脆。这两种情况都会使切片难切易碎，难以制作出理想的切片。脱水剂更换可根据乙醇浓度监测，也可根据脱水处理的组织量预测。所以，对不同种属动物的不同脏器组织脱水流程，要经过反复实验才能摸索出稳定性高、重复性好的规范实验流程。

（二）注意事项

1. 保持各级脱水乙醇浓度准确。
2. 根据脱水组织量和脱水次数定期更换脱水试剂。
3. 建立稳定的脱水流程，视组织结构及组织块大小设置脱水时间。
4. 控制高浓度乙醇中脱水时间，时间过长组织过度收缩、变硬、变脆，不易切出满意的好片。
5. 组织超过3mm厚或组织标本数量较多，脱水剂量少均会影响脱水剂对组织的渗透。
6. 脱水不完全导致组织内水分残留，包埋蜡块切片时组织会出现发白区，切片时发"糠"。需再返回无水乙醇进行脱水，并更换原来的媒介剂二甲苯。
7. 对脂肪丰富的组织应采用延长在各级乙醇内时间脱去脂肪。

二、组织透明

脱水完毕的组织，需要通过一种媒介剂的作用才既能与乙醇混合又能溶解石蜡，将不能与石蜡结合的脱水剂乙醇置换出来，从而使石蜡浸入组织中。在此过程中，媒介剂进入组织内其光折射指数接近于细胞蛋白的折光指数，使组织块变得透亮，此过程称之为透明（clearing）。常用的媒介剂是二甲苯。组织在二甲苯中的时间不宜过长，否则可导致组织过度收缩，切片容易碎裂。此外，氯仿、甲苯和苯也可做透明剂，其透明效果较弱但不易使组织碎裂。透明过程要适度，一般至少要经过两次二甲苯。透明时间不足会影响后续石蜡浸透，透明时间过长会致组织变脆。应根据组织块的质地和大小采用不同的透明时间。我们通常在室温下进行透明，小组织块透明时间一般为5～15min，较大组织块透明时间为15～30min。肉眼观察透明组织块应呈半透明状，若有白色小点则是脱水不彻底所致。标本量大时，要适当延长透明时间。

三、组织浸蜡

组织经脱水透明后，为使组织硬度均一而利于切片，要在包埋剂（石蜡）内浸透，此过程称浸蜡。浸蜡的目的在于使石蜡充分浸入组织，形成对组织块的支撑，使组织具备一定的硬度和韧度，以保证能切出厚度满意的切片，一般须经过2～3次浸蜡过程才能完成。常用的包埋剂是固体石蜡（熔点56～58℃或58～60℃）。须注意蜡的质量与浸蜡温度（不超过62℃），如温度太高会使组织变脆，影响切片。浸蜡时间也应根据组织块的大小和质地决定。

不同动物不同脏器的脱水、透明、浸蜡流程有所不同，基本流程可参见表29-6-1。

表29-6-1　大鼠、家兔、小型猪脱水、透明、浸蜡流程

步骤	脱水透明浸蜡试剂	时间	温度	质控条件
1	50%乙醇	1h	室温	浓度准确
2	60%乙醇	1h	室温	
3	70%乙醇	1h	室温	
4	80%乙醇	1h	室温	
5	90%乙醇	1h	室温	
6	95%乙醇Ⅰ	1h	室温	
7	95%乙醇Ⅱ	1h	室温	
8	无水乙醇Ⅰ	1h	室温	
9	无水乙醇Ⅱ	1h	室温	
10	二甲苯无水乙醇混合液（1：1）	30min	室温	
11	二甲苯Ⅰ	10min	室温	
12	二甲苯Ⅱ	8min	室温	
13	石蜡Ⅰ	1.5h	58～60℃	优质石蜡
14	石蜡Ⅱ	1.5h	58～60℃	优质石蜡

第七节　组织包埋

用包埋剂支撑组织的过程称为包埋（embedding）。

一、包埋操作步骤

向包埋模具内注入少量石蜡，从包埋盒中取出组织块，置于包埋模底部，用镊子轻轻将组织压平，将包埋盒放于包埋模具上，注蜡，注意不能有气泡，将包好的包埋模具移至冷台上，待包埋模内石蜡冷却后取下石蜡块，修去蜡块周围多余的石蜡。

二、注意事项

包埋时注意脏器组织的方向，心、肝、肾和脂肪一般以组织最大面为包埋面；根据心脏主动脉

根部定位切片的蜡块，包埋时应将心脏主动脉根部切面向下包埋；脑组织观察海马时，应以视交叉面为包埋面；肌肉、脊髓和外周神经应同时包埋横断面和纵断面；血管和肠包埋时管腔尽量不要呈闭合状；皮肤和眼球壁的包理面应与表层垂直。①将组织与包埋盒的底部贴平，使组织与蜡之间不留有空隙。②包埋蜡应选择较纯的石蜡，含有杂质的石蜡会影响切片质量。③包埋蜡温度一般应高于浸蜡温度2～4℃。包埋石蜡温度不可高于62℃。尤其是垂体、肾上腺和肝脏等组织包埋时要避免温度过高。温度过高会把组织烫坏或使小组织变脆、变硬，温度过低会使组织与石蜡脱离，蜡块中出现气泡和裂隙。

第八节 组织切片

一、石蜡切片

组织包埋后制成的蜡块，用切片机制成切片的过程称为石蜡切片。切片是制片过程中重要的环节之一，将组织蜡块固定于切片机上即可开始切片，切片时用力要均匀一致，粗修至组织面完全暴露时，更换新刀口，调整好切片厚度，连续切片3～5张，根据实验目的和组织不同选择不同切片厚度，常规切片厚度一般为3～5μm；神经元尼氏染色切片厚度8～10μm；外周神经切片厚度6～10μm；脑组织和脂肪组织切片厚度6～8μm；淋巴结、脾和胰腺切片厚度2～3μm。一张高质量切片需符合组织切片薄、平展、边缘齐，无刀痕、无皱褶、无横裂及无折叠。

二、定位切片

根据研究目的，有些切片需要对目标组织部位进行精确的定位。

（一）脑定位切片

脑组织不同区域的定位切片，在固定后取材就要包含目标区域。以观察大鼠、小鼠海马为例，应从视交叉冠状切面包埋以便定位海马。脑内有很多功能不一的核团，如室旁核、视交叉上核、弓状核等在固定后取材时就要包含目标区域。定位切片方法：在切片过程中一边切片，一边在显微镜下进行定位观察。还可采用快速染色法，石蜡切片快速脱蜡，0.5%甲苯胺蓝水溶液染色10秒，水稍洗即可定位观察选片，冷冻切片直接用0.5%甲苯胺蓝水溶液染色5～10秒，水稍洗（图29-8-1～图29-8-5）。

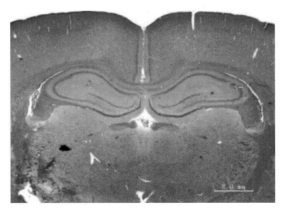

图29-8-1 大鼠脑海马定位切片

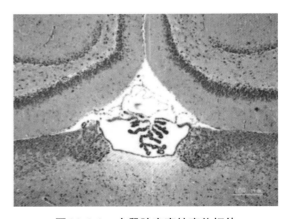

图29-8-2 大鼠脑室旁核定位切片

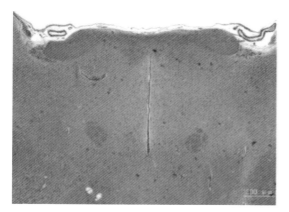

图29-8-3　大鼠脑视交叉定位切片

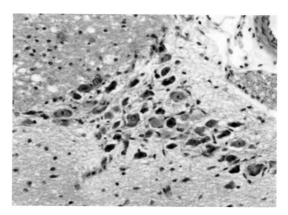

图29-8-4　大鼠脑与视上核定位切片

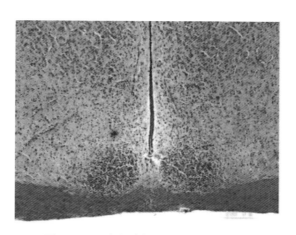

图29-8-5　大鼠脑视交叉上核定位切片

（二）心脏主动脉根部定位切片

对心脏主动脉根部及主动脉瓣等四个截面进行定位切片，在同一切面统一规范取材制片，客观评价动脉粥样硬化斑块稳定性与不稳定性及其他心血管疾病的性质、程度和范围等。在心脏四个截面进行定位切片时，不用染色将蜡片直接在显微镜下定位观察选片，每个切面在显微镜下形态学特点如图29-8-6～图29-8-9所示。

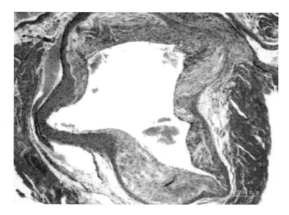

图29-8-6　升主动脉根部横切面（升主动脉根部血管呈圆形）

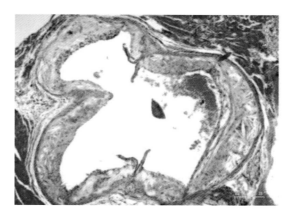

图29-8-7　主动脉瓣附着部切面（主动脉壁附有3个分叉瓣芽）

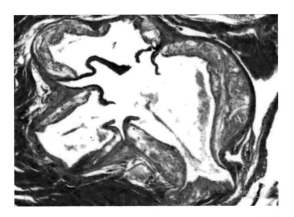

图29-8-8　主动脉瓣起始部切面（主动脉瓣芽增宽延长）

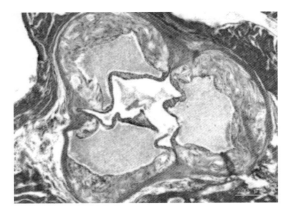

图29-8-9　主动脉瓣融合部切面（3个主动脉瓣完全汇合在一起）

（三）注意事项

切片时刀刃倾斜度不宜过大或过小；修整蜡块时看清组织在蜡块中的位置，以免将组织修掉；连续转动切片机的转轮时，用力要均匀一致且柔和，以免造成切片厚薄不均和横纹；切片时为防止组织出现刀纹裂隙，应将难切的部分放在上面，如皮肤的表皮和胃肠道的浆膜等。

（四）展片与捞片

将切片放在温水中去除褶皱并展平的过程称展片；将展平后的切片移到玻片上的过程称捞片。温水漂浮法适用于展片机，将水温保持43 ～ 45℃（温度过高时，会导致组织细胞散开；温度过低时切片将无法摊平），左手拿起毛笔轻轻托起切片，右手用眼科镊子夹住切片一角的余蜡，正面向上把切片放入展片水中，注意放入切片的角度和速度，避免切片下产生气泡，选择完整且无皱褶的切片，粘贴于载玻片的合适位置，捞片时注意核对蜡块号，切片数，捞片方向一致。注意：负角、轻触、慢提、停顿、甩干、竖放。

（五）蜡块封存

切片后的蜡块如不进行封存，①组织内残存的二甲苯和水分挥发导致组织产生凹陷。②抗原长期暴露在空气中，会导致组织内抗原成分丢失。③蜡块易受潮、霉变或虫蛀，所以完成切片后应及时对蜡块进行封蜡。方法：包埋盒预热槽温度设定在65℃，板台温度设定在60℃，在石蜡槽中放入约20ml熔蜡，使其底部溶蜡高度约2mm，蜡块组织切面朝下，在预热槽底部蘸取熔蜡，拿起迅速在包埋机板台上轻压划过，蜡块表面则形成一层平整的蜡膜，封存后的蜡膜在数秒内干燥，然后按顺序排列归档。

第九节　冷冻切片

一、冷冻切片

冷冻切片是利用液氮低温将组织迅速骤冷进行切片的方法。因冷冻切片不需要经过逐级乙醇脱水、二甲苯透明等有机溶剂的处理步骤，能较好保存组织内酶、糖、脂和多种抗原，尤其是表面抗原的抗原性，是组织化学和免疫细胞化学研究中常用的制片方法。在冷冻切片中，组织中水分过多易形成冰晶，影响酶和抗原的定位。在含水量较多的组织脏器如脑、心肌和骨骼肌更易产生冰晶。冰晶形成原因还包括冷冻速度缓慢，温度偏高，组织冷冻不均匀等。可通过用异戊烷骤冷方法或冷冻保护剂（甘油和DMSO）等防止冰晶形成。

二、操作步骤

1. OCT包埋组织冷冻　取出新鲜动物脏器组织修切好平面，在包埋盒内用OCT包埋，放入恒冷切片机，在−20～−19℃条件下使组织冷冻变硬即可上机切片。

2. 异戊烷骤冷　骨骼肌和心肌在做酶组织化学染色时常用此方法。先将修切好的组织放在软木塞上，用少量OCT包埋好，放入已经液氮预冷的异戊烷中，轻轻搅拌冷冻1min后，放入−20～−19℃恒冷切片机20min即可进行冷冻切片，常规切片厚度5～8μm。各脏器组织冷冻方法基本相同，脂肪组织冷冻切片温度要求更低一些，通常在−25℃左右，切片厚度8～10μm。

三、注意事项

1. 组织取材后快速修切好包埋平面。
2. 取组织不能带水，否则容易形成冰晶。
3. 异戊烷骤冷时间不宜过长，否则组织易碎裂，一般骤冷时间1min。
4. 组织平整地埋入OCT中不能有气泡。
5. 一般防卷板调好后尽量不要再大幅度调动，需要时用组织靠近防卷板微调。
6. 在冷冻头上粘贴组织时注意，过多的OCT可冻融组织使其形成冰晶。
7. 保护防卷板刃面，不要用硬的器械碰伤防卷板刃面，休机时在防卷板刃面与刀架之间放一块软布。

第十节　超薄切片

超薄切片是研究亚细胞超微结构变化的制片技术。其制作过程与石蜡切片基本相似，包括固定、脱水、包埋、切片和染色等步骤。由于制作超薄切片的组织块很小，其固定分预固定和固定两个步骤，包埋剂多用环氧树脂。组织块脱水后放入环氧树脂中包埋，包埋块置于超薄切片机上，用钻石刀或玻璃刀进行切片，切片厚度一般为50～70nm。将超薄切片附在载网上，用醋酸双氧铀及枸橼酸铅等进行电子染色，最后将载网置于电镜下观察（详见"第二十章电子显微镜技术"）。

第十一节　染　色

一、染色的目的

染色（staining）是染色剂和组织细胞相结合的过程。染色的目的是为了提高组织细胞在光学显微镜下的分辨率，未经染色的切片很难在显微镜下分辨出不同的细胞或组织结构。

二、染色的作用

染色所用染料是有机化合物，含有不饱和的基团，如亚硝基、偶氮基等，各种染料由于发色团不同，显示的颜色也不同。多数生物学染料对组织细胞的染色原理至今仍未完全研究清楚，有物理性的，也有化学性的，有些则可能两种机制都起作用。染料与被染组织细胞结合而着色的过程相当复杂，目前还不能很好地运用其着色原理来控制染色，相当程度上仍需凭借实践经验，因此，是一项对操作要求很高的工作。同一种染色方法在不同实验室之间结果是有差异的。

三、染色方法

染色方法分为两种：常规染色和特殊染色。

（一）常规染色

苏木精–伊红染色（HE染色）是病理组织学中应用最为广泛的染色方法，因此又称为常规染色，将组织切片中细胞核着染成蓝色，细胞质及间质染成红色。苏木精是碱性染料，与细胞核中核酸结合着染呈蓝色，而细胞质中蛋白质与酸性染料伊红结合着染呈红色。一张高质量的HE染色可以清晰地显示各种不同的组织结构。在染色过程中有很多细节需要注意，如苏木精染细胞核这一步，需先将组织细胞核过染，再用盐酸乙醇液脱去多余的苏木精染料，清晰显示出细胞核中的染色质、核仁等微细结构。这一过程称作"分色"（differentiation），也称为退行性染色。不同组织的分色时间及分色"程度"是有差别的。如用同一染色时间，淋巴结、脾脏和胰腺苏木精着染就比其他组织深，分化时间也相对要长一些，才可清楚显示细胞核的微细结构。HE染色片除了从染色剂的质量、染液的着色力和分化程度等环节进行规范操作之外，前期组织固定、脱水包埋和切片等也需严格质控。由于实验动物标本量大，组间要进行对比，所以同一器官组织应同批染色，这样可得到比较稳定的染色效果。根据动物种属和组织不同采用不同的染色流程，如小动物易着色，应适当缩短染色的时间。另外，器官组织不同所需要的染色时间和染色后的分化时间也不同，如脾脏、淋巴结及腺体等细胞核密集的组织应适当缩短染色的时间，而对脑和肌肉组织等胞质比例大的组织应适当延长核的染色时间。总之，染色是一项技术性很强的操作，细致和谨慎至为重要，要严格按操作规程进行。一张满意的HE染色片应鲜艳、透明且层次分明（图29-11-1、图29-11-2）。

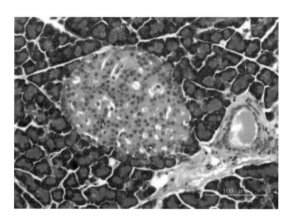

图29-11-1　大鼠胰腺HE染色

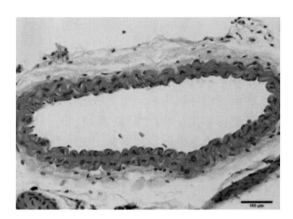

图29-11-2　小鼠颈动脉HE染色

（二）特殊染色

用于显示组织细胞中一些特殊成分的选择性染色称为"特殊染色"。可鉴别在常规HE染色中不能鉴别的特殊成分或病理组织学改变，例如，Masson染色可以区别胶原纤维和平滑肌，苏丹染色可鉴别细胞脂肪变性等。有些特殊染色方法只显示一种物质，如油红O染色可特异显示脂质。又如普鲁士蓝染色可将组织细胞内铁沉积显示呈蓝色。有些特殊染色特异性差一些，如PAS染色呈阳性反应的物质和组织结构包括糖原、黏蛋白、网织纤维和软骨等。Movat染色能在一张组织切片显示动脉粥样硬化斑块的5种成分：胶原纤维（黄色）、蛋白聚糖（绿色）、心肌（红色）、弹力纤维（黑色）和泡沫细胞（淡紫色），被广泛应用于心血管系统和胶原组织疾病研究。利用好这些特殊染色方法可使我们在各类疾病的研究中获得比较满意的结果（图29-11-3～图29-11-7）。

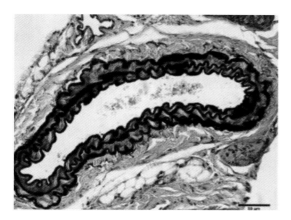

图29-11-3 小鼠颈动脉（Movat染色）

注：弹力纤维呈黑色。

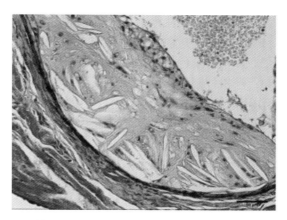

图29-11-4 ApoE小鼠主动脉根部动脉粥样硬化斑块（Movat染色）

注：显示胶原纤维呈黄色、蛋白聚糖呈绿色、心肌呈红色、弹力纤维呈黑色、泡沫细胞呈淡紫色。

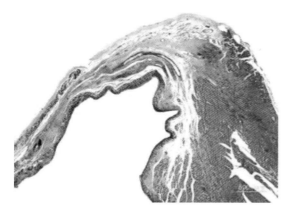

图29-11-5 大鼠心梗模型（Masson染色）

注：显示心肌纤维化呈绿色。

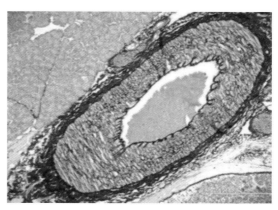

图29-11-6 高血压大鼠血管（弹力纤维＋天狼星红染色）

注：显示弹力纤维呈蓝色，胶原纤维呈红色。

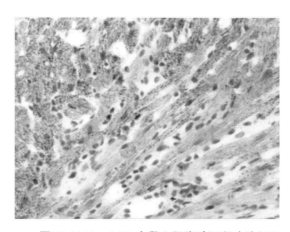

图29-11-7 db/db小鼠心肌脂肪沉积（油红O染色）

注：显示脂滴呈红色。

（三）常规染色注意事项

1. 切片需脱蜡彻底，二甲苯和脱水试剂应定期更换。

2. 苏木精染色前，先漂去表面残存的苏木精氧化膜，防止切片上有杂质沉积。

3. 严格控制在0.5%盐酸乙醇中的"分化"时间，从盐酸乙醇中出来应立即入水。避免盐酸乙醇继续作用，导致组织着染不均匀。

4. 镜下控制分化程度后需流水冲洗促进细胞核蓝化。

5. 伊红复染细胞质不宜过染，否则造成红蓝对比不清。

6. 严格质控，在镜下观察控制染色、分化等程度，既能保证染色的质量，又能积累经验。染色完成后还应该在镜下逐片检查染色是否适宜。

7. 定期更换新染液，苏木精染液反复使用后细胞核着色不鲜艳。

8. 染色后乙醇脱水，二甲苯透明要彻底，若透明欠佳，组织表面似有一层薄雾样膜。

9. 染色液及分色液应存放于玻璃瓶中，临用时再倒入塑料染色缸中，长期置于塑料染色缸中会影响染色的质量。

（四）封固

手工封固时，应注意用干净质软的绸布或纸巾擦去玻片上残余的二甲苯，滴上黏稠适度的中性树胶，从载物片左侧倾斜慢慢盖上干净、大于组织的盖玻片。注意中性树胶不能滴得太多，以免盖片后溢出载玻片外，也不能滴得太少，否则在玻片间易留有气泡和干枯。同时，盖片的速度不要太快，以免产生气泡。

机器封固时选择黏稠适度的中性树胶，要注意调整好滴胶量和盖玻片角度。特别注意在片槽中加盖玻片时不要将玻璃碎屑带入盖玻片间，以免划破组织。做好仪器保养维护，及时清理碎屑和仪器各处残留的封固胶。

第十二节　实验动物伦理学与安死术

一、实验动物伦理

实验动物伦理是人与实验动物关系的伦理信念、道德态度和行为规范。其主旨是尊重实验动物的价值和权利。

二、实验动物福利的核心

3R原则：3R原则是人类对实验动物利用和动物福利之间的平衡点，该原则已成为动物福利的核心。

1. 替代（replacement）　在保证实验结果可靠的前提下，使用非生命材料代替有生命材料，用低等动物代替高等动物，用动物的部分组织器官代替整体动物等。

2. 减少（reduction）　指实验中通过反复利用或不同实验连续使用一批动物，从而相对减少动物的用量，尽量减少实验中动物的痛苦等。

3. 优化（refinement）　通过优化实验设计，在做动物实验过程中要做动物实验伦理审查，减少非人道实验程序的影响程度和范围。

三、实验动物基本福利

1. 提供清洁饮水和食物，使动物不受饥渴之苦。

2. 提供栖息场所，可舒适地休息和睡眠，使动物不受困顿、不适之苦。

3. 预防疾病，给患病动物及时诊治，使动物不受疼痛、伤病之苦。

4. 保证拥有良好的条件和恰当地处置（包括安死术），使动物不受恐惧和精神上的痛苦。

5. 提供足够的空间、适当的设施以及与同类动物伙伴在一起，使动物能够自由表达正常的习性。

四、实验动物安死术

人道地终止动物生命的方法，能最大限度减少动物的惊恐和痛苦，使动物安静无痛苦。常用的实验动物安死术如下。

1. 颈椎脱位。

2. 空气栓塞。

3. 过量麻醉处死。

4. 二氧化碳吸入。

实验动物为人类的科研事业做出了巨大的贡献，它们为人类的健康付出生命。国内外很多大学如北京大学、武汉大学等，以及很多科研机构内都设有实验动物慰灵碑。动物在人类面前是弱小的，但生命本身却都是平等的。慰灵碑的设立表达了尊重生命的意识和众生平等的情怀。

第三十章　病理信息系统在病理科的应用

第一节　病理科应用软件的发展

随着计算机技术的普及与计算机网络的迅猛发展，计算机技术的应用已渗透到医学的各个领域，各种病理科的应用软件也应运而生。病理图文报告系统、病理信息系统等病理应用软件已经在国内二级以上的医院得到了普及。

近年来，越来越多的医院加快了全院信息化建设的步伐。许多医院已经建设了自己的医院信息系统（HIS）、影像存档和传输系统（PACS）、实验室信息系统（LIS）、电子病历系统（EMR）和临床信息系统（CIS）等面向临床应用的管理系统，医院信息集成平台、电子签名和自助打印等系统也日益受到重视。全院信息化建设让越来越多的人们看到了专业的信息管理系统带来的医疗资源共享、优化工作流程、降低内部消耗、减少医患纠纷等方面的改变，为医院带来了更大的社会效益和经济效益。"管理出效益"正在较早迈出信息化步伐的医院中成为现实。

医院信息化建设的热潮，也推动了细分专科信息化的发展，病理科也是受益者之一。继HIS、EMR等广受关注的全院级信息系统后，又出现了针对病理科管理工作服务的专业信息系统。比如专为病理科打造的病理质控与资料管理系统PathQC，将完整的病理技术与诊断流程进行全面管理，成为各级医院病理科强化质控管理和资料管理的有力工具。专为病理科技术流程精益质控管理打造的病理技术流程管理系统LogeneLink满足了医院内部建设病理科的管理需要。

随着国家卫生健康委员会医疗体制改革中分级诊疗制度的推进，因区域病理诊断中心管理需求而建立的区域病理信息平台也应运而生。这类新型病理管理系统或平台的成长和普及，将使计算机技术更深入地与病理科日常工作相结合，从而推动传统病理学科的建设向现代化、数字化、信息化方向发展，并有效地融入医院信息化和区域信息化建设中去。

病理科应用软件的发展，在过去的十多年的时间里经历了一个较快的发展历程。

一、WIN95\98\2000\XP/ WIN7平台单机工作站

较早的病理图文系统，由于挂钩了病理科图文报告收费项目，已经在国内二级以上医院得到了普及，解决了病理科主要的病理图文报告的需求，在病理科应用软件的发展历程中具有非常重要的地位。

二、单机互联系统（对等网络）

随着大型医院病理科工作量的不断增加，一台病理图文单机工作站已经难以满足病理科的日常图文报告工作，于是出现了由两台或更多的单机工作站，通过网络技术共享病例数据库、共享图像管理和运行参数，组成了简单的对等网络。允许多人同时进行操作的运行模式开拓了病理科应用软件的发展视野。不过，在这一阶段，病理科应用软件的数据库绝大多数还是采用Microsoft公司Office系列办

公软件中的 Access 数据库，尚未进入到主流大型关系型数据库的时代。

三、病理信息管理系统（C/S 结构）

2002年前后，出现了真正意义上的病理信息管理系统。从技术角度看，病理信息管理系统开始采用 Microsoft SQL Server 这样的大型关系型数据库，运行模式基于 C/S（客户端/服务器）结构。从应用角度看，病理信息管理系统为病理科工作流程中不同环节提供了差异化的站点软件，开始尝试为病例登记、标本取材、图文报告、病例查询等环节提供不同的操作界面和软件功能，以及更直观贴切的用户使用感受。同时，在这个阶段，病理系统与 HIS 等全院网络系统的互联成为了现实，病理科不再是全院网络建设的"信息孤岛"。

四、病理质控与资料管理系统

病理网络管理系统经过进一步发展，设计思路发生了重要的改变，在原来注重患者资料的管理和图文报告管理的基础上，增加了对病理科完整工作流程管理和日常质控管理工作的重视。在提供全病理科统一的信息工作平台的同时，强化了对重要管理环节的监控、提示、统计及报表管理，实现了病理科外科病理、冷冻制片、细胞学检验等常规项目信息化管理。从标本接收、病历登记、取材管理、包埋切片、特殊染色、免疫组化、分子检测、组织学报告、快速（冷冻）病理报告、细胞学报告、入库归档、切片借阅等节点的统一管理，从而有效地提升了病理科的整体工作效率和管理水平。病理质控与资料管理系统的出现，使病理系统由原来单一的图文报告工具，转变为病理科真正得心应手的整体管理工具。

五、病理技术流程管理系统

病理质控与资料管理系统经过进一步发展，在病理科统一的信息工作平台的管理方式下，针对病理技术流程精细化管理的要求，加强了病理技术流程重要工位环节的管理。系统在病理科流程的各个技术环节，配备单人操作、各自独立的工作站点，通过扫描蜡块、玻片上的二维码标识，真实、精确记录技术制片流程的原始信息，实现了病理技术"一一对应"的操作体验，杜绝了错误风险、提高了工作效率，从而实现对病理技术质控工作的完整管理。

六、区域病理信息平台

为了满足区域病理诊断中心的业务需求，病理信息系统已突破单一医院的限制，逐渐扩展成覆盖区域内多家医疗机构的基于标本送检模式的"区域病理"和基于数字切片模式的"远程病理"的区域病理信息平台。

在集中区域内核心病理诊断力量的同时，解决了各医疗机构无病理科或病理诊断力量不足的问题，可以实现病理诊断力量下沉，为区域内各级机构患者提供更优质便捷的病理诊断等医疗服务，从而能够提升各医疗机构的医疗质量，有力推动医疗区域信息化的建设，最终提升了区域内整体医疗质量和服务水平。

第二节　病理信息系统的组成部分

病理信息系统通常由软件部分、硬件部分和外延部分三大要素组成。

一、软件部分

病理管理系统的软件部分是整个管理系统的核心，它决定了计算机技术在病理科的应用范围、管理强度和使用感受。软件部分主要包括以下模块。

1. 数据库系统 目前的主流数据库系统主要是微软公司的SQL Server数据库和甲骨文公司的Oracle数据库，两者都是功能强大、性能可靠的大型关系型数据库管理系统，都具有典型的C/S（客户端/服务器）技术架构，并能提供高安全性的数据库自动维护（备份）功能，是大型资料管理系统的理想后台。相对而言，SQL Server数据库在国内IT界具有更好的受众基础，开发和维护成本较低；Oracle数据库则由于结构复杂、操作烦琐而较难掌握。

2. 服务器端软件 成熟的C/S结构病理系统都有作为核心运行的服务器端软件，可提供多用户访问分配控制、数据库动态流量及缓存控制、用户状态监测、报告修改痕迹后台记录等服务器集权管理，并负责控制病理系统与全院系统数据库之间的接口交互管理功能。

3. 客户端软件 病理信息系统的客户端软件是用户平时进行操作的应用程序。由于成熟的病理信息系统的设计是遵循病理科日常工作流程而来，通常会根据不同的工作环节和不同的用户身份，提供不同的客户端软件，比如登记软件、取材软件、包埋软件、切片软件、染色软件、报告软件、免疫组化软件、分子检测软件、档案管理软件等。差异化的站点软件，配合分配合理的用户权限系统，可以为病理科医师和技师提供更适合自己工作需要的使用感受、减少非必要的信息干扰。

二、硬件部分

病理管理系统的硬件部分是软件运行和功能实现的物理平台，主要包括以下部分。

1. 服务器 目前病理管理系统都是C/S结构，即客户端/服务器结构，因此，整个网络的核心硬件就是服务器（图30-2-1）。服务器是病理数据库软件和服务器端软件运行的载体，同时也是病理信息数据和图像保存的载体，所以安全稳定地运行是最基本的要求。服务器的硬件配置要和整体网络的规模和运行要求相关，特别要注意的是备份工作要做好。经常被用到的备份策略包括：双机热备、硬盘镜像（RAID1）、硬盘阵列（RAID5）、数据库自动维护计划等。

2. 工作站电脑（图30-2-2） 工作站电脑是病理管理系统各个工作站软件运行的载体。在C/S结构的网络系统中，工作站电脑的配置要求可以略低，目前主流品牌的商用台式机均可满足需要。

3. 打印机 打印机是病理管理系统中信息输出的渠道。病理科内部的打印任务主要有三个来源，一个是病理图文报告；二是日常工作交接报表和统计报表，包括申请单背面的底单打印；三是为科研、教学或发表文章准备的图片照片打印。不同的打印需要对打印机的要求不同。病理图文报告对彩色图像的质量要求一般，对打印速度要求较高，所以适合使用彩色激光打印机。各种报表的打印适合快速的黑白激光打印机。图片照片的打印对图像质量的要求较高，适合使用精度较高的彩色喷墨打印机配照片纸进行打印。

4. 显微数码摄像头 显微摄像头是连接工作站电脑和三目显微镜的图像采集装置，通常分为光

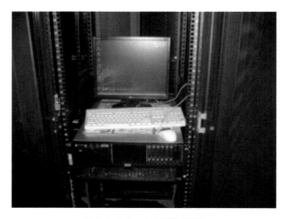

图30-2-1 病理服务器

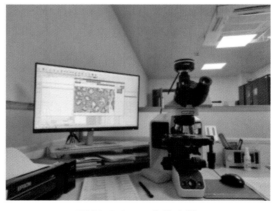

图30-2-2 工作站电脑

学摄像头和数码摄像头两类。光学摄像头以其调节方便、控制灵活、色彩还原性佳等优点而早些年被广泛使用。不过光学摄像头的像素通常较低，常见的CCD靶面分辨率只有768×576，约44万像素，且必须通过专用图像采集卡才能连接电脑进行采图。而数码摄像头的出现弥补了光学摄像头像素低的不足，提供了130万、200万、300万、500万等更高像素的选择，其中300万像素数码摄像头几乎成了近十年来的行业标配。以芯片类型来看，数码摄像头又分为CMOS和CCD两大类，CMOS类型的数码摄像头性价比较好，而CCD的数码摄像头成像质量更高。随着数码摄像头成像质量的提升和价格的下降，数码摄像头完全取代光学摄像头已是大势所趋（图30-2-3）。

5. 大体标本拍摄装置　大体标本拍摄装置是在取材时拍摄大体标本照片的装置，主要由摄像头、电动变焦镜头、伸缩臂、LED照明、控制台底座和遥控器等部件组成，也有使用以单反数码相机为核心部件组装进行拍摄的方式。实际使用中最好考虑到拍摄装置与取材台的结合情况，以不影响日常取材工作、随时能进行拍摄、拍摄下来的大体照片能直接与当前病例关联保存为佳（图30-2-4）。

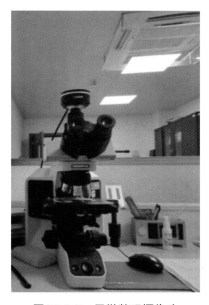

图30-2-3　显微数码摄像头

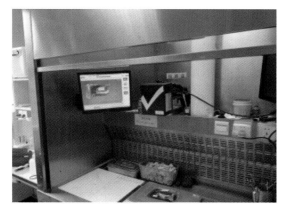

图30-2-4　大体标本拍摄装置

6. 标签打印机和扫描器　标签打印机是用来打印玻片条码或二维码标签的输出工具，条码扫描器是用来扫描标签上的条码或二维码的输入工具。这两种设备结合病理软件的功能开发，将在病理科技术制片的标准化上发挥越来越大的作用。

三、外延部分

病理管理系统外延部分包括与医院网络的接口和与病理科设备的接口两个部分。

1. 与全院网络的接口　通过病理系统与HIS、电子病历、集成平台等全院系统的互联接口，使病理科能够共享全院系统中的患者信息，也能让病理科内部的信息以一定的方式分享给全院。信息的流动和共享能够让病理科真正融入全院信息化建设，使病理科不成为全院的"信息孤岛"。

2. 与病理科设备的接口　病理科中有部分设备的运行是通过设备的工作站电脑系统进行控制的，使用时需要技师在相应的控制程序中输入各种信息，比如包埋盒打号机（图30-2-5）、玻片打号机、全自动免疫组化染色仪、HPV检测仪、DNA定量分析仪、数字切片扫描仪等。这些设备如果接入病理管理系统，能够将病理系统中的信息直接传递给设备进行处理，能够减少技师重复输入的工作量，

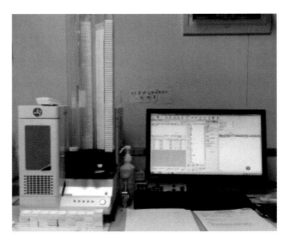

图30-2-5　连接包埋盒打号机打号

同时也能减少输入错误。另有部分设备如HPV检测仪、细胞DNA定量分析仪、全自动数字切片扫描仪等，也可以连入病理管理系统，能够将批量的检测结果数据或数字切片图像信息导入进病理系统，提高病理报告工作的效率，从而提升病理管理工作的整体信息化水平。

第三节　病理信息系统在病理科工作流程各环节的应用

病理管理系统能够涵盖病理科完整的诊断流程和技术流程，将与病例有关的全部病理资料进行统一管理，各工作站点分工合作、资源共享，共同构建成一个完整的病理科室管理网络。

病理科整体工作流程的主线包括：标本接收、病例登记、医师取材、技术制片（常规制片、冷冻制片和细胞学制片等）、医师阅片、图文报告、档案管理、查询统计等。在主线之外，又会有一些分支流程。

1. 技术流程分支　当医师觉得诊断依据不足时，会要求做补取、重切深切、免疫组化、特殊染色、分子病理等进一步的工作，这些工作又有自己的一套处理流程，最终将处理结果——新的切片提供给医师进行阅片。这一系列的工作流程可以解读为病理科内部医师和技师之间的信息交流。

2. 诊断流程深化　病理医师阅片形成诊断意见的过程，按照病理诊断三级医师负责制的要求，会有初诊医师将病例提交给上级医师、由上级医师给初诊医师进行复片复核的流程。有时候对于有研讨价值的病例，医师们也会相互之间做开放式的科内会诊讨论。这些复片和科内会诊的流程则可以解读为病理医师之间的信息交流。

因此，成熟的病理管理系统能够在各个环节给病理科带来工作便利性和管理价值。

下面，就以朗珈病理管理系统（图30-3-1）为例，进行详细描述。

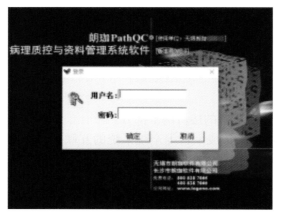

图30-3-1　朗珈病理管理系统

一、病例登记

病例登记是病理科标本处理的起始点，登记时生成的病理号，作为当前患者送检的唯一标志，贯穿于整个完整的病理工作流程中。

如果病理系统与全院系统做了互联接口，就可以在登记时通过住院号、门诊号、社保卡号或标本申请条码等从全院系统中直接提取患者基本信息，这样既减少了病理科手工输入工作量，又能避免因临床医师手写申请单识别不清导致的患者信息录入错误，病理信息登记系统见图30-3-2。

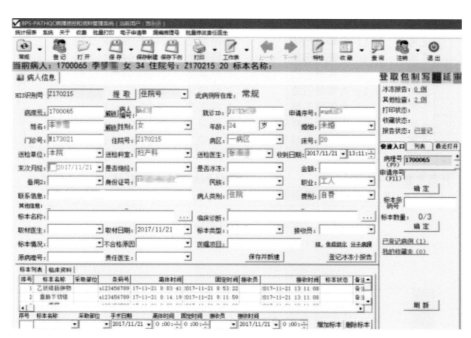

图30-3-2　病理信息登记系统

二、取材管理

取材管理站点是大体标本管理的重要环节。大体标本能为病理诊断提供原始直观信息，但大体标本不可能长期保存，所以拍摄大体标本照片并予以保存是个基本要求。另外对于有价值的手术标本，会进行大量的不同位置的取材，如果能够记录取材明细，并对照取材明细在大体标本照片上进行标注和测量，就能清晰显示取材位置和下刀方向，从而取代原有的手绘图的工作。

通过大体标本拍摄和取材标注，可以清晰显示标本形态、病变部位和取材具体位置，既可以作为完整病历资料中的重要内容之一加以保存，又可让临床医师或患者能够直观了解病理诊断工作的复杂性，从而能够促进病理和临床、医师和患者之间的沟通了解，并在提升经济效益、提高病理地位等方面发挥积极作用。

作为病理标本在病理科进行处理的第一步，取材明细记录（图30-3-3）和整理直接关联到后面蜡块和切片的生成。每日取材明细汇总后打印出来的取材工作表，可以作为取材医师和技术员之间进行交接的凭据。

取材记录时的双屏显示器能够让取材医师和记录员方便地看到同样的界面，这样取材医师就能够了解记录员电脑记录的进度，并核对记录内容，从而强化工作配合度并减少记录出错的可能。随着科技的发展，部分医院已利用语音智能技术，实现大体描述和取材明细的语音智能录入，以及进一步的语音控制取材工作站软件操作功能。目前国内主流的语音智能系统品牌包括科大讯飞、阿里智能、云知声等。取材时病理系统能够提示相应病例是否做过冰冻以及冰冻诊断的结果如何，这样取材医师可以根据冰冻诊断的良恶性来确定取材的范围大小（图30-3-4）。

附言：保留　标本位置：　待包埋数：20　材块总数：31　记录员：孟巍

任务来源	序号	组织名称	材块数	取材医生	取材日期	上机状态
正常	8	正常胃黏膜	1	陈奕至	2010-04-01	上机
正常	9	下切缘	1	陈奕至	2010-04-01	上机
正常	10	小弯淋巴结	2	陈奕至	2010-04-01	上机
正常	11	小弯淋巴结	3	陈奕至	2010-04-01	上机
正常	12	小弯淋巴结	2	陈奕至	2010-04-01	上机
正常	13	大弯淋巴结	2	陈奕至	2010-04-01	上机
正常	14	大弯淋巴结	2	陈奕至	2010-04-01	上机
正常	15	大弯淋巴结	3	陈奕至	2010-04-01	上机
正常	16	胃切缘条样组织	2	陈奕至	2010-04-01	上机
正常	17	胃切缘黏膜组织	3	陈奕至	2010-04-01	上机

任务来源：正常　序号：18　组织名称：胃切缘黏膜组织　材块数：3　取材医生：陈奕至　取材日期：2010/4/1　上机状态：上机

图30-3-3　取材明细记录

取材登记表

打印时间：2010/4/1 14:43:25

当日取材

合计：127　总计：159

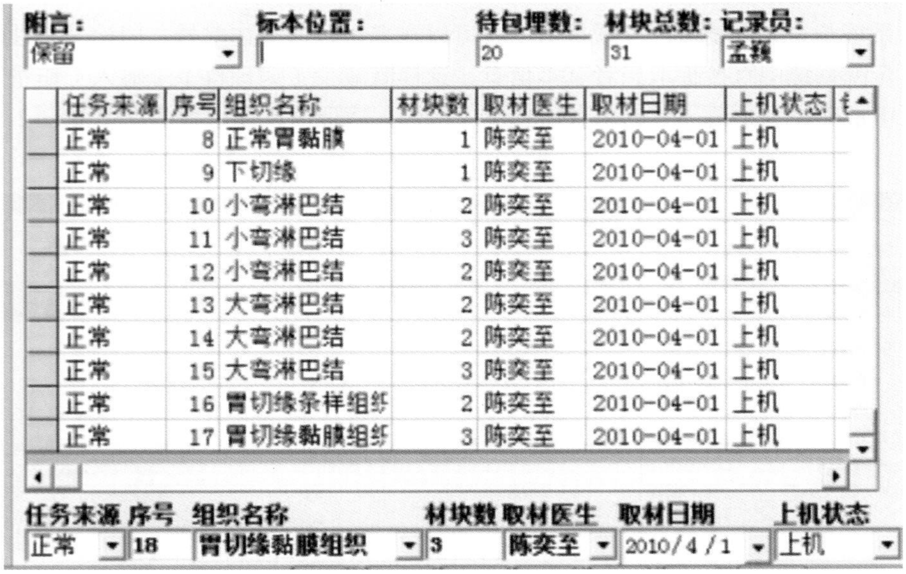

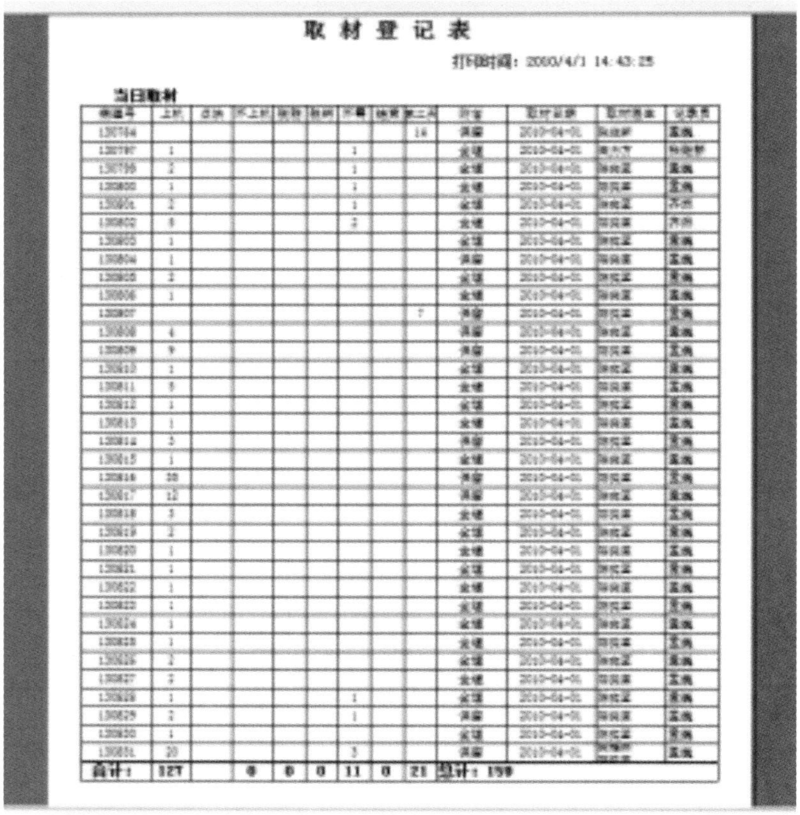

图30-3-4　取材登记表

三、技术制片管理

病理标本取材后，标本取材明细录入了病理信息系统，标本处理的明细信息就会在之后的技术制片过程中流动，为病理科技师的工作提供诸多便利。

病理信息系统可以记录和区分取材组织明细中"脱钙""脱脂"等特殊情况，从而能够汇总取材组织明细"正常上机（脱水机）"和"不上机"的列表。如果医师和技师以及技师之间每天都通过这样的列表进行工作交接，就能最大限度地减少取材组织明细缺失或对应出错的问题。

组织脱水完成后，对于偶尔出现的包埋盒翻盖或组织丢失的情况，需要技师在病理系统中如实记录并处理，如果不进行处理，就会造成后续蜡块列表和切片标签与实际不对应的情况。有了这样的制约，就能有效改善"脱水—浸蜡—包埋"环节可能出现的蜡块生成混乱的情况。

从软件使用角度看，病理科技师登录不同的技术工作站，应该提示与技师当前工作相关联的操作列表。比如技师登录包埋工作站，系统应自动列出前一天上脱水机进行脱水的全部取材明细组织情况（即待包埋的任务列表），供技师在包埋时进行对照和确认。登录切片工作站，系统应自动列出所有已包埋但尚未制片的蜡块明细列表，供技师在切片时进行对照和确认（图30-3-5）。

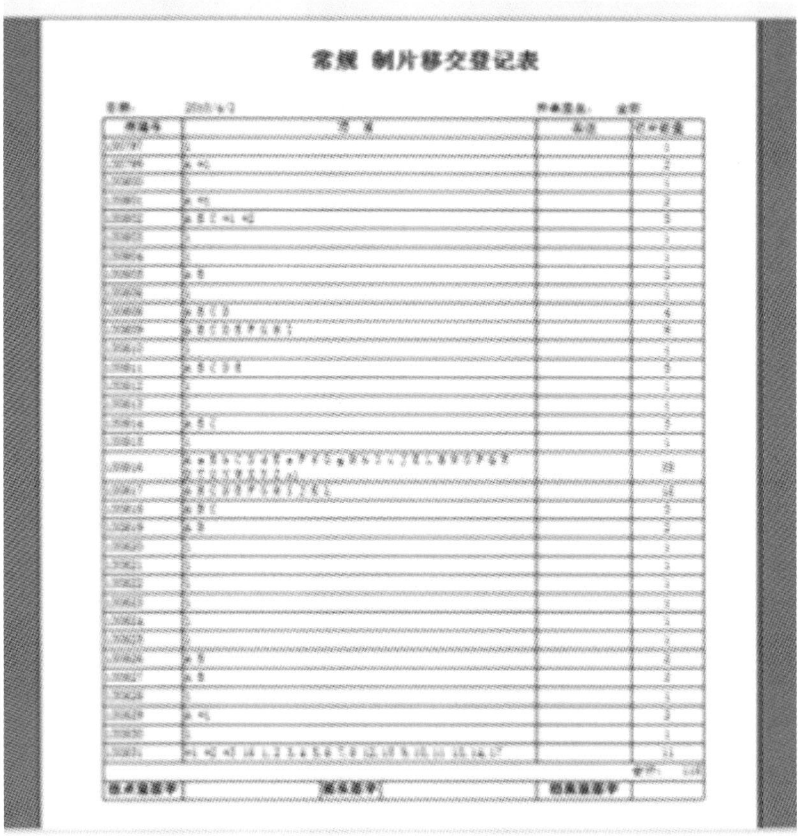

图30-3-5 制片移交登记表

病理信息系统能够批量打印出清晰规范的切片条码标签，从而取代手写标签或用Excel等自制格式打印的标签（图30-3-6、图30-3-7）。

许多病理科现在使用的自制Excel格式打印出来的标签，虽然从外观上看起来也很美观、统一，但缺乏后台的数据库记录，无法为病理医师提供切片明细列表，无法统计病理例数和切片张数，无法

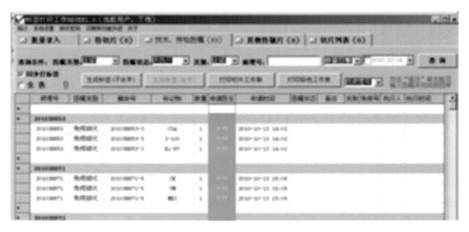

图30-3-6　标签自动生成系统

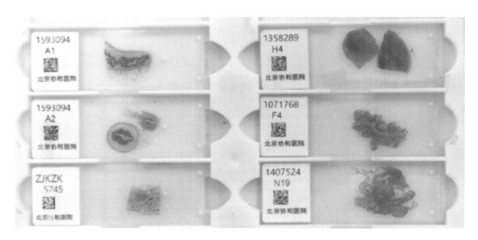

图30-3-7　切片条码标签

对应制片责任人，而这些关联性的功能引申正是专业病理管理系统的优势。

病理信息系统在技术制片的各个关键工序都有技师在工作站上进行确认的环节，一方面体现了病理标本在病理科处理流程中所处的工作状态，另一方面可以落实相关环节的责任人和处理时间，这是病理技术流程质控管理的基础。

各个医院的病理科在技术制片流程中的管理方式可能会有差异，比如有的病理科技术组按照"大标本""小标本"的不同处理来进行排班分组，有的按照病理号单双号来进行排班分组等，还有的医院会有切片合并的要求（即不同蜡块切片后，在漂片时捞在同一张载玻片上）。因此，病理管理系统需要具有一定的灵活性，需要体现出这些细节上的差异，才能更加适应技术制片流程的管理需要。

四、图文报告管理

图文报告管理是自病理软件诞生之初就产生的最基本的功能，冰冻报告、常规外检报告、细胞学（涂片、穿刺或液基）报告、特殊检查（免疫组化、特殊染色、分子病理等）报告、尸检报告是病理科最常用的报告形式。

病理科医师在登录报告系统后，系统能够根据每个登录用户的身份，自动提示"我的未写报告""我的未审核报告""我的未打印报告""我的延期报告""我的到期未发报告""我的收藏夹""科

内会诊""需随访病例"等快捷列表，帮助医师快速找到所关注的
病例进行处理（图30-3-8）。例如，"我的到期未发报告"，可以按
照预设的报告发放时间规则（如小标本3天、大标本5天），来自
动提示即将到期但还未发报告的病例列表，这样就能减少非正常
原因延误或漏发报告的情况。除了提示作用，系统还能统计所有
报告的实际发放天数，并关联到每个病理医师，从而清晰掌握科
室报告时间情况。

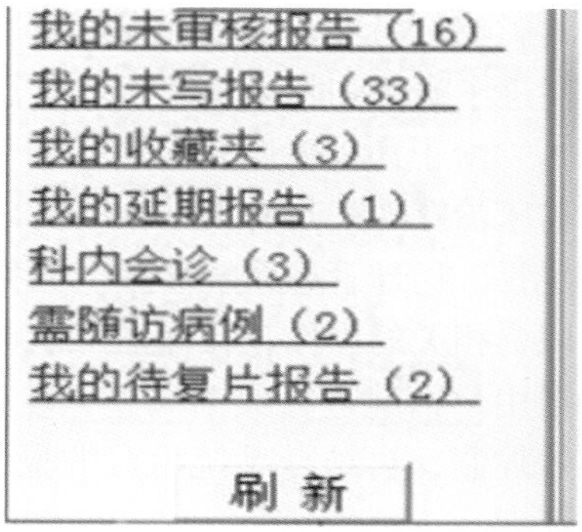

　　病理医师选中病历开始进行阅片写报告时，病理信息系统应
尽可能多地把相关的病历信息提供给病理医师作为参考，包括调
阅该患者的电子病历，查看临床、内镜、放射等情况和检查报告，
提示患者的历史病理检查情况等。

图30-3-8　自动提示表

　　病理信息系统能够提供病理医师之间的诊断交流。按照病理报告三级医师负责制的要求，部分疑
难病例需要经过一线、二线、三线医师层层复核。一线医师可以在自己的报告工作站上挑选复片医师
发出复片申请，病例自动列入复片医师的"我的未审核报告"列表中，复片医师可以给出复片意见，
并能对初诊意见进行评价。这样的定向复片和复片评价体系，不仅忠实记录各级医师诊断及复片结
果，更提供结果评价与评价统计功能，可以统计每位医师的复片数和复片准确率，对于强化医师诊断
交流、量化各级医师诊断能力、合理促进梯队建设等管理工作提供了有力工具（图30-3-9）。

　　目前被广泛使用的病理报告格式都是描述性报告，这种形式虽然灵活，但也有比较明显的缺陷，
体现在不同的病理医师措辞的习惯不同，描述的详略繁简都有差别，所以这样的描述性报告对于病理
与病理之间的交流、病理与临床之间的交流有一定的限制。目前国外病理界比较推荐"结构化报告"
的形式，即针对不同部位或不同系统的肿瘤疾病，整个报告格式预设了进行诊断时所需要描述的项目
以及所要进行的分级分型，病理医师主要通过点选预设的选项来形成报告意见。结构化报告是病理诊
断标准化的发展方向，使同类的疾病有了可比性，从而对病理诊断、交流、科研及教学都能产生积极

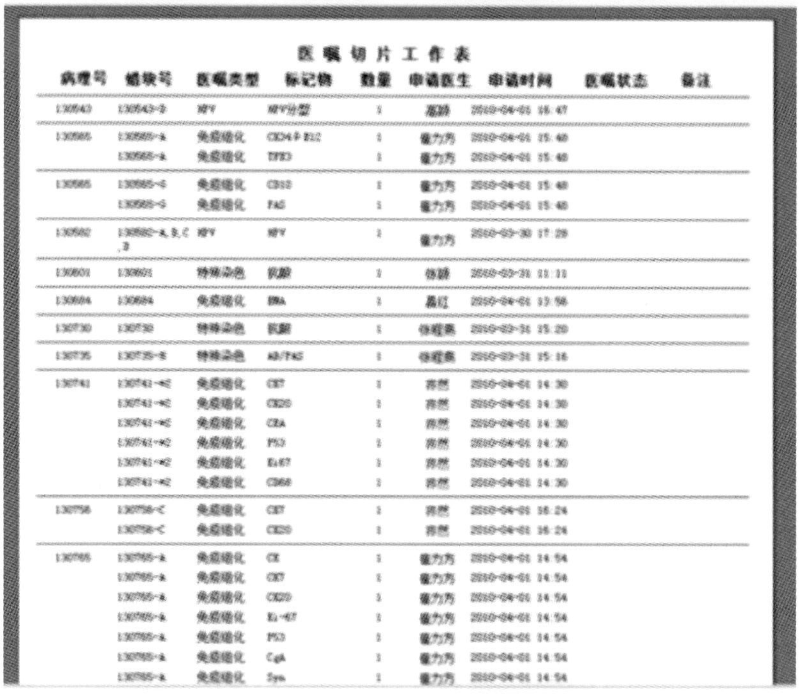

图30-3-9　用户快捷列表

的影响。另外，由于在报告项目中预设了不少面向临床、面向治疗的描述项目，这种报告形式也直接促进了病理和临床的交流。

由于病理诊断是疾病诊断主要的两个最终标准之一（另一个标准是微生物培养），病理报告对于临床治疗方案具有决定性的指导意义，因此，病理系统对于病理报告的安全性管理应放在特别重要的位置。病理管理系统能提供完善的用户权限体系。不同权限的用户登录系统后，只能完成与自己工作职责相关的操作，在保证工作顺利完成的基础上又不带来多余信息的干扰。同时报告权限体系可以根据用户情况进行灵活调整，使报告书写、申请复片、报告审核、报告修改、病例删除等环节得到有效控制，再结合系统后台的报告修改痕迹监控与查询系统，从事前和事后两方面来强化报告安全性管理。

随着语音智能技术的发展，与取材语音录入类似，部分医院已开始利用语音智能，尝试进行镜下所见和病理诊断的语音智能录入以及进一步的语音控制报告工作站软件操作功能。

五、内部医嘱管理

病理科内部有很多医师和技师之间的信息交流，通知某病例要做重切深切或者免疫组化等进一步的工作，通常的做法是书面登记加口头通知。病理信息管理系统能够整体提供这方面内部医嘱的管理，从而简化书面登记工作，强化病理科内部的沟通效率。

病理医师可以在自己的工作站上开具内部医嘱要求，可以包括补取、重切深切、切教学片、切白片等技术医嘱，也可以包括免疫组化、特殊染色、分子病理等特检医嘱；可以自己挑选标志物，也可以选择预设的标志物套餐；可以指定要处理的蜡块号，也可以备注要提示或说明的内容。

医师开出来的内部医嘱要求，会在相应的技术站点上自动列表提示出来，供技师进行处理。病理系统会自动根据重切深切列表生成切片条码标签，并将免疫组化标志物加到切片标签中，提供清晰规范的切片标签管理。病理系统也可以根据技术组的习惯，提供各种切片工作表、染色工作表等，用于技术制片的对照和交接工作（图30-3-10）。

医嘱切片工作表

病理号	蜡块号	医嘱类型	标记物	数量	申请医生	申请时间	医嘱状态	备注
130543	130543-B	HPV	HPV分型	1	高颖	2010-04-01 16:47		
130565	130565-A	免疫组化	CK34βE12	1	霍力方	2010-04-01 15:48		
	130565-A	免疫组化	TFE3	1	霍力方	2010-04-01 15:48		
130565	130565-G	免疫组化	CD10	1	霍力方	2010-04-01 15:48		
	130565-G	免疫组化	PAS	1	霍力方	2010-04-01 15:48		
130582	130582-A,B,C,D	HPV	HPV	1	霍力方	2010-03-30 17:28		
130601	130601	特殊染色	抗酸	1	张颖	2010-03-31 11:11		
130684	130684	免疫组化	EMA	1	晶红	2010-04-01 13:56		
130T30	130T30	特殊染色	抗酸	1	张程燕	2010-03-31 15:20		
130T35	130T35-K	特殊染色	AB/PAS	1	张程燕	2010-03-31 15:16		
130T41	130T41-*2	免疫组化	CK7	1	齐然	2010-04-01 14:30		
	130T41-*2	免疫组化	CK20	1	齐然	2010-04-01 14:30		
	130T41-*2	免疫组化	CEA	1	齐然	2010-04-01 14:30		
	130T41-*2	免疫组化	P53	1	齐然	2010-04-01 14:30		
	130T41-*2	免疫组化	Ki67	1	齐然	2010-04-01 14:30		
	130T41-*2	免疫组化	CD68	1	齐然	2010-04-01 14:30		
130T56	130T56-C	免疫组化	CK7	1	齐然	2010-04-01 16:24		
	130T56-C	免疫组化	CK20	1	齐然	2010-04-01 16:24		
130T65	130T65-A	免疫组化	CK	1	霍力方	2010-04-01 14:54		
	130T65-A	免疫组化	CK7	1	霍力方	2010-04-01 14:54		
	130T65-A	免疫组化	CK20	1	霍力方	2010-04-01 14:54		
	130T65-A	免疫组化	Ki-67	1	霍力方	2010-04-01 14:54		
	130T65-A	免疫组化	P53	1	霍力方	2010-04-01 14:54		
	130T65-A	免疫组化	CgA	1	霍力方	2010-04-01 14:54		
	130T65-A	免疫组化	Syn	1	霍力方	2010-04-01 14:54		

图30-3-10　医嘱切片工作表

技术室或免疫组化室对内部医嘱的处理情况，会实时反馈病理医师的报告站点，医师能够清楚地了解到是谁、在什么时候完成了自己发的内部医嘱要求，从而完成整个内部医嘱信息传递的循环。

六、档案及借还片管理

医师阅片工作完成后，蜡块、切片、申请单或底单都要进行归档入库，这个过程也可以通过病理系统来进行统一管理。档案室人员将蜡块切片按序放入柜子后，按照记录将入库位置录入病理系统，方便以后的查找。患者借片也通过病理系统进行登记，并打印出借片凭证。还片时要求带回外院意见并录入病理系统，方便以后病理医师进行对照。

今后的病理档案管理工作的发展方向，会逐步突出高值档案和低值档案的差别。即有价值的肿瘤标本，按照系统分门别类，长期保存，方便医师们查找和学习；而大量的良性病变（如炎症等），在单独保存到规范要求的一定年限（如15年）后，即可进行处理并腾空位置。

七、病理技术流程管理系统在病理科的应用

病理信息管理可以通过计算机网络系统将病理设备相连接。从接收样本直到样本归档，都可以通过网络系统自动在技术流程和病理诊断流程中将各类设备进行互联互通，通过网络将记录各个环节各种信息，自动传输、自动书写、自动存储，并可自动识别技术流程与诊断流程中需要读取或产生的编号及信息，对流程中设备进行有效管理。避免手工书写产生的错误，以提供便捷高效的管理（图30-3-11）。

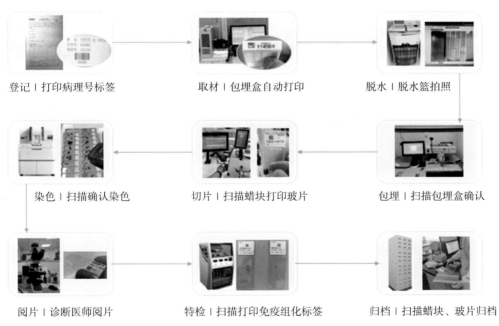

登记 | 打印病理号标签　　取材 | 包埋盒自动打印　　脱水 | 脱水篮拍照

染色 | 扫描确认染色　　切片 | 扫描蜡块打印玻片　　包埋 | 扫描包埋盒确认

阅片 | 诊断医师阅片　　特检 | 扫描打印免疫组化标签　　归档 | 扫描蜡块、玻片归档

图30-3-11　病理技术流程管理系统在病理科的应用

下面就以朗珈病理技术流程管理系统为例（图30-3-12）进行详细描述。

登录病理技术流程管理系统时，可采用输入用户名和密码的方式，也可以通过扫描医师或技师工牌二维码直接登录。

取材环节，通过病理网络系统传输数据给包埋盒书写仪，由包埋盒书写仪自动在包埋盒上打印包含患者基本信息、病理号和取材医师、记录技师的工号等个人信息，然后进行组织处理。取材完成后通过扫描包埋盒二维码进行取材核对和确认。

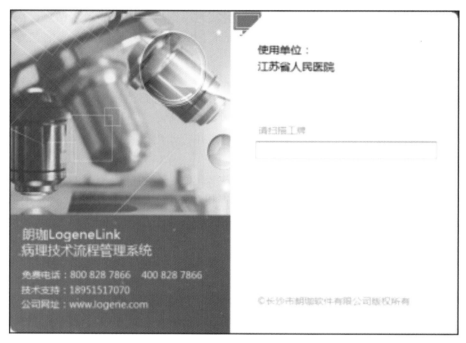

图30-3-12　朗珈病理技术流程管理系统

　　包埋环节，技师可在单个包埋工位上扫描包埋盒上的二维码标识进行包埋核对，系统自动对当前包埋人员和包埋时间进行确认，并展示当前病理号相关包埋盒的包埋进度。扫描有特别说明的包埋盒二维码时，系统会自动进行语音播报，提醒技师注意组织名称或材块数等特征信息。如果有必要，技师还能通过语音控制进行取材质量的评价工作（图30-3-13）。

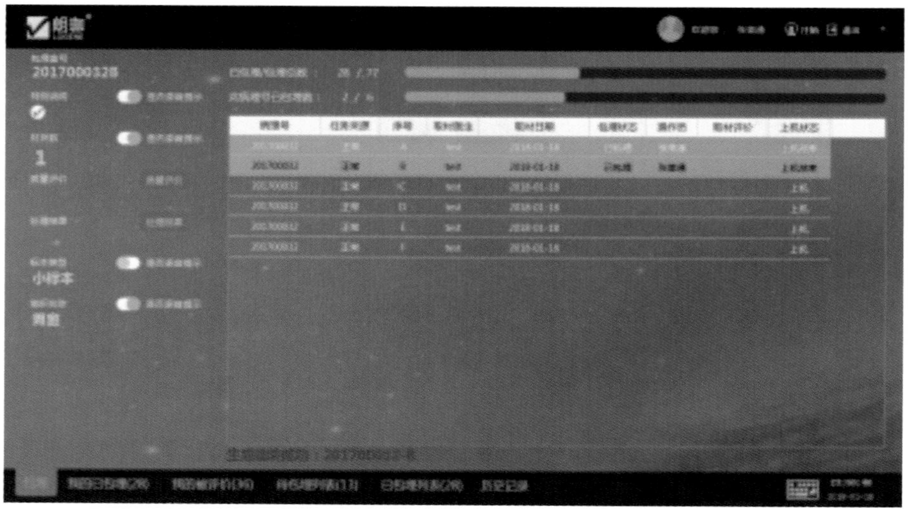

图30-3-13　包埋工位工作站软件界面

　　切片环节，技师可在切片工位上扫描包埋盒上的二维码标识，对当前包埋盒信息进行核对，系统直接通过玻片打号机打印出带二维码标签的玻片，此玻片二维码标签与当前包埋盒"一一对应"，完全消除了写错或捞错的风险。扫描有特别说明的包埋盒二维码时，系统可自动进行语音播报，提醒技师注意组织名称或材块数等特征信息。如果有必要，技师还能通过语音控制进行取材质量的评价工作。同时系统自动对当前切片人员和切片时间进行记录，可以提供切片技师工作量和切片间隔时间等统计结果（图30-3-14）。

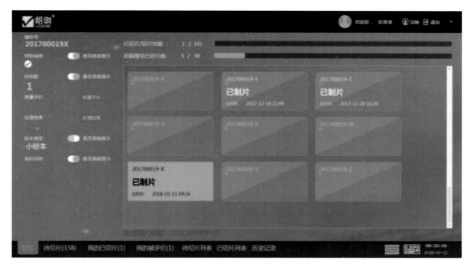

图30-3-14　切片工位工作站软件界面

针对特检医嘱，通过特检工位工作站实现玻片打号机自动将所需要的项目如特染、免疫组化、分子病理名称打印在玻片上，同时所有流程的信息都可以自动记录在病理管理系统内。蜡块或玻片在流转或归档时，通过样本流转工作站扫描交接或归档，病理技术流程管理系统可以显示切片蜡块有无归档、存放的位置以及有无外借，什么时间、什么人外借等信息，提供档案工作的科学化管理。

第四节　病理信息系统在病理科质控管理中的应用

质量控制工作是病理科管理工作的重要组成部分，因此，病理信息管理系统给予病理质控管理功能提供相应的辅助工具。在病理质控管理体系中，"人"是最重要的因素，计算机技术是无法完全取代人的工作的。不过计算机技术也有自己独特的优势，可以在流程监控、自动提示、报表管理、统计查询等方面提供更好的管理模式。

病理质控工作可以分为技术质控和诊断质控两个方面。

一、病理技术质控

病理技术质控主要是对病理技术制片过程进行整体控制，并对制片质量进行考评。

病理信息管理系统能够对登记、取材、包埋、切片、特殊染色、免疫组化染色以及蜡块、切片归档及切片借阅等技术流程进行全程管理。在各个环节能够准确记录技术人员的操作过程，并能提供多种报表供各个环节之间进行交接使用。如每日取材后，可打印取材工作单作为取材医师和技师之间进行取材组织（包埋盒）交接的单据，制片过程中可以打印各种切片工作表或染色工作表作为制片时的对照确认，并可作为将玻片交给病理医师时的交接单据。

病理制片的"优片率"是评价技术组制片质量的重要指标，但绝大多数病理科目前所做的优片率统计都是比较粗放和相对的。病理管理系统能够给病理医师提供每个病例的全部切片列表，由医师来进行切片质量评价，最后可以进行技术组切片质量统计，这样可以提供精确的"优片率"统计，并提示制片质量波动情况，从而为病理科技术质控提供精确的管理工具。病理科亦可查看所有非甲切片的明细，从而有针对性地加以注意和改善制片质量。

二、病理诊断质控

病理诊断质控工作主要是围绕病理报告工作来进行，比如控制病理报告的发放时间；提高病理诊断的准确率、减少漏诊误诊等情况的发生；提高冷冻切片快速诊断的符合率等。

病理信息管理系统能够按照预设的报告发放时限（如小标本3天、大标本5天），自动为病理医师提示即将到期或已经到期而未发的报告列表，提醒病理医师尽快处理，从而减少非正常原因延误或遗漏报告的情况发生，减少临床医师和患者家属的质疑。

病理诊断是病理医师的主要工作，这部分工作是计算机所无法取代的。但病理信息管理系统可以提供评价和统计工具，比如定向复片和复片评价体系，就可以真实记录各级医师诊断及复片结果，更提供结果评价与评价统计功能，这对于强化医师诊断交流、量化各级医师诊断能力、合理促进梯队建设等病理诊断质控内容提供了有力工具。

病理信息管理系统提供的格式化的取材描述和病理诊断模板，是加强病理诊断标准化的工具。针对不同类型的肿瘤疾病，系统提供套装的标准报告模版，医师通过点选就能快速输出标准要求的肿瘤疾病结构化报告。诊断标准化使得病理诊断的查询、统计和分类能够更加精确，从而对病理诊断、交流、科研及教学都能产生积极的影响。病理管理系统应能提供各种诊断对照功能，包括"冷冻－常规""小标本－大标本""细胞学－常规"等的诊断对照工具，并能提供"术中快速诊断与石蜡诊断符合率"（图30-4-1）、"术中快速病理诊断及时率""HE染色切片优良率""免疫组化染色切片优良率"等国家卫生健康委明确要求的统计功能。

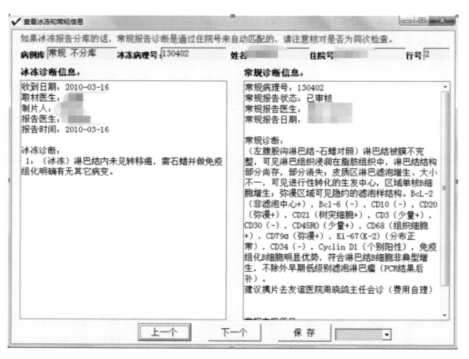

图30-4-1　冰冻常规诊断对照

第五节　区域病理信息平台简介

国家卫生健康委发布了《病理诊断中心基本标准和管理规范（试行）》的通知（国卫医发〔2016〕

65号），以文件形式明确：设置病理诊断中心等医疗机构对于实现区域医疗资源共享，提升基层医疗机构服务能力，推进分级诊疗具有重要作用。其中对"信息化设备"的要求为：具备信息报送和传输功能的网络计算机等设备以及标本管理和报告管理、数字切片管理、质控、浏览及远程会诊等信息系统。

区域病理中心的整体信息化建设，由基于标本送检模式的"区域病理"和基于数字切片模式的"远程病理"两个部分组成。由区域病理系统提供覆盖区域多个送检机构并连接区域病理中心的信息服务，另由远程病理系统提供数字切片扫描、上传及远程病理会诊服务。各部分之间通过定制接口实现数据交换，形成病理诊断能力逐级下沉的信息化支持体系（图30-5-1）。

下面以朗珈为例介绍区域病理信息平台解决方法。朗珈区域病理云平台系统适用于以标本送检模式运营的病理诊断分中心及中心建设的区域病理信息系统，也适用于以病理数字切片扫描模式为基础的多院区病理科协同阅片管理平台，打造将病理诊断中心与区域内各送检机构或分院紧密结合的区域病理信息系统（图30-5-2）。

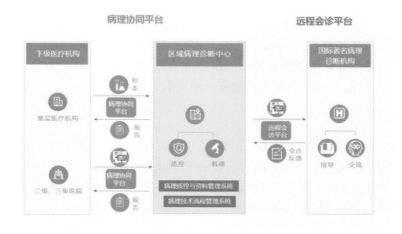

图30-5-1　区域病理信息平台示意

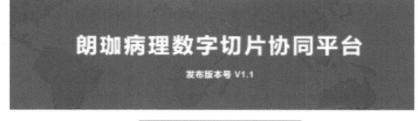

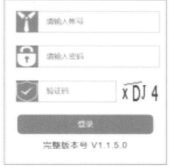

图30-5-2　朗珈区域病理云平台登录界面

通过建设朗珈区域病理云平台，可对病理检查的申请单和标本信息、数字切片信息、病理诊断报告结果及财务收费信息，进行科学合理的信息存储、流转和查阅。在集中区域内核心病理诊断力量的同时，解决了各送检机构无病理科或病理诊断力量不足的问题，可以实现病理诊断力量下沉，为各区域内各医疗机构患者提供更优质便捷的医疗诊断服务，从而能够提升区域内各医疗机构的医疗质量，有力推动医疗区域信息化的建设，从而最终达到提升区域诊断质量和服务水平的目的。

第六节　病理系统与全院系统的互联

在医院信息化建设日益受到重视的大环境下，病理信息管理系统作为医院的专业信息系统之一，应该努力融入医院整体信息化管理并成为各种诊疗活动的核心。一方面利用医院的信息化建设成果来降低病理科的工作强度和风险，另一方面也能将病理科的信息分享给全院，在分享和交流中体现出"诊断金标准"的价值。

目前大部分医院的医院综合信息平台以HIS和电子病历系统为主，部分信息化程度较高的医院建设了医院信息集成平台，从而为各种信息系统提供了统一标准的数据交换和工作流协同的平台。另外，也有部分医院建设了医院数字认证和电子签名（CA）系统，以病理报告的电子签名取代了手工签名的方式，并在此基础上实现了病理报告的自助打印功能。因此，病理系统与全院系统的互联主要通过定制的HIS/电子病历/集成平台/CA系统接口来完成。

一、互联需求

临床医师（HIS系统用户）能在医师工作站上开具病理检查电子申请单，病理信息系统能够接收电子申请单信息。在实现电子申请单之前，病理系统能够从HIS/集成平台中提取患者的基本信息，解决病理科常见的因手写申请单识别不清导致的患者信息不准确的问题。病理信息系统将病例状态和审核过后的病理诊断信息发送到HIS系统/集成平台，让临床医师可以查阅该病例的处理状态、病理诊断结果或病理图像。医院信息集成平台的360度全景视图或电子病历系统的浏览端能够提供给病理医师全方位的临床信息，可为病理医师的诊断工作带来帮助。

二、流程设计

1. 电子申请单　临床医师在医师工作站上开具病理检查电子申请单，项目填写齐全后打印出条码标签，贴在标本容器上，送到病理科后，病理科在登记工作站上扫描标签，调出电子申请单内容，将相关信息存入病理系统，进入病理系统处理流程。

2. 手工申请单　临床医师开出手工申请单，与标本一起送至病理科后，病理科在登记工作站上输入住院号（门诊患者输入门诊号或流水号），然后从HIS系统中提取该患者的基本信息到病理系统中，进入病理系统处理流程。

3. 查阅病理诊断结果　病理医师将病理报告内容审核后，以某种方式将诊断信息发送到HIS系统，HIS系统可以组织这些信息，以类似病理报告的方式显示给临床医师查阅。在诊断结果出来之前，可发送相应的病例状态（如已登记、已取材、已制片、已写报告、报告延期及其原因等）到HIS系统，让临床医师了解该病例在病理科所处的工作环节。如果病理报告因故延期，则反馈给临床该报告延期的原因，包括免疫组化、重切深切、补取、会诊、问病史等，从而加强病理医师与临床医师的交流，并减少不必要的工作干扰。

4. 通过在病理系统中调阅医院信息集成平台的360度全景视图浏览端或电子病历系统的浏览端，能够将患者的住院病案首页、影像学检查、实验室检查、出入院情况、医嘱以及随访情况等信息及时提供给病理医师查看，可为病理医师的诊断工作带来帮助。

三、实现方式

病理信息系统与医院系统的互联，需要病理公司与HIS/医院信息集成平台公司共同配合来完成定制工作。常用的接口技术包括数据库视图、中间表、存储过程、DLL动态链接库、专用浏览程序、XML传输、WebService、HL7等。目前医学信息学的发展，已经让不同系统之间的互联消除了技术门槛。

计算机技术的发展正在不断推动医学信息化的建设步伐。作为病理医师和病理技术工作者，适度了解一些计算机技术在病理工作中的应用，对于开阔管理思路、提升工作效率也会有一定帮助。病理科应该与时俱进，不断引进先进的技术能力，打造更具有效率的全新管理平台，共同融入到医学信息化的大潮中。

第七节　人工智能在病理科的应用

随着近些年AI概念的普及和快速发展，AI在医疗行业的应用层出不穷，已覆盖电子病历、放射影像、超声影像等多个领域，并逐步出现专门针对病理科的AI应用。

AI在病理科的应用主要分为语音智能和影像智能两个方向。

语音智能是指通过语音实现人机交互。语音智能程序通常具有独创的语音增强技术，能有效过滤环境噪声干扰，可极大提高语音识别在复杂环境下的准确率。同时具有自学习自优化的专科语音模型训练，能有效提高科室专有名词的识别效果。语音智能包含语音识别、语义识别、语音合成、声纹控制等功能方向，在病理科的应用主要包括取材内容录入、取材模板调出、诊断内容录入、结构化报告质控、特殊备注语音提醒、技术制片环节语音评价等，可较好适应病理科快速录入及技术质控等方面的要求。

影像智能是指通过AI程序识别及分析医疗影像，为医师提供辅助诊断意见，因此，也称为基于影像分析的计算机辅助诊断（CAD）。影像智能从训练模式看分为两类，传统的影像智能以人工特征工程学为基础，依赖于预定义特征，即需要使用专家定义的人工特征作为机器学习模型的输入，计算机程序将这些人工特征进行量化定义，通过训练模型，以临床决策的方式对影像表现进行分类。这类方法的局限是虽然这些特征是有意义的，但它们依赖于专家定义，存在人为经验限制，因此，不一定是当前辨别任务的最佳特征量化方法。另一类方法即深度学习算法，计算机程序自动从影像数据中学习特征表示，无需人类专家干预或可以极大减少对人为预处理的需求。这种数据驱动方法允许更抽象的特征定义，可以自动量化人体组织的表型特征，自动分割和识别图像参数，根据其他因素权衡这些参数的重要性综合得出临床决策，使其更具信息性和可推广性。

由于成像设备的差异，放射、超声等学科较早实现了医学影像数字化，而病理科直到全数字切片扫描仪普及后，针对病理全数字切片图像的定量分析算法才开始真正焕发生机。影像智能在病理科的应用，目前主要体现在全数字切片图像的分析和诊断上。病理学中的大多数AI和机器学习软件都致力于创建高分辨率数字化组织样本的图像库和数据库，使病理学家能够将他们的图像诊断工作流程数字化。所有数字病理软件的共同之处在于能够将组织样本切片扫描到系统中，在系统中可直接浏览这些全数字切片图像，并能进行测量、诊断或注释，再使用软件的深度学习功能，可以识别所收集图像之间的关联，用于创建不断变化的自适应算法辅助病理诊断。目前，这类应用主要集中在少数亚专科癌症（如乳腺癌）诊断上。

尽管AI在医疗领域获得了长足发展，但在病理科的应用才算是刚刚起步，相关成果距离实际应用还有一定距离。业界需要继续投入更多样本数据，对AI模型进行大规模验证，同时进行更多的专业标注以改善模型，在保证敏感性的前提下使其特异性不断提升，才能真正实现计算机辅助诊断的初衷。今后的发展甚至还需适应不同的试剂耗材与制片水平，自动适应和改善不同制片质量的切片生成的影像质量，从而更好地帮助病理医师进行大规模阅片诊断，提高整个病理科的工作效率。

第三十一章　病理实验室的设置、设备及常用试剂介绍

第一节　病理实验室的设置、设备

一、病理技术室

房间要宽大、明亮，具有良好的送风、排风设备。有冷热自来水设施。下水道通畅，最好能直达污水池，防止有毒、有害试剂和液体污染。洗涤池平底、宽大，应设置边台或中央台。台面结实、稳固、耐腐蚀、易清洁，可承载切片机等体积较大的仪器设备，保证仪器平稳，使用安全方便。台面较宽，台上有分层试剂架。

房间墙面各有足够的两相或三相电源插座。技术室设有包埋、染色封固排毒柜及可调节温度的送排风设施，设有空调，以保证房间温度适宜（图31-1-1、图31-1-2）。

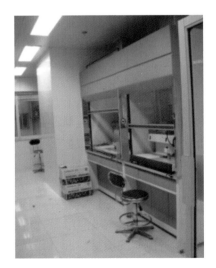

图31-1-1　全自动包埋机排毒柜（TDT）

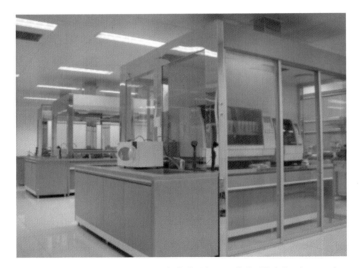

图31-1-2　全自动组织切片染色封固一体机排毒柜（TDT）

二、取材工作室

病理科取材及标本保存是病理科重要的工作场所。病理标本需要用10%中性缓冲福尔马林液固定，此固定液具有强烈刺激性，因此，需要有良好的净化处理及排风设备与取材工作站、安全型标本排毒柜等配套设施，要求空气流通，及时迅速排除组织异味及甲醛气体，有效保护工作人员健康及室内外环境。

病理取材室主要污染物为细菌、病毒及甲醛等有机溶剂的挥发物。甲醛、二甲苯是具有刺激性的有毒有害气体，不可直接排放。若直接排放，会对周边环境造成不良影响，所以必须处理后方可排放。

由于病理取材室设备的使用功能、结构形式、排风接口、有毒有害气体浓度及比重等对无害化处理及排风均有不同的技术要求，所以要求专业的排风及无害化处理系统制造商根据病理科的实际要求设计制定，具有以下要求。①符合生物实验室建设标准并适合现场条件，满足病理取材设备及病理取材室的工艺特点以及排风量和风压要求。②即时排除室内污染物及甲醛气味，保持室内空气流通。③排风设备为微负压（-5Pa），以防污染物产生的气溶胶及化学溶液（甲醛等）挥发的气味向实验室外扩散；通过调节控制风量，维持室内恒定负压。④室内气流为排风汇聚型，室内气流应汇聚到病理取材及标本储存排毒设备，以有效防止污染物的扩散，保证操作人员安全。⑤在排毒设备上方设置集风罩，集风罩与排风管道联接，设电动阀门，可随时启停。当不用时，可关闭排风，减少设备负荷，达到节能减排的目的。⑥同时满足生物安全（交叉污染）及节能要求。⑦对取材及标本储存设备排放气体进行无害化处理。

现代化病理科宜采用排风智能化控制系统：在技术控制室或取材室设智能控制系统监控计算机，通过网络通信汇集系统将所有取材台和排风控制系统的信息监控在主机上，可远程控制。

1. 多功能取材台　配有照明、照相、显示器、排风、紫外线消毒设备。台面易于清洗；要有鹅头管，手持喷头等设置；下水管道要配置粉碎机（图31-1-3、图31-1-4）。

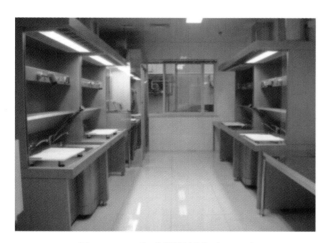

图31-1-3　多功能取材台（TDT）

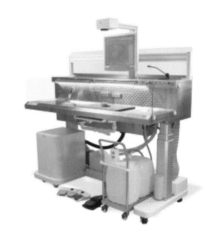

图31-1-4　P9-eGROSS外科样本取材工作站

（1）取材台功能：通过取材台面板控制系统，可控制取材台排风、照明灯、射灯、粉碎机、风幕（送新风）紫外线灯等。手动或自动调节本机的排风量，监测排风的压力和风速，监测排风系统和其他设备的工作状态。

（2）排风系统的控制：智能控制系统自动稳定排风总管的压力，监测排风风速；当主风机故障时自动切换到备用风机。

（3）系统工况切换：通过排风控制柜的手动、自动转换开关实现手动、自动运行方式切换。自动时可自动稳定风压，手动时可直接设定排风量。可根据实际需要设定，多功能台排风机可按自动切换运行方式。

（4）系统参数设定：系统各种参数的设定可在就地触摸屏面板上，也可在远程监控主机上完成。

（5）数据查询：可查询实时数据、历史数据，并以表格或直观的趋势图形式表现出来。

（6）图形软件功能：实时动态监控各种环境参数，软件有历史数据记录、报表生成和打印、多级密码管理、多媒体声光报警功能。

（7）远程报警及查询功能：有手机短信报警（显示详细报警信息）及实时数据状态查询功能，可接因特网实现网络化设备管理。

（8）设置：10%中性缓冲福尔马林固定液自动抽滤系统。

2．标本存放储存柜　要备有存档一个月量标本量的储存柜，具有通风、排风设施，易清洗（图31-1-5）。

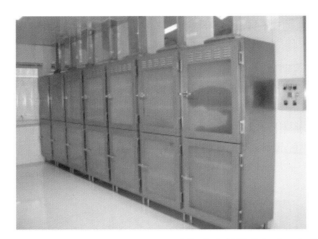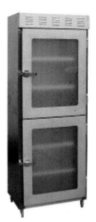

图31-1-5　大标本存储排毒柜（TDT）

3．记录台　配有电脑及网络系统、文件分层架。

三、标本接收、登记、录入室

配有工作桌，配置电脑网络扫描查询系统；存放标本柜等。

四、冰冻室

配有取材台、照明灯、射灯、照相、紫外线、通风设施、电脑网络扫描查询系统等。

五、细胞室

设工作台，上、下水齐全；试剂柜，存放试剂及用具。

六、组织化学（特殊染色）室、免疫组化室、分子生物学室、PCR室等

各实验室均设置实验台、工作台，上、下水齐全，电源配置合理，设置通风柜、试剂柜（图31-1-6）。特殊用途房间应按特殊要求配置（如PCR室）。

七、资料管理室

详见"第三十三章现代病理科管理制度"。

八、病理实验室常用仪器设备及常用耗材

1．切片机　轮转式切片机、滑动（平推）式切片机、震动式切片机、冷冻切片机、半导体冷冻

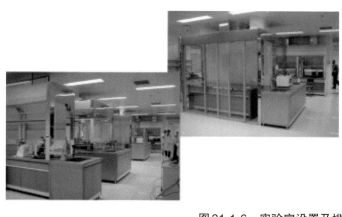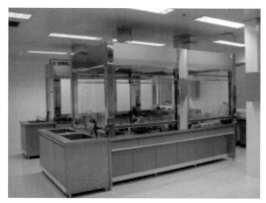

图31-1-6　实验室设置及排风柜（TDT）

切片机、火棉胶切片机、骨（硬）组织切片机、大组织切片机。

2. 磨刀机　全自动磨刀机、半自动磨刀机。

3. 脱水机　半自动脱水机、全密闭程控式全自动组织脱水机、微波快速全自动组织处理仪、快速脱水机。

4. 包埋机　半自动组织包埋机、全自动组织包埋机。

5. 全自动组织切片染色机。

6. 全自动组织切片封固机。

7. 全自动染色封固一体机。

8. 全自动免役组化染色机。

9. 全自动薄层细胞涂片机。

10. 病理标本脱水盒书写仪、脱水盒激光打号机。

11. 标签打印机、玻片书写仪、玻片激光打好机。

12. 数字化扫描系统、宫颈液基细胞学TBS分类人工智能辅助诊断系统。

13. 显微镜、相差显微镜、照相显微镜、多头显微镜。

14. 冰箱及低温冰箱。

15. 捞片机。

16. 烤片机。

17. 雾化器。

18. 磁力加热搅拌器。

19. 微波炉。

20. 可调式冷台。

21. 烤片箱。

22. 离心机。

23. 电脑及电脑打印机。

24. 药物天平　最大称量500g，最小称量1/10g。分析天平1/10 000g称量。

25. 切片刀及一次性刀片。

26. 高压锅。

27. 定时器。

28. 数码照相机。

29. 各式加样器。

30．酸度计。

31．真空干燥箱。

32．各种规格的玻璃量筒、量杯。

33．漏斗（玻璃、搪瓷）及分液漏斗。

34．各种容量的广口瓶、三角烧瓶、烧杯。

35．立式及卧式染色缸。

36．乙醇比重计。

37．酒精灯、酒精喷灯。

38．载玻片　玻片厚为72mm×24mm×（0.8～1.0）mm为宜，免洗。

39．盖玻片　24mm×24mm，24mm×32mm，24mm×50mm，免洗。

40．染色架　30片/15片。

41．包埋镊，牙科镊，无齿镊。

42．各种型号试管及试管架。

43．记号笔、毛笔、铅笔、镊子、刀子、剪子、刷子。

44．五金工具　老虎钳、电笔、大、中、小螺丝刀等。

45．各种型号的定性滤纸。

第二节　常用染料及常用试剂

一、常用染料

1．苦味酸（picric acid）　①染胞质，用于复染剂。②与酸性品红或丽春红可用于Van Gieson胶原纤维染色。

2．坚牢黄或不褪黄（fast yellow）　用于骨切片染色。

3．橘黄G（orange G）　①染胞质。②在植物组织上用于核染。③为胞质染色剂，与甲紫、番红用于复染。④与苯胺蓝及酸性品红用于胞质及红细胞染色（Mallory结缔组织染色剂）。

4．苏丹Ⅲ（Sudan Ⅲ）　①染脂肪。②植物学中用于木栓及角皮组织的鉴别。

5．油红O（oil red O）　①可代替苏丹染料做脂肪染色。②与吡啶或与75%乙醇做脂肪染色。

6．俾士麦棕Y（Bismaarck broun Y）　①胞质染色剂。②用于活体染色及整块染色。

7．刚果红（Congo red）　①苏木精的衬染。②神经轴索和弹力纤维染色（Mastuura）。③胚胎切片染色（Schaffer）。④淀粉状染色。

8．锥蓝（trypan blue）　即台盼蓝。用于活体染色。

9．硫堇（thionin）　①普通核染色剂，组织学中为染色质染色。②新鲜冷冻切片染色。③染淀粉（蓝色）、肥大细胞（染红色）。④与甲基绿及波尔多红合用于脾、肝及睾丸染色（Graberg）。⑤与橘黄G复染（细菌及真菌染色）。⑥尼氏小体终点染色（神经细胞），骨切片染色（Schmorl）。

10．次甲基蓝（methylene blue）　又称亚甲蓝。①核染色剂，细菌、生物学染色。②神经活体染色。③与伊红做血液染色。

11．次甲紫（methylene violet）　用于钙沉积，与茜素红S作复染。

12．中性红（neutral red）　①用胚胎组织以其与詹纳斯绿做复染。②染胞核，尤其是血细胞及尼氏小体活体染色。③与浅绿作组织中寄生虫生物染色（Twort）。④组织化学试验（检查脂肪水解作用）。

13．黄色浅绿-SF（light gree SF,yellowish）　①染原浆，与苏木精做复染。②与番红合用染精子。

③与中性红用于染组织中的寄生物（Twort）。

14. 碱性品红（basic fuchsin）　①核染色剂，可用各种绿、蓝染料作复染。②用于嗜品红颗粒及中枢神经系统的核质染色。③弹性组织染色。④组织化学试剂（鉴别核酸及多糖体）-Feulgen染色剂。

15. 酸性品红（acid fuchsin）　①染原浆。②与苦味酸合用于Van Gieson染色，与苯胺蓝及橘黄G用于Mallory结缔组织染色。③与孔雀绿及马提渥黄合用于癌组织染色（Pianese染色剂）。④菌丝体染色。

16. 甲紫（methyl violet）又称龙胆紫（gentian violet）　①核染色剂。②与番红合用于核染色。③新鲜组织神经胶质染色或淀粉染色。④与橘黄G合用于胰脏（岛）染色（Bensley中性甲紫）。

17. 焦油紫（crysyl violet）　①染黏液，肥大细胞颗粒成红紫色。②神经尼氏小体染成紫蓝色，但易褪色。

18. 结晶紫（crystal violet）　①组织中用于细菌染色。②与茜素红合用于线粒体颗粒染色（Benda染色剂）。③用于纤维素及神经胶质、类淀粉染色。

19. 茜素红S（alizarin red S）　①与结晶紫合用于染色质染色。②神经组织活体染色。③胚胎及小动物骨骼整块染色（Dawson）。

20. 甲基绿及乙基绿（methyl green，methyl green）　①核染色剂。②与弱醋酸溶液合用于新鲜染色质染色。③在用酸性品红和苦味酸后，用于复染。④与酸性品红及橘黄G合用于切片及血液中核的染色（Ehrlich-Bionidi-Heidenhein）。⑤与派洛宁合用于淋病球菌及肥细胞染色（Pappenheim Saathof染色剂）。

21. 甲蓝（methyl blue）　①与伊红合用于神经细胞染色（Mann）。②与苦味酸合用作组织染色剂，随后用番红染色。

22. 水溶性苯胺蓝（anilin blue，WS）　①用于胞质染色剂，对神经组织及软骨较好。②与酸性品红、橘黄G合用于（Mallory）结缔组织染色。

23. 伊红Y（eosin Y）　①胞质染色有较好效果。②菌藻类染色。③与甲蓝合染（Mann）。④在用甲绿之前，用于胞质染色（List）。

24. 地衣红（orcein）　①醇溶液用于弹力纤维染色。②用于乙型肝炎表面抗原（HbsAg）染色。

25. 苏木精及氧化苏木精　①用于检查铜与铁的化学试剂。②用于神经组织染色。③用于精子和线粒体染色（Benda、Bensley）。④与磷钼酸共用，做中枢神经组织染色（Mallory）。⑤与磷钨酸共用，最常用于肿瘤组织纤维染色。⑥双重染色（Van Gieson）等。

26. 丽春红-2R（ponceau 2R）　①用于Masson三色组织染剂中。②与苦味酸混合可用于胶原纤维染色。

27. 派洛宁-B（Pyronin B）　①与甲绿合用于细菌、肥大细胞及其他嗜酸性物质染色。②线粒体染色（Monne）。③与那塞因、甲绿或亚甲蓝合用于血液等染色（Ehrlich）。④细菌染色。

28. 亮绿（brilliant green）用于Masson复染。

29. 维多利亚蓝-R或B（Victoria blue R or B）　①用于血液做螺旋体染色。②酵母菌活体染色。③睾丸中精子染色、神经组织染色。

30. 藏红花（saffron）用于Masson三色染色。

31. 茜素（alizarin）用于原生动物作活体染色。

32. 天狼红（sirius red）与苦味酸混合用于胶原纤维染色。

33. 阿尔辛蓝（Alcian blue）用于黏液染色。

34. 联苯胺（benzidine）用于过氧化酶染色。

35. 姬姆萨（Giemsa）用于血涂片染色。

36. 氯化金（cold choride）用于银染色的对比用。

37. 明胶（jelly）用于核仁组成区嗜银蛋白的混合剂；用于包埋组织和封固剂。

38. 六次甲基四胺（methenamine）用于肾小球基底膜染色和其他嗜银染色方法。

39. 核固红（nuclear fast red）用于细胞核复染。

40. 草酸（oxalic acid）用于网状纤维、乙型肝炎表面抗原染色中的漂白。

41. 过碘酸（periodic acid）用于糖类的媒染剂。

42. 磷钨酸（phosphotungstic acid）用于横纹肌媒染用。

43. 磷钼酸（pholybdic acid）用于肌纤维染色用。

44. 间苯二酚（res in）用于弹力纤维混合液用。

45. 钾明矾（硫酸铝钾，potassium alum）与苏木精等混合用于媒染剂。

46. 重铬酸钾（potassium dichromate）用于Mallory三色法中的媒染剂。

47. 亚铁氰化钾用于含铁成分的Perl反应。

48. 高锰酸钾（potassium permanganate）用于纤维成分和病毒的媒染剂。

49. 硝酸银（silver nitrate）纤维成分、嗜银颗粒、神经组织纤维等染色。

50. 焦（偏、重）亚硫酸钠（sodium meta-bisulfite）用于糖类的希夫试剂配制和其他染色用。

51. 硼砂、四硼酸钠（sodium tetraborate）用于肾小球基底膜及其他染色方法。

52. 白里酚、麝香草酚（thymol）放入少许染色剂中为防腐用。

53. 三氯醋酸（trichloracetic acid）用于胆色素染色。

54. 硫酸铁铵（ferric ammonium sulfate）媒染剂，单用或与试剂混合用。

二、常用试剂

甲醛、乙醇、二甲苯、丙酮、冰醋酸、磷钨酸、磷钼酸、磷酸氢二钠、磷酸二氢钠、甘油、过碘酸、氯化金、重铬酸钾、中性树胶、硝酸、盐酸、硫酸、乙醚、硼酸、硝酸钴、醋酸钴、氯化钙、氯化钡、石炭酸、碳酸钙、草酸、三氯化铁、苦味酸、升汞、异丙醇、异丁烯二酸、香柏油、鞣酸、火棉胶、三氯醋酸、氯仿、亚硒酸、丁香油、枸橼酸、硫酸铜、蚁酸、氟化铬、氯乙烷、焦性没食子酸、甘氨酸、明胶、水杨酸、过氧化氢、氢溴酸、对苯二酚、胆碱、碘、铁明矾、铵明矾、醋酸铅、钾明矾、碳酸锂、氢氧化铵、硫酸镁、溴化铵、甲醇、枸橼酸铵、俄立干油、草酸铵、高铁氰化钾、钼铵、低铁氰化钾、苯胺、氢氧化钾、联苯胺、碘化钾、硼砂、高锰酸钾、溴化钾、碘酸钠、石蜡、蜂蜡、吡啶、多聚甲醛、乙醛、间苯二酚、琥珀酸钠、硝酸银、巴比妥钠、醋酸钠、甘油磷酸钠、重碳酸钠、吐温、氢氧化钠、麝香草酚、氯化钠、蓝四氮盐、亚硫酸钠、枸橼酸钠、亚硫酸氢钠、次硫酸氢钠、硝酸铀、偏重亚硫酸钠、氯化锌、环保脱蜡液、环保透明液、环保清洗液、除蜡去污剂。

三、常用商品化试剂

1. 10%中性缓冲福尔马林固定液。

2. 苏木精染色液。

3. 苏木精染色分化液。

4. 苏木精染色返蓝液。

5. 伊红染色液。

6. 新型环保脱水试剂套装。

7. Masson三色染色液、Poolak染色液。

8. 弹力纤维染色液。

9. 网状纤维染色液。

10．淀粉染色液。

11．AB-PAS染色液。

12．奥新兰染色液。

13．黏液卡红染色液。

14．结核分枝杆菌染色液。

15．幽门螺杆菌染色液。

16．Van Gieson染色液。

17．巴氏细胞学染色液。

18．铁染色液。

19．PTAH染色液。

20．六胺银染色液。

21．PAS染色液。

22．刚果红染色液。

23．脂肪染色液。

24．吉姆萨（Giemsa）染色液。

第三节　常用免疫组化试剂介绍

从20世纪70年代以来，随着生物素标记技术的发明和完善，免疫组化技术开始应用于肿瘤的病理诊断。尤其近10年来，随着免疫组化技术的飞速发展和各种特异性抗体的出现，包括特异性兔单抗和重组蛋白抗体的问世以及抗原修复技术的不断完善，许多疑难肿瘤得到了明确诊断，对指导疾病的预后和临床靶向用药越来越发挥重要作用。众所周知，在日常外科肿瘤病理诊断中，有5%～10%的病例仅仅依靠HE染色难以做出明确的形态学诊断。但是，借助于免疫组化技术，使低分化或未分化肿瘤的鉴别诊断准确率可达50%～75%。免疫组化的临床应用主要包括以下几方面。①恶性肿瘤的诊断与鉴别诊断。②确定转移性恶性肿瘤的原发部位。③对某类肿瘤进行进一步的病理分型。④软组织肿瘤的明确组织学分类。⑤发现微小转移灶，有助于临床治疗方案的确定，包括手术范围的确定。⑥为临床提供治疗方案的选择以及筛选肿瘤靶向治疗的患者，为肿瘤个体化治疗提供诊断基础。为使广大病理工作者对常用免疫组化试剂有更全面的了解，特做如下介绍。

下面以按抗体名称的英文字母顺序介绍常用一抗。

AACT　克隆号：兔多克隆

AACT是一种可以中和糜蛋白酶等酶活性的蛋白酶，存在于大多数巨噬细胞、组织细胞、网状细胞和正常胃肠道上皮细胞中，肝细胞和星形胶质细胞也可阳性表达。但不存在于多形核白细胞。AACT是组织细胞和巨噬细胞的标志物。常与CD68和Lysozyme等联合应用，用于颗粒细胞瘤、非典型纤维黄色瘤、嗜酸性肉芽肿和恶性纤维组织细胞瘤等的诊断。

AAT　克隆号：兔多克隆

AAT是一种存在于正常人血清中的糖蛋白，具有抗蛋白溶解活性，主要由肝细胞合成分泌。可以标记胰腺与涎腺的腺泡细胞，组织细胞与网状组织细胞。常用于腺泡细胞癌、恶性纤维组织细胞瘤、非典型纤维黄色瘤的诊断。甲状腺乳头状癌中AAT常阳性表达，而正常甲状腺中阴性。遗传性AAT缺乏症中肝细胞内可见AAT堆积。

ACTH　克隆号：2F6

ACTH是垂体前叶细胞分泌的一种多肽激素。主要用于垂体肿瘤的功能性分类，原发性和转移性垂体肿瘤的鉴别诊断。异常的ACTH产物常与肺小细胞癌有关，故可用于检测部分神经内分泌肿瘤

（如嗜铬细胞瘤和类癌等）的激素细胞分布。

Actin　克隆号：HHF35

肌动蛋白是一种细胞骨架蛋白，具有收缩功能，分布广泛。此抗体可以识别骨骼肌、心肌和平滑肌来源的α肌动蛋白和平滑肌来源的γ肌动蛋白，与β肌动蛋白或非平滑肌来源的γ肌动蛋白不反应。克隆号HHF35是一种广谱的肌动蛋白，广泛标记骨骼肌、心肌、平滑肌和肌上皮细胞，用于肌原性肿瘤的研究。

AFP（Alpha-1-Fetoprotein）　克隆号：OTI5D2

肌动蛋白是一种细胞骨架蛋白，具有收缩功能，分布广泛。此抗体可以识别骨骼肌、心肌和平滑肌来源的α肌动蛋白和平滑肌来源的γ肌动蛋白，与β肌动蛋白或非平滑肌来源的γ肌动蛋白不反应。克隆号OTI5D2是一种广谱的肌动蛋白，广泛标记骨骼肌、心肌、平滑肌和肌上皮细胞，用于肌原性肿瘤的研究。

ALK　克隆号：OTI1H7

间变性淋巴瘤激酶（ALK）是一种新型的酪氨酸激酶受体蛋白。在发育中枢和外周神经系统，ALK通常以低水平表达。ALK可能通过多种机制发生基因重排或激活，在肺非小细胞肺癌、间变性大细胞淋巴瘤，炎症性肌纤维母细胞瘤等多种肿瘤中表达。不同基因突变方式可导致阳性信号分布不同，有些是细胞质阳性，有些是膜＋质阳性，有些是质＋核阳性，有些是胞质点状阳性，有些是核膜阳性。

ALK　克隆号：1A4

间变性淋巴瘤激酶（ALK）是一种新型的酪氨酸激酶受体蛋白。在发育中枢和外周神经系统，ALK通常以低水平表达。ALK可能通过多种机制发生基因重排或激活，在肺非小细胞肺癌、间变性大细胞淋巴瘤，炎症性肌纤维母细胞瘤等多种肿瘤中表达。ALK阳性NSCLC是肺癌的一个特定分子亚型，约占全部NSCLC的3%～7%。ALK抑制剂克唑替尼（crizotinib）能显著延长晚期ALK阳性NSCLC患者的无进展生存期。因此，ALK（1A4）可以作为ALK阳性NSCLC筛查用药的依据。

AMA　克隆号：MTC02

抗线粒体抗体（anti-mitochondria antibody，AMA）克隆MTC02仅识别人细胞线粒体中一种60kda的非糖基化蛋白成分。它与人类细胞，包括神经元和胚胎干细胞发生特异性反应。在线粒体脑肌病中病变部位血管平滑肌、内皮细胞和神经细胞内大量异常线粒体堆积，AMA表达增高，有助于线粒体脑肌病的诊断。同时该抗体也可用于测定肿瘤细胞的线粒体含量，对评估肿瘤的预后有一定作用。

AMACR/p504S　兔单抗，克隆号：13H4；鼠单抗，克隆号：UMAB215

P504s是一种α甲酰基辅酶A消旋酶，定位于线粒体和过氧化物酶体。存在于胰腺、肝、肾近曲小管上皮和涎腺中，在尿道旁腺为均一的中等水平表达。在前列腺腺癌和前列腺高级别上皮内瘤变中阳性表达。但在部分前列腺结节性增生、非典型腺瘤样增生也可表达，因此，常与PSA、34βE12. p63等抗体联合使用，用于前列腺癌的研究。同时，该抗体也表达于乳头状肾细胞癌和结直肠癌等多种肿瘤。

APC　克隆号：兔多克隆　鼠单克隆：OTI2B8

adenomatous Polyposis coli（APC）是一种抑癌基因，染色体定位于5q21-22，具有调节细胞增殖、迁移、粘着及染色体稳定等功能。其基因突变引起β-catenin在核内堆积，增强Wnt途径并异常激活下游基因，失去对细胞骨架的调节功能，导致细胞异常增生，从而引起家族腺瘤性息肉病（familial adenomatous polyposis，FAP）的发生。可用于FAP疾病的筛查。

AQP4　克隆号：兔多克隆

AQP4基因由4个外显子和3个内含子构成，位于染色体18q11.2与18q12.1之间的连接处。AQP4

在脑内含量最多且分布最广，主要分布于神经组织的支持细胞，如星形胶质细胞、神经胶质界膜、室管膜等部位，与水分子在脑细胞内的转运有关。其中毛细血管周围的星形胶质细胞的细胞膜是其最主要的表达区域，而在靠近神经毡的一侧则分布较少，这种极性分布的特点有利于水分子在胶质细胞、血液和脑脊液之间进行转运，对脑内水分子代谢平衡调节及脑脊液产生方面起着重要作用。此外，大量研究发现AQP4还参与了星形胶质细胞的诸多生理功能，包括钙信号传导、神经递质的调节、突触可塑性、神经再生等。因此，AQP4被认为与中枢神经系统癫痫、脑水肿、脑卒中、多发性硬化、视神经脊髓炎、创伤后脑损伤、帕金森病等密切相关。

AR　克隆号：EP120

AR是配体反应转录调控子超家族成员，在睾丸、前列腺、大汗腺细胞中染色阳性。AR在前列腺癌的发生中起重要作用，其阳性表达与前列腺癌组织的分化程度相关，高分化肿瘤中AR的表达高于低分化者。AR阳性的前列腺癌患者激素治疗效果好。乳腺大汗腺癌中AR阳性，但ER-、PR-。鼻咽血管纤维瘤可见AR阳性。大汗腺肿瘤和涎腺导管癌阳性。AR阳性的膀胱癌侵袭性更强。

Arginase-1　克隆号：EP261

精氨酸酶1（Arg-1）是一种新的肝细胞标志物，是肝脏尿素循环中的关键酶。丰富表达于正常肝细胞核浆中，其他正常组织不表达，对于不同分化程度的肝细胞癌均有较高的表达，分化越好阳性率越高，在分化差的肝癌中优于HepPar 1。在肝细胞癌诊断中，其敏感性高于AFP及HepPar 1，常与Glypican 3联合用于肝癌及转移癌的研究。

ARID1A　克隆号：EP303

ARID1A基因定位于染色体1p36.11，编码BAF250a蛋白，是染色质重塑体SWI/SNF的亚单位。表达于多种正常组织，是一种抑癌基因。ARID1A在部分肾细胞癌、胃癌、胰腺癌、乳腺癌、卵巢透明细胞癌和周围的子宫内膜异位性囊肿中表达缺失。ARID1A在子宫内膜标本中的表达缺失与子宫内膜癌的发生有关。ARID1A的缺失也是预后不良的指标。

ATRX　克隆号：兔多克隆

α-地中海贫血/智力缺陷综合征X染色体连锁基因（alpha thalassemia/mental retardation syndrome X-linked，ATRX）在弥漫型星形细胞瘤中表达缺失，而在毛细胞星形细胞瘤中未见表达缺失，对鉴别毛细胞和弥漫型星形细胞瘤具有参考价值。另ATRX突变联合IDH突变及1p/19q基因状态检测有助于高级别胶质瘤患者预后评估。

bax　克隆号：SP47

Bax是与Bcl-2同源的水溶性相关蛋白，是Bcl-2基因家族中细胞凋亡促进基因，Bax可以形成同源二聚体并且也能够与其他Bcl-2相关蛋白形成异源二聚体。Bax的过度表达可拮抗Bcl-2的保护效应而使细胞趋于凋亡。目前多与Bcl-2一起用于细胞凋亡的研究。

BCA-225　克隆号：Cu-18

BCA-225是分子量为220～225kDa的一种乳腺癌相关糖蛋白，但在其他癌中，如肺癌、肾癌、卵巢癌、子宫内膜癌和皮脂腺肿瘤也可见表达，而在结肠、胃、前列腺、肝、胰腺、甲状腺和腮腺等组织中不表达。

Bcl-2　兔单抗　克隆号：EP36，克隆号：OTIR1H2；鼠单抗　克隆号：bcl-2/100/D5

Bcl-2是分子量为25kDa的线粒体内膜蛋白。Bcl-2家族的蛋白质是细胞凋亡（程序性细胞死亡）的调节剂。Bcl-2、Bax和Bcl-X是这个家族中最知名的蛋白质。在成人生物体中，Bcl-2的表达通常限于快速分裂和分化的细胞。在淋巴细胞中，Bcl-2在T细胞、前B细胞和成熟B细胞中高表达，而在生发中心B细胞中下调。Bcl-2用于区分滤泡性淋巴瘤和反应性增生。由于Bcl-2在其他类型淋巴瘤中往往也能出现阳性，故Bcl-2不能用于淋巴瘤分型。此外，Bcl-2还阳性表达于多种软组织肿瘤，如孤立性纤维性肿瘤、滑膜肉瘤、上皮样平滑肌瘤等。可用于淋巴瘤和软组织肿瘤的研究。

Bcl-6　鼠单抗，克隆号：LN22；鼠单抗，克隆号：OTIR1D9

Bcl-6是一种原癌基因，编码96kDa的Kruppel型锌指蛋白，对淋巴滤泡生发中心B淋巴细胞的激活、分化和增殖有重要作用。Bcl-6主要表达于正常生发中心的B淋巴细胞及部分CD4$^+$的T细胞。在滤泡性淋巴瘤、部分大B细胞淋巴瘤、伯基特淋巴瘤、部分间变大细胞淋巴瘤、免疫抑制相关淋巴瘤、血管免疫母细胞T细胞淋巴瘤、霍奇金淋巴瘤中L&H细胞和部分经典型霍奇金淋巴瘤阳性。在鉴别滤泡性淋巴瘤和具有结节状结构的小细胞淋巴瘤（MCL和MZL）中有重要作用。

BCOR　克隆号：C-10

BCOR基因定位于Xp11.4，在正常早期胚胎发育中起重要作用。表达于多种肿瘤，如横纹肌肉瘤、骨化性纤维黏液性肿瘤亚型（缺乏S100表达）、中枢神经PNET、视网膜母细胞瘤、髓母细胞瘤、血液系统的恶性肿瘤、伴有BCOR基因异常或UWHAE-NUTM2融合的肾透明细胞肉瘤、伴ZC3H7B-BCOR基因融合的高级别子宫内膜间质肉瘤。临床常与CD10和CyclinD1联合用于伴ZC3H7B-BCOR基因融合的高级别子宫内膜间质肉瘤的诊断。

Ber-EP4　克隆号：Ber-EP4

该单克隆抗体识别上皮细胞黏附分子，除了表层鳞状上皮、肝细胞和壁细胞外，所有上皮细胞都表达Ber-EP4，在肾脏主要表达在肾远曲小管。在促结缔组织增生性小圆细胞肿瘤（DSRCT）中阳性。间皮瘤通常不表达，可与腺癌鉴别。

Bob.1　克隆号：UMAB219

Bob.1是生发中心和免疫球蛋白基因表达所需要的转录活化因子，其作为共激活因子与Oct-2一起发挥作用。一般与Oct-2联合应用。结节性淋巴细胞为主型的霍奇金淋巴瘤（NLPHL）中，L&H细胞呈Bob.1和Oct-2双阳，CHL中的H/RSC细胞呈Bob.1和Oct-2双阴或其中一个阳性。弥漫大B细胞淋巴瘤和滤泡性淋巴瘤常阳性。少数T细胞淋巴瘤Bob.1也阳性。

Brachyury　克隆号：EPR18113

Brachyury是包括血管母细胞在内的后侧中胚层分化必需的T框转录因子，对脊椎动物中胚层和脊索发育至关重要。Brachyury在脊索、沿脊柱发生的脊索瘤和中枢神经系统血管母细胞瘤中表达，是脊索瘤的良好标记。在软骨瘤细胞核特异性表达，能够鉴别软骨肉瘤、转移性癌和肌上皮癌。

BRAF V600E　克隆号：RM8

BRAF是丝氨酸/苏氨酸激酶，通过形成异源或同源二聚体活化参与细胞增殖。在神经组织、黑色素细胞以及睾丸和造血组织的细胞中均可见BRAF的高表达。BRAF突变多位于第600位密码子，原有缬氨酸被谷氨酸取代，通常标记为BRAF V600E，这一替换导致MERK/ERK通路激活，从而促进细胞增殖。BRAF突变在良性和恶性肿瘤是比较常见的。BRAF V600E突变被发现于黑色素瘤、甲状腺乳头状癌、多形性黄色星形细胞瘤、朗格汉斯细胞组织细胞增生症、卵巢交界性肿瘤、胶质瘤、结肠癌和毛细胞型星形细胞瘤。目前多用于肿瘤和靶向药物的研究。

BRCA1　克隆号：OTI5D10

BRCA1是BRCA1基因产物，该基因位于17q21，通过参与细胞内DNA修复、mRNA转录、细胞周期调节和蛋白质的合成而发挥抑癌作用。研究表明BRCA1基因突变与家族性乳腺癌和卵巢癌的关系明确，有40%～50%的遗传性乳腺癌是由BRCA1基因突变引起，主要用于乳腺癌和卵巢癌的研究。识别特定的BRCA1缺失在肿瘤早期筛查、诊断和预后判断有着重要意义。

BRCA2　克隆号：兔多克隆

乳腺癌易感基因BRCA2定位于13q13.1，主要负责修补受损的DNA。研究发现，BRCA1和BRCA2或其中的一种出现功能异常，乳腺和卵巢细胞中就会出现大量受损的DNA而无法修复，从而导致肿瘤的发生，用于相关肿瘤的研究。

Brdu　克隆号：OTI3B6

Brdu可以在体内和体外掺入到处于S期的细胞所合成的DNA链中。此抗体可标记掺有Brdu的S

期细胞，主要用于研究各种不同的因素对正常/肿瘤组织的细胞动力学的影响。

BRG1　克隆号：E8V5B

BRG1又名（SMARCA4）蛋白，为SWI/SNF复合物，是ATP依赖性染色体重塑复合物家族成员。SWI/SNF复合物在一系列重要生物行为如增殖分化及DNA损伤中发挥重要作用。SWI/SNF复合物由三类亚基构成：一个能利用ATP水解的能量来改变核小体构型的ATP酶性亚基BRG1（SMARCA4）/BRM（SMARCA2）、高度保守的核心亚基INI1（SMARCB1、SNF5和BAF47）、BAF155（SMARCC1）及BAF170（SMARCC2）、功能特异性的辅助亚基PBRM1（BAF180）、ARID1A（BAF250A）等。此外，这种蛋白可以结合BRCA1，以及调节致瘤蛋白CD44的表达。

BRG1在正常组织均有表达。卵巢肿瘤中大部分高血钙型小细胞癌、部分卵巢透明细胞癌及子宫内膜间质肉瘤，部分肾上腺癌、肺癌、髓母细胞瘤、胰腺癌中表达缺失。去分化癌中约50%表达缺失。SMARCA4或SMARCA2的丢失预示某些癌症患者的生存率下降。

C1q补体

免疫复合物可通过经典途径和旁路途径激活补体从而引起变态反应造成肾小球组织的损伤。在肾小球疾病中，补体多数通过旁路途径激活，少数经经典途径激活。肾活检中常用的补体抗体为C3、C4、C1q等。该抗体可以与人的C1q反应。主要用于肾小球肾炎的免疫复合物种类检测，有助于肾小球肾炎的分类。

C3c补体

免疫复合物可通过经典途径和旁路途径激活补体从而引起变态反应造成肾小球组织的损伤。在肾小球疾病中，补体多数通过旁路途径激活，少数经经典途径激活。C3在人体补体系统是一种中心补体。肾活检中常用的补体抗体为C3、C4、C1q等。该抗体与肾脏活检中肾小球中的C3反应并沉积，特征地沉积于肾小球外的毛细血管壁。C3表达于肾小球肾炎和耳硬化症中。主要用于肾小球肾炎的免疫复合物种类检测，有助于肾小球肾炎的分类。

C4c补体

免疫复合物可通过经典途径和旁路途径激活补体从而引起变态反应造成肾小球组织的损伤。在肾小球疾病中，补体多数通过旁路途径激活，少数经经典途径激活。肾活检中常用的补体抗体为C3、C4、C1q等。该抗体可以同人的C4c及天然的C4补体反应，但不能与C4d反应。主要用于肾小球肾炎的免疫复合物种类检测，有助于肾小球肾炎的分类。

C4d　克隆号：SP91

C4d是由抗原抗体复合物激活经典补体途径中释放的C4补体的片段。C4d沉积在肾小管周围毛细血管中，是体液性排斥反应的重要标志物。主要用于免疫性疾病及急慢性肾炎的研究。

CA125（Ovary）　克隆号：Ov185：1

CA125是一种高分子量糖蛋白，主要表达于输卵管上皮细胞、子宫内膜、宫颈内膜和间皮细胞。在其他上皮细胞（如胰腺、结肠、胆道、胃、顶泌汗腺和乳腺）中也发现少量CA125。CA125在正常卵巢中不表达，但经期和孕期卵巢中存在此抗原，是卵巢浆液性腺癌的重要标记，对于鉴别浆液性和黏液性腺癌有重要的参考价值。宫颈浆液性腺癌、子宫内膜样癌、肝胰壶腹腺癌、恶性间皮瘤、胰腺癌和胃肠道腺癌等肿瘤亦可阳性表达。主要用于卵巢癌及其转移癌的研究。

CA15-3　克隆号：DF3

CA15-3抗原是一种黏液样膜表面糖蛋白，其表达与乳腺癌的分化程度和雌激素受体状态密切相关。可用于乳腺癌、转移性乳腺癌及其他恶性肿瘤（如卵巢癌）的研究。在胃肠道和胰腺腺癌中阳性，而肝细胞癌阴性，可用于鉴别诊断。甲状腺滤泡性癌和乳头状癌中也可见阳性。

CA19-9　鼠单抗，克隆号：C241：5：1：4；鼠单抗，克隆号：NS19-9

CA19-9是一种分子量为210kDa的细胞表面糖蛋白，是一种与LewisA血型抗原相关的单唾液酸神经节苷脂。正常腺上皮中CA19-9含量很低，增殖或肿瘤性上皮中高表达，阳性分布不规则，分泌黏液的肿瘤表达稍强。CA19-9在大多数胃肠道和胰胆管癌中阳性，而在其他部位腺癌很少表达。胆管癌和胃肠癌有较高的阳性率，乳腺导管癌、肺腺癌、卵巢黏液癌、甲状腺乳头状癌和膀胱透明细胞癌也可见阳性。腺癌阳性，可用于腺癌与间皮瘤的鉴别。主要用于消化道恶性肿瘤的研究。

CA72.4（TAG-72） 克隆号：B72.3

CA72.4又称肿瘤相关糖蛋白72（TAG-72），属肿瘤相关的癌胚抗原，在84%的乳腺浸润性导管癌、85%～90%的结肠癌、胃癌、胰腺癌、卵巢癌、子宫内膜癌和肺癌等均阳性表达。除了分泌性子宫内膜以外，其他正常组织很少阳性或仅弱阳性。肺腺癌阳性，而恶性间皮瘤和恶性胸腺瘤阴性，可用于相关肿瘤的鉴别。

Cadherin17 克隆号：EP86

Cadherin17（CDH17）也称肝-肠钙黏蛋白，属于钙黏蛋白超家族，介导细胞间黏附和肠肽转运。正常表达于小肠及大肠上皮细胞（食管及胃阴性）。在后肾性腺瘤阳性率较高，而上皮为主型肾母细胞瘤和实体型乳头状肾癌阴性表达。绝大多数原发性胃肠道腺癌阳性，转移性结肠腺癌中百分之百阳性，因此，CDH17可与CDX2联合用于确定结直肠起源腺癌。原发性膀胱腺癌也有较高的阳性率，而伴有腺样分化的尿路上皮癌中为阴性，可用以鉴别。

Calcitonin 兔单抗，克隆号：EP92；鼠单抗，克隆号：OTI5H7

降钙素是一种能够降低钙含量的多肽，分子量为3.4kDa，由甲状腺滤泡旁细胞（C细胞）分泌。此抗体主要用于甲状腺C细胞增生、甲状腺髓样癌及部分神经内分泌肿瘤的研究。

Caldesmon 克隆号：EP19

钙结合蛋白（caldesmon）又称高分子量钙调素结合蛋白（h-caldesmon，h-CD）。钙结合蛋白是一种细胞骨架相关蛋白，是一种平滑肌肌动蛋白和钙调蛋白的结合蛋白，具有调节平滑肌收缩的功能。显示平滑肌分化，h-Caldesmon优于Desmin、HHF-35和SMA。临床用于标记平滑肌细胞和具有平滑肌分化的细胞，可鉴别真性平滑肌肿瘤与肌纤维母细胞瘤，联合CD10用于鉴别子宫内膜间质肉瘤与高度富于细胞性子宫平滑肌肿瘤。

Calponin 克隆号：EP63

Calponin是结合原肌球蛋白和F-肌动蛋白的一种钙调节蛋白，是平滑肌细胞的一种特异性蛋白，与平滑肌细胞收缩和调节有关。表达于平滑肌和肌上皮细胞，肌纤维母细胞也可阳性。在乳腺组织中确定肌上皮细胞的存在以鉴定原位癌和浸润性癌。主要用于标记平滑肌和肌上皮来源的肿瘤。

Calretinin 兔单抗，克隆号：RM324；鼠单抗，克隆号：OTI1D5

Calretinin是分子量为29kDa的钙结合蛋白。在神经元中表达丰富，亦表达于间皮细胞、类固醇生成细胞（肾上腺皮质细胞、睾丸间质细胞、卵巢卵泡膜细胞）、卵巢表面上皮、外分泌汗腺、毛囊细胞、胸腺上皮细胞、子宫内膜间质细胞和脂肪细胞。表达的肿瘤包括：间皮瘤、心脏黏液瘤、卵巢性索间质肿瘤、造釉细胞瘤、胸腺的乳头状癌等。在先天性巨结肠病中用于评估肠黏膜下"肥大神经丛"。

CAM 5.2 克隆号：CAM5.2

CAM5.2又称极低分子量角蛋白，能识别人48kDa和52kDa的细胞角蛋白，对应Moll分类的CK7与CK8，但与CK7反应相对较弱。正常分泌上皮呈Cam5.2阳性，常与CK18联用。复层鳞状细胞和尿路上皮不表达。CAM5.2被广泛用于鳞状上皮和尿路上皮以外的上皮性肿瘤，可区别鳞癌与腺癌，但在部分低分化鳞状细胞癌亦可阳性表达，常与p40联合使用。CAM5.2在肾外恶性横纹肌样瘤和小细胞神经内分泌癌高表达。鼻腔鼻窦侵袭性或外生性垂体腺瘤灶性或弥漫性表达CAM5.2。嗅神经母细胞瘤和EWS/PNET（尤因肉瘤/原始神经外胚层肿瘤）中也可见阳性。

Carbonic Anhydrase Ⅸ 克隆号：H-11

碳酸酐酶Ⅸ（Carbonic Anhydrase Ⅸ，CAⅨ）是一种细胞膜表面的穿膜蛋白，优势表达于胃肠道和胆囊。但有报道认为正常结肠腺体不表达，结肠腺癌阳性。在正常肾脏、肾嫌色细胞癌和肾嗜酸性细胞瘤中，CA Ⅸ阴性表达，而在肾透明细胞癌中阳性表达，目前多用于肾脏肿瘤的研究。CA Ⅸ在透明细胞乳头状癌中的染色模式比较特殊，虽然肿瘤细胞均呈阳性表达，但仅限于沿着细胞基底面和侧面的细胞膜染色，显示了细胞腔的边界（杯状染色）。很多常见的上皮性肿瘤表达CA Ⅸ，包括食管癌、肺癌、结肠癌、宫颈癌等。在乳腺癌中，CA Ⅸ的表达与恶性程度相关。

Cathepsin D　克隆号：EP81

组织蛋白酶D是一种广泛存在于细胞中的胞内溶酶体酶，具有直接消化细胞外间质或间接破坏基底膜的作用，从而在肿瘤的浸润和转移中起重要的作用。此抗体可以同酶的前体和活化形式反应，可用于研究组织蛋白酶D在正常和肿瘤细胞中的分布。

Caveolin-1　克隆号：2297

窖蛋白-1（Caveolin-1，CAV-1）是分子量为22kDa的整合膜蛋白，是细胞窖（caveolae）的主要结构成分，定位于7号染色体，表达于内皮细胞、血管平滑肌细胞、成纤维细胞、肺泡Ⅰ型肺泡细胞和脂肪细胞等，参与多种细胞的生命过程。在绝大多数上皮样间皮瘤和尤文肉瘤/PNET中可见阳性，而肺腺癌中偶尔阳性，并呈弱的和局灶性的模式。因此，CAV-1可用于上皮样间皮瘤和肺腺癌的研究。CAV-1在星形细胞瘤阳性，少突胶质瘤一般阴性，有助于两者的鉴别。

CD1a　克隆号：EP80

CD1有四种异构体，分别为CD1a、1b、1c和1d。CD1a表达于皮质胸腺细胞，但早期胸腺细胞或成熟T细胞都不表达。朗格汉斯细胞和交指状树突细胞阳性。一些T-LBL和皮质胸腺瘤（约70%胸腺细胞）阳性。对诊断皮肤B细胞淋巴瘤有帮助（因其缺乏CD1a⁺树突细胞）。所有后胸腺T细胞发生的淋巴瘤均为CD1a阴性，如T-CLL、T-PLL、Sezary综合征、皮肤T细胞淋巴瘤和结内T细胞淋巴瘤。外周T细胞表达CD1a则提示为肿瘤。CD1a在正常的肥大细胞阴性，但却表达于肥大细胞增多症中大量的肥大细胞。

CD2　克隆号：UMAB6

CD2相当于绵羊红细胞E花环受体，也称为T11抗原和LFA-3抗原（白细胞功能相关抗原3），CD2表达于CD7之后和CD1之前。表达于所有T细胞和NK细胞。不表达于B细胞和正常髓系细胞或正常肥大细胞，但表达于肥大细胞增多症的肥大细胞。在T细胞淋巴瘤中CD2表达可能异常缺失，有助于区分反应性T细胞增生。用于T细胞和NK细胞来源的肿瘤的诊断与鉴别。

CD3　兔单抗，克隆号：EP41；鼠单抗，克隆号：LN10

CD3蛋白是一种T细胞标志物，含有4个亚单位（ε、γ、δ和ζ），包含细胞外、跨膜和胞内结构域。CD3复合物通过介导TCR抗原识别，导致T细胞增殖和细胞因子的释放。在恶性淋巴瘤中，CD3是一种泛T细胞谱系限制性抗原，在80%～97%的T细胞淋巴瘤中检测到。某些蕈样肉芽肿，外周T细胞淋巴瘤和间变性大细胞淋巴瘤等成熟T细胞淋巴瘤可能异常丢失CD3。NK细胞淋巴瘤中可以显示出细胞质反应。RS细胞中可能显示出球状的核旁反应。

CD4　兔单抗，克隆号：EP204；鼠单抗，克隆号：UMAB64

CD4分子是存在于大多数辅助/诱导T细胞表面的59kDa的糖蛋白，为MHC Ⅱ类分子的受体，也是HIV的受体，其胞内部分与p56lck酪蛋白激酶相关，调节TCR/CD3复合体的功能。表达于辅助/诱导T淋巴细胞、髓细胞及组织细胞。可用于原发皮肤小/中等CD4⁺T细胞淋巴瘤的诊断，ALCL中CD4阳性多于CD8阳性，真正的组织细胞性淋巴瘤和母细胞性NK细胞淋巴瘤CD4阳性。主要用于T细胞淋巴瘤的分型。

CD5　兔单抗，克隆号：EP77；鼠单抗，克隆号：UMAB9

CD5是67kDa跨膜糖蛋白，在几乎所有成熟的人类T细胞表面表达，表达强度随着T细胞成熟而增加。CD5也在正常人B细胞的小亚群（外周血中B细胞的20%，淋巴结外套区中的散在细胞）中表达。在大多数T细胞淋巴瘤和白血病中检测到CD5，后者缺乏CD5表示预后更差。而T细胞淋巴瘤中CD5表达的异常缺失，也有助于与反应性T细胞增生的鉴别。在B细胞淋巴瘤中，小B细胞淋巴瘤和套细胞淋巴瘤CD5 阳性，而滤泡淋巴瘤、边缘区淋巴瘤和淋巴浆细胞样淋巴瘤是CD5阴性。胸腺癌和非典型胸腺瘤中CD5可见表达。其他癌则阴性。因此，CD5主要用于小B细胞淋巴瘤的分类和T细胞淋巴瘤的诊断与预后，也可用于胸腺癌与其他腺癌的鉴别。

CD7　克隆号：EP132

CD7是胸腺中T细胞系早期细胞的标记之一，属于免疫球蛋白超家族成员。是全T细胞标记，表达于胸腺细胞、T细胞、NK细胞、淋巴样和髓系细胞前体。在T-LBL/T-ALL大多阳性。一些急性髓性白血病也呈阳性表达。在T细胞淋巴瘤中CD7可能异常缺失，可有助于与反应性T细胞增生的鉴别，而且比CD2和CD5更加敏感。蕈样霉菌病/Sezary综合征中CD7通常表达缺失。主要用于淋巴造血系统疾病的研究。

CD8　克隆号：SP16

CD8分子是存在于抑制/细胞毒T细胞表面的32kDa的糖蛋白，为MHC Ⅰ类分子的受体，其胞内部分与p56lck酪蛋白激酶相关，调节TCR/CD3复合体的功能。可标记抑制/细胞毒T细胞、NK细胞及脾脏窦组织细胞。T细胞大颗粒淋巴细胞白血病和皮下脂膜炎样T细胞淋巴瘤常见CD8阳性。也可作为前驱T淋巴母细胞白血病/淋巴瘤的标志物。与CD4联合使用，计算CD4/CD8比值，对于某些疾病的诊断、疗效及预后都有一定意义。

CD10　克隆号：UMAB235

CD10也称为急性淋巴母细胞性白血病抗原（CALLA），是一种分子量为94kDa的锌依赖性细胞膜金属蛋白酶，参与神经肽的分泌后加工处理，灭活炎性肽和血管活性肽。CD10广泛分布于肾、肝、小肠、胎盘、脉络丛、脑、生殖腺、肾上腺皮质和淋巴结的生发中心B细胞，乳腺和涎腺的肌上皮细胞和肝脏毛细胆管。CD10在多种肿瘤中阳性表达。在生发中心及其来源的肿瘤和子宫内膜间质肿瘤阳性。在肾近曲小管及其来源的肿瘤中阳性，可用于肾透明细胞癌与嫌色细胞癌及嗜酸细胞腺瘤的鉴别。在卵巢透明细胞癌、Wolffian肿瘤、肌上皮瘤、胰腺实性假乳头状肿瘤均可见阳性。CD10也可用于急性白血病的分类以及肝细胞癌与转移性癌的鉴别诊断。

CD13　克隆号：OTI2F10

CD13是分子量159kDa的膜表面糖蛋白，在多种组织和细胞（如内皮和上皮细胞、成纤维细胞和白细胞）中表达。CD13在人类的各种实体和血液恶性肿瘤中表达，可用于急性髓细胞样白血病（包括抗体CD13$^+$，CD34$^+$，CD117$^+$，CD16$^-$和CD33$^+$）的诊断，也可用于骨髓肉瘤的诊断。此外，CD13在正常和肿瘤肝组织中的表达模式与多克隆CEA和CD10相似，是胆小管染色，可以用作肝细胞肝癌（HCC）和其他肝细胞肿瘤的标志物。

CD14　克隆号：EP128

CD14为55kDa的糖蛋白，表达于单核细胞/巨噬细胞、朗格汉斯细胞，不表达于干细胞和处于早期分化状态的骨髓细胞及胸腺细胞。主要用于单核细胞白血病、真性组织细胞淋巴瘤和组织细胞增多症的研究，也用于急性髓性白血病的免疫分型研究。

CD15　克隆号：MMA＋BY87

CD15又名LeuM1，与粒－单核系细胞的膜相关岩藻三糖-N-乙酰氨基乳糖产生反应，其表位称为X-Hapten或Lewis-X。其编码基因位于11号染色体的11q12-qter。CD15表达于成熟粒细胞、活化的淋巴细胞（主要是T细胞）等。在R-S细胞和霍奇金细胞中特异性表达于细胞膜及核周的高尔基体，结节性淋巴细胞为主型霍奇金淋巴瘤中的爆米花样细胞则通常呈CD15阴性。慢性髓细胞性白血病（CML）CD15阳性，而急性淋巴细胞白血病（ALL）极少阳性。粒细胞肉瘤和大多数腺癌亦表达CD15，尤其是乳腺癌、肺癌和结肠癌。在胶质瘤中，CD15阳性与恶性程度呈负相关。

CD19　克隆号：UMAB103

CD19是分子量95kDa的糖蛋白，是免疫球蛋白超家族成员之一，在B细胞发育、活化和分化阶段发挥重要的调节作用。在B细胞发育的整个过程都有表达，但在浆细胞的终末分化阶段表达下调，呈弱到中度阳性，骨髓内大多数的浆细胞为阴性。在 T 细胞、粒细胞和巨噬细胞不表达。用于标记正常 B 细胞及肿瘤性 B 细胞。主要用于淋巴造血系统疾病的研究。

CD20　克隆号：L26

CD20 是分子量为 33 ~ 37kDa 的跨膜蛋白，参与 B 细胞活化、增殖和分化的调节。CD20 在 B 细胞发育早期就已有表达，在 B 细胞终末分化期（浆细胞）表达丢失。一般不与 T 细胞有交叉反应。对 B 细胞淋巴瘤和急慢性淋巴细胞白血病等有较好的特异性。CD20 是最常用的 B 细胞标记，用于标记 B 淋巴细胞及其来源的肿瘤。CD20 阳性的 B 细胞淋巴瘤适用于人源性 CD20 单抗（利妥昔单抗）治疗。

CD21　兔单抗，克隆号：EP64；鼠单抗，克隆号：2G9；鼠单抗，克隆号：OTI2D12

CD21 是 EB 病毒的受体和 B 细胞重要标志物。CD21 主要分布在成熟的 B 细胞、淋巴滤泡内树突状细胞、部分 T 细胞。CD21 的功能有促进 B 细胞增殖，参与免疫记忆，介导 EBV 转化 B 细胞。CD21 可显示淋巴滤泡中的滤泡树突状细胞（FDC）网，有助于了解淋巴结结构是否被肿瘤破坏，可用于 FDC 肿瘤的研究。

CD22　克隆号：OTI4C3

CD22 是分子量为 135kDa 的跨膜糖蛋白，是 B 细胞黏附分子。仅表达于 B 细胞，未成熟 B 细胞呈胞质阳性，而成熟 B 细胞呈胞膜阳性。毛细胞白血病及其亚型呈强阳性，慢性淋巴细胞性白血病呈弱阳性，部分 B 淋巴母细胞白血病中细胞质阳性视为具有细胞系特异性。在临床诊断中可用于弥漫大 B 细胞淋巴瘤（阳性）和 NLPHL（阳性）与经典型霍奇金淋巴瘤（阴性）的鉴别。

CD23　兔单抗，克隆号：EP75；鼠单抗，克隆号：UMAB101

CD23 是一种低亲和力 IgE 受体，分子量 45 ~ 60kDa。CD23 是一种 B 细胞特异性抗原，它在调节 IgE 产生和 B 细胞分化中具有重要作用。CD23 主要表达于淋巴滤泡生发中心活化的 B 细胞和滤泡树突状（FDC）细胞（亮区），也可标记单核细胞。小 B 淋巴细胞淋巴瘤 / 慢性淋巴细胞白血病和纵隔大 B 细胞淋巴瘤呈阳性。套细胞淋巴瘤不表达。部分霍奇金淋巴瘤偶见阳性。用于淋巴造血系统疾病研究。

CD25　克隆号：EP218

IL-2R（T 细胞生长因子受体）是由一个 55kDa（也称为 Tac 抗原或 p55 或 α 链，CD25）和一个 p75/β 链组成。CD25 分子单独出现时其功能为低亲和性的受体，只有和 CD122（p75，IL-2Rβ 链）和 CD132（通常为 γ 链）关联形成复合物时才能构成高亲和性的 IL-2 受体。CD25 主要用于活化的 T 细胞、B 细胞和巨噬细胞及其肿瘤，包括 HTLV- 相关的成年人急性 T 淋巴细胞白血病、毛细胞白血病、部分外周 T 细胞淋巴瘤、部分外周 B 细胞淋巴瘤和霍奇金淋巴瘤的研究。在肿瘤性的肥大细胞中阳性，可作为系统性肥大细胞增多症的诊断指标。

CD27　克隆号：137B4

CD27 是 CD70 的受体，表达于 T 细胞、B 细胞及自然杀伤（NK）细胞。CD70 与 CD27 相互作用可促进 T 细胞和 B 细胞的活化、增殖和分化，在调控免疫应答过程中发挥重要的作用。

CD30　兔单抗，克隆号：EP154；鼠单抗，克隆号：UMAB256

CD30 是肿瘤坏死因子受体（TNF-R）超家族的成员，其包含超过 10 个不同的成员。CD30 具有胞外结构域、跨膜区域和胞质结构域。携带 EBV、HIV 病毒和 HTLV-1 基因组的淋巴细胞高表达 CD30。CD30 也表达于活化的 B 淋巴细胞、浆细胞、T 淋巴细胞、NK 细胞、单核细胞、淋巴结中的大淋巴细胞、蜕膜和蜕膜变的子宫内膜细胞。在恶性淋巴瘤中，CD30 在经典霍奇金病（CHD）、间变性大细胞淋巴瘤（ALCL）、弥漫性大 B 细胞淋巴瘤（DLBCL）和 CD30 阳性皮肤淋巴增殖性病症中表达。一些蕈样肉芽肿病例可具有显著的 CD30 表达。原发性渗出性淋巴瘤和卡斯尔曼病也可能阳性（与 HHV8 相关）。在胚胎性癌和一些精原细胞瘤（混合生殖细胞肿瘤）中也已经证实了 CD30 的表达。主要用于间变性大细胞淋巴瘤、霍奇金淋巴瘤和胚胎性癌的诊断。

CD31　兔单抗，克隆号：EP78；鼠单抗，克隆号：UMAB30

CD31 是跨膜糖蛋白，分子量 130 ~ 140kDa，又称血小板内皮细胞黏附分子（PECAM-1），属于免疫球蛋白超家族。CD31是CD38的配体，在血栓形成和血管生成中起作用。CD31在内皮细胞中强表达，在巨核细胞、血小板、浆细胞、淋巴细胞（尤其是边缘区B细胞，外周T细胞）和嗜中性粒细胞中表达较弱。CD31敏感性和特异性优于CD34. Ⅷ因子相关抗原。CD31在绝大多数类型的血管性肿瘤如血管内皮瘤、血管纤维瘤、血管瘤和血管肉瘤中表达。大多数情况下，卡波西肉瘤和上皮样血管内皮瘤也表达CD31。CD31可表达于血液淋巴肿瘤如慢性淋巴性白血病、浆细胞瘤、组织细胞增生症和幼年黄色肉芽肿中。

CD33　克隆号：PWS44

CD33也称为gp67或SIGLEC-3，是一种67kDa的糖基化跨膜蛋白，是唾液酸结合免疫球蛋白样凝集素（SIGLEC）家族的成员。在正常组织中，CD33标记髓样细胞（尤其是骨髓前体细胞）、肝脏库普弗细胞、肺泡巨噬细胞和胎盘合体滋养层细胞。在肿瘤组织中，CD33可用于鉴别急性髓系白血病。此抗体可用于髓系细胞来源的肿瘤研究。

CD34　兔单抗，克隆号：EP88；鼠单抗，克隆号：10C9

CD34是一种分子量为110kDa的跨膜唾液酸糖蛋白。选择性地表达于人类及其他哺乳动物造血干/祖细胞表面，并随细胞的成熟逐渐减弱至消失。同时表达在正常血管内皮细胞，脾脏边缘区细胞，围绕在血管、神经、肌纤维束、皮肤附件和乳腺小叶间质周围的指突状细胞。CD34在骨髓增生异常综合征和急性骨髓性白血病的骨髓母细胞中阳性，在大多数急性B淋巴细胞白血病病例的淋巴母细胞中也有表达。大多数血管源性肿瘤阳性。孤立性纤维性肿瘤、隆突性皮肤纤维肉瘤、脂肪肉瘤等多种软组织肿瘤中CD34阳性。胃肠道间质瘤阳性。主要用于骨髓造血疾病及多种软组织疾病的研究。

CD35　克隆号：EP197

CD35是一种分子量为210～220kDa的穿膜糖蛋白，可以与补体C3b和C4b结合，故又称补体受体1。CD35表达于肾小球足细胞、滤泡树突状细胞、成熟的B淋巴细胞、单核细胞，在T细胞的某些亚群也有表达（约5%），主要用于滤泡树突状细胞及其来源的肿瘤的研究。

CD38　鼠单抗，克隆号：SPC32；鼠单抗，克隆号：UMAB263

CD38是一种Ⅱ型穿膜糖蛋白，分子量为46kDa，参与信号转导、细胞黏附等。CD38表达于胸腺细胞、前T细胞和B细胞、活化的T细胞和B细胞、浆细胞、单核细胞、大多数NK细胞等。CLL中超过30%的肿瘤细胞表达CD38，是不良预后因子。CD38在浆细胞中高表达，与CD138联合用于浆细胞淋巴瘤和子宫内膜慢性炎的诊断。

CD42b　克隆号：EP409

CD42b由GP1BA基因编码，是一种表面膜糖蛋白，在巨核细胞和血小板的膜上表达。CD42b构成了血管内皮细胞的表面血小板受体CD42 b-d复合体的一部分（也称为糖蛋白Ib-IX-V受体）。CD42b可用于区分急性巨核性白血病亚型。CD42b在急性骨髓性纤维化中阴性表达。

CD43　克隆号：MT1

CD43是与T细胞免疫功能相关的跨膜蛋白。CD43表达于正常T淋巴细胞、髓细胞、组织细胞、浆细胞和脑细胞，正常或反应性B细胞不表达。在T细胞淋巴瘤、低分化B细胞淋巴瘤、大部分急性T淋巴细胞性白血病和部分急性B淋巴细胞性白血病中表达。在腺样囊性癌中表达率高。

CD44　克隆号：OTI1D8

CD44属于介导细胞与细胞外基质的细胞黏附分子家族（Cams）成员，其位于细胞表面，与细胞骨架蛋白相互作用。CD44广泛表达于造血细胞和中胚层细胞，是这些细胞的标志物。CD44表达的丢失与乳腺癌、前列腺癌、肺癌、卵巢癌和恶性黑色素瘤中的肿瘤侵袭、转移和进展有关。

CD44（v6）　克隆号：42

CD44（v6）是CD44的变异体，是一种转移相关因子。CD44（v6）表达升高与多种癌中的侵袭性行为增强有关，而CD44（v6）表达降低与肺腺癌、低分化鳞状细胞癌、膀胱癌和前列腺癌预后差相关。

CD45RA 克隆号：4KB5

CD45RA是CD45的异构体之一，分子量为220kDa。主要表达于B细胞、单核细胞和小部分的T细胞。此抗体与其他B细胞抗体联合应用于B细胞淋巴瘤的研究。

CD45RO 克隆号：UCH-L1

CD45RO是CD45的异构体之一，分子量为180kDa，是T细胞敏感和特异的标志物，即使是高级别的T细胞淋巴瘤灵敏度和特异度均达到80%以上，但T淋巴母细胞性淋巴瘤CD45RO阴性。该抗体在组织细胞和骨髓细胞以及其来源的肿瘤中也可表达，如真性组织细胞肿瘤和粒细胞肉瘤等。部分经典霍奇金淋巴瘤中的R-S细胞和间变性大细胞淋巴瘤可阳性。用于T细胞淋巴瘤的诊断与鉴别诊断。

CD47 克隆号：OTI3B10

CD47是一种整合素相关蛋白，是免疫球蛋白超家族成员，分子量为50kDa。在正常组织广泛表达，包括红细胞。巨噬细胞表面的SIRPα能够与CD47结合，发挥免疫抑制作用。当肿瘤细胞高表达CD47后，也能与巨噬细胞表面的SIRPα结合，从而保护肿瘤细胞免受巨噬细胞吞噬清除，是肿瘤细胞发生免疫逃逸的机制之一。

CD56（SCLC） 克隆号：UMAB83

CD56为神经细胞黏附分子（neural cell adhesion molecule，NCAM），是一种膜糖蛋白。CD56表达于神经内分泌细胞、神经细胞、NK细胞和部分活化的T细胞；甲状腺滤泡上皮、肝细胞和肾小管也可见表达。肿瘤主要表达于神经内分泌肿瘤和NK细胞淋巴瘤。类癌、肺小细胞癌、副神经节瘤、胰腺实性假乳头状肿瘤、甲状腺滤泡癌、胶质瘤、多发性骨髓瘤、卵巢性索间质肿瘤和视网膜母细胞瘤也可见阳性，肺鳞状细胞癌罕见阳性。

CD57 克隆号：NK-1

Leu7是CD57抗体的原型，也称为HNK-1，是髓鞘相关糖蛋白，存在于施万细胞中。CD57主要表达于NK细胞、施万细胞、少突胶质细胞、胃主细胞及肠嗜铬细胞、某些上皮细胞等。也可识别T细胞某些亚类。在NLpHL非肿瘤性背景细胞阳性，Bcl-6$^+$/CD57$^+$的T细胞形成花环围绕在L&H细胞周围，有助于与生发中心进行性转化和富于淋巴细胞的经典型霍奇金淋巴瘤进行鉴别。可用于神经内分泌肿瘤的诊断，也可用于恶性外周神经鞘瘤与恶性纤维组织细胞瘤或纤维肉瘤的鉴别，黏液性神经鞘瘤与其他黏液性肿瘤的鉴别等。

CD61 克隆号：2f2

CD61也被称为整合素β3（ITGβ3），是与细胞黏附和细胞表面介导的信号传导相关的整合素细胞表面蛋白。CD61和CD41构成血小板糖蛋白Ⅱb/Ⅲb复合物，参与凝血和血栓形成。表达于血小板、巨核细胞、破骨细胞和血管内皮细胞。主要用于检测血小板和骨髓活检中小巨核细胞，也可用于巨核细胞白血病的研究。对过度脱钙敏感，可以作为脱钙程度的内参。

CD63 克隆号：SPM524

CD63是溶酶体膜糖蛋白，其在血小板活化后易位至质膜。CD63广泛分布于各种造血和非造血细胞表面，包括大多数汗腺、垂体、胰腺、前列腺等，高表达于单核细胞、巨噬细胞和活化的血小板。CD63表达与恶性黑色素瘤的侵袭转移呈负相关，在黑色素瘤早期强表达，可用于黑色素瘤的研究。

CD68 克隆号：KP10，克隆号：PG-M1

CD68是分子量约为110kDa的糖蛋白，定位于细胞质中，与溶酶体有关。表达于单核细胞、巨噬细胞、组织细胞、大淋巴细胞和破骨细胞。常用的两个克隆号为KP1和PG-M1，两者不同点是KP1还表达于中性粒细胞和骨髓前体细胞，而PG-M1还表达于肥大细胞和滑膜细胞。在急性髓系白血病中KP1能识别M1-M5，而PG-M1只识别M4（急性粒-单核细胞白血病）和M5（急性单核细胞白血病）。该抗体主要用于标记巨噬细胞、组织细胞及其肿瘤，对诊断纤维组织细胞瘤、组织细胞增生症和具有丰富组织细胞的其他疾病有价值。

CD71 克隆号：RM384

转铁蛋白受体1（CD71）在胎盘合体滋养细胞、肌细胞、基底角质形成细胞、肝细胞、内分泌胰腺、精母细胞和红细胞前体上表达。CD71在红细胞前体表达最高，之后网织红细胞期降低，成熟红细胞不表达。红细胞的成熟导致CD71表达的丧失。CD71可用于鉴定红细胞前体，是评价骨髓活检标本中红细胞前体的良好标志物。

CD74 鼠单抗，克隆号：SPM523；鼠单抗，克隆号：UMAB232

CD74是HLA-DR的恒定链。表达于浆细胞分化之前的所有B细胞、单核细胞、巨噬细胞、郎格汉斯细胞、树突细胞、活化T细胞亚群和胸腺上皮细胞，在炎症条件下，可在内皮和某些上皮细胞中观察到CD74表达。是B细胞淋巴瘤和某些T细胞淋巴瘤的有用标记，此外，在胃癌、胰腺癌、非小细胞肺癌和一些软组织肉瘤中也可见CD74的高表达。此抗体为细胞膜染色，但有些组织也会出现核旁球状染色。

CD79a 克隆号：EP82

CD79复合物是异二聚体分子（CD79a和CD79b），与存在于B细胞表面的膜表面免疫球蛋白构成B细胞的抗原识别受体（BCR），参与B细胞活化的信号传导。从前体B细胞阶段之前到成熟浆细胞阶段的B细胞均表达CD79a。由于在终末分化期CD79a表达降低，此时出现的免疫反应可能是由于CD79b的交叉反应。B细胞淋巴瘤表达CD79a，即使抗CD20治疗后CD20阳性消失的病例中，CD79a仍然阳性。常与其他抗体联合使用，用于B细胞淋巴瘤的诊断。

CD99 兔单抗，克隆号：EP8；鼠单抗，克隆号：PCB1

CD99是32kDa的跨膜糖蛋白，也被称为MIC2和HBA71抗原，其被认为参与细胞黏附过程。在睾丸Sertoli细胞和Leydig细胞、卵巢颗粒细胞、胰岛细胞、皮质胸腺细胞、不成熟末端脱氧核苷酸转移酶（TdT）阳性T细胞和部分骨髓前体细胞以及成纤维细胞中可见CD99表达；同时血管内皮细胞、尿道上皮、一些柱状和鳞状上皮细胞及室管膜细胞也可见CD99表达。尤因肉瘤/PNET、孤立性纤维瘤、脑膜瘤和T细胞急性淋巴母细胞性淋巴瘤/白血病可见CD99表达。大多数性索-间质肿瘤CD99阳性。在胸腺瘤诊断时用于识别未成熟淋巴细胞，也用于前T/B细胞性淋巴瘤/白血病的诊断，值得注意的是，胰腺实性-假乳头状肿瘤CD99核旁点状阳性。

CD103 克隆号：EP206

CD103是由17号染色体上的ITGAE基因编码的整联蛋白亚基αE。CD103在几乎所有毛细胞白血病（HCL）的病例中都表达，除了脾边缘区淋巴瘤中极少数情况下表达CD103外，其他B细胞淋巴瘤中大多不表达。CD103在淋巴结的滤泡间区域的单核细胞表达。主要用于标记HCL。

CD105 克隆号：OTI3H5

CD105（内皮糖蛋白）是二硫键连接的同型二聚体细胞膜糖蛋白，是一类新的细胞黏附分子，是与增生有关的内皮细胞的细胞膜抗原，在与肿瘤有关的新生血管内皮中强烈表达。通过CD105免疫组织化学染色评估肿瘤微血管密度与肿瘤的侵袭性和预后显著相关。

CD117/C-Kit 克隆号：EP10

CD117蛋白为Ⅲ型酪氨酸激酶生长因子，又称为肥大细胞生长因子，是一种分子量为145～160kDa的细胞膜蛋白，由位于4q11-12的c-kit原癌基因编码。CD117在胃肠道卡哈尔细胞、肥大细胞、黑素细胞中表达，卡哈尔细胞和肥大细胞为强的膜和细胞质染色。CD117还在各种上皮细胞（乳腺、汗腺、唾液腺、肾小管细胞、甲状腺滤泡细胞）中表达，通常为较弱的细胞质染色。CD117也可表达于睾丸和卵巢间质细胞及中枢神经系统，但在平滑肌细胞中阴性。CD117是这些细胞发育和生长所必需生长因子。目前CD117主要与CD34和DOG1联合用于胃肠道间质瘤的研究，同时也用于肥大细胞肿瘤、涎腺腺样囊性癌、生殖细胞肿瘤的诊断。嗜酸性肾肿瘤和肾嫌色细胞癌阳性可以与经典肾细胞癌鉴别。乳腺腺样囊性癌阳性可以与浸润性筛状癌鉴别。精原细胞瘤、血管平滑肌脂肪粒及其他PEComas和多数的胸腺癌阳性。CD117在胃肠道参与胃肠动力细胞的激活，在评估结肠慢传输性便秘中卡哈尔细胞的密度也有一定作用。

CD123　克隆号：BR4MS

CD123抗原又称作人IL-3受体α亚基。它是一种跨膜糖蛋白，是细胞因子受体超家族的成员之一。它与CD131（人类白介素-3受体的β-亚基）组成异二聚体，形成了白介素-3受体。α-亚基产生细胞因子特异性，而β-亚基产生信号转导功能。CD123表达于单核细胞、中性粒细胞、嗜碱性粒细胞、嗜酸性粒细胞、巨核细胞、红细胞前体、肥大细胞、巨噬细胞和部分B淋巴细胞亚群，并介导这些细胞增殖和分化。在造血系统外的组织细胞中，睾丸的Leydig细胞、某些内皮细胞、胎盘和脑组织的细胞中亦有表达。在母细胞性浆细胞样树突细胞肿瘤（BPDC）中高表达，菊池（Kikuchi）淋巴结炎增生的浆细胞样单核细胞/浆细胞样树突细胞中可见阳性表达。主要用于BPDC的诊断与鉴别诊断。

CD138　克隆号：EP201

CD138又称为Syndecan 1，编码基因位于染色体2p23-24，它是细胞和细胞/细胞外基质相互作用的重要调节剂，尤其调节细胞形态和黏附。在早期前体B细胞表达，当向浆细胞分化时重新获得表达。同时，CD138在很多上皮上均有表达。鳞状上皮细胞表现出强的膜质染色。成熟的间充质和神经组织不被染色。CD138在几乎所有的浆细胞恶性肿瘤中均有表达。在弥漫性大B细胞淋巴瘤CD138阳性与预后较差相关。在皮肤鳞状细胞癌和基底细胞癌、结直肠癌、胆管癌、移行细胞癌、子宫内膜腺癌、乳腺癌、肝细胞癌、肾细胞癌和肺腺癌中也有表达。组织标本中的浆细胞表达可能是诊断慢性炎症状态（如子宫内膜炎）有用的辅助手段。

CD146　克隆号：UMAB155

CD146又称作黑色素瘤细胞黏附分子，介导肿瘤细胞间、肿瘤-内皮细胞间的同型或异型黏附。CD146除了在黑色素瘤中表达外，还表达于多种组织和肿瘤。CD146能特异性地与中间型滋养叶细胞反应。在透明细胞肉瘤中也常见阳性。CD146还是血管内皮细胞标志分子，参与新血管的生成，为肿瘤的生长和转移提供必要的营养物质。目前多用于肿瘤的研究。

CD147　克隆号：OTI4D3

CD147又称为basigin，是相对分子量为50～60kDa的跨膜糖蛋白，为免疫球蛋白超家族（IgSF）成员，由该基因编码的蛋白质在精子发生、胚胎植入、神经网络形成和肿瘤进展中有重要作用。CD147广泛分布于造血及非造血组织，在肿瘤细胞表达增高，并可激活邻近的成纤维细胞产生基质金属蛋白酶（MMP），可能与肿瘤的侵袭和转移相关。此抗体可用于多种疾病的研究。

CD163　克隆号：10D6

CD163是Ⅰ型膜蛋白，抗原表达仅限于单核细胞/巨噬细胞谱系，如脾树突状细胞、肺泡巨噬细胞和肝脏库普弗细胞。在巨噬细胞和单核细胞中比CD68更敏感。它不存在于外套区的巨噬细胞和淋巴滤泡中的易染体巨噬细胞，也不存在于朗格汉斯细胞和树突状网状细胞中。CD163可用于检测肿瘤和反应性病变中单核细胞和组织细胞谱系的细胞。临床上用以确定单核/巨噬细胞系统分化，鉴别滑膜巨噬细胞（阳性）和滑膜纤维母细胞（阴性）（两者CD68阳性），鉴别脾窦岸细胞血管瘤（阳性）与反应性脾血管增生（阴性）。

CD235α　克隆号：EP213

Glycophorin A 也叫 CD235α，是红系特异抗原，其表达伴随红细胞生成的全过程，在红细胞上维持高表达则表明该红细胞成熟。大多数红系来源的白血病肿瘤性有核红细胞表达该蛋白，是识别造血系统恶性肿瘤中红系分化的有用标记。

CDK4　克隆号：EP180

CDK4是一种细胞周期依赖性激酶，是细胞周期G1～S期的调控中心。该蛋白在整个细胞周期中持续表达，CDK4的磷酸化是刺激性或抑制性细胞因子信号的下游事件，促进细胞G_1-S期的转化和细胞增殖，是G_1期中期的检测点，CDK4蛋白在G_1中后期呈表达高峰。细胞周期发生异常的进程中以CDK4与细胞发生癌变关系最为密切。在许多肿瘤中过表达，如口腔鳞癌、食管鳞癌、胰岛细胞癌、肺癌、乳腺癌和结肠癌等。与MDM2联合用于脂肪肉瘤和梭形细胞肉瘤的诊断。

CDX2　克隆号：EP25

CDX-2是一种由311个氨基酸组成的蛋白质，是一种肠特异的转录因子，与肠上皮分化有关，在肠道发育的早期表达，调节十二指肠到直肠的肠上皮细胞的增殖和分化，定位于肠上皮绒毛和隐窝表面。高表达于十二指肠、结肠及直肠，特异性强。结直肠癌常表现为弥漫核阳性，低分化的结直肠癌常出现缺失表达。在部分伴有错配修复基因异常的结肠癌中表达明显下降。在74%的胃癌表现为CDX-2阳性。正常食管上皮阴性，巴雷特食管时强阳性。卵巢黏液性肿瘤，尤其是肠型黏液性肿瘤中CDX-2也可为阳性。CDX-2对于神经内分泌癌的特异性不高，胃肠道和胃肠道外的神经内分泌癌均显示大约40%的阳性率。由于膀胱腺癌来自肠脐尿管，因此，CDX-2的阳性率非常高。卵巢内膜样腺癌中很少表达，少数前列腺癌也表达CDX-2。CDX-2染色强度和范围也是非常重要的。CDX-2在肠癌中染色几乎所有的细胞都是强阳性，在肝脏腺癌中部分细胞阳性，而且是有强有弱。

CEA　兔单抗，克隆号：兔多克隆；鼠单抗，克隆号：12-140-10

CEA是一种胚胎性癌抗原，正常存在胎儿消化道上皮组织、胰腺和肝脏中。广泛表达于各种腺上皮肿瘤，尤其是胃肠道上皮肿瘤，大多数胃肠道（包括胰腺）恶性肿瘤和肺腺癌均有阳性表达。CEA在正常组织腔内缘有着色，在癌肿的情况下整个细胞质都有着色。但由于多克隆CEA（pCEA）抗体与肝细胞毛细胆管的胆源性糖蛋白-1具有交叉反应，因此，在肝细胞源性肿瘤呈现独特的毛细胆管周的染色方式。

c-erbB-2/Her2　克隆号：UMAB36

HER-2（也称为HER-2 / neu、c-erbB2、ERBB2或neu）是HER-2基因编码的一种酪氨酸激酶受体的跨膜蛋白，分子量为185kDa。HER-2是一种原癌基因，它的活化可以直接导致部分人体细胞恶变或恶变的潜能增加。该抗体可用于HER-2基因蛋白表达量的检测，在乳腺癌、胃肠道肿瘤、卵巢癌、子宫内膜癌、肺癌等的研究中，与赫赛汀靶向治疗药物相关。

Chromogranin A　鼠单抗，克隆号：LK2H10；鼠单抗，克隆号：OTI8H7

嗜铬素A（chromogranin A）是一种可溶性酸性蛋白，分子量为48～75 kDa。广泛存在于神经元、神经内分泌细胞及其来源的肿瘤细胞中。在垂体肿瘤、胰岛细胞瘤、嗜铬细胞瘤、甲状腺髓样癌、甲状旁腺肿瘤、副神经节瘤及类癌等可见阳性表达。该抗体主要用于标记神经内分泌肿瘤，也可用于甲状腺髓样癌和滤泡癌的鉴别诊断。

CK（34βE12）　克隆号：34βE12

高分子量角蛋白，是CK1、CK5、CK10和CK14的混合物，表达于正常鳞状上皮、基底细胞和肌上皮，也可表达于导管上皮和其他复层上皮。肿瘤组织表达于鳞状细胞癌、膀胱移行细胞癌、鼻咽癌、胸腺瘤和上皮样间皮瘤，也表达于乳腺、胰腺、胆管和涎腺的导管癌。34βE12是前列腺基底细胞特异性标记抗体，联合P504S和p63用于前列腺癌的诊断。也可鉴别尿路上皮异型增生（仅基底细胞阳性）和原位癌（上皮全层阳性），乳腺导管原位癌（阴性或弱阳性）和乳腺小叶原位癌（阳性）。

CK（35βH11）　克隆号：35βH11

CK（35βH11）属于低分子量细胞角蛋白，与CK18以复合物形式存在。主要标记单层上皮及腺上皮细胞，鳞状上皮和角化鳞状上皮及其肿瘤阴性表达。因此，主要用于内脏腺上皮肿瘤的研究。

CK（AE1）　克隆号：AE1

此抗体可识别56.5、50、50、48和40kDa的酸性角蛋白，包括CK10、CK14、CK15、CK16和CK19。与波形蛋白、结蛋白、胶质纤维酸性蛋白和神经丝蛋白等丝状蛋白无交叉反应。用于标记鳞状上皮和单层上皮，包括腺上皮。

CK（AE3）　克隆号：AE3

此抗体可以识别68、65.5.63.59、58、56.54和52.5kDa的碱性细胞角蛋白，包括CK1-8，与波形蛋白、结蛋白、胶质纤维酸性蛋白和神经丝蛋白等丝状蛋白无交叉反应。主要用于标记鳞状上皮。由于CK7、CK8表达于腺上皮及移行上皮，因此，AE3不能单独作为鳞状上皮的标志物使用。

CK（Pan）　克隆号：AE1/AE3

克隆号AE1/AE3是两种抗体的混合物，AE1能与大多数酸性（Ⅰ型）细胞角蛋白（CK10、14.15.16和19）反应，而AE3能识别所有已知的碱性（Ⅱ型）细胞角蛋白，能标记所有上皮细胞，包括单层上皮、鳞状上皮、尿路上皮来源的良恶性肿瘤细胞。滑膜来源的肿瘤和间皮瘤等向上皮细胞分化的肿瘤亦可阳性。虽然pan-CK的选择性不强，但敏感性高，常与vimentin和LCA等联合应用于肿瘤的鉴别诊断。AE1/AE3有助于检测淋巴结微小转移癌。与波形蛋白、结蛋白、胶质纤维酸性蛋白和神经丝蛋白等丝状蛋白无交叉反应。应该注意的是某些伴有上皮分化的软组织肿瘤和骨肿瘤上皮分化区域也会表达细胞角蛋白。

CK5　克隆号：EP24

CK5是分子量为58kDa的细胞角蛋白。在正常组织中，CK5表达于鳞状上皮、部分鳞状上皮的生发层细胞、导管上皮的基底细胞、肌上皮细胞和间皮细胞。肿瘤组织中鳞癌阳性，但肺腺癌有时会有局灶阳性，可与p40联合用于肺鳞癌的诊断。上皮样间皮瘤强阳性，且转移灶亦阳性。肺大细胞癌和基底细胞癌也可见阳性，可与CK14联合应用。与CK5/6相同，可标记乳腺肌上皮细胞和前列腺基底细胞。

CK5&6　兔单抗，克隆号：RM341；鼠单抗，克隆号：OTI1C7

细胞角蛋白5&6为高分子量角蛋白（58kDa和56kDa）。正常表达于鳞状上皮、导管上皮的基底细胞、肌上皮、前列腺基底细胞和间皮细胞，不表达于腺上皮。鳞癌、基底细胞癌、大细胞癌、移行细胞癌、鼻咽癌、间皮瘤均可呈阳性表达。大多数腺癌阴性，部分腺癌可表现为弱阳性。CK5&6可用于乳腺基底样亚型的诊断以及乳腺导管增生（阳性）与实性乳头状癌（阴性）的鉴别诊断，CK5&6阳性的乳腺导管内癌预后较差。用于上皮来源良恶性肿瘤的研究。

CK7　兔单抗，克隆号：EP160；鼠单抗，克隆号：UMAB161

CK7的分子量为54kDa，主要标记腺上皮和尿路上皮细胞。在卵巢、子宫内膜、甲状腺、肺和乳腺上皮阳性表达，而结肠、前列腺和胃肠道上皮阴性表达。在胰腺癌、胆管癌、卵巢浆液性癌、子宫内膜样腺癌、移行细胞癌（非腺癌）中阳性。常与CK20联合用于乳腺癌、肺腺癌与胃肠道腺癌的诊断及鉴别诊断。与EMA联合用于滑膜肉瘤的诊断。主要用于上皮来源的肿瘤的研究。

CK8　鼠单抗，克隆号：TS1；鼠单抗，克隆号：OTI8D4

分子量52.5kDa，属于低分子量细胞角蛋白。CK8普遍存在于单层和假复层上皮，在腺上皮、移行上皮和肝细胞中表达。在腺癌中表达，角化型鳞癌中不表达。在正常食管、咽鼻、宫颈、阴道等非角化复层鳞状上皮中不表达，在非角化复层鳞状上皮恶变过程中，CK8的表达有逐渐上升的趋势，分化越差表达率越高，预后也越差。CK8也见于CD30阳性淋巴瘤和上皮样肉瘤中。

CK8&18　克隆号：B22.1&B23.1

CK 8&18作为腺上皮的一线标志物，用于标记各种单层上皮，尤其是各种腺上皮，正常的角化/非角化的鳞状上皮不表达。CK8&18主要在腺癌中表达，角化型鳞癌中不表达，常与CK5&6联合用于腺、鳞癌的鉴别。但应注意的是在非角化复层鳞状上皮恶变过程中，CK8&18的表达有逐渐上升的趋势，分化越差表达率越高，预后也越差。同时，CK 8&18在乳腺癌、结直肠癌等腺癌中表达下调与肿瘤进程及预后不良相关。

CK10　克隆号：EP97

CK10是分子量56.5kDa的Ⅰ型细胞角蛋白，表达于复层上皮及角化上皮中基底层以上的细胞，CK10的表达与恶性角质细胞的成熟相关，提示大疱性先天性鱼鳞病样红皮病、表皮松解性角化过度症和弥漫性非表皮松解性掌跖角化症，对鳞癌的诊断也有辅助作用。

CK10&13　克隆号：DE-K13

识别56.5kDa（CK10）和53kDa（CK13）的细胞角蛋白，可作为复层鳞状上皮及其来源肿瘤的首选标志物。CK10在角化复层鳞状上皮的基底层中表达，CK13是非角化复层鳞状上皮终末分化的标志，在分化程度高的肿瘤组织中呈高表达。CK10、CK13的表达常伴随上皮细胞的发生、分化和形态变化，可用于复层鳞状上皮来源的肿瘤的发生、发展、转移及其预后等方面的研究。

CK14　克隆号：EP61

CK14是一种50kDa的细胞角蛋白，表达于肌上皮和角化鳞状上皮的基底层细胞。用于鳞状细胞癌的诊断，尤其是低分化鳞状细胞癌，可联合检测p63和CK5/6。多个解剖部位的嗜酸细胞肿瘤表达CK14，可与腺癌鉴别。也可用于涎腺浸润性导管癌与导管内癌的鉴别。

CK17　克隆号：EP98

细胞角蛋白17（CK17）是分子量为46kDa的Ⅰ型角蛋白。CK17在正常组织表达于人类上皮附属物如毛囊和甲床中，支气管上皮基底细胞阳性，也表达于乳腺、汗液和唾液等各种腺体的肌上皮细胞。是宫颈、肺、口腔等各种组织中鳞状细胞癌的良好指标，也与先天性厚甲-2有关。CK17在乳腺癌中的阳性表达与预后较差、肿瘤分级高和腋窝淋巴结转移相关。

CK18　克隆号：UMAB50

CK18与CK8的表达相似，故两者常联合应用。主要在单层和假复层上皮中阳性表达，而在复层鳞状上皮中通常阴性。非瘤性组织中，CK18普遍存在于单层和假复层上皮，在腺上皮、移行上皮和肝细胞中表达。正常口腔黏膜（非角化复层鳞状上皮）中不表达，而在口腔鳞癌恶变的进程中，从上皮增生、口腔黏膜下纤维化到口腔鳞癌的表达率呈上升的趋势，在其他未角化的鳞状上皮，如食管、咽鼻、宫颈、阴道等，同样存在类似的情况。

CK19　兔单抗，克隆号：EP72；鼠单抗，克隆号：UMAB2

CK19分子量为40kDa，主要标记各种单层上皮如腺上皮和导管上皮，并可见于鳞状上皮和表皮的基底层，是验证上皮分化的一个很好的标志物。CK19在高级别鳞癌以及原位癌中表达升高。肝细胞不表达CK19，而胆管上皮表达，因此可用于肝细胞癌与肝内胆管癌、转移性腺癌的鉴别诊断。甲状腺乳头状癌可以强烈而弥漫地表达CK19，而在正常的甲状腺组织、滤泡性腺瘤、结节性甲状腺肿和乳头状增生中仅部分表达或灶性表达CK19，且多为弱表达。脊索瘤中CK19可阳性。

CK20　兔单抗，克隆号：EP23；鼠单抗，克隆号：OTI6B9

CK20分子量为46kDa，主要标记胃肠道上皮、移行上皮和梅克尔细胞。主要用于胃肠道腺癌、卵巢黏液性肿瘤、胰胆管腺癌、梅克尔细胞癌的诊断，鳞状细胞癌及其他部位的腺癌（肺、子宫内膜、乳腺）、肺小细胞癌和卵巢非黏液性肿瘤均不表达CK20。常与CK7和Villin联合使用，判断腺癌的组织来源。

Claudin 18.2　克隆号：EPR19202-244

Claudin 18.2属于紧密连接蛋白家族。在肿瘤中，紧密连接被破坏，Claudin蛋白失去了其主要作用。Claudin 18.2仅在胃上皮细胞短暂表达，其他正常组织几乎不表达。胃组织癌变后表达升高。在胰腺癌、肺癌、食管癌和卵巢癌也可见高表达，针对Claudin 18.2靶点的抗体药物，可显著提高患者的生存率

Claudin-1　克隆号：兔多克隆

Claudin-1是一种紧密连接蛋白，在上皮细胞及周围神经中高表达，在乳腺癌、乳腺癌细胞系及恶性胶质瘤中低表达或不表达，而在结肠癌中Claudin-1的表达增高。Claudin-1在周围神经瘤、隆突性皮肤纤维肉瘤、低度恶性纤维黏液样肉瘤、硬化性纤维母细胞瘤、纤维瘤病、神经纤维瘤、神经鞘瘤也可见阳性表达。Claudin-1联合EMA（阳性）及S-100（阴性）可用于诊断周围神经瘤。

Claudin-3　克隆号：兔多克隆

Claudin-3是CLDN3基因的产物，是一种分子量为22kDa的紧密连接蛋白，表达于导管上皮和腺泡上皮的连接中，在卵巢癌中发现该基因有上调表达，乳腺癌中Claudin-3的表达减少与上皮-间充质转变的细胞表型相关。可用于上述肿瘤的研究。

Claudin-4　克隆号：3E2C1

Claudin-4是由基因CLDN4编码的紧密连接蛋白，分子量为22kDa。不同肿瘤中表达各异，其表达差异主要与高度组织特异性及细胞内信号通路有关。Claudin-4过表达与乳腺癌不良预后和分级相关，与Her-2表达正相关，与ER染色呈负相关。在luminal型乳腺癌中，Claudin-4表达的增加与肿瘤分级和Ki-67呈正相关，而三阴乳腺癌中Claudin-4的表达则预后较好。其他肿瘤如胃癌、食管鳞癌Claudin-4的丢失或低表达与肿瘤的分化不良有关，预示更高的转移风险。Claudin-4在恶性积液中可以特异性区分腺癌和恶性间皮瘤。

c-Maf　克隆号：兔多克隆

c-Maf是病毒癌基因v-Maf在细胞内的同源基因，为一种原癌基因。在多发性骨髓瘤中，由于其位于染色体14q32的免疫球蛋白重链基因位点发生易位，导致其他众多基因如CCND1（11q32）和c-Myc（8q24）等出现异常表达，其中c-Maf基因编码的蛋白c-Maf可以在超过半数的多发性骨髓瘤中检测到高表达，可能与肿瘤的发生和发展密切相关

c-Met　兔单抗，克隆号：SP44 0；克隆号：兔多克隆

c-Met是一种由c-Met原癌基因编码的蛋白产物，为肝细胞生长因子（HGF）受体，具有酪氨酸激酶活性，与多种癌基因产物和调节蛋白相关，参与细胞信息传导、细胞骨架重排的调控，是细胞增殖、分化和运动的重要因素。在生理情况下，c-Met受体和HGF短暂结合发挥生理效应。在肿瘤组织同时高表达HGF和c-Met，形成正反馈，导致肿瘤的无限生长和侵袭行为。这种正反馈已经在神经胶质瘤、骨肉瘤、乳腺癌、肺癌等恶性肿瘤中得到证实。目前认为，c-Met与多种肿瘤的发生和转移密切相关。

CMV　鼠单抗，克隆号：CCH2＋DDG9

巨细胞病毒（CMV）是一种感染肺、肾、肠和其他器官的条件致病原，在个体处于免疫系统未成熟条件下或在免疫抑制状态下易感染。巨细胞病毒在被感染的细胞内复制的过程中，会产生病毒蛋白，分别命名为早期和晚期蛋白。早期蛋白在感染3～24h表达于被感染细胞的核内，48～72h后被感染的细胞核和浆中出现一些病毒晚期蛋白表达。此抗体可检测CMV早期和晚期蛋白。与腺病毒、单纯疱疹病毒、水痘－带状疱疹病毒没有交叉反应。

CMV晚期　鼠单抗，克隆号：8B1.2，1G5.2&2D4.2

巨细胞病毒是一种感染肺、肾、肠和其他器官的条件致病原，在个体处于免疫系统未成熟条件下（如胎儿和新生儿）易感，也可在免疫抑制状态下感染（如移植患者、进行化疗的患者和HIV感染的患者）。巨细胞病毒在被感染的细胞中复制的过程中，会产生病毒蛋白，命名为早期和晚期蛋白。48～72h后被感染的细胞核和细胞质中出现一些病毒晚期蛋白表达。

c-myc　兔单抗，克隆号：EP121；兔单抗，克隆号：Y69

c-Myc基因是一种原癌基因，在多种类型的细胞中均有表达，增殖活跃的细胞和各种c-Myc基因突变细胞往往表达增加。异常的c-Myc基因有多种表达形式，包括变异、插入活化、转位和扩增等，其表达产物位于细胞核中，与细胞周期密切相关。c-Myc基因易位是伯基特淋巴瘤的特征性改变，但并不特异，DLBCL和DLBCL/BL中也存在c-Myc基因易位。c-Myc组化阳性提示该蛋白存在高表达，并不等同于c-Myc基因易位，需做FISH确诊，这一点需要注意。

Collagen Ⅰ　克隆号：EP236

Ⅰ型胶原（Collagen Ⅰ）主要分布于皮肤、骨、角膜、肌腱等组织，是细胞外基质的重要组成部分。该抗体主要用于结缔组织蛋白的分布、上皮/间皮之间的相互作用及基底膜等方面的研究。

Collagen Ⅳ　兔单抗，克隆号：B20；鼠单抗，克隆号：CIV22

Ⅳ型胶原（Collagen Ⅳ）是构成基底膜的主要成分，在细胞黏附、迁移、分化和生长中起着重要作用。此抗体可标记人的多种组织和器官的基底膜，包括皮肤、肾、肌肉、脾、淋巴结、胎盘和肺等。但是角膜上皮的基底膜呈阴性反应。对由癌早期侵袭引起的基底膜成分缺失的研究有重要的

意义。

Connexin 43　克隆号：兔多克隆

由缝隙连接蛋白构成的膜通道是相邻细胞间细胞通讯方式之一，缝隙连接蛋白是一组超家族成员，其中Connexin 43分布最为广泛，是组成细胞间缝隙连接的主要成分。Connexin 43在调控细胞增殖和分化、维持细胞内环境稳定、维护机体正常发育、血细胞形成等方面有重要的生理功能。细胞缝隙连接通讯功能缺陷与肿瘤的发生和发展有一定的相关性。

COX-2　克隆号：SP21

环氧化物酶（COX-2）是一种膜结合蛋白酶，参与花生四烯酸向前列腺素的转化，具有两种异构体形式，即COX-1和COX-2，两者的结构十分相似，但是表达方面却不同。COX-2是一种诱导型酶，参与细胞生长因子、肿瘤促进因子和细胞因子的反应，在肺癌、乳腺癌、结肠癌中高表达，而COX-1则表达不变。COX-2抑制剂具有抗肿瘤作用，是肿瘤治疗的靶点之一。主要用于肿瘤方面的研究。

CPS1　克隆号：EP265

氨基甲酰磷酸合成酶Ⅰ（carbamoyl-phosphase synthetase Ⅰ，CPS1）是肝脏中催化合成氨基甲酰磷酸的线粒体酶，参与尿素循环的关键步骤。CPS1最初表达于肝细胞，所识别的抗原等同于HepPar-1抗体所识别的抗原，其染色方式也类似，对肝细胞和其来源的肿瘤具有高度的特异性和敏感性，在胃肠道的肝样腺癌和其他类型的非肝肿瘤中罕见阳性。

CTLA4　克隆号：UMAB249

细胞毒T淋巴细胞相关抗原4（cytotoxic T lymphocyte-associated antigen-4，CTLA-4）又名CD152，是一种白细胞分化抗原，是T细胞上的一种跨膜受体，与CD28共同享有B7分子配体，而CTLA-4与B7分子结合后诱导T细胞无反应性，参与免疫反应的负调节。

CXCL-13　克隆号：羊多克隆

CXCL13是一种来自生发中心的滤泡辅助T细胞通过CD28和T细胞受体共同刺激作用产生的与B细胞游走性生发中心相关的化学趋化因子。对B细胞进入生发中心起到关键作用，在滤泡生发中心辅助性T细胞中表达上调。在反应性淋巴滤泡中，滤泡树突细胞、组织细胞和辅助性T细胞强阳性染色，副皮质区组织细胞和小淋巴细胞也偶尔出现阳性反应。在血管免疫母细胞性T细胞淋巴瘤表达率较高，也见于外周T细胞淋巴瘤，常与CD10联合应用。

Cyclin D1　克隆号：SA38-08

细胞周期蛋白D1（Cyclin D1，又称PRAD1或CCND1）是一个由295个氨基酸氨基组成的蛋白质，分子量为36kDa，属于高度保守的细胞周期蛋白家族。Cyclin D1表达的细胞周期特点是G1期最多而S期最少，主要分布在细胞核内。正常组织中，Cyclin D1的表达限于上皮组织的增殖区、内皮和一些成纤维细胞中，淋巴组织中不表达。突变导致的Cyclin D1基因扩增或者其蛋白水平升高，进而改变细胞周期进展，在多种肿瘤中均有发现，可能与肿瘤的发生有关。Cyclin D1主要用于套细胞淋巴瘤与其他B细胞淋巴瘤的鉴别。

D2-40　克隆号：D2-40

podoplanin又称D2-40或M2A，是为分子量38kDa的Ⅰ型跨膜黏蛋白，含多个O-糖基化位点。在淋巴管内皮细胞高表达。此外，正常组织还表达于间皮细胞和Ⅰ型肺泡上皮细胞，成纤维母细胞和肌纤维母细胞、骨细胞、软骨细胞和骨膜细胞，腺体的肌上皮细胞，前列腺基底细胞、鳞状上皮、皮脂腺和毛囊外根鞘的基底层细胞，淋巴组织的滤泡树突状细胞和肾小球足细胞、卡哈尔细胞、胃隐窝细胞，睾丸未成熟支持细胞和胎儿生殖细胞，神经系统的胶质细胞、室管膜细胞和脑膜细胞。肿瘤组织表达于多种软组织肿瘤，如淋巴管内皮细胞瘤、卡波西肉瘤、滤泡树突肉瘤、真皮纤维瘤及部分血管肉瘤等；是鉴别间皮瘤（常阳性）和腺癌（常阴性）有用的标志物；在生殖系统的睾丸生殖细胞肿瘤和无性细胞瘤中高表达，胚胎性癌中也可见D2-40阳性，但阳性染色多位于腔面，且为局灶性，也可见于卵巢浆液细胞癌；肾上腺皮脂腺癌和原发性皮肤鳞癌常阳性；在神经系统恶性神经鞘瘤和脑膜瘤常阳性。

Desmin　克隆号：OTI4A8

Desmin是一种分子量为50～55kDa的中间丝蛋白，广泛分布于平滑肌细胞、心肌细胞、骨骼肌细胞和肌纤维母细胞。主要用于平滑肌肿瘤、横纹肌肿瘤的诊断与鉴别诊断。横纹肌肉瘤中，多形性横纹肌肉瘤desmin强阳性，而胚胎性/腺泡性横纹肌肉瘤较弱甚至阴性。肌纤维母细胞瘤阳性，促纤维增生性小圆细胞肿瘤为核旁逗点状着色。此外，Desmin优势表达于反应性间皮增生。

DOG1　克隆号：OTI1C6

DOG1基因位于染色体11q13，其蛋白有8个穿膜功能区，推测是一种离子通道蛋白。DOG1在胃肠卡哈尔细胞、唾液腺腺泡细胞、胰腺泡心细胞、肝细胞以及胆道、乳腺、胃和前列腺上皮中检测到。研究证实DOG1蛋白选择性的表达于GIST，并优于CD117。无论对于具有Kit基因突变还是PDGFRα基因突变的GIST，DOG1都是敏感和特异的标志物。

DPC4　克隆号：B-8

DPC4基因，又称SMAD4基因，是一种抑癌基因，最初从胰腺癌中发现，位于染色体18q21.1上，参与调控TGF-β信号通路，DPC4功能失活或表达低下可能影响TGF-β的信号转导并参与肿瘤的形成。研究发现近50%胰腺导管腺癌有该基因的突变或缺失，DPC4缺失表达常发生于肿瘤进展晚期。此外，多种肿瘤亦可发生DPC4的突变或缺失，如急性髓性白血病、卵巢癌、结肠癌和乳腺癌等。

DSG3　克隆号：5G11

桥粒芯蛋白3（desmoglein 3，DSG3）是一种钙结合穿膜糖蛋白，是脊椎动物上皮的桥粒成分。桥粒是上皮、心肌等组织细胞间的细胞连接结构。在人类的角质细胞中，DSG3蛋白组成筏排样连接结构，该结构如果遭到破坏会影响桥粒连接的形成。寻常性天疱疮是一种致死性的皮肤疾病，该疾病即因DSG3蛋白遭到自身抗体的攻击而形成。此外，DSG3在肺鳞癌中有过量表达，而在腺癌及其他非肿瘤性肺组织中表达非常有限。

EBNA2　克隆号：PE2

EBV在感染过程中形成的病毒特异抗原可以分为早期抗原（EA）病毒衣壳抗原（VCA）核相关肿瘤抗原（EBNA）和膜抗原（MA）。EBNA-2是EBNA中的一种，传染性单核细胞增多症和免疫功能缺陷的患者如HIV、先天性免疫缺陷综合征、移植后使用免疫抑制剂等可见阳性。主要用于EBV感染性疾病的研究。

EBV　克隆号：CS1-4

Epstein-Barr virus（EBV）是一种人类疱疹病毒，与许多肿瘤相关。如鼻咽癌、传染性单核细胞增多症、胃癌、Bukitt淋巴瘤、霍奇金淋巴瘤、血管免疫母T细胞淋巴瘤、淋巴瘤样肉芽肿病、鼻型T/NK淋巴瘤、移植后淋巴组织增生性疾病及平滑肌肿瘤、AIDS相关淋巴瘤和先天性免疫缺陷相关性淋巴瘤等。石蜡切片EBER原位杂交是检测EBV最敏感的方法。但在经典型的淋巴瘤和淋巴瘤样肉芽肿病中EBV膜潜伏蛋白LMP-1的蛋白含量高，可以用免疫组化来显示EBV的感染。

E-cadherin　克隆号：EP60 克隆号：OTI1B8

E-cadherin为上皮细胞的主要Ca依赖性细胞黏附分子，参与细胞黏附的调控，维持细胞的形态学与运动性。其功能的降低或丧失可导致细胞连接的破坏，与肿瘤细胞的浸润和转移相关。E-cadherin是目前乳腺小叶癌和导管癌鉴别诊断中最有价值的标志物，浸润性导管癌中一般呈-强的细胞膜阳性，而大部分浸润性小叶癌中E-cadherin表达缺失，常与p120联合应用。

EGFR　兔单抗，克隆号：EP220；鼠单抗，克隆号：UMAB95

EGFR是一种分子量为170kDa的膜蛋白，由一个能结合表皮生长因子的胞外功能区、一个短的穿膜区和一个具有酪氨酸激酶活性的胞内区组成。EGFR表达于多种正常组织，特别是复层上皮和鳞状上皮的基底层。在许多肿瘤中均有过表达现象，如乳腺癌、膀胱癌、胰腺癌、胃癌及甲状腺癌等，其阳性表达表明预后差。

EGFR L858R　克隆号：UMAB233

EGFR基因突变主要集中在酪氨酸激酶区18～21外显子，其中19外显子多为框内缺失（746-753）性突变；21外显子多为替代突变（主要是L858R），两者占EGFR突变的90%，这两个热点突变可以增强肿瘤细胞对TKI的敏感性，并且可作为TKI治疗的有效预测指标。因此，检测EGFR基因突变对于指导NSCLC患者临床用药具有重要的参考价值。

EGFR phospho　克隆号：EP11

EGFR是一种170kDa的穿膜糖蛋白受体，具有酪氨酸激酶活性，当被EGF活化后，可以影响正常和癌细胞的生长和分化。C末端的酪氨酸残基Tyr1068、Tyr1148和Tyr1173是磷酸化最主要的位点。GRB2衔接蛋白在磷酸化Tyr1068处结合活化的EGFR。EGFR Tyr1068在多种肿瘤如非小细胞肺癌、胶质瘤、结直肠癌、乳腺癌及胃癌等均有过表达，与肿瘤预后和对化疗药物的敏感性相关。

EGFR v Ⅲ　克隆号：D6T2Q

EGFRvⅢ是EGFR最常见的突变体，只在肿瘤组织中存在，最初在胶质母细胞瘤中检测到，后来发现在乳腺癌、结直肠癌、肝癌等多种肿瘤中均有表达，其高表达与肿瘤的分化程度低有关，可以作为一种新型的肿瘤特异性靶点。

EMA　克隆号：GP1.4

上皮细胞膜抗原（EMA；MUC1）是一种糖蛋白。大部分正常上皮和肿瘤上皮（通常显示胞质染色）均表达，例外情形包括胃肠表面上皮、子宫颈管上皮、前列腺腺泡上皮、附睾、生殖细胞、肝细胞、肾上腺皮质细胞、睾丸网、表皮基底细胞、甲状腺滤泡上皮。EMA阳性的非上皮细胞包括蛛网膜细胞、室管膜、脉络丛、神经周成纤维细胞和浆细胞。部分T细胞和B细胞EMA阳性。肿瘤表达包括大多数腺癌、间皮瘤、滑膜肉瘤和上皮样肉瘤。此外，脑膜瘤、浆细胞淋巴瘤、间变性大细胞淋巴瘤等可阳性。血管瘤样纤维组织细胞瘤也可表达。上皮样多形性脂肪肉瘤中瘤细胞可灶状表达EMA等上皮性标记。在肾透明细胞癌中EMA标记优于CK。EMA在室管膜瘤中为核旁点状阳性。因其诊断价值有限，需与更加特异性的上皮分化标志物联合应用。

EP-CAM　克隆号：UMAB131

上皮细胞黏附分子（epithelial cell-cell adhesion molecule，Ep-CAM）由两个糖蛋白组成，分子量分别为34kDa和39kDa，表达于大多数正常和恶性上皮细胞。Ep-CAM表达于绝大多数腺癌以及神经内分泌肿瘤，如小细胞癌，阳性强而弥漫。在恶性间皮瘤（上皮和双向型）罕见表达，即使有染色，也通常为局灶性。滑膜肉瘤（上皮和双向型）和促纤维组织增生性小圆细胞肿瘤中可见阳性。另外，由于Ep-CAM紧贴MSH2的上游，如果Ep-CAM发生胚系突变会导致它的外显子丢失和MSH2基因的活化，从而导致MSH2启动子甲基化而失表达，在HNPCC患者中占1%～3%。

ER　克隆号：EP1

雌激素受体（ER）是一种含有553个氨基酸的蛋白质。ER介导女性性激素的调节功能，对女性生殖道、乳腺、骨骼和心血管系统等几种靶组织的生长、分化和功能起调节作用。ER主要可分为ERα和ERβ两种亚型，该抗体主要识别ERα亚型。ER主要在雌性类固醇激素反应性组织如乳腺、子宫内膜和卵巢的肿瘤中表达。ER阳性的乳腺癌患者预后好于ER阴性组。

ERCC1　克隆号：UMAB8

ERCC1是核苷酸切除修复通路中高度保守的切除性核酶，是有效修复烷化剂诱导的DNA复合物的必要条件。ERCC1蛋白表达阳性可能提示存在铂类药物耐药，用于肿瘤治疗的研究。

ERG　克隆号：UMAB78

ERG［成红细胞转化特异性（ETS）相关基因］是原癌基因，是位于21q22的ETS转录因子家族的成员。ETS家族中的基因调节胚胎发育、细胞增殖/分化、血管生成、炎症和细胞凋亡。ERG在血管和淋巴管内皮细胞以及骨髓干细胞中表达。所有良恶性血管肿瘤均表达ERG，优于CD34（常见许多间质细胞染色），也优于CD31（常见组织细胞及浆细胞染色）。TMPRSS2-ERG基因融合见于前列腺癌（40%～50%，唯一可表达ERG的癌类型）。脑膜瘤、上皮样肉瘤、恶性横纹肌样瘤、急性骨髓细胞性白血病和髓外骨髓肉瘤也可见ERG阳性。

EZH2　克隆号：6A10

EZH2（Enhancer of Zeste Homolog2）基因参与多种生物过程，与细胞生长调节有关。除黑色素瘤外的多种恶性肿瘤中均发现EZH2表达，包括前列腺癌、乳腺癌、子宫颈癌、胃癌、非小细胞肺癌和肾细胞癌等。EZH2通常在淋巴结滤泡中心表达，而不在外套区、滤泡与滤泡间的T细胞、浆细胞或NK/T细胞中表达，但大多数B细胞和T细胞淋巴瘤中可见表达。

Factor Ⅷ Related Antigen　克隆号：OTI9F3

这种抗原仅由内皮细胞合成，通常存在于Weibel-Palade小体（内皮细胞的储备颗粒）和巨核细胞中。内皮细胞、巨核细胞、血小板和肥大细胞阳性。而肝、脾和淋巴结的窦内皮细胞显示程度不一的阳性。用于诊断良性血管瘤变异型和血管内皮瘤。高级别血管肉瘤因Weibel-Palade小体稀少，只有10%～15%的病例阳性。

Factor ⅩⅢ A　克隆号：EP3372

Factor ⅩⅢ A是血浆中发现的一种β球蛋白。正常组织可见于巨核细胞、单核/巨噬细胞、反应性淋巴结中树突状网状细胞、真皮树突细胞、成纤维细胞样间质细胞、肝脏库普弗细胞。肿瘤可见于真皮纤维瘤、不典型黄色瘤及恶性纤维组织细胞瘤，另外部分肉瘤、颗粒细胞瘤及神经纤维瘤也可阳性。纤维组织细胞瘤中的树突状细胞可表达。可用于良性纤维组织细胞瘤（阴性）和隆突性皮肤纤维肉瘤（阳性）的鉴别，神经纤维瘤（阳性）和神经再生性黑色素细胞痣（阴性）的鉴别。

Fascin　克隆号：IM20

Fascin是55～58kDa肌动蛋白束蛋白，正常可表达于树突状细胞，是R-S细胞灵敏标志物，淋巴细胞、浆细胞、髓细胞均不表达。可用于诊断霍奇金淋巴瘤和朗格汉斯细胞组织细胞增生症。

FGFR-3　克隆号：B-9

成纤维细胞生长因子受体（FGFR）家族属于受体酪氨酸蛋白激酶，编码人FGFR-3的基因定位于染色体4p16，参与调节器官发育、细胞增殖和迁移、肿瘤发生等多个过程。FGFR-3在多种肿瘤中高表达，包括20%膀胱癌、15%的多发性骨髓瘤、前列腺癌和口腔鳞癌等，主要用于肿瘤的研究。

FH　克隆号：OTI9G4

延胡索酸水合酶（FH）是参与三羧酸循环的一个关键酶，在细胞内能够催化延胡索酸转变成L-苹果酸。遗传性平滑肌瘤病及肾细胞癌（hereditary leiomyomatosis and renal cell cancer，HLRCC）综合征患者是FH编码基因发生突变所致，同时该患者也有罹患皮肤多发性平滑肌瘤和子宫平滑肌瘤的风险。HLRCC相关肾细胞癌通常就诊时分期高，具侵袭性，临床预后差。皮肤平滑肌瘤和子宫平滑肌瘤的FH免疫组化表达缺失是HLRCC敏感性和特异性的标志物，血管内皮细胞是阳性内对照。

FHIT　克隆号：兔多克隆

FHIT是一种抑癌基因，其基因的异位和突变以及伴随的基因表达紊乱与多种肿瘤的发生和发展密切相关，如肺、头颈部、乳腺、胃、胰腺等恶性肿瘤。主要用于肿瘤方面的研究。

Fibrinogen

纤维蛋白原（fibrinogen）即凝血因子Ⅰ，是参与凝血过程的主要蛋白质。沉积于系膜区或毛细血管壁的免疫复合物可激活凝血系统使纤维蛋白原增加，同时可通过激活补体系统或炎症细胞等造成滤过屏障受损、通透性增加。滤过膜损伤严重时，大分子量的纤维蛋白原即可漏出并在血管壁沉积。主要用于肾脏疾病的研究。

FLI-1　克隆号：G146-22

近90%的尤因肉瘤/PNET存在特定易位t（11；22）（q24；q12），导致EWS与FLI-1融合并产生融合蛋白，FLI-1用于尤因肉瘤/PNET的研究，特异度和灵敏度优于CD99；用于新型血管内皮肿瘤的研究，特异性和敏感性好于CD31和CD34。其阳性部位位于细胞核，易于观察。

FoxA1　克隆号：EP277

Fox A1 也称肝细胞核因子3α（HNF3α）是一种转录因子，表达于正常乳腺导管上皮，也表达于肺、胰腺、膀胱、前列腺、结肠等上皮。据报道 Fox A1 可以同 ER 共同表达于乳腺癌中，尤其是 Luminal A 型乳腺癌（83%，包括有 ER ＋/PR ＋/HER2 ＋病例），在 42% ～ 45% 的乳腺浸润性癌病例中表达 Fox A1，而 86% 的基底样三阴型乳腺癌为阴性表达。因此，Fox A1 可作为乳腺癌分型的一个有用指标。

FOXP1　克隆号：EP137

FOXP1（Forkhead box prote1）是 FOXP 亚家族（FOXP1-4）转录因子的成员，研究表明 FOXP1 蛋白是与胚胎正常发育、心肌细胞发育相关的转录因子，在 B 细胞的不同分化阶段均有表达，但不表达于浆细胞。FOXP1 是弥漫性大 B 细胞淋巴瘤的预后指标，尤其是生发中心型弥漫性大 B 细胞淋巴瘤阳性提示预后不佳。

FRA　克隆号：BN3.2

叶酸受体是一种膜蛋白受体，在多种上皮组织来源的肿瘤组织中高表达，而在正常组织中几乎不表达。目前最引人关注的是在上皮性卵巢癌中，其表达与肿瘤的分级成正比，且与生存率的下降相关。在肺的非小细胞肺癌中，叶酸受体的表达在腺癌中更加特异，用于肺腺癌预后的研究。

FSH　克隆号：FSH03

卵泡刺激素是垂体分泌的一种激素，在女性，可促进卵泡的增生、发育；在男性，可以促进精子的发生。此抗体与人的 FSH 反应，主要用于垂体腺瘤功能性分类以及垂体原发及转移性肿瘤的研究。

Galectin-3　克隆号：UMAB157

galectin-3 是 β- 半乳糖结合凝集素家族成员，分子量为 30kDa。galectin-3 在多种器官和组织中表达，包括中性粒细胞和血管内皮细胞，但在正常肝细胞明显缺失。Galectin-3 在肿瘤中高表达，尤其是甲状腺乳头状癌和滤泡癌，常与 CK19 和 HBME-1 联合用于甲状腺癌的研究。有研究表明 galectin-3 表达在各种心衰相关的过程，包括细胞增殖、纤维化、组织修复、炎症及心室重构。

Gastrin　克隆号：兔多克隆

促胃液素存在于正常人胃窦（幽门）黏膜细胞（G 细胞）和十二指肠腺。此抗体用于标记促胃液素分泌细胞，可用于 G 细胞增生及促胃液素瘤的研究。

GATA3　克隆号：EP368

GATA3 是一种锌指转录因子，在许多组织和细胞类型中对促进和引导细胞增殖、发育和分化起到重要作用。GATA3 在乳腺上皮、尿路上皮及 T 淋巴细胞亚型分化过程中起重要作用。GATA3 在原发和转移性乳腺导管癌及乳腺小叶癌、尿路上皮癌、皮肤基底细胞癌、滋养层细胞肿瘤和内胚窦瘤阳性表达。

GCDFP-15　兔单抗，克隆号：EP95；鼠单抗，克隆号：OTI4G4

GCDFP-15 是一种分子量为 15kDa 的单链蛋白，常见于囊泡病的囊泡液中，受催乳素和雄激素诱导。GCDFP-15 是一种高度特异和敏感的乳腺及其肿瘤的标志物。在非肿瘤性浆液性涎腺腺泡、支气管浆液性腺体、精囊和皮肤大汗腺（腋窝、外阴、眼睑及外耳道）中表达。在正常乳腺组织的小叶和小导管内常局灶性或个别上皮细胞表达，在乳腺癌中常伴有核周染色增强，但该抗体灵敏度中等（50% ～ 75%），特异性较高，在 ER 或 PR 阴性的乳腺癌一般呈 GCDFP-15 阳性。在诊断中用于转移性乳腺癌和其他部位原发癌的鉴别。少数原发性肺腺癌也可能表达 GCDFP-15，这些肿瘤具有黏液并同时表达 TTF-1。

GFAP　兔单抗，克隆号：EP13；鼠单抗，克隆号：UMAB129

GFAP 是中间丝蛋白主要类型之一，分子量 51kDa。参与细胞骨架的构成并维持其张力强度。GFAP 主要分布于中枢神经系统的星形胶质细胞和室管膜细胞，未成熟的少突胶质细胞和脉络丛细胞可能阳性。在周围神经系统中，肠神经节的施万细胞和卫星细胞表达 GFAP。在神经系统之外，GFAP

见于肌上皮细胞和成软骨细胞中，前者与细胞角蛋白共表达，后者与波形蛋白共表达。GFAP主要用于星形胶质瘤包括星形胶质细胞瘤、星形母细胞瘤、混合性胶质瘤、多形性胶质母细胞瘤、室管膜瘤等中枢神经系统肿瘤的诊断和鉴别诊断。在弥漫性星形细胞瘤中显示星形细胞的突起较粗短，反应性星形细胞的突起较细长，可做鉴别参考。

GH　兔单抗　克隆号：EP267

生长激素是由垂体前叶生长激素细胞合成和分泌的一种激素，可以促进蛋白质合成和骨骼发育。主要用于垂体瘤的功能分型以及原发性垂体瘤与转移癌的鉴别，也可用于硬化性肺细胞癌（＋）与非腺癌（－）的鉴别诊断。

Glucagon　克隆号：兔多克隆

胰高血糖素是由胰岛α细胞分泌的一种激素，能促进糖原分解为葡萄糖，同时抑制糖原合成，导致血糖升高。此抗体可用于胰岛细胞瘤功能性分类的研究。

GLUT-1　克隆号：兔多克隆

Ⅰ型葡萄糖转运蛋白（GLUT-1）是GLUT超家族的原型成员，是与膜相关的红细胞葡萄糖转运蛋白。它是哺乳动物血脑屏障中的主要葡萄糖转运蛋白，也介导血管内皮细胞、脂肪组织和心肌中的葡萄糖转运。GLUT-1在结肠、肺、胃和乳腺等许多正常组织中均可表达，但在恶性组织中表达增高，结直肠癌呈GLUT-1强阳性。GLUT-1可以用于鉴别反应性间皮增生和恶性间皮瘤，子宫内膜增生与腺癌。GLUT-1表达的增加与恶性程度和侵袭性有关。

GPC3　克隆号：1G12

Glypican 3（GPC 3）属于硫酸乙酰肝素多糖家族成员。是一种癌胚蛋白，表达于胎儿肝、肾和滋养细胞，其他正常组织不表达。是肝细胞癌的敏感及特异的标志物，其表达与分化有关，分化越差，阳性表达越高。可与HepPar-1、CD34、CD10及AFP联合应用于肝细胞肝癌和肝脏转移癌以及异型增生性结节、肝腺瘤、肝硬化结节的研究。同时也高表达于卵巢卵黄囊瘤和绒毛膜癌。

Granzyme B　克隆号：EP230

Granzyme B又叫GZM-B，粒酶B，是分子量为29kDa的与细胞毒性T细胞相关的丝氨酸蛋白酶，由细胞毒T淋巴细胞（CD8+）合成，诱导靶细胞的凋亡，在防御肿瘤和病毒感染方面起主要作用。表达于NK细胞和细胞毒性T淋巴细胞。在NK细胞和CD8+的T淋巴细胞中阳性。在结节性硬化和混合细胞型霍奇金淋巴瘤中表达则提示预后差。主要用于NK/T细胞淋巴瘤分类。

GS　克隆号：D-6

谷氨酰胺合成酶（GS）是将谷氨酸盐和氨合成谷氨酰胺的催化酶，正常肝脏染色定位于中央静脉周围的1～2层肝细胞。局灶结节性增生呈弥漫状的地图样，常围绕肝静脉，尤其对于肝穿刺活检更有价值。在肝细胞腺瘤和肝细胞癌都可阳性表达，一种为弥漫阳性，另一种为阴性（完全阴性或者局灶性散在阳性）。结合HSP70及Glypican 3对肝细胞腺瘤和肝细胞癌更有鉴别价值（2个及以上阳性提示肝细胞性肝癌）。

GST-π　克隆号：OTI4B6

谷胱甘肽-S-转移酶（GST-π）广泛存在于人类全身器官的细胞质和线粒体中，主要催化GSH与广泛的亲电物质结合形成GS-X，进而排出细胞外达到解毒作用。GST-π在多种肿瘤中高表达，与肿瘤治疗耐药（阿霉素、顺铂、氮芥、环磷酰胺和瘤可宁等）有关，与P-gp和Topo Ⅱ同时检测，对判断肿瘤细胞是否产生耐药更具有临床意义。

H3K36M　克隆号：RM193

组蛋白H3.3由位于不同位点的两个基因编码：1号染色体上的H3F3A和17号染色体上的H3F3B。这两个基因的错义点突变与神经系统、骨和软组织肿瘤的发生密切相关，包括胶质母细胞瘤（H3K27M）、骨巨细胞瘤（H3.3G34W）及软骨母细胞瘤（H3K36M）等。H3K36M又称H3.3K36M，是组蛋白H3上第36位赖氨酸（K36）被甲硫氨酸替代（K36M）。绝大部分软骨母细胞瘤存在K36M突变（93%为H3F3B基因，7%为H3F3A基因），因此，H3K36M表达于几乎所有的软骨母细胞瘤，具有较高的特异性。

H3.3G34W　克隆号：RM263

骨巨细胞瘤约占原发性骨肿瘤的5%及良性骨肿瘤的20%。H3.3G34W突变是这种肿瘤类型的特征，H3.3G34W突变抗体在骨巨细胞瘤中具有较高的特异性，可以用于骨巨细胞瘤的诊断与鉴别诊断。

H3K27M　克隆号：RM192

H3K27M突变是组蛋白H3上27位赖氨酸（K27）被甲硫氨酸（methionine，M）替换（K27M），H3K27M突变破坏了组蛋白H3甲基化修饰位点，从而改变组蛋白甲基化状态。弥漫型中线胶质瘤和毛细胞星型细胞瘤高表达H3K27M突变蛋白，这类肿瘤的预后很差。可用于肿瘤分型的研究。

H3K27me3　克隆号：RM175

H3K27me3是核心组蛋白H3的第27个氨基酸赖氨酸的氨基（N）末端尾部发生的组蛋白甲基化。该蛋白的三甲基化通过形成异染色质区来下调附近基因的表达。目前发现H3K27me3蛋白表达的广泛下调或完全缺失可作为多种肿瘤的特异性诊断标志物，具有较好的特异性和敏感性。应用H3K27me3组化检测，可区分儿童后颅窝室管膜瘤分子亚型（儿童后颅窝室管膜瘤B组为弥漫表达，A组则广泛性降低），用于指导临床治疗和预后判断。H3K27me3表达缺失对于恶性外周神经鞘膜瘤的诊断具有敏感性与特异性。

HBcAg　克隆号：OTI1E8

本抗体与乙肝病毒核心抗原反应，阳性部位主要为肝细胞核，但在核周胞质也可有阳性着色。主要用于标记乙肝病毒感染的肝脏组织，也可用于乙肝病毒感染与肝硬化、肝癌的相关性等方面的研究。

HBsAg　克隆号：OTI1D3

此抗体与乙肝病毒表面抗原的ad/ay亚型反应，在感染组织的细胞质中呈现弥漫性着色，主要用于乙肝病毒感染的肝脏组织，也可用于乙肝病毒感染与肝硬化、肝癌相关性等方面研究。

HE4　克隆号：UMAB88

人附睾蛋白4（HE4）是一种酸性、小的单信号肽和半胱氨酸丰富的多肽为特点的分泌蛋白，属于乳酸蛋白（WAP）结构域家族蛋白中的一员。HE4在正常人气管和唾液腺中高表达，女性生殖系统上皮包括输卵管上皮、子宫内膜腺体、宫颈内膜体和前庭大腺，以及男性生殖系统的附睾和输精管上皮中表达。HE4在卵巢内膜样癌和高分化浆液性卵巢癌中具有较高的表达，而在透明细胞癌和黏液性卵巢癌中的表达水平较低。HE4在胰腺腺癌中过表达。因此，HE4可用于卵巢浆液性癌和内膜样癌以及胰腺癌的诊断。

HepPar-1　克隆号：OCH1E5

HePpar-1（hepatocyte paraffin 1）又名OCH1E5.2，是肝细胞特异性标志物，定位于细胞质，呈粗颗粒状染色。正常肝细胞阳性，肝内胆管上皮细胞阴性。正常小肠黏膜可以呈局灶性染色，但局限于吸收细胞，其他细胞呈阴性。大部分肝细胞癌阳性，且分化越高阳性越强。部分胃或肺的肝样腺癌可呈阳性。生殖细胞肿瘤中的肝细胞样分化成分也可阳性。在肝脏良恶性疾病的研究中常与Arg-1、AFP、GPC3等联合应用。

HGAL　克隆号：MRQ-49

HGAL又名GCET2，是一种丝氨酸蛋白酶抑制剂。在正常组织表达于淋巴生发中心和肺组织。在肿瘤组织除了表达于滤泡性淋巴瘤，也表达于其他生发中心来源的淋巴瘤，如伯基特淋巴瘤、DLBCL、霍奇金淋巴瘤等。因此，该抗体可以用于生发中心来源的B细胞淋巴瘤的研究，但在CLL、MCL、LPL中均有不同程度表达。

HHV-8　克隆号：13B10

人疱疹病毒8型（HHV-8）又称卡波西肉瘤相关疱疹病毒。HHV-8感染最早发现于获得性免疫缺陷综合征和卡波西肉瘤患者。也可用于原发性渗出性淋巴瘤、多中心型卡斯尔曼病及与之有关的浆母细胞淋巴瘤和HHV8阳性嗜生发中心淋巴瘤的检测。

HIF-1α 克隆号：EP118

HIF-1α是癌症相关基因血浆蛋白，参与能量代谢、血管生成和细胞凋亡，是介导细胞对缺氧微环境进行适应性反应的关键性转录调控基因，可使肿瘤细胞避免低氧诱导的细胞凋亡，在低氧应激中发挥抗凋亡蛋白的作用。表达于多种肿瘤，在骨髓、胆囊、尿路和胰腺肿瘤中常以细胞核为主。在结直肠癌可见细胞质染色，而子宫内膜、肾和肝癌中常阴性。

HIK1083 克隆号：HIK1083

HIK1083蛋白又称M-GGMC-1，是胃黏液细胞黏蛋白。其识别含有外周α连接的N-乙酰葡糖胺的黏蛋白型糖抗原。HIK1083抗原主要在正常胃黏膜细胞（黏膜颈细胞和幽门腺细胞）和哺乳动物胃肠道中的十二指肠腺细胞中表达。正常的宫颈腺体HIK1083阴性，而宫颈微偏腺癌中有一定的阳性率，主要用于宫颈微偏腺癌和宫颈胃型黏液性癌的诊断，宫颈分叶状腺体增生伴胃型上皮化生也呈阳性表达。

HMB45 克隆号：HMB45

HMB45是黑色素瘤相关抗原，主要表达于不成熟的黑色素细胞。正常黑色素细胞、皮内痣细胞无此抗原。表达于活化的和肿瘤性黑色素细胞以及无黑色素的细胞性蓝痣。在黑色素瘤时主要表达于上皮样型（85% ～ 100%），而梭形或促纤维增生性黑色素瘤常不表达或仅斑点状阳性。此外，HMB45对肺透明细胞瘤（糖瘤）、淋巴管血管平滑肌瘤、血管平滑肌脂肪瘤、子宫血管周上皮样细胞肿瘤（PEComa）及具上皮样血管周细胞特色的增生细胞均可见阳性表达。需要注意的是，上皮样平滑肌肿瘤中也可见HMB45阳性，阳性多为局灶性，其中胞质透亮的细胞更容易阳性。正常的乳腺上皮和汗腺上皮可阳性，因此，可用于部分乳腺癌和汗腺肿瘤的诊断。此抗体主要用于诊断恶性黑色素瘤（不论其有无黑色素产生）及神经嵴肿瘤。

HNF1β 兔单抗，克隆号：OTIR2E9；兔多抗

HNF1β是一种与多种器官特别是肝、肾、胰腺和苗勒管胚胎发育相关的转录因子。卵巢透明细胞肿瘤（包括良性、交界性及恶性）中的HNF1βmRNA及蛋白水平均显著上调，而其他类型卵巢上皮肿瘤（内膜样、浆液性、黏液性等）罕见表达。HNF1β在卵巢透明细胞癌中的高表达与HNF1β基因启动子区域CpG岛的低甲基化状态有关。因此，HNF1β是非常好的卵巢透明细胞癌标志物。需要注意的是，肾脏透明细胞癌和尿路上皮癌也可见HNF1β阳性。此外，HNF1β与肾囊肿和糖尿病综合征密切相关。

HP 克隆号：兔多克隆

幽门螺杆菌是一种呈弧形弯曲的革兰阴性杆菌，与胃、十二指肠慢性炎症、溃疡及胃癌的发生具有一定的相关性。该抗体用于标记胃、十二指肠组织上皮细胞表面及胞质中的幽门螺杆菌，用于幽门螺杆菌感染相关疾病的研究。

HPV pan 克隆号：BPV-1/1H8 ＋ CAMVIR

人乳头状瘤病毒属于乳头瘤空泡病毒A属，是球形DNA病毒，可以引起人体皮肤黏膜的鳞状上皮增殖。表现为寻常疣、生殖器疣（尖锐湿疣）等症状。HPV抗体多用于尖锐湿疣和宫颈癌、肛门癌等肿瘤的研究。该克隆号可以检测HPV-1、HPV-6、HPV-11、HPV-16、HPV-18和HPV-31型。

HPV-16 克隆号：CAMVIR-1

HPV-16是高危型人乳头瘤状病毒，有多种HPV感染与宫颈癌有关，其中以HPV-16为主，约占50%。此抗体多用于HPV-16的感染以及宫颈癌、喉癌和肛门癌等的研究。

HSP27 克隆号：G3.1

热休克蛋白27属热休克蛋白家族，在CIN和宫颈鳞癌中过表达。研究表明，在CINⅠ、CINⅡ、CINⅢ期中HSP27的表达率分别为47%、75%和92%，而在宫颈鳞癌中更是100%表达。与常用的p16

相比，在低级别和高级别CIN的鉴别诊断中敏感性更强。所以建议与p16及stathmin-1联合应用于CIN分级和宫颈癌的研究。同时，HSP27已经被证明存在于多种癌症中，包括乳腺癌、结肠癌、肾癌等。

HSP70　克隆号：EP377

热休克蛋白是一组进化上高度保守的蛋白质，机体细胞在热休克或受到其他外来刺激时诱导HSP产生，在许多肿瘤中呈高表达。研究发现HSP70的表达可能与肿瘤的发生、发展及预后有关。常与GPC3和GS一起用于肝细胞癌的研究。

ICOS　克隆号：RM417

可诱导共刺激因子（inducible co-stimulator，ICOS）又名CD278，是共刺激因子B7-1/B7-2-CD28/CTLA-4家族中的一员。ICOS的诱导表达需要TCR和CD28信号的同时参与。ICOS主要表达于活化的CD4和CD8细胞，效应T细胞和记忆T细胞，是免疫治疗的靶点之一。ICOS在T细胞淋巴瘤表达增高，尤其在血管免疫母T细胞淋巴瘤中高表达，可用于血管免疫母T细胞淋巴瘤的诊断与鉴别诊断。

IDH1（R132H）　克隆号：H09

IDH1/IDH2错义突变在IDH1的132位点（70%～80%）和IDH2的R172和R140位点（＜5%）。IDH1基因突变具有体细胞特异性，只在胶质瘤的某些亚型中发生，可作为胶质瘤基因分型的依据。IDH-1 R132H突变见于星形细胞瘤、少突胶质细胞瘤和少突星形细胞瘤以及继发性胶质母细胞瘤，且预后明显好于野生型。因此，对于IDH1基因突变的确定是胶质瘤病理学诊断和预后评估的重要参考指标。

IgA　克隆号：兔多克隆

此抗体可以与免疫球蛋白IgA的α链反应。免疫球蛋白A（IgA）在黏膜免疫中起关键作用。它存在于黏膜分泌物如泪液、唾液、初乳、肠液、阴道液、前列腺和呼吸道上皮细胞的分泌物中，并构成了黏膜表面的第一道防线。用于多发性骨髓瘤、淋巴瘤、浆细胞瘤、B细胞来源的霍奇金淋巴瘤和肾小球肾炎的研究。

IgD　克隆号：兔多克隆

该抗体与IgD的δ链反应，是B细胞发育成熟的标记。IgD正常表达于套区细胞。肿瘤组织中套细胞淋巴瘤强表达，结节性淋巴细胞为主型霍奇金淋巴瘤和脾脏边缘区淋巴瘤也有较高的阳性率。有助于淋巴瘤的分型。

IgG　克隆号：兔多克隆

本抗体可以与免疫球蛋白IgG的γ链反应，主要用于淋巴瘤、浆细胞瘤和B细胞来源的霍奇金淋巴瘤和肾小球肾炎的研究。

IgG（GAMMA链特异）

肾小球肾炎的发病机制为Ⅲ型变态反应，免疫球蛋白IgG、IgA和IgM等与抗原形成循环免疫复合物沉积于肾小球或直接在肾小球形成原位免疫复合物，导致肾小球肾炎的发生。IgG可以与免疫球蛋白IgG的γ链反应，用于肾小球肾炎的免疫复合物种类的检测，有助于肾小球肾炎的分类。

IgG1　克隆号：4E3

IgG是血清中含量最高的免疫球蛋白，占70%～75%，也是最重要的抗感染分子。IgG根据其分子主链（γ链）抗原性差别及二硫键数目和位置的不同，可分为四个亚型，分别是IgG1、IgG2、IgG3和IgG4，它们在正常人体内含量分别为65%、23%、8%、4%左右。各种亚型都有各自特性和不同的功能，IgG作用大多通过IgG亚型来完成。IgG1是IgG中最重要的亚型，具有很强的激活补体和结合吞噬细胞的能力；IgG2在对多糖抗原的免疫应答中占优势；IgG3在对蛋白质及多肽类抗原产生的免疫应答中常常表现出比IgG1更高的亲和力。本抗体仅适用于冰冻组织切片。

IgG2　克隆号：HP6014

IgG是血清中含量最高的免疫球蛋白，占70%～75%，也是最重要的抗感染分子。IgG根据其分子主链（γ链）抗原性差别及二硫键数目和位置的的不同，可分为4个亚型，分别是IgG1. IgG2. IgG3和

IgG4，它们在正常人体内含量分别约为65%、23%、8%、4%。各种亚型都有各自特性和不同的功能，IgG作用大多通过IgG亚型来完成。IgG1是IgG中最重要的亚型，具有很强的激活补体和结合吞噬细胞的能力；IgG2在对多糖抗原的免疫应答中占优势；IgG3在对蛋白质及多肽类抗原产生的免疫应答中常常表现出比IgG1更高的亲和力。本抗体仅适用于冰冻组织切片。

IgG3　克隆号：HP6050

IgG是血清中含量最高的免疫球蛋白，占70%～75%，也是最重要的抗感染分子。IgG根据其分子主链（γ链）抗原性差别及二硫键数目和位置的不同，可分为4个亚型，分别是IgG1、IgG2、IgG3和IgG4，它们在正常人体内含量分别约为65%、23%、8%、4%。各种亚型都有各自特性和不同的功能，IgG作用大多通过IgG亚型来完成。IgG1是IgG中最重要的亚型，具有很强的激活补体和结合吞噬细胞的能力；IgG2在对多糖抗原的免疫应答中占优势；IgG3在对蛋白质及多肽类抗原产生的免疫应答中常常表现出比IgG1更高的亲和力。本抗体仅适用于冰冻组织切片。

IgG4　克隆号：EP138

IgG4 相关硬化性疾病是以血浆 IgG4 水平增高、组织纤维化、弥漫性淋巴浆细胞（多为 IgG4＋的浆细胞）浸润和阻塞性静脉炎为特征的系统性病变，可发生于多个部位。因此，IgG4 阳性可用于IgG4 相关硬化性疾病的诊断。

IgM　克隆号：兔多克隆

此抗体可以与免疫球蛋白IgM的μ链反应，在多数非霍奇金淋巴瘤中表达IgM，在小细胞淋巴瘤/慢性淋巴细胞白血病中的表达很弱。淋巴浆细胞性淋巴瘤最常表达IgM，而浆细胞瘤/多发性骨髓瘤很少表达IgM。该抗体除用于淋巴瘤的研究外，也可用于对肾小球肾炎进行功能性分类。

IgM（μ链特异）

肾小球肾炎的发病机制为Ⅲ型变态反应，免疫球蛋白IgG、IgA和IgM等与抗原形成循环免疫复合物沉积于肾小球或直接在肾小球形成原位免疫复合物，导致肾小球肾炎的发生。IgM可以与免疫球蛋白IgM的μ链反应，用于肾小球肾炎的免疫复合物种类的检测，有助于肾小球肾炎的分类。

IMP-3　克隆号：EP286

IMP3是胰岛素样因子RNA结合蛋白家族中的一员，能够高度特异性结合编码胰岛素样生长因子Ⅱ的mRNA，调节其定位、反转录及翻译，对RNA的运输、稳定、细胞的增殖和迁移具有重要作用。IMP3高度表达于胚胎发育早期阶段的肝、肺、肾、胸腺、胎盘等组织中，而在正常成人组织中很少表达，在许多恶性肿瘤（如肺癌、胰腺癌、卵巢癌、结肠癌、膀胱癌、胃癌、乳腺癌等）中呈高度表达，且其表达与肿瘤的恶性程度及预后不良相关。

Inhibin-α　鼠单抗，克隆号：AMY82；鼠单抗，克隆号：OTI4H7

是一种32kDa的大分子糖蛋白激素，由α和β亚基以二硫键偶联构成的二聚体糖蛋白激素，能抑制垂体促性腺激素及卵泡生成素的产生和分泌。正常组织中，inhibin-α表达于生殖腺的性索－间质成分，包括卵巢颗粒细胞、卵泡膜细胞、睾丸Sertoli及Leydig细胞、黄素化的间质细胞和门细胞。肾上腺皮质网状带强阳性，束状带弱阳性，球状带阴性。正常乳腺组织中，导管及腺泡上皮细胞为阳性，肌上皮阴性。垂体生长激素细胞阳性。Inhibin-α是性索－间质肿瘤灵敏的标志物，颗粒细胞瘤、Leydig细胞瘤、Sertoli瘤、Sertoli-Leydig细胞瘤、类固醇肿瘤、性索肿瘤、两性母细胞瘤均阳性表达。但在卵巢纤维瘤、纤维卵泡膜瘤、纤维肉瘤、硬化性间质瘤和分化差的支持－间质细胞肿瘤中Inhibin-α可不表达。肾上腺皮质腺瘤弱阳性或局灶表达，肾上腺皮质腺癌表达不稳定（强阳性至阴性）。主要用于性索－间质肿瘤的诊断和鉴别诊断。

INI1　兔单抗，克隆号：OTIR4G9；鼠单抗，克隆号：25

INI1（又称SMARCB1、BAF47、SNF5）位于染色体22q11.23，编码SWI/SNF复合物中重要的核心亚基，出现在所有SWI/SNF复合物中，表达于所有正常细胞。该基因由于hSNF5/INI1发生突变而出现INI1表达缺失。大多数恶性横纹肌样瘤（包括儿童中枢神经系统不典型畸胎瘤/横纹肌样瘤）和上皮样肉瘤中该基因失活。肾髓样癌、上皮样恶性神经鞘瘤、肌上皮癌、骨外黏液样软骨肉瘤等肿瘤中也被发现存在 INI1 缺失。

INSM1　克隆号：A-8

人体胰岛素瘤相关蛋白 INSM1 基因定位于染色体 20p11.2，分子量为 62.9kDa，是一类基因转录抑制因子，在调节内分泌细胞的分化和神经源性祖细胞发育过程中发挥重要的功能。正常组织主要表达在胰岛和某些发育阶段的神经内分泌组织。肿瘤组织主要表达于神经内分泌肿瘤、小细胞肺癌、垂体瘤、嗜铬细胞瘤、甲状腺髓样癌、神经母细胞瘤和视网膜母细胞瘤等。主要用于神经内分泌肿瘤的研究。

Insulin　克隆号：INS04 ＋ INS05

胰岛素（insulin）是胰岛 β 细胞分泌的一种激素，促进组织细胞对葡萄糖的摄取和利用，促进糖原合成，降低血糖。胰岛素瘤中高表达，此抗体主要用于胰岛细胞瘤的功能性分类研究。

Ki-67　兔单抗，克隆号：EP5；鼠单抗，克隆号：UMAB107；鼠单抗，克隆号：MIB1

Ki-67 是一种增殖细胞相关的核抗原，其功能与有丝分裂密切相关，在细胞增殖中不可缺少，可以识别除 G0 期以外的 G1、S、G2 和 M 期的细胞。主要用于判断细胞的增殖指数。Ki-67 增殖指数高低与许多肿瘤的分化程度、浸润、转移以及预后密切相关。因此，广泛用于各种恶性肿瘤的标记，用于肿瘤的研究。

Ksp-Cadherin　克隆号：EP296

Ksp-cadherin，又称钙黏蛋白 -16（CDH16），是钙黏附分子家族中的一种新成员，在胚胎发育期间发挥重要作用。在肾脏中，Ksp-cadherin 表达主要位于肾远曲小管及其起源的嫌色细胞肾细胞癌和肾嗜酸细胞腺瘤，在肾透明细胞肾细胞癌和乳头状肾细胞癌及 Xp11 易位相关性肾癌中阳性率较低，其他类型的肾癌则阴性。

Langerin　克隆号：12D6

Langerin 是一种朗格汉斯细胞标志物，能诱导朗格汉斯细胞内 Birbeck 颗粒的形成，对该细胞具有高度的选择性。在朗格汉斯细胞组织细胞增生症中表达率接近 100%，是高度敏感性和特异性的标志物。

LCA　鼠单抗，克隆号：2B11&PD7/26；鼠单抗，克隆号：OTI1G8

LCA 是白细胞共同抗原，也称为 CD45，是造血细胞的特异性标记，主要分布在除浆细胞外所有的 T 细胞、B 细胞和 NK 细胞，也表达于单核细胞、粒细胞和巨噬细胞，不表达于成熟的红细胞和巨核细胞。一般不存在于非造血组织中，因此，是区别淋巴瘤或白血病和非造血系统肿瘤的一个良好的标志物。

LEF1　克隆号：EP310

LEF1 是淋巴样增强结合因子 1，与 β-catenin 偶联，参与 WNT/β-catenin 通路中重要的细胞核介质，调控细胞增殖及存活，在淋巴细胞增殖中起重要作用。正常表达于 T 细胞及前 B 细胞，而在成熟 B 细胞中不表达。LEF1 在 CLL/SLL 中过度表达，不表达其他小 B 细胞淋巴瘤。但不是特异性的淋巴细胞标记，口咽鳞癌也可见阳性。

LH　克隆号：兔多克隆

促黄体生成素（LH）是垂体前叶细胞分泌的一种激素。此抗体主要用于垂体腺瘤功能性分类的研究。

LIN28　克隆号：EP150

LIN28 是一种 RNA 结合蛋白，可作为 Let-7 肿瘤抑制因子 MicroRNA 的抑制剂，并参与胚胎干细胞更新和发育的 mRNA 转录后调节因子。LIN28 在初级精原细胞瘤 / 生殖细胞瘤、胚胎性癌和卵黄囊肿瘤具有较高的特异性。LIN28 很少在性腺外非生殖细胞肿瘤和成人睾丸组织中表达。LIN28 常与 SALL4 联合用于生殖细胞肿瘤和非生殖细胞起源肿瘤的鉴别。

LMO2　克隆号：SP51

LMO2是一种转录因子，在胚胎发育及血管生成过程中发挥重要作用。表达于正常生发中心B细胞及其来源的淋巴瘤、急性B淋巴细胞白血病、急性髓细胞性白血病等，偶见于边缘区淋巴瘤。目前发现多种肿瘤都有LMO2表达，并且与某些肿瘤如胶质母细胞瘤、胰腺癌的预后相关。与CD10和Bcl-6共同作为生发中心的标志物。

LRP　克隆号：1032

肺癌耐药蛋白（LRP）是一种分子量为104-110kDa的蛋白，亦属多药耐药（MDR）中的一种表型，主要通过参与细胞间药物转运障碍，或药物进入胞质囊泡成房性分隔使靶点药物有效浓度下降而产生耐药。LRP所介导的是P糖蛋白和MRP不能介导的烷化剂、铂类的耐药，而这些药物均以DNA为靶点。可表达于许多肿瘤组织中，阳性者预示对化疗不敏感，主要用于各种恶性肿瘤化疗药物的研究。

Lysozyme　克隆号：兔多克隆

溶菌酶（lysozyme）是一种组织细胞的标志物。在组织细胞、粒细胞和单核细胞中表达。通常与CD68、AACT、ACT等联合使用，主要用于组织细胞来源肿瘤的研究。

Mammaglobin　兔单抗，克隆号：EP249；鼠单抗，克隆号：304-1A5

乳腺球蛋白（mammaglobin）是一种表皮分泌的糖蛋白，为乳腺组织特异性蛋白，其基因位于11q12.2的一个密集基因簇中。乳球蛋白阳性染色定位于细胞质，在正常乳腺组织中常局灶阳性，皮肤外分泌汗腺为强阳性。80%的乳腺癌阳性，是乳腺癌的标志物，且特异性较GCDFP-15强。它与子宫球蛋白有交叉反应，因此，子宫内膜样癌也会阳性。

MAP 2a.b.c　克隆号：AP18

微管蛋白相关抗体表达于神经元的轴突和胞体，主要用于正常脑组织神经元结构方面的研究，在脑组织病变（包括恶性变和退行性变，如阿尔茨海默病）的研究中也有一定的意义。

MASH1　克隆号：24B72D11.1

MASH1是一种折叠-松解-折叠转录因子，对于神经内分泌细胞的分化至关重要。在正常组织中，MASH1表达于甲状腺中的C细胞和胸腺上皮细胞，在小脑的分子细胞层、白质和颗粒细胞层可见散在表达。MASH1在神经内分泌癌和具有神经内分泌分化的肿瘤中阳性率较高，在低分化的神经内分泌癌中也有较高的表达率，但也偶见于肺腺癌和肺鳞癌。还可表达于甲状腺髓样癌和少数星形细胞瘤/胶质瘤。

MBP　克隆号：EP207

髓磷脂碱性蛋白（MBP）是在中枢和外周神经系统（CNS，PNS）的髓磷脂中发现的具有高度灵活结构的细胞内蛋白质，是髓鞘结构蛋白的主要成分。表达于少突胶质细胞、大脑白质髓磷脂、脊髓髓磷脂、外周神经、施万细胞。此抗体常用于神经鞘瘤、神经纤维瘤、副神经节瘤、颗粒细胞瘤及伴有神经分化的肿瘤研究。

MC　克隆号：间质细胞（Mesothelial cell，MC）HBME-1

间质细胞在正常、增生的间皮以及间皮瘤均有表达，在上皮型、混合型间皮瘤的上皮样成分阳性，梭形细胞间皮瘤呈阴性反应。克隆号HBME-1标记甲状腺乳头状癌和滤泡状癌，但在正常的甲状腺不表达，因此，可用来鉴别甲状腺的良恶性病变。尽管上皮性间皮细胞的胞膜和胞质均阳性，但厚的胞膜染色对于恶性间皮瘤更有诊断意义。MC对间皮瘤（阳性率较高）和腺癌（阳性率较低）的鉴别也有一定意义。

MCC　克隆号：CC1

肥大细胞类凝乳蛋白酶（mast cell chymase，MCC）是肥大细胞的重要标志，是肥大细胞分泌的主要蛋白酶之一，也是重要的炎症介质。用于研究肥大细胞在皮肤、滑膜、肺和心脏中的分布以及肥大细胞参与的相关疾病的诊断和治疗的研究。

MCM2　克隆号：UMAB238

微小染色体维持蛋白MCM是真核细胞DNA复制的主要调控因子，在DNA复制的起始和延长过程中起重要作用，其家族成员MCM2在静止期细胞中不表达，而增殖、转化细胞中过度表达，能够准确反映细胞的增殖活性。在宫颈癌中，MCM2的表达能够反应宫颈鳞状上皮细胞增殖程度，与HPV16感染成明显的正相关。MCM2作为细胞增殖参考依据，在结肠癌、肺癌和其他上皮组织癌前病变研究中，优于Ki-67。MCM2也有助于恶性间皮瘤和反应性间皮增生的研究。

MCT　克隆号：AA1

肥大细胞类胰蛋白酶（mast cell tryptase，MCT）是多种基因的产物，是肥大细胞分泌的主要中性蛋白酶。该酶是肥大细胞分泌颗粒的主要成分，占肥大细胞分泌颗粒总蛋白量的50%以上，是肥大细胞内含量最多的蛋白质。肥大细胞类胰蛋白酶在细胞感染、损伤等炎症性疾病，尤其是哮喘的病理过程中起着重要的作用，广泛分布于呼吸道和胃肠道、皮肤等组织中，用于呼吸系统、胃肠道系统疾病的研究。类胰蛋白酶促进血管内皮细胞生长，破坏细胞外基质，在肿瘤中与血管新生和肿瘤的生长密切相关。

MDM2　克隆号：1E6&17B3

MDM2的分子量为90kDa，MDM2通过抑制P53从细胞质迁移到细胞核，阻断了P53和DNA的相互作用，同时通过P53的泛素化，抑制P53的功能，从而抑制细胞凋亡。MDM2在多种肿瘤中都有过表达现象。MDM2和CDK4基因常常在高分化脂肪肉瘤和去分化脂肪肉瘤中共同扩增，但在良性脂肪肿瘤却不扩增，因此，两者联合用于脂肪肉瘤的诊断与鉴别诊断。

MDR-1　克隆号：C494

MDR-1又称p-170，是MDR基因所编码的一种膜型糖蛋白，由ATP供能将细胞毒类药物快速泵至细胞外，其表达水平与细胞膜的通透性、细胞内药物浓度及细胞耐药程度有关。主要用于肿瘤耐药的研究。

Melan A　克隆号：A103

Melan A又称MART-1。Melan-A基因编码20-22kDa蛋白，与内质网和黑色素体有关。Melan A在所有正常黑色素细胞和黑色素细胞系中表达，主要用于黑色素瘤的研究。在其他黑色素细胞来源或分化的肿瘤中也可见Melan A表达，如透明细胞肉瘤、黑色素神经纤维瘤、黑色素性神经鞘瘤、血管周上皮细胞瘤和血管平滑肌脂肪瘤等。使用克隆号A103单克隆抗体，在产生类固醇激素的细胞中也可见到，如卵巢颗粒和卵泡膜细胞、睾丸间质细胞及肾上腺皮质。

Mesothelin　克隆号：EP140

间皮素是间皮细胞表面的糖蛋白，分子量为40kDa。正常组织表达于间皮细胞、肾、支气管上皮、扁桃体及输卵管；肿瘤组织表达于间皮瘤、卵巢上皮性癌、某些鳞癌和腺癌。对间皮瘤的敏感性达100%，如其阴性，基本可以排除间皮瘤的诊断。胰腺导管腺癌中过表达，而在正常胰腺中阴性，因此，也是胰腺导管腺癌的标志物。

MFG1　克隆号：EDM45

人乳脂肪球膜蛋白存在于正常乳腺上皮及乳腺上皮来源的肿瘤，是一种正常乳腺上皮及乳腺肿瘤的特异性标志物。

MGMT　克隆号：UMAB56

mgMT基因即6-甲基鸟嘌呤-DNA甲基转移酶，基因定位于10q26，分子量为25kDa。是目前发现的唯一能修复DNA烷化损伤的蛋白酶。正常组织中肝脏、乳腺等很多组织都有表达，脑组织和骨髓表达较低。肿瘤细胞内mgMT的水平直接反映了它能耐受的DNA损伤程度。一般认为，没有或低水平表达MGMT的肿瘤细胞对烷化剂类药物有效；反之意味着耐药。主要用于肿瘤耐药性研究。

MiTF　克隆号：C5/D5

小眼畸形转录因子基因位于人染色体3p，在结构上与TFE3、TFEB和TFEC接近，均具有相似的

DNA结合区域，通过该结构调控体内多种基因表达，因此将它们划归MiTF家族。MiTF在色素细胞的发育、分化和功能调节中发挥关键性作用，不仅是黑色素细胞生长、分化及色素生成的主要调节蛋白，对黑色素细胞的恶性转化以及黑色素瘤的发生、发展及转移亦发挥重要的作用。MiTF也与肥大细胞和骨骼发育密切相关。MiTF除表达于黑色素细胞及肿瘤，在巨噬细胞、破骨细胞和多种肿瘤也可能阳性。主要用于恶性黑色素瘤的诊断。

MLH1　鼠单抗，克隆号：OTI4H4；鼠单抗，克隆号：ES05

MLH1是人类错配修复基因家族中一个重要的基因，人类错配修复基因对保持遗传信息的完整性、稳定性及避免遗传突变的产生具有重要作用。突变后该基因缺失，会使细胞错配修复功能缺陷，导致微卫星不稳定，使肿瘤易感。目前，多和MSH2、MSH6、PMS2共同用于林奇综合征的筛查。研究发现，许多肿瘤存在微卫星不稳定，微卫星不稳定的患者预后较好，同时高微卫星不稳定的患者不能从氟尿嘧啶的化疗中获益，但对免疫治疗效果较好。

MMP-9　克隆号：EP127

基质金属蛋白酶（matrix metalloproteinase，MMP）是一类Zn^{2+}依赖的肽链内切酶，其结构特点是距离酶活性功能区Zn^{2+}位点外有另一个Zn^{2+}位点。MMP-9是分子量为92kDa的明胶酶B，主要由巨噬细胞、结缔组织细胞和某些肿瘤细胞合成分泌，它可降解Ⅳ、Ⅴ、Ⅸ、Ⅺ型胶原，与某些生理功能（如组织发生、伤口愈合等）和病理过程（如肿瘤的浸润和转移）密切相关。此抗体主要用于各种恶性肿瘤的研究。

MRP　克隆号：QCRL-1

MRP是分子量为190kDa的糖蛋白，是一种重要的肿瘤化疗耐药标志物。研究证实，MRP不但直接外排药物，而且在胞内隔离药物，影响药物的重分布，使药物不能与靶位点结合而间接产生耐药。

MSH2　克隆号：RED2

MSH2是人类错配修复基因家族中一个重要的基因，人类错配修复基因对保持遗传信息的完整性、稳定性及避免遗传突变的产生具有重要作用。突变后该基因缺失，会使细胞错配修复功能缺陷，导致微卫星不稳定（MSI），使肿瘤易感。h MSH2和h MSH6组成的复合体主要识别单个碱基的错配突变和短缺失或插入突变。目前，多和MLH1、MSH6、PMS2共同用于林奇综合征的筛查。研究发现，许多肿瘤存在微卫星不稳定，微卫星不稳定的患者预后较好，同时高微卫星不稳定的患者不能从5-FU的化疗中获益，但对免疫治疗效果好。

MSH6　兔单抗，克隆号：EP49；鼠单抗，克隆号：UMAB258

MSH6是人类错配修复基因家族中一个重要的基因，人类错配修复基因对保持遗传信息的完整性、稳定性及避免遗传突变的产生具有重要作用。突变后该基因缺失，会使细胞错配修复功能缺陷，导致微卫星不稳定（MSI），使肿瘤易感。h MSH2和h MSH6组成的复合体主要识别单个碱基的错配突变和短缺失或插入突变。目前，多和MLH1、MSH2、PMS2共同用于林奇综合征的筛查。研究发现，许多肿瘤存在微卫星不稳定，微卫星不稳定的患者预后较好，同时高微卫星不稳定的患者不能从氟尿嘧啶的化疗中获益，但对免疫治疗效果好。

MTDH　克隆号：兔多克隆

易黏蛋白（MTDH）定位于人染色体8q22，与人类肿瘤扩散转移相关，也与肿瘤抗药性相关。乳腺癌患者的MTDH基因会出现异常基因变异，如果进行基因改造，抑制MTDH基因，肿瘤细胞扩散的可能性将会大大减少。此抗体主要用于肿瘤方面的研究。

MUC-1　克隆号：EP85

黏蛋白1（MUC-1）又称DF3抗原，是一种Ⅰ型跨膜蛋白，其合成和分泌是腺上皮组织的特征之一，它在上皮更新与分化，维持上皮完整性和癌的发生与转移等方面都有重要作用。MUC-1正常情况下主要表达于多种组织器官中上皮细胞近管腔或腺腔面，呈顶端表达，极性分布。MUC-1在造血系统的多种细胞（T细胞、B细胞、树突状细胞等）中也有表达。乳腺癌、子宫内膜样腺癌、胃癌、胰腺导管腺癌高表达。CK7与MUC-1通常在Ⅰ型乳头状肾细胞癌中为阳性，而在透明细胞肾细胞癌为阴性。MUC-1在许多良性浆液性肿瘤中有表达，而在良性黏液性肿瘤。

MUC2　克隆号：Ccp58

黏蛋白是一组高分子量的糖蛋白，其合成和分泌是腺上皮的特征之一。MUC2是一种主要的肠道黏蛋白，分子量为52kDa，主要分布于胃肠道上皮、涎腺上皮和乳腺上皮，尤其表达于小肠和结肠的杯状细胞。主要用于结肠癌和胃癌的研究。

MUC4　克隆号：8G7

MUC4（黏蛋白4）又称为唾黏蛋白复合物，作为上皮黏蛋白家族成员，在包括肺、支气管、胃、结肠和子宫颈的多种上皮细胞表达。一般在正常胰腺中检测不到MUC4，在绝大多数胰腺肿瘤中表达，如胰腺导管腺癌。此外，在胃癌、结肠腺癌和肺腺癌等多种肿瘤中也有报道。MUC4（Clone 8G7）在低级别纤维肉瘤中具有高度的敏感性和特异性，在硬化性纤维样肉瘤和与之相关的硬化性上皮样纤维瘤也有表达（78%），而其他的梭形细胞肿瘤为阴性。

MUC5AC　兔单抗，克隆号：EP362；鼠单抗，克隆号：MRQ-19

黏液素又称胃黏液素，是一类具有复杂糖基结构的大分子糖蛋白。主要分布于正常胃上皮和胚胎性结肠上皮，而成人结肠黏膜上皮通常不表达。主要用于胃癌、结肠癌和各种肠上皮化生的研究。此外，卵巢黏液性交界性肿瘤/非典型增生性黏液性肿瘤和卵巢黏液性癌、乳腺外佩吉特病、胰腺癌等亦可阳性。

MUC6　兔单抗，克隆号：OTIR4C11；鼠单抗，克隆号：MRQ-20

黏蛋白是一组高分子量的糖蛋白，其合成和分泌是腺上皮的特征之一。在生理状态下MUC2只表达于正常肠黏膜中，又称肠型黏液；MUC5AC和MUC6只在正常胃黏膜中表达，又称为胃型黏液，MUC5AC主要分布在浅层黏膜上皮细胞，而MUC6分布于黏膜深层腺体细胞。在胃肠道肿瘤的鉴别中，三者联合应用有一定的意义。

MUM1　兔单抗，克隆号：EP190；鼠单抗，克隆号：OTI6F6

MUM1又称干扰素调节因子4（IRF4），是B淋巴细胞发育和活化所必需的核转录因子。MUM1属于IRF基因家族，其蛋白的表达出现在B细胞分化晚期。在扁桃体生发中心亮区，B细胞分化的最后阶段（晚期中心细胞）MUM1表达，这个阶段Bcl-6表达下调。MUM1表达也存在于活化的T淋巴细胞亚群中。在肿瘤中表达于多发性骨髓瘤、淋巴浆细胞性淋巴瘤、弥漫大B细胞性淋巴瘤，可作为B细胞淋巴瘤免疫表型标记，同时在间变性大细胞淋巴瘤、外周T细胞淋巴瘤和经典霍奇金淋巴瘤中RS细胞中也有表达，是恶性淋巴瘤免疫表型标志物，且仅限制表达于淋巴细胞和黑色素细胞。现主要用于B细胞淋巴瘤的研究。

Myeloid/Histiocyte Antigen　克隆号：MAC387

Myeloid/Histiocyte Antigen克隆号MAC387识别白细胞抗原L1，属于S-100蛋白家族成员，表达于粒细胞、单核细胞、某些反应性巨噬细胞等。可用于标记朗格汉斯细胞组织细胞增生症、真性组织细胞性淋巴瘤和某些间变性大细胞淋巴瘤等。

Myeloperoxidase　克隆号：兔多克隆

髓过氧化物酶（Myeloperoxidase，MPO）基因位于17号染色体，与人甲状腺过氧化物酶具有同源性。髓过氧化物酶抗体是骨髓细胞的特异性标记。在外周血涂片中，粒细胞呈强阳性反应，单核细胞呈弱阳性反应，而其他细胞不反应；在骨髓涂片中，用于标记粒系细胞。MPO在急性骨髓细胞性白血病、粒细胞性白血病、单核细胞性白血病、成髓细胞瘤和其他造血系统疾病的成髓细胞和未成熟骨髓细胞中表达。在某些肺癌和卵巢癌也可见表达。用于淋巴造血系统疾病的研究。

Myo D1　克隆号：EP212

原肌球蛋白调节蛋白（MyoD1）是分子量为45kDa的磷酸化蛋白，是细胞骨架中与原肌球蛋白结合的蛋白质。仅在胚胎横纹肌细胞中表达，正常成人横纹肌细胞不表达，是横纹肌肉瘤的标志物，常与Myogenin联合用于横纹肌肉瘤。在硬化性横纹肌肉瘤、胚胎性横纹肌肉瘤和腺泡状横纹肌肉瘤中为细胞核染色；而多形性横纹肌肉瘤阳性较弱，且常定位于细胞质。部分多形性脂肪肉瘤、腺泡状软组织肉瘤、神经母细胞瘤、PETN等亦可见细胞质表达。

Myogenin　克隆号：EP162

肌细胞生成蛋白（myogenin）属于生肌调节因子家族成员之一，在肌发育的早期表达，是肌细胞生成调节家族成员，标记大多数的横纹肌肉瘤和含有横纹肌成分的肿瘤（如肾母细胞瘤和外胚层间叶瘤）。myogenin在腺泡状横纹肌肉瘤中几乎所有的细胞都阳性，在胚胎性的横纹肌肉瘤中只有圆形的细胞阳性而梭形的细胞阴性，因此，如果阳性细胞只是占一定的比例则提示是胚胎性横纹肌肉瘤。

Myoglobin　克隆号：兔多克隆

肌红蛋白（Myoglobin）是横纹肌肌质中的一种胞质蛋白，与人肌红蛋白反应，有较高的组织特异性。肌红蛋白标记骨骼肌和心肌细胞，有助于鉴别横纹肌肉瘤和骨骼肌分化肿瘤。主要用于横纹肌及其来源的肿瘤的研究。

Myosin　克隆号：MY32

此抗体与骨骼肌肌球蛋白重链反应，而和人或动物的心肌/平滑肌的肌球蛋白无交叉反应，也可用于检测兔、大鼠、小鼠和猪的骨骼肌肌球蛋白。骨骼肌肌球蛋白是骨骼肌的特异性标志物。需注意的是，尽管myosin对横纹肌肉瘤有较高的特异性，但其敏感性偏低。主要用于横纹肌分化和横纹肌肉瘤的诊断。

Myosin Heavy Chain　克隆号：EP166

平滑肌肌球蛋白重链（SMMHC）是分子量为200kDa的平滑肌肌球蛋白的结构组分，是终末分化平滑肌细胞的标志物，阳性染色定位于细胞质，是一个敏感性和特异性较强的肌上皮标志物。与SMA或calponin相比，SMMHC与肌纤维母细胞的交叉反应轻，但与血管内皮细胞仍有交叉反应。也可用于平滑肌源性肿瘤的诊断。

Napsin A　兔单抗，克隆号：IP64 0；鼠单抗，克隆号：OTI8A5

Napsin A是由位于19q13.3的NSPSA基因编码的天冬氨酸蛋白酶，分子量45kDa，属于肽酶A1家族。napsin A优势表达于肺和肾脏，在肺中表达于Ⅱ型肺泡细胞，受TTF-1调控，参与表面蛋白B的产生；在肾脏，napsin A表达于近端肾小管，参与溶酶体蛋白的代谢。napsin A与TTF-1相比具有几乎相同的敏感性，但是特异性更高，对于未知来源的腺癌，napsin A和TTF-1共用有助于确定肿瘤是否为肺起源。napsin A和PAX8共用可以确定是否为肾脏来源。研究表明，卵巢透明细胞癌中napsin A亦可阳性，可与HNF-1β联合使用。

N-Cadherin　克隆号：UMAB23

N-cadherin主要表达于正常组织的神经细胞、内皮细胞、肌细胞、间充质细胞和部分早期造血细胞。与肿瘤侵袭、转移和肿瘤进展过程中发生上皮-间质转化有关。在多种肿瘤如间皮瘤、脊索瘤、滑膜肉瘤、恶性黑色素瘤、上皮样肉瘤、上皮样血管肉瘤及卵巢的子宫内膜样肿瘤和浆液性肿瘤等表达。

Nestin　克隆号：EP287

巢蛋白是一种Ⅵ中间丝蛋白，表达于胚胎早期最终发育成胎儿中枢神经系统的神经干细胞中。该蛋白被广泛当作干/祖细胞、神经胶质细胞、内皮性肿瘤细胞的主要标志物。胃肠道间质瘤、胃肠道神经鞘瘤、原始神经外胚叶肿瘤、脑膜瘤、小儿横纹肌瘤、髓母细胞瘤、神经胶质瘤、黑色素瘤等多种肿瘤中表达，胃肠平滑肌瘤中不表达。主要用于这些肿瘤的辅助诊断。

NeuN　克隆号：A60

神经元特异核蛋白（NeuN）是一种神经元蛋白，特异性地与趋于成熟的神经元细胞核的抗原结合，包括来自小脑、大脑皮层、海马、丘脑和脊髓的神经元细胞。定位于细胞核，特异性强，可以用于鉴别正常组织以及肿瘤中的神经元成分，用于神经元肿瘤的诊断及鉴别诊断。

Neurofilament（pan） 克隆号：2F11

神经丝蛋白是构成神经元的特异性中间丝蛋白，是由NF-H、NF-M和NF-L的亚单位构成的多聚体，存在于神经元、神经突起、外周神经纤维、交感神经节细胞和肾上腺髓质。在肿瘤表达于神经母细胞瘤、节细胞性胶质瘤、髓母细胞瘤、视网膜母细胞瘤、松果体实质肿瘤、梅克尔细胞癌、类癌、节细胞性神经母细胞瘤/神经节细胞瘤、胰岛细胞肿瘤、神经母细胞瘤、小细胞癌、副神经节瘤、肾上腺和嗜铬细胞瘤、畸胎瘤伴神经元分化；偶尔表达于尤因肉瘤/PNET、横纹肌肉瘤、恶性纤维组织细胞瘤、上皮样肉瘤。亦可有助于识别先天性的神经元。

NKX2.2 克隆号：EP336

NKX2.2基因是一种调控细胞分化的同源结构域转录因子，可以调节少突胶质细胞和胰腺内分泌细胞的分化。在胰岛β细胞的分化成熟及正常胰岛结构的形成中具有重要作用。NKX2.2蛋白在正常胰岛细胞胞核中呈弥漫强阳性，在小蓝圆细胞肿瘤中，有EWS-FLI1融合蛋白者NKX2.2呈高表达，而其他小蓝圆细胞肿瘤呈低表达。可作为该肿瘤的敏感标志物。

Nkx3.1 克隆号：兔多克隆

Nkx3.1是前列腺特异的同源框基因，定位于8p21，其mRNA转录水平受雄激素调节，对前列腺器官的发生、分化以及成熟器官的功能维持起至关重要的作用，是一种高度敏感和相对特异性的前列腺免疫组化标志物。以往的研究表明Nkx3.1只局限表达于前列腺组织，特异性甚至超过PSA，目前还发现在睾丸、输尿管和肺支气管黏液腺中表达。用于前列腺肿瘤的研究。

nm23 克隆号：UMAB92

nm23是一种转移抑制基因，其表达降低、等位基因的缺失与肿瘤的转移能力和复发相关。在高分化的肿瘤细胞中呈高水平表达。主要用于肿瘤的研究。

NSE 克隆号：5E2

神经元特异性烯醇化酶（NSE）有3个亚基：α-烯醇化酶存在于大多数组织，β-烯醇化酶主要局限于心肌和横纹肌，γ-烯醇化酶存在于中枢和外周神经系统的神经元、神经内分泌细胞及其肿瘤中。NSE针对γ-烯醇化酶（γ二聚体），但与γ异二聚体有交叉反应，导致NSE在很多非神经内分泌细胞中呈阳性，如平滑肌、肌上皮细胞、肾小管细胞、肝细胞等。NSE是一种胞质内蛋白，在阳性细胞中表现为弥漫性胞质染色。临床应与其他抗体联合用于神经内分泌肿瘤的研究。

NUT 克隆号：B1

NUT为睾丸核蛋白，基因位于于15q14，正常表达于睾丸和卵巢的生殖细胞。NUT中线癌是一种侵袭性肿瘤，伴有NUT基因相关性易位。因此，该抗体在NUT中线癌中有超过90%的核呈斑点状染色，主要用于NUT中线癌的诊断与鉴别诊断。

NY-ESO-1 克隆号：E978

NY-ESO-1是一种独特的免疫原性抗原，在正常的组织中局限于睾丸和卵巢。在多种肿瘤中表达，尤其是软组织肿瘤中表达增高，是黏液性/圆细胞脂肪肉瘤的敏感指标，用于多种肿瘤的研究。

Oct2 克隆号：EP115

Oct2是一种B细胞转录因子，它与辅助激活物Bob.1结合，针对免疫球蛋白启动子的八聚体基序，激活免疫球蛋白基因的转录。它在生发中心形成和B细胞分化为浆细胞的过程中发挥作用。正常情况下，Oct2在所有成熟的B细胞中呈高水平表达，在前B细胞、T细胞和髓细胞低表达，是B细胞分化的一种标志。在NLPHL中L&H细胞Oct2与Bob.1双阳，在CHL中H/RSC细胞呈Bob.1和Oct2两者之一阳性。此抗体可用于淋巴造血系统疾病的研究。

Oct3/4 克隆号：N1NK

Oct3/4（OCT4，FOU5F1）是在具有核POU结构域的转录因子，该基因位于染色体6p21.3上。Oct4是一个核蛋白，对于维持胚胎性干细胞多能性具有重要作用。在胚胎未分化或多潜能干细胞表达，在所有分化性体细胞中表达下调。精原细胞瘤、无性细胞瘤和胚胎性癌阳性，而卵黄囊瘤、精母细胞性精原细胞瘤和绒毛膜癌则呈阴性表达。生殖肿瘤前体病变，管内生殖细胞肿瘤未分类（IGCNU）也可见阳性。少数透明细胞癌中Oct4可呈局灶性阳性，需在透明细胞癌和无性细胞瘤的鉴别诊断中注意。主要用于生殖细胞肿瘤的诊断与鉴别诊断。

Olig-2　克隆号：EP112

Olig-2是少突胶质细胞发生和成熟有关的转录因子Olig蛋白家族成员，表达于正常少突胶质细胞以及肿瘤性少突胶质细胞。此外，也较为广泛地表达于星形细胞肿瘤，应与其他抗体联合使用。临床应用中肿瘤性星形胶质细胞着色比少突胶质细胞弱，胶质母细胞瘤显示斑驳状及灶状阳性，而室管膜瘤、中枢神经瘤及神经节细胞瘤阴性。

Osteopontin　克隆号：EP106

Osteopontin（OPN）是一个在哺乳动物中高度保守的基因，是分子量为32kDa的αvβ3整合素黏附分子，介导细胞外基质的相互作用，并与整合素和CD44结合。在正常钙化的骨、乳腺、平滑肌、肾脏以及胎盘中均有表达。OPN过表达于肺癌、乳腺癌、结直肠癌、胃癌、卵巢癌和黑色素瘤。OPN蛋白在细胞免疫调节、黏附和迁移等多种生理过程中发挥重要功能，与肿瘤的侵袭、进展和转移相关。用于多种肿瘤的研究。

p120 Catenin　克隆号：EP66

连接素家族包括α-catenin、β-catenin、γ-catenin和p120-catenin，它们和E-cadherin一起介导细胞间黏附。p120-catenin与E-cadherin的近膜区域结合，形成复合物，乳腺小叶癌中E-cadherin缺陷导致p120-catenin在胞质内蓄积，而乳腺导管癌中膜p120-catenin减少，胞质内无p120-catenin的蓄积。因此，该抗体可用于乳腺小叶癌与导管癌的鉴别。胃和结肠癌中胞质内p120-catenin与癌细胞黏附性差有关。

p16　克隆号：1C1

p16蛋白又称p16INK4A、MST1和CDKN2，位于人类染色体9p21，该蛋白由148个氨基酸构成，分子量为15.8kDa，故称为p16。p16是一种重要的抑癌基因，特异性地与CDK4或cyclinCDK4复合物结合，抑制CDK4的活性，从而阻止RB蛋白的磷酸化，使细胞停滞于G0期或G1期，最终抑制细胞分裂、增殖。在HPV感染相关的病变中，由于病毒的E7蛋白干扰了RB通路，故导致p16弥漫一致地表达（所谓的block），提示细胞周期调控出现了克隆性。p16在正常细胞局灶表达，在高级别宫颈上皮内瘤变和高危型HPV感染的肿瘤中高表达。在宫颈癌、鼻咽癌、肺癌、乳腺癌、卵巢癌和淋巴瘤等多种肿瘤中均可见表达。p16在不同的肿瘤中阳性表达的模式不同。在宫颈其阳性标准是复层鳞状上皮基底细胞连续或带状的细胞核和/或细胞质染色，染色强度强而均匀一致，浅表细胞可以是阳性也可以是阴性。卵巢浆液性癌为癌细胞均匀而弥漫的染色，而子宫内膜腺癌为栅栏样穿插在上皮之间的表达模式。在子宫平滑肌肉瘤中要大于50%的肿瘤细胞弥漫的强阳性才能判读为阳性。

p21　克隆号：DCS-60.2

p21/WAF1是细胞周期抑制因子，是由位于染色体6p21.2上的CDKN1A基因编码的蛋白质。其表达是由野生型p53诱导，并参与细胞周期的调控，p21WAF1与cyclin-CDK复合物结合，抑制CDK活性，导致细胞周期中断。也是一个肿瘤抑制因子，用于多种恶性肿瘤的研究。

p27　克隆号：EP104

p27是周期素依赖性激酶抑制剂，使细胞停留在有丝分裂G1期，可防止细胞过度增殖和恶变。p27蛋白的表达下降和/或缺失与乳腺癌、前列腺癌、胃肠道癌和肺癌等多种肿瘤的进展和不良预后关系密切。p27也有助于区分甲状腺嗜酸性腺瘤（＋）和滤泡性癌（－）。

p40　鼠单抗　克隆号：BC28 0　克隆号：兔多克隆

p40（ΔNp63）是p63蛋白的亚型之一，是基底细胞/祖细胞中主要的p63同种型。特异性优于p63。同时p40在尿路上皮细胞和鳞状上皮细胞（包括表皮和毛囊），乳腺、汗腺和唾液腺的肌上皮细胞，前列腺的基底细胞均有表达。p40在肺鳞癌中有着同p63类似的高敏感性，但在肺腺癌中罕见表达，因此，其特异性优于p63。故p40被推荐用于肺鳞癌和肺腺癌的鉴别诊断。

P501S　克隆号：RM426

P501S又称作prostein，表达于正常前列腺和前列腺癌，仅在少量的尿路上皮癌中有微弱的表达，且表达的肿瘤细胞少于25%。P501S在转移性前列腺癌和分化差的前列腺癌中阳性率也很高，P501S是一种前列腺癌的特异性标志物。其染色为高尔基体着色，呈核周颗粒状分布。

p53　兔单抗，克隆号：EP9；鼠单抗，克隆号：DO-7

p53是一种抑癌基因，定位于17号染色体。p53基因突变后，由于其空间构象发生改变，由抑癌基因转变为癌基因，失去了对细胞生长、凋亡和DNA修复的调控作用。野生型p53半衰期短，突变后p53蛋白产物具有较长的半衰期，免疫组织化学方法更容易检测。p53突变蛋白表达于多种肿瘤，如乳腺癌、胃肠道肿瘤、肝细胞癌及呼吸道肿瘤等。值得注意的是肿瘤细胞中p53基因发生无义突变（Exon 8 C ＞ T）时，p53蛋白表达为阴性，应该与真正的阴性相鉴别。此抗体主要用于各种肿瘤的研究，可作为肿瘤预后的指标之一。

p57　克隆号：Kp10

p57是细胞周期抑制因子和肿瘤抑制因子，主要位于母方11号染色体上，在完全性葡萄胎中，缺乏母方基因，p57阴性表达，而部分性葡萄胎有父母双方基因，p57呈阳性表达。p57可用于早期葡萄胎妊娠的研究。

p63　兔单抗，克隆号：B18；鼠单抗，克隆号：4A4 ＋ UMAB4

p63是一种核蛋白转录因子，其基因位于染色体3q27-29，属于p53基因家族成员，在多种上皮器官的生长和发育中发挥至关重要的作用。p63局限表达于鳞状上皮（包括表皮和毛囊），尿路上皮的基底细胞，乳腺、汗腺和涎腺的肌上皮细胞，前列腺的基底细胞和皮肤鳞状上皮的基底细胞中。p63是基底细胞癌、鳞癌、尿路移行细胞癌的标志物，可用于皮肤原发性肿瘤和转移性腺癌、乳腺良恶性病变、前列腺癌的研究。骨的巨细胞肿瘤常阳性，非霍奇金淋巴瘤、黑色素瘤和胶质母细胞瘤有时也可见p63的表达。

Pax-2　克隆号：EP235

Pax-2基因是Pax家族9个成员之一，染色体定位10q24，分子量44.7kDa。Pax-2是泌尿生殖系统发生和发育至关重要的转录因子。在发育中的泌尿生殖系统中，Pax-2广泛表达于肾的导管和实质细胞，卵巢和输卵管的上皮细胞及子宫内膜。肾脏、卵巢和子宫的肿瘤均可见Pax-2的表达，尤其是肾透明细胞癌、子宫和卵巢的子宫内膜样癌和浆液性癌有较高的表达率。膀胱尿路上皮癌和乳腺癌均不表达Pax-2。

Pax-5　兔单抗，克隆号：EP156；鼠单抗，克隆号：ZP007

Pax-5存在于从早期B细胞直至成熟B细胞的核中，浆细胞不表达。所有的B细胞来源的肿瘤（除外浆细胞瘤/骨髓瘤）均阳性表达；T细胞及其来源的肿瘤阴性；典型的霍奇金淋巴瘤的R-S细胞弱表达；小圆型蓝染细胞肿瘤中，Pax-5通常表达于梅克尔细胞癌和小细胞癌；腺泡状横纹肌肉瘤和肾母细胞瘤阳性；约70%的髓母细胞瘤表达Pax-5。此抗体主要用于B细胞及其来源的肿瘤与腺泡状横纹肌肉瘤的研究。

Pax-8　兔单抗，克隆号：EP298；鼠单抗，克隆号：OTI6H8

配对盒蛋白-8（Pax-8）是Pax家族转录因子的成员，是甲状腺、泌尿生殖道、胎盘和内耳器官发生和发展的关键转录因子。Pax-8是维持甲状腺滤泡细胞表型的主要基因，主要参与甲状腺滤泡中甲状腺球蛋白、甲状腺过氧化物酶和钠/碘转运体的功能活性及转录。Pax-8表达于正常的甲状腺及其相关的肿瘤，滤泡性和乳头状甲状腺癌Pax-8阳性，间变性癌在大多数情况下为阳性，而甲状腺髓样癌为阴性。在输卵管表达于输卵管的非纤毛黏液细胞，不表达于正常的卵巢表面上皮细胞。但单纯性的卵巢囊肿、卵巢浆液性癌、子宫内膜样癌和透明细胞癌中高表达，原发性卵巢黏液腺癌很少表达。Pax-8在肾小管中呈弥漫性阳性表达，特别是远曲小管，并在肾盂上皮中呈斑块状染色。在肾肿瘤中表达谱类似于Pax-2，且表达率高于后者，超过98%的透明细胞RCCs、90%的乳头状RCCs和95%的嗜酸细胞瘤Pax-8阳性。鳞状细胞癌、胃肠腺癌、子宫颈肿瘤、精原细胞瘤和恶性间皮瘤中Pax-8很少表达；乳腺癌和肺腺癌中阴性。

PCNA 克隆号：OTI4G3

PCNA是和细胞周期相关的36kDa的核蛋白，是细胞DNA合成所必需的蛋白。表达于增殖细胞S期、G1期和G2初期。作为细胞增殖指数的主要标志物，用于研究肿瘤的细胞增殖水平。

PD-1 克隆号：UMAB199

程序性死亡分子1（programmed death-1，PD-1）又称CD279，是一种重要的免疫抑制分子，为CD28超家族成员。主要表达于生发中心相关辅助T细胞、CD8$^+$T细胞。以PD-1为靶点的免疫调节在抗肿瘤、抗感染、抗自身免疫性疾病及器官移植存活等方面均有重要的意义。PD-1是血管免疫母细胞性T细胞淋巴瘤（AITL）的标记，可以作为原发性皮肤CD4阳性小/中多形性T细胞淋巴瘤、皮肤假T细胞淋巴瘤与其他皮肤T细胞淋巴瘤的鉴别诊断。

PDGFRα 克隆号：兔多克隆

PDGFRα基因和kit基因位于人4号染色体的相邻位置上，两者的氨基酸序列有很高的同源性。近来国外报道在28%～67%无kit突变的GIST中检出了PDGFRα的突变，并且PDGFRα突变与kit突变是相互独立的。PDGFRα可用作GIST的研究。

PD-L1 兔单抗，克隆号：SP142；兔单抗，克隆号：28-8；兔单抗，克隆号：OR-5E3；鼠单抗克隆号：UMAB228

程序性死亡分子配体1（PD-L1）又称作CD274或B7-H1，是一种Ⅰ型穿膜蛋白，参与细胞的调节和免疫应答。PD-L1蛋白广泛表达于抗原提呈细胞，活化T/B细胞、巨噬细胞、胎盘滋养层细胞。PD-L1与其在T细胞上的受体PD1相互作用，在免疫应答的负性调控方面发挥重要的作用，该分子具有广泛的组织表达谱，在某些肿瘤细胞中有较高的表达，如乳腺癌、肺癌、肾癌、肠癌、食管癌、卵巢癌、宫颈癌、胰腺癌、黑色素瘤、神经胶质瘤等，与肿瘤的免疫逃逸机制相关。

PD-L2 克隆号：UMAB223

PD-L2为程序性死亡分子配体2，是B7家族共刺激分子，抑制T细胞的活化和增殖，负性调控机体免疫应答，从而介导肿瘤免疫逃逸，促进肿瘤生长。PD-L2在肿瘤组织中的表达与肿瘤的分级、分期和预后密切相关，可能成为靶向治疗的靶点。

PEG10 克隆号：A13

印迹基因父系表达基因10（PEG10）定位于人染色体7q21。在成人脑和卵巢、胎肝、胎盘等组织均有表达，并在某些肿瘤组织中呈特异性高表达（如原发性肝癌和急慢性淋巴细胞性白血病），但其在肿瘤发生、发展中所起的作用和机制尚不清楚。

Perforin 克隆号：MRQ-23

穿孔素是活化的细胞毒性T细胞（CTLs）和自然杀伤细胞（NK）的特异性标志。穿孔素可破坏相应的靶细胞膜而使该细胞发生凋亡。主要表达于CD3阴性而CD56阳性的NK细胞、CD3阳性的大颗粒淋巴细胞和γδT细胞。肠病样T淋巴细胞性淋巴瘤、间变大细胞性淋巴瘤（T淋巴细胞/裸核细胞型）脂膜炎样T淋巴细胞性淋巴瘤以及肝脾γδ型T淋巴细胞性淋巴瘤阳性。主要用于NK细胞淋巴瘤、NK细胞样T细胞性淋巴瘤的辅助诊断。

PGP9.5 克隆号：兔多克隆

是一种在正常神经元中高表达的蛋白质，分子量为27kDa。在正常组织中表达于神经内分泌细胞、肾小管、精原细胞、非妊娠黄体、滤泡中心细胞；在肿瘤除神经内分泌肿瘤外还表达于垂体腺瘤、甲状腺髓样癌、胰腺胰岛细胞瘤、副神经节瘤、神经母细胞瘤、梅克尔癌等，常与Syn、CgA、CD56及NSE联用，用于神经内分泌细胞及其来源肿瘤的研究，也用于心房黏液瘤的诊断。

PHH3 克隆号：兔多克隆

PHH3是标记细胞有丝分裂的特异性标志物，有丝分裂早期、中期、后期与末期的核分裂象均阳性，可用于核分裂计数。用于中枢神经系统肿瘤、黑色素瘤、软组织肿瘤、乳腺癌等肿瘤研究。

PHOX2B 克隆号：EPR14423

配对同源异型盒蛋白2B（paired-like homebox 2B，PHOX2B），在机体发育过程中的主要作用体现在促进自主神经元的分化。PHOX2B在分化型和未分化的神经母细胞瘤均可见高表达，故可作为诊断神经母细胞瘤的指标。研究发现，该基因突变与先天性巨结肠也相关。

PIT-1 克隆号：G-2

PIT-1又称生长激素因子-1（GHF-1），是POU同源结构域家族的成员，对于垂体前叶的正常发育必不可少。PIT-1参与GH细胞、PRL细胞以及TSH细胞的分化。PIT-1在PRL瘤和GH瘤中的表达量明显增高，在ACTH和无功能腺瘤中则很少表达，因此PIT-1对人垂体腺瘤，尤其是GH和PRL腺瘤的细胞特异分化和增生具有一定作用。在新垂体分类中将具有PIT-1表达的多激素腺瘤定义为多激素PIT-1阳性腺瘤。主要用于垂体瘤的研究。

PL 克隆号：兔多克隆

PL是由胎盘合体滋养层细胞合成和分泌的一种多肽激素。表达于正常的胎盘、葡萄胎滋养层及非滋养层的肿物，也可表达于肺癌和胃癌。常用于滋养细胞肿瘤的研究。

PLAP 克隆号：EP194

PLAP为分子量70kDa的膜结合金属碱性磷酸酶，由染色体2q上的基因编码。PLAP见于正常胎盘，是生殖细胞肿瘤标记，但在精母细胞性精原细胞瘤和未成熟畸胎瘤中阴性。水泡状胎块中完全或部分PLAP−，而绒毛膜癌则PLAP＋，可用于鉴别。在非生殖系统肿瘤如胃肠道癌、肺癌、子宫内膜癌中也可见PLAP表达。在一些横纹肌肉瘤、平滑肌肉瘤、GIST、促结缔组织增生性小圆细胞肿瘤、成纤维细胞瘤和滑膜肉瘤等会出现细胞质阳性。

Plasma cell 克隆号：VS38c

浆细胞是B淋巴细胞分化的终末细胞，缺少细胞表面的HLA-Ⅰ型和HLA-Ⅱ型抗原、表面免疫球蛋白、Fc和C3受体等。此抗体可以标记正常和肿瘤性浆细胞，主要用于骨髓瘤和浆细胞瘤的鉴别，也可用于淋巴浆细胞样淋巴瘤与滤泡性淋巴瘤的鉴别。

PMS2 克隆号：EP51

PMS2是错配修复基因家族中一个重要的基因，人类错配修复基因对保持遗传信息的完整性、稳定性及避免遗传突变的产生具有重要作用。突变后该基因缺失，导致细胞错配修复功能缺陷，使微卫星不稳定（MSI），导致肿瘤易感。PMS2是基因错配修复家族成员之一，位于7号染色体，在体内主要纠正单碱基错配及小片段性错配失调。目前，多与MLH1、MSH2、MSH6共同用于林奇综合征的筛查。研究发现，许多肿瘤存在微卫星不稳定，微卫星不稳定的患者预后较好，同时高微卫星不稳定的患者不能从氟尿嘧啶的化疗中获益，但对免疫治疗效果好。

PNL2 克隆号：PNL2

PNL2是针对黑色素细胞抗原的一种新型单抗，在正常黑色素细胞及其来源的肿瘤中呈细胞质染色，其检出阳性率高于以往的标志物。透明细胞瘤、血管平滑肌脂肪瘤和淋巴管平滑肌瘤可见不同程度的阳性；血管周上皮样细胞肿瘤和黑色素性神经鞘瘤的非黑色素细胞病变区阳性。与HMB45、MART-1、酪氨酸酶和MiTF抗体联合用于黑色素瘤和透明细胞肉瘤的诊断。

Podoplanin 克隆号：OTI3H5

Podoplanin又称D2-40或M2A，是分子量38kDa的Ⅰ型跨膜黏蛋白，含多个O-糖基化位点。在淋巴管内皮细胞高表达。还表达于间皮细胞和Ⅰ型肺泡上皮细胞，成纤维母细胞和肌纤维母细胞，骨细胞、软骨细胞和骨膜细胞，腺体的肌上皮细胞，前列腺基底细胞，鳞状上皮、皮脂腺和毛囊外根鞘的基底层细胞，淋巴组织的滤泡树突状细胞和肾小球足细胞，卡哈尔细胞、胃隐窝细胞、睾丸未成熟支持细胞和胎儿生殖细胞，神经系统的胶质细胞、室管膜细胞和脑膜细胞。肿瘤组织表达于多种软组织肿瘤如淋巴管内皮细胞瘤、卡波西肉瘤、滤泡树突肉瘤、真皮纤维瘤及部分血管肉瘤等。是鉴别间皮瘤（常阳性）和腺癌（常阴性）有用的标志物；在生殖系统的睾丸生殖细胞肿瘤和无性细胞瘤中高表达，胚胎性癌中也可见D2-40阳性，但阳性染色多位于腔面，且为局灶性，也可见于卵巢浆液细胞癌；肾上腺皮脂腺癌和原发性皮肤鳞癌常阳性。在神经系统中恶性神经鞘瘤和脑膜瘤常阳性。

PR　克隆号：EP2

孕激素受体（PR）是一种具有946个氨基酸的蛋白质，是核受体类固醇受体超家族的配体激活的转录因子成员。PR有两个异构体PRA和PRB，通过和孕激素结合发挥生理作用。PR主要在雌性类固醇反应性组织例如乳腺、子宫和卵巢中表达。其功能是作为配体活化后转录因子存在于正常子宫内膜及乳腺上皮细胞中。在乳腺癌中PR高表达者的预后较好。常与ER联合使用，用于诊断乳腺或女性生殖道起源的肿瘤。

Prolactin　克隆号：EP193

催乳素是由垂体前叶嗜酸性细胞中催乳素细胞分泌的激素，可以促进乳腺发育和乳汁分泌。催乳素细胞约占正常垂体细胞的15%～25%。此抗体主要用于标记垂体催乳素细胞及其来源的肿瘤，主要用于垂体肿瘤功能性分类的研究。

pS2　克隆号：pS2.1

pS2又称PNR-2，是受雌激素调节的胞质型多肽，分子量为6.5kDa。正常胃黏膜、小肠黏膜和乳腺上皮均有pS2的表达。肿瘤组织中主要表达于乳腺癌和胃癌，pS2在乳腺癌中的表达与ER表达相关，多见于ER、PR阳性的乳腺癌。可用于乳腺癌患者对内分泌治疗反应的研究。

PSA　克隆号：OTI1F8

PSA是由前列腺上皮细胞合成的34kDa的糖蛋白，表达于正常前列腺腺泡细胞、导管上皮细胞以及腔内分泌物。是目前认为具有特异性的前列腺标志物之一。可表达PSA的正常组织或非肿瘤病变包括前列腺、尿道、尿道旁腺、膀胱（腺性膀胱炎）脐尿管残余、肛腺（男性）中性粒细胞和涎腺等。可表达PSA的肿瘤包括前列腺癌、尿道旁腺癌、膀胱绒毛状腺癌（腺瘤）阴茎佩吉特病、涎腺多形性腺瘤、成熟畸胎瘤等。一些乳腺癌、肺癌和唾液腺肿瘤也可见PSA阳性。PSA与NKX3.1联合应用于前列腺及其来源肿瘤的研究。

PSAP　克隆号：PASE/4LJ

PSAP是由前列腺上皮细胞分泌的一种分子量为52kDa的酶，在正常和增生的前列腺组织的上皮细胞及腔内分泌物阳性表达；在原发性和转移性前列腺癌中有较强的阳性表达，主要用于原发及转移性的前列腺癌的研究。

PSCA　克隆号：兔多克隆

PSCA（前列腺干细胞抗原）是一种细胞表面抗原。PSCA具有很高的前列腺组织特异性，尤其是转移癌中高表达。PSCA在移行细胞癌和胰腺癌中也可见表达增高。与PSA和P504s联合用于前列腺肿瘤的研究。

PSMA　克隆号：1D6

PSMA是110kDa的Ⅱ型穿膜蛋白，基因定位于11q，高表达于正常及恶性前列腺分泌性腺泡上皮，亦可表达于某些乳腺、十二指肠、肾小管与结肠黏膜及其来源的肿瘤。PSMA在细胞癌变后表达量增加，因此，在Gleason分级较高的癌组织中阳性信号会更强。联合使用PSA可提高对前列腺癌转移的诊断。

PTEN　克隆号：D4.3

PTEN定位于人的染色体10q23，是一种肿瘤抑制基因，属于酪氨酸磷酸酶基因家族成员。PTEN是人类发现的第一个具有双特异性磷酸酶活性的抑癌基因，调控肿瘤细胞的生长、凋亡和迁移等。PTEN在多种肿瘤发现有失活的现象，其失活的原因除了常见的突变，还包括甲基化修饰。高级别子宫内膜样癌常见PTEN表达缺失。已发现胶质细胞瘤、前列腺癌、黑色素瘤、乳腺癌也存在PTEN基因的缺失。

PTH　克隆号：OTI1B10

PTH由甲状旁腺主细胞分泌，其主要功能是调节体内钙与磷的代谢。PTH从骨骼动员钙，使血液中钙离子浓度增高。同时还作用于肠及肾小管，使钙的吸收增加，从而维持血钙的稳定。此抗体主要用于甲状旁腺肿瘤的研究。

Rb　克隆号：13A10

视网膜母细胞瘤基因是一种肿瘤抑制基因，位于染色体13q14，其基因的缺失或突变与许多肿瘤的发生相关，包括视网膜母细胞瘤、乳腺癌、前列腺癌、小细胞肺癌、梭形细胞脂肪瘤、多形性脂肪瘤和一些肉瘤。此抗体主要用于乳腺癌、肺癌、胃癌等恶性肿瘤的研究。

RCC　克隆号：66.4.C2

RCC是一种分子量为200kDa的糖蛋白，在正常肾脏近曲小管和肾小囊腔缘表达，也在乳腺导管及腺泡腔缘、附睾管上皮细胞、甲状旁腺和甲状腺细胞中表达。RCC在90%以上原发性肾细胞癌、80%左右转移性肾细胞癌阳性表达。甲状旁腺腺瘤为阳性，约30%的乳腺肿瘤和胚胎癌阳性。可与Vimentin和CD10等抗体联合用于肾细胞癌的诊断。

ROS1　克隆号：OTI1A1

C-ros肉瘤致癌因子–受体酪氨酸激酶（ROS1）基因定位于染色体6q21，属于酪氨酸激酶胰岛素受体基因，由胞内酪氨酸激酶活性区、跨膜区及胞外区3部分组成，编码具有酪氨酸激酶活性的嵌合蛋白（RTK）。ROS1基因发生重排时丢失细胞外区域，保留跨膜区和胞内酪氨酸激酶区域。ROS1基因重排，在NSCLC患者发生率为1%～2%，肺腺癌中发生率为3.3%，可用克唑替尼治疗。用于非小细胞肺癌的治疗研究。

RRM1　克隆号：OTI1F9

核糖核酸还原酶M3多肽（RRM1）是构成核糖核苷二磷酸还原酶的两个亚基之一，通过通过控制底物的特异性和核苷酸还原酶的活性在细胞内DNA合成通路中起限速作用，同时也是核苷酸类似物化疗药物吉西他滨的结合位点，因而影响非小细胞肺癌的进展。

S100　兔多抗，克隆号：兔多克隆；鼠单抗，克隆号：15E2E2＋4C4.9

S100蛋白广泛存在于间叶源性细胞和淋巴造血组织，如胶质细胞、施万细胞、黑色素细胞、软骨细胞、脂肪细胞、肌上皮细胞、滤泡树突状细胞和朗格汉斯细胞等。主要用于星形少突胶质细胞瘤、室管膜瘤、神经母细胞瘤、神经鞘瘤、黑色素瘤、脂肪肉瘤的诊断与鉴别诊断。但因其敏感性高、特异性差，建议与其他抗体联合应用。

S-100 A4　克隆号：兔多克隆

S-100 A4蛋白是钙离子结合蛋白S-100家族中的重要成员。其作为一个促血管发生因子，可通过增强内皮细胞的移动性，减少血管生成抑制因子的产生，从而促进肿瘤血管的发生以及肿瘤的侵袭和转移。常用于肿瘤的研究。

S100P　克隆号：UMAB24

S100P是S100家族的新成员，最初从胎盘中分离故命名S100P。该蛋白在正常组织中分布广泛，包括心、脑、肝、肺、骨髓、胎盘、膀胱、脾、胃肠、外周血白细胞等。S100P蛋白在多种肿瘤异常表达，与肿瘤的生长、转移和侵袭相关，是乳腺癌、结肠癌、前列腺癌、胰腺癌和肺癌的有效标志物。S100P是膀胱癌鉴别诊断的特异性标志物，与GATA3和P63联合应用，用于尿路移行细胞起源的肿瘤研究。

SALL4　鼠单抗，克隆号：6E3；鼠单抗，克隆号：OTI4D7

SALL4是一种锌指蛋白转录因子，能够维持细胞的多能性，编码基因位于20q13。SALL4表达于干细胞和胎儿的肠道细胞，通过与SOX2结合共同结合于OCT3/4的启动子区域调控其转录活性，从而调控胚胎干细胞多向分化潜能及原始生殖细胞的分化及发育。在肿瘤中表达于生殖细胞肿瘤（除外某些滋养细胞肿瘤）、精原细胞瘤、胚胎性癌和卵黄囊肿瘤中；在畸胎瘤中，表达于肠样组织和鳞状上皮；肝样癌（如胃肝样癌）也可见阳性。

SATB2　克隆号：OTI5H7

SATB2（special AT-rich sequence-binding protein 2）是一种组织特异性表达的核基质附着区结合蛋白，参与转录调控和染色质重塑等过程。SATB2编码基因定位于染色体2q33.1，分子质量为83kDa。SATB2直接与调控颅面部发育和皮质神经元分化的转录因子相互作用，参与颅骨发育和皮质神经元分化等多种生物学过程。SATB2也调控骨骼发育、成骨细胞分化和免疫球蛋白基因的表达，可表达于含骨母细胞分化的良恶性骨肿瘤以及伴有异质性骨分化的软组织肿瘤。此外，在结直肠癌中具有高度敏感性，在其他上皮性肿瘤中罕见表达，其特异性高于其他结直肠癌的标志物，如CDX2和Cadherin 17等。

SDHB　克隆号：OTI1H6

琥珀酸脱氢酶（succinate dehydrogenase，SDH）是由4个蛋白亚基（A、B、C、D）组成的复合物，位于线粒体内膜，在三羧酸循环中可将琥珀酸转换成延胡索酸，任何一个亚基的突变将导致不稳定和复合体功能的丧失。SDH突变与野生型GIST发病的具体分子机制尚不十分明确。由于SDH各亚单位的突变均可导致SDHB蛋白缺失表达，故目前常用SDHB来鉴定SDH缺陷型GIST。SDHB基因缺陷的GIST又称儿童型GIST，与其他类型的GIST相比具有更加惰性的表现，不需要进行特殊的临床治疗。研究发现部分嗜铬细胞瘤（副节瘤）和肾细胞癌也存在SDHB突变。

SF-1　兔单抗，克隆号：EP434；鼠单抗，克隆号：OTI1H2

类固醇生成因子1又称NR5A1，位于人类染色体9q33，属于脊椎动物孤儿核受体家族成员。在下丘脑、垂体、肾上腺、性腺、脾和皮肤等组织中均有表达，是类固醇代谢的主要调控因子，能够激活胆固醇迁移和类固醇生成所涉及的所有基因表达。SF-1在不同肾上腺皮质肿瘤中表达各异，提示可能参与肾上腺皮质肿瘤的生长和激素分泌。在垂体瘤SF-1强阳性提示促性腺激素细胞谱系分化。

SMA　克隆号：UMAB237

该抗体识别平滑肌α-肌动蛋白，与纤维母细胞的β-肌动蛋白和γ-肌动蛋白以及骨骼肌和心肌的α-肌动蛋白无交叉反应，但与血管、肠道、子宫肌层等的平滑肌细胞和乳腺、唾液腺等的肌上皮细胞中的肌动蛋白反应。可用于证实来源于平滑肌和肌上皮细胞肿瘤。

Somatostatin　克隆号：EP130

Somatostatin（生长抑素）是一种广泛分布于全身的肽类激素，是内分泌和神经系统功能的重要调节剂。生长抑素不仅由下丘脑分泌，在胃肠道和支气管与肺内分泌细胞，唾液腺和胸腺内分泌细胞，部分甲状腺C细胞中也可表达。生长抑素是一种有用的胰岛D细胞标志物。可用来鉴别肿瘤来源和对胰岛细胞瘤进行功能性分类。

SOX10　克隆号：EP268

SOX10是由位于22q13.1基因编码的神经嵴转录因子，分子量约为68kDa，主要调控神经嵴源细胞生存和保持神经嵴细胞多项潜能，对施万细胞和黑色素细胞的形成、成熟和维持至关重要。SOX10通过与Olig1相互作用，参与髓鞘的生成；在黑色素细胞中SOX10基因的表达受小眼转录因子的调节。正常组织表达于黑色素细胞、施万细胞、少突胶质细胞、黏膜腺体及乳腺肌上皮细胞、涎腺的腺泡及纹管细胞。肿瘤组织表达于几乎所有的痣和恶性黑色素瘤（包括97%～100%的促结缔组织增生性黑色素瘤和梭形细胞黑色素瘤）、神经鞘瘤、神经纤维瘤和颗粒细胞瘤。也见于脑星形及少突胶质细胞瘤、PNET、乳腺三阴性乳腺癌、涎腺腺样囊性癌、腺泡细胞癌、上皮-肌上皮癌、肌上皮瘤等。主要用于黑色素瘤和神经嵴来源的肿瘤等方面的研究。

SOX-11　克隆号：MRQ-58

SOX基因是一类编码转录因子的基因家族，调控胚胎发育。SOX-11在CyclinD1阳性和阴性的套细胞淋巴瘤中均高表达，在B细胞淋巴增生性疾病中阴性表达。此外，在B细胞ZAP70阳性的慢性淋巴细胞性白血病中，也有较高表达。

SOX-2　克隆号：EP103

SOX-2基因编码SRY相关HMG盒（SOX）转录因子家族的成员，是多种干细胞的关键调控子，SOX-2在多能神经干细胞中表达，可能有助于识别能够自我更新和多能分化的细胞。SOX-2已被证明与乳腺癌、头颈部癌、小细胞肺癌、胃癌、结直肠癌和膀胱癌的侵袭性表型相关，高表达可能预后不良。相反，SOX-2在肺鳞状细胞癌的高表达是预后良好的标志。SOX-2高表达于胚胎性癌，可与OCT3/4联合用于卵黄囊瘤的鉴别。

SPA　克隆号：32E12

表面活性蛋白是一种脂蛋白复合体，由肺泡Ⅱ型细胞合成并分泌至肺泡中。SPA为表面活性蛋白中主要的磷脂相关糖蛋白，是C型凝集素超家族成员之一，可抑制脂质分泌并提高Ⅱ型细胞摄取脂质。SPA是原发性肺腺癌的标志物，但缺乏敏感性和特异性。肺腺癌中约63%表达SPA，46%表达于转移至肺的癌。在恶性间皮瘤也有较高表达。

SPB　克隆号：1B9

表面活性蛋白B是由Ⅱ型肺泡上皮细胞分泌的8～9kDa的蛋白。在细支气管肺泡癌中阳性表达，而在肺鳞癌、大细胞癌和非肺原发性腺癌中不表达，常与TTF-1联合使用，用于肺癌及转移性肺腺癌的研究。

SSTR2　克隆号：EP149

生长抑素受体属于G蛋白偶联型受体，包括5个亚型，其中SSTR2介导抑制生长激素的释放。SSTR除了在正常器官组织中表达外，也广泛分布于各种神经内分泌肿瘤和多种实体瘤中，如垂体腺瘤、脑膜瘤、乳腺癌、小细胞肺癌以及产生激素的胃肠道肿瘤。前列腺癌SSTR2大多为阴性表达，而正常前列腺组织阳性表达。在脑膜瘤中SSTR2高表达。正常结肠、结肠腺瘤、结肠腺癌表达强度依次减低。SSTR阴性表达的肿瘤，则不能使用核素靶向治疗。

STAT6　兔单抗，克隆号：EP325；鼠单抗，克隆号：OTIR4F1

STAT6蛋白属于STATS蛋白家族成员。在正常基因组中，转录抑制因子NAB2和转录激活因子STAT6是位于第12号染色体q13带上的两个相邻基因，以相反的方向被转录。当发生基因突变后会导致NAB2与STAT6基因融合，导致胞质内的STAT6从细胞质转移到细胞核，引起STAT6在核内表达。该基因融合是孤立性纤维性肿瘤/血管外皮细胞瘤发生的决定性因素。而在去分化的脂肪肉瘤和深部纤维组织细胞肉瘤中有局部的弱的表达，这是由于STAT6的基因位置12q13与脂肪肉瘤基因非常靠近，STAT6扩增时引起了相邻位置的少量扩增。

Stathmin　克隆号：SP49

Stathmin是一种微管稳定磷酸化蛋白，调节细胞周期的进程。在低级别的CIN中stathmin几乎不表达；在高级别CIN中stathmin的表达率增高，在宫颈癌中100%表达。与以往常用的p16相比，stathmin是鉴别低级别与高级别CIN更加特异性的标志物。

Survivin　克隆号：EP119

Survivin是凋亡抑制因子家族成员之一，可以防止细胞发生凋亡。表达于肿瘤和胚胎组织。在多种肿瘤中有过表达现象，提示survivin在肿瘤的分化增殖及浸润转移中起重要的作用，用于肿瘤的研究。

SV40　克隆号：MRQ4

猿猴空泡病毒40（Simian virus 40，SV40）属多瘤病毒科，是在人类和猴子均发现的致瘤病毒。其所表达的大T抗原可与P53蛋白作用，导致后者正常生物学功能的丧失，引发肿瘤的发生。研究表明，SV40的感染与脑肿瘤、骨肿瘤、非霍奇金淋巴瘤和恶性间皮瘤密切相关。

Synaptophysin　兔单抗，克隆号：EP158；鼠单抗，克隆号：UMAB112

突触素（synaptophysin）是分子量38kDa的糖蛋白，主要存在于神经元突触前囊泡膜。正常表达于肾上腺髓质、胰岛、颈动脉体、皮肤和内脏的神经性和上皮性神经内分泌细胞、中枢神经组织的星形细胞、胃肠道黏膜的神经内分泌细胞等。主要用于神经内分泌肿瘤（APUD 系统）如肺小细胞癌、甲状腺髓样癌等的诊断与鉴别诊断，在梅克尔细胞癌、节细胞神经母细胞瘤、节细胞神经瘤、副节瘤、神经母细胞瘤中均可见阳性表达，在尤因肉瘤/PNET 中也可见阳性。

Tau　克隆号：A1-1

Tau 蛋白由位于 17q21.31 染色体的微管相关蛋白 Tau 单基因编码产生，是一种轴突微管相关蛋白。Tau 蛋白广泛存在于神经细胞内，也表达于胃肠肌间神经丛的神经节、胃肠黏膜的神经内分泌细胞。阿尔茨海默病时由于神经原纤维缠结表达增加，胃肠道间质瘤、胃神经内分泌肿瘤、副神经节瘤、腹内促结缔组织增生小圆细胞肿瘤和小脑神经母细胞瘤等也可见表达。主要用于阿尔茨海默病的研究。

TdT　兔单抗，克隆号：EP266；鼠单抗，克隆号：SEN28

末端脱氧核苷酸转移酶（TdT），分子量约为 58kDa，基因位于 10q23-q24。表达于前 T 细胞与前 B 细胞以及胸腺和骨髓的多能干细胞。在前 B 细胞和前 T 急性淋巴细胞白血病/淋巴母细胞性淋巴瘤（ALL/LBL）为强表达。伯基特淋巴瘤有时也有非常弱的表达。其他成熟（外周）恶性淋巴瘤均为阴性。急性髓系白血病（AML）中 AML-M0 或 AML 伴多系发育异常者可见 TdT 的表达，其他类型的 AML 中很少阳性。

TFE3　兔单抗，克隆号：MRQ-37；兔单抗，克隆号：EP285

转录因子 E3（translocation factor E3，TFE3）属于 MiT 转录因子家族成员，TFE3 基因定位于 X 染色体短臂，参与许多基因的调控。TFE3 融合蛋白保留了 TFE3 蛋白的转录功能，在细胞核内发挥调控细胞生长及形态学分化的作用。TFE3 在人体各种细胞内均有表达，在 TFE3 基因融合相关疾病中表达增高。因此，TFE3 抗体可以作为 Xp11.2 易位/TFE3 基因融合相关性肾细胞癌、腺泡状软组织肉瘤的标志物，Pecoma、脊索瘤和颗粒细胞瘤也可见阳性。

TG　克隆号：OTI8F2

甲状腺球蛋白（TG）是甲状腺滤泡合成的分子量为 67kDa 糖蛋白，甲状腺素（T3 与 T4）的合成发生在甲状腺球蛋白特异的酪氨酸残基。表达于甲状腺滤泡上皮和胶质。甲状腺滤泡癌、乳头状癌和 Hurelecell 肿瘤阳性。一些甲状腺间变性和未分化癌也可见阳性。甲状腺髓样癌中可见散在 TG 细胞阳性。主要用于甲状腺原发性肿瘤与转移癌的研究。

TIA-1　克隆号：2G9A10F5

T 细胞限制性细胞内抗原-1（TIA1）位于具有细胞溶解能力的一类淋巴细胞内。TIA-1 以非活化状态的细胞毒细胞为主，在 T 细胞或 NK 细胞来源的肿瘤阳性表达。也表达于大颗粒淋巴细胞白血病和毛细胞白血病。T 细胞恶性肿瘤中的 TIA-1 表达可能有助于区分大颗粒淋巴细胞白血病（高表达）与 T 淋巴细胞增多症和其他 T 细胞疾病（低表达）。所有 B 淋巴细胞来源的淋巴瘤阴性表达。

TLE1　克隆号：UMAB253

分裂蛋白 1 转导蛋白样增强子（TLE1）是四个转导样增强子基因之一，涉及造血、神经元分化和终末上皮分化的调控。非肿瘤组织中偶见于基底层细胞、脂肪细胞、外周神经细胞、内皮细胞和间皮细胞。肿瘤组织主要表达在滑膜肉瘤，很少表达于神经鞘瘤和多形性肉瘤。在滑膜肉瘤中 TLE1 比 EMA、Bcl-2 和 AE1/AE3 具有更高的敏感性和特异性。

Topo Ⅱ α　克隆号：OTI2D12

DNA 拓扑异构酶 Ⅱ α（Topo Ⅱ α）是一种分子量为 170kDa 的拓扑异构酶家族成员，对维持 DNA 空间构象及保证其行使功能方面都起着举足轻重的作用。TOPO Ⅱ 表达水平越高，对肿瘤药物敏感性越高，目前多用于肿瘤耐药的研究。

TP　克隆号：P-GF.44C

TP/PD-ECGF（胸苷磷酸化酶/血小板衍生内皮细胞生长因子）是一种分子量为 55kDa 的蛋白。TP/PD-ECGF 是功能最强的血管形成刺激因子，在肿瘤生长和转移中的作用是通过促进肿瘤新生血管形成实现的。TP 不但参与肿瘤新生血管形成，而且可增强氟尿嘧啶的化疗敏感性，可将其转化成有活性的细胞毒代谢产物。主要用于恶性肿瘤及耐药的研究。

T-PIT　克隆号：OTI2G1

PIT［（T-box family member TBX19）transcription factor］是阿片 - 促黑素细胞皮质激素（POMC）谱系与促肾上腺皮质激素细胞转录因子。2017 年 WHO 垂体瘤新分类中根据垂体腺瘤细胞分化（来源）谱系将垂体瘤分为嗜酸性谱系、促肾上腺皮质激素细胞谱系和促性腺激素细胞谱系，T-PIT 是促肾上腺皮质激素细胞谱系重要的转录因子。常与 SF-1、GATA-2、ERα、PIT-1 等联合应用。

TPO　克隆号：AC25

TPO 是一种糖基化血红蛋白，位于甲状腺细胞内质网、质周膜与顶膜，是甲状腺激素生物合成的关键酶。TPO 的表达与滤泡细胞的组织分化和功能相关。TPO 在正常、增生性及绝大部分良性肿瘤性甲状腺组织中高表达，在甲状腺恶性肿瘤中 TPO 表达明显减少，是甲状腺良恶性肿瘤分化的有用指标。

TRIM29　克隆号：OTI8D12

TRIM29（tripartite motif-containing 29）作为 TRIM 蛋白家族成员之一，推测是一种转录调节因子，参与肿瘤的发生和 / 或分化。在胃癌和胰腺癌中均有高表达的报道，在肺鳞癌中有较高的表达率，与 TTF-1、p63、CK5/6 和 NapsinA 等抗体联合用于肺鳞癌和肺腺癌的鉴别诊断。TRIM29 与肿瘤的加速生长和淋巴结转移相关。用于肿瘤的研究。

TRK（pan）　克隆号：RM423

NTRKs（神经营养性受体酪氨酸激酶）基因融合在超过 20 种成人及儿童实体瘤中被检测到。NTRK 家族的 NTRK1/2/3 基因分别编码不同的肌球蛋白酪氨酸激酶（TRK）A、B 和 C，这些蛋白主要参与神经元的发育，包括神经元突触的生长和功能以及记忆的发育；在胚胎发生后，TRK 的表达主要限于神经系统。TRK（pan）抗体可以检测到 TRKA、TRKB 和 TRKC 抗原，主要用于检测 NTRK 基因融合的 TRK 蛋白。

TS　克隆号：UMAB227

胸苷酸合成酶是胸苷酸合成的限速酶，也是以 5-FU 为基础治疗的靶向酶。TS 在正常组织中其活性较低，而在多种肿瘤组织中活性明显增加。目前多用于消化道、头颈部恶性肿瘤以及乳腺癌对氟尿嘧啶耐药的研究。

TSH　克隆号：EP254

促甲状腺激素（TSH）是垂体前叶嗜碱性细胞分泌的一种糖蛋白，直接作用于甲状腺并能影响其结构和功能，促甲状腺素细胞约占正常垂体细胞的 5%。TSH 是垂体瘤分类和垂体原发性和转移性肿瘤鉴别诊断的有用指标。

TTF-1　鼠单抗，克隆号：8G7G3/1；鼠单抗，克隆号：SPT24

TTF-1（甲状腺转录因子 1），是分子量为 38 ～ 40kDa 的核蛋白。TTF-1 为甲状腺分化和甲状腺球蛋白分泌调节的基础物质，可促进甲状腺过氧化物酶、碘 / 钠的转运。TTF-1 在成人主要分布于甲状腺和肺的 Ⅱ 型肺泡上皮、呼吸道上皮和 Clara 细胞。该抗体在甲状腺乳头状癌中表达阳性。在肺肿瘤的研究中发现，大多数小细胞肺癌、肺腺癌、大多数非典型性肺神经内分泌癌及少数肺大细胞未分化癌中 TTF-1 的免疫组化结果呈阳性，而在肺鳞癌中阴性。第三脑室脊索瘤样胶质瘤、垂体细胞瘤及腺垂体梭形细胞瘤均可表达。需要注意的是，克隆 8G7G3/1 抗体在肝癌细胞内的阳性染色定位于细胞质。

Tubulin β　克隆号：37B

微管蛋白（tubulin）包含 α- 微管蛋白和 β- 微管蛋白，两者是组成微管的主要成分，存在于所有的真核细胞中。研究证实，tubulin 异常表达出现在直肠癌、乳腺癌、胶质瘤等肿瘤中。此抗体主要用于肿瘤细胞对药物的敏感性研究。

Tubulin β Ⅲ　克隆号：EP437

tubulin β Ⅲ 主要参与细胞骨架的形成，其关键功能是在维持中心体的稳定性、染色体的运动和有丝分裂过程中发挥重要作用，同时是很多化疗药物作用的靶点之一；紫杉醇类抵抗的重要机制是 tubulin β Ⅲ 的过度表达，tubulin β Ⅲ 低表达者对紫杉醇敏感度高、疗效好，主要用于卵巢癌、前列腺癌及肺非小细胞癌的研究。

Tyrosinase　克隆号：T311

黑素细胞内黑色素的生物合成涉及一个酶家族，其中关键的成员是酪氨酸酶（tyrosinase），是黑色素生物合成初始阶段的关键酶。酪氨酸酶在产生黑色素的细胞如黑素细胞中表达，黑素细胞主要定位于皮肤、毛囊和眼睛中。其缺失与各种白化病相关，特别是眼皮肤白化病。酪氨酸酶是黑色素细胞特异的标志物。主要用于白化病和恶性黑色素瘤的研究。

Uroplakin Ⅱ　克隆号：BC21

Uroplakin 是一种尿道上皮分化的特异性糖蛋白，根据分子量的不同分别命名为 UP Ⅰa、UP Ⅰb、UP Ⅱ 和 UP Ⅲ。研究表明，这四种糖蛋白仅存在于尿路移行上皮，而在其他组织中几乎不表达。膀胱移行细胞癌 UP 表达与膀胱癌的分化程度具有相关性，分化越好表达比例越高。其中 uroplakin Ⅱ 在敏感性上要高于 uroplakin Ⅲ，可用于尿道上皮起源肿瘤的研究。

Uroplakin Ⅲ　克隆号：EP321

Uroplakin Ⅲ 是膀胱上皮细胞分化的跨膜蛋白家族中的一员。Uroplakin Ⅲ 可表达于原发及浸润性的膀胱上皮癌。是尿路上皮癌比较特异的标志物，但敏感性不高。

VEGF　克隆号：OTI2F7

VEGF 是一种分子量为 34 ～ 50kDa 的糖蛋白，为血小板衍生的生长因子家族。VEGF 蛋白是参与血管生成的重要信号因子。VEGF 高表达于肿瘤组织，促进大多数肿瘤的生长、浸润，是独立的预后因素，主要用于肿瘤的研究。

VEGFR2　克隆号：兔多克隆

VEGFR2 在 VEGF 的信号转导及血管内皮生成中起主导作用，VEGFR2 与肿瘤血管的形成密切相关，与肿瘤的分期、转移、预后及疗效有一定的相关性，用于血管源性肿瘤的研究。对 VEGFR2 过表达的检测，可能成为 ramucirumab 靶向治疗胃癌的重要前提。

VEGFR-3　克隆号：KLT9

参与内皮细胞生长的有 3 种细胞膜受体酪氨酸激酶，分别是 Flt（也被命名为 VEGF-R1）、Flk-1（也被命名为 VEGF-R2）和 Flt-4（也被命名为 VEGF-R3），其共同特征在于细胞外功能区存在 7 个免疫球蛋白样序列。VEGFR-3 是 Ⅲ 型酪氨酸激酶受体家族成员，是淋巴管标志物，主要分布于淋巴管内皮细胞上，对于淋巴管形态完整性的维持和淋巴管正常功能的发挥具有重要作用。VEGFR-3 与多种疾病的发生和发展密切相关，目前多用于肿瘤的研究。

Villin　兔单抗，克隆号：EP163；鼠单抗，克隆号：UMAB230

Villin 是一种钙离子依赖的肌动蛋白相关的钙调节蛋白，定位于细胞膜和细胞质，尤其见于腺腔面，是细胞的骨架蛋白。Villin 主要由具有刷状缘的上皮细胞产生，如小肠黏膜上皮、肾近曲小管和睾丸输精管上皮。同时也表达于一些缺乏刷状缘的上皮细胞，如胰腺导管上皮和肝胆管上皮。Villin 在胃肠道癌和胆管细胞癌中高表达。在肝脏 Villin 可以显示出毛细胆管结构，可与多克隆 CEA 和 CD10 联合使用。Villin 在胃肠道神经内分泌肿瘤中可见阳性，可与其他来源的神经内分泌肿瘤鉴别。

Vimentin　兔单抗，克隆号：EP21；鼠单抗，克隆号：UMAB159

波形蛋白（Vimentin）是中间丝蛋白家族中最普通的成员，是细胞骨架结构中一种主要成分，在细胞的完整性和细胞骨架的稳定性中发挥作用。它在各种间充质细胞和源自中胚层的细胞类型的细胞发育和分化中表达。除间叶细胞外还表达于肾脏、输尿道、生殖腺（不包括生殖细胞）生殖管、肾上腺的皮质部。因此，波形蛋白是间叶细胞及其来源肿瘤的相对特异性标志，亦可鉴别子宫内膜癌（＋）和宫颈腺癌（－）。

WT1　兔单抗，克隆号：EP122；鼠单抗，克隆号：6F-H2

WT1位于11p13，分子量52～62kDa。主要在泌尿生殖器官的发育中起作用。胎儿和成人肾脏、发育中的卵巢和睾丸阳性。输卵管和卵巢表面上皮细胞为阳性，而子宫内膜和宫颈上皮为阴性。在非上皮细胞中间皮细胞和雌性生殖道的基质细胞、睾丸非生发细胞和肾（足细胞）$CD34^+$骨髓干细胞、胎儿脾脏可见阳性。在上皮性肿瘤中，核WT1在卵巢浆液性癌、腹膜浆液性癌、卵巢转移癌、约一半的卵巢子宫内膜癌（2级和3级）和后肾腺瘤阳性。在非上皮性肿瘤中，核WT1在绝大多数恶性间皮瘤和性索-间质瘤中强表达。在促纤维化的小圆细胞瘤（DSRCT）中为核周细胞质染色，腺泡状横纹肌肉瘤中为细胞质染色。

ZAP-70　克隆号：2F3.2

ZAP-70是在T细胞和NK细胞中发现的70kDa酪氨酸蛋白激酶，是Syk家族的成员。该家族与T细胞受体的ζ链组分的信号相关，调节细胞增殖和死亡。ZAP-70在NK细胞活化和早期B细胞发育中发挥重要作用，但大多数正常成熟B细胞中不表达。ZAP-70表达与CLL／SLL中免疫球蛋白重链可变区基因突变状态相关，cyclin D1水平在ZAP-70阳性CLL病例中更高。在前驱B淋巴母细胞性淋巴瘤、套细胞淋巴瘤、小淋巴细胞淋巴瘤和边缘区淋巴瘤可见表达。良性淋巴结中，ZAP-70呈核染色，主要见于副皮质区T细胞和套区及滤泡中心极少量散在的小淋巴细胞；在B细胞淋巴瘤和反应性T细胞中的染色为显著核阳性伴程度不等的胞质阳性；在T/NK细胞淋巴瘤中的染色不均一，显著核阳性转变为显著胞质阳性，尤其是在高级别肿瘤。ZAP-70阳性者预后不佳。

α-亚基　克隆号：2F12

四种人糖蛋白激素包括绒毛膜促性腺激素（CG）、促黄体激素（LH）、促卵泡激素（FSH）和促甲状腺激素（TSH），都是由α和β亚基非共价结合组成的二聚体。它们的α亚基是相同的，但β链是独特的，赋予生物特异性。该基因编码的蛋白质是α亚基，属于糖蛋白激素α链家族。此抗体主要用于垂体腺瘤分类的研究。

β-Catenin　兔单抗，克隆号：EP35 0；鼠单抗，克隆号：UMAB15

Wnt信号传导是传递生长刺激信号的通路，β-catenin是该信号途径中的关键调节蛋白，可将信号由胞质传至细胞核，启动细胞核内特定基因的表达。在正常情况下，β-catenin蛋白主要存在于正常细胞的细胞膜，基因突变后导致细胞核内堆积。目前发现β-catenin基因突变见于多种肿瘤，如结肠癌、肺癌、前列腺癌、食管癌、乳腺癌、卵巢癌、子宫内膜癌、家族性腺瘤息肉病、胰腺实性假乳头状瘤等。高水平核阳性见于韧带样纤维瘤病、孤立性纤维性肿瘤、滑膜肉瘤和子宫内膜间质肉瘤以及癌肉瘤。主要用于恶性肿瘤诊断、浸润和转移机制的研究。

β-FSH　克隆号：2E4

垂体糖蛋白激素家族包括促卵泡激素、黄体生成素、绒毛膜促性腺激素和促甲状腺激素。所有这些糖蛋白由相同的α亚基和激素特异性β亚基组成。该基因编码促卵泡激素的β亚基，与促黄体激素、促卵泡激素一起诱导卵子和精子的产生。主要用于垂体腺瘤功能性分类以及垂体原发及转移性肿瘤的研究。

β-HCG　克隆号：CG04＋CG05

β-HCG是由胎盘合体滋养层细胞产生的一种糖蛋白激素，主要用于胎盘滋养叶细胞和生殖细胞肿瘤如葡萄胎、绒癌的诊断及某些神经内分泌肿瘤的研究。

β-LH　克隆号：2G10

该基因是糖蛋白激素β链家族的成员，编码黄体生成素（LH）的β亚基，定位于19q13.3。LH在垂体中表达，通过刺激睾丸和卵巢合成类固醇促进周期发育和排卵。此抗体主要用于垂体腺瘤功能性分类的研究。

κ-Light Chain　克隆号：CH15

每个免疫球蛋白分子由两条相同的重链和两条相同的轻链构成。两种轻链为κ和λ。κ轻链抗体标记B细胞和浆细胞的κ轻链。由于非特异性摄取免疫球蛋白，其他细胞也可表达κ轻链，应注意区分。单个B细胞只表达κ轻链与λ轻链之一，从不同时表达，单克隆性表达是恶性增殖的证据。常与抗λ轻链抗体联合应用。

λ-Light Chain　克隆号：SHL53

每个免疫球蛋白分子由两条相同的重链和两条相同的轻链。两种轻链为κ和λ。可标记带有λ轻链的B淋巴细胞、浆细胞和免疫母细胞。由于非特异性摄取免疫球蛋白，其他细胞也可表达λ轻链，应注意区分。单个B细胞只表达κ轻链与λ轻链之一，从不同时表达，单克隆性表达是恶性增殖的证据。常与抗κ轻链抗体联合用于淋巴瘤和淋巴结反应性增生的研究。

梅毒螺旋体　克隆号：兔多克隆

梅毒螺旋体（*Treponema pallidum*，TP）是梅毒的病原体，梅毒是一种广泛流行的性病。梅毒螺旋体只感染人类，分获得性梅毒与胎传梅毒。该抗体在硬下疳、直肠炎、扁平湿疣、鳞屑性斑疹、蛎壳状板块等各期梅毒中均可检测到。

第四节　常用检测系统介绍

免疫组化检测系统经过了直接法、间接法、PAP、ABC、Envision到Polymer Helper漫长的探索研究，近几年检测技术的发展突飞猛进，为使病理工作者了解主要使用的检测系统的性能，特介绍如下。

一、生物素标记的三步法检测系统

20世纪60年代初，人们发现生物素（biotin）与卵白素（avidin）之间有高度亲和力，是抗原抗体亲和性的百万倍，20世纪70年代又发现生物素可与抗体交联，且生物素或卵白素、链霉卵白素与酶或荧光素结合后，不影响它们的生物学活性。从此进入生物素标记的三步法检测系统时代，主要代表是ABC、SP、LSAB、SABC等。目前较常用的是SP检测试剂盒。

1. 特点　①可以将抗原抗体结合位点的信号进行多级放大，灵敏度比较高。②分别有抗小鼠和抗兔的检测系统，还有广谱的抗小鼠/兔/豚鼠的通用型检测系统方便临床使用。③物美价廉，具有较高的性价比。

2. 不足　难以避免内源性生物素造成的背景染色，尤其是越来越多的抗体需要进行抗原热修复，更激活了部分内源性生物素。除了大家公认的肝、肾等组织外，现发现胃、肠道、甲状腺、肺都含有大量的内源性生物素。如不注意，势必对病理诊断产生干扰。

二、第一代非生物素标记的二步法检测系统

1995年，"链式聚合物偶联技术"的问世，标志着免疫组化检测系统进入了一个新的时代。EnVision系统是将二抗分子和酶耦合在葡聚糖上，代替传统方法中的二抗和三抗。美国Invitrogen公司的PicTure™系统是将二抗分子的单价Fab片段和酶通过高分子葡聚糖聚合在一起，既保留了抗体特异性结合抗原的能力，又可部分有效地避免聚合分子过大而造成的空间位阻。目前常用的是PV-6000和PV-8000系列。

1. 特点　①无内源性生物素的干扰，灵敏度高于传统的SP法。②检测系统一步完成，不用血清封闭，简单快速，适用于工作量比较大的单位。

2. 不足　价格较贵，对于难做的抗体，灵敏度可能不够，通用型检测系统对于兔抗的检测信号放大不够。

三、增强型非生物素标记的二步法检测系统

2001年，美国又推出了增强型聚合二步法产品，其核心技术包括独有的聚合物辅助剂（Polymer Helper）和二抗/酶聚合物。目前常用的是PV-9000系列。

1. 特点　①在实验步骤仅增加一步的前提下，其灵敏度可增加3～4倍，尤其适用于某些难做的抗体，对于细胞核染色的抗体也有很好的结果。②由于灵敏度提高，一抗的稀释比例可以相应提高，降低成本。

2. 不足　通用型检测系统对于兔抗的检测信号放大稍显不够。

四、超敏型非生物素标记的二步法检测系统

由于改进了偶联技术，其灵敏度与增强型相比又增强了2～4倍。目前常用的是PV-9100系列。其特点：①增强了对兔来源的一抗（包括兔单抗）的信号放大作用。②此系列产品包含多类种属来源的一抗的检测试剂，如兔、小鼠、仓鼠、山羊、大鼠、荷兰猪、绵羊、鸡等，基本满足临床和科研的需要。

第五节　分子病理技术简介

随着科学的进步，医疗水平的提高，对疾病的诊断需求也从形态学发展到蛋白及核酸水平，分子病理技术也成为病理技术中重要的一个环节，越来越多的分子病理技术被引入到病理工作当中。该技术对疾病的诊断、分型，指导临床相应的治疗以及预测治疗反应和判读预后，有极其重要的意义。

分子病理技术主要包括原位杂交、荧光定量PCR、数字PCR、Sunger测序、NGS、全基因组芯片等。

目前基于形态学基础在组织原位上显示核酸变化、临床上应用最为普遍的是原位杂交技术，也是应用比较成功的技术之一。基于原位杂交的基本原理，并根据探针所用的标志物、显色方式等的不同，这项技术又可以分为很多不同的实验方法。在临床诊断中被广泛地应用于检测组织中的基因及病原体的存在。

一、原位杂交技术

原位杂交技术（in situ hybridization，ISH）是分子生物学、组织化学及细胞学相结合而产生的一门新兴技术，始于20世纪60年代。1969年美国耶鲁大学的高尔（Gall）等首先用爪蟾核糖体基因探针与其卵母细胞杂交，将该基因进行定位。此后，布昂乔诺－纳尔代利（Buongiorno-Nardelli）和阿马尔迪（Amaldi）等相继利用同位素标记核酸探针进行了细胞或组织的基因定位，从而创造了原位杂交技术。自此以后，由于分子生物学技术的迅猛发展，特别是20世纪70年代末到80年代初，分子克隆、质粒和噬菌体DNA的构建成功为原位杂交技术的发展奠定了深厚的技术基础。

原位杂交技术的基本原理是利用核酸分子单链之间有互补的碱基序列，将有放射性或非放射性的外源核酸（即探针）与组织、细胞或染色体上待测DNA或RNA互补配对，结合成专一的核酸杂交分子，经一定的检测手段将待测核酸在组织、细胞或染色体上的位置显示出来。为显示特定的核酸序列必须具备3个重要条件：组织、细胞或染色体的固定，具有能与特定片段互补的核苷酸序列（即探针），有与探针结合的标志物。

（一）显色原位杂交技术

显色原位杂交技术（chromogenic in situ hybridization，CISH）是应用已知碱基顺序并带有标记的核苷酸探针（probe）与组织、细胞中待检测的核酸按照碱基配对的原则进行特异性结合而形成杂交

体，然后再用与标志物相应的检测系统，通过组织化学免疫细胞化学方法在被检测的核酸原位形成带颜色的杂交信号，在显微镜或电子显微镜下进行细胞内定位。这项技术可以结合形态学在组织中进行基因和染色体分析，但因为只能进行单一基因或染色体检测，所以在应用中受到一定限制。

（二）荧光原位杂交技术

荧光原位杂交（fluorescence in situ hybridization，FISH）技术是在已有的放射性原位杂交技术的基础上发展起来的一种非放射性DNA分子杂交技术。它利用荧光标记的核酸片段为探针，与染色体上或DNA显微切片上的特异基因进行杂交，通过荧光检测系统（荧光显微镜）检测信号DNA序列在染色体或DNA显微切片上的目的DNA序列，进而确定其是否发生扩增、断裂、异位融合等现象。FISH技术检测时间短，检测灵敏度高，无污染，已广泛应用于染色体的鉴定、基因定位和异常染色体检测等领域。随着此项技术的发展，目前使用的FISH技术可以用几种不同颜色的荧光素单独或混合标记的探针进行原位杂交，能同时检测多个靶位，各靶位在荧光显微镜下和照片上的颜色不同，能同时检测多个基因，在检测遗传物质和染色体基因定位等方面得到了广泛的应用。但是因为荧光容易淬灭，切片不易保存，所以需要及时采图进行资料保存。

国内厂家研发的快速FISH技术，采用专利技术和优化的杂交流程，并结合去除重复序列探针制备方法，实现FISH检测的快速杂交。非重复序列探针消除了染色体中大量重复序列造成的非特异性信号，结果具有无非特异信号、定位准确、低背景等特性，同时缩短了实验的时间，加快了检测效率。

FISH技术的首要任务就是建立一套完善的、能被广大病理同仁接受和使用的操作和判读标准：FISH大多数仍然通过经验判断来控制检测试验的结果质量，教学培训也停留在传统的口耳相传的经验性指导。如果要将FISH技术和现代化的病理科发展理念整合，符合未来医疗行业发展的趋势，则应首先从操作和判读的标准化做起。利用自动化的设备减少人工干预，利用先进的试剂盒检测技术缩短检测时间和报告周期，这必定是病理科未来发展的主要方向。

（三）原位PCR

原位PCR技术是常规的原位杂交技术与PCR技术的有机结合，即通过PCR技术对靶核酸序列在染色体上或组织细胞内进行原位扩增使其拷贝数增加，然后通过原位杂交技术进行检测，从而对靶核酸序列进行定性、定位和定量分析。原位PCR技术大大提高了原位杂交技术的灵敏度和专一性，可用于低拷贝甚至单拷贝的基因定位，为原位杂交技术提供了更广阔的发展前景。

二、聚合酶链反应技术

聚合酶链反应（polymerase chain reaction，PCR），又称无细胞分子克隆或特异性DNA序列体外引物定向酶促扩增技术，是体外酶促合成特异DNA片段的一种方法，由高温变性、低温退火及适温延伸等几步反应组成一个周期，循环进行，使目的DNA得以迅速扩增，具有特异性强、灵敏度高、操作简便、省时等特点。它不仅可用于基因分离、克隆和核酸序列分析等基础研究，还可用于疾病的诊断或任何有DNA、RNA的情形。

实时PCR（real-time PCR）：又称荧光定量PCR，是一种在DNA扩增反应中，以荧光化学物质测每次聚合酶链式反应（PCR）循环后产物总量的方法。该方法是由美国PE公司（Perkin Elmer）于1995年研制出的一种新的核酸定量技术。其在常规PCR基础上加入荧光标记探针，运用荧光能量传递技术，把核酸扩增、杂交、光谱分析和实时检测技术结合在一起，通过荧光信号来检测PCR产物。此方法灵敏度高，还可以做到每循环一次就收集一个数据，建立实时扩增曲线，确定起始DNA的拷贝数，做到真正意义上的模板DNA定量，比普通终点定量方法更加准确。通过特异性探针的设计，可以用于突变基因的检测。在临床主要用于对传染性疾病进行定量定性分析，对其诊断和疗效做出评价；检测单核苷酸多态性对于研究个体对不同疾病的易感性或者个体对特定药物的不同反应有着重要的意义；甲基化检测，肿瘤标志物及瘤基因检测实现肿瘤诊断；遗传基因检测实现遗传病诊断。

三、快速导流杂交基因芯片技术

快速导流杂交基因芯片技术（flow-through hybridization and gene chip，Hybri Max）原理：将探针固定于膜纤维中，使目标分子主动导流穿过固定有探针的薄膜并与互补探针相结合，形成复合物而被固定下来。未被结合固定的分子穿过薄膜后被除去。因此，它加速了互补分子之间的相互作用，将杂交时间从数小时降低至几分钟，比传统杂交法省时几百倍，不仅大大增加了核酸分子的扩散率和局部反应浓度，显著提高了核酸杂交效率，而且可以在同一膜上同时检测多个样本或进行同一标本内多种基因序列基因的分析，也可以进行单个碱基突变的检测分析。

四、二代杂交捕获技术

杂交捕获二代（Hybrid Capture Ⅱ，HC-Ⅱ）即二代杂交捕获技术，简称HC2，该方法使用标记的RNA探针与目的基因进行杂交，此杂交体被捕获到微孔板上，再通过特异性的单克隆抗体检测，加入化学发光底物，完成对目的基因的半定量检测。美国食品药品监督管理局批准能够在临床使用的人类乳头瘤病毒DNA检测技术即属于此项技术，其缺点是不能检测出具体的病毒型别，并且其敏感性不如PCR，同时存在高、低危两型探针之间的交叉反应。

五、高通量测序技术

高通量测序技术（high-throughput sequencing）又称下一代测序技术（next-generation sequencing technology，NGS），是对传统测序的革命性改变。该技术一次对几十万到几百万条DNA分子进行序列测定，因此称其为下一代测序技术。同时高通量测序使得对一个物种的转录组和基因组进行细致全貌的分析成为可能。它在肿瘤的预防、治疗方面都能发挥着非常重要的作用。

这些分子生物学技术种类繁多、技术优势各有所长，各科可因检测目的不同进行合理选择，很多新型的检测技术在原始技术原理的基础上进行了改进，提高了灵敏度，同时操作方面也更加便捷。但是，灵敏度的提高同时必须注意准确性的把握。相信随着科学的进步、方法的完善，这些应用于临床的分子生物学技术方法的检测结果将会更加敏感和准确。

第三十二章　档案资料管理

病理档案是医院病案的一部分，是医学知识的载体，它蕴藏着大量的临床经验、研究成果、高新技术等科技信息，是一种丰富的信息资源，也是一种无形资产。绝大多数病理档案都是以文字、实物（蜡块和切片）、图表、数据、摄影等形式进行记录的。由于病理档案的特殊性，其中很大一部分没有归入医院病案管理的范畴，都是由病理科自行管理。在医疗改革和医患关系不断变化的今天，病理档案的作用和问题日益凸现。病理档案是反映患者的病理变化的客观实物，是病理医师对患者做出病理诊断以及为临床治疗或手术提供治疗建议的客观依据，同时也是医院有关医疗活动信息的原始记录。病理档案逐渐成为协调医患关系、解决医疗纠纷不可忽视的重要内容之一。因此，各级医院病理科都应逐步建立和完善病理档案资料的管理制度，建立和健全病理档案室，配备档案资料的管理人员，保证病理档案资料的完整和安全。

病理档案是医院的宝贵财富，档案管理工作是病理科管理工作中的一项重要内容，也是展示病理科管理的一个窗口，是体现病理科综合能力的一面镜子。它能全面反映病理科在临床、科研、教学、人才、管理等方面的工作。做好档案管理工作，特别是通过对病理档案的收集、整理和分析，可以探讨医院病理科建设和发展的规模；了解科室布局、探讨病理科工作流程；合理配备病理科医疗设备和其他医疗资源；合理配备病理科各级人员，了解基层科室存在的问题，掌握病理科运作成本，从而为医院病理科学科建设和发展提供依据。

第一节　病理科档案制度

一、总则

1. 为了加强对病理档案的收集、整理、归档等项管理工作，有效地保护和利用档案，使病理档案工作逐步实现规范化、制度化、科学化、智能化，推动病理科档案事业的发展，应制定病理档案管理制度。

2. 本制度所指的档案，是指病理科在医疗、科研、教学和科室建设中，所形成有保存价值的各种文字、实物、图表、声像等不同形式的历史记录。

3. 各级医院病理实验室及工作人员都有保护档案的义务，并应在实际工作中不断完善病理科档案管理。

4. 档案工作实行统一领导、分级管理、专人负责的原则，维护档案的完整与安全，便于档案各方面的利用。

二、档案的范围

1. 病理科在医疗活动中所有与患者及科研教学行为有关的文字资料和实物资料。

2. 病理科在医疗活动中所购置的医疗设备及在使用、维修方面的资料。

3. 病理科在学科和科室建设方面的资料。

三、档案的收集

1. 档案收集的原则　真实、完整、时效。

2. 档案收集的程序　按档案产生的时间、分类收集。

3. 档案收集的要求　一般为原始件。

4. 建立各类档案收集的登记本及各种登记表格。

四、档案的鉴定

档案归档时应对档案的保存价值进行鉴定。对于那些有保留价值的档案，如蜡块、切片、大体标本、原始资料、病理描述及诊断报告进行鉴定，保证其真实性、正确性。各类档案的编号应清晰、整洁、明确，容易辨认。

五、档案的整理

1. 各类申请单按病理标本号顺序每200例或500例装订成册。

2. 蜡块要进行封蜡后按病理标本号顺序归档。

3. 切片晾干后按病理标本号顺序归档。

4. 各类登记本进行档案编号方可归档。

六、档案的归档

档案整理后确保无误，按档案的类别进行归档，分别在档案归档登记簿进行登记，并记录归档时间及档案管理人员签名。档案一旦归档即成为永久性档案，不得更改。归档档案确认需更改时，应由档案管理权限人员负责更改。

七、档案的保管

档案归档后应保证档案的安全，档案应保证通风、干燥；防火、防水、防霉、防虫蛀、防污染。定期对档案进行检查，发现问题和安全隐患及时处理和汇报。

八、档案的利用

1. 档案利用的目的　充分发挥档案资料的临床、科研、教学作用。

2. 档案的利用原则　保持所利用档案真实，并保持处于归档时的状态。若在利用档案资料时，对该档案资料有新的补充，应作为补充资料归档，不得对原始档案资料进行改动。

3. 对实物性档案资料的利用，应保持档案资料的完整，避免损坏和丢失。对于蜡块类档案进行再利用时，应避免过度利用而使其失去档案的作用。

4. 建立档案电子系统医院的病理科，在查阅或调取文字病理档案时，应保证计算机网络系统的安全，在调取档案资料时不得直接从计算机内拷贝或复制档案资料，应采取刻录的方式获取。

5. 病理科应建立档案借阅、查阅和利用制度，以保证档案利用的安全。档案的借阅、查阅和利用见表32-1-1。

表32-1-1　病理科档案资料利用申请登记表

题　名：

申请人：　　　　　　申请日期：

课题简介：

课题预计完成时间：

课题（实验）方法：

档案利用类别：1. 文字类　2. 切片类　3. 蜡块类　4. 其他

档案利用名称：1. 活检类　2. 尸检类　3. 细胞学类　4. TCT　5.其他

档案编号及数量（数量较多者列附表）

科室负责人意见：　　　　　　签名：

档案借出日期：　　　　　　　签名：

档案归还日期：　　　　　　　签名：

九、档案的销毁

档案销毁是指经鉴定对失去价值的档案进行毁灭性的处理过程。

根据卫生部办公厅关于印发《病理科建设与管理指南（试行）的通知》规定，对于已过档案保存期的档案进行销毁。并销毁清册，登录被销毁档案题名、数量等内容并由当事人签署的文件。

医疗类档案：患者查询病理学检查资料的期限，门诊患者为送检后15年。住院患者为送检后30年。手术切除大体标本的保存期限自签发病理诊断报告书之日起保存2～4周。尸检标本自签发病理诊断报告书之日起保存3个月。涉及医患争议的尸检标本，按照尸检前有关各方签署的协议办理。细胞学病理检查：查见肿瘤细胞或可疑肿瘤细胞的玻片保存30年。未查见恶性肿瘤细胞的玻片，于诊断报告书发出后保存2周。所有病理学检查的文字资料保存30年。

十、档案管理（资料）人员的职责

1. 有条件的病理实验室都应设置病理档案管理的专门人员或者兼职人员。

2. 档案资料管理人员应具备素质高、责任心强。

3. 负责病理实验室各类医疗、科研、教学类材料的收集、登记、整理、归档、鉴定、统计、保管和利用。

4. 负责提出档案鉴定销毁的书面报告。

5. 负责档案库房的管理工作。

6. 接受上级有关部门和档案管理部门的监督、检查及管理部门的指导。

7. 有权拒绝接收不符合归档要求的医疗文书和实物档案；有权要求按标准重新收集齐全完整的档案。

8. 有权拒绝不符合借阅规定及未办理借阅手续的档案。

9. 有权对丢失、损坏档案和违反档案管理制度的人员提出批评及处罚意见，并及时向领导汇报。

十一、档案室制度

1. 档案室建设要求　根据《临床技术操作规范》对档案保存期限的最低要求，档案室建设规模应不小于医院病理实验室自然产生档案量的存贮标准。应逐步建立和完善病理科切片贮存室、蜡块贮存室、资料室、病理标本贮存室、病理大体标本陈列室等。在原则上应对病理档案及资料分别、分区进行保存。

2. 档案设备及档案安全设备　为了保证档案的安全，病理实验室应配备相应的档案贮存设备和档案安全设备，如病理晾片柜、病理切片存贮柜、病理蜡块存贮柜、病理资料柜、病理标本存贮柜、病理大体标本陈列柜等。有条件的病理实验室应尽量采用密集型档案柜的形式，存贮量大又节约空间，并相应配备通风、除湿机、计算机、档案装订机等设备。

十二、病理档案的借阅与查阅制度

1. 病理档案资料为病理科长期或"永久性"保存资料，是病理科医疗行为的重要医疗证据。

2. 病理科档案包括：病理检查申请单及诊断报告、病理细胞学申请单及诊断报告、TCT检查申请单及诊断报告、病理尸检申请单及诊断报告；病理外检登记本；病理尸检登记本；细胞学检查登记本；免疫组化登记本；特染/重切登记本、取材组织块核对登记本、发送病理报告签收登记本等文字资料类档案。病理外检蜡块、切片；病理尸检蜡块、切片；细胞学的蜡块、切片、TCT的玻片以及教学、科研用的蜡块、切片、大体病理标本和尚在保存期限内的尸检、外检病理大体标本资料。

3. 上述档案资料，病理科工作人员因工作和科研需要均可进行查阅和借阅。

4. 查阅：因工作需要，本科工作人员使用上述档案资料（不含蜡块资料）短时或在1个工作日以内，可直接到档案室办理查阅手续，用后及时归还。

5. 借阅：因工作需要，本科工作人员使用上述档案资料2个工作日以上者，须经科主任同意后，到档案室由档案管理人员办理借阅手续，方可借出。但涉及科研课题，尤其是需动用蜡块档案时，使用者须提供课题说明，经科主任同意，方可办理借阅。

6. 借阅病理档案的时间最长不得超过1个月，逾期者应到档案室办理续借手续。

7. 院内工作人员，因工作需要使用病理科档案资料者，须经科主任同意，到病理科档案室办理必要的手续。但仅限于查阅，不许将档案资料在病理科以外的地方进行查阅。

8. 院内外人员需要复制复印档案资料，需经病理科主任同意，并对复制复印的档案进行登记。并在复印件注明"复印"的字样加以区别原件。

9. 院外相关人员须使用病理科档案资料时（除病理切片另有规定的外），须经医务处领导批准，办理借阅或查阅手续。但对于不可复制的病理档案资料，根据有关规定一律不外借。

10. 借阅或查阅档案资料时，应注意保持档案资料的完整、清洁，严防损坏和丢失。

11. 本科工作人员未经许可，不得将病理档案借与其他人员查阅、复制，违者将对当事人进行必要的经济处罚。涉及医疗差错或医疗纠纷的档案，移交医院相关部门处理。

12. 医院相关人员，因工作需要，利用病理档案资料进行临床医学总结、科学研究时，应根据实际应用的价值，与其签订科研协作意向。

13. 涉及医疗差错、医疗纠纷的病理档案，原则上不予借阅和查阅。

十三、借阅病理切片须知

1. 临床医师、患者及患者亲属均可在工作日内到病理科借出病理切片。

2. 借片时，申请借片一方须出示本人身份证等有效证件。病理科应核对患者姓名、病理切片号及切片数量和染色种类，出示借片凭证，收取一定数额的押金，在切片归还时如数退还押金，或者复制 HE 切片、按照要求复制白片，以达到患者治疗目的为原则。

3. 借用的切片应妥善保存，必须在规定的期限内归还（1个月以内）。借用的切片若有破损、丢失等应按规定支付赔偿金，并承担相应责任。

4. 除病理切片以外，病理科其他资料（外检和尸检的组织蜡块）是无法复制的病理检查资料，属于诊断病理的重要基础档案，一律不外借。必要时，病理科可提供未经染色的白片。

第二节 病理档案管理标准

一、档案的范围

本标准规定了档案管理员职能、档案的收集、整理、归档、鉴定与销毁、借阅、利用、库房设备等以及检查与考核。

二、档案管理员职能

1. 负责病理科日常工作档案的收集：蜡块、切片、病理文字类档案（各种病理检查申请单及报告单，各种登记本）。

2. 负责病理科科研课题的文字、实物、图表、声像资料等项档案的收集、整理、归档工作。

3. 负责病理科档案和档案室的管理工作。

三、管理内容与要求

1. 收集 将属于归档范围内的需要整理的文字、实物、图表、声像等档案资料收集齐全、完整。

2. 整理 将属于归档范围内的档案以件为单位进行分类、排序、编号、编目、装订、装盒归档。

3. 各类档案资料应按规定时间，按照档案的分类进行归档，对不能按归档时间归档的材料，须做出书面说明并办理借阅手续方可延迟归档。

4. 借阅档案必须办理借阅手续，由借阅者填写《档案利用申请登记表》，归还时填写利用效果。根据本科室制定档案借、查阅制度办理。

5. 本科室或本院工作人员借阅、查阅档案，原则上只能在档案室进行查阅。如需要外借，必须经档案室报科主任批准。外借的档案一般在1周内归还（特殊情况除外，如病理切片）。外借档案达到规定借阅期限，如需继续使用，借阅人必须到档案室办理续借手续。借出档案，档案室有权根据工作需要随时催还，借阅人不得拒还。

6. 外单位人员查阅病理科档案，必须持单位介绍信，经医院相关部门领导签字同意，并办理查阅登记手续。所查阅的档案，只能在档案室内查阅，不准外借和复制。

7. 借阅档案要注意爱护和保管，不得转借。阅卷时严禁吸烟、折叠、剪裁、折卷、抽页、圈画、涂改、撕毁、损坏。要注意保护患者的隐私，如有上述行为，要追究当事人的责任。

8. 查阅一般性档案材料，经档案管理人员审核同意后，方可进行复制、拍照、摘抄。但所复制的内容必须记录在案。

9. 借出或归还档案时，档案管理人员和借阅人要当面检查案卷的完整情况，如发现档案缺损，要严肃查处，并及时向科室领导汇报。

10. 借阅者未按规定办理借阅手续，档案管理人员一律拒借，否则追究档案管理人员的责任。

11. 任何个人，不许将应归档的文字、资料、图书、实物（切片、蜡块）等材料据为己有。因工作需要经批准可进行复制，但原件必须交档案室保管。对因科研所用的切片和蜡块，由主研者从档案室借出，待科研完成后及时归档。科室可收取数量不等的保证金。

四、档案的鉴定与销毁

1. 档案鉴定由有关领导和有关专业人员组成鉴定小组定期进行；或由档案室根据档案保管期限，定期向有关部门提出档案销毁的意见和建议。

2. 鉴定档案的依据是《档案法》和国家卫生健康委办公厅《关于印发病理科建设与管理指南（试行）的通知》。超过保管期限的档案须重新鉴定，有继续保存价值的要重新确定其保管期限，失去保存价值则进行销毁。严禁擅自销毁档案。

3. 经鉴定失去保存价值的档案，要编制销毁清册，编写销毁报告一式二份，经领导审核批准，方可销毁。

4. 销毁档案由档案室负责执行，同时由领导指派监销人。销毁执行人、监销人要在销毁清册上签字。

5. 经批准销毁的档案，不得当作废纸出售或做其他用途。必须到指定的化浆厂进行集中销毁。对医疗实物类档案应按医疗废物处理的规定进行销毁。

6. 对超过保管期限，经领导审核不批准销毁的档案，需重新组卷整理，并在销毁清册上详细注明。同时此类档案不再进行查阅和借阅。

五、档案室的管理

1. 档案室库房（含资料室）实行专人负责管理，非档案管理人员不得进入库房（资料室）。确因工作需要而进入库房（资料室），必须经档案管理人员同意，方可进入档案室进行查阅。

2. 档案库房要备有防火、防盗、防潮、防虫、防尘、防霉、防鼠等安全设备和安全措施。

3. 档案库房内严禁吸烟或使用明火，走廊严禁堆放易燃易爆物品及其他杂物，确保畅通无阻。

4. 档案库房要做到清洁卫生，下班要关好门窗，关闭电源。

5. 每年年末要对库房档案进行一次清点、核对、检查，做到账物相符。对破损的档案，要及时修补和复制。

6. 档案排列要合理有序，对归还的档案资料要及时归档，以免丢失和损坏。

7. 不定期对库房"八防"设备进行检查，发现问题及时查找，确保档案的存放安全。

六、档案设备的管理

1. 档案室配备的各种设备，档案管理人员要认真按规程操作和维护，使其随时保持良好状态。

2. 要保持档案设备清洁卫生，定期清理机器的灰尘及污秽物。

3. 档案设备是档案室管理的专用品，任何人不得移做他用。

4. 档案管理人员下班前，要注意检查设备电源是否关闭，确保设备安全。

七、档案存放要求

1. 按照防火要求和安全要求，病理科的档案资料根据类别应当分区域、分房间进行保管，遇到突发事件或特殊情况有利于档案的保护。

2. 病理蜡块和病理切片不能存放在同一个房间、同一个区域。

3. 病理蜡块和病理报告单不能存放在同一个房间、同一个区域。

第三节　病理档案的整理、归档方法

一、病理档案的整理

1. 整理原则　遵循档案的形成规律，保持档案之间的有机联系，区分不同价值档案，便于档案的保管和利用。

2. 质量要求　归档档案应齐全完整。已破损的档案（如切片）应予修整，字迹模糊或退变的档案资料应予复制。

3. 对归档范围的档案按其产生的时间顺序进行分类、排列、编号、编目、装订。

二、病理文字类档案的整理与装订

1. 病理检查申请单　以每百份整数或几百份装订成一册。

2. 尸体解剖报告单　每百份装订或几百份装订成一册。

3. 细胞学检查申请单　以每百份整数或几百份装订成一册。

4. TCT检查申请单　以每百份整数或几百份装订成一册。

5. 免疫组化检查申请单　以每百份整数或几百份装订成一册。

6. 取材工作核对单　以每百份整数或几百份装订成一册。

7. 重切、不削连切、特殊染色申请单　以每百份整数或几百份装订成一册。

8. 报告发送签收单　以每百份整数或几百份装订成一册。

9. 各类检查登记簿按自然本保存归档。

10. 各类病理检查申请（报告单存根）单　按年度及序号存放于资料柜。

11. 各类登记本　按年度及序号存放于资料柜内（图32-3-1）。

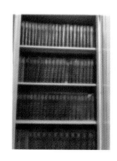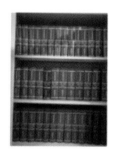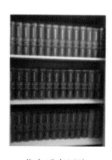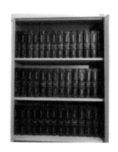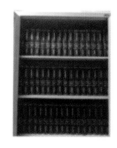

北京协和医学院　　实验医学研究所　　北京反帝医院　　首都医院　　北京协和医院

图32-3-1　按年度及序号存放于资料柜内

三、病理蜡块的整理与归档

1. 病理外检蜡块的整理与归档　病理外检蜡块表面经封蜡后，并与取材工作单的取材块数进行核对，其蜡块的数量无误后，在电脑或登记本上登记每例数量，按照年号或病理序号进行归入蜡块贮存柜的"外检蜡块柜"内。

2. 尸检蜡块的整理与归档　尸检蜡块表面经封蜡后，并与取材工作单的取材块数进行核对，其蜡块的数量无误后，在电脑或登记本上登记每例数量，按照年号或尸检序号归入蜡块贮存柜的"尸检蜡块柜"内。

3．科研及动物实验蜡块的整理与归档　蜡块表面经封蜡后，并与取材工作单的材块数进行核对，其蜡块的数量无误后，在电脑或登记本上登记每例数量，按照年号或尸检序号归入蜡块贮存柜的"科研/动物实验切片柜"内。

四、病理切片的整理与归档

1．病理外检切片的整理与归档　病理切片经晾片干燥后，与工作单核对，在电脑或登记簿登记切片的染色种类及数量，按照切片的病理序号依次归入切片贮存柜的"外检切片柜"内。

2．尸检切片的整理与归档　病理切片经晾片干燥后，与工作单核对，在电脑或登记簿登记切片的染色种类及数量，按照年号和尸检序号归入切片贮存柜的"尸检切片柜"内。

3．科研及动物实验切片的整理与归档　病理切片经晾片干燥后，与工作单核对，在电脑或登记簿登记切片的染色种类及数量，按照年号和科研及动物实验序号归入切片贮存柜的"科研/动物实验切片柜"内。

4．细胞学涂片的整理与归档　细胞学片经晾片干燥后，与工作单核对，在电脑或登记簿登记切片的染色种类及数量，按照涂片的病理序号依次归入切片贮存柜的"细胞涂片柜"内。

5．TCT薄片的整理与归档　TCT薄片经晾片干燥后，与工作单核对，在电脑或登记簿登记切片的染色种类及数量，按照玻片的病理序号依次归入切片贮存柜的"TCT薄片柜"内。

第四节　病理档案设备介绍

病理档案设备目前主要有蜡块周转柜、蜡块贮存柜、切片晾片柜、切片贮存柜、病理资料柜及病理标本贮存柜等。主要的生产厂家有北京华逸飞（TDT）、维格斯、金井、杭州峻山等十几家公司。档案柜的形式分为单体柜和密集柜两种。各单位可根据工作量和档案室的位置和面积来选择档案柜的形式。同时厂家可根据用户需求对单体档案进行升级。

一、蜡块周转柜

规格为500mm×500mm×1600mm左右，蜡块贮存基本相同，底座设有定向轮可随意移动。抽屉可与蜡块贮存柜抽屉互换，方便蜡块归档。蜡块贮存柜抽屉分为内外抽屉，外抽屉采用钢珠静音滑轨，内抽屉采用ABS工程塑料一次铸塑成型，便于蜡块存放，并可防止有机物直接与钢板接触对其表面的腐蚀。内外抽屉均可取出、周转、码放、互换，方便蜡块资料的查找与归档（图32-4-1～图32-4-3）。

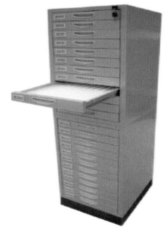
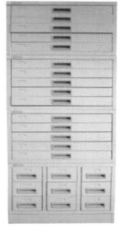
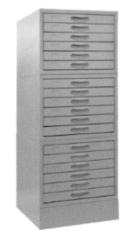

图32-4-1　华逸飞周转柜　　　　图32-4-2　维格斯周转柜　　　　图32-4-3　峻山周转柜

二、蜡块贮存柜

规格为1600mm×402mm×480mm，每套分上下两节，每节有十二支蜡块贮存抽屉，柜体和抽屉采用优质冷轧钢板制成。双抽屉结构，外抽屉采用钢珠静音滑轨系统，灵活、轻便、滑动自如，内抽屉采用ABS工程塑料一次铸塑成型，便于蜡块存放，并可防止有机物直接与钢板接触对其表面的腐蚀。内外抽屉均可取出、周转、码放、互换，方便蜡块资料的查找与归档。每支抽屉可存放550只标准塑料蜡块。每节设有联锁装置，有利于蜡块的保（图32-4-4）。

三、切片晾片柜

规格为1600mm×402mm×480mm，柜体采用优质冷轧钢板，分上下两节，每层设6个晾片抽屉，抽屉采用钢珠静音滑轨系统，灵活、轻便、滑动自如，抽屉相互之间可以互换。根据用户习惯，抽屉分为直立晾片和平卧两种晾片形式。直立晾片抽屉每个可晾片250张切片，平卧晾片抽屉每个可晾片60张左右。上下节分别设有联锁装置，有利于切片的管理（图32-4-5）。

四、切片贮存柜

规格1600mm×402mm×480mm，柜体采用优质冷轧钢板，分上下两节，每节有36个切片贮存抽屉，相互之间可以互换，每个抽屉中间用倒T型，采用ABS工程塑料一次铸塑成型，分隔架分隔，可并排存放切片约600张（图32-4-6）。

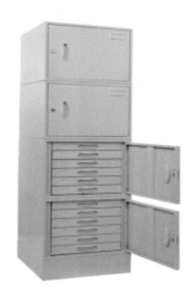
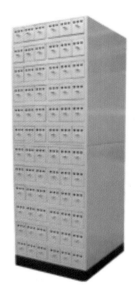
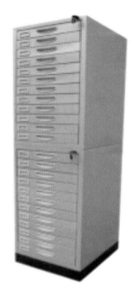

图32-4-4　金井储存柜　　　　图32-4-5　华逸飞晾片柜　　　　图32-4-6　华逸飞切片储存柜

五、密集型蜡块、切片档案柜

蜡块和切片密集柜的规格均为2000mm×500mm×500mm。采用优质冷轧钢板制成，轨道传动采用多级链条双轴驱动系统和高承载力全钢车轮，保证柜体运行平稳，列间配有防撞缓冲器，避免柜体列间碰撞，配有弹性防尘装置，保障内部清洁。根据档案室的面积可设计2、4、6、8组合，也可将蜡块柜和切片柜组合一体，上层可存放文字资料（图32-4-7、图32-4-8）。

（一）性能参数

1. 材质工艺　移动架体采用高承载力底盘和传动装置，满足架体运行平稳前后同步无拖拽偏移，

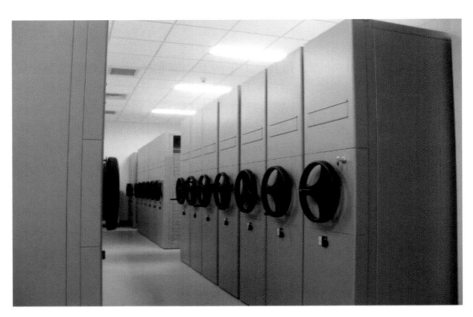

图32-4-7　华逸飞（TDT）密集型蜡块档案柜

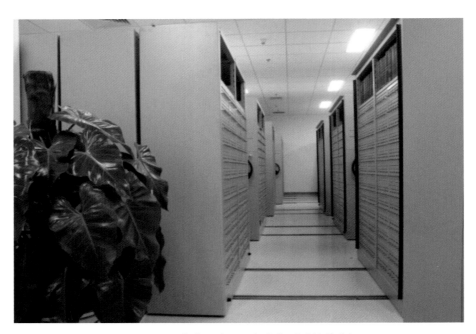

图32-4-8　华逸飞（TDT）密集型玻片档案柜

移动系统框架结构高承载力的设备框架。移动架体轨道采用25mm×25mm实芯方钢，防锈处理，3节并排式。底盘采用一级钢冷钢，钢板厚度3mm，立柱钢板厚度为1.5mm。

2. 内置病理专用保存系统　系统内置病理切片、蜡块保存装置的规格完全相同，可实现自由组合和互换，材质采用优质冷轧钢，厚度1.0mm，无缝焊接工艺，满足满载后对设备结构强度的需求。

3. 病理蜡块保存装置　规格402mm×480mm×1600mm/组，抽屉均为标准件，可自由互换，双抽屉设计，内屉采用ABS模压铸造一次成型，内外屉可分别取出，采用钢珠式静音导轨，有技术成熟性能可靠的联锁装置，柜体无折弯、无焊缝，双重的防脱落保护装置，且防虫蛀、防腐蚀。

（二）安装要求

1. 安装地点要求 楼面荷载1.6T/m^2。

2. 通排风 各档案室只需要微排风换气。

（三）防火

1. 严禁烟火，严禁使用明火照明，要在明显处标识"严禁烟火"警示牌。

2. 用电需满足计算机用电，照明负荷采用220V单相供电，需要网络信息插口。

3. 线路铺设必须为暗线，开关、插座必须符合安全要求。

4. 照明灯具宜选用40W或60W乳白色白炽灯，并加装防爆罩。

5. 灭火器材要选用气体或干粉灭火剂，灭火器材存放位置要方便取放，不应放在档案库房内，已到保质期应及时更换。

6. 配备手电筒，以备停电时使用，严禁明火照明。

（四）温湿度

1. 防潮（水）防高温档案室温度一般控制在14～24℃，相对湿度为50%～65%。

2. 档案库房要根据面积配备一定数量的温湿度仪。

（五）防盗

1. 档案室应安装防盗窗、防盗门，安全保管钥匙。

2. 建议安装防盗报警装置及监控设备。

（六）防虫、防鼠

1. 档案库房要及时投放防虫药物，推荐使用电子杀虫仪。

2. 档案室禁止存放食物，要安置一定数量的防鼠盒，及时投放灭鼠药物。

（七）操作程序

1. 灯光 架体启动时开启。

2. 左打开 手动架体向左侧移动。

3. 右打开 手动架体向右侧移动。

4. 合拢 手动架体合拢关闭。

（八）设备保养

1. 放置的地点应远离尘源和震源。

2. 在开箱和就位过程中，应小心轻放，严禁碰撞或横倒。

3. 出厂时，已将电器元器件安装就位，使用前请检查操纵板上电压指数是否与要求电源电压相符。

4. 注意设备的表面清洁以免污损和腐蚀，请勿使用挥发性液体、稀释剂等擦拭柜体，以免伤害外涂层或引起涂层变色。

5. 要有足够的维修空间以便于设备的检修。

六、数字化、程序化档案资料管理系统

数字化、程序化档案资料管理系统是在蜡块密集柜和切片密集柜的基础上，更加完善的档案资料的管理系统。病理科的每一个蜡块、每一张切片、每一份档案资料都输入在计算机系统，并同时存储于数字化、程序化档案资料管理系统的蜡块密集柜和切片密集柜中。

由于医疗、教学、科研工作的需要而查找蜡块、切片、档案资料时，只需在电脑桌面上搜索相应信息，就能看到所需资料的所在位置。该档案资料密集柜会立即显示该资料的方位，并根据指令开始移动位置，以便迅速提取（图32-4-9、图32-4-10）。

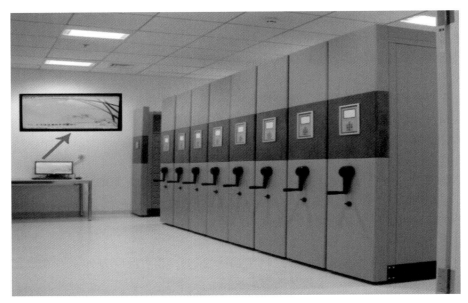

图32-4-9　华逸飞（TDT）数字化、程序化档案资料管理系统

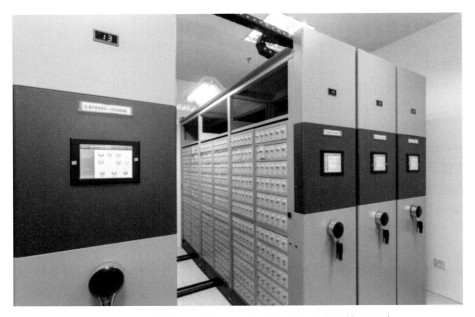

图32-4-10　华逸飞（TDT）数字自动化病理资料管理系统

第三十三章　现代病理科管理制度

病理科是隶属医院的专业从事病理检查的医疗服务部门。病理科的设置、布局、人员构成以及设施设备应符合《病理科建设与管理指南（试行）》的要求，服务项目应满足患者及临床诊疗的需要。病理科应依据国家法规和相关技术标准进行病理诊断及检查；为达到质量管理的统一要求，科室按一定的方式进行组织，明确各组室和各岗位人员的职责、权限和相互关系，以适宜的组织机构以及完善的管理体系来保证病理诊断及检查工作的正常进行。

第一节　病理科组织建设

一、组织体系

医院应授予病理科相应的法律地位，规定病理科医务人员的管理职责，以保证病理检查结果准确性并向患者及其家属提供优质服务。病理科为保证病理工作质量，应建立管理体系，使各项检查项目均在质控状态下有效运行。

（一）组织结构与管理

病理科的组织结构包括外部组织结构和内部组织结构：

1. 病理科的外部组织结构　病理科为医院设置的科室，接受医院管理层的领导，同时做好与临床各科室、行政处室的沟通和交流。

2. 病理科的内部组织结构　包括病理科的最高管理层、质量主管、技术主管及病理科的各级医疗/技术工作人员。

（二）人员的岗位职责及任职条件

病理科主任由医院院长或法人代表任命。各组/室负责人由科主任根据管理权限授权聘任。部门设置和相关人员配备按实际工作需要由病理科管理层向院级提交申请并确认。为了保证病理科管理工作的连续性，部分关键管理岗位指定代理人，行使委托职权。

1. 岗位职责

（1）病理科主任负责质量方针及目标的制定和发布，负责组织科室的设置和资源的配置；负责管理体系创建的领导工作；负责质量主管、技术主管及各组室负责人职责的界定。

（2）质量主管负责病理科日常运行；负责建立、宣贯、实施、维持和改进质量管理体系的运行，组织每年一次管理体系内部审核工作。

（3）技术主管严格遵循《医学实验室认可准则》的要求组织完成日常病理检查工作。

（4）全体医技人员熟悉管理体系文件，并理解和遵照执行，按照管理体系文件的要求开展质控活动。

2. 任职条件

（1）病理科主任应至少具有副高级病理学专业技术职务任职资格。出具病理诊断报告的医师应具有临床执业医师资格并具备初级以上病理学专业技术职务任职资格，经过病理诊断专业知识培训或专科进修学习1～3年。快速病理诊断医师应具有中级以上病理学专业技术任职资格，并有5年以上病理阅片诊断经历。

（2）病理科技术人员应具有相应的专业学历，并接受继续教育与技能培训。

二、质量方针与质量目标的设定

病理科主任负责质量方针及目标的制定和发布。科主任及管理者应策划实施宣传教育方案，确保本科室的各部门、各级人员理解本科室的质量方针，明确各部门的质量目标，在实际工作中贯彻质量方针精神，为达到部门的质量目标做出贡献。具体可采取培训讲解、宣传教育、定期考核等方式；质量目标的达到情况统计数据也应传达到各个部门。通过内部沟通，增强本科室各级人员对于做好病理检验规范化工作重要性的认识。

质量方针的制定要体现医学病理检查工作的严肃性，同时要求医学病理检查既要在管理和技术上持续改进，又要体现医学伦理要求和社会人文关怀。满足患者和临床医师的需求，为服务对象提供高效、优质的服务。

质量目标的制定需依据国家卫健委颁布的《病理专业医疗质量控制指标》进行制定，包括标本规范化固定率、HE染色切片优良率、免疫组化染色切片优良率、术中快速病理诊断及时率、组织病理诊断及时率、细胞病理诊断及时率、各项分子病理检测室内质控合格率、免疫组化染色室间质评合格率、各项分子病理室间质评合格率、细胞学病理诊断质控符合率、术中快速诊断与石蜡诊断符合率。

第二节　人员管理制度

一、必须建立的制度

（一）员工培训体系

1. 新员工培训　新员工培训应包括下列主要内容。

（1）岗前培训：由医院医务处或人事处等部门负责进行入院前教育。

（2）入科培训：针对病理科的概况、病理科质量管理体系、相关规章制度、信息系统等进行培训。

（3）操作培训：对新进员工，在最初6个月内应至少进行2次能力评估，保存评审记录。当职责变更时，或离岗6个月以上再上岗时，或政策、程序、技术有变更时，应对员工进行再培训和再评估，合格后才可继续上岗，并记录。

2. 全员培训与继续教育

（1）员工的全员培训：医院新规章制度培训，变更诊断标准以及变更工作流程的培训。

（2）继续教育：继续教育主要通过科室会议、院内讲座、岗前和在职培训、外出参加学术会议、阅读专业杂志和参考资料、新程序新设施的使用培训来完成。

3. 培训考核授权管理

（1）人员考核

1）上岗考核：高、中、初级技术人员由医院人事部门负责考核及审核，确认获得相应的专业技术资格后，聘任上岗。

2）职工年度考核：在岗职工的年度考核由医院人事部门负责，病理科主任负责对科室员工进行评定。

（2）贵重精密仪器的操作考核与使用授权

1）各类培训的考核：凡外出参加培训的人员，应由科主任批准。培训结束后，被培训人需向质量小组提交证明材料存档（如考试成绩、结业证书等），以证明其参加培训达到预期的效果。本科组织的内部培训，按培训计划进行考核和记录存档。

2）考核方法：可以是笔试、口试、实际操作等，考核的有关原始资料及考核的成绩存入员工工作档案中。

所有新员工上岗前必须接受培训，经考核合格的方允许上岗，病理科所有员工每年度应根据工作和专业需要参加相关培训。

（二）考勤制度

1. 病理科员工需严格遵守劳动纪律，按时上下班，不得迟到或者早退。

2. 工作时间不得从事与工作无关的操作，不得大声喧哗，影响他人工作。

3. 工作时间着工作服，佩戴胸卡。

4. 依照《中华人民共和国劳动法》（1995年）《职工带薪年休假条例》（2007年）《全国年节及纪念日放假办法》（2007年）等国家法律法规，员工享有法定节假日、探亲假、婚假、产假、计划生育假、回国假、丧假和学术活动时间等。经批准，可以休病假和事假。病理科工作人员请假均需按规定上交假条；除突发事件外，其他假期均需提前向科室申请，在科室完成相关人员替代工作后方可准假。

（三）特殊岗位培训上岗制度

根据卫生部卫医发〔2002〕10号文件《关于临床基因扩增检验实验室管理暂行办法》及《临床基因扩增检验试验室基本设置标准》的精神，分子实验室人员上岗制度如下。

1. 分子诊断实验室（以下简称实验室）负责人应至少具有中级专业技术职称、从事分子诊断工作至少3年。

2. 分子诊断实验室操作人员应经过有资质的培训机构培训合格取得上岗证后方可上岗。

3. 签发分子病理报告的医师应至少具有中级病理学专业技术职务任职资格，并有从事分子病理工作的经历。

二、可选制度

员工晋升制度：病理科员工的专业技术职务聘任申报条件包括3部分：一是基本申报条件，包括学历要求、工作年限要求等；二是业绩条件；三是其他要求。符合专业技术职务聘任申报条件后，可以申请参加医院的专业技术职务竞聘。

第三节　设施、环境和安全管理制度

一、必须建立的制度

（一）实验室分区

病理科应具有与其功能和任务相适应的工作场所，布局合理，符合生物安全的要求。设置标本接收室、取材室、标本存放室、常规技术室、细胞学室、免疫组化室、分子病理室、快速冰冻室以及诊断室等。污染区、半污染区及清洁区划分明确，有严格的消毒及核查制度。病理科应每年对环境中的甲醛和二甲苯进行检测，环境达到安全防护标准。

（二）实验室准入制度

实验室准入制度涵盖所从事的工作内容或所在岗位职责所涉及实验操作及管理的一切人员，包括行政管理人员、专业技术人员、质量监督员、安全监督员、废弃物管理人员、洗涤人员、保洁人员，以及外来单位参观、学习、工作人员和跨科室开展实验活动人员等人员的准入。

实验室人员准入由科室负责人审批，准入人需具备相关专业教育经历和相应的实验室工作经历，接受相关培训。

外单位参观、学习、工作人员需遵守实验室的生物安全相关规章制度，进入实验室的申请必须获得必要的批准。申请进入实验室并参与实验活动的人员必须具备相应的专业教育和工作经历，并按要求参加培训。

（三）实验室生物安全要求措施

1. 依据生物污染程度将科室划分为3个区：清洁区、半污染区和污染区。

2. 在工作区，工作人员应穿白大衣或隔离衣。

3. 在工作区头发不可下垂，避免与污染物质接触或影响检查操作，有危险的饰物应避免带入工作区，不可留长胡须。

4. 取材时必须穿隔离衣、戴口罩、帽子和手套，必要时穿防渗透围裙、胶鞋，可能发生血液、体液大面积喷溅时戴面部防护罩。

5. 应注意对感染性标本及患者的筛选，并且在标本接收和处理过程及穿刺操作过程中，采取强化的防护措施，如穿戴隔离衣、护目镜、双层手套等，组织固定时间不少于1周。

6. 由工作区进入非污染区要洗手，接触污染物后要立即洗手，严格按照六步洗手法进行洗手或进行手消毒。

7. 手术标本置于塑料密封袋或专用标本瓶中，由指定工作人员运送至标本接收室。

8. 工作人员要掌握预防职业暴露以及暴露后的处理程序。每年要接受一次相关的培训并做好记录。

9. 人员暴露于感染性物质时，及时向科主任或生物安全管理员汇报，并记录事故经过和处理方案。

（四）医疗废弃物管理制度

1. 医疗废物的分类　指在检查过程中或样品采集、运输、储存、处置等过程中产生的具有直接或间接传染性或毒性及其他危害性的医疗废物。病理科主要的医疗废物有化学性废物、损伤性废物和感染性废物。

2. 医疗废弃物　医疗废物应放置在黄色塑料袋中，盛放医疗废物的塑料袋应无破损、无渗漏和其他破损缺陷；医疗废物塑料袋盛装的医疗废物不应超过总容量的3/4，严禁将医疗废物混放入生活垃圾袋中，损伤性废物应放入利器盒，盒外应贴上警示标识。

3. 用于存放医疗废物的容器只能放置在指定的位置，必须有专人负责并定期检查，交医院统一处理。

4. 废物的收集、转移、存放和处理　对废物在产生过程中进行分类收集和存放，禁止将废液直接排入下水系统，禁止将医疗废物混入非医疗废物中；在转移、存放和处理过程中必须采取防扬散、防流失、防渗漏或者其他防止污染环境的措施。废弃物处理由医院统一处理，交接结果应填写到《医疗废弃物记录》中。

（五）消防安全管理制度

1. 发现小的火情时，发现者或值班人员应立即用放在实验室或附近的灭火器扑灭火焰，防止火情扩散。事后报告科室领导及医院保卫科处，以查明起火原因，防止类似的事情再次发生。

2. 发现较大的火情时，应立即切断电源，打电话至医院相关部门报警，详细报告发生火灾的地点、位置、时间，然后再通知科主任。

3. 医院保卫处、病理科领导在接到突发火灾报告后，应立即赶到火灾现场，实施医院灭火预案，在准确判断、分析事态发展趋势后，指挥疏散、灭火。

4. 在保证人员绝对安全的前提下，尽快将现场或附近易燃、易爆物品、贵重仪器、科技资料等转移至安全地点。

5. 火灾的预防措施

（1）定期组织病理科全体工作人员进行消防知识学习与培训，达到人人会初级灭火。每年进行一次消防逃生演习，并就每次学习演练的情况进行记录。

（2）各个实验室、专业组、诊室设立消防安全责任人，负责各室的日常消防安全工作。

（3）医院保卫部门定期检查全院消防设施性能，保证消防设施一直处于功能完好状态。

（4）保证消防通道畅通，熟悉逃生路线。

（5）加强用电安全及易燃易爆物品的管理。

二、可选制度

可选制度主要为分子生物学实验室合理分区制度。

涉及基因扩增检验的实验室原则上分四个独立的工作区域：试剂贮存和准备区、样品制备区、扩增区和扩增产物分析区。如使用自动分析仪（扩增产物闭管检测），扩增区和扩增产物分析区可合并。具体实验室分区应依据其所使用的技术平台及检验项目和工作量而定。

1. 样品处置符合分析前、后样品分区放置；仪器放置符合维修和操作要求；样品制备区放置生物安全柜、离心机和冰箱等仪器设备；打印检验报告时应注意交叉污染的控制。

2. 工作区域应符合如下要求：实验室各分区应配置固定和移动紫外线灯，波长为254nm，照射时离实验台的高度一般为60～90cm；样品制备区应配置二级生物安全柜和洗眼器，实验室附近应有喷淋装置。

3. 用以保存临床样品和试剂的设施应设置目标温度和允许范围，并记录。实验室应有温度失控时的处理措施并记录。

4. 患者样品采集设施应将接待/等候区和采集区分隔开。实验室的样品采集设施也应满足国家法律法规或者医院伦理委员会对患者隐私保护的要求。

5. 不同的实验区域应当有其各自的清洁用具以防止交叉污染。工作结束后应立即对工作区进行清洁，必要时进行消毒。

6. 分子检验各工作区域应有明确的标记。进入基因扩增实验室各工作区应按照单一方向进行，即试剂贮存和准备区→样品制备区→扩增区→扩增产物分析区。不同的工作区域宜使用不同的工作服（如不同的颜色）。工作人员离开各工作区域时，不应将工作服带出。

三、前瞻性制度

危险化学品，易燃易爆品存储及使用管理：根据国办函〔2014〕40号，国办函〔2017〕120号《国务院办公厅易制毒化学品品种目录》，并根据《危险化学品安全管理条例》（国务院令第591号）第23条规定，公安部编制了《易制爆危险化学品名录》（2017年版），病理科为预防和减少危险化学品事故发生，保障人员生命财产和科研生产安全、保护环境，根据《企业事业单位内部治安保卫条例》《危险化学品安全管理条例》《治安管理处罚法》等法律法规，结合科室实际情况制定相应制度。

1. 根据危险品性能分区、分类、分库贮存。各类危险试剂不得与禁忌物料混合贮存。易燃液体、遇湿易燃物品、易燃固体不得与氧化剂混合贮存，还原性氧化剂应单独存放；有毒物品应贮存在阴凉、通风、干燥的场所，不要接近酸类物质；腐蚀品物品，包装必须严密，不允许泄漏，严禁与其他物品共存。

2. 危险化学品应专人负责，双人双锁，有完善的使用记录。

3. 危险化学品的供应商应当具备危险化学品生产或销售资质，其提供的产品符合国家有关技术标准和规范。严禁向无生产或销售资质的单位采购危险化学品。严禁个人以任何形式单独购买、使用、储存、运输危险化学品。必须由医院统一采买，如发现违法行为按《治安管理处罚法》相关规定进行处罚，构成犯罪的依法追究刑事责任。

4. 属于《易制爆危险化学品名录》《易制毒化学品管理条例》所列化学品如需采购，申请人报科室第一负责人审批签字后交保卫处统一采购。

第四节　设备、试剂及耗材管理程序

一、必须建立的制度

（一）设备采购、验收、使用及退库管理

1. 设备采购　科室应由专人负责采购流程，提出仪器设备的采购申请，报科室管理层批准。待医院审批通过后，由设备管理员协助器材处采购。

2. 设备验收管理　仪器设备的验收院器材处组织设备管理员、技术负责人进行验收及编号，并建立设备档案。

3. 设备的使用管理　仪器设备操作人员应必须经过培训、熟练掌握仪器设备的性能和操作程序考核合格后，经授权方允许操作。

由各专业组组长编写仪器作业指导书，并保证病理科的工作人员应该方便地得到由制造商提供的关于设备使用及维护的最新指导书。

各组组长负责对使用仪器设备的适宜性、有效性和功能的正常性进行定期核查，病理科人员在使用前应对其状态进行确认并予以记录。

仪器设备损坏时，应立即停用，操作人员及时报告设备管理员，并在仪器设备上做出相应的醒目标记。

4. 设备的退库管理　对简单仪器设备（如打印机、冰箱等），由病理科主任审核，报器材处提出报废申请。对贵重精密仪器，由病理科主任审核，供应商工程师鉴定后，上报设备科提出报废。经同意后，办理相关报废手续。相应设备的编号应予以取消。

（二）设备校准制度

1. 计量设备校准计划的制定　设备管理员每年年底制定下年度设备检定、校准计划，报科主任审批。校准包括以下内容。

（1）强检设备按国家相关要求执行。

（2）应进行外部校准的设备，如免疫组化染色机、切片机、全自动脱水机等，应按制造商校准程序进行。

（3）可内部校准的分析和辅助设备，实验室应制定内部校准程序。

2. 设备校准实施

（1）新购入的计量设备在投入使用之前，经安装、调试，校准合格后投入使用，校准不合格的设备不得使用。

（2）设备管理员应根据设备校准计划，按时做好送检、校准等工作。

（3）无法溯源的检测设备的比对：在无法溯源到国家计量基准的情况下，可参比到一个自然常数或其他规定的参考值。

（4）当设备校准结果出现超差或判为不合格时，各专业组负责人应对以前使用该设备所做的检测进行检查，查看是否对以前的测量结果造成了影响。如已造成影响应予以纠正。

（5）校准证书和校准结果由设备管理员负责归入设备档案。

（三）设备维护及维修制度

1. 设备维护

（1）维护计划和实施设备管理员应根据各仪器设备的要求和实际情况，制定仪器设备维护计划。

（2）仪器设备按要求每年由仪器厂方提供保养服务，并按期进行校准。需要强检的计量仪器设备，按期送计量部门接受检定。

2．设备维修

（1）当设备发生损坏、异常情况或可疑状况不能及时消除时，仪器设备保管人员应在仪器设备上粘贴"停用"标识，并立即组织进行校准/检定或核查。

（2）经确认仪器设备无法满足检测精度的要求或确已损坏时，设备管理员应填写《仪器设备停用/降级/报废申请表》，报技术主管批准。

（3）各专业组应与大型精密、操作复杂特殊仪器设备的供应商（如生产厂家）保持信息沟通，以利于收集到仪器设备使用和维护的最新版本说明书，及时用于工作。

（4）仪器发生故障维修后如更换仪器的关键部件，须进行必要的性能验证，如校准或质控等，才能发出维修前后的检测报告。

（四）试剂及耗材采购、验收、库存管理及使用制度

1．试剂的购买　当试剂有具体要求时，按方法要求采购相应级别、供应商及编号的试剂。各组室负责提请病理科主任组织相关专业人员论证，医院的相关管理部门负责试剂及消耗材料供应商资质的评价及认可，由医院统一进行采购。

2．贮存方式

（1）隔离贮存：在同一房间或同一区域内，不同的物料之间分开一定的距离并用通道保持空间的贮存方式。

（2）隔开贮存：在同一建筑或同一区域内，用隔板或墙，将其与禁忌物料分离的储存方式。

（3）分离贮存：在不同的建筑或远离所有建筑的外部区域内的贮存方式。

（4）各专业组向试剂商订购的试剂按照试剂说明书的要求各自保存，其余试剂如实验需要的试剂统一存放于病理科贮存室内，贮存室加装两把锁，钥匙由科室物品管理员与贮存室负责人分别保管。

3．试剂的接收和有效期限

（1）收到试剂后，由各专业检测室进行验收并做好相关记录，如到货日期、批号、有效期、接收人。

（2）病理科自己配制的化学试剂一般规定是自配制日期起算保存期为1年。

（3）领用后开始使用要用标签或直接用笔书写在容器包装上标明开启日期，标签必须贴在容器上。在收货时不能接收在未来3个月之内到期的试剂，还应拒收外观不合要求的试剂。

（4）使用时发现试剂外观特性描述异常的，如变色、混浊或结块等，不得继续使用。

4．试剂存放　病理科工作人员必须确保试剂的存放条件符合要求，并按照次序（名称和试剂的生产日期）将试剂存放在指定地点，以便取用时方便拿到，免疫及分子试剂应注意按要求储存在冰箱内。

5．试剂及消耗品的领用　对库存的试剂和消耗品领用应该建立《试剂和消耗品进出库记录》，应说明入库的时间、批号、数量、使用时间、领用人等信息。

二、可选制度

（一）供应商评估制度

对提供仪器设备和服务的供应商（包括生厂家和经销商），由医院器材处和仪器设备的使用者对其定期进行评价。

（二）新技术、新项目准入制度

科室应建立新技术、新项目准入制度，以保证新技术、新项目的开展，该制度应包括下列主要内容。

1．新技术、新项目的立项　根据工作需要，项目申请人与技术负责人共同协作填写《新技术、新项目申请表》，由科室管理层审核，报医院主管部门审批。

2. 新技术、新项目验证实验　设计该新技术、新项目严谨的验证实验方案。新增病理检查新技术和新项目在用于病理检查之前经过验证，并将验证结果上报科室管理层讨论批准。

3. 新项目评审　待医院相关管理部门审批通过后，项目申请人开展新项目。

4. 新项目的培训

（1）所有常规工作人员均应经过新项目培训，了解该项目的方法参数、参考范围、标本要求及临床意义等。

（2）向临床发放新项目通知，必要时应有针对性地组织临床医师培训，以及通过内科大查房等方式向临床医师进行宣教。

三、前瞻性制度

（一）设备/试剂不良事件报告制度

病理科所使用设备/试剂在运行过程中出现不良事件，操作人员应填写《仪器/试剂不良事件上报表》，专业组组长审核。管理员现场查看设备状态/试剂管理员查看试剂使用记录，审核通过后上报技术主管。科室管理层讨论批准后，由设备/试剂管理员联系后续调试、验证事宜。

（二）设备/试剂应急事件处理制度

1. 泄漏应急处理　疏散无关人员，隔离泄漏污染区；切断火源；应急人员的个体防护（包括呼吸系统、眼睛、手等）。

2. 泄漏物的处置　①液体泄漏物：在保证安全的前提下切断泄漏源，并根据泄漏物的特性，采用适当的收容方法、覆盖技术或转移工具消除泄漏物。②固体泄漏物：用适当的工具收集泄漏物，具体参照相关标准的要求来完成收集、储存、处置工作。如果化学危险品发生泄漏、中毒、火灾、爆炸等突发事件无法控制时，执行相应的程序。

第五节　信息管理制度

一、必须建立的制度

（一）信息系统培训及准入制度

1. LIS系统应用培训应包括下列主要内容：实验室应制定使用信息系统的使用人员、新上岗员工以及《病理科LIS系统突发事件应急预案》的培训与考核计划，至少一年一次对信息系统使用人员进行培训，使其掌握如何使用新系统及修改过的旧系统。应对员工的操作能力，至少对信息系统新增功能、信息安全防护和执行信息系统应急预案的能力进行每年一次的评估。

2. LIS系统需要经科室第一负责人授权后方可使用，登录LIS时使用自己密码。

（二）信息系统数据备份管理制度

病理科信息系统数据结果查询与存储备份应包括下列主要内容。

1. 病理科信息系统的数据在距至少24个月，应该可以在"数据查询"中检索患者信息和实验数据。

2. 数据库数据的维护、存储和备份由计算机维护员和医院信息科共同进行处理。

（三）信息系统应急预案

1. 发生下列事件之一，应视为紧急事件，需要采取相应的应急措施

（1）硬件受到破坏性攻击，不能正常发挥其部分功能或全部功能。

（2）软件受到破坏性攻击，不能正常发挥其部分功能或全部功能。

（3）软件受到计算机病毒的侵害，局部或全部数据和功能受到损坏，使系统不能工作或工作效率急剧下降。

（4）物理设备被人为破坏，无法正常工作。

（5）受到自然灾害的破坏。

（6）出现意外停电而又无后备供电措施。

（7）重要的关键岗位人员不能上岗。

2．控制事态发展

（1）发生重大灾难或故障、重大安全事故、网络关键节点瘫痪、业务丢失等事故时，必须立即恢复。

（2）部分设备或软件故障，影响和限制了部分业务运行，可在资源有效时恢复。

（3）一般性事故或技术故障，发现网络和设备的技术问题，但系统仍可正常运行，可延迟恢复（这类事故也可不列入应急处理的范畴）。

3．事件消除 应急处理的解决方法有3类。

（1）对服务的维护和恢复，立即致电信息处，组织设备抢修及信息备份。

（2）保护或恢复丢失的、被破坏的或被删除的信息。

（3）过渡性方案对急需要发出的门诊和急诊报告将病理检测结果输入单机版病理科信息系统系统中发出报告。待故障解除后将单机版病理科信息系统系统中的结果导入网络版病理科LIS系统中以便于查询。

4．事件总结

（1）坚持季度报告制度，并将事件记录在《LIS系统突发事件维护与修复记录表》中。

（2）发生严重和重大信息系统突发事件要及时向上级部门汇报。

二、可选制度

HIS数据与LIS数据定期比对制度：为保证LIS数据向HIS输入的准确性，计算机维护员应至少每半年一次对由病理科信息系统传输到病历中数据内容和格式的正确性进行审核比对。内容应包括患者基本信息、标本信息、病理诊断等关键信息，如有不符出现应立即向科室第一负责人汇报。

三、前瞻性制度

移动终端相关界面建立及维护：为适应互联网医院的需求，病理科应建立相应制度保证病理移动终端的安全运行，主要涉及以下内容。

1．有程序化的文件规定，患者端阅读病理报告的时效及内容。

2．信息管理员定期对患者端数据与LIS数据进行比对，如有不符及时上报科主任。

3．定期更新杀毒软件，防止黑客窃取患者相关信息。

4．制订应急预案，保证患者的合法权益。

第六节 样本检查前过程

一、必须建立的制度

样本接收及管理制度是病理科建立的制度。

1．标本的接收与运送 病理科标本接收人员与送检人员认真核对患者基本信息及送检标本；完成与送检方的交接手续。

2．标本的保存　不能及时处理的标本，须按要求处理，按检测项目要求保存，并做好记录，并随时能在实验室人员的监控下。保存标本的标本区必须安全。标本检测完毕后，按不同标本分别保存，以备随时复查。

3．标本的销毁　对于报告发出后2周的标本需要定期销毁，并做好相应记录。

二、可选制度

不合格标本退收制度为可选制度。

下列情况的申请单和标本不接受：申请单和相关标本未同时送到病理科，申请单中填写的内容与送检标本不符合，标本没有患者姓名、科室、标本名称等标志，字迹不能辨认，漏填重要项目，标本严重自溶、腐败、干涸，标本太小不能制片。后续处理过程中发现的不合格，应记录其状态并及时通知临床重新送检。

第七节　样本检查过程

样本检查过程中必须建立的制度为切片蜡块交接制度，即病理科应建立相应制度保证切片蜡块交接过程。

1．交接人员应当面清点数量，并进行签字或进行电子化签收。

2．在完成病理诊断流程后，统一交由档案室存档。

3．工作人员因工作需要借阅切片或者蜡块时，需与资料室工作人员进行交接。

第八节　样本检查后过程及结果发布

一、必须建立的制度

（一）报告格式及内容管理

1．病理报告的格式和内容　病理报告的格式应在广泛征求临床科室的意见后由病理科设计。报告单上必须包含足够的信息量，报告内容应清晰易懂，填写无误。病理报告应包括以下信息。

（1）病理科名称或地址。

（2）患者的唯一性标识（门诊申请单号或住院病历号）。

（3）患者的姓名、年龄、性别、科别、床号，必要时可注明身份证号码、电话号码和住址等必要信息。

（4）患者临床诊断，送检医师姓名或其他唯一性标识。

（5）标本种类。

（6）标本采集以及实验室接收到样品的日期。

（7）病理检测项目的名称、结果。

（8）病理报告日期。

（9）复诊医师及初诊医师签名。

2．病理报告的格式　各亚专科制定相应的规范格式化病理报告。

3．确定每个检测项目的报告周期。在严格按照相关操作规程的基础上，应尽可能地缩短检测周期，满足临床需要。

4．当不能按规定时间出具病理报告，延迟报告又可能影响患者诊治时（主要是绿色通道和加急标本），应及时签发《病理诊断推迟报告通知单》，耐心细致地做好解释工作。

（二）三级复查制度

实行病理诊断三级复查制度，住院及进修医师负责初检病理报告的书写及电脑输入，高年资住院医师、主治医师和副主任医师负责复核，质量主管负责科病理诊断报告的审核及抽查。

二、可选制度

报告发布后修改制度为可选制度。

1. 如发现病理诊断报告中的任何差错应及时向直接质量主管报告，质量主管需及时调查错误发生的原因并填写差错报告，还应及时与签发报告的病理医师沟通，发出改正报告，并及时通知送检的临床医师。

2. 如果需要改变关键的病理诊断，所有更正的报告要明确标记为"更正报告"；如果需要改变的内容为非关键的，称之为"修改报告"；如果在原报告的基础上加以补充称之为"补充报告"。更正及修改报告的原因应清楚地在报告中说明或以电话的方式与临床医师沟通。

第九节　样本检查的质量保证

一、必须建立的制度

（一）组织病理学质量控制制度

1. 组织病理诊断报告的签发

（1）病理科住院医师及进修医师（初检医师）负责组织病理标本的取材，书写初步病理诊断报告，送交主检病理医师复查，并负责病理诊断报告的录入和打印。

（2）病理科高年资住院医师、主治医师、副主任及主任医师（主检病理医师）负责补充或修正初检病理诊断报告；对难以明确诊断的病例，提请科内上级医师会诊，必要时与有关临床医师进行多学科综合治疗讨论或约见患者或患者亲属，了解病情。

（3）病理诊断报告内容的书写参照《临床技术操作规范·病理学分册》的具体要求，并结合各专科的特色和本院临床医师的需求。

（4）病理诊断报告经主检病理医师复核无误后，初检病理医师负责打印，并实行初检及主检病理医师双签名制度。

（5）已签名的病理诊断报告送交档案室，由档案室工作人员汇总并制作需送往各临床科室的《病理诊断报告发送清单》，将清单连同病理诊断报告一同送至各临床科室，确认无误后由对方签名签收。

（6）一般情况下，病理诊断报告在接收到标本后5个工作日内发出，需重新取材、重新切片、脱钙、做特殊染色及免疫组化等可适当延时，需填写《病理诊断推迟报告通知单》，告知临床医师，并注明拟发送报告的日期。

2. 组织病理诊断报告的审核　质量主管负责对已送至临床科室的病理诊断报告进行审核，核对输入电脑系统的基本资料是否与原始申请单一致、检测项目和方法是否满足临床医师或患者的要求。当不一致时，应立即收回原诊断报告并重新发放至相关科室。

3. 组织病理诊断报告的抽查　病理科指定的主诊医师每月要对发出的病理诊断报告的准确性、完整性、一致性进行随机抽查，每次抽查固定例数常规病理报告，如发现差错应及时与签发报告的病理医师沟通。

（二）细胞病理学的质量控制制度

1. 细胞病理诊断的及时性　细胞学报告务必在2个工作日内给予患者正式报告，疑难或特殊病例需行其他检查需要延迟报告者，需口头或书面通知病患，给予延迟报告。在严格按照相关操作规程的基础上，应尽可能地缩短检测周期，满足临床需要。

2. 细胞病理诊断的准确性　确保细胞病理报告的总准确率在90%以上。定期由细胞室主任抽检一定数量的细胞学检查报告，核查测验报告的准确率。

3. 细胞病理诊断的规范化　细胞病理报告格式要求规范化，报告务必录入计算机图文报告系统。

4. 细胞病理诊断结果的审核　检测结果必须双人双签。细胞室主任监督审核过程，一旦发现问题及时提出，并尽快纠正；如遇疑难问题及时向质量管理小组汇报，使问题得到妥善解决。

5. 细胞病理诊断的监督　质量管理小组有责任汇总临床医师及患者对细胞病理诊断的反馈意见监控、记录并评审，必要时对所识别出的问题采取纠正措施。

（三）分子病理学的质量控制制度

1. 应规定分子诊断样品留取的具体要求，防止标本交叉污染，并确保标本的唯一性、可用性和可重复性。

2. 基于组织/细胞学形态基础的分子检测项目应由具有病理诊断资质的医师确认样品是否满足检测要求。

3. 应使用验证过的核酸抽提和纯化方法，必要时进行核酸定量。对于定性检测项目验证内容最好包括测定下限、特异性与准确度，验证结果应经过授权人审核。

4. 原位杂交（ISH）应有明确和统一的阳性信号标准，并建立本实验室的阳性阈值。组织病理ISH应结合组织形态进行结果判读，并采用国际通用的评分标准。

5. 定性检测项目，每次实验应设置阴性、弱阳性和/或阳性质控物；定量检测项目，每次实验应设置阴性、弱阳性和阳性质控物。阴阳性质控结果应符合预期。

6. 选择合适的实验室进行室间比对，每种检测至少包括5例检测，包括正常和异常水平或不同常见基因突变或基因型，每年至少进行2次室间比对。

7. 实验室使用两套及以上检测系统检测同一项目时，应有比对数据表明其检测结果的一致性，比对频次每年至少1次，样品数量不少于20例。

8. 应定期进行检验人员的结果比对及考核，每年至少1次，每次至少5份临床样品，并记录结果。

9. 各种比对记录应由实验室负责人审核并签字，并应保留至少2年。

（四）病理科质控自查制度

病理科应成立质控小组，每月对病理科的质量目标进行自查，主要内容包括但不限于：冰冻－石蜡符合率；报告把关制度实施情况；外检、尸检回报时限；病理标本处理情况；报告书写质量；差错、事故登记以及科室自查和上报等。

（五）不符合的识别和控制及纠正措施

1. 发现不符合检测工作的途径

（1）质量监督员在实施监督时，从人员、设备、检测方法、样品、设施环境、记录和报告等环节识别检测工作不符合项。

（2）质量负责人从患者和家属抱怨以及抱怨处理过程和日常工作中发现病理检测工作不符合项。

（3）报告审核人员在对报告进行审核时发现病理检测工作不符合项。

（4）质量负责人通过组织质量体系内审，发现病理检测工作不符合项。

（5）质量负责人通过查看患者病史资料及与临床医师沟通过程中发现不符合项。

2. 不符合工作的评价

（1）当发现有不符合工作时，发现人员将不符合内容记录于《不符合工作处理报告》中，并交质量负责人对不符合工作进行评价。

（2）对个别的、偶然发生的不符合工作，经证实不会影响到数据及报告的质量的，鉴别为一般不符合项。

（3）经分析，属某环节整体出现不符合项或某要素失控，或直接影响到数据及报告质量的，鉴别为严重不符合项。

3．不符合病理检测工作的处置

（1）属一般不符合项并能现场整改的工作，由质量负责人督促相关责任部门及人员实施现场整改，病理检测工作照常进行。

（2）属严重不符合项或不能现场完成整改的工作，由质量负责人/技术负责人组织责任部门对产生不符合项的原因进行分析，提出纠正措施，报病理科主任批准实施。

（3）如技术负责人认为不符合工作已经影响到患者，由质量负责人告知患者及其家属。

病理诊断与临床诊断不相符合时，应及时与临床医师取得联系，根据不同情况采取相应的措施，例如，由临床医师帮助指导补充取材等，并将切片提请上级医师复诊，或组织科内病例讨论，经过多方讨论，仍与临床不符合的病例，应告知临床医师，建议其按照病理诊断结果进行处理。

二、可选制度

（一）室间质控制度

1．制片的室间质评　病理技术人员应积极参加中华医学会病理学分会和中国医学装备协会病理装备分会组织的各项切片比赛，将本科室切片水平与全国各大医院病理科进行比对。

2．免疫组化、特殊染色及分子病理的室间质评　可通过参加美国病理学协会、国家卫健委国家病理质控中心和地方病理质量控制与改进中心的质控测评活动；或者与其他医院病理科的检查结果进行室间比对（针对同一组织）。

3．诊断质量室间比对　参加中华医学会病理学分会、各省市医学会病理学分会的病理读片会，诊断意见相互比对。

（二）用户反馈的评审

1．病理科管理层负责与临床医师和患者保持服务方面的良好沟通，了解临床医师和患者的需求，建立反馈信息和开展满意度调查活动。设计满足病理科需要的临床医师和患者满意度调查计划，定期或不定期地进行满意度调查，分析调查结果并上报质量主管，为改进质量管理体系提供依据。

2．各专业组组长负责与临床医师保持技术方面的良好沟通。各专业组在对标本的检测过程中，如出现任何导致报告出现明显偏离或异常情况，应立即与临床医师和患者联系，如有需要通知重新留取样品，必要时向各专业组组长汇报。

（三）员工建议

病理科应建立有效流程收集员工建议。

1．病理科应每年举办一次年度工作总结，员工可将自己的建议通过专业组提交至科室管理层，科室管理层对建议进行论证，对于有效建议进行采纳。

2．员工工作过程中产生的相关建议，可由专业组组长向技术主管进行提交，由技术主管在管理层会议上进行提交。

（四）内部审核

1．病理科应每年进行一次内部审核，应涉及质量管理体系的全部要素并重点审核对患者有关键意义的领域，如标本交接的流程与管理、冷冻切片的报告时间和质量，以及投诉和医患关系的处理等。

2．编制年度计划，应包含但不限于以下内容：审核依据和范围；审核频次和审核方式；审核的大致日期。

3．首次会议　内审组在审核开始前召开首次会议。首次会议参加人员为内审组全体成员、科主任、质量主管、技术主管、各专业组组长和其他相关人员。首次会议由内审组长主持，主要内容是宣布审核组成员、明确审核目的、范围、审核计划及日程安排；强调审核原则，阐明公正客观的立场；明确各被审核部门的陪同人和审核中应注意的问题，并做好相应记录。

4. 现场审核 内审员可采取与被审核部门人员交谈、查阅文件和记录、现场观察与核查、对实际活动及结果的验证、考核等方式收集管理体系符合和不符合审核准则的客观证据。客观证据由内审员填写在《内审检查表》中，审核中发现的不符合项应及时与被审核部门沟通、反馈，并得到被审核部门确认。在审核过程中，内审员应对重要的要素和被审核对象的薄弱环节加以重点关注。

5. 编制不符合项报告。

6. 末次会议 内审组将不符合项和内部审核结论达成一致后，内审组应召开末次会议，末次会议参加人员与首次会议相同，会议有内审组长主持，到会人员应签到。

7. 编制审核报告。

8. 纠正措施 内审中提出的不合格项，由受审核部门调查分析原因，有针对性地提出纠正措施以及完成纠正措施的期限。

9. 跟踪验证 内审组对纠正措施的实施情况进行跟踪。纠正措施完成后，内审员对纠正措施完成情况进行验证，经内审员验证确认纠正计划已完成后，在不符合项报告中记录、签字。若内审员发现仍有遗留问题时，应提出纠正/预防措施要求，不符合部门立即采取有效措施，直至问题解决。

（五）外部机构的评审

病理科可以根据自己的实际工作需要，申请对其管理体系进行外部评审。其申请步骤为：科室申请外部评审报告至医院相关管理部门，管理部门审批通过后，将材料递交外部评审机构，并按照外部评审机构的要求进行评审准备。

第十节 沟通及投诉制度

一、必须建立的制度

（一）临床病理联系制度

1. 病理科应定期与临床进行沟通，主要内容包含但不局限于以下几点。

（1）病理报告的质量、错误类型及其他相关的病理报告的质量问题。

（2）服务态度，包括科室内人员接电话的态度、首问负责制执行情况及其他方面的问题。

（3）临床迫切需要开展及预计开展的新或特殊检查项目；临床有检查项目临床意义的疑问等问题；病理科需要提高的各种项目等。

2. 病理科各级医师必须积极参加临床相关科室查房。查房的病理结论有争议时，由科主任主持讨论，以统一结论提交临床。

（二）投诉处理制度

1. 病理科发出各类病理诊断及相关检测报告以及提供各种服务时，应在报告中或其他说明中告知患者或临床医师向本单位提出投诉的受理部门、联系方式等。

2. 患者或临床医师、其他单位或个人对本病理科出具的诊断及检测结果和服务质量有异议时，可向本病理科提出投诉，医疗小组负责受理投诉。投诉可以通过以下方式进行：口头、电话等。

3. 病理科接到投诉时，医疗小组秘书应将投诉的内容认真记录在《投诉处理回复表》中，应尽快组织对投诉的处理工作。

4. 对于涉及病理诊断及相关检测结果方面的投诉，受理后，由技术负责人会同相关专业组负责人组织对投诉内容进行核查及分析，做出评定。

5. 投诉人如对病理科投诉处理意见不服的，可向院级相关部门进行投诉。

二、可选制度

多学科会诊（MDT）制度：病理科应积极响应临床发起的MDT活动，按照专业组分工由专业组参加MDT活动。

1．参加MDT的人员应提前了解病例信息，并对病理切片进行诊断。如诊断有异议，上交科室疑难病例讨论，出具科室统一病理诊断。

2．病理科参与人员应按时出席MDT活动，并就患者病情如实提供病理服务。

3．MDT活动内容应做好相关记录。

第三十四章　常用仪器设备维护与保养

仪器设备的日常维护与保养不但能延长仪器设备的使用寿命，而且有利于工作的正常进行和开展，有利于标准化、规范化的操作，有利于质量控制。

第一节　包埋盒打号机（激光）

一、常见故障及处理

1. 系统提示上载槽回位不正常　原因：①没有包埋盒。②包埋盒卡滞。排除：①重新装填包埋盒。②活动一下包埋盒上载条让包埋盒落下去，然后使机器复位。
2. USB线连接不正常　原因：①系统开机顺序不正确。② USB线松动。排除：①重新按顺序开机。②是将软件系统关机，将USB线重新插拔一次，然后重新打开系统。
3. 包埋盒输出口没有包埋盒推出　原因：包埋盒卡到打印滑道内。排除：检查包埋盒掉落的位置，用镊子取出出包埋盒。

二、日常维护保养

1. 设备长时间不工作时，建议将仪器总电源关闭。
2. 定期对设备内部打印区域进行清洁。
3. 设备在作业过程中，禁止使用任何物件触碰机械运动部件。

三、工作环境要求

1. 电源勿靠近水源，防止触电安全。
2. 使用场地插口需要接地线。
3. 工作温度≤50℃。

第二节　包埋盒打号机（色带）

一、常见故障及处理

1. 换盒转盘报错　原因：①换盒转盘或换盒周围受阻。②上载槽在换盒转盘上安放不当并且卡住外壳。③分配杆防碍上载槽滑块。排除：①清除阻碍换盒转盘旋转的障碍。②确保上载槽正确安放在换盒转盘上。③取出上载槽，使用软件复位分配杆。

2．检测不到包埋盒或者显示包埋盒上载槽空　原因：①包埋盒推出时被卡住。②包埋盒卡在上载条中。③包埋盒不兼容。排除：①打开打印单元外盖并取出所看到的组织盒。②取下输出位置的上载条，使用软件复位分配杆，手工打开关闭上载槽滑块几次，确保其滑动顺畅无阻。③使用合适的组织盒并确保组织盒按要求装配。

3．仪器不响应　原因：软件出错。排除：①检查连接，关闭机器，等待5秒开机。②重启应用程序，或者升级软件。

4．不打印包埋盒　原因：①包埋盒盒盖或异物妨碍打印头移动。②色带用尽。③色带被卡住。④包埋盒夹出错。排除：①打开打印单元外盖，检查包埋盒夹下是否有异物并取出。②更换新的色带。③检查色带进样是否正常，如有必要需重装色带。④打开打印单元外盖并打印组织盒。

二、日常维护保养

1．使用湿布和10%商用次氯酸盐漂白剂定期擦拭盖板和输出槽。
2．使用真空吸尘器清理仪器内部的灰尘。

三、工作环境要求

1．建议工作温度在15 ～ 30℃，工作极限温度不得低于5℃、不得超过40℃。
2．在建议工作温度下湿度最高不得超过80%，在极限工作温度下湿度不得超过50%。

第三节　半封闭式脱水机

一、常见故障及处理

1．卡缸　原因：转盘位置杯架及篮筐变形，吊勾、篮筐杆位置未调整好。排除：松开顶盖，调整转盘位置，调整杯架、篮筐、吊勾及篮筐杆。

2．手动失灵　原因：手动轴内的内六角顶丝损坏或松动力距偏小。排除：需要更换内六角顶丝，粘牢顶丝，调整力距。

二、日常维护保养

定期清洁脱水机，为避免对仪器表面划伤，用塑料制刮板清除表面石蜡。

三、工作环境要求

1．脱水机应放在稳定的台面上。
2．环境温度不超过40℃。
3．搬动仪器时，不要搬动上盖。
4．电源应选择三项插头，确保设备可靠接地。

第四节　全封闭式自动脱水机

一、常见故障及处理

1．程序出现报错　原因：传感器误报错。排除：确认试剂瓶及蜡缸有足够的试剂、试剂瓶是否放入正确位置、脱水缸密封垫是否有漏气现象，确认无误后重新启动脱水程序。

2．试剂无法灌注　原因：脱水机管道内有堵塞。排除：加热脱水缸温度保持至少15min后进行排放，如缸内无试剂，用最大清洗程序进行管道冲洗。

二、日常维护保养

1．每次脱水程序完成后，将传感器、密封圈、工作缸和缸盖擦干净。
2．用乙醇或二甲苯清洗位于脱水缸底部的过滤网，清除上面的固体污物。
3．定期检查试剂瓶喷嘴上的密封圈。
4．定期查看冷凝瓶和废液瓶，倒掉液体，防止废液溢出。

三、工作环境要求

1．工作环境温度范围10～40℃。
2．工作环境相对湿度范围30%～85%（无冷凝）。
3．放置位置应与墙壁或其他表面相距至少10cm。
4．放置在通风良好、无阳光直射的室内。

第五节　自动石蜡包埋机

一、常见故障及处理

1．石蜡槽蜡不熔化或流蜡缓慢　原因：①设置温度过低。②工作开始时间设置错误。③加热保险丝故障。排除：①调高石蜡设置温度。②重新设定包埋工作开始时间。③检查加热保险丝。
2．包埋冷点不制冷　原因：①保险丝故障。②底部散热风扇故障。排除：①检查其保险丝。②检查底部散热器风扇是否工作。
3．显示屏出现错误　原因：意外断电。排除：重启机器。

二、日常维护保养

1．每日清理石蜡收集槽。
2．工作台面清洁，无积蜡及组织残渣。
3．补充熔蜡槽内的石蜡。
4．镊子架清洁并消毒完毕。
5．检查熔蜡槽内的过滤网是否有杂质，并清洁干净。
6．应使用塑料铲，定期清理包埋机表面石蜡。
7．定期清理仪器后面通风口灰尘。
8．未确定石蜡槽中的石蜡熔化前不能旋转石蜡流量的旋钮和流蜡开关。

三、工作环境要求

1．包埋机应放在不受空气对流影响的地方，与墙面间距不小于15cm，避免阳光直射，远离空调出风口。
2．不要随意搬动仪器，搬动时不要搬仪器上部熔蜡槽和出蜡管路臂。
3．必须使用随机配带的电源线，独立电源须带接地保护。
4．需使用独立插座，不要使用插线板，远离火源及易燃、易爆的地方。

第六节　石蜡切片机

一、常见故障及处理

1. 切片厚薄不匀　原因：①刀架倾斜角度不当，即切片角度太小。②样本夹或刀架锁定不牢。排除：①逐步增大切片角度，直到找到合适的切片角度为宜。②检查样本和刀架的锁紧装置是否锁紧。

2. 切片压缩　原因：①刀或刀片钝。②组织块未冷却到位。③切片速度太快。④切片角度太大。排除：①移动切片刀的位置或更换一次性刀片。②冷却组织块。③减慢手轮速度。④逐步调整减小刀架的角度，直至合适为宜。

3. 样本头不前进或不后退　原因：样品头已到极限位置。排除：锁紧右手手轮，调节样品头和刀架的相对位置。

4. 通用样本夹无法夹紧组织块　原因：①通用样本夹扳手断裂。②通用样本夹上有积蜡。③组织块未进行修蜡。排除：①更换通用样本夹。②清理通用样本夹。③修蜡后再进行切片。

5. 切片时有异响　原因：伸缩杆积蜡。排除：将手轮旋转至12点和6点位置，分别清理伸缩杆上下方的积蜡。

二、日常维护保养

1. 每日使用完毕清洁样本夹、刀架底座、刀架及中间连接部件。
2. 清洁前首先要将样品头锁定最高点，将刀片取出放置安全位置。
3. 每日清洁样本夹快装部件与样本夹，调整定位部件。
4. 每日清洁刀架底座的两条滑道，并保持润滑度。
5. 刀片前后压板在清洁时，注意避免磕碰，以免影响切片质量。
6. 保持机器其他部件（包括机器外观）干净整洁。
7. 刀架各部位锁杆锁紧（压刀片板锁杆除外）。
8. 清洁时应避免清洗液体流到仪器内部。

三、工作环境要求

1. 切片机需放置在稳固、无振动的操作台上，有足够的空间使手轮和粗进轮操作。
2. 切片机应放置在10～40℃的室内环境中并远离空调出风口。
3. 移动时将切片机前部稍微抬起，切片机后部有两只白色滑块可方便移动。

第七节　玻片打号机（激光）

一、常见故障及处理

1. 检测不到载玻片　原因：①槽内无玻片。②输入槽玻片推块卡住。排除：①重新装填载玻片。②取出载玻片，复位玻片推块，如果推块回位则故障排除；如果无效，则需要将设备关机重启。

2. USB线连接不正常　原因：①系统开机顺序不正确。② USB线松动。排除：①重新按顺序开机。②先将软件系统关机，将USB线重新插拔一次，然后重新打开系统。

3. 玻片可以推送到打印区，打印完成，无法正常推出　原因：传感器或电机出现故障。排除：

①用手按压传感器看看指示灯是否亮起。②用手拉出电机推杆，重启看其是否会复位，然后用软件检测。

4. 打印时出现一半清晰一半不清晰　原因：激光头上的场镜上有灰尘。排除：用湿纸巾或者无尘布清洁镜面。

二、日常维护保养

1. 设备长时间不工作时，建议将仪器总电源关闭。
2. 定期对设备内部打印区域进行清洁。

三、工作环境要求

1. 电源勿靠近水源，防止触电。
2. 使用场地插口需要接地线。
3. 工作温度≤50℃。

第八节　玻片打号机（色带）

一、常见故障及处理

1. 打印不清晰　原因：①打印头上面有碎屑或灰尘。②玻片表面比较粗糙。③玻片表面有灰尘或碎屑。④打印头热度值或者电阻值设置不正确。⑤打印头故障。排除：①用干净不掉毛棉签或纱布蘸取适量无水乙醇或异丙醇清洁打印头。②更换高质量漆面的玻片。③保证玻片表面的干净。④设置合适的打印热度值或电阻值。⑤更换新的打印头。

2. 玻片卡滞　原因：①玻片输送系统异常。②打印头传动装置异常。③玻片掉落检测系统异常。排除：①清理玻片输送系统上的玻璃碎屑或灰尘，保持运行轨道的干净。②清理打印头传动装置中可能掉落的玻璃碎屑或灰尘。③清理玻片掉落，检测传感器，灰尘或玻璃碎屑的累积影响玻片的识别。

二、日常维护保养

1. 定期清洁玻片输送系统、输出滑槽以及仪器周围的玻璃屑。
2. 清洁触摸屏（关闭电源，用软布和玻璃清洁剂擦拭）。
3. 检查打印色带余量，必要时更换。

三、工作环境要求

1. 建议工作温度在15～30℃，工作极限温度不得低于5℃、不得超过40℃。
2. 在建议工作温度下相对湿度最高不得超过80%，在极限工作温度下相对湿度不得超过50%。

第九节　摊片机、烤片机

一、常见故障及处理

不加热。原因：保险烧坏。排除：更换保险。

二、日常维护保养

1．机器背部的总电源开关每天要关闭，以防止机器内部的加热板被烧坏。
2．摊片机最好使用纯净水，这样可以防止在机器上产生水垢。
3．不要把水溅到摊片机内部。

三、工作环境要求

1．桌面平稳，与其他机器保持一定距离。
2．远离空调出风口，避免阳光直射。

第十节　全自动染色机

一、常见故障及处理

1．程序工作时传送臂运动中止　原因：①试剂缸放置位置不当。②机械臂没有正确定位。③盖留在试剂缸上。④染色篮变形弯曲。排除：首先关闭报警，暂停染色处理程序。①检查试剂缸放置位置。②重新定位机械臂。③移除试剂缸盖。④更换染色篮。
2．机械臂不取未染色切片篮　原因：①未将上载缸推送到位。②传感器故障。排除：①将上载缸拉出重新推送。②检查传感器。
3．与封固机无通信　原因：染色机与封固机之间无法建立通信。排除：查看封固机是否做好操作准备或染色机与封固机之间的通信装置是否正确连接。

二、日常维护保养

1．定期用湿棉布擦洗内部不锈钢表面。
2．每天工作结束后必须清洁水槽内部杂质，清理排水口杂质，清洁水位感应器。
3．定期清理烘干烤片炉内滴蜡盘石蜡。
4．每次更换试剂时将试剂瓶擦洗干净。
5．定期更换活性炭过滤器。
6．染色机表面、控制面板和盖子，不能使用带有腐蚀性的溶剂擦洗。
7．机械臂在工作时不能用手触碰。
8．染色机工作时，必须盖上盖子，避免误操作碰撞机械臂及防止染液挥发。
9．每天工作结束后必须将机械臂归于起始位置，并盖好染色缸盖。

三、工作环境要求

1．染色机必须调整为水平。
2．机械臂内含有敏感的电子元件，不能有任何液体流入。
3．染色机不能放置在阳光直射的环境。
4．工作环境温度范围10 ～ 40℃。
5．工作环境相对湿度范围30% ～ 85%（无冷凝）。

第十一节　全自动封固机

一、常见故障及处理

1. 传送缸不动　原因：传送缸导轨未到位。排除：清理传送导轨。
2. 染色架无法移至输出导轨　原因：输出架上没有空槽。排除：将输出架上的所有染色架移除。
3. 盖玻片机械臂无法抓取盖玻片　原因：盖玻片传感器被封固胶粘住。排除：用棉签蘸取二甲苯擦拭传感器。
4. 将两个或多个盖玻片一起封固　原因：①使用的盖玻片放置时间过长发潮。②盖玻片倾斜角度不正确。排除：①使用新盖玻片，旧的盖玻片容易粘在一起。②增大盖玻片倾斜角度。

二、日常维护保养

1. 每天工作结束后必须清理盖片机内的碎玻璃片及封固胶。
2. 定期清洗输出架、抓钳。
3. 传送缸导轨区域必须定期清理跌落的玻璃碎片。
4. 定期清理喷嘴的残余胶水。
5. 清洁盖玻片机械臂的传感器及吸盘。
6. 定期更换活性炭或滤器。
7. 当长时间停止工作时，必须将胶水瓶清理干净，管道内的胶水用二甲苯反复冲洗干净。
8. 通电开机后不要用手搬动抽吸臂、抓钳、传送链，等待机器自检完成。

三、工作环境要求

1. 当操作和清洁仪器时，不要让任何液体进入仪器内部。
2. 自动盖片机必须安装在没有振动的地面或实验台上，盖片机左侧要留25cm的空间，后面留有空间连接排水管。
3. 大气压力为80 ～ 106 kPa。

第十二节　恒温冷冻切片机

一、常见故障及处理

1. 冷箱内壁和切片机结霜　原因：玻璃窗在潮湿空气中打开时间过长。排除：保持室内干燥，可手动除霜将其排除。
2. 箱体底部结冰　原因：化霜水排放口受堵。排除：关闭机器电源，打开玻璃窗，待结冰熔化，清除杂物，排出霜水，彻底干燥后再打开电源。
3. 切片机运行噪声升高　原因：散热扇故障。排除：清洁散热扇内尘土，请工程师调试。
4. 玻璃仓盖移动时有尖锐异响　原因：玻璃仓盖与滑轨缺少润滑剂。排除：将铅笔碎屑均匀涂抹在玻璃仓盖两侧与滑轨接触的面上。

二、日常维护保养

1. 每天使用后将切片废弃物清除，倒净废屑槽及左右挡板，定期检查凝结水桶，及时清空。

2. 压缩机散热器灰尘定期清理干净，以免影响制冷。

3. 需要移动时，搬运中注意仪器倾斜角度，不得超过45°。

4. 移动、安装后必须静放4h以上才能开机。

三、工作环境要求

1. 无阳光直射。

2. 地面平整。

3. 手轮附近无障碍物。

4. 电源插座距离仪器不能超过1.5m（独立插座）。

5. 室温不能超过35℃，空气相对湿度不能超过80%。

6. 仪器上部无直接的吹风装置（如空调出风口等）。

7. 仪器周围10cm以内不能有其他阻挡物，保持通风，确保仪器制冷效果。

第十三节　全自动免疫组化仪

一、常见故障及处理

1. 染色不能开始　原因：①分配容量不一致。②染色程序不一致。③制备程序不一致。排除：重新打印染色标签，使程序保持一致。

2. 同一种抗体染色强度不一致　原因：修复条件不一致。排除：统一修复条件。

3. 新拆包装的二抗注册后，机器扫描显示为空　原因：二抗瓶口附近可能出现气泡，导致液位探测不准确。排除：用手持扫描仪扫描二维码。

二、日常维护保养

1. 每日：①检查或清空废液容器。②灌装足量试剂。

2. 每周：①重启机器和电脑一次。②关机状态下，用70%乙醇清洗抽吸探针外部。③清洁玻片架和加热块。

三、工作环境要求

1. 工作温度：5～35℃；最佳温度：18～26℃。

2. 环境相对湿度：30%～80%且无冷凝水析出。

3. 海拔高度：海拔0～1500m。

第十四节　显微镜及荧光显微镜

一、常见故障及处理

1. 明场模式下聚焦不清楚　原因：明场光路偏移，聚光镜的位置太靠下。排除：调节聚光镜合适的位置，并通过调节视场光阑和聚光镜前面两个旋钮来调节明场的光路。

2. 观察目镜时，视野出现污垢或灰尘　原因：转动目镜，如果污垢也随之旋转，则目镜有污垢；如污垢不随之旋转，则是物镜或是载玻片有污垢。排除：用吹风机吹掉灰尘或使用软毛刷或纱布轻轻擦拭。顽固污渍（指纹或油脂）用一块干净的软棉布、镜头薄纸或纱布，在无水乙醇（乙醇或甲醇）中浸湿，再将污渍擦掉。擦拭不得重复使用已经用过的棉布、镜头薄纸或纱布。

3. 肉眼观察图像颜色与显示器显示的颜色不匹配　原因：没有正确设定摄像机的白平衡。排除：按照摄像机的使用说明，设定白平衡。

4. 视野周围的能见度低、照明不均匀或不可见　原因：滤镜被误调。排除：将滤镜推至临界点。

5. 当灯泡处于开启状态时，荧光图像不可见　原因：光闸关闭或滤镜的选择不正确。排除：打开光闸或使用正确的滤镜。

6. 荧光图像的质量差　原因：使用的滤镜不适用于标本或物镜或防护玻璃有污垢。排除：使用适合于标本的滤镜或按正确方法进行清洁。

7. 在荧光模式下找不到荧光组织　原因：荧光光路偏移，减光片减的光太多，视场和孔径光阑被拉出。排除：短寿命汞灯光源需要调节荧光光路，把减光片全部拉出不减光，把孔径和视场光阑全部推进去。

二、日常维护保养

1. 清洁工具　吹风机、软刷、软棉布、镜头清洁纱布等；无水乙醇（乙醇或甲醇）、医用酒精、石油苯（仅用于擦除浸镜油）。

2. 清洁镜头　镜头不得沾染尘埃、指纹和其他污渍。镜头和滤色片上出现的任何污渍均会损坏图像质量。如果镜头出现脏污，请按照以下程序对其进行清洁。①清除轻度污渍（如尘埃等）：使用吹风机或类似工具吹除尘埃。如果上述方法不能去除尘埃，使用软刷或纱布轻轻擦拭。②清除重度污渍（如指纹或油渍等）：使用浸润了少量无水乙醇（乙醇或甲醇）的清洁软棉布、拭镜布或纱布擦除重度脏污。③擦除提示：请勿使用清洁布或纸巾同一部分擦拭镜头表面超过一次。

3. 清洁镜头之外的其他部件　①清除轻度污渍（如尘埃等）：使用硅布擦除。②清除重度污渍（如指纹或油渍等）：使用浸润了少量稀释中性洗涤剂溶液的纱布轻轻擦拭。

4. 去污　建议使用70%医用乙醇对显微镜进行常规去污处理。使用有机溶剂可能会导致产品塑料部分褪色。

5. 显微镜不用时应加盖防尘罩，防止沾染灰尘。

三、工作环境要求

1. 显微镜应置于湿度较低的环境中，降低其产生霉变的可能，防止镜头结霜。

2. 显微镜的最佳工作温度为15～25℃，相对湿度为40%～60%（无凝结现象产生）。

3. 请将物镜和目镜贮存在干燥器或含干燥剂的容器中。

第十五节　切片扫描仪

一、常见故障及处理

1. 扫描时载玻片卡滞　原因：切片外观尺寸不符合标准。排除：按图34-15-1要求使用标准病理切片。

2. 出现软件报错或者电脑死机　原因：①切片掉片、仪器舱门未关好。②运行中断电现象。排除：①根据软件报错的提示内容进行下一步操作，检查是否有掉片、未关好仪器舱门的情况。②重新进行病理切片的扫描。

以下类型的切片，请勿使用扫描仪进行扫描，否则会出现成像模糊、切片卡阻甚至碎片等情况。

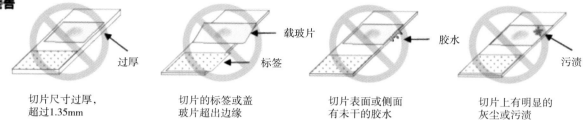

切片尺寸过厚，
超过1.35mm

切片的标签或盖
玻片超出边缘

切片表面或侧面
有未干的胶水

切片上有明显的
灰尘或污渍

图34-15-1 标准病理切片排除标准

二、日常维护保养

1. 定期用酒精纱布或者棉签擦拭物镜，除尘。
2. 定期用酒精纱布或者棉签擦拭扫描平台，确保放置切片的平台上没有残留的封固胶。
3. 每次使用前用仪器自带的校准切片，对相机白平衡、机械件中心轴进行自动化校准。

三、工作环境要求

1. 设备运行温度在 16 ～ 25℃，建议配置空调。
2. 减少室内灰尘污染，建议关闭对外的窗户，必要时应配置空气净化器。

第十六节　离心机及低温离心机

一、常见故障及处理

1. 无法开盖　原因：①门锁故障。②转子未完全停止时过早按电机开门键。排除：①更换门锁。②关机重启。
2. 离心时噪声过大　原因：①电机轴吸附结晶体等杂质。②未配平。排除：①清洁、更换电机。②配平后离心。
3. 不平衡报警，无法离心　原因：没有配平。排除：合理摆放样品，必要时用天平配平。

二、日常维护保养

1. 定期清洁舱体及转子。
2. 低温离心完成后，打开盖子，擦拭冷凝液。
3. 定期在转子轴上涂抹润滑脂。

三、工作环境要求

1. 离心机应处于通风良好的房间内。
2. 离心机应放置在平整、坚固的台面上。
3. 离心机工作温度在 2 ～ 35℃。

第十七节　医用冰箱（4℃、–20℃、–80℃）

一、常见故障及处理

1. 冰箱不运转　原因：①电源故障。②保险断开。③电压过低或过高。排除：①检查电源是否有问题。②更换保险。③使用稳压电源（UPS）。

2. 温度达不到设定值　原因：①门没关严。②环境温度过高。③传感器故障。④放置物品过多。排除：①确保每次关好门。②确保环境温度适宜。③更换传感器。④冰箱内放置物品应不超过总容量的80%。

3. 噪声大　原因：①地面不平整。②箱体触碰墙壁。③压缩机故障。排除：①置于平整地面。②箱体距墙面应保持15cm的距离。③更换压缩机。

4. Low Battery（–80℃低温冰箱）　原因：电池电量低。排除：检测电池电量。

5. Hot Condenser（–80℃低温冰箱）　原因：冷凝器过热。排除：检查环境温度是否过高，过滤网是否干净。

6. 门体关不严，冷气泄露　原因：门封条变硬、变形。排除：用吹风机吹热门封条变形处，使其软化，等门封条变软后关闭压紧。

二、日常维护保养

1. 定期清洗过滤网。
2. 定期更换备用电池（–80℃低温冰箱）。
3. 定期除霜（不得使用锋利的金属器具）。
4. 定期用温湿软布擦拭箱体内外表面。
5. 不要在保存箱上部放置重物，以免箱体受压变形。

三、工作环境要求

1. 单独稳定的220V电源，–80℃冰箱要求16安培插线面板，其他医用冰箱要求10安培插线面板，每台设备需独立使用一个电源插座。

2. 环境温度保持18 ～ 32℃。

3. 实验室地板需要水平、坚固。

4. 冰箱背面、侧面和顶部与周围物体至少需有15cm间距。

5. 房间通风良好，避免阳光直射。

6. 使用前检查工作电压。电压不稳定的地区应考虑使用适合设备负载的稳压器稳压，稳压器功率大于4kW，以保证满足安装环境里的输入电压要求。

7. 设备应保证可靠接地。如果电源线插座装有接地线，使用前检查接地是否良好。如果插座未安装接地线，则务必由专业的工程技术人员安装上接地线。

第十八节　实时荧光定量PCR仪

一、常见故障及处理

1. PCR仪不能正常运行　原因：①PCR仪电源连接问题。②供给电压与仪器要求电压不符。排除：①保证PCR仪与电源之间正确连接。②确认PCR仪铭牌上的电压信息是否与当地的电压相符。

2．PCR仪状态灯变红　原因：信号传导问题。排除：重启仪器。

3．计算机与PCR仪无通信　原因：通信装置未正确连接。排除：查看PCR仪是否做好分析准备或计算机与PCR仪之间的通信装置是否正确连接。

二、日常维护保养

1．如果仪器连续使用，每周应该进行依次关闭主机电源开关，关闭计算机，然后重新打开计算机和仪器电源开关的操作。

2．注意正确的电源开关顺序。

（1）开机：先开计算机电源，直至完全进入操作系统，再开定量PCR仪电源，直至仪器绿色指示灯常亮，最后打开软件，直至进入联机状态。

（2）关机：先关闭软件，再关PCR仪电源，最后关闭计算机电源。

3．电脑软件维护，请勿自行更换装有软件的计算机，请勿自行安装第三方软件。

4．使用U盘转移数据时，必须先将U盘格式化。

5．每月整理电脑磁盘的碎片。

6．根据软件提示卤素灯的状态，定期更换卤素灯，卤素灯通常寿命为2000h。

7．每年至少进行一次仪器校正。校正内容包括但不限于：ROI校正、背景校正、纯荧光光谱校正、仪器性能校正。

8．定期使用75%乙醇擦拭反应板口，擦拭后等待液体全部挥发后再关闭反应板口。

三、工作环境要求

1．应该为设备配置UPS（＞1.5kVA，电源供电2h以上）。

2．仪器应放置在通风良好、空气洁净的室内。

3．仪器的工作温度在20～25℃。

4．设备工作的海拔高度范围：0～2000m。

第十九节　高通量测序仪

一、常见故障及处理

1．设备显示光强下降，簇通过率降低，有效数目降低　原因：光路污染。排除：更换空气过滤器，清理光路。

2．芯片注册报错　原因：芯片识别问题。排除：换一张芯片，或是继续测序，不会对结果造成影响。

3．废液桶报错　原因：①废液桶满。②传感器落尘。排除：①清理废液桶。②如清空废液桶，仍然报错，请擦拭废液传感器。

二、日常维护保养

1．仪器闲置每14天要快速清洗一次，关机重启后也需要快速清洗。如果仪器处于干燥状态，需要每7天进行一次快速清洗。

2．如果测序被中断或者运行后自动清洗未执行，需要运行手动清洗。

3．每次测序后执行运行后清洗。

4. 每30天进行一次维护清洗。

5. 如果仪器在接下来的7天内预计不使用，请执行备用清洗。测序仪处于闲置状态每30天进行一次备用清洗。

6. 每次测序开始之前需要对仪器进行重启，建议仪器一直保持开机状态。

三、工作环境要求

1. 实验室应该配备精密恒温恒湿空调，温度控制在（22±3）℃，相对湿度控制在20%～80%。

2. 空气质量　ISO 9级或以上。

3. 设备工作的海拔高度范围　0～2000m。

4. 震动　ISO手术室级别或以上。

第二十节　超纯水机

一、常见故障及处理

1. 水箱空，取水点没有水　原因：纯水水箱没水或液位计失灵。排除：①看液位显示是否正常。②看水箱里是否有纯水。③如水箱里有水，说明液位计出现故障，需更换液位计。

2. 进水压力低（正常水压力：0.2～0.6MPa）　原因：纯水设备停止产水。排除：①自来水是否停水（如有压力表，观看进水压力是否正常）。②预处理滤芯是否堵塞（如有压力表，观看进水压力与滤后压力，压差正常范围0.05MPa；如果大于0.05MPa，需要更换预处理滤芯）。③纯化柱堵塞。④泵故障。

3. 产水电阻率小于设定值　原因：纯水设备产水水质不合格。排除：①纯水设备长时间没有工作。需要边产水边排空水箱，让纯水设备长时间产水2～3天后观察。②如长时间产水依旧不合格，需更换相关耗材配件。③纯化柱产水水质不合格，需更换。④电阻率仪偏差，需校验。

二、日常维护保养

1. 定期加盐。

2. 定期更换预处理滤芯。

3. 定期更换纯水设备耗材。

三、工作环境要求

1. 环境工作温度　10～40℃。

2. 相对湿度　31℃时80%（40℃时线性减少至50%）。

3. 环境储存温度　0～40℃。

4. 环境储存相对湿度　10%～95%。

附　　录

附录一　染色技术术语

染色技术术语主要供初学病理技术工作者使用，并涉及部分较少见的病理技术名词，但不可能包括病理学全部名词。

碱性染料：碱性染料可染细胞核，它们由一个反应性的碱与一个非反应性的酸相结合，例如苏木精。

酸性染料：酸性染料常用于染细胞质，它们由一个反应性的酸与一个中性基相结合，例如伊红染料。

进行性染色：常用于某种染料对组织结构有一种特殊的亲和力时，组织切片被染成合适的颜色强度时就中止了染色，一般不采用分化剂调色。

退行性染色：用染料把切片过染，再用分化剂选择性地进行分化，去掉颜色。例如，明矾苏木精是染料，酸乙醇作为分化剂。

媒染剂：媒染剂是对染料与组织都具有亲和力，并能把它们连系起来的一种物质。媒染剂常是一种金属，例如铝用于苏木精、染料与组织间的连系，称为色淀（dye-lake）。

异染性：一些碱性染料具有染某些组织成分的能力，其所着颜色与染料本身的颜色不同。例如，甲苯胺蓝染酸性黏液物质为红色。

正染色性：它与染料本身的颜色相同，如用甲苯胺蓝染液染成蓝色。

荧光染料：在荧光显微镜下能显示荧光的染料。常能特异地与某种组织结合，如硫黄素T显示淀粉样物。

银还原性：广义地讲，指组织对银有亲和力，组织（如基底膜）、色素（如黑色素）与微生物（如真菌）可用镀银法染色，在10%中性缓冲福尔马林液中还原为黑色。应注意银还原细胞有时是用于某种特殊的上皮细胞（详见"第九章常用特殊染色技术"）。

附录二　病理名词解释

病理名词解释主要供初学病理技术工作者使用，并涉及部分较少见的病理技术名词，但不可能包括病理学全部名词。

切片脱蜡至水：脱蜡经过3次脱蜡液后，再经过无水乙醇两次，95%乙醇、85%乙醇、75%乙醇各一次，再水洗，简称脱蜡至水。

第二次固定：是对固定的或半固定的组织（通常是甲醛）再用第二种固定剂固定的过程。甲醛氯化汞常作为第二种固定剂。主要是用以加强某种染色法，如Masson三色染色。

分化不良：肿瘤细胞与其来源细胞不很相似但仍保留该细胞类型的特征，则该肿瘤被描述为"分化不良"。当肿瘤细胞分化程度很低而不能鉴别其细胞类型时，则该肿瘤被描述为"间变性"。

分化良好：当肿瘤细胞与其来源细胞相似，肿瘤被描述为"分化良好"（另见"分化不良"）。

梗死：由于血流障碍（一般是动脉血流突然中断）而引起的区域性组织死亡。

坏死：指组织的死亡。引发坏死的原因很多，包括血液供应缺乏（另见"梗死"）、微生物感染、创伤等。

异位性钙化：是指正常时无钙化的部位（如肾）出现钙化。

间变性：见"分化不良"。

萎缩：指器官、组织或细胞体积的缩小，常伴有功能减低。许多原因可引起萎缩，如老年人脑萎缩（可能因动脉血供逐渐减少所致）和闭经后子宫萎缩（因激素刺激缓慢减少所致）。

自发荧光：组织无须任何预先处理，在荧光显微镜下观察时即可发生荧光。

偏振：用于检查组织和细胞的一种技术。它能表示出某种物质所具有的双折光性的存在。一个偏振光显微镜有一个尼科尔棱晶（Nicol prism），或用一个普通显微镜改装，方法是在聚光镜下装一个偏振片，再在显微镜台与接目镜间装一个检偏振器（Analyser）或一个偏振片。当偏振器与检偏振器的偏振平面垂直时将无光线通过接目镜，如这时检查标本组织中的定向性物质可在暗视野中看到。当偏振片与检偏振器的偏振平面成 45° 角时观察标本，可达最大亮度。有内在规律性结构的物体可记述两个折光指数，所以呈双折光性。淀粉样物的结构是规律的，足以产生双折光性，并可因刚果红的选择性染色而加强。

螯合剂：是一种有机化合物，与金属有很强的结合力。例如，乙二胺四醋酸与钙有强结合力，故可用于脱钙。

不典型增生：用于描述上皮细胞在大小、形状和核内含物发生的异常改变。出现不典型增生的上皮很不稳定，不典型增生是上皮可能发生恶性变的危险信号。

双折光性：见"偏振"。

返蓝：指用碱性溶液（如自来水）处理苏木精染色切片的过程。在碱性溶液中苏木精颜色最强。用盐酸乙醇分化后，苏木精所染的组织结构颜色变浅，用碱性溶液处理后则可增加染色的强度。如染色时间短，未经盐酸乙醇分化的切片也需要返蓝，因为苏木精染液多为酸性溶液。

二色性：见于淀粉样物以刚果红染色的结果。未染色的淀粉样物呈弱双折光性，以刚果红染色后呈强双折光性和二色性，即标本在偏振光显微镜下，当两个偏振片在一定方位时就可得到最强的双折光（从黄色到绿色），其强度与在暗背景上相同（另见"偏振"）。

附录三　病理系列新仪器和新设备介绍

　　随着时代的发展和进步，我国研发生产的病理系列设备逐步赶超了世界进口设备，尤其近几年发展迅速。为了让更多的读者了解病理系列设备产品，特增设新仪器和新设备内容，供大家参考。

瑞丰ESD标本自动取材台GE-2A

一、功能特点

　　ESD是消化道早期癌症检查的标准方法。病理学检查黏膜活检标本，不仅需要确定病变的组织学类

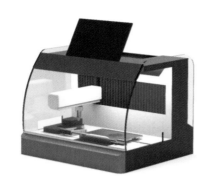

附图3-1　瑞丰ESD标本自动取材台

型，更要明确黏膜水平及切缘病变状态位置，需要准确可靠地保存ESD标本组织图像信息及复原图，以便于医师准确找出病变位置，这对患者后期治疗十分重要。所以对ESD病理标本取材要求十分准确规范。

目前国内ESD标本组织取材大多是使用手动切割，切下的标本宽度不均匀，取材速度也很慢。对ESD病理标本的描述、测量、标注、拍照及制作ESD标本复原图都是用手工完成，费时费力而且不标准不规范。ESD标本自动取材台解决了人工取材不标准不规范的问题，可对标本进行描述、测量、标注、拍照，标本的复原图及切割一次完成，从而省时省力，而且更加规范和标准。

二、产品优势

瑞丰公司最新研发的ESD标本自动取材台解决了人工取材不标准不规范的问题。可对标本组织进行规范的测量、标注、拍照及切割，并且自动生成和保存标本复原图。可自动完成ESD标本组织的精准切割，大大提高了ESD标本取材效率和准确性（附图3-1）。

三、操作方法

本产品由计算机自动控制，使用方便，具体使用方法如下。

1. 接好排水管、真空管、真空泵电源和主机电源。
2. 推开前拉门，手动将机械臂从洗刀池上方移开，向洗刀池中加入纯净水约1.5L。
3. 检查标本固定系统中的机械臂是否回位，如果没有归位就手动回位。
4. 打开后背板上的电源开关，等待设备启动，大约20秒。
5. 设备启动后，使用鼠标或直接在显示屏上双击瑞丰软件图标，打开软件。
6. 点击软件中的"初始化"按钮，设备会自动初始化。注意：每次开机或重启软件后都要初始化。
7. 点击软件中的"托盘出"按钮，将放有ESD标本的取材板放入标本托盘中。点击软件中的"托盘进"按钮，标本托盘回位。
8. 拍照。如果拍摄画面不清晰，点击软件中的"对焦"按钮，画面就会清晰。画切割线、标注、测量，制作复原图，点击软件中的"拍照"按钮进行拍照，所画的切割线、标注、测量会显示在图片中。（切割线、标注、测量的具体操作方法参考GE-2A软件使用说明书）。
9. 点击软件中的"开始切割"按钮，弹出"确定切割吗？"，点击"YES"按钮，机械臂按切割线开始切割ESD标本。
10. 点击软件中的"托盘出"按钮，标本托盘出仓，操作医师将切割好的ESD标本取出，放入新的ESD标本。点击软件中的"托盘进"按钮。重复7、8、9、10步骤。
11. 点击软件中的"洗刀"按钮，自动清洗刀片。
12. 点击软件中的"排水"按钮，自动排出洗刀池内的废液。
13. 点击软件中的"加水"按钮，将机械臂运动到设备右侧，便于给洗刀池加水。
14. 点击软件中的"换膜"按钮，将真空覆膜系统的机械臂运动到另一侧，便于更换覆盖膜和加热丝。
15. 按一下前面板上的开关按钮或用鼠标点击显示屏左下角Windows图标，关闭设备。
16. 按一下前面板上的紫外按钮，打开紫外灯定时消毒，5min后消毒结束，关闭设备后背板上的电源总开关。

四、注意事项

1. 本产品使用市电交流220V/50Hz电源，若电压波动范围较大，超过240V有可能造成该产品烧坏或异常等故障。

2. 总电源关闭后，要等10秒以上才可重新开机。

3. 不可随意拆卸设备。

4. 如果人为操作失误，请按急停开关。

5. 开总电源前，一定要确保洗刀池内有纯净水。

6. 刀片锋利，切勿触碰。

莱伯泰科UltraSAFE全自动生物样本福尔马林灌注系统

一、功能特点

为了确保整个生物样本处理过程中操作者的安全性，有必要在密封的环节下使用固定液。UltraSAFE可以全自动对样本进行灌注（附图3-2），并且根据样本重量匹配适合的福尔马林的量，且这个比例可自定义，有4种样本桶可供选择：1L、3L、5L和10L。

生物样本的安全性是样本库的基础，使用这种创新的技术平台进行样本的追溯，样本灌装完毕时会打印标签，包含灌注时间、操作人、福尔马林量等信息，对整个流程进行监控，使流程标准化，从而确保生物样本的质控。

二、产品优势

1. 避免了手术室和病理实验室人员接触福尔马林。

2. 确保完整的生物样本安全性和可追溯性。

3. 帮助护士及病理医师优化工作流程。

4. 标准化福尔马林体积/样本重量比，也可根据需要自定义。

5. 确认固定的时间是一个对诊断可靠的前处理步骤。

6. 先进的样本桶技术，适合当前病理工作流程设计。

三、操作方法

1. 将样本装入样本桶，扫描样本桶上的条形码后，将样本桶放入灌注腔内部。

2. UltraSAFE自动摆正样本桶位置，称量重量，进行福尔马林灌注。

3. 当灌注完成，绿色灯亮起，标签自动打印，密封灌注完成，打开灌注腔，将样本桶取出，盖上密封阀，将标签贴在桶上。

4. 样本桶可用于转运，也可以封存起来做样本保存。

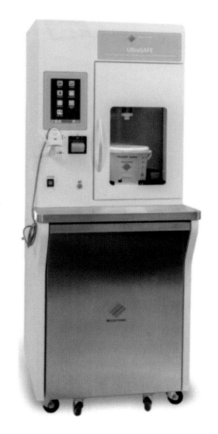

附图3-2　自动灌装系统

Caniee康意快速组织脱水机（QUICK Ⅰ）

一、功能特点

QUICK Ⅰ 是广东康意医疗科技有限公司的一款快速生物组织脱水机。组织脱水及浸蜡全处理过程采用智能实时监测，保障组织样本和设备的高安全性（附图3-3）。QUICK Ⅰ 主要运用生物组织的超声波特有技术，利用超声波机械效应和空化原理，加快细胞膜的通透性，让试剂与组织快速渗透；特别的温控技术让生物组织安全在人体温度恒定及正、负压力和专用的脱水试剂，让快速脱水更完美。相对于传统常规脱水机，该脱水机最大的特点是速度快、效果稳定。它能在1小时内完成活检组织的脱水，2.5小时内完成常规组织的脱水。

二、产品优势

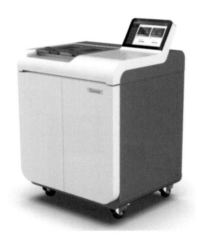

附图3-3　Caniee康意快速组织脱水机

1. 速固定　未固定的新鲜组织可以直接上机（中性缓冲福尔马林快速补充固定，保证样本安全），一站式快速完成固定、脱水、透明和浸蜡。

2. 更安全　组织在人体体温环境下脱水，避免其他高温"煮熟"导致的快速脱水，减低抗原丢失的风险。处理缸内恒定的正、负压力交替运行，去除标本外部附着的气泡，让脱水、浸蜡效果更佳。脱水试剂不含苯类有害成分，全封闭内循环处理，大通量活性炭过滤，让实验室环境更安全。

3. 多专利　本机具有独特的超声空化技术。专利的列阵层级式脱水篮筐使每个组织脱水盒保持合理的间隙，让试剂和石蜡与组织充分交换。独创的"麦当劳模式"保证在满载情况下每个组织脱水效果的一致性。

4. 更省心　试剂和石蜡自动真空负压抽排，无须人工操作接触试剂，只需两步完成全部脱水。手机APP物联网可以让操作者实时监控脱水机状态。

5. 高效率　第一批组织浸蜡时，第二批可以同时上机脱水，快速轮转模式可以有效提高工作效率。

6. 全规格　内镜活检组织、各种类型的常规大组织均可处理，3种试剂让脱水更加柔和，不影响后续的特染、免疫组化、分子检测结果。

7. 更经济　目前市场上唯一的按照标本数量智能计数的快速组织脱水机，避免一次性试剂的使用造成不必要浪费。

8. 具有智能石蜡自动清洁、全自动排蜡、全自动换蜡功能，无需额外使用二甲苯、乙醇清洗处理缸。

三、临床使用效果

实验一为荧光原位杂交（HER-2-FISH）（附图3-4）。实验二为DNA片段分析（附表3-1，附图3-5）。

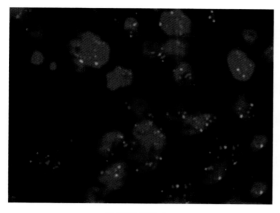 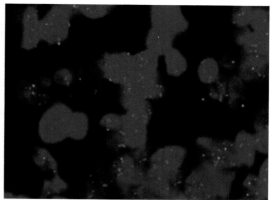

常规处理样本1　　　　　　　　　　　　　　　快速处理样本1

附图3-4　两组间信号强度、背景强度、判读结果等各方面结果均无明显差异

附表3-1　样本处理结果

样本编号	纯度	浓度（μg/μl）	质检结果
常规处理样本	1.90	308	400bp处有出峰，质量合格
快速处理样本	1.93	388	400bp处有出峰，质量合格

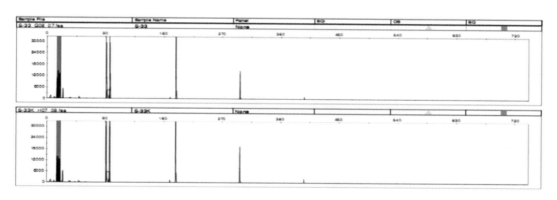

附图3-5　从DNA片段分析结果显示两组实验无显著性差异

四、操作方法

1. 设备采用立式双缸设计，左边为试剂缸，右边为浸蜡缸。未固定新鲜组织放进包埋盒后，可陈列放进脱水篮框，直接上机放入左侧试剂缸进行脱水。

2. 组织在试剂缸自动完成再次固定、脱水、透明过程。

3. 脱水完成后换至右侧蜡缸浸蜡，浸蜡缸三缸石蜡自动抽排，保证浸蜡效果。

4. 蜡缸具备智能石蜡自动清洁、全自动排蜡、全自动换蜡功能，后续无须额外使用二甲苯、乙醇清洗处理缸。

骏腾全自动快速病理组织包埋工作站（HT-AutoE150）

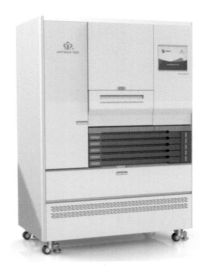

附图3-6　全自动快速包埋工作站

一、功能特点

全自动快速病理组织包埋工作站HT-AutoE150（附图3-6）是山东骏腾医疗科技有限公司自主研发的专利产品，利用组合式包埋盒通过仿人的机械运动真正实现了在整个包埋环节的无人操作，是对手工包埋工作的重大革新。HT-AutoE150可高效、高质量、自动快速完成组织包埋，真正实现病理包埋工作标准化、流程化，保证蜡块制作质量，提高病理科工作效率，减少病理技术人员石蜡烫伤等职业风险。该工作站的主要功能如下。

1. 自动识别蜡块数量。
2. 自动识别包埋盒二维码信息。
3. 自动将组织进行包埋。
4. 自动添加石蜡。
5. 自动加热、自动制冷。
6. 自动判断石蜡添加量。
7. 自动排序。
8. 自动规避包埋盒边蜡。
9. 自动归集废蜡。
10. 自动检测设备故障。

二、产品优势

1. 全自动包埋　全自动快速病理组织包埋工作站是通过多套多轴机械运动系统按照最优路径和避障设计，保证工作站内部工作流程有序高效的进行。工作站通过算法实现包埋盒和蜡块的位置管理，智能判断选择最优目标物和目标位，实现精准定位与转移蜡块。

2. 半导体快速加热和制冷　佩尔捷效应的应用，实现包埋流程中的加热熔蜡与制冷脱模，保证两者高效转换，同时精准控制温度，保护组织安全性和完整性。

3. 质控管理　通过读取二维码记录蜡块信息以及处理参数，并可通过物联网接口连入医院应用信息系统，便于日后蜡块的出入库管理，提高蜡块管理精准性和有效性。

4. 操控简便　通过人机交互系统一键式操作，大大简化包埋流程，实时显示设备运行情况，便于操作人员掌握包埋工作进度。

5. 快速处理　设备可连续加载和输出，打破传统病理"一日一包埋"的工作模式，真正实现包埋工作连续分批进行，随时接收包埋任务，提高病理科工作效率，是病理科实现一体流水化产出的必要环节。

三、操作方法

全自动快速病理组织包埋工作站HT-AutoE150是全自动运行的设备，将盛有组织的提篮放入设备后，点选"启动"即全自动运行，待包埋完毕后取出蜡块即可。设备的工作流程见附图3-7。

1. 浸蜡完毕的组织放入设备。
2. 设置操作参数。
3. 取出蜡块。

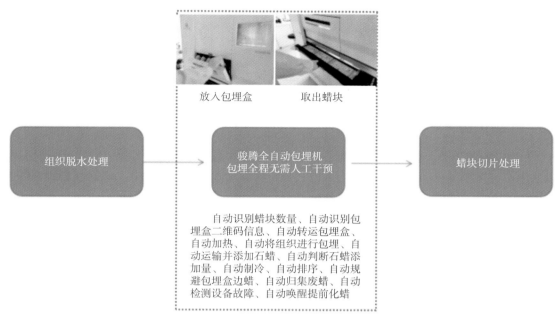

放入包埋盒　　　取出蜡块

组织脱水处理　→　骏腾全自动包埋机
包埋全程无需人工干预　→　蜡块切片处理

自动识别蜡块数量、自动识别包埋盒二维码信息、自动转运包埋盒、自动加热、自动将组织进行包埋、自动运输并添加石蜡、自动判断石蜡添加量、自动制冷、自动排序、自动规避包埋盒边蜡、自动归集废蜡、自动检测设备故障、自动唤醒提前化蜡

附图 3-7　设备工作流程

四、注意事项

1. 科室组织包埋达到一定量后，根据提醒及时添加包埋用石蜡。
2. 在取材时医师使用新型组合式包埋盒，应按照阅片要求正确摆放组织。
3. 在提篮内正确排放包埋盒，按照设备使用说明正确操作设备。

金华克拉泰CR-603半自动石蜡切片机

一、功能特点

金华克拉泰CR-603半自动石蜡切片机（附图3-8）具有以下功能特点。

1. 可以按键控制的半自动精准切片模式。
2. 可以快进轮粗修大手轮切片的手动高效切片模式。
3. 移动式独立控制盒，可与主机连接或分离自由组合，切片参数设置与主机控制面板同步，更精准地控制标本进样，防止啃蜡现象。
4. 一键回退记忆功能，可在所需要的标本行程位置设定回退点，更换新标本时可一键复位到设定点。
5. 快/慢进退、单步进退功能。
6. 自动加油系统。
7. 半切修片功能，半切修片完自动转成整圈切片的功能。
8. 样本回缩功能（可开/关）。

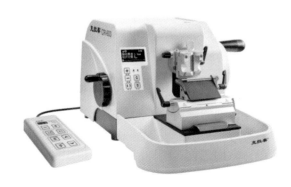

附图 3-8　半自动石蜡切片机

9. 大手轮可最高点锁定和任意位置锁定，增加安全系数。

10. 标本夹角度可调，并具有零位指示功能。

11. 15min 无操作自动休眠功能，可通过任意键或者转动大手轮一圈唤醒。

12. 包埋框夹头及蜡块夹等多功能夹头可快速互换。

13. 用户可一键切换小手轮顺时针进样或逆时针进样，并可自行修改进样速度。

二、产品优势

1. 更宽广的使用兼容性　本仪器既可以采用小手轮粗修大手轮切片相结合的全手动切片模式，也可以采用按键操控半自动切片模式，更可以任意位置移动式控制切片模式，以满足各种熟练技术员上机即上手的需要，号称"全能手病理切片机"。

2. 完全自主知识产权的机芯进给系统　具有精度高、刚性好、稳定性高、使用寿命长以及免维护等优点，告别了国产病理切片机只能仿造的历史，打破国外技术垄断，具有广阔的市场应用前景。

3. 更优质的切片效果　出片厚薄均匀，平整流畅，无惧硬组织挑战。

4. 更轻松的操作手感　特别轻盈大手轮可在任意位置悬停，长时间操作也不易疲劳，适合高强度工作的大型医院常规切片实验室。

5. 更人性化的设计理念　可转向并可调速快进轮，模块化组件可以随时快速拆换，满足使用习惯或特殊标本要求；宽大废屑槽、机顶储物盘、随机刷蜡器等多功能附件在使用中提供诸多方便。

6. 更稳定的质量和更长使用寿命　仪器内部有自动加油润滑系统，关键运转部位持久润滑，确保日常使用中运行可靠并有效延缓磨损。

三、操作方法

1. 接通电源线，打开电源开关，等待仪器自动复位。

2. 设置切片参数，出厂默认为"切片模式"，切片厚度 3μm，样本回缩值 15μm。

3. 装载一次性刀片，需注意安全合理使用护刀板。

4. 在夹头上装载已经过事先处理并冷冻过保持低温的石蜡包埋标本组织。

5. 移动刀架至距离组织大约 1cm 的位置并锁紧，然后使用快进轮或者按键快进，使标本靠近刀片刃口。

6. 粗切修平蜡块组织　根据各人习惯有多种方法可选：控制面板切换到"粗切模式"，出厂默认是以 20μm 进给，摇动大手轮修平蜡块；左手摇动快进轮，右手摇动大手轮，互相协调连贯的动作修平蜡块；移动控制盒单箭头点动方式修平蜡块。

7. 细切出片　控制面板切换到"切片模式"，右手摇动大手轮，左手用毛笔或镊子接取切出的组织石蜡薄片，放入摊片机的热水中摊平，并用载玻片捞起备用。

8. 松开夹头拿下标本组织，卸下刀架上的一次性刀片，清扫废片清洁仪器表面，切片完成。

四、注意事项

1. 产品使用对象　产品只能够由经过培训的实验室人员按用户手册指导进行操作。产品使用人员需要详细阅读用户手册，在熟悉产品技术特点后操作。

2. 产品用途　产品只能够用于实验室做组织学和病理学切片使用，用来制作样品的薄切片。产品设计适用于软石蜡样品和较硬组织的切片。其他使用方式均不适用。

3. 在操作仪器之前请仔细阅读用户手册，对于手册中的安全指导和警告应特别注意。

4. 维修只能有厂家专业人员或者授权的有资质专业人员进行。

察微全自动染色封固一体机

　　全自动冰冻染色封固一体机是由宁波察微生物科技有限公司研发生产的用于病理分析前细胞、血液和体液组分染色的自动化设备。全自动冰冻染色封固一体机以其操作简便、工作效率高、染色结果稳定等特点，被广泛应用于染色过程，并被各大医院病理科所采用，逐步替代了传统的人工染色、人工封固。本产品实现了整个染色、封固过程的自动化，全过程均由微控制器控制，人机交互界面操作简单，易学易用。

一、全自动冰冻染色封固一体机（附图3-9）

　　产品优势如下。

　　1. 站点总数 ≥ 27个，包含3个烤缸，4个水洗缸，1个进缸，1个转运位，其中6个试剂站点具有智能恒温功能，水缸可以设定为试剂缸。

　　2. 起始站点旁设有快捷启动键，一键启动。

　　3. 试剂缸容积 ≤ 360ml，节省试剂。

　　4. 染色架容量20片/架。

　　5. 具有"沥液""甩片"功能，减少试剂间的交叉污染。

　　6. 封固速度 ≥ 700片/小时。

　　7. 封好的玻片回到原染色架，封固过程不产生空架。

　　8. 喷胶针工作位置实时检测，不在工作位置时机器不运行并自动报警。

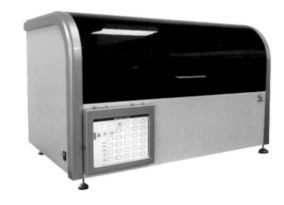

附图3-9　全自动冰冻染色封固一体机

　　9. 染色部分和封固部分在一台机器内，无须中间连接桥。

　　10. 封固部分与染色部分组合到一台机器内，稳定可靠。

二、全自动染色封固一体机（附图3-10）

　　产品优势如下。

　　1. 多线程智能任务调度，全自动化设计；每小时处理标本600张玻片，36架载玻片同时染色，可连续上载。

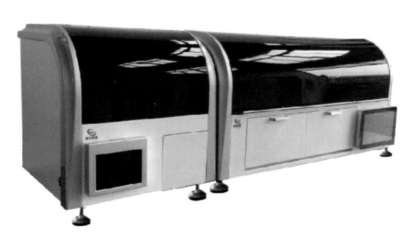

附图3-10　全自动染色封固一体机

2．总站点数31个，水洗站点5个，烤缸3个，加载/卸载站点6个，水洗站点、烤缸、加载/卸载站点可根据客户需求设置为试剂缸，试剂站点最多可达28个。

3．5个试剂缸具有加温保温功能。

4．12.1寸彩色触摸控制屏，纯中文操作界面。

5．三排试剂缸位＋一排多功能缸位设计，任务处理能力更强大、更高效。

6．可同时运行多个程序，可同时进行常规HE染色、快速冰冻HE染色及细胞学染色。

7．按需供水，根据水压可调节水流量。

8．具有断电记忆功能。

9．具有染色时间自调节功能。

10．具有试剂管理功能，对试剂的使用天数、次数进行精确管理，提醒用户及时更换试剂，可用多种不同颜色标识在主界面上进行试剂管理。

11．特殊材质染色架防止粘带任何试剂，以免污染下一试剂缸中的试剂。

12．具有远程报警、远程监控功能。

13．具有废气浓度监测功能。

14．具有染色置换促进功能。

15．具有质量控制模块，包括质控设置及总览、历史运行程序及试剂使用明细等。

16．采用圆弧方式盖片，减少气泡产生，盖片均匀，防止溢胶。

17．坏盖玻片、无盖玻片智能检测。

18．封固剂液位自动监测，提醒用户及时加注封固剂。

19．个性化盖片　可根据标本类型选择相应的盖片程序，具备4个快捷盖片程序。

20．经典盖玻片盖片模式，降低科室耗材消耗。

21．喷胶针工作位置实时检测。

22．实时智能检测、定位载玻片收集篮筐，无需暂停程序，随时提取已封好的玻片。

23．尾气处理　具有活性炭吸附和废气抽排功能。

24．盖片机配置载玻片自动风干功能，减少晾片时间，节省人力资源。

25．染色机、盖片机可组成一体化染色盖片工作站，智能化速度匹配设计，两台机器无时间差流水线作业，且不需要单独的转运装置。

26．工作站的染色、盖片部分，既可单独使用，也可组合使用，盖好的玻片自动传送至内置储存器内，可储存240张玻片，任意时间取走阅片，实现批量化作业，全程不需要人员照看。

三、共同操作方法

首先将制作好的目标载玻片放入玻片架中、选择需要运行的程序、机械手自动开始，根据程序需要运行，带着玻片架执行染色过程，染色完成后机械手会自动放到封固的等待位置，然后开始自动封固。封固完成后在显示屏上显示"染色完成，请取出玻片架"提示信息，操作人员取出玻片架，点击一下"取架"按钮即可完成操作。

四、注意事项

1．本机更换保险丝时必须先拔下电源插头并选择同规格型号的保险。

2．本机仅能由经过培训的专业医师使用并严格按规定操作。

3．使用之前请仔细阅读说明书，严格按说明书规定操作。

4．机器的良好接地是安全使用的保证，必须与大地接通（适用带有良好保护接地的单相三级插座），以免发生意外。

5．使用时，请勿打开机壳，也不许有液体流入机器内，以免造成事故。

6. 使用工具打开机壳前，必须拔出电源线插头。

7. 使用中如器械发生故障应立刻切断电源。

8. 用户如将说明书丢失，应向厂家函购。

9. 在放入样本时，如发现加样槽附近温度过高，请及时断开设备电源。

10. 使用过的试剂盒内的试管倒入指定的医疗垃圾箱内。

11. 不能与高频手术设备同时使用，靠近短波和微波治疗设备使用本设备，可能引起本设备工作不正常。

金泉滴染式全自动染色封固一体机

一、产品优势

广东金泉滴染式全自动染色封固机用于病理组织标本的 H&E 全自动染色和封固；采用单片加样独立染色技术，避免标本制片过程中的交叉污染，提高制片质量，给阅片医师提供准确的诊断依据；采用自动化机械手输送机构把标本制备全流程如玻片装载上料、染色前烤片、恒温染色、点胶封固、玻片固定烤片、出料等工序全自动化联接起来，完全实现了各种标本制备的染色、封固等全流程自动化一体机作业，是目前国内首台采用滴染式染色技术的全自动化染色封固一体机（附图3-11）。

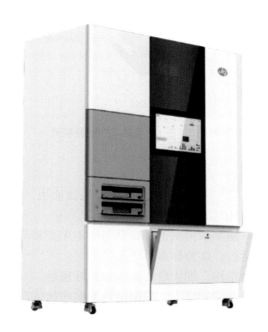

附图3-11　滴染式染封一体机

自主研发的操作管理系统，操作方式和操作界面可根据使用科室的实际需要进行优化设计，通过大触控屏进行触控简洁的操作，可对接医院Lis系统，实现科室内信息数据互通和对仪器使用状态的实时监控。

二、技术原理

本机的工作流程包括：

1. 切片后的载玻片插入圆盘式托盘装载。

2. 玻片数字扫描模组内进行扫描。

3. 烤片模组内烤片进行脱蜡组织固定。

4. 滴染模组内进行冲洗染色。

5. 封固模组内进行全自动加胶盖片封装。

6. 烤片模组内烤片固定盖玻片。

7. 进出料模组　输送自动出料。

示意图见附图3-12。

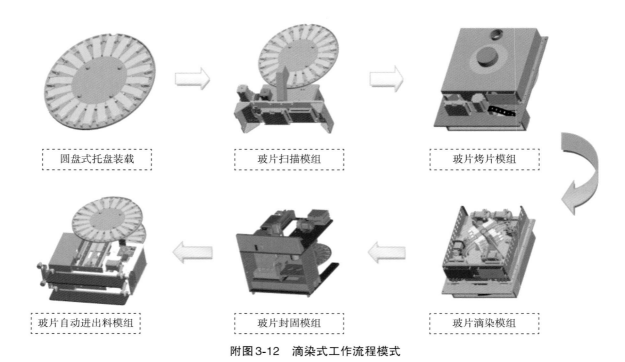

附图3-12　滴染式工作流程模式

三、技术优势及功能特征

1. 具有全自动烤片、脱蜡、HE染色与封固功能。

2. 采用单独滴染，每张切片滴加新鲜试剂，试剂与样本无交叉污染。

3. 支持多种染色方案同时运行，加急样本可优先处理。

4. 玻片托盘采用圆盘式托盘结构，加大玻片同步加载处理量。

5. 具备条码扫描系统，全自动识别样本，根据染色方案滴加试剂。

6. 一次性加载200张切片，包含10个玻片盘，每个玻片盘20张玻片。

7. 大触摸屏设计，配合直观可视化的操作系统，可简易并实时监控各染色切片的流程。

8. 数据储存功能和质量控制系统，随时查阅染色进度、完成状态、历史数据及故障信息。

9. 试剂芯片识别管理功能和玻片条码标签识别技术，机器通过读取标签，自动识别试剂相关信息和校对实验方案，包括试剂品种、效期、批号以及用量。

10. 即用型盒装试剂，避免试剂氧化、降解与挥发。

11. 提供H&E染色的全套原厂试剂，所有配套试剂均通过中国食品药品监督管理局（CFDA）认证。

12. 操作软件可中英文自由切换，与现行医院所有的LIS或HIS兼容。

13. 试剂采用环保原料，所有试剂不含二甲苯、乙醇。

14．具备声音提示和报警功能，实时反馈仪器运行状态。

15．该仪器已经申请了多项发明专利，拥有自主知识产权。

16．具有售后管理系统二维码，实现在线提交售后服务、查看进度、服务评价以及产品。

罗氏Ventana HE 600系统

一、功能特点

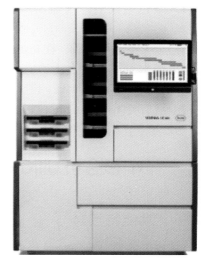

附图3-13　VENTANA HE600染色机

VENTANA HE 600 system是一种用于体外诊断（IVD）的HE染色全自动操作系统。集成了烤箱模块、染色模块及试剂，并配备计算机和触摸屏，从而实现了HE载玻片从烘干到盖上盖玻片的全流程自动处理。简易的触摸屏操作可使操作人员对试剂的使用及每日工作流程进行监控（附图3-13）。

二、产品优势（附表3-2）

附表3-2　产品优势介绍

优势	性能特征
单独滴染技术	该平台实现了每张玻片都使用新鲜试剂，增加了结果的安全性和稳定性，完全杜绝了样本间与试剂间的交叉污染。单独滴染保障了试剂的有效质控，通过优化的染色方案获得清晰的染色结果，有利于组织形态学细节的观察，从而增加了病理诊断的效率和信心
全自动染色平台	全自动的平台实现了"从一张玻片到一个结果"的全自动流程，极大简化了实验操作步骤，节省技术人员培训成本，避免了人为操作的误差
环保即用型试剂	全套试剂中不含二甲苯以及乙醇。即用型盒装试剂可有效避免试剂氧化、降解与挥发。使用过程中无需自配试剂和准备纯水
RFID射频识别技术	所有试剂均含有RFID标签，避免试剂在装载过程中的人为错误。可实时提示试剂有效期及剩余量，确保染色过程及结果可控
方案多样化及个性化	配备10种细胞核染色，10种细胞质染色方案，4种酸洗分化方案，最多支持400种染色方案。可根据实际需要，针对不同的组织标本定制染色方案
单个标本信息追踪	具备了LIS和HIS的接入系统，并可整合Vantage精益工作流程解决方法。染色开始时通过识别玻片条码，选择设定的染色方案，并实现单个标本染色过程的全程记录跟踪
远程服务功能	CareGiver远程系统监控软件，提供实时远程监护与故障预警功能

三、操作方法及注意事项

1．打开电脑电源，自动进入HE600操作界面，机器启动并初始化。

2．选择左上角Operating，点击左下角图标，打开仪器托盘入口，迅速放入托盘（按托盘指示箭头放置）。

3．在弹出对话框中，选择每个托盘需要的染色方案（如为默认方案则不需要另选），并点击"Start"，该托盘则开始后续染色流程。

4. 染色结束后，仪器出/入口处绿灯闪烁，此时可以点击软件图标，打开出/入口，并取出托盘。

5. 全天染色结束后，在 Instrument 界面点击"Shut Down"。

6. 弹出对话框后点击"Yes"，仪器自动运行管路清洗，该步骤结束后会自动退出 HE600 操作界面。

7. 最后关闭电脑（Shut Down）。

中杉金桥 UltraPATH 全自动免疫组化染色机（Ultra 60）

一、功能特点

1. 超大通量　可同时加载 60 张切片，完整运行周期 2.5～3.0h，每日最大可完成 300 张切片。

2. 切片分组　分为 6 个独立切片组架设计，提供 6 个独立批次，可以随时装卸切片。

3. 独创双臂　切片分为左右两区，每个区由一个独立加样臂负责试剂的加样，提供运行效率。

4. 独立冲洗　每个切片组架配备独立冲洗加样针，专门用于大容量试剂的滴加冲洗，避免运行等待。

5. 试剂容量　可同时加载 50 种试剂，分为 5 个独立试剂条，方便日常试剂取用管理。

6. 自动识别　试剂及切片扫码加载，避免人工误差，提高精准度。

7. 独立温控　每张切片独立加热控制，精确控温。

8. 试剂保护　固体盖片确保试剂铺展均匀并防止蒸发。

9. LIS 系统连接　可与医院 LIS 信息系统连接。

10. 试剂监测　大容量试剂可实时监测，并提供低液位警示。

11. 操作系统　中文软件，界面简洁，多种内置优化程序。

12. 废液分类　区分有毒与无毒两类，降低废液处理成本。

13. 电源电压　AC220V±22V，50/60 Hz，1500VA。

14. 仪器尺寸　长 1550mm×宽 760mm×高 1480mm（附图 3-14）。

15. 仪器重量　300kg。

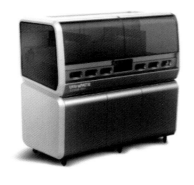

附图 3-14　全自动免疫组化染色机

二、产品优势

1. 高效　双加样臂独创设计，可提高加样效率，增快实验进度；独立冲洗，每架切片配备独立洗头，避免运行等待；超大通量，可同时加载 60 张切片，运行周期 2.5～3.0h，每日最大可完成 300 张切片。

2. 简单　中文操作软件，简单易行；软件界面简洁，可监控和追溯；多种优化程序，供选择和使用；支持医院 LIS 信息系统连接。

3. 灵活　可自主调节实验条件，满足不同需求；可同时运行一种或多种染色程序；6 个独立染色组设计，可连续装卸，批间无须清理。

4. 精准　精确控温，每张切片独立加热控制；试剂保护，固体盖片确保试剂铺展均匀并防止蒸发；试剂监控，大容量试剂实时监测，并提供低液位警示；自动识别，扫码加载切片、试剂。

三、操作方法

UltraPATH可实现用软件操作系统控制仪器机械件，全自动完成烤片、脱蜡、抗原修复与免疫组化染色程序。使用步骤简单明了，用户只需通过四个步骤皆可完成操作。

1. 输入病理信息，挑选相应内置程序。
2. 打印标签粘贴相应切片。
3. 加载切片和试剂，由仪器自动扫描识别信息。
4. 启动染色程序。等待仪器运行结束后卸载封固，完成染色。

四、注意事项

1. 要求安装地面稳固结实，平整无振动；避免阻断仪器排风口，设备与墙体间隔大于5cm；自然通风，无排风口直对设备；避免太阳光直射及极端冷热环境。
2. 推荐应用于UltraPATH的一些试剂（如DAB）具有毒性，务必在使用这些试剂、清洗仪器以及倾倒废液时采取必要的防护措施；禁止在UltraPATH上使用易燃易爆化学试剂。

美鑫达全自动快速免疫组化/HE染色仪 Q STAIN X

美鑫达全自动快速免疫组化/HE染色仪 Q STAIN X是一台一机两用的设备，既可染冰冻免疫组化，又可做冰冻HE染色。

一、功能特点

全自动快速免疫组化/HE染色仪主要由主机和计算机（7寸液晶屏）两部分组成。其中主机为仪器的运行反应测定部分，主要由试剂盘模块、反应盘离心模块、泵阀模块、电路控制模块组成。计算机为仪器的核心部分和控制中心，主要包括计算机和随机软件，用于仪器的程控操作、指示判定。此设备主要是应用于本公司生产的通过纳米超敏感辣根过氧酶多聚体（HRP-Polymer）连接鼠或兔的第一抗体，可高效快速地获得免疫组化结果。该技术大大提高了抗体的特异性、灵敏度和准确性，染色阳性强度好，背景清晰干净，大幅度缩短了结果获得时间，使得直接免疫组化变为现实，为病理诊断节约了大量时间。

对任何阳性或阴性结果的解读，应由病理医师结合病理形态学、临床表现及其他检测方法进行，染色结果不作为单独的诊断指标。染色机示意见附图3-15。

二、产品优势

1. 独创　免疫组化/HE染色双场景切换。
2. 快速　4～6min完成HE染片、11～21min完成IHC染片。
3. 简便　全自动同时处理10张样片。
4. 精准温控，确保抗体反应温度最适宜。

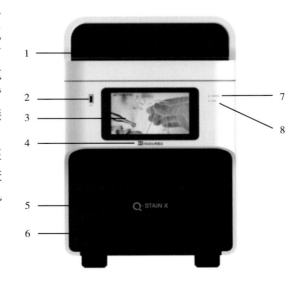

1. 仪器上盖　　　5. 仪器型号
2. USB　　　　　6. 抽屉试剂仓
3. 显示器　　　　7. 指示灯
4. 公司Logo　　　8. 指示灯

附图3-15　快速免疫组化染色机

5. 喷压式滴加HE染液，避免传统浸染带来的交叉污染。

三、操作方法

（一）准备工作

1. 打开包装箱，取出仪器。切记去掉仪器外部、内部的保护带以及试剂盘、反应盘运输固定锁，否则无法运行。

2. 通用试剂——对应放入相关位置，通用试剂仓如附图3-16所示。

3. 插好排废液管路，位于机身左后部（附图3-17）。

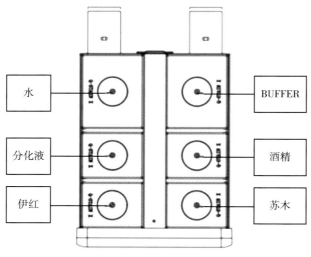

附图3-16　通用试剂仓相关位置

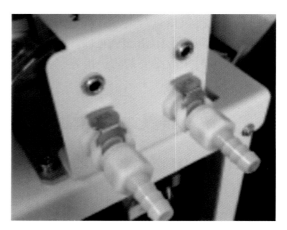

附图3-17　排废液管路

（二）HE流程实验操作步骤

1. 检查管路是否有液体，如没有请进行一键预充。

2. 在左侧菜单栏第一项（玻片设置）中，点击屏幕对应的通道号，反应盘会自动转到加卡壳位置，然后放置卡壳到指定的位置，再点击屏幕右下角的H/E按钮（表示选择HE流程），其他通道同上操作。

3. 点击开始染色按钮，弹窗是否选择进行染色流程，点击确定代表执行HE流程，按钮由正常变为红色（代表正在运行状态）。

4. 如果在运行过程中需要停止流程，点击停止染色，弹窗提示确定停止，等待机器主动停止完成，界面变为初始化状态。

（三）IHC流程实验操作步骤

1. 检查管路是否有液体，如没有请进行一键预充。

2. 点击左侧菜单栏第二项（抗体设置），进入点击扫描抗体盘，（注：在点击按钮之前把抗体瓶上放入抗体盘中），程序自动扫描抗体盘得到抗体盘中不同抗体的名称和位置信息

3. 点击屏幕对应的通道号，反应盘会自动转到加卡壳位置，然后放置卡壳到指定的位置，再点击屏幕右方扫描到的不同抗体按钮（表示选择IHC流程），其他通道同上操作。

4. 点击开始染色按钮，弹窗是否选择进行染色流程，点击确定代表执行IHC流程，按钮由正常变为红色（代表正在运行状态）。

5. 如果在运行过程中需要停止流程，点击停止染色，弹窗提示确定停止，等待机器主动停止完成，界面变为初始化状态。

四、试剂管理（附图3-18）

1. 在程序刚开始时，液路是空的，可以使用一键预充，可以对管路进行预充操作。
2. 当天程序执行完毕，可以对液路中的液体进行回收操作，可以使用一键回吸。

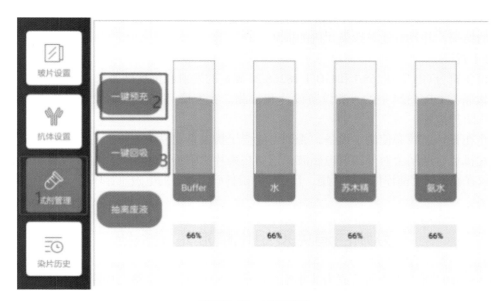

附图3-18　试剂管理

　　当程序运行IHC流程时，在运行之前，需要先对抗体盘进行操作（附图3-19）。①扫描抗体盘，自动扫描对贴有二维码标签的抗体瓶内容做自动识别操作，当操作完毕，会自动排练出扫描的结果。②如果扫描失败，可以点击手动增加项目按钮，对无法是别的二维码信息进行手动录入操作。

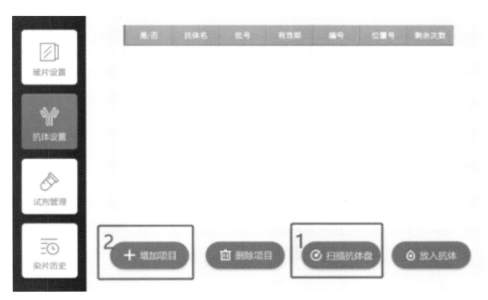

附图3-19　抗体设置

五、注意事项

1. 适用范围

（1）染片机在临床上用于对来源于人体组织染色分析进行检测。

（2）根据染色结果进行临床判断时，请同时考虑临床检查结果或其他试验结果。

2. 应用环境　请按照使用说明书指定的安装环境正确安装，在指定条件之外安装、使用，可能得出不可靠的结果，并且可能导致染片机的损坏。

3. 电磁干扰

（1）本设备符合GB/T 18268.1和GB/T 18268.26规定的发射和抗扰度要求。

（2）本设备按GB 4824中的A类设备设计和检测。在家庭环境中，本设备可能会引起无线电干扰，需要采取防护措施。

（3）禁止在强辐射源旁使用本设备，否则可能会干扰设备正常工作。

（4）染片机运行期间会对外辐射电磁波，请勿在染片机附近安装、使用电磁敏感型设备。

（5）建议在设备使用前评估电磁环境，且用户有责任确保设备的电磁兼容环境，使设备能正常工作。

苏州百道免疫组化精准定量系统

对PD-L1的IHC表达的评估已成为非小细胞肺癌（NSCLC）、尿路上皮癌或黑色素瘤患者重要的预测生物标志物。然而，由于PD-L1评分的难点在于PD-L1在肿瘤细胞和非肿瘤细胞群体中均有表达，且在组织中具有相当大的异质性，PD-L1的阳性阈值各不相同，对PD-L1评估的存在观察者间变异性，这可能导致患者分层不准确以及对临床结果影响的误解：主观决策可能导致在评分时出现完全不同的治疗分层。利用人工智能对PD-L1进行自动评分可以帮助克服这些障碍（附表3-3）。

附表3-3　利用人工智能对PD-L1进行自动评分

PD-L1抗体	药物	肿瘤类型	PD-L1评分	临床相关PD-L1表达水平
Ventana（SP263）	帕博利珠单抗	非小细胞肺癌	TC	≥50%，一线，≥1%，二线
	纳武利尤单抗	非小细胞肺癌	TC	≥1%，≥5% and ≥10%，二线
	德瓦鲁单抗	非小细胞肺癌	TC	放化疗后治疗（CRT）≥1%
	德瓦鲁单抗	尿路上皮癌	TC/IC，ICP	TC或IC≥25%；ICP＞1%且IC＋≥25%；ICP＝1%且IC＋＝100%
	替雷利珠单抗	尿路上皮癌	TC/IC，ICP	TC或IC≥25%；ICP＞1%且IC＋≥25%；ICP＝1%且IC＋＝100%
DAKO 22C3	帕博利珠单抗	非小细胞肺癌	TPS	≥50%，一线，≥1%，二线
	帕博利珠单抗	胃腺癌或胃食管结合部腺癌	CPS	≥1
	帕博利珠单抗	食管鳞状细胞癌	CPS	≥10
	帕博利珠单抗	宫颈癌	CPS	≥1
	帕博利珠单抗	尿路上皮癌	CPS	≥10
	帕博利珠单抗	头颈部鳞状细胞癌	CPS	≥1
	帕博利珠单抗	三阴乳腺癌	CPS	≥10

续　表

PD-L1 抗体	药物	肿瘤类型	PD-L1 评分	临床相关 PD-L1 表达水平
DAKO 28-8	纳武利尤单抗	非小细胞肺癌	TPS	≥1%
	纳武利尤单抗	既往经治的非鳞状非小细胞肺癌	TPS	≥1%
	纳武利尤单抗	头颈部鳞状细胞癌	TPS	≥1%
	纳武利尤单抗	尿路上皮癌	TPS	≥1%
Ventana（SP142）	阿替利珠单抗	尿路上皮癌	IC	≥5%
	阿替利珠单抗	三阴乳腺癌	IC	≥1%
	阿替利珠单抗	非小细胞肺癌	TC/IC	≥50%TC or ≥10%IC

注：TPS，肿瘤细胞阳性比例分数（Tumor Proportion Score，TPS）；CPS，联合阳性分数（Combined Positive Score，CPS）；IPS，肿瘤相关的免疫细胞阳性占总的肿瘤相关免疫细胞的百分比。

苏州百道医疗科技有限公司提出了一种新的深度学习解决方法，能够自动化和客观地对PD-L1在晚期NSCLC标本上进行评分，在训练过程中使用半监督方法来对抗标准的完全监督方法，系统自动评分与病理医师的视觉评分基本一致，灵敏度达到93.4%，特异性达到90.5%。评估全组织切片是一种比较可靠的方法，不仅考虑到了组织的异质性，并在低水平可靠地测量PD-L1的表达，但是硬件上的要求也会更高。美国食品和药物管理局（FDA）已经批准了人工智能在眼科和放射学等其他领域的应用，这意味着人工智能应用程序值得临床使用。对于临床医师来说，这意味着使用该工具时个人责任更少，工作效率会更高。然而，对于深度学习算法的开发人员来说，他们的模型和技术决策需要更多的资料支持。此外，还需要考虑到商业化的影响，例如如何扩大和部署这些工具，这些因素反过来又会提高算法开发的成本。尽管如此，如果我们可以管理好优势和缺陷，人工智能在医学成像领域，尤其是数字病理学领域，仍有明显的突破潜力（附图3-20）。

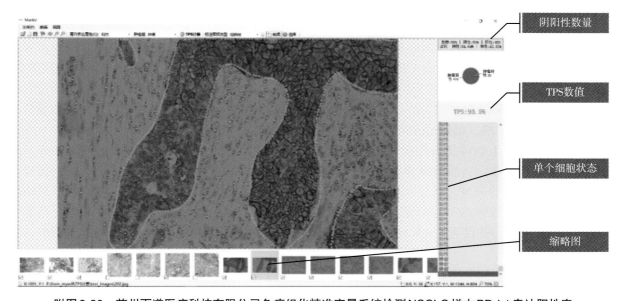

附图3-20　苏州百道医疗科技有限公司免疫组化精准定量系统检测NSCLC样本PD-L1表达阳性率
注：＋，红色加号代表PD-L1阳性细胞；－，黄色减号代表PD-L1阴性细胞；绿色虚线框中为肿瘤细胞，未框中区域为其他细胞。

苏州百道医疗科技有限公司 Wake-AI™ 免疫组化人工智能精准定量系统（附图3-21）。

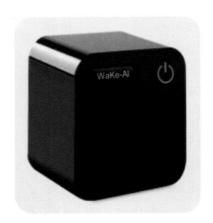

附图3-21 智能精准定量系统

药明奥测 WD Swift 4800 Pro 全自动免疫组化及原位杂交染色系统

药明奥测是中国第一家践行整合诊断理念的诊断公司，总部位于上海，拥有具备全学科执业资质、获得CAP认可的医学检验所，在苏州设有ISO13485生产质量管理体系认证的全球产业化基地，在美国罗彻斯特市设有创新临床诊断项目的研发中心。

公司依托梅奥诊所（Mayo Clinic）的整合诊疗理念与经验，建立一个专注于临床诊断的、融合多平台、多组学及临床大数据的创新型整合诊断赋能平台，通过算法整合升级，不断推出创新诊断服务和产品，同时加速诊疗创新者从研发到应用的技术转化，创造共赢共享的产业新生态。

药明奥测旗下医学检验所（以下简称"医检所"）成立于2015年，面积约3000m²，是具有医学检验实验室临床体液、血液专业，临床微生物学专业，临床化学检验专业，临床免疫、血清学专业，临床细胞分子遗传学专业及病理科"5＋1"学科及平台建设执业资质的独立医疗机构。现为药明奥测全资子公司。医检所以"恪守国际标准，笃行中国要求，立足研发创新，赋能行业未来"为质量方针，通过引进和转化Mayo Clinic Laboratories临床检测项目，结合临床特检自主开发能力，打造创新型体外诊断服务赋能平台。医检所应用与国际接轨的自动化信息系统，建立比肩国际标准的质量管理体系，现已获得美国病理学家协会（CAP）实验室认可，标志着医检所的实验室技术能力和质量管理体系达到世界先进水准，出具的检验报告符合国际质量标准。

苏州药明泽康生物科技有限公司（简称药明泽康）成立于2016年3月，总面积约8000m²，现为药明奥测全资子公司，主要从事医疗器械和临床诊断试剂产品的研发、注册、生产和销售以及临床诊断医学技术的开发、转让、咨询及服务。公司拥有资历深厚的研发团队，专业的产品临床实验和注册团队，按照ISO13485建立生产质量管理体系。目前在质谱、病理和分子等多个技术平台上开发诊断产品，并已有120余种体外诊断试剂获得药监局批准，助力客户为患者提供精准诊断服务。

药明奥测借助强大的医疗及商业资源整合能力，以"自主研发＋授权合作"模式，实现全球产业布局，助力精准诊疗、造福更多患者及健康人群。

一、WD Swift 4800 Pro全自动免疫组化及原位杂交染色系统介绍——可冷藏试剂的全自动免疫组化仪

WD Swift 4800 Pro为全自动IHC和ISH染色系统，涵盖了免疫组化和原位杂交中从烤片到复染的全部操作，可一键式完成复杂染色，减少手工操作，节约时间及减少染色失误。国内领先的试剂冷藏功能，可保证试剂在使用期间维持在15℃以下，保持试剂的稳定性。可进行伴随诊断检测，自主研发的PD-L1（WD160）伴随诊断试剂，可进行宫颈癌、肺癌及食管鳞癌的PD-L1表达的检测。可批量连续上样，满足大通量实验室的需求，并有急诊功能，可随时添加急诊样本，节约等待时间。全中文触屏操作界面，操作简洁，可视化界面随时可查看染色进程。系统可与实验室LIS系统连接，双向传输数据，提高病理科工作效率，减少手工输入患者信息可能带来的失误，保证患者安全性（附图3-22）。

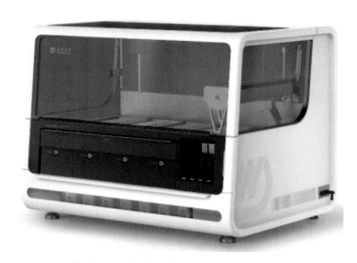

附图3-22　免疫组化及原位杂交染色机

产品优势如下。

1. 稳定　试剂位冷藏功能，保证温度敏感试剂质量稳定。

2. 高效　每轮染色3.5～4.0h，每天可染96～144张玻片。

3. 灵活　48个切片位独立温控，适应多种染色方案。

4. 准确　全自动染色操作，即用型试剂，避免手工操作误差；与LIS系统双向传输数据，确保患者信息无误。

5. 简洁　全中文可视化界面，触控屏操作，操作直观简便，可随时查看染色进程。

6. 质控　试剂管理系统严格记录试剂使用情况及效期。

7. 方便　仪器运行途中可随时添加试剂。

8. 高质量染色　自主研发的高质量一抗和二抗，背景清晰，定位准确。

9. 标准化　每个项目均有最优染色方案，提高免疫组化染色标准化水平。

10. 环保　有毒废液和无毒废液分开排放（附图3-23）。

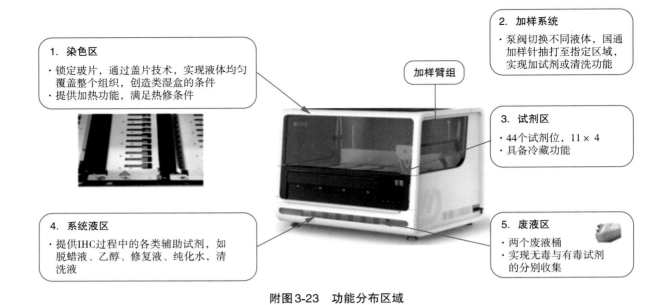

1. 染色区
· 锁定玻片，通过盖片技术，实现液体均匀覆盖整个组织，创造类湿盒的条件
· 提供加热功能，满足热修条件

2. 加样系统
· 泵阀切换不同液体，国通加样针抽打至指定区域，实现加试剂或清洗功能

加样臂组

3. 试剂区
· 44个试剂位，11 × 4
· 具备冷藏功能

4. 系统液区
· 提供IHC过程中的各类辅助试剂，如脱蜡液、乙醇、修复液、纯化水，清洗液

5. 废液区
· 两个废液桶
· 实现无毒与有毒试剂的分别收集

附图3-23　功能分布区域

二、WD Swift 4800 Pro全自动免疫组化及原位杂交染色系统开展项目

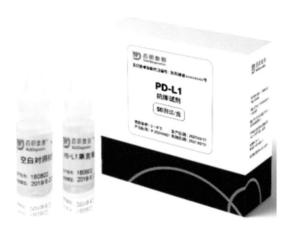

附图3-24　PD-L1（WD160）伴随诊断试剂盒

1. 免疫组织化学检测　肺癌、乳腺癌、结直肠癌、血液及淋巴造血系统肿瘤、软组织肉瘤及骨肿瘤等多种临床常见及罕见肿瘤的免疫组化检测，用于患者的鉴别诊断、用药指导及预后评估等。

2. 免疫组织化学双染检测　免疫组化的双染检测在淋巴瘤、乳腺癌、前列腺癌等疾病中具有重要意义，可辅助疾病的鉴别诊断。

3. 伴随诊断　对靶向药物及免疫治疗的伴随诊断检测，如PD-L1的蛋白表达检测均可在本平台完成（附图3-24）。

4. 原位杂交技术检测相关基因　EBER、KAPPA、LAMBDA等指标的ISH检测，可解决淋巴瘤及胃癌的诊断问题。

三、WD Swift 4800 Pro全自动免疫组化使用方法

分为注册试剂→编辑流程→添加任务→运行实验→卸载玻片5个阶段。

1. 注册试剂　扫描试剂盒及瓶身上条形码将试剂信息录入进系统软件，以便软件可以识别所用试剂。

2. 编辑流程　设置注册试剂所要运行的实验程序，包括脱蜡、修复、染色步骤。

3. 添加任务　将要上机运行玻片信息添加进去，包括要运行的试剂名称、病理号等信息，并将玻片放置进玻片区。

4. 运行实验　点击启动按键，仪器运行，开始实验过程。

5. 卸载玻片　实验全过程结束后，仪器会发出提示，即可卸载玻片，进行封固、阅片等下一步工作。

四、核心参数（附表3-4）

附表3-4　WD Swift 4800 Pro全自动免疫组化及原位杂交染色系统的核心参数

功能/产品	WD Swift 4800 Pro
仪器体积	长×宽×高：1010mm×760mm×810mm
处理温度	室温到100℃
玻片容量	48，独立4架，每架12个
试剂瓶容量	14ml或30ml
试剂位冷藏	试剂位制冷功能，可保证试剂维持在15℃
试剂瓶数量	44（4排，每排11个）
试剂添加量	50～200μl
模块组合	一台电脑控制5台仪器
试剂冷藏	机用试剂可
玻片加载	连续加载运行
运行方式	全自动运行
急诊方式	优先运行急诊玻片
运行流程	含脱蜡至复染
操作便捷	一键式单染或双染
LIS系统	双向连接
染色种类	IHC、ISH
类型	台式

五、PD-L1染色图片（附图3-25～附图3-27）

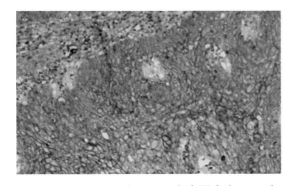

附图3-25　PD-L1（WD160）宫颈癌（×200）

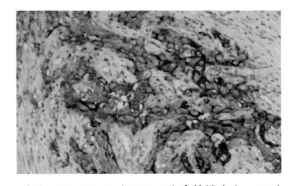

附图3-26　PD-L1（WD160）食管鳞癌（×200）

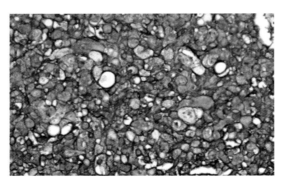

附图3-27　PD-L1（WD160）非小细胞肺癌（×200）

康录TL-101全自动玻片处理系统

　　康录TL-101全自动玻片处理系统是集烤片、脱蜡、通透、酶消化、脱水、风干于一体的全自动设备。

一、产品优势（附图3-28、附图3-29；附表3-5）

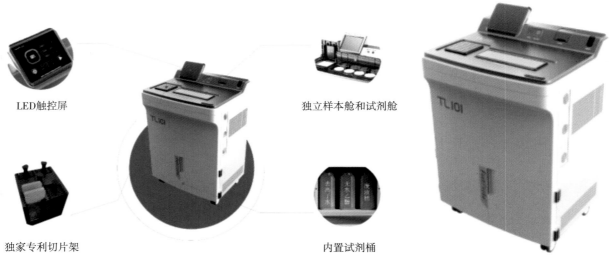

LED触控屏

独家专利切片架

独立样本舱和试剂舱

内置试剂桶

附图3-28　TL-101 FISH染色仪分布

附图3-29　TL-101 FISH染色仪

附表3-5　TL-101 FISH染色仪结构

项目	优势
检测通量	1～20片
前处理类型	一键开启，全自动化
设备类型	立体式，配万向轮，方便移动
设备结构	集成式，管、瓶、线不外露，安全美观
配套试剂	环保无毒，自动吸取
检测项目	所有实体瘤FISH检测项目

二、操作方法

操作流程见附图3-30。

三、注意事项

1. 此仪器需要医学检验专业人员或是经过培训的医师、护士、实验员进行操作。

2. 仪器使用前请保持机壳良好连接保护地。仪器带电时，请勿拆开机箱。

3. 操作时应按操作手册的要求进行操作。

4. 请保持触摸屏清洁，点击时力量适中，不要污染触摸屏，导致触摸屏损坏。

5. 仪器运行时，请不要抽出废液桶、拿走试剂包，避免运行异常。

6. 请不要将仪器放置在难以切断电源、气源装置的位置，以便于出现意外时快速处理。

7. 样本、废液等有潜在的生物传染性危险，操作者请做好个人防护。

8. 请每次检测完后用酒精棉球擦拭反应盒内部及周围的残留物。

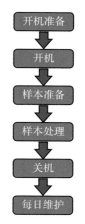

附图3-30　操作流程

康录KL-200全自动特殊（FISH）染色机

一、功能特点

从组织白片到FISH染色完成，全程不需要人工干预，包括自动前处理、自动微量添加探针（10μl/人份）、自动盖接片和封固、后处理、自动添加DAPI和封固等所有FISH步骤的全流程自动化（附图3-31、附图3-32）。

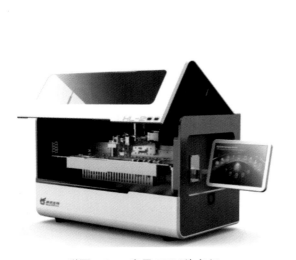

附图3-31　康录FISH染色机

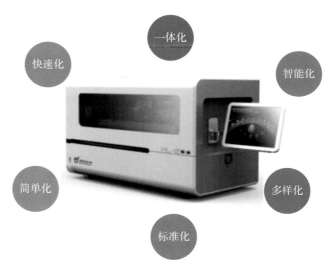

附图3-32　康录FISH染色机的功能

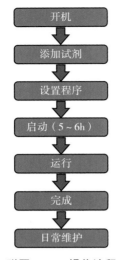

附图3-33　操作流程

二、产品优势

1. 一体化　集烤片机、水浴锅、杂交仪、移液器于一体，所有试剂管道均置于设备内部。

2. 快速化　仅需30min烤片、1.5h前处理、快速探针2h杂交，6h出报告。

3. 智能化　全自动滴加探针、揭盖玻片，全程无需手工操作，无须人员值守。

4. 简单化　仅需此设备和荧光显微镜即可开展FISH项目。

5. 标准化　精准温控、质控简便；独立反应仓，防止污染。

6. 多样化　同批次可检测7种探针，可同时处理不同组织样本。

二、操作方法

操作流程见附图3-33。

三、注意事项

1. 此仪器需要医学检验专业人员或是经过培训的医师、护士、实验员进行操作。

2. 仪器使用前请保持机壳良好连接保护地，仪器带电时，请勿拆开机箱。

3. 操作时应按操作手册的要求进行操作。

4. 请保持触摸屏清洁，点击时力量适中，不要污染触摸屏，导致触摸屏损坏。

5. 仪器运行时，请不要抽出废液桶，拿走试剂和耗材，避免运行异常。

6. 请不要将仪器放置在难以切断电源、气源装置的位置，以便于出现意外时快速处理。

7. 样本、废液等有潜在的生物传染性危险，操作者请做好个人防护。

8. 请定期按说明书进行维护保养。

中纪全自动PRECICE 500XF数字切片明场/荧光复合扫描系统

一、功能特点

高清光路设计，具备荧光扫描成像功能的全自动快速数字病理切片扫描分析系统。主要针对明场/荧光复合扫描设计，在明场的基础上，拓展荧光功能，多达9个荧光通道的设计，可满足科研应用的个性化需求。高清、快速的扫描技术也为荧光样本的数字化存储、标准化分析提供了保证（附图3-34）。

二、产品优势

1. 高清光路设计　采用卡尔蔡司高端20X平场复消色差物镜；自主光路设计，保证明场、荧光成像效果。

2. 快速扫描　明场亚分出片，最快20秒扫描；荧光四通道最快扫描时间为8min；非常适用于20～40倍的放大倍数全自动连续扫描。

3. 搭载人工智能分析工具　在线质控，明确量化清晰度、刀

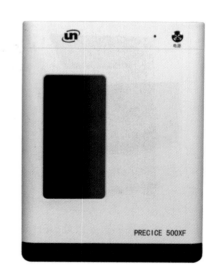

附图3-34　武汉中纪数字切片明场/荧光复合扫描系统

痕、气泡褶皱等多个影响制片的因素；搭载宫颈细胞学、乳腺癌免疫组化人工智能辅助分析系统，智能化分析；连续切片的不同染色可实现一键对准，方便同步查看。

4. 高精准快速荧光扫描　最多可达9种荧光通道，匹配各类染料；自动识别样本区域，实现全程自动化扫描；满足明场/荧光复合扫描的个性化需求。

三、操作方法

无须特殊准备步骤，详见产品使用说明书。

四、注意事项

1. 建议放置平稳和具有一定承重能力的桌面上。
2. 请勿与化学药物、酸碱物质及其他有害物质一起存放。

海德星高通量数字切片扫描系统

海德星科技高通理病理切片扫描仪配备了海德星科技自主研发生产的高精度XYZ平台，配合HDSCANNER扫描软件，将传统玻璃切片进行扫描、拼接，生成一张全视野的数字化切片，再依据客户的判断方法，利用人工智能深度学习自动生成报告。

一、功能特点

通过对组织和细胞样本进行扫描、观察和生成数字显微图像，可建立病理切片库、数据库，方便疑难病例及重要数据的查找与存储，还可用于病理远程会诊、科学研究及分析、形态学教学、医院信息化建设等。

二、产品优势

1. 为诸多应用提供可靠数据　数字化载玻片数据可轻松实现观察结果分析、共享和存档。HDS-MSCAN-200A全玻片扫描系统能够采集载玻片的高分辨图像进行定量分析，以此实现对载玻片信息的充分利用。针对扫描载玻片专门优化的光学系统能够通过载玻片数字化进性细胞学、组织学和分子病理等研究（附图3-35、附图3-36）。

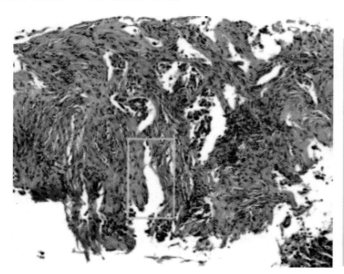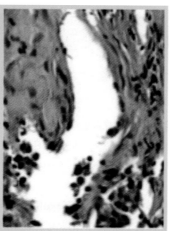

附图3-35　HE染色数字切片扫描图像系统

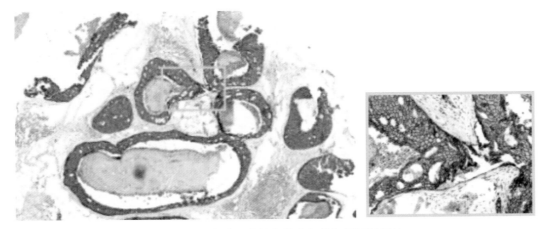

附图3-36　免疫组化染色数字切片扫描图像系统

　　为了生成高品质的载玻片图像，HDS-MSCAN-200A系统采用能够同时实现更高数值孔径、色差校正和平场性的高性能物镜，最终获得具有更宽视场的更平滑图像，并且图像边缘不存在亮度下降问题。为了进一步提高图像质量，系统光程进行优化，与高性能物镜配合使用，能实现更均匀的照明。这些增强功能所实现的图像质量让使用测量或共定位的量化技术获得理想的精确性（附图3-37）。

　　2. 实现精确色彩还原的明亮LED和均匀照明　该系统透射照明用真色彩LED，具有与自然光有相同的光谱特性。因此，多种染色均可正确显示成像和渲染。配有匀光板的照明系统让光线在整个视场均匀分布，从而获得明亮均匀的图像（附图3-38）。

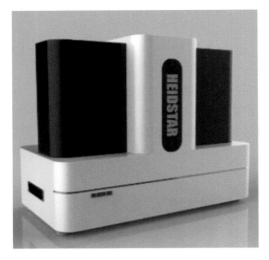

附图3-37　海德星HDSCANNER扫描系统

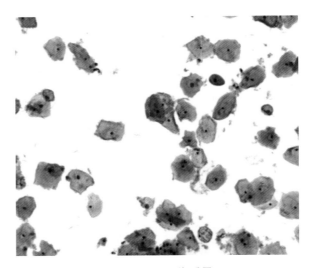

附图3-38　图像质量

　　3. 高通量扫描系统（附图3-39）　可容纳50个载玻片托盘、200张标准载玻片，可连续不间断上片。采用载玻片托盘整体上片模式和防碎片功能，确保在扫描过程中不会因为停电、跌落或仪器故障等意外事故造成碎片。可实现每片预览，并识别一维码或二维码。当玻片盘上无玻片，扫描可以自行跳过。

　　4. 更高扫描效率　可以根据应用选择不同的扫描模式，40倍分辨率的高速模式下15mm×15mm的扫描时间可以控制在40秒以内，最快可以做到20秒。

　　5. 灵活多样的扫描模式　为适应不同应用，可以通过软件灵活地配置多区域、采样扫描、连续

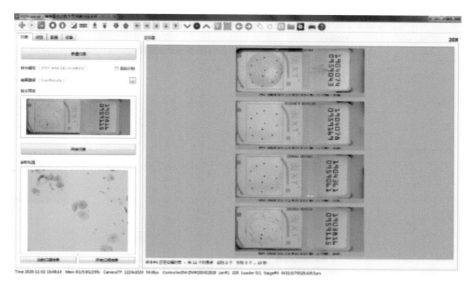

附图 3-39　高通量的扫描系统

扫描、平铺、拼接、融合等多种扫描模式。

6. 强大的自动对焦功能　软件可以根据扫描区域自动生成对焦点，也可由用户手动选取。对焦算法可同时用于明场和荧光对焦。软件可自动适配从4倍至100倍的物镜，识别没有样品或其他异常区域，同时还可设置焦点偏移量（附图3-40）。

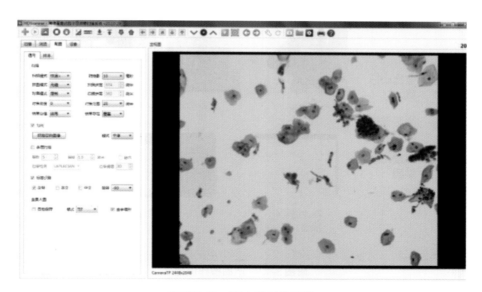

附图 3-40　强大的对焦系统

7. 简洁强大的工作流程　在选项卡"浏览"，会显示历史扫描结果。点任一扫描结果，主视图会显示该结果的大图。在主视图中，可通过鼠标滚轮进行放大或缩小，还具有标注工具、标尺信息、视图操作、导航图等功能。

通过点击"实时视图"，平台会自动将扫描图像中的对应位置一段到显微镜物镜中央，进行实时观察（附图3-41）。

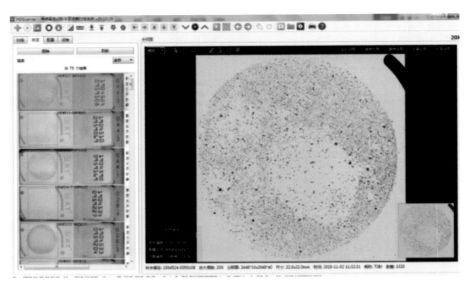

附图3-41　实时观察视图

8. 便捷的数据管理　扫描图片可以存为Tiff、JPG、PNG、Tiled Tiff等多种格式，并且可以设置从1% ～ 100%的压缩比，以便在满足要求的同时节省空间。在默认的ScanResult文件夹中，可轻松找到扫描的切片，只需打开相应文件夹，可获得玻片的全部图像和扫描参数信息（附图3-42）。

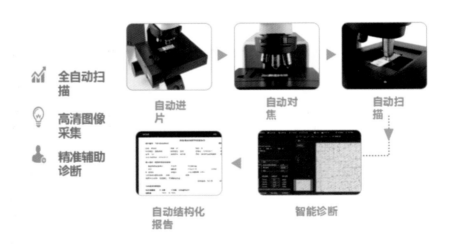

附图3-42　产品操作流程

三、操作方法

操作流程见附图3-42。

四、注意事项

装机位置远离振动源。

江丰数字病理扫描仪

一、功能特点

数字病理扫描仪是一台用于将生物样本全息全视野扫描的高精度成像设备（附图3-43），该设备基于无限远显微镜原理，将生物样本进行荧光扫描或明场扫描，并对其进行数字化、压缩、储存，以供后续检索和查看数字化图像。

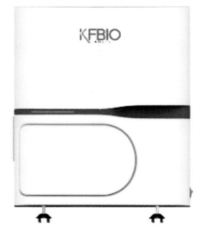

二、产品优势

1. 明荧一体机型，支持明场/荧光扫描。
2. 超高通量，最高支持400片。
3. 荧光全景扫描，无缝拼接。
4. 最高支持6通道，通道可自选。
5. 超高速明场及荧光扫描。
6. 多LED独立光源，更适配特定荧光通道。

附图3-43　江丰数字扫描仪

三、操作方法

将病理玻片放入扫描仪内，然后通过扫描软件对病理玻片进行扫描，并生成数字病理图像，最后通过阅片软件对病理图像进行浏览。

四、注意事项

1. 本产品仅供经过培训的医师或在医师监督下的医务人员使用。
2. 在使用系统前必须熟读使用手册，在完全熟知的情况下才可使用。
3. 不要使用使用手册未指示的方法，因为它有可能引起危险和对系统的损坏。
4. 未经江丰生物允许不得拆卸或改装系统的单元，因为它有可能引起对人员的危险和对系统的损坏。
5. 移机、扩充、重装、改进和修理均由江丰生物认可的人员进行，否则由此产生的不良后果自负。
6. 电源开关必须容易接触，便于安全断开产品电源，不要将产品放在难以操作断开装置的位置。
7. 与系统连接的外接设备，如显示器、PC等，要求满足IEC 60950或EN 60950的要求。
8. 此系统不适用在家庭使用。
9. 此系统不适用于在室外使用。
10. 此设备为体外诊断医用设备。

江丰病理远程诊断系统软件

一、功能特点

病理远程诊断系统软件是一款为广大病理医师与患者，提供省时、省力、便捷、快速的专家诊断服务软件，本产品适用于数字病理图像、数据的管理、查看、传输和存储，实现医疗机构间的远程会诊、信息管理的远程医疗服务（附图3-44）。

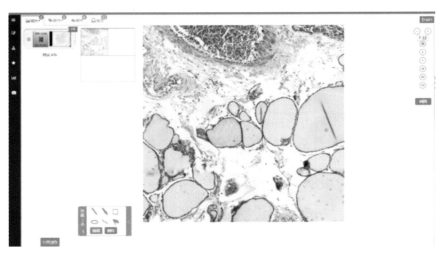

附图3-44 远程医疗会诊平台

二、产品优势

1. 冰冻免上传，实时会诊。
2. 远程实时大体取材指导。
3. HIS接口定制化，互联互通。
4. 质控数据监控管理。
5. 远程音视频与切片同步浏览。
6. 分级诊疗架构，资源双下沉。
7. PC、平板、手机多端支持。

三、操作方法

病理远程诊断软件是利用网络将患者的病理图像和数据进行传输，从而实现医疗机构间的远程会诊、信息管理的远程医疗服务。

四、注意事项

1. 本产品仅供经过培训的医师或在医师监督下的医务人员使用。
2. 在使用系统前必须熟读使用手册，在完全熟知的情况下才可使用。
3. 不要使用手册未指示的方法，因为它有可能引起危险和对系统的损坏。
4. 未经江丰生物允许不得擅自修改代码，因为它有可能对系统的造成损坏。
5. 本产品提供简体中文。
6. 残疾用户（除失明的用户）可以正常进行访问。
7. 安装、配置、升级、卸载、备份和恢复的操作均有厂家或受过专业培训人员进行（建议由厂家全权负责）。

麦克奥迪数字病理远程会诊系统

一、功能特点

麦克奥迪"数字病理远程诊断与质控平台"是在国家卫生健康委领导下，由国家卫健委病理质量控制评价中心建设、管理、运行的病理远程会诊平台，针对我国"肿瘤的规范化诊治"进行的病理远程专家诊断、复诊和质控评价的综合运行平台。平台的实施可有效地解决基层医院病理诊断困难而导致的临床问题，从而对提高基层医院的整体医疗技术水平发挥重要作用。同时，平台还可促进我国病理诊断的规范化，探索我国病理医师资格准入培训及考核标准统一化，为我国的病理会诊质控工作提供一条行之有效的途径（附图3-45）。

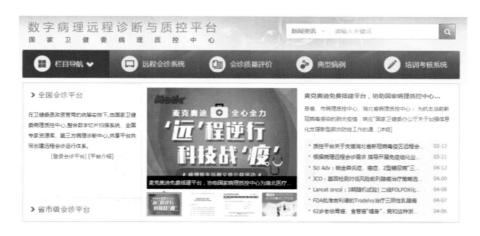

附图3-45　数字病理远程诊断与质控平台

二、产品优势

数字病理远程会诊系统集成显微成像系统、WEB浏览等技术，方便用户操作及管理，支持与医院HIS、LIS、PIS等系统对接，支持单独区域部署（如医联体）。平台具备疑难病例会诊、术中冰冻会诊等常用功能并提供定制化方案，支持PC、手机、平板等操作，满足用户多样化会诊及应用需求。

三、操作方法

操作方法见附图3-46。

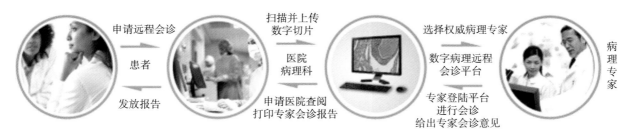

附图3-46　操作流程

四、注意事项

根据平台软件指示的病例、切片的操作规范上传申请远程会诊，按照专家的指导意见补充操作，以保证会诊的顺利进行。

飞利浦 IntelliSite 数字病理诊断系统

一、产品特点

该系统是覆盖病理临床诊断全流程的整体解决方法，旨在帮助病理科实现数字化的临床诊断工作流程。该系统为满足临床大数据量的需求而设计，能提供高速及高稳定性的扫描，可实现无人值守的通宵扫描。其图像管理和诊断系统兼顾开放和可扩展性的设计，可与医院现有工作流程和IT环境无缝结合，也可集成第三方分析算法，使用户的交互更加便捷，提升图像判读和管理的效率。整套方案可根据医院需求和发展定制化配置和升级扩展（附图3-47）。

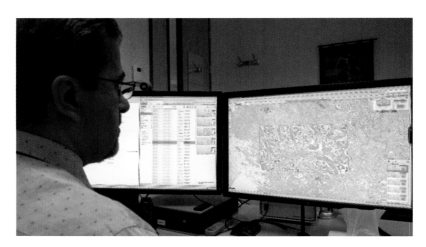

附图3-47　数字病理诊断系统

二、产品优势

该系统是全球第一个获得美国食品药品监督管理局（FDA）批准用于病理临床诊断的系统。大型多中心研究证实该系统的图像质量与传统显微镜观测相一致，从而可用于临床诊断。该系统的极速扫描仪操作简单，稳定可靠，可以多台并联实现科室日常高流通量的全自动无人值守扫描。系统开放性强，可兼容多家主流扫描仪，可与医院信息系统及第三方分析平台集成，也可按医院需求设计部署相应IT架构。

三、操作方法

放入切片架后，关闭扫描仪盖即可开始全自动扫描。中途可随时添加和拿取切片，扫描不会中断。医师可通过网页浏览器登录系统，或者由LIS系统调阅图像。

四、注意事项

保持扫描仪仓内清洁，定期校准维护。服务器定期检修，备份数据。

武汉中纪玻片扫描影像分析系统

一、功能特点（附图3-48）

1. 基于机器学习的医学图像处理算法技术及TBS分类评价标准，高效识别可疑区域，精准定位问题细胞，助力医师提升检测敏感性。

2. 全自动立体聚焦技术，搭载高通量自动上样系统，实现无人值守玻片扫描。

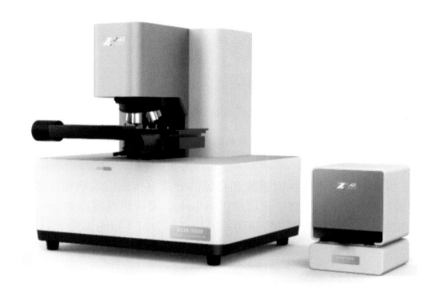

附图3-48　CytoExplorer ZJ300-CS3玻片扫描影像分析系统

二、产品优势

玻片扫描影像分析系统CytoExplorer ZJ300-CS3由切片扫描系统和宫颈细胞分析系统两部分组成。该产品通过光学放大系统扫描宫颈细胞/组织病理玻片，得到高分辨率数字图像，计算机自动对图像进行高精度多视野无缝拼接和处理，最终得到优质的全视野可视化图像数据。Explorer切片扫描系统支持组织切片的无损复制、移动旋转，精确测量、多重标记、无极缩放、多图比对以及远程传递、阅片交流等。CytoExplorer宫颈细胞分析系统基于人工智能深度学习技术，对输入的数字玻片基于宫颈细胞形态学，通过医学图像处理等技术提取宫颈细胞的关键特征，快速识别玻片上病变细胞，并根据TBS报告的分级类别自动分析、定位，输出分析结果至对应的病例，帮助医师快速完成诊断并生成图文一体化报告，同时还具备对病历资料的管理、查询、统计功能。

1. 一机两用（组织扫描、宫颈分析两种场景任意切换）　液基制片，数字扫描生成WSI，AI辅助分析系统输出初诊建议至对应病例，医师复核可疑区域，出具正式报告（附图3-49）。全自动立体聚焦技术，多用途WSI功能：适用于宫颈细胞玻片、冰冻组织HE玻片、常规组织HE、组织芯片HE等明视场全视野数字扫描成像，同时支持远程会诊、会议交流、教学培训（附图3-50）。

2. 全自动立体聚焦技术，优片率高达99%　全自动立体聚焦技术通过多区域划分、多焦点定位及多维度评价，综合判定组织平面，适应组织少、组织厚薄不均、组织分层等制片因素，适应染色过淡过深等染色因素，适应封固气泡、封固胶过多等封固因素，达到99%扫描优片率（附图3-51）。

3. 高通量自动上样系统，适合临床及普查需要　玻片扫描影像分析系统可一次扫描4张切片。

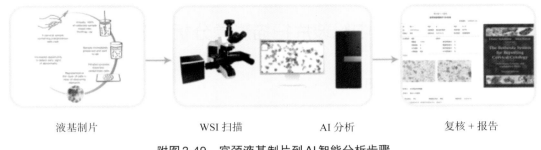

液基制片　　　　　WSI扫描　　　　　AI分析　　　　　复核＋报告

附图3-49　宫颈液基制片到AI智能分析步骤

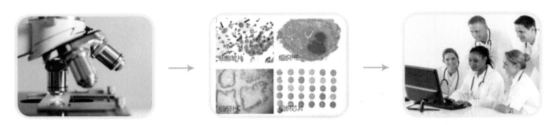

附图3-50　全立体自动聚焦技术扫描数字玻片及应用场景

系统通过自动聚焦、自动扫描、自动实时采集和存储的方式将传统的玻璃切片进行扫描和无缝拼接，生成包括传统玻璃切片内所有信息的数字化切片仅需3min。系统可连接高通量一次可扫描60张、120张、180张切片，24h内无人值守可实现300张切片的扫描与分析（附图3-52）。

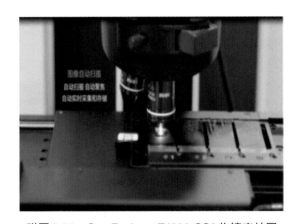

附图3-51　CytoExplorer ZJ300-CS3物镜实拍图

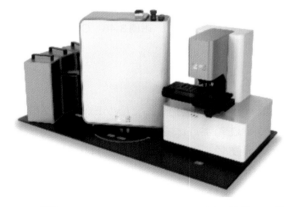

附图3-52　CytoExplorer ZJ300-CS3搭载180片高通量上样器

4．算法高效，排阴率高达86%（摘自临床验证实验）　对玻片扫描影像分析系统分析＋人工诊断结果的敏感性与特异性、总符合率及两种方法（玻片扫描影像分析系统分析＋人工诊断结果与人工镜下阅片）的一致性研究。结论：玻片扫描影像分析系统对宫颈细胞分析结果与人工诊断结果有较好的一致性，其排阴率达到86.65%。按照玻片扫描影像分析系统使用说明，即通过医师对设备扫描分析结果进行诊断、复核后给出诊断意见并发放报告的工作方式，在临床用于宫颈细胞学筛查，可有效缓解临床细胞病理学医师的工作压力，显著提升工作效率的同时还可减少误诊和漏诊。三位专家组成员完成3281例人工镜下阅片总共耗时55个工作，设备分析＋人工诊断总共耗时16个工作日，效率极大提升。

5. AI识别快速定位问题细胞　系统基于深度神经网络的细胞形态学分析技术，使用多层卷积神经网络算法，按TBS诊断标准进行病变分类，快速定位病变细胞，其准确性高达90%。医师可对标注出的问题细胞进行复核或对生成的数字全图进行复核，保证检测结果的客观性，避免人工阅片因人员不同导致诊断结果的偏差（附图3-53）。

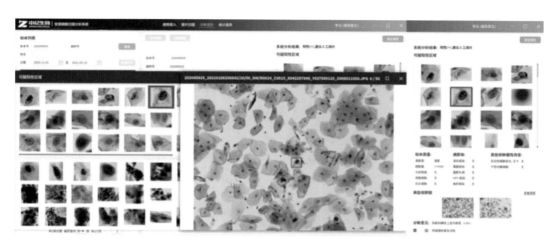

附图3-53　CytoExplorer ZJ300-CS3系统界面图支持3种复核方式

6. 切片数字化存档更方便　数字切片避免了传统玻片的易碎、保存成本高、不便邮寄运输及外院会诊以及借片还片的烦恼，而且便于集体阅片或讲座教学。同一切片同一效果便于集体讨论不受显微镜下视野限制。

7. 网络集成化程度高　可与科室多种平台集成对接，与LIS系统、远程会诊平台无缝对接，打通科室信息流通，推动自动化、规范化管理；打破地域和平台限制，方便基层医师实时咨询。

三、操作方法

1. 设备开机。

2. 系统登录（附图3-54）。

3. 快照　自动识别条码号及扫描区域（附图3-55）。

4. 选择界面开始扫描（附图3-56）。

5. 扫描完成后点击选中目标，可进行"导航图""切片详情"查看、"截图""标注"等操作（附图3-57）。

6. 宫颈细胞扫描分析界面操作　包括病例录入和快照。玻片扫描见附图3-58。

7. 诊断报告（附图3-59）　扫描完成后，根据扫描病例的数字图像内容以及设备分析结果，进行复核和诊断。可进行单个细胞区域复核和扫描原图查看，鼠标双击选中的原图区域并反键可重新选择典型视野图。

切换不同权限可查询并选定待复核的某条病例，进行复核。通过报告预览对复核后的报告进行查看或下载。

四、注意事项

注意设备的使用和维护。

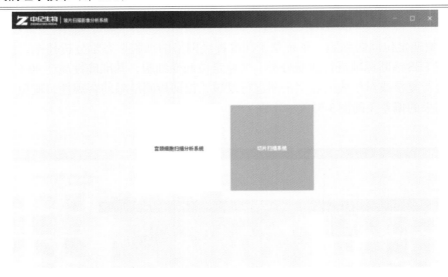

附图3-54　CytoExplorer ZJ300-CS3 系统登录界面

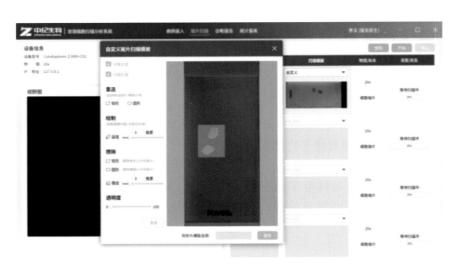

附图3-55　CytoExplorer ZJ300-CS3 系统快照界面

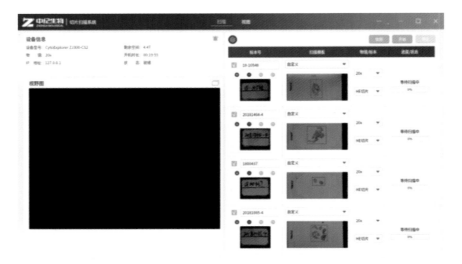

附图3-56　CytoExplorer ZJ300-CS3 系统自动选区界面

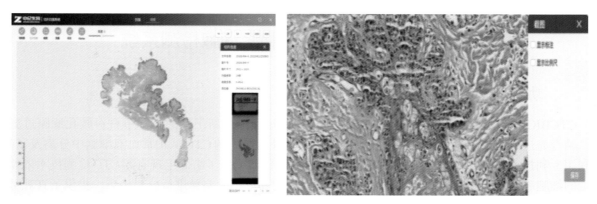

附图 3-57　CytoExplorer ZJ300-CS3 系统看图界面

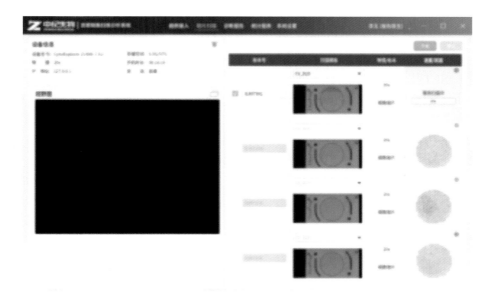

附图 3-58　CytoExplorer ZJ300-CS3 系统玻片扫描界面

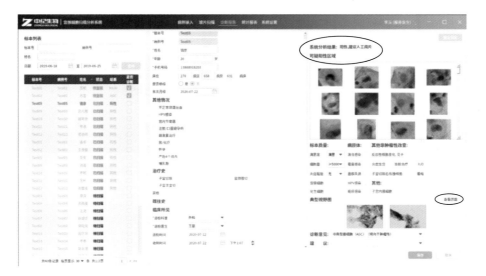

附图 3-59　CytoExplorer ZJ300-CS3 系统诊断界面

友芝友CTCBIOPSY循环肿瘤细胞检测系统

一、功能特点

CTCBIOPSY®是一种自动化的CTC检测设备，通过使用创新工艺的高分子材料微孔滤膜过滤装置，结合先进的机械、电子、流控等技术，能快速将外周血中的CTC从正常血液细胞中分离及富集，并利用专利技术（201210471758.4）进行染色鉴定。该仪器突破了市面上现有的CTC检测技术依赖于特定的细胞表面标志物这一局限，利用不同细胞的物理和形态学差异进行分离染色，提供了直观可靠并且可随时复检的检测结果。

ISET（isolation by size of epithelial tumor cells）直接利用肿瘤细胞的生物及物理学特性实现分离的技术。血液细胞组分中，红细胞直径为5～9μm、粒细胞直径为10～15μm、淋巴细胞和单核细胞直径分别为7～18μm和12～20μm，而CTC的直径在16μm以上；同时，较之正常的血源性及非血源性细胞，CTC由于有角蛋白等形成的复杂结构，其相对较硬，不易形变，因此易于被截留在微孔过滤膜上。

本技术基于ISET技术进行不断自主创新，使用高分子材料滤膜，实现将CTC与正常细胞分离并富集的目的，并且CTC具有典型的染色特征，因此通过细胞染色可以轻易区分细胞体积大的正常细胞和CTC。

上述方法弥补了基于免疫学的蛋白标志物捕获及富集方法的不足：

1. 不需要特定的抗原，避免了不同表面抗原表达差异的循环肿瘤细胞的漏检。

2. 由于一般采用细胞学染色后显微镜直接观察并结合免疫荧光等手段辨认、统计细胞，结果直观而准确。

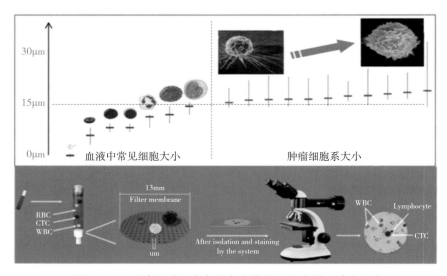

附图3-60　系统通过细胞直径大小的差异分离循环肿瘤细胞

二、产品展示

1. 循环肿瘤细胞分离仪（YZY-CTC-D100）　通量高、速度快、操作简便。功能：自动分离染色（附图3-61）。

2．循环肿瘤细胞仪（YZY-CTC-A10）　体积精巧，运用灵活。功能：自动分离（附图3-62）。

3．玻片扫描影像系统（YZY-CTC-D800）　快速扫描、AI阅片、远程会诊。功能：自动扫描阅片（附图3-63）。

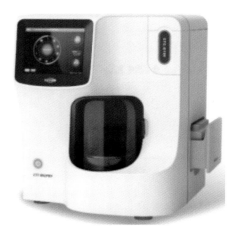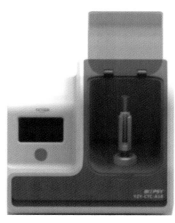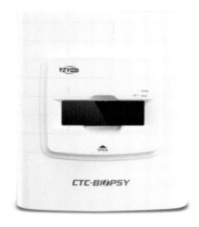

附图3-61　肿瘤细胞分析仪　　　　附图3-62　循环肿瘤细胞仪　　　　附图3-63　玻片扫描影像系统

三、产品优势

1．操作简单　运用CTCBIOPSY®进行处理血液不需要特殊处理，直接全自动上机操作，采用专利技术对CTC进行FISH鉴定，全自动操作保证了测试过程中的变量一致性，更加标准化。

2．检测CTM能力强　操作过程没有对血液进行裂解红细胞、离心等操作，最大限度保存细胞完整度，能对循环肿瘤癌栓（CTM）直观检测；是国内唯一能对CTM进行精准分类的系统，可筛选出含有中性粒细胞CTM的转移风险最高的患者。

3．富集率高且背景低　特殊工艺加工而成的微孔过滤装置将外周血中的CTC从血细胞中分离并富集，能够从5ml血液（约5×10^9个细胞）中检测到1个CTC，白细胞去除率高，且显微镜下直观可见CTC。

4．适用肿瘤多　纳米微筛技术避免了利用肿瘤标志物的局限性，适用于大部分实体肿瘤如肺癌、胃癌、肝癌、结直肠癌、食管癌、乳腺癌、前列腺癌、脑胶质瘤等。

5．检测周期短　自动化分离设备，人员操作时间短，1个工作日出检测结果。

6．实现了肿瘤的无创动态监测　CTCBIOPSY®仅需5ml静脉血、无任何辐射或其他副作用、可以根据需要随时检测。相对于传统CT影像检查，CTCBIOPSY®检测可以提前2～6个月发现肿瘤变化，预警肿瘤复发转移。通过定期接受CTC检测、观察CTC型别和数量的变化，可以实时监测肿瘤动态、评估治疗效果，及时调整治疗方案。

四、操作方法

操作方法见示意图（附图3-64）。

1．样本要求　使用真空抗凝采血管采集静脉血样本，采集后及时将采血管轻微地颠倒混匀8次；为确保样本质量，如受试者无其他采血项目，先用2ml抗凝管采集1ml静脉血，该管弃用不作为正式样本；再用BD EDTA抗凝管采集测试样本，样本量保证至少5ml。如受试者有其他采血项目，在其他采血项目完成后采集本测试所需样本，这样可省去采集首管血的步骤。样本保存无需冷藏，室温即可，采集后需要在2h内进行前处理。如不能在2h内移交检测，应置于4℃冰箱保存，但应避免隔夜。

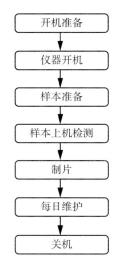

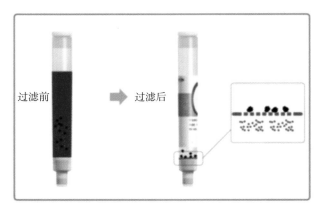

附图3-64　操作方法示意

2. 滤器润洗　打开滤器上下塞并将滤器放置在润洗支架上，用巴氏管向滤器内加入约2ml的75%医用乙醇，待其从滤器下口自然滤出，向滤器内加入8ml生理盐水进行漂洗，去除滤器内残留酒精，自然滤出生理盐水；重复2次清洗，留适量生理盐水以保证滤膜湿润即可，装上滤器下塞。

3. 样本前处理　取血样5ml加入15ml离心管中，补加全血稀释液至15ml，并轻轻颠倒混匀，再加入375μl 8%PFA混匀，室温预固定10min。

4. 样本分离　样本分离的过程由循环肿瘤细胞分离仪半自动完成，分离后的滤膜可以根据用户的需求进行相应的检测，具体如下：

（1）将滤器放于支撑模块的正中间，确保下胶塞被下针刺穿。

（2）用巴氏管向滤器中加入固定好的样本，点击用户主界面"运行"按钮，循环肿瘤细胞分离仪开始进行样本分离，同时屏幕上显示"运行中"，所有按钮处于锁定状态。待发出提示音且屏幕上显示"运行完成"，说明完成当前步骤的样本分离。

（3）向样本离心管中加入4ml PBS，润洗离心管后，将PBS转移至滤器中，点击用户主界面"运行"按钮，进行样本漂洗待循环肿瘤细胞分离仪发出提示音且屏幕上显示"运行完成"，完成当前步骤的漂洗。

（4）再重复步骤（3）一次。

（5）向滤器中加入500μl甲醇，室温固定1min。随后点击用户主界面"运行"按钮，待循环肿瘤细胞分离仪发出提示音且屏幕上显示"运行完成"，完成当前步骤的操作。

（6）将滤器从循环肿瘤细胞分离仪上取出转移到取膜器插孔，拆卸滤器取出滤膜，将其正面朝上置于载玻片上。

（7）滤膜及截留的细胞可根据需求进行后续检测。

五、注意事项

1. 切勿直接接触患者的检测标本，采血时，采用EDTA（紫头）抗凝管采血5ml。

2. 避免收集采集初段血样，不能重复使用一次性用品。

3. 血样需避免剧烈震动，常温2h内进行检测；冷藏4度保存，24h内进行检测。

4. 如果在滤器润洗过程中存在乙醇无法自然滤出或滤出过慢的情况，应立即弃用该滤器。

5. 为延长循环肿瘤细胞分离仪使用寿命，保证检测结果的正确性，在每次样本检测完成后需通过清洗滤器对设备管路进行清洗。

锟元方青宫颈液基细胞学TBS分类人工智能辅助诊断系统
（F.Q. CytoSense 40P）

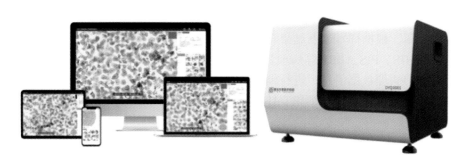

附图3-65　宫颈液基细胞学TBS分类人工智能辅助诊断系统（F.Q. CytoSense 40P）

一、功能特点

1. 遵循TBS诊断标准，自动识别定位鳞状上皮病变、腺上皮病变、微生物感染、子宫内膜等可疑病变。

2. 细胞病理医师运用人工智能辅助诊断系统预测宫颈上皮内病变的灵敏度为99.34%，其他病变（包括年龄＞45岁妇女子宫内膜细胞及感染性病变）灵敏度为97.79%，阴性样本特异度为99.10%，比人工阅片节省约6倍的时间，诊断快捷度明显提高，可快速实现精准病理诊断（附图3-66）。

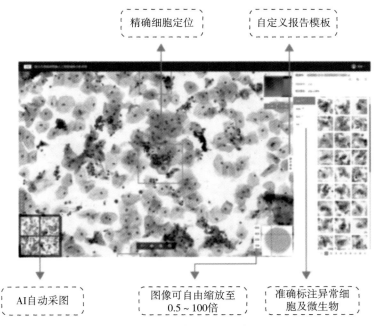

附图3-66　AI辅助诊断系统界面

3. 单机基础配置分析量超过1000例/日，医师利用计算机辅助便捷复核诊断仅需10～30秒/例。

4. 系统具备可拓展性，搭建细胞学病理人工智能辅助诊断平台。

5. 适用于离心沉降式、自然沉降式及膜式等多种制片方式、多种染色的宫颈液基细胞学涂片，泛化性强。

6. 全视野数字切片（WSI）多终端远程阅片平台，支持电脑、平板、手机端远程数字化阅片，突破传统显微镜下观察模式，实现即时阅片及诊断。

7. 自动连续扫描、自动辅助诊断，实现无人值守高效运作，单样本分析时间低于1min。

8. 独创的智能质控管理系统，对样本涂片的细胞数量、制片染色、扫描质量进行质控管理，减少辅助判读受其他因素影响。

9. 支持数字远程会诊，可通过二维码或链接分享给任何指定的人进行远程会诊及交流。

10. 支持自动采图，根据样本诊断结果自动获取细胞图像到诊断报告，供医师快速审查签发。

11. 支持与医院HIS、PIS、LRP等病理管理系统的数据对接。

12. 根据周期内的病理数据信息，进行辅助诊断质控和业务数据统计，实现病理数据质控管理。

13. 多层扫描融合成像技术保留细胞立体结构成像，利用全闭环压电陶瓷多层融合时间优于传统技术300%。

14. 采用S型轨迹扫描方式，节省扫描时间，提高扫描正确率。

15. 适用于组织学切片、TCT脱落细胞学涂片、免疫组化切片等高倍成像。

16. 真实双物镜配置，可实现20倍和40倍扫描自动切换。

17. 支持多图同步预览和分页预览，方便教学演示和诊断（附图3-67）。

18. 将样本涂片扫描、存储为数字图像，实现切片数字化管理和数据资源的永久性保存，同时避免了传统样本涂片数据的破损、遗失和褪色等问题。

19. 根据数字切片进行自定义分类，方便使用者对数据资源进行检索和管理。

20. 支持对数字图像格式的标注（文本、矩形、椭圆、箭头、量尺、线条等），可用于远程病理教学、科研等实际应用。

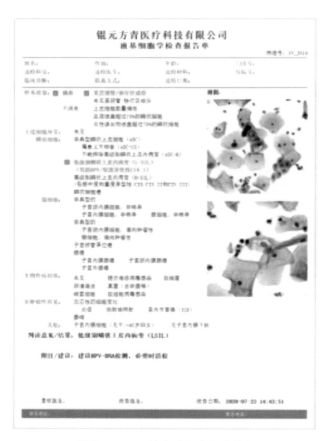

附图3-67　系统自动生成报告模板

二、诊断流程－自动化、智能化、信息化（附图3-68）

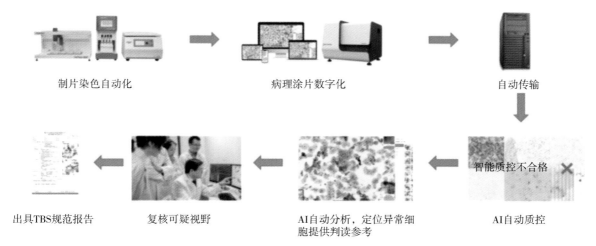

制片染色自动化　　　　　　　病理涂片数字化　　　　　　　自动传输

智能质控不合格　✕

出具TBS规范报告　　　复核可疑视野　　　AI自动分析，定位异常细　　　AI自动质控
　　　　　　　　　　　　　　　　　　　胞提供判读参考

附图3-68　全自动制片扫描分析诊断流程

1. 样本数字化　病理科技术人员将制好的宫颈液基细胞学涂片按要求放入细胞学专用扫描仪系统中，并启动"开始扫描"按钮。

2. 样本自动分析　宫颈液基细胞学人工智能（AI）辅助诊断系统对数字化图像进行自动分析，识别可疑病变细胞进行定位抓取，并提供辅助判读参考。

3. 医师便捷复核　病理医师可参考AI辅助分析结果对病例进行复核并签发病理报告。

三、与传统诊断方式对比

传统显微镜下诊断依赖病理医师的主观诊断，就宫颈细胞学检查来说，一个病理涂片的诊断需由一名医技人员进行制片，分别由2名病理医师进行分级诊断复核，并手动镜下采图签发图文报告。此外，报告签发后的样本存储及质控等也给科室带来较大负担（附图3-69）。

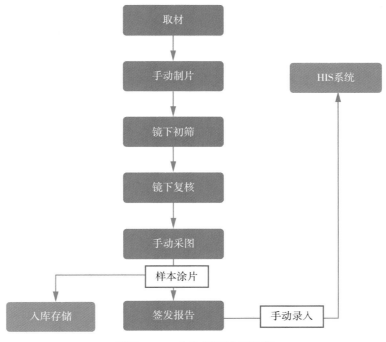

附图3-69　传统镜下诊断流程

宫颈液基细胞学TBS分类人工智能辅助诊断系统实现诊断流程全自动化，将细胞病理学医师从高重复性、高强度、低技术要求的宫颈细胞学筛查诊断工作中解放出来，让医师的重点从筛查转变为对病变细胞的重点甄别，并实现临床质控、教学培训、科研攻关等后续应用，形成智慧病理"产学研"的良好循环（附图3-70）。

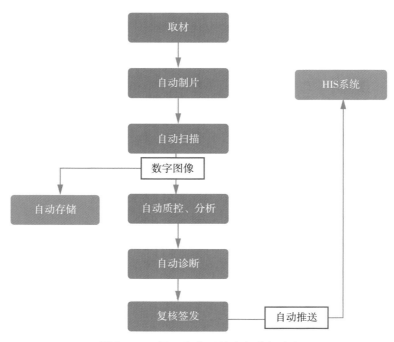

附图3-70　锟元方青系统诊断诊断流程

四、优势说明

1. 数字化切片便于存储和调阅　可永久保存并节约空间成本，可自定义分类，便于诊断结果统计和大数据分析。

2. 便捷的远程会诊模式　病理医师只需分享二维码，即可与任何指定的人进行切片共享，同时有助于特殊病例的共享和学习。

3. 基层及青年病理医师的好帮手　平台可供基层及青年病理医师在线学习和会诊，提高病理诊断质量，最终让广大患者受益。

4. 全流程数据监测，辅助科室进行质控与管理　大数据可视化平台对每日上传切片数量进行统计，对样本制片、诊断、病例管理进行实时监控，辅助科室实现样本的质控与管理（附图3-71）。

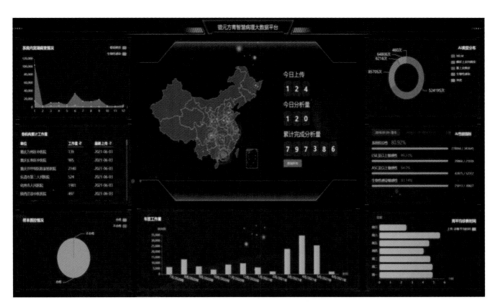

附图 3-71　锟元方青建立的大数据及质量监控平台

麦克奥迪科研级正置生物荧光显微镜

一、功能特点

麦克奥迪作为全球五大显微镜品牌厂商之一，最新自主研发生产的高端生物荧光显微镜PA53系列，配置了明场、荧光、暗场、相衬、偏光等多种显微观察方式，可对细胞内特异性的蛋白质、核酸、糖类、脂质及某些离子等组分进行定性定量分析，针对各类细胞、组织、微生物待检样品进行高精度辨识及成像分析（附图 3-72）。

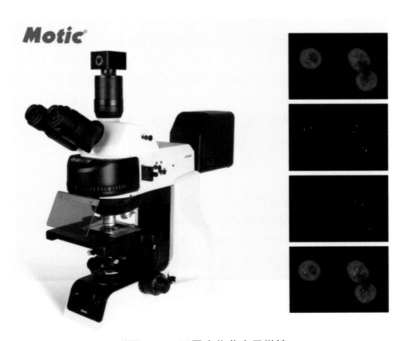

附图 3-72　正置生物荧光显微镜

二、产品优势

PA53系列生物荧光显微镜采用模块化设计，提供灵活的配置可供用户选择及方便后期升级，所有关键部件均由公司全自主研发，为用户提供具有高性能且稳定的使用工具。

1. 自主研发的LED荧光光源，相对传统汞灯或金属卤化物灯，具备超长使用寿命，即开即用，无须预热，既方便又安全。

2. 光源配置智能控制装置得以匹配多通道滤色片，无须多组滤色块，大大降低用户使用成本。

3. 超高精度电动Z轴调焦结构，只需要通过软件即可实现多层融合成像，非常适合不平整标本和厚组织标本数字图像采集，如FISH标本成像。

4. 搭载全新自主研发S系列摄像头，采用科研级sCMOS芯片，可快速精确获取高分辨率数字化图像。

三、操作方法

放置待检玻片→镜下调节观察→软件成像审阅→图像分析并生成报告→打印报告。

四、注意事项

严格按照操作流程及定时维护保养，以保证设备正常运行。

徕卡激光显微切割在病理学中的应用

一、病理学中显微切割技术的发展

病理细胞和组织在DNA、RNA和蛋白质分子检测上的进步让病理诊断有了革命性的发展。然而，与正常组织混合在一起的异质性细胞群会大大影响分子检测的结果和对结果的解释。近年来，组织切片和细胞学显微技术中已越来越多地通过形态学鉴定来分离出单一的细胞群，从而克服了细胞组织中多种细胞混合的障碍。这种技术对一些非常敏感的分析方法（如聚合酶链反应）尤其有用。同时，显微切割可以允许切割分离细胞群，尤其对于原位癌或霍奇金淋巴病的恶性细胞，可以对其进行常规分子生物学研究，否则就不能准确判断。

然而，以前大多数显微切割技术是非常耗时且需要手工灵巧，这限制了其实际使用的可能性。激光显微切割（laser microdissection）应运而生。该技术最初由美国国家癌症研究所研制，在显微切割速度方面具有重要突破。经过多年的发展，激光显微切割已成为病理学研究中较为常用的分离纯化手段。

二、激光显微切割原理

脱水组织切片中微小的目标区域，甚至是单细胞，都可以被脉冲紫外激光沿其轮廓被切割下来。这种激光烧灼技术最大限度地保证了样本的完整性，并且样本没有被高温所破坏。同时，也避免了机械接触，极大地降低了污染风险。在切割前将组织样本贴到特制的塑料膜上再进行切割，可改善切割质量，并且能很方便地收集到PCR管中。激光显微切割可实现基因表达文库、cDNA阵列杂交和差异性显示技术的结合，从而确定"基因指纹"的具体病理病变，特别是在恶性肿瘤的应用中。除了新的诊断及预后标记的鉴定，激光显微切割有助于建立一个量身定做的个性化治疗肿瘤分子图谱。

三、应用方向

自从人类基因组计划开始后，已有大量人类基因的基础信息问世，但是这些基因的功能及其表达和调控有待明确。例如，特定的基因序列是否与细胞内生化过程（如细胞周期、生长、发育、疾病等）相关。DNA、mRNA 和蛋白质也自然成为研究目标。DNA 和 RNA 研究通常用的手段有 PCR、逆转录 PCR、DNA 印迹法（Southern blotting）或 RNA 印迹法（Northern blotting）。蛋白质研究方法有 SDS-PAGE、双向电泳和蛋白质印迹法（Western blotting）。激光显微切割实现了从病理切片中精确提取无接触、无污染的细胞。

四、激光显微切割技术的最新发展

徕卡推出的第三代激光显微切割仪，通过移动紫外激光实现样品切割、通过重力实现样品无污染收集。此外，激光弹射技术的应用大大提高了这项技术的精度和速度。

首先，通过激光光学元件实现高精度高速度的切割，其精度可以达到 0.07μm，可以轻松切割染色体大小的样品。其次，所切得样品可以立刻保存于缓冲液（通过往接收容器中加入酶抑制剂或进一步实验的缓冲液等。

徕卡显微切割仪中无加热部件，分离单个样品尺寸从几个 μm² 到 4.5mm² 不等；可以切割多种样品：石蜡切片、冷冻切片、免疫组化和原位杂交的染色组织切片、细胞甩片、单层细胞、血涂片、染色体、活细胞等。目标物体可包括亚细胞结构（如细胞核和染色体片段等小于 1μm 的对象），并且可以进行细胞消除实验。

徕卡特制显微切割用物镜可选范围自 5× 至 150×，可采用相差、微分干涉和荧光等多种观察方法，并且全部实现自动化软件操控。自动细胞识别软件可以在蛋白质组学和药物研究中进行高通量的样品切割。

有两种激光器可选：LMD6500 配备 355nm 激光，50μJ，固定 80Hz；LMD7000 配备 349nm 激光，120μJ，脉冲频率自 1～5000Hz 可调。

徕卡 CM3600 XP 大型冷冻切片机

1. 切片范围：1～200μm。
2. 标本水平位移：450mm；标本垂直位移：100mm。
3. 最大标本尺寸（L×W×H）：450mm×150mm×200mm。
4. 箱体制冷温度范围：−30～0℃。
5. 尺寸（W×D×H）：2800mm×920mm×1090mm。
6. 重量：660kg；功率：2300V。
7. 具有高精度的电脑控制系统，适合药理和生物医学领域的应用，可进行整体样本的冷冻切片。
8. 满足良好实验室规范（GLP）的文档管理系统。
9. 刀架回退行程中带有回缩功能　回缩值可调（50～250μm），样品台的水平向移动为马达驱动。
10. 拥有强大的双压缩机制冷系统，从而确保大空间冷冻箱可以达到最优化的制冷效果（附图 3-73）。
11. 刀架最大宽度达 160mm，专为整体样本的大型切片而设计。
12. 可手动或自动除霜，2 个自动除霜程序，每次 15min。
13. 样品的定位通过球窝接头控制：大约 5°（X/Y/Z 轴向）。
14. 仪器还配备远程维修支持功能。这项功能可以确保维修支持人员直接与机器对话，从而提供

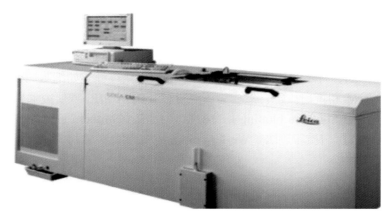

附图3-73　大型冷冻切片机

快速和有效的技术维修和系统支持。

15. 刀架适合专用的钢刀或者钨钢刀，还可以安装一次性刀片夹系统。

16. 刀架间隙角范围：20°、35°。

17. 操作模式（切片）通过腿部力量推动的杠杆进行人工操作模式和全自动方式。

18. 程序化单向界面RS-232数据打印系统自动温度报警系统，任意地点的PC远程控制软件包。

大型冷冻切片机切片染色效果图（附图3-74、附图3-75）。

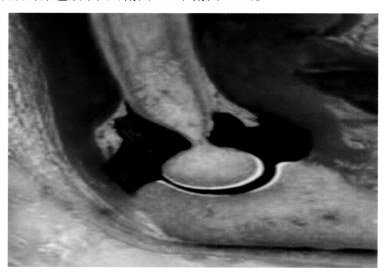

附图3-74　骨组织切片效果

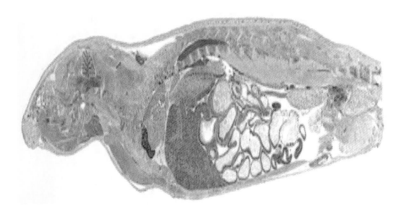

附图3-75　大型冷冻切片机切片效果

参 考 文 献

［1］王伯云，李玉松，黄高昇，等．病理学技术［M］．北京：人民卫生出版社，2000．

［2］龚志锦，詹镕洲．病理组织制片和染色技术［M］．上海：上海科学技术出版社，1994．

［3］刘介眉，严庆汉，路英杰，等．病理组织染色的理论方法和应用［M］．北京：人民卫生出版社，1983．

［4］Bancroft，John D．Stevens，Alan．Histopathological stains and their diagnostic uses［M］．Churchill Livingstone Edinburgh，1975．

［5］张哲，陈辉．实用病理组织染色技术［M］．沈阳：辽宁科学技术出版社，1988．

［6］席越等．骨组织病理解剖学技术［M］．北京：人民卫生出版社，1997．

［7］刘树范．临床细胞学［M］．北京：人民卫生出版社，1990．

［8］马正中，阚秀，刘树范．诊断细胞病理学［M］．郑州：河南科学技术出版社，2000．

［9］朱学骏，涂平．皮肤病的组织病理诊断［M］．2版．北京：北京医科大学中国协和医科大学联合出版社，2001．

［10］陈锡唐，刘季和，邱丙森，等．实用皮肤组织病理学［M］．广州：广东科技出版社，1994．

［11］张学军，刘维达，何春涤．现代皮肤病学基础［M］．北京：人民卫生出版社，2001．

［12］史维平．皮肤病理诊断线索模式［M］．太原：山西高校联合出版社，1994．

［13］邹万忠．肾活检病理学［M］．北京：北京大学医学出版社，2009．

［14］中华医学会．临床技术操作规范病理学分册［M］．北京：人民军医出版社，2004．

［15］王素霞，邹万忠，王盛兰，等．肾活检标本包埋后免疫电镜技术［J］．北京大学学报（医学版），2002，3：306-309．

［16］C．F．A．Culling，Handbook of Histopathological and Histochemical Techniques（Third Edition）［M］．Butterworth-Heinemann，1974．

［17］王德田，刘洪瑞，严洪珍，等．石蜡包埋整叶肺组织大切片的制作与体会［J］．中华病理学杂志，1998，27（6）：460-462．

［18］鲁涛，吴焕文，王德田，等．全自动超高速固定脱水浸透装置（Histra-QS）的应用体会［J］．诊断病理学杂志，2011，18（3）：233．

［19］王德田，罗玉凤，曹金玲，等．如何制作精良的淋巴组织切片［J］．诊断病理学杂志，2005，12（4）：314-315．

［20］陶晓春，曹千里．实用文书与档案管理学［M］．上海：上海交通大学出版社，2003．

［21］余述文．档案管理工作手册［M］．重庆：重庆出版社，2005．

［22］叶千军，戴维民，张正强，等．档案主题标引与检索实用教材［M］．上海：同济大学出版社，1995．

［23］严雪林．军队科技档案管理［M］．北京：解放军出版社，2004．

［24］李明贤，薛匡勇，杨安莲，等．军队档案管理导论［M］．北京：解放军出版社，2004．

［25］陈廷详，徐定权．军队文书档案管理［M］．北京：解放军出版社，2004．

［26］周玲，赵元春. 军队文件管理［M］. 北京：解放军出版社，2004.

［27］梁晓俐. 病理学基础与实验技术［M］. 北京：军事医学科学出版社，2003.

［28］哈君泓. 建立医疗档案信息中心的必要性［J］. 中国档案，2006，4：30.

［29］姚云. 医院病历档案的鉴定销毁［J］. 中国档案，2006，4：31-32.

［30］夏丽华. 完善特殊病例档案并实现其教育价值［J］. 中国档案，2006，6：34-35.

［31］刘国能. 档案鉴定工作内容、原则、标准与方法［J］. 中国档案，2005，9：32-34.

［32］程桂英. 改进文书档案保管期限表的几点建议［J］. 中国档案，2006，2：32-33.

［33］曾娜. 企业档案工作的制度建设问题研究［J］. 档案学通讯，2006，3：50-52.

［34］丁华东，李珍. 信息资源管理：当代档案管理之主流范式［J］. 档案学通讯，2006，4：17-20.

［35］裴友泉. 目前档案工作中值得注意的几个问题［J］. 中国档案，2006，8：32-34.

［36］王英玮. 专门档案管理［M］. 北京：中国人民大学出版社，2004.

［37］赵中新，孙洪鲁. 新编档案工作法规标准汇编［M］. 桂林：广西民族出版社，2003.

［38］薛匡勇. 档案利用服务［M］. 北京：解放军出版社，2004.

［39］王德田，董建强，王盛兰. 病理技术工作的质量控制［J］. 中华医院管理杂志，2005，17（9）：861-862.

［40］周小鸽，张劲松，张小平，等. 组织芯片［J］. 中华病理学杂志，2002，31（1）：70-72.

［41］周小鸽，王鹏，刘金香，等. 组织芯片的基本应用范围［J］. 诊断病理学杂志，2003，10（6）：350-352.

［42］周小鸽，张劲松，张小平，等. 组织芯片技术在正常组织和肿瘤组织免疫表型中的应用［J］. 中华病理学杂志，2002，31（2）：181-182.

［43］王翠芝，周小鸽，黄受方，等. 组织芯片在免疫组织化学质量控制中的应用［J］. 诊断病理学杂志，2006，13（1）：34-36.

［44］周小鸽，王鹏，陆鸣，等. 加热抗原修复对内源性抗生物素蛋白结合物的影响及其对策［J］. 中华病理学杂志，2002，31（6）：491-496.

［45］瞿文生，袁本利，王和枚，等. 提高GLP实验室石蜡制片质量的技术要点［J］. 军事医学，2011，35（3）：240-241.

［46］Torlakovic EE，Nielsen S，Francis G，et al. Standardization of positive controls in diagnostic immunohistochemistry：recommendations from the International Ad Hoc Expert Committee［J］. Appl Immunohistochem Mol Morphol，2015，23：1-18.

［47］Miller RT，Groothuis CL. Multitumor "Sausage" blocks in immunohistochemistry simplified method of preparation，practical uses，and roles in quality assurance［J］. Am J Clin Pathol，1991，96：228-232.

［48］《免疫组织化学检测技术共识》编写组. 免疫组织化学检测技术共识［J］. 中华病理学杂志，2019，48（2）：87-91.

［49］吴鸿雁，王婷，付尧，等. 免疫组织化学抗体的性能验证［J］. 中华病理学杂志，2020，49（11）：1214-1216.

［50］朱孝辉，李晓鸣，张文丽，等. 人工智能辅助诊断在宫颈液基薄层细胞学中的应用［J］. 中华病理学杂志，2021，50（4）：333-338.

［51］Big Data［J］. Nature，2008，455（7209）：1-136.

［52］Bishop CM，Nasrabadi NM. Pattern Recognition and Machine Learning［J］. J Elect Imaging，2007，16（4）：20-25.

［53］Buyya R，Yeo CS，Venugopal S，et al. Cloud computing and emerging IT platforms：vision，hype，and reality for delivering computing as the 5th ulity［J］. Future Generation Computer Systems，2009，25（6）：599-616.

［54］Cukier K. Data，data everywhere［G］. Economist，2010，394：3-16.

［55］Dealing with Data［J］. Science，2011，331（6018）：639-806.

［56］de Grey AD. Artificial intelligence and medical research：time to aim higher?［J］. Rejuvenation Res，2016，19（2）：105-106.

［57］Dilsizian SE，Siegel EL. Artificial intelligence in medicine and cardiac imaging：harnessing big data and advanced computing to provide personalized medical diagnosis and treatment［J］. Curr Cardiol Rep，2013，16（1）：1-8.

［58］Franc S，Daoudi A，Mounier S，et al. Telemedicine：what more is needed for its integration in every-day life?［J］. Diabetes & Metabolism，2011，37（6）：71-77.

［59］Gong Y，Zhang J. Toward a human-centered hyper-lipidemia management system：the interaction be-tween internal and external information on relational data search［J］. J of Med Syst 2011，35（2）：169-177.

［60］Hastie T，Tibshirani R，Friedman JH，et al. The elements of statistical learning：data mining，infer-ence，and prediction［J］. Math Intell，2001，27（2）：83-85.

［61］Lawrence DR，Palacios-Gonzalez C，Harris J. Artificial Intelligence［J］. Camb Q Healthc Ethics，2016，25（2）：250-261.

［62］Lerouge C，Garfield MJ，Collins RW. Telemedicine：technology mediated service relationship，en-counter，or something else?［J］. Int J of Medical Inform，2012，81（9）：622-363.

［63］Rosenbloom ST，Denny JC，Xu H，et al. Data from clinical notes：a perspective on the tension between structure and flexible documentation［J］. J Am Med Inform Assoc，2011，18（2）：181-186.

［64］Saitwal Hinali，Feng Xuan，Walji Muhammad，et al. Assessing performance of an Electronic Health Record（EHR）using Cognitive Task Analysis［J］. Int J of Med Inform，2010，79（7）：501-506.

［65］Wyatt JC，Liu JL. Basic concepts in medical informatics［J］. J Epidemiol Community Health，2002，56（11）：808-812.

［66］Yan Dong，Jigeng Bai，Yuping Zhang，et al. Automated Quantitative Cytology Imaging Analysis Sys-tem in Cervical Cancer Screening in Shanxi Province，China［J］. Cancer and Clinical Oncology，2017，6（2）：51-59.

［67］Hua Chen，Juan Liu，Qing-Man Wen，et al. CytoBrain：Cervical Cancer Screening System Based on Deep Learning Technology［J］. J. Comput. Sci. & Technol，2021，36（2）：347-360.

［68］Heling Bao，Xiaorong Sun，Yi Zhang，et al. The artificial intelligence-assisted cytology diagnostic sys-tem in large-scale cervical cancer screening：A population-based cohort study of 0. 7 million women［J］. Cancer Med，2020，9（18）：6896-6906.

［69］Heling Bao，Hui Bi，Xiaosong Zhang，et al. Artificial intelligence-assisted cytology for detection of cervical intraepithelial neoplasia or invasive cancer：A multicenter，clinical-based，observational study［J］. Gynecol Oncol，2020，159（1）：171-178.

［70］中华人民共和国公安部. 尸体解剖检验室建设规范（GA/T 830—2009）［S］.

［71］医疗纠纷预防和处理条例. 国务院令第701号. 2018-7-31.

［72］丛斌. 法医病理学［M］. 北京：人民卫生出版社，2016.

［73］夏志远，晋文举，午方宇，等. 尸体断层影像学文献计量分析［J］. 证据科学，2020，28（2）：238-257.

［74］于海胜，张可丽，方义湖. 医疗纠纷死亡案例中尸体解剖工作规范化探索［J］. 临床与实验病理学杂志，2021，37（5）：616-617.

［75］Torre LA，Bray F，Siegel RL，et al. Global cancer statistics，2012［J］. Ca A Cancer J Clinic，2015，65（2）：87-108.

［76］Miller FS，Nagel LE，Kenny-Moynihan MB. Implementation of the ThinPrep imaging system in a high-volume metropolitan laboratory［J］. Diagn cytopathol，2007，35（4）：213-217.

［77］Halford JA，Batty T，Boost T，et al. Comparison of the sensitivity of conventional cytology and the ThinPrep Imaging System for 1，083 biopsy confirmed high-grade squamous lesions［J］. Diagn Cytopathol，2010，38（5）：318-326.

［78］Belinson J，Qiao Y，Pretorius R，et al. Prevalence of cervical cancer and feasibility of screening in rural China：A pilot study for the Shanxi Province Cervical Cancer Screening Study［J］. Int J Gynecol Cancer，2010，9（5）：411-417.

［79］Lapen D，Mui K，Smith R，et al. Validation of the ThinPrep stain［J］. Acta Cytol，2003，47：854.

［80］Chivukula M，Saad RS，Elishaev E，et al. Introduction of the Thin Prep Imaging System（TIS）：Experience in a high volume academic practice［J］. Cytojournal，2007，4（1）：6.

［81］M．L．Yeong，et al. The efficacy of Thin Prep Imager assisted screening and its place in a structured national cervical screening program. EICC 2010.

［82］米贤军，王莹，沈铿，等. TIS在宫颈癌和癌前病变筛查中的价值评价［J］. 中国实用医刊，2013（5）：1-4.

［83］Dawson AE. Can we change the way we screen?：The ThinPrep Imaging System［J］. Cancer，2004，102（6）：340-344.

［84］Yu KH，Levine DA，Zhang H，et al. Predicting Ovarian Cancer Patients'Clinical Response to Platinum-Based Chemotherapy by Their Tumor Proteomic Signatures［J］. J Proteome Res，2016，15（8）：2455-2465.

［85］Rubegni P，Cevenini G，Burroni M，et al. Automated diagnosis of pigmented skin lesions［J］. Int J Cancer，2002，101（6）：576-580.

［86］KH Yu，Berry GJ，Rubin DL，et al. Association of Omics Features with Histopathology Patterns in Lung Adenocarcinoma［J］. Cell Syst，2017，5（6）：620-627.

［87］Yu KH，Beam AL，Kohane IS. Artificial intelligence in healthcare［J］. Nat Biomed Eng，2018，2（10）：719-731.

［88］Robboy SJ，Weintraub S，Horvath AE，et al. Pathologist workforce in the United States：I．Development of a predictive model to examine factors influencing supply［J］. Arch Pathol Lab Med，2013，137（12）：1723-1732.

［89］Tapper EB，Lok AS. Use of Liver Imaging and Biopsy in Clinical Practice［J］. N Engl J Med，2017，377（8）：756-768.

［90］Bravo AA，Sheth SG，Chopra S. Current Concepts：Liver Biopsy［J］. N Engl J Med，2001，344（7）：495-500.

［91］Jay H．Lefkowitch著. 袁农译［M］. 北京：人民卫生出版社，2016.

［92］汤鸿，陆忠华，张熔熔，等. 基于失效模式与效应分析理论的肝活检组织标本制片质量提升与流程优化模型研究［J］. 中华肝脏病杂志，2019，27（3）：210-212.

［93］王岩. 卷积神经网络在肝穿刺图像分类中的应用［J］. 电脑知识与技术，2018，14（25）：203-205.

［94］周晓军，张丽华. 肝脏诊断病理学［M］. 南京：江苏科学技术出版社，2006.

［95］［美］约翰·R．戈德步卢姆（John R．Goldblum）. 罗塞和阿克曼外科病理学（第11版）［M］. 回允中译. 北京：北京大学出版社，2021.

［96］石亚星，周珈，王小莹，等. CK7、CK19在238例肝穿组织的表达［J］. 昆明医科大学学报，2020，41（4）：103-110.

［97］［美］阿伦·J．桑亚尔（Arun J．Sanyal）. Zakim & Boyer肝脏病学（第7版）［M］. 陆萌英，张宁主译. 北京：中国科学技术出版社，2020.

［98］Pietrangelo A. Inherited metabolic disease of the liver［J］. Curr Opin Gastroenterol，2009，25（3）：

209-214.

［99］ Siegel RL，Miller KD，Jemal A．Cancer statistics，2019［J］．CA：A Cancer Journal for Clinicians，2019，69（1）：7-34.

［100］ Chen J，Cheng L，Xie Z，et al．Impact of preoperative oral liquid carbohydrate on postoper- ative insulin resistance in gastric cancer patients and its associated study［J］．Chinese Journal of Gastrointestinal Surgery，2015，18（12）：1256-1260.

［101］ Chen W，Zheng R，Baade PD，et al．Cancer statistics in China，2015［J］．CA：A Cancer Journal for Clinicians，2016，66（2）：115-132.

［102］ Metter DM，Colgan TJ，Leung ST，et al．Trends in the US and Canadian Pathologist Workforces from 2007 to 2017［J］．JAMA Netw Open，2019，2（5）：e194337.

［103］ Thorstenson S，Molin J，Lundström C．Implementation of large-scale routine diagnostics using whole slide imaging in Sweden：Digital pathology experiences（2006—2013）［J］．J Pathol Inform，2014，5（1）：14.

［104］ Mukhopadhyay S，Feldman MD，Abels E，et al．Whole slide imaging versus microscopy for prima- ry diagnosis in surgical pathology：A multicenter blinded randomized noninferiority study of 1992 cases［J］．Am J Surg Pathol，2018，42（1）：39-52.

［105］ Retamero JA，Aneiros-Fernandez J，Del Moral RG．Complete digital pathology for routine histopa- thology diagnosis in a multicenter hospital network［J］．Archives of pathology & laboratory medicine，2019.

［106］ Bosman FT，Carneiro F，Hruban RH，et al．WHO classification of tumours of the digestive system．Number Ed．4，World Health Organization，2010.

［107］ 金成玲．病理科管理与质量控制［M］．哈尔滨：黑龙江科学技术出版社，2020.

［108］ 中国合格评定国家认可委员会．医学实验室质量和能力认可准则2012版.

［109］ Agilent 2100 Bioanalyzer 2100 Expert User's Guide，https：//www.agilent.com/cs/library/usermanuals/public/2100_Bioanalyzer_Expert_USR.pdf.

［110］ Agilent DNA 1000 Kit Guide，https：//www.agilent.com/cs/library/usermanuals/public/G2938-90014_DNA1000Assay_KG.pdf.

［111］ Agilent 2100 Bioanalyzer Maintenance and Troubleshooting Guide，https：//www.agilent.com/cs/library/usermanuals/public/2100-Bioanalyzer_Maintenance-Troubleshooting_USR_ENG.pdf.

［112］ MiSeq System User Guide，https：//support.illumina.com/content/dam/illumina-support/documents/docu- mentation/system_documentation/miseq/miseq-system-guide-for-local-run-manager-15027617-05.pdf.

［113］ MiSeq System Site Preparation Guide，https：//support.illumina.com/downloads/miseq_site_prep_guide_15027615.html.

［114］ MiSeq Reagent Kit Reagent Preparation Guide，https：//support.illumina.com/sequencing/sequencing_instruments/miseq/kit_contents.html.

［115］ NextSeq500 System User Guide，https：//support.illumina.com/downloads/nextseq-500-user-guide-15046563.html.

［116］ NextSeq500 System Site Preparation Guide，https：//support.illumina.com/downloads/nextseq-site-prep-guide-15045113.html.

［117］ NextSeq500 Kit Reference Guide，https：//support.illumina.com/sequencing/sequencing_instruments/nextseq-500/documentation.html.

［118］ Illumina测序技术概述.

［119］ 燃石医学技术服务部，https：//www.brbiotech.com/.

［120］ 医疗机构临床实验室管理办法.

［121］国家卫生计生委. 医学检验实验室基本标准（试行）.

［122］国家卫生计生委. 医学检验实验室管理规范（试行）.

［123］医疗机构临床基因扩增检验实验室管理办法.

［124］CAP（College of American Pathologists-Laboratory Accreditation Program）.

［125］CLIA'88（Clinical Laboratory Improvement Amendment）.

［126］国家标准化管理委员会. 医学实验室　质量和能力的专用要求. GB/T 22576—2008/ISO 15189：2007.

［127］国家标准化管理委员会. 医学实验室　安全要求：GB 19781—2005/ISO 15190：2003［S］.

［128］国家标准化管理委员会. 实验室　生物安全通用要求：GB 19489—2008ISO［S］.

［129］WHO-实验室生物安全手册（第三版）.

［130］邵海枫. 侵袭性真菌感染的常规微生物学检测［J］. 临床检验杂志，2010，2（2）：90-93.

［131］马天，宋月星，邹先彪. 真菌的组织病理学特殊染色［J］. 中国真菌学杂志，2011，6（6）：367-369.

［132］杨通，何炼图，陈涛，等. 荧光染色剂Calcofluor White在活检组织中真菌染色的应用［J］. 分子诊断与治疗杂志，2014，6（5）：307-311.

［133］丁伟，王德田. 简明病理学技术［M］. 杭州：浙江科学技术出版社，2014.

［134］卢洪洲，钱雪琴，徐和平. 医学真菌检验与图解［M］. 上海：上海科学技术出版社，2018.

［135］梁英杰，凌启波，张威. 临床病理学技术［M］. 北京：人民卫生出版社，2011.